Toxicologia Aplicada à Medicina Veterinária

Toxicologia Aplicada à Medicina Veterinária

2ª edição

EDITORES

Helenice de Souza Spinosa
Silvana Lima Górniak
João Palermo-Neto

Manole

Editora gestora: Sônia Midori Fujiyoshi
Produção editorial: Rico Editorial

Projeto gráfico: Departamento Editorial da Editora Manole
Diagramação e Ilustrações: Luargraf Serviços Gráficos
Capa: Rubens Lima

CIP-BRASIL. CATALOGAÇÃO NA PUBLICAÇÃO
SINDICATO NACIONAL DOS EDITORES DE LIVROS, RJ

S742t
2. ed.

Spinosa, Helenice de Souza
Toxicologia aplicada à medicina veterinária / Helenice de Souza Spinosa, Silvana Lima Górniak, João Palermo-Neto. - 2. ed. - Barueri [SP] : Manole, 2020.
512 p. ; 27 cm.

Inclui bibliografia e índice
ISBN 9788520458976

1. Toxicologia veterinária. I. Górniak, Silvana Lima. II. Palermo-Neto, João. III. Título.

19-61310 CDD: 636.08959
CDU: 636.09

Vanessa Mafra Xavier Salgado - Bibliotecária - CRB-7/6644

Edição – 2020

Editora Manole Ltda.
Av. Ceci, 672 – Tamboré
06460-120 – Barueri – SP – Brasil
Tel.: (11) 4196-6000
www.manole.com.br
https://atendimento.manole.com.br/

Impresso no Brasil
Printed in Brazil

Editores

Helenice de Souza Spinosa

Médica Veterinária pela Faculdade de Medicina Veterinária e Zootecnia da Universidade de São Paulo (FMVZ/USP). Mestre e Doutora em Farmacologia e Fisiologia pelo Instituto de Ciências Biomédicas da USP. Livre-docente pela FMVZ/USP. Professora Titular do Departamento de Patologia da FMVZ/USP.

Silvana Lima Górniak

Médica Veterinária pela Faculdade de Medicina Veterinária e Zootecnia da Universidade de São Paulo (FMVZ/USP). Mestre e Doutora pelo Programa de Pós-Graduação em Patologia Experimental e Comparada da FMVZ/USP. Livre-docente pela FMVZ/USP. Professora Titular do Departamento de Patologia da FMVZ/USP.

João Palermo-Neto

Médico Veterinário pela Faculdade de Medicina Veterinária e Zootecnia da Universidade de São Paulo (FMVZ/USP). Mestre e Doutor em Farmacologia pela Escola Paulista de Medicina da Universidade Federal de São Paulo (UNIFESP). Livre-docente pela FMVZ/USP. Professor Titular *Senior* do Departamento de Patologia da FMVZ/USP.

Colaboradores

Adriana de Siqueira

Médica Veterinária pela Universidade Federal do Paraná, Campus Curitiba (UFPR). Mestre e Doutora pelo Programa de Pós-Graduação em Patologia Experimental e Comparada da Faculdade de Medicina Veterinária e Zootecnia da Universidade de São Paulo (FMVZ/USP). Graduada em Economia pela Universidade de São Paulo (USP). Docente do curso de medicina veterinária da Universidade Cruzeiro do Sul. Sócia-diretora do Laboratório CSvet – Patologia, Imunologia e Medicina Veterinária Legal Ltda.

Alexandre Coutinho Antonelli

Médico Veterinário pela Faculdade de Medicina Veterinária e Zootecnia da Universidade de São Paulo (FMVZ/USP). Residência em Clínica e Cirurgia de Grandes Animais no Hospital Veterinário da FMVZ/USP. Mestre e Doutor pelo Programa de Pós-Graduação em Clínica Veterinária da FMVZ/USP. Professor Associado I na Universidade Federal do Vale do São Francisco (UNIVASF).

Ana Cristina Tasaka

Médica Veterinária pela Faculdade de Medicina Veterinária e Zootecnia da Universidade de São Paulo (FMVZ/USP). Mestre e Doutora pelo Programa de Pós-Graduação em Patologia Experimental e Comparada da FMVZ-USP. Graduada em Direito pela Universidade Paulista (UNIP). Membro da Comissão de Medicina Veterinária Legal do Conselho Regional de Medicina Veterinária do Estado de São Paulo (CRMV-SP). Docente do curso de medicina veterinária da Universidade Paulista (UNIP).

André Rinaldi Fukushima

Graduação em Farmácia pela Universidade São Judas Tadeu. Mestre pelo Programa de Pós-Graduação em Toxicologia e Análises Toxicológicas da Faculdade de Ciências Farmacêuticas da Universidade de São Paulo (USP) e Doutor pelo Programa de Pós-Graduação em Patologia Experimental e Comparada da Faculdade de Medicina Veterinária e Zootecnia (FMVZ) da USP. Pós-doutorando do Departamento de Patologia da FMVZ/USP. Coordenador de Núcleo Acadêmico do Centro Universitário das Américas (FAM). Coordenador de Pesquisa e Regulação da Faculdade de Ciências da Saúde do IGESP.

André Tadeu Gotardo

Médico Veterinário pela Universidade Metodista de São Paulo. Mestre e Doutor pelo Programa de Pós-Graduação em Patologia Experimental e Comparada da Faculdade de Medicina Veterinária e Zootecnia da Universidade de São Paulo (FMVZ/USP). Atualmente, é Pós-Doutorando no Centro de Pesquisa em Toxicologia Veterinária (CEPTOX) do Departamento dePatologia da FMVZ/USP.

Andréia Oliveira Latorre

Médica veterinária pela Faculdade de Medicina Veterinária e Zootecnia da Universidade de São Paulo (FMVZ/USP). Mestre e doutora pelo Programa de Pós-Graduação em Patologia Experimental e Comparada da FMVZ/USP. Toxicologista regulatória para América Latina da Basf S.A.

Benito Soto Blanco
Médico Veterinário pela Universidade Paulista (UNIP). Mestre e Doutor pelo Programa de Pós-Graduação em Patologia Experimental e Comparada da Faculdade de Medicina Veterinária e Zootecnia da Universidade de São Paulo (FMVZ/USP). Atualmente é Professor Titular do Departamento de Clínica e Cirurgia Veterinárias da Escola de Veterinária da Universidade Federal de Minas Gerais (UFMG).

Bruna Maria Pereira Coelho
Médica Veterinária pela Faculdade de Medicina Veterinária e Zootecnia da Universidade de São Paulo (FMVZ/USP). Residência em Medicina Veterinária pela FMVZ/USP. Médica veterinária do Hospital Veterinário da FMVZ/USP.

Célia Aparecida Paulino
Médica Veterinária pela Universidade Estadual Paulista (UNESP). Mestre e Doutora pelo Programa de Pós-Graduação em Patologia Experimental e Comparada da Faculdade de Medicina Veterinária e Zootecnia da Universidade de São Paulo (FMVZ/USP). Possui experiência em docência e pesquisa na área de farmacologia, toxicologia, neurobiologia e educação.

Clea Camargo
Médica Veterinária pela Faculdade de Medicina Veterinária e Zootecnia da Universidade de São Paulo (FMVZ/USP). Doutora pelo Programa de Pós-Graduação em Patologia Experimental e Comparada da FMVZ/USP. Atualmente, atua na Zoetis Indústria de Produtos Veterinários.

Cristina de Oliveira Massoco Salles-Gomes
Médica Veterinária pela Universidade Paulista (UNIP). Mestre e Doutora pelo Programa de Pós-Graduação em Patologia Experimental e Comparada da Faculdade de Medicina Veterinária e Zootecnia da Universidade de São Paulo (FMVZ/USP). Atualmente é Professora Livre-Docente do Departamento de Patologia da FMVZ/USP.

Dario Abbud Righi
Médico Veterinário pela Faculdade de Medicina Veterinária e Zootecnia da Universidade de São Paulo (FMVZ/USP). Mestre e Doutor pelo Programa de Pós-Graduação em Patologia Experimental e Comparada da FMVZ-USP. Foi membro do *Joint Expert Committee on Food Additives* (JECFA) do Codex Alimentarius da FAO/OMS (2011-2015).

Enrico Lippi Ortolani
Médico Veterinário pela Faculdade de Medicina Veterinária e Zootecnia da Universidade de São Paulo (FMVZ/USP). Mestre em Patologia Clínica pela Universidade Federal de Minas Gerais (UFMG). Doutor em Parasitologia pela Universidade de São Paulo. Professor Livre-Docente do Departamento de Clínica Médica da FMVZ/USP. Atualmente, é Professor Titular do Departamento de Clínica Médica da FMVZ-USP.

Fábio Kummrow
Graduação em Farmácia e Bioquímica pela Universidade do Vale do Itajaí. Mestre e Doutor pelo Programa de Pós-Graduação em Toxicologia e Análises Toxicológicas da Faculdade de Ciências Farmacêutica da Universidade de São Paulo (FCF/USP). Atualmente, é docente das unidades curriculares Análises Toxicológicas e Ecotoxicologia na Universidade Federal de São Paulo (UNIFESP), campus Diadema.

Greyce Lousana
Bióloga e Médica Veterinária. Mestre em Neurociências pela Universidade Federal de São Paulo (UNIFESP). Fundadora da Sociedade Brasileira de Profissionais em Pesquisa Clínica (SBPPC) e presidente durante o período de 1999 a 2007. Responsável pelo setor de treinamento da Invitare Pesquisa Clínica.

Isis Machado Hueza
Médica Veterinária pela Faculdade de Medicina Veterinária e Zootecnia da Universidade de São Paulo (FMVZ/USP). Doutora pelo Programa de Pós-Graduação em Patologia Experimental e Comparada da FMVZ/USP. Pós-doutorado no Departamento de Patologia da FMVZ/USP. Atualmente, é Professora Adjunto III da Universidade Federal de São Paulo (UNIFESP), Campus Diadema.

Jéssica Soares Garcia
Médica Veterinária pela Faculdade de Medicina Veterinária e Zootecnia da Universidade de São Paulo (FMVZ/USP). Residência em Clínica Médica da FMVZ/USP. Curso de Especialização em Oncologia de Pequenos Animais pela Associação Nacional dos Clínicos Veterinários de Pequenos Animais de São Paulo (ANCLIVEPA-SP). Mestre e Doutoranda do Programa de Pós-Graduação em Patologia Experimental e Comparada da FMVZ/USP.

João Heckmaier
Médico Veterinário pela Faculdade de Medicina Veterinária e Zootecnia da Universidade de São Paulo

(FMVZ/USP). Possui ampla experiência com equinos. Foi Coordenador Geral do Departamento de Assistência Veterinária (DAV) do Jockey Club de São Paulo.

Jorge Camilo Flório

Graduação em Farmácia-Bioquímica pela Faculdade de Ciências Farmacêuticas da Universidade de São Paulo (FCF/USP). Mestre e Doutor em Farmacologia pela Universidade Federal de São Paulo (UNIFESP). Atualmente, é Professor Associado da Faculdade de Medicina de Jundiaí.

Júlia de Carvalho Nakamura

Médica Veterinária pela Faculdade de Medicina Veterinária e Zootecnia da Universidade de São Paulo (FMVZ/USP). Mestranda pelo programa de Pós-Graduação em Patologia Experimental e Comparada da FMVZ/USP.

Karen Cristina Roth

Médica Veterinária pela Universidade Estadual Paulista Júlio de Mesquita Filho (UNESP - Botucatu). Pós-Graduação *lato sensu* pelo *Insper-Certificate in Business Administration* (CBA). Mestranda pelo programa de Pós-Graduação Profissional em Agronegócio da Fundação Getúlio Vargas (FGV). Atualmente, é Gerente de Assuntos Regulatórios Regional – Canadá, Ásia e América Latina pela Zoetis/VMRD.

Karin Argenti Simon

Graduação em Ciências Biológicas pela Universidade de São Paulo (USP). Doutora em Ciências Biológicas (Bioquímica) pela USP. Atualmente, é Professora Adjunto II do Departamento de Ciências Biológicas - Campus Diadema da Universidade Federal de São Paulo (UNIFESP).

Márcia Mery Kogika

Médica Veterinária pela Faculdade de Medicina Veterinária e Zootecnia da Universidade de São Paulo (FMVZ/USP). Mestre pelo Programa de Pós-Graduação em Patologia Experimental e Comparada e Doutora pelo Programa de Pós-Graduação em Clínica Veterinária, ambos da FMVZ/USP. Professora Livre-Docente do Departamento de Clínica Médica e, atualmente, é Professora Associada (MS-5) da FMVZ/USP.

Maria Claudia Araripe Sucupira

Médica Veterinária pela Faculdade de Medicina Veterinária e Zootecnia da Universidade de São Paulo (FMVZ/USP). Mestre pelo programa de Pós-Graduação em Ciência Animal e Pastagens da USP e Doutora pelo Programa de Pós-Graduação em Clínica Veterinária da FMVZ/USP. Trabalhou com pesquisa e desenvolvimento na iniciativa privada. Professora Livre-Docente e, atualmente, é professora Associada do Departamento de Clínica Médica da FMVZ/USP.

Maria José Moreira Batatinha

Médica Veterinária pela Universidade Federal da Bahia. Mestre pelo Programa de Pós-Graduação em Patologia Experimental e Comparada pela Universidade de São Paulo (USP). Doutora em Toxicologia Animal pela Tierartliche Hochschule Hannover. Pós-Doutorado no Laboratório de Micotoxicologia da Universidade Federal de Santa Maria. Atualmente, é Professora Titular do Departamento de Patologia e Clínicas da Escola de Medicina Veterinária da Universidade Federal da Bahia.

Maria Martha Bernardi

Graduação em Ciências Biológicas pela Universidade de São Paulo (USP). Mestre e Doutora em Fisiologia, área de concentração Farmacologia pelo Instituto de Ciências Biomédicas da USP. Atualmente, está vinculada ao Programa de Pós-Graduação em Odontologia da Universidade Paulista (UNIP).

Maria Mieko Nakayama Duarte

Médica Veterinária pela Faculdade de Medicina Veterinária e Zootecnia da Universidade de São Paulo (FMVZ/USP). Atua na área de Clínica Médica e Cirúrgica na Clínica Veterinária "Dr Kenji Iryo".

Maria Santina Moral

Médica Veterinária pela Faculdade de Medicina Veterinária e Zootecnia da Universidade de São Paulo (FMVZ/USP). Responsável pela Clínica Veterinária Dra. Santina e Veterinários Associados, especializada em equinos.

Mariana Borges Botura

Médica Veterinária pela Universidade Federal da Bahia. Mestre em Medicina Veterinária Tropical pela Escola de Medicina Veterinária da Universidade Federal da Bahia. Doutora em Biotecnologia na Universidade Estadual de Feira de Santana. Atualmente, é Professora Titular do Departamento de Saúde da Universidade Estadual de Feira de Santana.

Mitisue Haraguchi
Graduação em Farmácia-Bioquímica pela Faculdade de Ciências Farmacêuticas da Universidade de São Paulo (FCF/USP). Mestre e Doutora pelo Instituto de Química da USP. Pesquisadora Científica aposentada do Instituto Biológico de São Paulo.

Nilson Roberti Benites
Médico Veterinário pela Faculdade de Medicina Veterinária e Zootecnia da Universidade de São Paulo (FMVZ/USP). Mestre e Doutor pelo Programa de Pós-Graduação em Patologia Experimental e Comparada da FMVZ/USP. Professor Livre-Docente da FMVZ/USP. Atualmente, é Professor Titular do Departamento de Medicina Veterinária Preventiva e Saúde Animal da FMVZ/USP.

Priscilla Anne Melville
Médica Veterinária pela Faculdade de Medicina Veterinária e Zootecnia da Universidade de São Paulo (FMVZ/USP). Mestre e Doutora em Ciências Biológicas, área de Microbiologia, pela USP. Técnica de Nível Superior do Departamento de Medicina Veterinária Preventiva e Saúde Animal da FMVZ/USP.

Raphael Caio Tamborelli Garcia
Graduação em Farmácia-Bioquímica pela Faculdade de Ciências Farmacêuticas da Universidade de São Paulo (FCF/USP). Mestre e Doutor pelo programa de Pós-Graduação em Toxicologia e Análises Toxicológicas da FCF/USP. Atualmente, é Professor Adjunto de Toxicologia da Universidade Federal de São Paulo (UNIFESP).

Tânia de Freitas Raso
Médica Veterinária pela Universidade Federal de Minas Gerais (UFMG). Mestre e Doutora em Medicina Veterinária, na área de Patologia Animal, pela Faculdade de Ciências Agrárias e Veterinárias de Jaboticabal (FCAV/UNESP). Foi Presidente da Associação Brasileira de Veterinários de Animais Selvagens (ABRAVAS). Atualmente, é Professora Associada do Departamento de Patologia da Faculdade de Medicina Veterinária e Zootecnia da Universidade de São Paulo (FMVZ-USP).

Terezinha Knöbl
Médica Veterinária pela Faculdade de Medicina Veterinária e Zootecnia da Universidade de São Paulo (FMVZ/USP). Mestre pelo Programa de Pós-Graduação em Patologia Experimental e Comparada da FMVZ/USP. Doutora pelo programa de Pós-Graduação em Epidemiologia Experimental Aplicada às Zoonoses da FMVZ/USP. Foi coordenadora do curso de Medicina Veterinária das Faculdades Metropolitanas Unidas (FMU). Atualmente, é Professora Associada do Departamento de Patologia da FMVZ/USP.

Thais Sodré Lima
Médica Veterinária pela Universidade Estadual de Londrina. Residente nas áreas de Clínica de Equinos e Cirurgia de Grandes Animais pela Faculdade de Medicina Veterinária e Zootecnia da Universidade de São Paulo (FMVZ/USP). Mestre e Doutora pelo programa de Pós-Graduação em Cirurgia da FMVZ/USP. Atualmente, exerce função de Diretora Técnica no setor de Saúde Animal na Invitare Pesquisa Clínica, atuando como consultora e pesquisadora na área de Pesquisa Clínica Veterinária.

Victor Nowosh
Médico Veterinário pela Universidade Federal Fluminense (UFF). Participou do Programa de Residência Multidisciplinar em Saúde do Ministério da Educação, no Hospital Universitário de Medicina Veterinária Professor Firmino Mársico Filho da UFF. Mestre pelo Programa de Pós-Graduação em Clínica Médica e Reprodução Animal da UFF. Atualmente, é doutorando do Programa de Pós-Graduação em Patologia Experimental e Comparada pela Faculdade de Medicina Veterinária e Zootecnia da Universidade de São Paulo (FMVZ/USP).

Sumário

SEÇÃO 4: PLANTAS TÓXICAS

SEÇÃO 5: TOXICOLOGIA DOS ALIMENTOS

SEÇÃO 6: OUTROS TÓPICOS DE INTERESSE EM MEDICINA VETERINÁRIA

Apresentação à 1ª Edição

A Toxicologia, como área multidisciplinar do conhecimento, tem experimentado grandes avanços nos dias de hoje. Ela vem ganhando destaque, uma vez que o risco de intoxicação por diferentes agentes aumenta na mesma proporção do desenvolvimento da ciência e da tecnologia, expondo, cada vez mais, os animais aos efeitos nocivos desses diferentes agentes.

É nesse contexto que este livro se insere, reunindo temas de toxicologia veterinária. Pretende-se, assim, atender aos estudantes de Medicina Veterinária, oferecendo informações básicas e essenciais a respeito dos principais agentes tóxicos responsáveis por quadros de intoxicação em animais de companhia e de produção. Propõe-se, também, auxiliar o profissional na sua lida diária, oferecendo de maneira simples, sucinta e atualizada os assuntos mais relevantes da toxicologia veterinária.

Gostaríamos, neste momento, de expressar nossos sinceros agradecimentos aos colaboradores, que em um esforço generoso aceitaram nosso convite para a elaboração dos capítulos, e sem os quais não seria possível concluir este livro.

Helenice de Souza Spinosa
Silvana Lima Górniak
João Palermo-Neto

Apresentação à 2ª Edição

Em 2018 completaram-se 10 anos da primeira edição de *Toxicologia Aplicada à Medicina Veterinária*. E para comemorar esta data, demos início a construção da 2ª edição. Eis aqui o trabalho e a dedicação de nossos colaboradores que ajudaram na elaboração desta obra.

O nosso objetivo principal continua sendo contribuir para a formação do estudante e trazer conteúdo atualizado de Toxicologia Veterinária aos profissionais ligados à Medicina Veterinária.

Nesta edição, vários capítulos novos foram introduzidos. A *Seção 1 – Princípios de Toxicologia*, foi bastante ampliada para atender às demandas da toxicologia moderna, que se mostra cada vez mais multidisciplinar, interdisciplinar e multiprofissional. A *Seção 2 – Toxicologia clínica: princípios gerais* foi acrescida do capítulo "Drogas ilícitas", tema relevante principalmente na clínica de pequenos animais. A *Seção 3 – Praguicidas* foi acrescida do capítulo "Avicidas e intoxicação por praguicidas em aves", tema de interesse para a medicina aviária na atualidade. A *Seção 5 – Toxicologia dos alimentos* ganhou novos capítulos em função da importância desse tema. E, finalmente, *a Seção 6 – Outros tópicos de interesse em medicina veterinária* foi atualizada e ampliada para atender as novas demandas da área da toxicologia veterinária.

Renovamos nossos agradecimentos aos colaboradores que nos auxiliaram imensamente na construção deste livro.

Helenice de Souza Spinosa
Silvana Lima Górniak
João Palermo-Neto

Seção 1

Princípios de toxicologia

Capítulo 1

Introdução à toxicologia veterinária

Helenice de Souza Spinosa
André Rinaldi Fukushima

INTRODUÇÃO

A toxicologia veterinária desperta grande interesse, em particular, quando associada à intervenção do médico veterinário numa situação de intoxicação de um animal, momento em que o profissional deve interceder prontamente para assegurar as funções vitais do animal, fazer o diagnóstico e proceder o tratamento, sem negligenciar a prevenção. Além disso, a toxicologia veterinária se ocupa também da preservação da saúde humana ao impedir que resíduos de produtos de uso veterinário, de agentes empregados na agropecuária ou de agentes tóxicos presentes no meio ambiente possam atingir os animais de produção e, com isso, os produtos de origem animal (carne, leite, ovos, mel), causando danos à saúde dos indivíduos que consomem esses alimentos. Acrescente-se, ainda, a contribuição do médico veterinário na preservação do meio ambiente e dos ecossistemas livres de agentes potencialmente tóxicos, a fim de garantir a vida e o bem-estar dos animais que habitam esse ambiente.

ORIGEM DA TOXICOLOGIA

A origem da toxicologia está ligada à própria história de evolução da espécie humana. De fato, o homem primitivo precisava distinguir na natureza aquilo que poderia causar dano à sua saúde daquilo que lhe poderia ser útil. Uma planta, ao ser ingerida, poderia causar um efeito nocivo ao seu organismo ou ser utilizada como alimento ou medicamento. O conhecimento daquilo que era tóxico – animais venenosos ou peçonhentos, extratos de plantas – foi usado na caça e na pesca, como arma de guerra ou até mesmo para eliminar pessoas indesejadas do grupo. Esse conhecimento adquirido e passado adiante contribuiu para a evolução humana e da própria toxicologia.

A história da humanidade mostra que os sumérios – civilização que se desenvolveu na região sul da Mesopotâmia, entre os rios Eufrates e Tigre, por volta do IV milênio a.C. e que possuía escrita feita em tábulas de argila – conheciam os efeitos da papoula, uma planta da qual se extrai o ópio e que era conhecida como "planta da alegria".

Achados relativos à antiga civilização chinesa (cerca de 3000 a.C.) também mostram o conhecimento que tinham sobre as substâncias tóxicas; sabiam que alguns alimentos poderiam aliviar uma doença, enquanto outros eram venenosos e podiam causar a morte. Nesse contexto, um dos três imperadores lendários chineses, Shen Nong (2698-2598 a.C.), é considerado o fundador da agricultura, por selecionar as culturas mais apropriadas para serem cultivadas como alimento, e também fundador da medicina chinesa à base de ervas, ilustrando a importância de se distinguir aquilo que era tóxico daquilo que seria útil para a população.

O Papiro de Ebers (1552 a.C.), documento escrito da antiga civilização egípcia, descreve várias receitas que mencionam substâncias reconhecidas como tóxicas, reunindo, inclusive, preparações empregadas em séculos anteriores. Os egípcios antigos sentenciavam à morte (eutanásia legal) com sementes de amêndoas amargas (*Amigdalus comunis amara*). Essas sementes contêm, dentre outras substâncias, amigdalina e emulsina, que na presença da água sofre um desdobramento produzindo açúcar e ácido cianídrico; este último liga-se ao íon férrico (Fe^{3+}) no sistema citocromo oxidase mitocondrial, produzindo hipóxia grave (para maiores detalhes sobre esse tipo de intoxicação veja o Capítulo 23).

Os egípcios conheciam também a cicuta, que foi utilizada pela civilização grega na eutanásia legal; o filósofo ateniense Sócrates (469-399 a.C.) foi condenado à morte por ingestão de cicuta, sob a acusação de corromper a juventude por meio de sua atividade filosófica e do ateísmo. O termo cicuta é vulgarmente empregado para se referir a algumas plantas tóxicas: *Conium maculatum* (cicuta venenosa), que possui a coniína (alcaloide que provoca paralisia muscular semelhante àquela provocada pelo curare); e *Cicuta maculata* (cicuta aquosa), que possui a cicutoxina – estimulante do sistema nervoso central, que provoca náuseas, vômitos, diarreia e convulsões.

O Papiro de Ebers menciona também o acônito (*Aconitum napellus*, cujas raízes tuberosas são semelhantes àquelas dos rabanetes) do qual se obtém a aconitina (alcaloide que estimula e, posteriormente, deprime as musculaturas lisa e esquelética e os nervos centrais e periféricos), e o ópio (extraído da *Papaver somniferum*, a papoula), utilizado como medicamento (produz sedação e analgesia), mas também pode causar a morte por depressão respiratória. Esse documento faz menção também aos metais, como o chumbo, o cobre e o antimônio.

Na civilização grega clássica são encontradas também referências relativas a várias substâncias tóxicas. Em particular, a descrição da morte de Sócrates, feita por Platão, causada pela ingestão de cicuta é um documento de interesse não só para a literatura como para a medicina e a toxicologia. Demóstenes, político e grande orador grego (384 a 322 a.C.) suicidou-se ao ingerir veneno escondido no seu instrumento de escrita. Hipócrates (460 a 377 a.C.), considerado o pai da medicina, estudando e praticando sua arte, fez menção a uma série de venenos; foi o primeiro a descrever princípios rudimentares de toxicologia, incluindo formas de se controlar a absorção de substâncias tóxicas. Dioscórides, que viveu no século I, iniciou várias terapias para tratar indivíduos intoxicados; foi ele quem sugeriu a primeira classificação de venenos em animais, vegetais e minerais, pois observou que essa classificação quanto à origem dos venenos mostrou-se necessária para facilitar o entendimento e desenvolvimento de terapias.

Mitridates VI (132 a 63 a.C.), rei do Ponto (região atual ao norte da Turquia), provavelmente foi o primeiro a realizar experiências toxicológicas. Ele era conhecido por seu caráter ambicioso que o levou a querer ampliar seu território, tornando-se um dos principais inimigos do Império Romano. O rei do Ponto, temendo ser envenenado, realizava experimentos com seus escravos na tentativa de encontrar antídotos para os venenos. Diz a lenda também que seu temor de ser envenenado o levou a habituar seu organismo a doses progressivamente crescentes de venenos. Diz-se que ele ingeria uma mistura de 36 ingredientes com o intuito de se proteger contra eventuais tentativas de assassinato. Por isso a origem do termo *mitridatismo*, que se refere à aquisição de tolerância contra os efeitos de venenos mediante sua ingestão em doses gradualmente crescentes (tolerância adquirida).

Na história da civilização romana há também vários relatos sobre o uso das substâncias tóxicas e, em particular, envolvendo as atividades políticas da época. Dessa forma, nas cortes havia os provadores oficiais, na tentativa de evitar-se os atentados, nos quais era muito empregado o arsênio. A maneira mais significativa pela qual o arsênio exerce sua atividade tóxica é a combinação reversível com grupos sulfidrilas presentes em muitos sistemas enzimáticos, resultando em depleção dos estoques de energia, distúrbios metabólicos e morte celular, além de impedir a utilização de tiamina (para maiores detalhes sobre essa intoxicação, veja o Capítulo 33). Agripina envenenou Cláudio (imperador romano entre 41 e 54 d.C.) para tornar Nero o imperador de Roma (governou entre 54 e 68 d.C.). Nero, por sua vez, com o auxílio de Locusta, envenenou Britânico, filho natural de Cláudio (sucessor do trono). A primeira tentativa fracassou, uma vez que Britânico só adoeceu, apresentando sintomas de intoxicação por arsênio (distúrbios gastrointestinais e polineurite). Um provador foi chamado com o intuito de evitar uma segunda intoxicação, mas mesmo assim Britânico foi morto ao ingerir água contaminada com arsênio adicionado à sopa muito quente, que havia sido inicialmente provada pelo provador, porém, antes da adição da água contaminada.

Durante a Idade Média (entre 476 e 1456 d.C., marcada pela queda do Império Romano e a tomada de Constantinopla), o emprego de substâncias tóxicas continuou a oferecer riscos nas atividades políticas, dizendo-se até que houve um aprimoramento na "arte de envenenar". Figura famosa da época foi Lady Toffana, que a pedido das esposas de nobres da realeza adicionava arsênio em cosméticos (água de Toffana) e, dessa maneira, elas eliminavam os maridos.

Um indivíduo que contribuiu para o desenvolvimento da toxicologia naquela época foi Moses ben Maimon, ou Maimonides (1135 a 1204), que nasceu em Córdoba e exerceu as funções de rabino, médico e filósofo no Egito. Ele escreveu *Venenos e seus antídotos* (1198), que é considerado o primeiro guia de primeiros socorros para envenenamentos acidentais ou propositais, bem como para picadas de insetos e cobras e mordidas de cães raivosos. Foi ele quem primeiro notou que a absorção de toxinas pelo estômago pode ser diminuída pela ingestão de substâncias como leite e óleos.

Outra famosa envenenadora foi Lucrécia Borgia (1480 a 1519), que serviu de instrumento da política de seu pai (Papa Alexandre VI – eleito por motivos políticos, e não religiosos) e do seu irmão (César, 1475 a 1507). Da mesma forma, destacou-se Catarina de Médici (1519 a 1589), que enviava cosméticos envenenados com diferentes substâncias para a França. Catarina testou cocções tóxicas em doentes e mendigos, notando a velocidade da resposta tóxica, a eficácia dos compostos (potência), o grau de respostas em diferentes regiões do corpo (especificidade e sítio de ação), os sinais e sintomas demonstrados pelas vítimas.

Personagem de destaque na história da medicina e também da toxicologia foi Philippus Aureolus Theophrastus Bombastus von Hohenheim, o Paracelsus (1493 - 1541), que dizia: "todas as substâncias são venenos, [...] só a dose diferencia um veneno de um remédio". Vale destacar que Paracelsus apontou a importância da dose para causar a toxicidade; hoje se sabe que, além da dose, devem ser consideradas também a duração e frequência de exposição, as vias de exposição, as propriedades físico-químicas do agente tóxico e a suscetibilidade individual, como comentado adiante neste capítulo. Foi ele quem inicialmente apontou que a experimentação é essencial para a elucidação dos efeitos de substâncias químicas e que as propriedades terapêuticas e tóxicas de uma substância estão relacionadas à dose administrada. Foi dado, assim, o primeiro passo para o estudo e a confirmação da relação dose-resposta.

Os nativos do continente americano, muito antes da chegada de Cristóvão Colombo, já conheciam plantas tóxicas das quais tiravam proveito para a guerra e caça. O curare, por exemplo, era conhecido pelos nativos das florestas tropicais da América do Sul, há muitos séculos, como um veneno extremamente potente, empregado em flechas. O nome provém de palavras indígenas, *woorari*, *woorali*, *urari*, que significam veneno. O curare é um termo genérico para muitas preparações feitas pelos indígenas, que utilizavam várias combinações de plantas, como *Strychnos toxifera*, *S. guianensis*, *Chondrodendron tomentosum* e *Sciadotenia toxifera* e, até mesmo, veneno de cobra ou de formiga. A mistura era fervida em água por cerca de dois dias e, posteriormente, evaporada para tornar-se uma pasta escura e espessa com um sabor amargo. A potência do veneno era testada, contando-se o número de saltos que um sapo dava após ter sido flechado. As flechas eram confeccionadas com curare e arremessadas com zarabatanas feitas de bambus ocos; o animal atingido, geralmente pássaros e pequenos mamíferos, morria dentro de poucos minutos. Dentre os vários princípios ativos presentes no curare, destaca-se a d-tubocurarina, que foi isolada em 1897 e obtida em forma cristalina a partir de 1935. Atualmente, é empregada como relaxante muscular de ação periférica (bloqueador neuromuscular), produzindo um profundo relaxamento muscular e facilitando, assim, tanto a anestesia como a cirurgia.

Outra planta já conhecida pelos nativos das Américas na época do descobrimento foi o tabaco (*Nicotina tabacum*), cujas folhas secas eram fumadas em cerimônias religiosas. Essa planta foi levada para a Europa, entrando pela Espanha e por Portugal, sendo introduzida, posteriormente, na França por Jean Nicot, embaixador da França em Portugal. Rapidamente, o tabaco espalhou-se por toda a Europa no século XVI. O princípio ativo dessa planta é a nicotina, que serviu para classificar o receptor da acetilcolina. O receptor colinérgico nicotínico é um canal iônico composto por cinco subunidades proteicas presentes na membrana celular; esse receptor está localizado principalmente na junção neuromuscular, nas sinapses ganglionares e no sistema nervoso central dos animais. Os insetos também possuem receptor nicotínicos, o que faz com que a nicotina possa ser usada como inseticida de uso agrícola.

A toxicologia moderna iniciou-se com Mathieu Orfila (1787 a 1853), químico e médico espanhol que viveu na França, na corte de Luís XVIII, e lecionou na Universidade de Paris. Foi o primeiro a correlacionar, sistematicamente, as substâncias químicas e os efeitos biológicos por elas provocadas após a ingestão. Grande parte de suas observações foi realizada em cães, nos quais buscava a correspondente terapêutica. Criticou e demonstrou a ineficiência de muitos antídotos e tratamentos recomendados naquela época. Considerado o pai da toxicologia forense moderna, Orfila apontou a necessidade de análises químicas para obtenção de provas legais em intoxicações letais, desenvolvendo métodos para a detecção de venenos, alguns utilizados atualmente, associando a química com a jurisprudência. Juntamente com outros estudiosos da época, oficializou a toxicologia como sendo uma ciência distinta, na qual se estudam os venenos, e publicou, em 1815, o primeiro livro dedicado, inteiramente, ao estudo dos efeitos nocivos das substâncias químicas, *Traité de Toxicolagie*.

A toxicologia moderna significa muito mais que uma simples extensão do trabalho desenvolvido por Orfila e outros pioneiros estudiosos. Grande ênfase hoje é atribuída à exposição segura e ao controle de efeitos nocivos de substâncias químicas. Dessa forma, novas áreas de estudo são desenvolvidas e delimitadas, favorecendo uma melhor compreensão e maior exploração dessa ciência em contínuo crescimento.

ÁREAS DA TOXICOLOGIA

A toxicologia é uma área do conhecimento multidisciplinar, interdisciplinar e multiprofissional. É multidisciplinar porque envolve várias áreas do conhecimento; é interdisciplinar porque estabelece interações com várias áreas do conhecimento; e é multiprofissional porque profissionais de várias áreas contribuem para seu avanço (Figura 1.1).

As áreas tradicionais da toxicologia, com enfoque maior na espécie humana e também de importância na medicina veterinária, são:

- Toxicologia ambiental: estuda os efeitos nocivos no organismo decorrentes de exposição a agentes tóxicos presentes na água, no solo e no ar. Esse tema é abordado com maior ênfase no Capítulo 39.
- Toxicologia ocupacional: estuda os efeitos nocivos decorrentes da exposição a substâncias químicas provenientes do ambiente de trabalho. A prevenção de intoxicações normalmente é realizada por monitorizações do ambiente de trabalho e do trabalhador. Os padrões de segurança são objeto de lei e chamados de limite de tolerância (LT).
- Toxicologia social: estuda as substâncias químicas que levam à alteração do humor, do comportamento, que provocam disfunções do sistema nervoso central. Nela são estudadas drogas lícitas (álcool, fumo e alguns medicamentos) e ilícitas (maconha, cocaína, *crack*, *ecstasy* etc.). Geralmente são substâncias químicas que levam à tolerância e à dependência. Em medicina veterinária, o tema drogas ilícitas, abordado no Capítulo 15, tem recentemente despertado interesse.
- Toxicologia de alimentos: área de aplicação da toxicologia que estabelece as condições em que os alimentos podem ser ingeridos sem causar danos à saúde. Sua importância está em assegurar a qualidade dos alimentos, pela detecção de contaminantes como aflatoxinas, nitrosaminas, praguicidas, antimicrobianos e hormônios. Os contaminantes podem ser naturalmente encontrados em alguns alimentos (ácido oxálico e cianeto em algumas plantas) ou artificialmente adicionados aos alimentos de forma intencional (aditivos, praguicidas) ou acidental (aflatoxinas). Alguns produtos de uso veterinário empregados em animais de produção, se não obedecido o período de carência, podem deixar resíduos no alimento (carne, leite, ovos, mel), o que impede o consumo desse alimento pelo ser humano. Nesse contexto, avaliação de risco, tema abordado no Capítulo 40, mostra como esse processo fundamentado em evidência científica avalia o impacto à saúde humana da utilização de produtos de uso veterinário em animais produtores de alimentos.
- Toxicologia medicamentosa: estuda as substâncias químicas usadas em terapêutica; avaliando-se o risco *versus* benefício e, em caso de exposição prolongada, faz a monitorização terapêutica e a análise preventiva que impede o aparecimento de efeitos adversos provenientes do uso do medicamento. Deve ser mencionado que os estudos de segurança nas

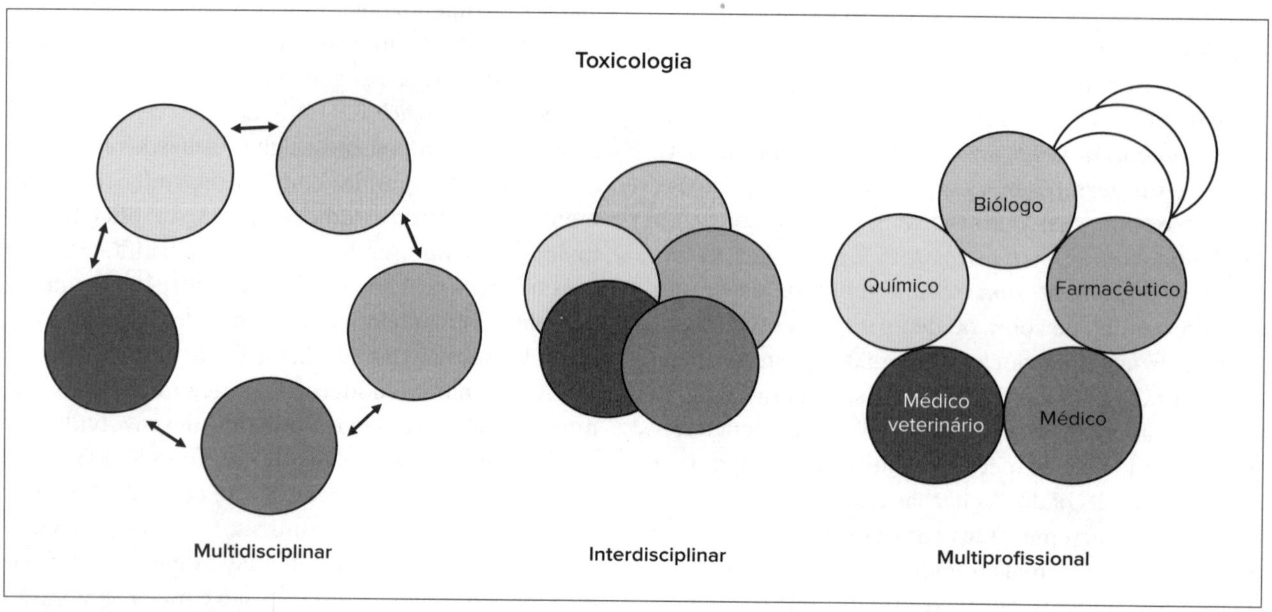

FIGURA 1.1. Toxicologia: área do conhecimento multidisciplinar, interdisciplinar e multiprofissional.

espécies-alvo, tema abordado no Capítulo 9, contribuem para evitar a toxicidade de medicamentos.

O médico veterinário nos dias de hoje contribui e participa ativamente para a evolução do conhecimento dessas diferentes áreas da toxicologia, tornando mais ampla a avaliação dos efeitos tóxicos, mais precisa a identificação de agentes tóxicos e mais eficiente a terapêutica das intoxicações, bem como contribui para evitar a presença de resíduos indesejáveis (produtos de uso veterinário, praguicidas etc.) em produtos de origem animal, salvaguardando a saúde humana. Acrescente-se, ainda, que a toxicologia aplicada à medicina veterinária abrange temas como a toxicologia forense, toxicologia da reprodução, toxicologia do desenvolvimento, imunotoxicologia, entre outros, os quais são abordados também nessa obra.

CONCEITOS

A toxicologia, sendo uma área do conhecimento multidisciplinar, interdisciplinar e multiprofissional, é abordada de várias maneiras. Exemplificando, o farmacêutico considera a toxicologia como a parte da farmacologia que estuda os efeitos colaterais e adversos dos fármacos; o patologista se preocupa com as lesões macroscópicas e microscópicas que ocorrem nos tecidos dos animais em consequência da exposição ao agente tóxico; o químico dá ênfase aos métodos analíticos para identificar a presença das substâncias nocivas em material biológico; o biólogo-ecólogo considera a presença de substâncias nocivas interferindo nas relações dos seres vivos com o ambiente em que vivem; o médico veterinário se interessa pela terapêutica eficiente para o quadro de intoxicação; e o toxicólogo centra sua atenção no agente tóxico (Figura 1.2).

Considerando o ponto de vista do toxicólogo, pode-se conceituar a **toxicologia** como:

- A ciência que estuda os efeitos nocivos decorrentes da interação das substâncias químicas com o organismo; este conceito foi ampliado, englobando também os agentes físicos.
- O estudo qualitativo e quantitativo dos efeitos nocivos de substâncias químicas e de agentes físicos, incluindo alterações estruturais (lesões anatômicas e histológicas) e de resposta (lesões bioquímicas, fisiopatológicas e psíquicas) em um ser vivo ou em seus descendentes.
- A ciência que define os limites de segurança dos agentes químicos e físicos.
- A ciência que se ocupa dos agentes tóxicos.

Agente tóxico ou **toxicante** é qualquer substância química ou agente físico (radiações X, gama, ultravioleta etc.) que ao interagir com o organismo vivo provoca algum efeito nocivo. Evita-se usar o termo tóxico como sinônimo de toxicante, pelo fato de o leigo associá-lo com drogas de abuso.

O termo **xenobiótico** (*ksénos* = estranho; *bio* = vida) é empregado para indicar qualquer substância estranha ao organismo, qualitativa ou quantitativamente, não indicando necessariamente que provoca efeito nocivo. Quando o xenobiótico, por alguma razão (por exemplo, concentração excessiva ou ausência completa) provoca algum efeito nocivo, ele é considerado também um toxicante ou agente tóxico. Portanto, nem todo xenobiótico é um toxicante.

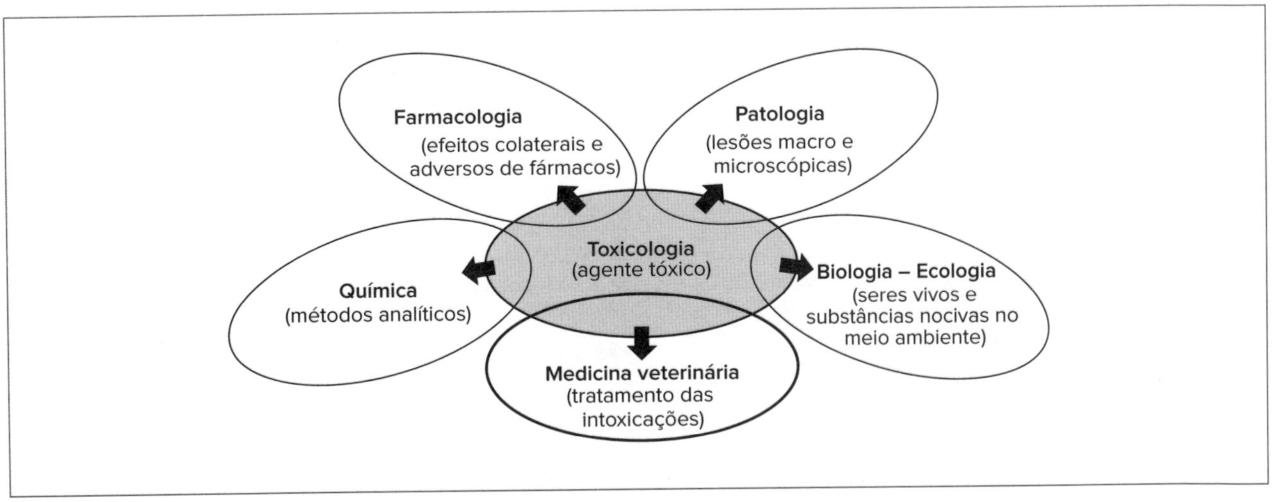

FIGURA 1.2. Contribuição da toxicologia para as diferentes áreas do conhecimento.

Toxinas são substâncias tóxicas produzidas por seres vivos e, em geral, não são bem definidas. A toxinologia é a área da toxicologia que estuda as toxinas. As toxinas de maior importância em toxicologia podem ser classificadas em:

- Toxinas bacterianas: são produzidas por bactérias e são classificadas em endotoxinas ou exotoxinas.
- Micotoxinas: são produzidas por fungos.
- Fitotoxinas: são produzidas pelas plantas.
- Zootoxinas: são produzidas pelos animais. É chamada de **peçonha** se for transmitida por mordedura ou ferroada, sendo os animais chamados de peçonhentos, como, por exemplo, as serpentes, os escorpiões e as abelhas. É chamada de **veneno** se o animal não possuir um aparelho inoculador, sendo esses chamados de animais venenosos, como, por exemplo, os sapos, cujo veneno está presente na pele e/ou nas glândulas paratoides, bem como nas asas de algumas borboletas e nas cerdas de algumas lagartas.

Geralmente, a toxina recebe o nome do gênero ou da espécie do ser vivo que a produz, como, por exemplo, ricina presente nas sementes da mamona (*Ricinus communis*) e melitina presente na peçonha da abelha (*Appis mellifera*). Quando as toxinas são bem caracterizadas e sua estrutura química é definida, é comum denominá-las de acordo com sua estrutura química.

Os agentes tóxicos podem ser classificados de diferentes maneiras, dependendo do interesse e da necessidade da situação. Assim, podem ser classificados quanto ao seu órgão-alvo (efeitos nocivos sobre o fígado, rim, sistema nervoso etc.), seu uso ou local de uso (doméstico, agrícola, industrial etc.), sua origem (animal, vegetal, mineral), seus efeitos nocivos (cancerígeno, mutagênico, corrosivo etc.), seu estado físico (gás, líquido, sólido), sua estrutura química (aminas aromáticas, hidrocarbonetos halogenados etc.), seu mecanismo bioquímico de ação (inibidores da colinesterase, anticoagulantes etc.) e seu potencial tóxico (extremamente tóxico, altamente tóxico, medianamente tóxico, pouco tóxico). Esse último critério de classificação considera a *Globally Harmonized System of Classification and Labeling of Chemicals* (GHS – Sistema Globalmente Harmonizado de Classificação e Rotulagem de Produtos Químicos), sendo empregado, por exemplo, para classificar os praguicidas. No Brasil, a Agência Nacional de Vigilância Sanitária (Anvisa) também adota esse sistema, sendo os praguicidas distribuídos nas classes I, II, III e IV, os quais recebem tarja colorida no rótulo de acordo com a toxicidade, respectivamente, vermelha, amarela, azul e verde (Quadro 1.1).

Os termos perigo (*harzad*) e risco (*risk*) têm também importância em toxicologia. **Perigo** é a capacidade de um agente (químico, biológico, físico) causar um efeito nocivo. **Risco** é a probabilidade da ocorrência de efeito nocivo pelo uso, exposição ou manipulação de um agente tóxico sob condições específicas (condições de exposição). A avaliação de risco tem se mostrado uma importante ferramenta para subsidiar processos decisórios, de controle e prevenção da exposição de populações e indivíduos aos agentes perigosos à saúde que estão presentes no meio ambiente por meio de produtos, de processos produtivos ou de resíduos (para detalhes, veja Capítulo 40).

A **toxicidade** pode ser conceituada de várias maneiras: é a capacidade inerente que a substância química possui de provocar um efeito nocivo; é a propriedade que a substância química possui, em maior ou menor grau, de provocar efeito nocivo; e é uma medida relativa do risco de exposição a uma substância tóxica. Portanto, a toxicidade depende das **condições de exposição** (Figura 1.3), que são:

- Dose/concentração: quanto maior a dose (mg/kg de peso vivo) ou a concentração (mg/L no ar, na água, no solo) do agente tóxico, maior a possibilidade de acarretar efeito nocivo num ser vivo.
- Duração (minutos, horas) e frequência (aguda, crônica) de exposição: quanto maior é o tempo de

QUADRO 1.1. Classificação toxicológica de praguicidas, considerando o *Globally Harmonized System of Classification and Labeling of Chemicals* (GHS – Sistema Globalmente Harmonizado de Classificação e Rotulagem de Produtos Químicos)

Classe	Categoria	Dose letal 50% para ratos (mg/kg)	
		Oral	Dérmica
Ia	Extremamente tóxico (tarja vermelha)	< 5	< 50
Ib	Altamente tóxico (tarja amarela)	5-50	50-200
II	Moderadamente tóxico (tarja azul)	50-2.000	200-2.000
III	Levemente tóxico (tarja verde)	Acima de 2.000	Acima de 2.000

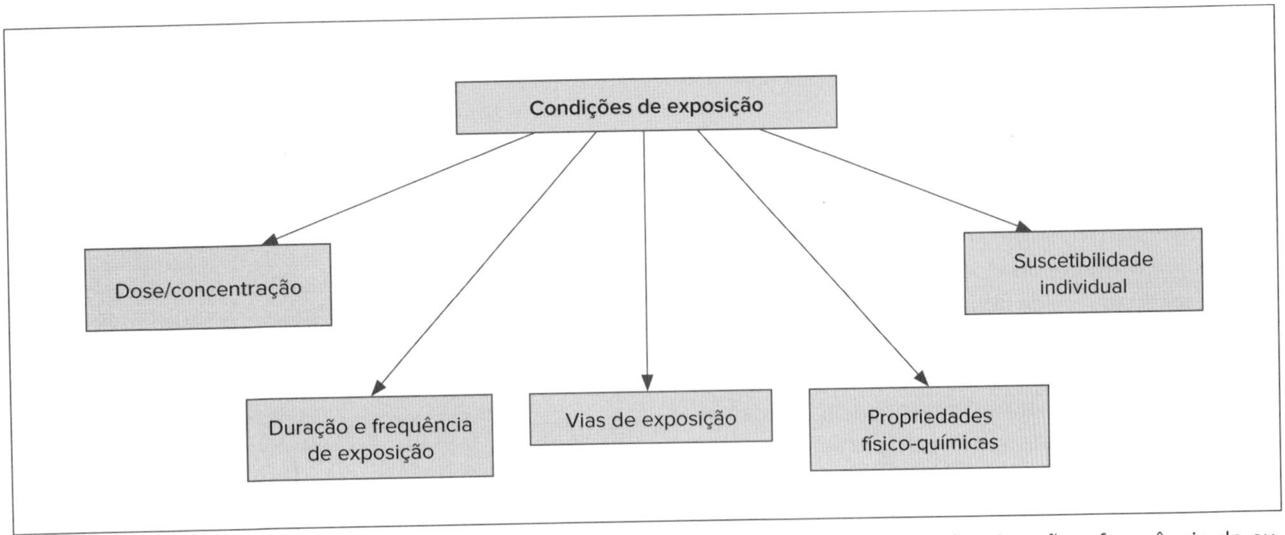

FIGURA 1.3. Condições de exposição que interferem na toxicidade: dose ou concentração, duração e frequência de exposição, vias de exposição, propriedades físico-químicas e suscetibilidade individual.

exposição do organismo ao toxicante, maior também é a disponibilidade química.

- Via de exposição: em toxicologia, são de maior importância as vias oral, dérmica e inalatória. Um exemplo de variação da toxicidade em função da via de exposição é a água: por via oral não causa toxicidade, porém por via intravenosa pode causar hemólise, levando à morte do indivíduo. Outro exemplo é o mercúrio metálico, que não é absorvido se ingerido na forma líquida, sendo totalmente excretado pelas fezes, porém se o vapor do mercúrio metálico for inalado sua totalidade é absorvida pelos alvéolos pulmonares, exercendo seus efeitos tóxicos em seu sítio de ação.
- Propriedades físico-químicas: lipossolubilidade, estabilidade, constante de dissociação, pressão de vapor e tamanho da molécula são exemplos das variáveis que alteram a disponibilidade química do agente tóxico.
- Suscetibilidade individual: espécie, raça, idade, peso corporal, características genéticas, prenhez, estado nutricional são algumas variáveis que influenciam a toxicidade. Os gatos, por exemplo, têm maior dificuldade em eliminar substâncias químicas que precisam conjugar-se com o ácido glicurônico, em função da deficiência de uma enzima hepática, aumentando o risco de intoxicação.

Uma das maneiras de se medir a toxicidade de uma determinada substância química é empregar a DL50 (dose letal 50%, isto é, a dose que causa a morte em 50% da população exposta ao agente); quanto menor a DL50, maior a toxicidade da substância. Esse parâmetro, embora não seja o mais adequado para avaliar a toxicidade, é bastante empregado por ser uma medida objetiva e fácil de ser obtida.

A toxicidade pode ser também classificada segundo a frequência de exposição, que pode ser uma única exposição ou múltiplas. No Capítulo 8 são apresentados, em detalhes, os estudos de toxicidade aguda, de curta duração, de dose repetida e de longa duração. Na toxicidade aguda, os efeitos tóxicos são produzidos por uma única ou por múltiplas exposições num curto período (inferior a um dia) e se manifestam rapidamente (imediatamente ou até alguns poucos dias após a exposição). Os estudos de toxicidade de dose repetida podem envolver exposições à substância-teste por 28, 60 ou 90 dias, os quais, em geral, não envolvem tempo de exposição superior a 10% do tempo de vida do animal e os efeitos se manifestam dentro de um período de até alguns poucos meses. Nos estudos de toxidade de longa duração, em geral, os efeitos tóxicos ocorrem depois de repetidas exposições, que abrangem um período longo de tempo (cerca de 80% do tempo de vida do animal).

A toxicidade pode, ainda, ser classificada segundo a gravidade em: leve, moderada e grave. Na toxicidade leve, os distúrbios produzidos são rapidamente reversíveis e desaparecem com o término da exposição. Na toxicidade moderada, os distúrbios produzidos são reversíveis e não são suficientes para provocar danos físicos sérios ou prejuízos à saúde. Na toxicidade grave ocorrem mudanças irreversíveis no organismo, suficientemente severas para produzirem lesões graves ou morte.

A **intoxicação** ou **toxicose** pode ser conceituada de várias formas:

- Estado mórbido causado por um agente tóxico.
- Conjunto de sinais (objetivo, mensurável) e/ou sintomas (subjetivo, sentido pelo doente) causados pelo agente tóxico no organismo animal; este conjunto de sinais e/ou sintomas evidenciam uma alteração orgânica ou quebra da homeostasia ou ainda alteração patológica, podendo ou não ser reversível. A habilidade intrínseca do tecido lesado de se regenerar é que vai determinar a natureza reversível ou não da lesão.
- Processo patológico ocasionado por substâncias endógenas ou exógenas, determinado pelo desequilíbrio fisiológico, decorrente das alterações bioquímicas no organismo. A intoxicação exógena é também chamada de envenenamento.

Foram aqui apresentados os principais conceitos empregados em toxicologia, os quais são usados nos demais capítulos desta obra. Outros conceitos são introduzidos à medida que os temas abordados nos demais capítulo os exijam. Deve ser enfatizado que a toxicologia, como área de intersecção com outras e como se encontra em franca expansão, exige atualização constante, harmonização e padronização de terminologia, bem como de procedimentos e condutas.

BIBLIOGRAFIA

1. Brasil. Agência Nacional de Vigilância Sanitária (Anvisa). *Guia para elaboração de rótulo e bula de agrotóxicos, afins e preservativos de madeira*, n. 12, versão 1, de 19 de janeiro de 2018. 47p.
2. DUARTE, D.F. Uma breve história do ópio e dos opioides. *Revista Brasileira de Anestesiologia*, v. 55, n.1, p. 135-46, 2005.
3. GALLO, M.A. History and scope of toxicology. In: Klaassen, C.D. Casarett and Doull's Toxicology. The basic science of poisons. 5. ed. New York, McGraw-Hill. 1996. p.3-11.
4. ______. História e abrangência da toxicologia. In: KLASSEN, C.D.; WATKINS III, J. B. *Fundamentos em toxicologia de Casarett e Doull*. 2.ed. New York: AMGH Editora, 2012, p. 1-4.
5. FUKUSHIMA, A.R.; AZEVEDO, F.A. História da Toxicologia. Parte I – breve panorama brasileiro. *Revista Intertox de Toxicologia*, Risco Ambiental e Sociedade, v. 1, n. 1, p.1-32, 2008.
6. HODGSON, E. Introduction to toxicology. In: HODGSON, E.; LEVI, P.E. *A textbook of modern toxicology*. Stamford: Appleton&Lange, 1997, p. 1-25.
7. LAO, L. Medicina tradicional chinesa. In: JONAS, W.B.; LEVIN, J.S. *Tratado de medicina complementar e alternativa*. Barueri: Manole, 2001, p. 221.
8. LOPES, K.M.T. Mathieu Orfila: pai da toxicologia forense. *Revinter*, v. 10, n. 2, p. 155-7, 2017.
9. [WHO] WORLD HEALTH ORGANIZATION. *The WHO Recommended Classification of Pesticides by Hazard and Guidelines to Classification*, 2009. Disponível em: http://www.who.int/ipcs/publications/pesticides_hazard_2009.pdf. Acesso em: 18 jul. 2018.

Capítulo 2

Toxicocinética

Raphael Caio Tamborelli Garcia
Jorge Camilo Flório
Silvana Lima Górniak

INTRODUÇÃO

Os efeitos de um agente tóxico no organismo de um animal são consequência das suas características toxicocinéticas e toxicodinâmicas. O termo toxicocinética refere-se aos estudos quantitativos dos processos de absorção, distribuição, biotransformação e excreção de um organismo vivo exposto a um determinado agente tóxico. Em outras palavras, seria o que o organismo faz com um determinado toxicante. Embora os mecanismos de ação tóxica sejam geralmente similares na maioria dos seres vivos, sabe-se que a intensidade e duração dos efeitos deletérios normalmente variam de acordo com a espécie animal estudada e podem, em parte, ser atribuídas aos fatores toxicocinéticos. Portanto, este estudo aplicado à medicina veterinária pode apresentar diferenças relevantes. Dessa forma, a extrapolação de dados toxicocinéticos de uma espécie animal para outra, ou mesmo para os seres humanos, pode não corresponder à realidade, levando a resultados totalmente inesperados.

O efeito tóxico promovido por um toxicante, em um determinado animal, basicamente está relacionado com a sua concentração na biofase, isto é, no sítio de ação ou ainda na proximidade dos tecidos. Entretanto, a mensuração dessa substância nesses sítios de ação é uma tarefa bastante complicada e muitas vezes não acessível. Por esse motivo, dá-se preferência pela utilização de métodos pouco invasivos, como, por exemplo, a detecção e mensuração do agente tóxico e seus metabólitos em amostras biológicas como sangue, leite e urina. Dessa forma, na maioria das vezes é possível assumir que a concentração plasmática de qualquer agente tóxico apresenta correlação com as concentrações teciduais e estas, por sua vez, com a biofase. Assim, mudanças na concentração plasmática refletem alterações na quantidade dessas substâncias nos tecidos e, consequentemente, dos efeitos tóxicos.

A Figura 2.1 mostra que todas as etapas toxicocinéticas estão inter-relacionadas e ocorrem simultaneamente. Essas etapas são determinantes para que o toxicante atinja o sítio de ação em concentração adequada para desencadear um efeito tóxico. No entanto, para que isso ocorra, o toxicante deve atravessar membranas biológicas. Assim, torna-se importante a discussão acerca dos mecanismos envolvidos no transporte dessas substâncias.

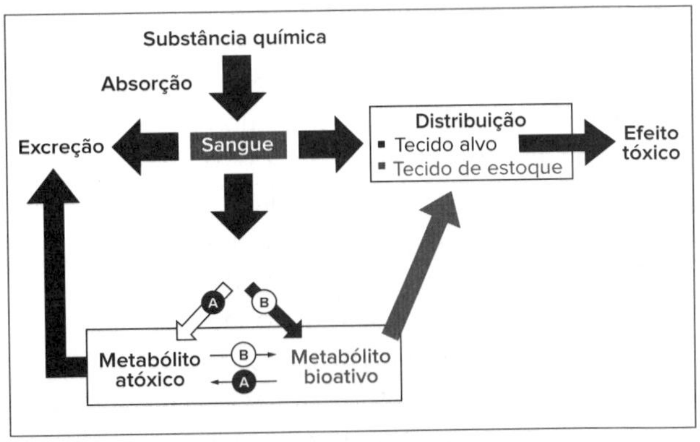

FIGURA 2.1. Resumo das etapas toxicocinéticas: absorção, distribuição e eliminação (biotransformação e excreção). Uma substância química tóxica pode ser absorvida, por exemplo, pelo trato gastrointestinal, pele e/ou pulmões, dependendo de suas propriedades físico-químicas. O organismo, felizmente, tem a capacidade de biotransformar compostos, gerando metabólitos atóxicos (processo denominado detoxificação), e excretar por meio da urina, fezes, suor e ar expirado. Vale ressaltar que os agentes tóxicos podem ser excretados também em sua forma inalterada, ou seja, sem que ocorra biotransformação. Algumas substâncias, no entanto, podem se tornar mais tóxicas que a original, gerando metabólitos bioativos, processo denominado bioativação. Ainda, quando a taxa de absorção supera a de eliminação, o agente tóxico pode atingir a concentração adequada no sítio-alvo e desencadear um efeito tóxico. Por outro lado, o toxicante também pode se distribuir para tecidos em que ele não exerce nenhum efeito e ficar armazenado.

MECANISMOS DE TRANSPORTE CELULAR

As membranas celulares apresentam propriedades dinâmicas e têm papel fundamental na sinalização celular. Elas apresentam uma espessura de 7 a 9 nm e são constituídas por uma dupla camada de fosfolipídios, formada primordialmente de fosfatidilcolina e fosfatidiletanolamina. Os fosfolipídios, por sua vez, são anfifílicos: apresentam uma cabeça polar hidrofílica, voltada para fora e para dentro das superfícies da membrana, e uma cauda lipídica contínua e hidrofóbica entre as porções hidrofílicas. A bicamada de lipídios confere à membrana impermeabilidade às moléculas polares e íons, sendo permeáveis somente substâncias apolares, as quais se dissolvem em gordura e permeiam a dupla camada lipídica pelo processo de difusão simples, o qual é discutido a seguir.

Muitas proteínas, algumas transmembranares, como os receptores de membrana, se inserem na bicamada, permitindo a formação de poros aquosos e canais iônicos. Em geral, as substâncias podem atravessar essas membranas sem gasto energético (transporte passivo), ou necessitando de um gasto energético para transportar o agente tóxico (transporte ativo).

Transporte passivo

No transporte passivo, a membrana biológica funciona como uma estrutura inerte e porosa, por onde as moléculas da substância química se transpõem, sem gasto de energia. Nesse caso, a polaridade da molécula a ser absorvida assume grande importância.

Na difusão simples ou passiva, as moléculas do soluto (isto é, do agente tóxico) se distribuem da região em que estejam em maior concentração para as regiões onde estejam em menor concentração, ou seja, ocorrem a favor de um gradiente de concentração. Para que esse processo possa acontecer é necessário que as moléculas do soluto sejam apolares e apresentem peso molecular compatível com a bicamada lipídica da membrana a ser atravessada. No entanto, moléculas pequenas e hidrossolúveis conseguem permear as membranas celulares por meio de poros aquosos. É o caso do etanol, que, quando administrado em roedores por gavagem para estudos comportamentais, atinge facilmente o sistema nervoso central (SNC).

Para moléculas orgânicas maiores, é essencial o conhecimento de sua lipossolubilidade, medido pelo coeficiente de partição (P) octanol/água, o qual é expresso em escala logarítmica, ou seja, log P. Quanto maior o log P, maior a lipossolubilidade da molécula. Substâncias, como o paraquat, a escopolamina e a parationa apresentam log P de -4,72, 0,30 e 3,47, respectivamente. Assim, a lipossolubilidade decresce nesta ordem: parationa > escopolamina > paraquat.

Muitos toxicantes são eletrólitos fracos, ou seja, são ácidos ou bases fracas que se apresentam parcialmente ionizados em solução aquosa. Dessa forma, o pH do meio e a constante de dissociação da substância química determinam a razão entre as formas ionizadas e não ionizadas. As formas não ionizadas dos eletrólitos fracos, também denominadas formas moleculares, são lipossolúveis e permeiam membranas celulares por difusão simples. Para determinar a proporção entre as formas ionizadas e não ionizadas de uma molécula em um determinado pH, deve-se utilizar a equação de Henderson-Hasselbalch descrita a seguir.

$$\text{pKa} - \text{pH} = \log\frac{[\text{forma protonada}]}{[\text{forma não protonada}]}$$

As formas protonadas de um ácido e uma base fraca estão representadas nos equilíbrios químicos a seguir por HA e BH^+, respectivamente, enquanto as formas não protonadas correspondem a A^- e B, respectivamente. Assim, a forma molecular de cada substância que é capaz de permear as membranas celulares é: HA para ácidos fracos e B para bases fracas.

$$HA \rightleftharpoons A^- + H^+ \qquad BH^+ \rightleftharpoons B + H^+$$

O ácido benzoico, por exemplo, apresenta um pKa próximo a 4. Utilizando a equação de Henderson-Hasselbalch e considerando o pH do meio próximo a 1, tem-se:

$$4 - 1 = \log\frac{[HA]}{[A^-]} \Rightarrow 3 = \log\frac{[HA]}{[A^-]} \Rightarrow 10^3 = \frac{[HA]}{[A^-]} \Rightarrow \frac{[HA]}{[A^-]} = \frac{1.000}{1}$$

Nesse caso, há predomínio da forma molecular do ácido benzoico (mil vezes maior que sua forma ionizada, o benzoato, representada por A^-). Conforme o pH aumenta, essa relação diminui, como exemplificado a seguir em pH próximo a 7.

$$4 - 7 = \log\frac{[HA]}{[A^-]} \Rightarrow -3 = \log\frac{[HA]}{[A^-]} \Rightarrow 10^{-3} =$$

$$= \frac{[HA]}{[A^-]} \Rightarrow \frac{[HA]}{[A^-]} = \frac{1}{1.000}$$

O mesmo ocorre para substâncias com caráter básico. A anilina (pKa=5) encontra-se praticamente ionizada em pH = 1, conforme exemplificado a seguir.

$$5 - 1 = \log\frac{[BH^+]}{[B]} \Rightarrow 4 = \log\frac{[BH^+]}{[B]} \Rightarrow 10^4 =$$

$$\frac{[BH^+]}{[B]} \Rightarrow \frac{[BH^+]}{[B]} = \frac{10.000}{1}$$

Nesse exemplo, há cerca de dez mil vezes mais anilina na forma ionizada quando comparada à sua forma molecular. À medida que o pH aumenta, essa relação também diminui, com predomínio da forma molecular de substâncias com caráter básico, conforme exemplificado a seguir em pH próximo a 7.

$$5 - 7 = \log\frac{[BH^+]}{[B]} \Rightarrow -2 = \log\frac{[BH^+]}{[B]} \Rightarrow 10^{-2}$$

$$= \frac{[BH^+]}{[B]} \Rightarrow \frac{[BH^+]}{[B]} = \frac{1}{100}$$

É importante ressaltar que o pKa não classifica a substância como ácida ou básica, ou seja, um ácido fraco não necessariamente apresenta um pKa inferior a 7, assim como uma base fraca não possui um pKa acima de 7. Conceitualmente, pKa se refere ao pH do meio no qual o eletrólito fraco se apresenta 50% em sua forma ionizada e 50% não ionizada.

Assim, pode-se afirmar que ácidos fracos permeiam mais facilmente uma membrana celular se o pH do meio também for ácido, enquanto bases fracas atravessam as membranas mais facilmente se o pH do meio for básico.

Na filtração, o agente tóxico atravessa as membranas celulares pelos canais (ou poros) nelas existentes, os quais variam em diâmetro nas várias membranas corporais. Esse é um mecanismo comum para transferência de muitas substâncias de baixo peso molecular, hidrossolúveis, polares ou apolares. Quando a água flui em massa por meio dos canais aquosos, gera uma força hidrostática ou osmótica que permite a passagem de qualquer molécula pequena pela membrana celular. Na membrana endotelial capilar, os canais são grandes (4 a 8 nm, dependendo da localização do capilar), ao passo que no endotélio intestinal e na maioria das membranas celulares o diâmetro é de apenas 0,4 nm. A permeabilidade às substâncias químicas através dos canais aquosos é importante na excreção renal, na remoção de substância químicas do líquido cefalorraquidiano e na passagem de substâncias químicas através da membrana sinusoidal hepática.

Transporte mediado por carreador

Os carreadores são componentes da membrana celular que têm a capacidade de transportar moléculas ou íons para dentro (influxo) ou para fora (efluxo) das células. Vale ressaltar que a função desses transportadores nas diversas etapas da toxicocinética tem crescido e é alvo de pesquisa científica. É importante introduzir também o conceito de polimorfismo genético que é discutido ao longo deste capítulo e que é responsável, além da variação de resposta terapêutica a um medicamento, pela diferença de efeito desencadeado por um agente tóxico entre indivíduos da mesma espécie. Os polimorfismos genéticos são definidos como variações na sequência do DNA e que envolvem somente uma base nitrogenada em 90% dos casos, podendo criar ou extinguir sítios de reconhecimento de enzimas de restrição. Se essas alterações ocorrerem em sequências não codificadoras de um determinado gene, na maioria das vezes não haverá alteração de suas funções. No entanto, se essas variações ocorrerem em sequências codificadoras, levará a modificações qualitativas e/ou quantitativas de uma determinada proteína.

Entre os principais tipos de transporte mediado por carreador citam-se a difusão facilitada e o transporte ativo, os quais apresentam as seguintes características: são saturáveis, têm especificidade pelos substratos, podem ser inibidos ou ativados por hormônios e necessitam ou não de energia para sua ocorrência.

A difusão facilitada é um tipo de transporte sem gasto de energia, mediado por carreador no qual o substrato, isto é, o agente tóxico, se move a favor do gradiente de concentração. A velocidade da difusão facilitada é consideravelmente maior que a da difusão simples. A glicose é absorvida pelos tecidos utilizando esse tipo de transporte. Diversos transportadores regulam o movimento de substâncias endógenas e exógenas através das membranas celulares, tais como os transportadores de soluto (SLC = *solute carriers*). As subfamílias dos SLC incluem os transportadores OCT (*organic cation transporter*), OAT (*organic anion transporter*), OATP (*organic anion transporters polypeptides*) e PEPT (*peptide transporter*).

O transporte ativo ocorre quando uma substância é movida por meio de carreadores contra o gradiente de concentração, necessitando de energia derivada da hidrólise de ATP ou de outras ligações ricas em energia. Na maioria dos casos, esse processo exibe alto grau de especificidade estrutural e estereoquímica. Assim, durante o transporte, se duas substâncias com propriedades físico-químicas semelhantes forem passíveis do mesmo transportador ao mesmo tempo, uma pode inibir o transporte da outra. O primeiro transportador ativo, identificado e superexpresso em células tumorais, foi a fosfoglicoproteína ou P-glicoproteína (ou simplesmente PGP). Também é conhecida como MDR1 (*multidrug resistance*; codificada pelo gene *MDR1*), uma vez que esta proteína confere resistência aos quimioterápicos antineoplásicos, como o etoposídeo e a doxorrubicina. Essa proteína pertence a uma família de transportadores ABC (*ATP-binding cassette*), a qual funciona como uma bomba de efluxo, transportando substâncias do meio intracelular para o extracelular. A PGP está expressa também em diversos tecidos com função absortiva (intestino delgado) e excretora (fígado e rins), e também em barreiras importantes como a hematoencefálica e placentária (Figura 2.2). Esse transportador de efluxo limita a absorção de agentes tóxicos por via oral, promove a excreção de substâncias pela urina e bile, além de proteger tecidos (por exemplo, encéfalo e feto) de agentes potencialmente tóxicos. Como a PGP exerce funções importantes na absorção, distribuição e excreção de agentes tóxicos, ela é retomada no decorrer do capítulo.

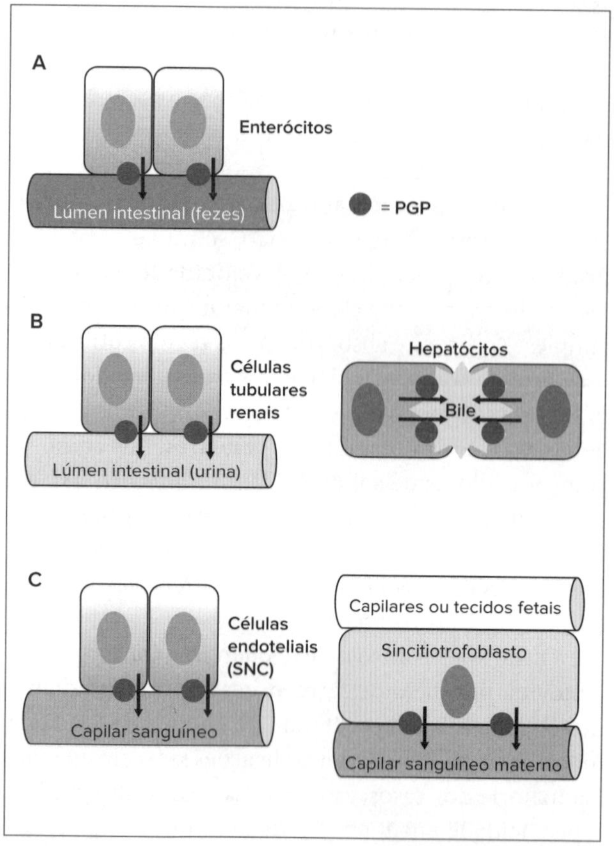

FIGURA 2.2. Expressão e funcionalidade da P-glicoproteína (PGP) em diversos tecidos. A PGP é um transportador ativo responsável pelo efluxo de substâncias, ou seja, necessita de ATP para bombear os agentes tóxicos para fora da célula. A: ela está expressa na membrana luminal dos enterócitos, limitando a absorção de substâncias administradas por via oral. B: a PGP está expressa também na membrana luminal das células tubulares renais e na membrana canalicular dos hepatócitos, promovendo a excreção renal e biliar, respectivamente, de agentes tóxicos. C: ao atingir a circulação sistêmica, a PGP limita a distribuição de substâncias químicas a tecidos como o encéfalo e o feto.
Fonte: adaptado de Fromm (2004).

Pinocitose e fagocitose

Define-se pinocitose e fagocitose os processos de transporte especializados, nos quais a membrana celular se invagina em torno de uma macromolécula ou de várias pequenas moléculas e as engloba junto com gotículas do meio extracelular. Em seguida, formam-se vesículas intracelulares que se destacam da membrana, sendo a fagocitose relacionada ao transporte de partículas sólidas e a pinocitose relacionada ao transporte de partículas líquidas. Ambos os mecanismos exigem energia celular para a sua execução e, diferentemente do transporte ativo, não necessitam de transportadores específicos nas membranas celulares.

ABSORÇÃO

A absorção de um agente tóxico consiste na sua transferência do local de exposição para a circulação sistêmica. Portanto, para que determinado agente tóxico seja absorvido, é necessário que este atravesse as diversas membranas biológicas, como o epitélio gastrointestinal, endotélio vascular e membranas citoplasmáticas. As principais vias de exposição em toxicologia são a oral, a inalatória e a dérmica. Cada uma dessas vias apresenta características específicas que permitem ou não que um determinado agente tóxico consiga alcançar a corrente sanguínea. Profissionais da área de saúde e pesquisadores que trabalham com modelos animais frequentemente distinguem entre as vias enteral e parenteral, sendo a primeira relacionada às vias sublingual, oral e retal, enquanto a segunda envolve as demais vias: intravenosa, intraperitoneal, intramuscular, transdérmica, entre outras. É importante ressaltar que, na via intravenosa, a administração de uma substância é realizada diretamente nos vasos sanguíneos, não havendo o processo de absorção definido anteriormente.

Absorção pelo trato gastrointestinal

A via oral é a forma mais comum de exposição aos agentes tóxicos, tanto para seres humanos quanto para os animais. A absorção dos agentes tóxicos pelo trato gastrointestinal ocorre geralmente por difusão simples, sendo que substâncias lipossolúveis podem se dissolver nas membranas das células e se difundir facilmente, enquanto as moléculas ionizadas não conseguem adentrar com facilidade nas células. Dessa maneira, a absorção de um agente tóxico depende basicamente das suas propriedades físico-químicas, como log P, pKa e peso molecular, e das características morfofisiológicas do trato gastrointestinal, como trânsito gástrico e intestinal, fluxo sanguíneo, área superficial e pH do lúmen. No entanto, ao se considerar as diferentes espécies de animais, esse processo se torna complexo, pois os toxicantes podem ser modificados por diferenças anatômicas (por exemplo, monogástricos e poligástricos), no pH, no tamanho e na microbiota presente nos compartimentos do sistema digestivo. Entretanto, uma vez que o agente tóxico alcance o intestino, que apresenta grande área superficial com capacidade de absorção e é extremamente vascularizado, esse agente pode ser absorvido com mais facilidade, particularmente, quando se consideram as espécies monogástricas, haja vista que em poligástricos há absorção significativa ao nível do rúmen. A Figura 2.3 ilustra duas situações nas quais o agente tóxico administrado por via oral mostra curvas de concentração plasmática diferentes em função da velocidade de absorção.

Bases orgânicas fracas encontram-se ionizadas em conteúdo gástrico (pH próximo a 2) e não ionizadas na região intestinal (pH mais alcalino), sugerindo que a absorção desses compostos é maior no intestino quando comparada com o estômago. Por analogia, é de se presumir que ácidos fracos sejam mais facilmente absorvidos na região estomacal. No entanto, além da interpretação da equação de Henderson-Hasselbalch, outros fatores, como a lei de ação de massas e aspectos morfofisiológicos do trato gastrointestinal (área superficial e fluxo sanguíneo), devem ser levados em conta. Considerando o ácido benzoico (pKa = 4) mencionado anteriormente e o pH intestinal próximo a 6, tem-se 1% de sua forma molecular (não ionizada) presente no intestino, conforme ilustra a equação a seguir.

$$4 - 6 = \log\frac{[HA]}{[A^-]} \Rightarrow -2 = \log\frac{[HA]}{[A^-]} \Rightarrow 10^{-2} = \frac{[HA]}{[A^-]} \Rightarrow \frac{[HA]}{[A^-]} = \frac{1}{100}$$

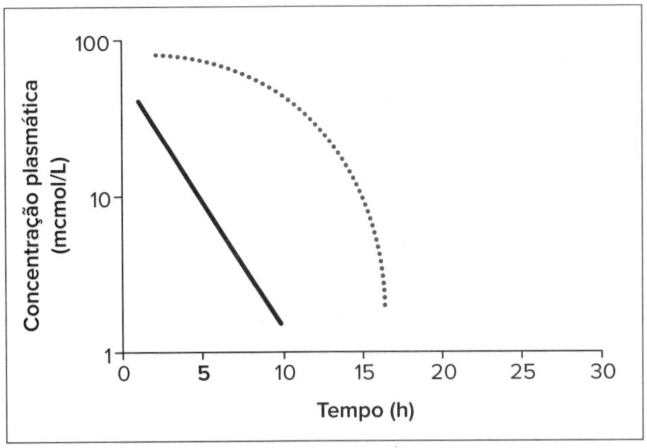

FIGURA 2.3. Representação gráfica da curva concentração x tempo de agentes tóxicos que apresentam cinética de primeira ordem (linha pontilhada) e de ordem zero (linha cheia).

Seria fácil concluir que a capacidade intestinal de absorção de substâncias ácidas pelo intestino é baixa. Entretanto, a absorção é um processo dinâmico, ou seja, o sangue remove o ácido benzoico do intestino e, de acordo com a lei de ação de massas, o equilíbrio é deslocado de modo a manter constante 1% da forma molecular do ácido, disponibilizando-o de forma contínua para absorção. Ainda, há de se ressaltar que o intestino delgado é revestido por um epitélio colunar simples, assentado sobre uma membrana basal e uma camada de tecido submucoso que é muito bem perfundida por uma extensa rede capilar sanguínea e linfática. Uma importante adaptação anatômica nesse local é a presença das vilosidades intestinais, as quais permitem aumentar a área da superfície do intestino delgado ao redor de 600 vezes mais do que se fosse apenas um tubo reto. No estômago, embora o revestimento da mucosa seja simples, sem queratina, o que permite a absorção intensa de agentes tóxicos nesse local, em animais monogástricos deve-se considerar a presença de muco necessário para a proteção do epitélio contra a corrosão produzida por secreção de ácido clorídrico e de enzimas, o que pode comprometer a absorção de substâncias.

Muitos transportadores estão expressos no trato gastrointestinal, podendo aumentar ou diminuir a absorção de agentes tóxicos. Diversas proteínas da família dos SLC estão expressas na região intestinal, especialmente na borda da membrana apical dos enterócitos, e estão envolvidas na captação luminal de substâncias. Em roedores, por exemplo, OATP1A5 é o principal transportador envolvido na captação de agentes tóxicos. Transportadores ativos, como a PGP, MRP (*multiresistant drug protein*) e BCRP (*breast cancer resistance protein*), também estão presentes e participam essencialmente do efluxo de substâncias químicas, diminuindo a sua absorção (Figura 2.4).

Os enterócitos, bem como os hepatócitos, expressam enzimas (CYP3A4) responsáveis pela biotransformação de agentes tóxicos. Dessa forma, a fração do agente tóxico que atinge a circulação sanguínea após a administração oral depende não só da quantidade absorvida, mas também do que foi retirado pelo fígado por meio da veia porta e biotransformado pelas células do trato gastrointestinal. Esse efeito é conhecido como eliminação pré-sistêmica ou efeito de primeira passagem. Vale ressaltar que metabólitos excretados pela bile e conjugados ao sulfato ou ácido glicurônico são passíveis de degradação por sulfatases e betaglicuronidases, respectivamente, presentes em microrganismos intestinais. Esse fenômeno é conhecido como ciclo entero-hepático, uma vez que restaura a estrutura original do agente tóxico e o torna absorvível novamente, aumentando sua meia-vida plasmática.

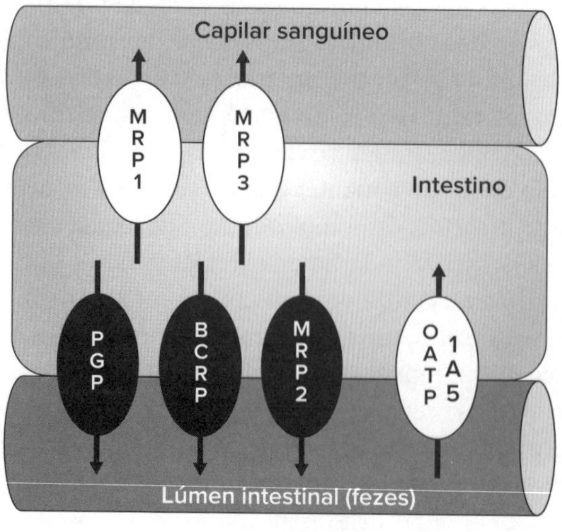

FIGURA 2.4. Representação esquemática dos transportadores de agentes tóxicos presentes no trato gastrointestinal. PGP (P-glicoproteína), BCRP (*breast cancer resistance protein*) e MRP1-3 (*multiresistant drug protein*) são transportadores ativos. OATP1A5 (*organic anion transporter polypeptide*) está presente no intestino de roedores e pode agir por difusão facilitada. As formas ovais estão envolvidas no efluxo e no influxo de substâncias, respectivamente (adaptado de Li e Shu, 2014).

Como a absorção intestinal envolve o transporte passivo para a maioria dos agentes tóxicos, as diferenças anatômicas contribuem para as variações interespécies. Macaco e coelho, por exemplo, apresentam pH intestinal próximo a 6,0 e 7,5, respectivamente, contribuindo para uma proporção diferente entre espécies ionizadas e não ionizadas de um ácido ou base orgânica fraca.

Outra característica importante é a quantidade e a composição da microbiota gastrointestinal. Muitas vezes, o metabolismo bacteriano é necessário para a absorção de alguns agentes tóxicos. De fato, sabe-se que os ruminantes são considerados resistentes aos efeitos de muitos toxicantes, como, por exemplo, das micotoxinas (veja Capítulo 27) e presume-se que esse efeito esteja diretamente ligado à capacidade de biodegradação dos microrganismos, comparado aos animais monogástricos. Portanto, em virtude da grande fonte de enzimas microbianas, presentes no trato digestório dos ruminantes, permite que promova a detoxificação de muitos agentes tóxicos.

Absorção pulmonar

A absorção de toxicantes pelos pulmões tem grande relevância toxicológica, uma vez que os animais, bem como os seres humanos, estão expostos a muitas substâncias, como gases tóxicos, vapores e material particulado. Os pulmões apresentam uma grande área superficial de contato, uma extensa vascularização e uma barreira fina que separa o ar alveolar da corrente sanguínea. Dessa maneira, a absorção de agentes tóxicos é rápida e eficiente, envolvendo principalmente a difusão passiva.

A constituição sanguínea deve ser levada em conta também, uma vez que apresenta tanto uma característica aquosa (cerca de 75%) quanto orgânica (lipídios, proteínas e outros componentes). Assim, a solubilidade do agente tóxico no sangue é mais importante do que sua hidrossolubilidade ou lipossolubilidade, já que o contato entre o ar alveolar e o sangue ocorre em uma fração de segundo. Como o fluxo sanguíneo é rápido, há remoção contínua de gases e vapores tóxicos do saco alveolar, estabelecendo, assim, um gradiente constante de concentração. Para substâncias com alta solubilidade no sangue, ou seja, que apresentam um coeficiente de partição sangue/ar alveolar (S/A) elevado, a saturação sanguínea é mais lenta e dependente da taxa e profundidade da respiração. Já para compostos com baixa solubilidade sanguínea e, portanto, com baixo S/A, a saturação é rápida e dependente do fluxo sanguíneo. É importante mencionar que substâncias hidrossolúveis podem ficar retidas no muco do trato respiratório superior, o que constitui uma situação favorável, pois minimiza a absorção de agentes tóxicos. No entanto, alguns compostos podem ser hidrolisados, gerando substâncias nocivas, tanto para as vias áreas superiores quanto inferiores.

Aerossóis e material particulado também podem atingir o trato respiratório. O tamanho e a composição das partículas são importantes, pois determinam o local de deposição e toxicidade. Partículas com diâmetro superior a 10 μm ficam retidas no trato respiratório superior e podem ser removidas pelo movimento mucociliar. Já as que possuem diâmetro inferior a 10 μm são mais difíceis de serem removidas. O material particulado fino (cerca de 2,5 μm) atinge e se deposita nos alvéolos. Componentes solúveis podem atingir a circulação sistêmica, enquanto os insolúveis se sedimentam nos pulmões, causando prejuízo de suas funções. O material particulado apresenta composição variável, contendo substâncias potencialmente nocivas, como metais tóxicos, compostos orgânicos, gases reativos, entre outros. Partículas com diâmetro igual ou inferior a 1 μm atingem os alvéolos e podem ser absorvidas por fagocitose por macrófagos alveolares.

Absorção pela pele

A pele é uma barreira biológica importante, pois impede que muitas substâncias nocivas atinjam a corrente sanguínea dos animais. No entanto, essa barreira varia entre as espécies e, dentro da mesma espécie, pode diferir dependendo da região de exposição ao toxicante.

Existem pelo menos três fatores principais que podem interferir diretamente na absorção dos toxicantes pela pele:

- A espessura do estrato córneo e o fluxo sanguíneo da derme. Quanto menor a espessura do estrato córneo, maior é a absorção de agentes tóxicos lipossolúveis por difusão passiva. A pele é mais espessa, por exemplo, na região da linha do dorso dos animais quando comparada com a região abdominal. Considerando as diferentes espécies animais, a pele na qual se observa maior penetração de um agente tóxico, ou seja, menor espessura do estrato córneo, atingindo a circulação sistêmica, é a seguinte: coelhos > rato > cobaias > gatos > cães > suínos > seres humanos.
- Os agentes tóxicos devem se difundir pelas diferentes camadas da derme para atingir a circulação sanguínea por meio dos capilares venosos e linfáticos. Assim, a vascularização apresentada pelos seres humanos é muito maior que dos animais domésticos, uma vez que esse sistema está ligado à ação termorreguladora da pele humana. A principal razão para as diferenças entre as vasculaturas dérmicas entre o homem e os animais é que o suprimento sanguíneo cutâneo sob o pelo está relacionado principalmente à nutrição do folículo piloso e não parece estar aumentado pelo estresse térmico (ou seja, não tem a mesma função termorreguladora que aquela verificada em humanos). De fato, áreas desprovidas de pelo em animais (como a orelha do coelho) apresentam maior circulação cutânea, tal qual a humana.
- A quantidade de folículos pilosos também interfere diretamente na absorção de substâncias. Os seres humanos têm entre 40 e 70 cabelos/cm^2 na pele do tronco e membros, enquanto a grande maioria dos outros mamíferos apresenta muito mais pelos; por exemplo, os roedores podem apresentar até 4.000 pelos/cm^2).
- Podem também ser citados outros fatores que interferem na absorção de agentes tóxicos, como a quantidade de glândulas sudoríparas e o metabolismo e a ligação com toxicantes pelas células da pele.

DISTRIBUIÇÃO

A distribuição é um processo de transferência reversível do agente tóxico da circulação geral para os diferentes tecidos que constituem o organismo. Os órgãos mais perfundidos pelo fluxo sanguíneo e linfático concentram mais, em um primeiro momento, um determinado agente tóxico. Em seguida, há um equilíbrio entre os diversos compartimentos orgânicos e acúmulo do toxicante em tecidos nos quais ele apresenta alta afinidade, podendo ser o sítio de ação ou, simplesmente, um tecido de depósito ou estoque do toxicante. As moléculas do toxicante encontram-se em equilíbrio entre sua forma livre e ligada a uma macromolécula (por exemplo, proteína plasmática), de modo que apenas a fração livre é capaz de transpor membranas (Figura 2.5).

Volume de distribuição (VD)

Define-se VD como o volume de líquido necessário para conter a quantidade total do agente tóxico no organismo, na mesma concentração presente no plasma; ou ainda, VD representa uma constante de proporcionalidade que relaciona a quantidade total de uma substância administrada a um organismo com a concentração presente no plasma. Quanto maior o VD (Equação 12 – Quadro 2.1), menor é a concentração plasmática do agente tóxico e, portanto, maior é a sua penetração ou sequestro para os tecidos. Um baixo VD implica uma alta concentração plasmática do agente tóxico, possivelmente pela

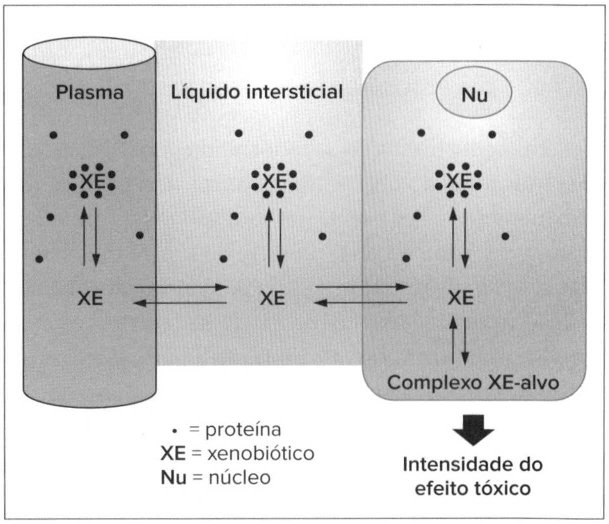

FIGURA 2.5. Representação esquemática da distribuição de um xenobiótico (XE). As moléculas do agente tóxico passam do plasma para os espaços extracelulares, dispersando-se no líquido intersticial. Em seguida, devem atravessar as membranas celulares (difusão passiva ou transporte especial) para alcançar o líquido intracelular e interagir com o sítio de ação. Para tanto, o xenobiótico deve estar no seu estado livre, ou seja, não ligado a proteínas. Vale ressaltar que a intensidade e a duração do efeito tóxico dependem da concentração do agente tóxico no sítio-alvo.

sua alta afinidade a proteínas plasmáticas, resultando em menor distribuição da substância para os tecidos. O VD não se refere ao volume hídrico biológico real, mas representa a extensão com que ocorre a distribuição da substância fora do plasma e dentro de outros tecidos. Na prática, o VD não pode ser associado a um volume hídrico real no organismo, uma vez que existem toxicantes cujos valores são bem superiores aos valores de líquido contido no organismo estudado.

A extensão da distribuição de um agente tóxico do sangue para os tecidos depende das seguintes variáveis:

- Hidrossolubilidade: compostos hidrossolúveis, como, por exemplo, o etanol, mostram pouca disposição no tecido adiposo ou no sistema nervoso central e são distribuídos por toda a água corpórea.
- Ligação às proteínas plasmáticas: os toxicantes que se ligam às proteínas plasmáticas mostram redução na distribuição nos tecidos e são retidos na circulação.
- Ligação às proteínas teciduais: os toxicantes com alta afinidade por proteínas teciduais mostram uma distribuição mais extensa.
- Lipossolubilidade: os toxicantes lipossolúveis estão concentrados nos tecidos adiposo e do sistema nervoso central, sendo neste último por causa do alto conteúdo de lipídios, membranas citoplasmáticas e retículo endoplasmático das células.

Tecidos de estoque de toxicantes

Conforme discutido anteriormente, uma quantidade significativa do agente tóxico absorvido por um organismo tende a ligar-se de forma reversível às proteínas plasmáticas, somente a fração livre do agente tóxico tem a capacidade de deixar o plasma para alcançar seu sítio de ação tóxica. Dessa forma, pode-se considerar essa ligação como um reservatório ou tecido de estoque de um toxicante com alta afinidade às proteínas plasmáticas, já que diminui a quantidade da sua forma livre, responsável pelo efeito tóxico (Figura 2.5). Uma alteração nos níveis dessas proteínas plasmáticas, como na hipoalbuminemia secundária à doença hepática, pode aumentar a fração livre do toxicante que apresenta alta afinidade a essas proteínas em questão e, assim, aumentar a sua toxicidade. Ainda, a exposição concomitante a dois agentes tóxicos com alta porcentagem de ligação a proteínas plasmáticas pode ocasionar aumento da atividade ou da toxicidade de um deles. Isso ocorre porque esses dois agentes competem com os mesmos sítios de ligação dessas proteínas, havendo, portanto, o deslocamento de um deles para a forma livre, responsável pelos efeitos tóxicos. É importante mencionar que a albumina plasmática é a mais importante proteína plasmática envolvida na ligação com medicamentos e agentes tóxicos, porém não é a única, estando incluída neste grupo a betaglobulina e a alfa-1-glicoproteína ácida.

Outros tecidos também podem funcionar como estoque de substâncias tóxicas, como é o caso do chumbo que se acumula em tecido ósseo, mas não desencadeia efeito tóxico nesse tecido, apenas em tecidos moles como o SNC. A maioria dos praguicidas organofosforados, como a metil parationa e a diazinona, é extremamente lipossolúvel e, por isso, se dissolve facilmente em tecido adiposo, sendo liberada para a corrente sanguínea à medida que a concentração dessas substâncias diminui. Já alguns xenobióticos exercem efeito tóxico no local onde se acumulam, como as tetraciclinas que se incorporam à matriz óssea, comprometendo animais em fase de crescimento.

Barreiras hematoencefálica e placentária

A barreira hematoencefálica impede que muitas substâncias tóxicas atinjam o SNC em decorrência da justaposição das células endoteliais, impedindo a formação de poros. Apenas substâncias lipossolúveis conseguem se difundir pela membrana e atingir o tecido encefálico. No entanto, a presença de transportadores ativos, como a PGP (Figura 2.2C), acaba limitando o acesso de muitos toxicantes. É o mecanismo responsável também pela tolerância ao tratamento de diversas doenças do SNC, como a epilepsia. Muitos medicamentos antiepilépticos são substratos da PGP e a sua superexpressão nas células endoteliais impede o acesso dessas substâncias no tecido encefálico, prejudicando a terapia. O polimorfismo genético é responsável ainda pelo aumento da sensibilidade de alguns animais a determinados medicamentos, como cães da raça *Collie*, que são sensíveis ao antiparasitário ivermectina. Uma deleção na sequência genética, denominada mutação MDR-1-nt230 (del4), leva a uma funcionalidade menor da PGP e, portanto, maior acesso da ivermectina no SNC, mesmo em doses muito reduzidas, causando reações adversas graves.

Em relação à placenta, deve-se lembrar de que há características distintas de placenta entre as diferentes espécies animais, as quais são classificadas conforme a intensidade da penetração dos vilos coriônicos e da dissolução da mucosa uterina da mãe. Na placenta denominada epiteliocorial, presente nos ruminantes, suínos e equinos, existem camadas tissulares suficientemente espessas para impedir a passagem de anticorpos maternos para o feto. Na placenta endoteliocorial, encontrada em carnívoros, a penetração dos vilos na mucosa uterina ocorre juntamente com uma dissolução ampla do tecido. Os primatas e roedores apresentam a placenta denominada hemocorial, e nesse tipo de placenta há maior destruição tissular da mucosa uterina quando da penetração dos vilos coriônicos, fazendo com que haja a abertura de vasos da mucosa uterina de tal maneira que o epitélio coriônico mergulha em lagunas de sangue.

Quanto à passagem de agentes tóxicos, a denominada barreira placentária se comporta da mesma maneira que a barreira hematoencefálica, ou seja, substâncias químicas de baixo peso molecular e lipossolúveis atravessam as camadas que separam a mãe do feto por simples difusão, podendo também alcançar o concepto por difusão facilitada, transporte ativo ou até pinocitose. O sincitiotrofoblasto, formado pela fusão de células citotrofoblásticas, é a maior barreira difusora e apresenta, ao contrário do termo barreira placentária, uma maior permeabilidade aos toxicantes. Portanto, pode-se supor que, independentemente da espécie animal, muitos agentes tóxicos podem passar do sangue materno para a circulação fetal através da placenta.

Por outro lado, há mecanismos que podem impedir o acesso do agente tóxico ao feto, como diversos transportadores de efluxo (por exemplo, PGP, BCRP) que estão presentes na borda apical do sincitiotrofoblasto, protegendo o feto de efeitos tóxicos a diversas substâncias. Ainda, a placenta possui muitas enzimas relacionadas à biotransformação, inativando muitos agentes tóxicos E3 prevenindo que atinjam o tecido fetal. De maneira geral, substâncias de ação central administradas durante a prenhez facilmente alcançam o feto.

BIOTRANSFORMAÇÃO

A biotransformação consiste na transformação química de substâncias, sejam elas medicamentos ou agentes tóxicos, dentro do organismo vivo, visando favorecer sua eliminação. Esse processo permite a formação de metabólitos que são habitualmente mais polares e menos lipossolúveis do que a molécula original. É importante ressaltar que a biotransformação e a excreção constituem os principais mecanismos de eliminação de agentes tóxicos do organismo.

A biotransformação não apenas favorece a excreção de um agente tóxico, como também, frequentemente, resulta na inativação deste. Contudo, muitos metabólitos ainda apresentam atividade, podendo provocar efeitos similares ou diferentes das moléculas originais, e podem também ser responsáveis por importantes efeitos tóxicos que se seguem à sua exposição. Por exemplo, o paracetamol (antitérmico), após sua biotransformação por enzimas hepáticas, dá origem a um metabólito altamente reativo, que é responsável pelos danos hepáticos observados em gatos.

Os animais terrestres desenvolveram mecanismos enzimáticos, localizados no fígado, responsáveis pela biotransformação de compostos lipossolúveis. Essas enzimas metabolizadoras localizam-se: a) no retículo endoplasmático liso (denominado também de fração microssômica) e são responsáveis pelas reações de fase I e pela glicuronidação (principal reação de fase II); e b) no citosol das células, responsáveis pelas reações de fase II.

Toda substância química absorvida pelo trato gastrointestinal obrigatoriamente vai até o fígado através da veia porta, onde é biotransformada, para posteriormente alcançar o restante do organismo. Esse processo, combinado com a biotranformação que ocorre na mucosa intestinal, é conhecido como efeito de primeira passagem ou eliminação pré-sistêmica (Figura 2.6). No entanto, o fígado não é o único local onde acontece a biotransformação de medicamentos e agentes tóxicos. Muitos outros órgãos e tecidos possuem enzimas que normalmente biotransformam substratos endógenos, podendo também biotransformar substratos exógenos com suficiente semelhança molecular com seus substratos endógenos naturais.

Nos processos de biotransformação de agentes tóxicos têm-se dois tipos de reações: fase I e fase II.

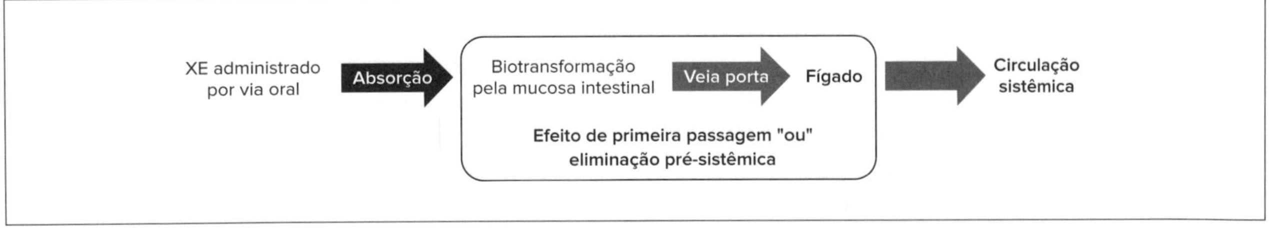

FIGURA 2.6. Efeito de primeira passagem ou eliminação pré-sistêmica. Um xenobiótico (XE) administrado por via oral é passível de biotransformação na mucosa intestinal e no fígado antes de atingir a circulação sistêmica.

Reações de fase I

As reações de fase I em geral convertem os agentes tóxicos originais em metabólitos mais polares por oxidação, redução ou hidrólise. Há inserção de grupamentos químicos, como sulfidrilas (-SH), hidroxilas (-OH), aminas (-NH_2), éteres (-O-) e ácidos carboxílicos (-COOH), que contribuem para esse aumento de polaridade. Os metabólitos resultantes podem ser mais ativos do que as moléculas originais, menos ativos ou inativos, portanto, vale aqui ressaltar que essas reações não devem ser denominadas "detoxificação", haja vista que em muitos casos os metabólicos podem ser tóxicos.

Essas reações acontecem, normalmente, no sistema microssomal hepático no interior do retículo endoplasmático liso. A reação mais comum é a oxidação, da qual faz parte a hidroxilação, catalisada pelo citocromo P-450 (CYP450), exigindo nicotinamida-adenina-dinucleotídeo-fosfato (NADPH), nicotinamida-adenina-dinucleotídeo (NADH) e oxigênio molecular. Também são necessárias, para o funcionamento desse sistema, as enzimas NADPH citocromo P-450 redutase e a citocromo P5 redutase, enzimas estas ligadas à transferência de elétrons para a CYP450. Essa via oxidativa, análoga à cadeia de transporte de elétrons que ocorre na mitocôndria, tem como principal componente uma proteína heme (citocromo 450) que catalisa a oxidação. Essa enzima também é denominada de "oxigenase de função mista" ou ainda "mono-oxigenase". Nesse sistema, a oxidase final é designada citocromo P-450 porque pode ligar-se ao monóxido de carbono (CO), fornecendo um produto com espectro de absorção com um máximo de intensidade de 450 nm.

Técnicas que empregam biologia molecular foram capazes de isolar um grande número de cDNA classificados em famílias, subfamílias e enzimas individuais de acordo com a sequência de seus aminoácidos. As isoenzimas do CYP450 são identificadas pelas letras CYP seguidas de um numeral arábico que designa a família, uma letra maiúscula que indica a subfamília e em seguida um numeral arábico que identifica uma enzima individual. Exemplificando tem-se a isoenzima CYP2D6 que oxida opioides em seus respectivos metabólitos, isto é, a isoenzima 6 da família 2 e subfamília D.

Utilizando essas técnicas já foram identificadas mais de 70 famílias de genes que codificam o sistema CYP450 em organismos vivos, sendo que 14 destas são encontrados em mamíferos. Somente as famílias um a três estão envolvidas na biotransformação de xenobióticos. Essas isoenzimas ou isoforma exibem especificidade ao substrato, baseada nas características estruturais das substâncias a serem biotransformadas. Entretanto, é frequente que uma determinada isoenzima possa agir em substratos diferentes, porém que apresentem entre si características químicas similares.

A expressão do CYP450 pode ser afetada pelo polimorfismo genético e por agentes indutores. O polimorfismo genético determina diferentes níveis de expressão de cada isoforma da CYP450 entre diferentes indivíduos, modificando a resposta terapêutica a um medicamento ou um efeito tóxico desencadeado por uma toxicante. Indivíduos que biotransformam substâncias mais lentamente em decorrência de uma mutação genética são classificados como metabolizares lentos ou pobres quando comparados aos indivíduos "normais". Isso pode causar um aumento significativo das concentrações plasmáticas de um toxicante, aumentando a incidência de efeitos tóxicos. De maneira semelhante, existem indivíduos que são classificados como metabolizadores rápidos, diminuindo a concentração plasmática de uma determinada substância, levando à subterapia no caso de um tratamento com um medicamento, ou a um efeito nocivo se os metabólitos originados forem mais tóxicos que o composto de origem.

Agentes indutores são substâncias provenientes do ambiente e/ou da dieta, ou ainda da utilização de alguns medicamentos (por exemplo, fenobarbital) por período prolongado, os quais interagem com receptores nucleares (por exemplo, receptores de aril hidrocarbonetos – AhR; receptor constitutivo de androstano – CAR) e aumentam a transcrição gênica, incluindo genes ligados à expressão de CYP. Esse processo aumenta a quantidade de uma determinada isoforma da CYP, aumentando a biotransformação de determinado agente tóxico, reduzindo sua concentração no organismo. O uso contínuo de fenobarbital pode induzir sua própria biotransformação por aumentar a expressão de CYP3A4, fenômeno conhecido com tolerância farmacocinética ou metabólica. Do ponto de vista toxicológico, a inibição enzimática tem uma importância maior, pois pode levar a um aumento rápido e grande da concentração plasmática de um toxicante, causando efeito toxicológico ou exacerbando o efeito farmacológico. A inibição pode envolver diversos mecanismos, impossibilitando a biotransformação de um substrato: 1) ligação reversível ou irreversível de uma substância no sítio ativo da enzima; 2) inibição competitiva pelo mesmo sítio enzimático; 3) modulação alostérica e mudança conformacional da enzima, alterando sua ação catalítica; 4) destruição enzimática; 5) diminuição de cofatores; 6) redução da síntese enzimática por processos inflamatórios, os quais envolvem a ativação de NF-κB que leva à supressão de receptores nucleares (AhR, CAR).

Reações de fase II

As reações de fase II, denominadas também reações sintéticas ou de conjugação, envolvem o acoplamento entre os agentes tóxicos ou seus metabólitos a substratos endógenos, como ácido glicurônico, radicais sulfatos, acetatos ou ainda aminoácidos. Essas reações necessitam de duas enzimas: 1) as sintases, responsáveis pela síntese dos grupamentos polares que são inseridos no toxicante; e 2) transferases, enzimas que catalisam a transferência desses grupamentos à substância que será biotransformada. É importante mencionar que as reações de fase II podem ou não ser precedidas pelas reações de fase I.

Os produtos das oxidações originados da fase I podem, na fase II, passar por modificações estruturais mais profundas que, em geral, inativam os agentes tóxicos quando estes ainda apresentam atividade, levando frequentemente a um aumento na sua hidrossolubilidade. A maioria dessas reações é catalisada por enzimas citosólicas, com exceção da conjugação com ácido glicurônico que ocorre no retículo endoplasmático.

Uma das mais importantes reações de fase II é a conjugação com ácido glicurônico. O ácido uridino-difosfoglicurônico (UDPGA) é capaz de combinar-se com moléculas receptoras que podem ser bases ou ácidos fracos, fenóis ou álcoois, formando os glicuronídeos. Essa reação é a principal via de biotransformação do paracetamol, catalisada pela uridina dinucleotídeo fosfato transferase (UGT), além da conjugação com sulfato pela sulfotransferase (SULT). A conjugação com glutationa é o principal mecanismo toxicocinético responsável pela remoção do metabólito tóxico originado pela oxidação do paracetamol pela CYP, a N-acetil-p-benzoquinona imina (NAPQI). A saturação dessas vias de biotransformação leva à formação excessiva de NAPQI, que interage com resíduos de sulfidrila das proteínas do tecido hepático, principal mecanismo de toxicidade do paracetamol (Figura 2.7). Os felinos, por exemplo, não apresentam reações de conjugação com ácido glicurônico, podendo a administração de paracetamol ser fatal nesses animais. Pelo mesmo motivo (deficiência na conjugação com o ácido glicurônico), os fenóis também podem causar toxicidade em felinos, mesmo em doses muito pequenas.

Conforme mencionado anteriormente, outro tipo de conjugação possível é com a glutationa, que exerce papel importante na proteção dos hepatócitos e de outras células contra lesões tóxicas. O produto dessa conjugação são normalmente os ácidos mercaptúricos.

Outras reações de conjugação ocorrem exclusivamente no citoplasma, a saber:

- Conjugação com sulfato: fornece vários derivados sulfatados originários de compostos orgânicos hidroxílicos alifáticos e aromáticos, tais como o fenol, o cloranfenicol e hormônios sexuais. Esse tipo de conjugação ocorre em vários estágios e envolve várias enzimas.

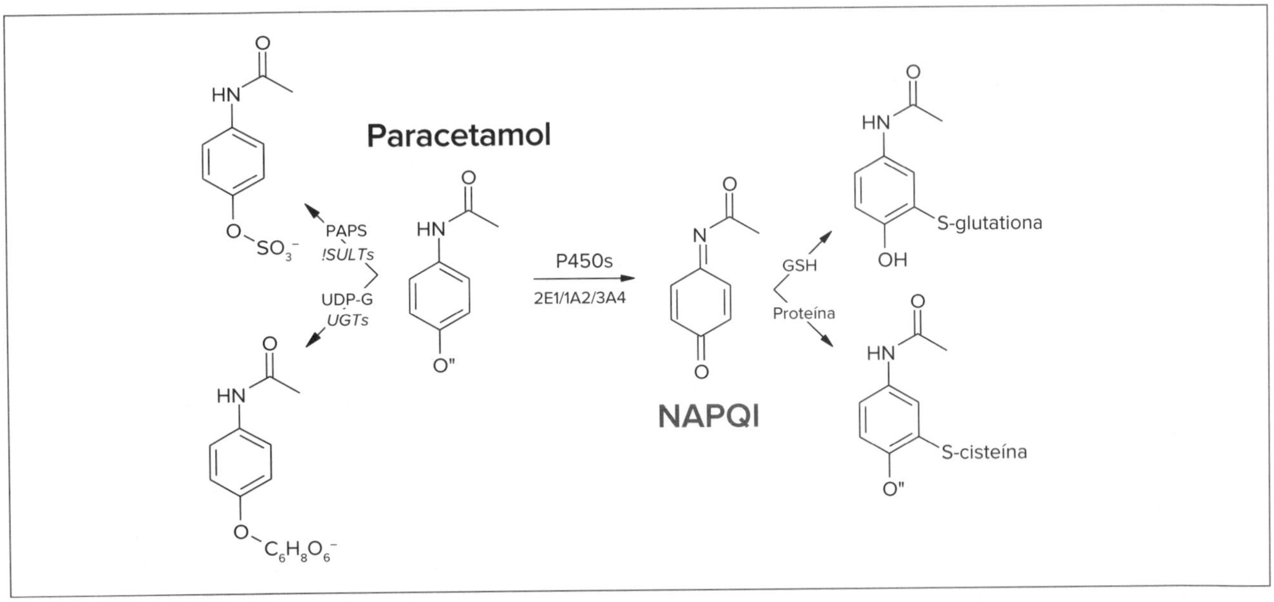

FIGURA 2.7. Esquema de biotransformação do paracetamol.
GSH = glutationa; NAPQI = N-acetil-p-benzoquinona imina; PAPS = fosfoadenosina-fosfossulfato; SULTs = sulfotransferases; UGTs = uridina dinucleotídeo fosfato transferases; UDP-G = ácido uridino-difosfoglicurônico.

- Acetilação: catalisada pelas N-acetil-transferases (NATs) e utilizando a acetil-coenzima A (acetil-CoA) como cofator, essas reações em geral mascaram grupos ionizáveis, como aminas aromáticas (R-NH2) e hidrazinas (R-NH-NH2), diminuindo a hidrossolubilidade de um toxicante. Assim como o CYP450, as NATs estão entre as enzimas mais polimórficas, gerando fenótipos como os acetiladores lentos e rápidos, podendo alterar a resposta terapêutica do sulfametoxazol.
- Conjugação com aminoácidos: os principais cofatores são a glicina e a glutamina.

Muitos fatores podem afetar as vias de biotransformação de agentes tóxicos, sendo que os fatores mais importantes são divididos em fatores internos (fisiológicos e patológicos) e externos. Dentre os fatores internos tem-se a espécie animal, fatores genéticos, sexo, idade, gravidez e doenças. Dentre os externos tem-se a dieta e o meio ambiente.

O conhecimento das vias preferenciais de biotransformação de um determinado agente tóxico pode determinar o sucesso de um tratamento da intoxicação.

As diferenças quantitativas interespécies na fase I e diferenças qualitativas no metabolismo da fase II são conhecidas há muito. Assim, como exemplificado anteriormente, a pequena capacidade de felinos para realizar algumas glicuronidações, bem como a deficiência de cães para reações de acetilação e o baixo nível de conjugação de sulfato em porcos, por exemplo, vão acarretar em diferentes respostas dessas espécies animais aos agentes tóxicos.

De modo geral (porém com as devidas exceções), as substâncias têm menor depuração em carnívoros (dieta mais monótona) do que em herbívoros (dieta mais variada), com os onívoros tendo posição intermediária. Também é considerado que os herbívoros possuem eficientes sistemas enzimáticos oxidativos, como os do sistema citocromo P450, proporcionando uma depuração rápida da substância para a sua consequente eliminação.

EXCREÇÃO

As substâncias químicas são eliminadas do organismo em sua forma inalterada e/ou na forma de metabólitos. Há dois mecanismos principais de eliminação de um agente tóxico do organismo: a biotransformação e a excreção.

A biotransformação elimina a substância química do organismo, convertendo-a em um metabólito. Este, por sua vez, pode ser biotransformado novamente e/ou ser removido do organismo. Entretanto, do ponto de vista toxicocinético, o toxicante original foi eliminado desde o momento que sofreu a primeira biotransformação. Assim, é de grande valia nas análises cinéticas de um agente tóxico original que a metodologia empregada separe o composto em estudo de seus metabólitos. Quando a toxicidade se deve ao metabólito, a exposição pode ser avaliada pela medida de um produto formado e encontrado no plasma, nos tecidos ou na urina, ou seja, de um biomarcador.

A excreção pode ocorrer via líquidos corpóreos ou excretas, como as fezes e a urina, ou mesmo ar expirado; a proporção de excreção entre essas vias de eliminação depende das propriedades físico-químicas do composto a ser excretado.

A velocidade de eliminação é limitada por dois processos biológicos, que são:

- A capacidade dos órgãos de eliminar o toxicante da circulação e removê-lo do organismo pela biotransformação ou excreção.
- A extensão com que o agente tóxico permanece na circulação, estando disponível para eliminação. Se um composto químico adentra nos tecidos em maior proporção e somente uma pequena fração da quantidade total do toxicante permanece no sangue e, portanto, disponível para ser eliminado, então, a velocidade em que essa substância é transferida de volta dos tecidos para a circulação pode se tornar a principal variável determinante da velocidade de eliminação.

Excreção renal

A excreção renal constitui o principal processo de excreção de agentes tóxicos, sobretudo os polares ou pouco lipossolúveis em pH fisiológico. Porém, cabe ressaltar que fora esses fatores intrínsecos ao agente tóxico, outros fatores podem interferir na sua excreção, como, por exemplo, alta ligação com proteínas plasmáticas (acima de 80%), que impossibilita ao agente tóxico ligado atravessar os poros das membranas do glomérulo.

Alguns agentes tóxicos com capacidade de penetrar no líquido tubular, via filtração glomerular e excreção tubular proximal, podem apresentar também baixa taxa de excreção. Esse fato pode ser explicado pela reabsorção que eles sofrem na porção distal do néfron. O pH urinário tem características ácidas, oscilando normalmente entre 5 e 7. Substâncias químicas com caraterísticas de ácidos orgânicos fracos com pKa por volta de 3, como é o caso dos salicilatos, quando em pH ácido, como os encontrados na urina de cães e gatos, estão em maior proporção na forma molecular (destituídos de carga) e, portanto, são facilmente reabsorvidos em grande quantidade por difusão pelas membranas celulares de volta para o interior do organismo. Esse fato fornece dados para tratamentos das intoxicações de animais que sofreram ingestão excessiva de determinados medicamentos, pois é por meio da alcalinização da urina que ocorre aumento da excreção de ácidos orgânicos fracos, como, por exemplo, o uso de bicarbonato para a eliminação do ácido acetil salicílico (para detalhes, veja Capítulo 12). Para substâncias com caráter básico, a acidificação da urina favorece a sua excreção, pois estas estão em sua forma ionizada e, portanto, não são reabsorvidas nos túbulos renais.

Além da filtração glomerular e da reabsorção tubular, há de ressaltar a secreção tubular ativa. O transporte de certas substâncias químicas e seus metabólitos por carreadores ocorre no túbulo proximal do rim com gasto de energia. Esses sistemas podem apresentar, muitas vezes, certa inespecificidade, podendo ser responsáveis tanto pela excreção de substâncias de caráter ácido como as de caráter básico; no entanto, esses mesmos sistemas apresentam saturabilidade. Apenas 10% da dose administrada de penicilina, por exemplo, passa do sangue para o filtrado glomerular, sendo que aproximadamente 90% são excretadas por secreção tubular ativa, por meio de transportadores, como a PGP e a MRP2. Alguns compostos endógenos, como o ácido úrico, também são passíveis desse mecanismo de excreção e, por competição, se acumulam no organismo, podendo precipitar uma crise de gota, quadro esse que pode ocorrer principalmente em cães da raça Dálmata.

Excreção biliar

Alguns agentes tóxicos e seus respectivos metabólitos são eliminados pela via hepática por intermédio da bile. Os fatores que determinam essa forma de excreção incluem o tamanho e a polaridade da molécula a ser eliminada. As moléculas com peso molecular elevado, isto é, acima de 300, têm grande probabilidade de serem excretadas pela bile. A excreção biliar tem importância também na eliminação de substâncias orgânicas polares que não são reabsorvidas pelo intestino, como, por exemplo, cátions e ânions orgânicos.

Além disso, deve ser salientado em relação ao ciclo entero-hepático, anteriormente já mencionado, que este pode contribuir com o aumento da meia-vida de alguns agentes tóxicos. Algumas substâncias eliminadas na bile, ao alcançarem o intestino, podem ser reabsorvidas. Esse fato depende da lipossolubilidade, ou ainda da conjugação desses agentes tóxicos com glicuronídeos, sendo que, nesse último caso, esses compostos podem sofrer hidrólise causada pela betaglicuronidase, sintetizada pela microbiota intestinal, e tornarem a ser reabsorvidos pelo organismo. Esse processo, quando ocorre de forma significativa, é responsável muitas vezes pelo retardo na excreção total de determinados agentes tóxicos, que são encontrados na urina vários dias após a exposição à última dose.

Excreção pelo leite

O epitélio secretor da glândula mamária tem características de uma membrana lipídica e separa o sangue do leite. O leite tem pH levemente inferior ao do sangue (aproximadamente pH 7,4), variando entre 6,4 e 6,8 em animais sadios. Esse fato resulta em facilitação da excreção de substâncias químicas de caráter básico pelo leite, pois essas substâncias se ionizam, impedindo que transponham membranas e retornem para a circulação sanguínea.

Após a exposição da mãe a um agente tóxico, na maioria das vezes, a concentração deste é similar no plasma e no leite materno, isso porque o epitélio da glândula mamária, funcionando à semelhança de uma membrana lipídica, permite a passagem, por difusão, de substâncias apolares, o que acarreta muitas vezes em intoxicação dos filhotes lactentes.

Resíduos

Uma preocupação adicional com os animais produtores de alimentos é o potencial efeito adverso que pode causar no consumidor humano, se os tecidos comestíveis colhidos de animais expostos contiverem resíduos prejudiciais de agentes tóxicos. Assim, para todos esses produtos de origem animal, é necessário o estabelecimento dos denominados limites máximos de resíduos (LMR) e que se refere aos limites legais de concentrações permitidas para evitar danos aos consumidores humanos de compostos tóxicos presentes nos alimentos. O período de tempo após a exposição necessária para que as concentrações em tecidos animais se esgotem a níveis abaixo dessas tolerâncias é referido como o período de carência ou período de retirada. A duração desse período está intimamente relacionada às taxas de eliminação dos compostos e, portanto, à sua meia-vida, no tecido específico de interesse.

Assim, por exemplo, no caso da excreção pelo leite, anteriormente comentado, há a possibilidade de que as micotoxinas, os metais tóxicos, as substâncias lipossolúveis, como inseticidas organoclorados, e alguns medicamentos, como antimicrobianos, entre outras substâncias, possam passar para o leite da vaca e, assim, constituírem contaminantes desse alimento, podendo, potencialmente, promover toxicidade indireta no ser humano (veja Capítulo 40).

ESTUDOS TOXICOCINÉTICOS

Os estudos toxicocinéticos empregam várias equações matemáticas, sendo que algumas delas são apresentadas sucintamente no Quadro 2.1. Algumas delas são comentadas a seguir.

Muitos processos envolvidos em toxicocinética podem ser descritos como reações de primeira ordem com relação ao substrato (Figura 2.3). Isto é, a velocidade das reações é proporcional à quantidade de substrato presente. Assim, a eliminação é de primeira ordem quando a velocidade da eliminação do agente tóxico é proporcional à quantidade de substrato presente.

No entanto, nas reações de cinética de ordem zero, a eliminação é constante e independe da concentração do agente no organismo (Equação 2 – Quadro 2.1). Esse processo envolve a interação de um toxicante com uma

QUADRO 2.1. Principais equações utilizadas no estudo toxicocinético

Descrição	Equações
Reação de primeira ordem	**Equação 1.** $dC/dt = kC$ dC: velocidade de mudança na concentração dt: variação do tempo k: constante C: concentração
Reação de ordem zero	**Equação 2.** $dC/dt = k$
Comportamento das reações de primeira ordem	**Equação 3.** $C_t = C_0 \cdot e^{-kt}$ Ou **Equação 4.** $\ln C_t = \ln C_0 - kt$ C_t: concentração do agente tóxico no sangue, em um determinado tempo (t) C_0: concentração inicial do agente tóxico no sangue no tempo zero e: número de Euler ou número neperiano k: constante
Cálculo da meia-vida ($t_{1/2}$)	**Equação 5** $t_{1/2} = 0{,}693/k$ k: *slope* da curva
Parâmetros toxicocinéticos independentes de modelagem	
Absorção	**Equação 6.** $DA = F\,D_0\,(1 - e^{-ka(t-t_0)})$ DA: quantidade absorvida do agente tóxico D_0: dose administrada e: número de Euler ou número neperiano F: biodisponibilidade ka: constante da absorção t_0: tempo entre o momento da administração do agente tóxico e o momento em que se inicia o processo de absorção
Biodisponibilidade (F)	**Equação 7.** $F = ASC_{oral} \times dose_{iv} / ASC_{iv} \times dose_{vo}$ ASC: área sob a curva
Clearance (Cl – constante)	**Equação 8.** Cl (ml min^{-1}) = velocidade de eliminação (mcg min^{-1}) / concentração plasmática (mcg mL^{-1})
Parâmetros toxicocinéticos dependentes de modelagem	
Via intravenosa Após a administração de dose única de um toxicante, em bolus, a velocidade na qual o toxicante desaparece do compartimento central pode ser descrita como um processo de primeira ordem:	**Equação 9.** $C = C_0 \cdot e^{-Kel \cdot t}$ C: concentração do agente tóxico no sangue em um determinado tempo (t) C_0: concentração inicial do agente tóxico no sangue no tempo zero, ou seja, a dose administrada e: número de Euler ou número neperiano kel: constante de eliminação A Equação 9 pode ser escrita como: **Equação 10.** $\log C = \log C_0 - kel \cdot t$

(continua)

QUADRO 2.1. Principais equações utilizadas no estudo toxicocinético *(continuação)*

Descrição	Equações
A constante kel é um parâmetro composto que envolve várias vias de eliminação (excreção na urina, fezes, biotransformação e sequestro do AT pelos tecidos). Teoricamente, a eliminação nunca é completa, portanto é mais conveniente medir a meia-vida de eliminação (t/2=±) que pode ser calculada:	**Equação 11.** $t/2\beta = 0{,}693/kel$
Volume de distribuição (VD)	**Equação 12.** $Vd = \text{dose administrada}/C_0$
Clearance (Cl) pode ser calculado de duas formas:	a. utilizando a constante kel e o VD tem-se: **Equação 13.** $Cl = kel{\cdot}Vd$ Ou b. utilizando o parâmetro área sob a curva (ASC), pode ser calculada resolvendo a equação diferencial: **Equação 14.** $C_0 = Cl \int^{\infty}_{0} C\,dt = Cl{\cdot}ASC$ Ou:
Portanto, da expressão ao lado, quanto maior o *clearance* menor é a área sob a curva (ASC). A ASC é mais bem estimada no gráfico linear, e pode ser calculada pelo método dos trapezoides lineares: A ASC é expressa em mg h^{-1}	**Equação 15.** $Cl = C_0/ASC$
Via oral	**Equação 16.** $Cl = F\ C_0.ka.(e^{-kel(t-t0)} - e^{-ka(t-t0)})\ /\ VD\ (ka - kel)$ F: biodisponibilidade C_0: dose administrada e: número de Euler ou número neperiano ka: constante de absorção kel: constante de eliminação VD: volume aparente de distribuição Na parte terminal da curva, ou seja, quando o t é muito grande, o termo $e^{-ka(t-t0)}$ torna-se praticamente zero. Então obtém-se: **Equação 17.** $Cl = F.C_0.ka.e^{-kel(t-t0)}\ /\ VD\ (ka-kel)$ Ou: **Equação 18.** $\log Cl = (\log F\ C_0/VD)\ .\ [ka\ /\ (ka - kel)] - (kel.t\ /\ 2{,}3)$
A constante ka é calculada pelo método dos resíduos. Nesse método, as concentrações encontradas aplicando-se a Equação 16 são subtraídas da Equação 17. A concentração residual calculada é então plotada logaritmicamente *versus* o tempo. A reta com *slope* de –ka/2,3 é dada por:	**Equação 19.** $\log Cl = (\log F\ C_0/VD)\ .\ [ka\ /\ (ka - kel)] - (ka.t\ /\ 2{,}3)$
Modelo com dois compartimentos	**Equação 20.** $dCp/dt = (k_{12} + kel)\ Cp - k_{21}Ct$ Cp: é a concentração do agente tóxico no plasma. Ct: é a concentração nos tecidos em um tempo t. A solução desta equação diferencial fornece a expressão biexponencial: **Equação 21** $C = Ae^{-\alpha t} + Be^{-\beta t}$ Em que os coeficientes A e B são a interceptação dos eixos, com dimensões de concentração (mcg/mL), e α e β são as constantes de distribuição e eliminação, respectivamente, que são expressas em unidades recíprocas de tempo (min-1) e representam a base do logaritmo natural.
A soma de A e B fornece a concentração da substância no plasma imediatamente após a injeção intravenosa (C^0_p) e o volume aparente do compartimento central (Vc) é estimado pela seguinte expressão:	**Equação 22** $Vc = Dose(IV)\ /\ C^0_p$

(continua)

QUADRO 2.1. Principais equações utilizadas no estudo toxicocinético *(continuação)*

Descrição	Equações	
Da mesma forma que no modelo de um compartimento, a meia-vida de eliminação pode ser calculada por:	**Equação 23**	$t1/2\beta = 0,693/\beta$
O *clearance* plasmático é um importante parâmetro para medir a capacidade de um animal em excretar e eliminar agentes tóxicos. A equação para se calcular o *clearance* é dada pela expressão:	**Equação 24**	$Cl = C_0/ASC_{0\to\infty}$
No modelo de dois compartimentos, o agente tóxico em estudo passa por três processos de desaparecimento: eliminação (kel), transferência do compartimento central para o periférico (k_{12}) e vice-versa (k_{21}). As constantes experimentais A, B, α e β são utilizadas para calcular as constantes de velocidade associadas com modelo de dois compartimentos (k_{12}, k_{21},kel). A determinação dessas microconstantes permite uma avaliação da contribuição relativa dos processos de distribuição e eliminação, que podem estar alterados em estados patológicos, no perfil da concentração *versus* o tempo de um agente tóxico.	**Equações 25** **Equação 26** **Equação 27**	$k_{21} = (A\beta + B\alpha) / (A + B)$ $kel = \beta \times \alpha / k_{21}$ $k_{12} = \beta + \alpha - kel - k_{21}$

proteína celular, tais como enzimas catalisadoras do metabolismo ou do transporte ativo, que podem estar saturadas em razão da presença de alta concentração do agente tóxico.

Consequentemente, colocando-se no gráfico a concentração na base natural logarítmica (lnC_t) *versus* o tempo (t), obtém-se uma reta, com um intercepto em lnC_0 e um *slope* (ou inclinação da reta) de –k. Se for utilizado o log_{10}, então o intercepto será $log_{10}C_0$ e o *slope* será -k/2,0303 (Figura 2.8).

Meia-vida

Na cinética de primeira ordem, a constante de velocidade k tem unidade de tempo -1, que é difícil de ser visualizada (Equação 4 – Quadro 2.1). Uma importante propriedade da função exponencial é que o tempo necessário para que qualquer concentração na curva decaia por um fator de 2 é uma constante e independe da concentração (Equação 5 – Quadro 2.1).

Portanto, a meia-vida ($t_{1/2}$) corresponde ao tempo necessário para que uma determinada quantidade ou concentração do toxicante em estudo se reduza à metade no organismo.

Depuração plasmática ou *clearance*

Depuração ou *clearance* é o processo pelo qual o toxicante é removido permanentemente da circulação, isto é, por biotransformação e/ou excreção. Ele é definido como o volume de plasma que é depurado do agente tóxico por unidade de tempo. Pode ser expresso em termos de volume/tempo (mL/min; L/h) ou de volume/tempo/peso corporal (mL/min/kg). A depuração

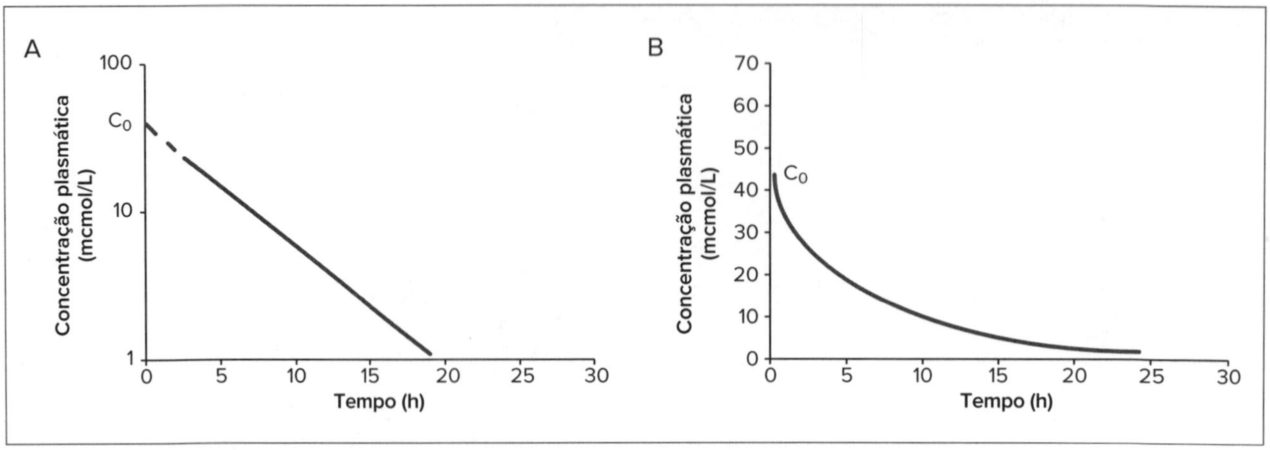

FIGURA 2.8. Representação gráfica da curva concentração *versus* tempo em escala linear (A) e logarítmica (B), após a administração intravenosa de um agente tóxico em estudo, assumindo o modelo monocomportamental.

plasmática total refere-se à somatória de todos os processos de eliminação que ocorrem em função de suas características físico-químicas e da via de administração (Equação 8 – Quadro 2.1).

O Quadro 2.1 mostra também parâmetros toxicocinéticos dependentes de modelagem, isto é, são parâmetros que dependem da via de administração, do número de compartimentos envolvidos, dentre outros fatores.

BIBLIOGRAFIA

1. BALLANTYNE, B.; MARRS, C.T.; SYVERSEN, T. *General and applied toxicology*, v. 2. 2.ed. London: Macmillan Reference, 2000. 813p.
2. BEREMBLUM, I. The nature of tumor growth. In: FLOREY, L. *General Pathology*. 4.ed. Philadelphia: WB Saunders, 1970. p. 655.
3. BISHOP, J.P. Viral oncogenesis. *Cell*, v. 42, p. 23-38, 1985.
4. CALABRESE, E.J. Gastrointestinal and dermal absorption: Interspecies differences. *Drug Metab Rev*, v. 15, p. 1013-32, 1984.
5. DA SILVA, C.R. et al. Mutação MDR1-nt230(del4) em cães da raça Collie. *Revista de Iniciação Científica da ULBRA*, 2011.
6. EVANS, R.M. Molecular genetic aspects of human cancers: the 1993 Frank Rose Lecture. *British Journal of Cancer*, v. 68, p. 1051-60, 1993.
7. FREDHOLM, B.B. *Handbook of Experimental Pharmacology*, 2011.
8. FROMM, M.F. Importance of P-glycoprotein at blood-tissue barriers. *Trends Pharmacol Sci.*, v. 25, p. 423-9, 2004.
9. GOING, J.J.; GUSTERSON, B.A. Molecular pathology and future developments. *European Journal of Cancer*, v. 35, n. 14, p. 1895-904, 1999.
10. HASCHEK, W.M.; ROUSSEAUX, C.G. *Fundamentals of Toxicologic Pathology*. Academic Press, 1998. 563p.
11. KUMAR, V.; ABBAS, A.K.; FAUSTO, N. *Robbins and Cotran Pathologic Basis of Disease*. 7.ed. Philadelphia: Elsevier Inc., 2005, p. 1525.
12. LARSEN, L.A.; CHRISTIANSEN, M.; VUUST, J.; et al. Recent developments in high-throughput mutation screening. *Pharmacogenomics*, v. 2, n. 4, p. 387-99, 2001.
13. LI, Q; SHU, Y. Role of solute carriers in response to anticancer drugs. *Mol Cell Ther*, v. 27, p. 15, 2014.
14. LIMA, J.M.; SERAFIM, P.V.P.; SILVA, I.D.C.G.; et al. Estudo do polimorfismo genético no gene p53 (códon 72) em câncer colorretal. *Arq Gastroenterol*, v. 43, p. 8-13, 2006.
15. NI, L.; CHUANG, C.C.; ZUO, L. Fine particulate matter in acute exacerbation of COPD. *Front Physiol.*, v. 23, p. 294, 2015.
16. SIRICA, A.E. *Cellular and Molecular Pathogenesis*. Philadelphia: Lippincott-Raven Publishers, 1996. 557p.
17. TEKPLI, X.; HOLME, J.A.; SERGENT, O.; et al. Role for membrane remodeling in cell death: implication for health and disease. *Toxicology*, v. 8, p. 141-57, 2012.
18. VAN DER MERWE, D.; GEHRING, R.; BUUR, J.L. *Toxicokinetics in Veterinary Toxicology*. 3.ed. Elsevier Inc., 2018.
19. XIAO, W.; OEFNER, P.J. Denaturing high-performance liquid chromatography: A review. *Human Mutation*, v. 17, n. 6, p. 439-74, 2001.

Capítulo 3

Toxicodinâmica

Raphael Caio Tamborelli Garcia
Jorge Camilo Flório

INTRODUÇÃO

A toxicodinâmica estuda os mecanismos de ação tóxica pelos quais uma substância química causa a lesão em funções bioquímicas ou fisiológicas de um organismo vivo. O estudo quantitativo, isto é, a relação dose-resposta dos efeitos tóxicos, também é avaliada.

Os estudos toxicodinâmicos têm primordial importância para o entendimento dos efeitos deletérios causados pelos agentes tóxicos, como também fornecem informações sobre a forma mais adequada de tratamento das intoxicações causadas por esses agentes. Além disso, a correta informação acerca do mecanismo de ação de um toxicante pode facilitar o diagnóstico do animal intoxicado. Como exemplo, tem-se a intoxicação de cães que utilizaram coleira impregnada com diazinona, um ectoparasiticida da classe dos organofosforados, que pode causar a síndrome colinérgica pelo acúmulo de acetilcolina. Isso ocorre porque esses praguicidas se ligam irreversivelmente às colinesterases, impedindo a degradação de acetilcolina. Uma maneira de monitorar o paciente até a sua recuperação é verificar a atividade da colinesterase eritrocitária, a qual se encontra diminuída na presença desses toxicantes.

Ainda, o conhecimento do mecanismo de ação tóxica de uma substância pode ser uma ferramenta útil no desenvolvimento de uma condição fisiopatológica que serve de modelo animal para posterior estudo farmacológico. Como exemplo, tem-se a administração de MPTP (1,2,3,6-tetrahidro-1-metil-4-fenilpiridina) em roedores, que causa morte de neurônios dopaminérgicos da região nigroestriatal, mimetizando a doença de Parkinson que acomete o ser humano. A MPTP cruza a barreira hematoencefálica e é oxidada pela ação da monoaminoxidase B (MAO B) à 1-metil-4-fenilpiridina (MPP^+), a qual é capaz de bloquear o complexo I da cadeia respiratória, impedindo a produção de adenosina trifosfato (ATP). A diminuição de ATP, por sua vez, causa a inibição de processos dependentes de energia, como os transportadores iônicos. Com isso, há alteração na homeostase de cálcio, com consequente aumento de sua concentração intracelular, o que leva à ativação de enzimas dependentes desse cátion, como calpaínas e caspases, resultando em dano e morte celular. Ainda, a MPP^+ parece aumentar a geração de espécies reativas de oxigênio (EROs), levando ao estresse oxidativo, o qual ocorre por causa de um desequilíbrio entre a capacidade antioxidante do organismo e a geração de compostos oxidantes (excesso de EROs) (Figura 3.1).

CLASSIFICAÇÃO DOS MECANISMOS DE AÇÃO TÓXICA

As substâncias químicas, considerando o mecanismo de ação tóxica, podem ser classificadas por diferentes critérios, sendo o mais comumente utilizado aquele que classifica essas substâncias em grupos químicos definidos, como, por exemplo, praguicidas, solventes orgânicos, metais tóxicos etc. Outro tipo de classificação utiliza os efeitos bioquímicos causados pelo toxicante, como, por exemplo, inibidores enzimáticos, agentes metemoglobinizantes, agonistas de receptores colinérgicos muscarínicos etc.

Da mesma forma que é feito na farmacologia, os mecanismos de ação tóxica podem também ser classificados em inespecíficos e específicos.

Mecanismos inespecíficos de ação tóxica

São classificados como mecanismos inespecíficos de ação tóxica todos aqueles nos quais os agentes tóxicos são capazes de acarretar lesão em qualquer célula do

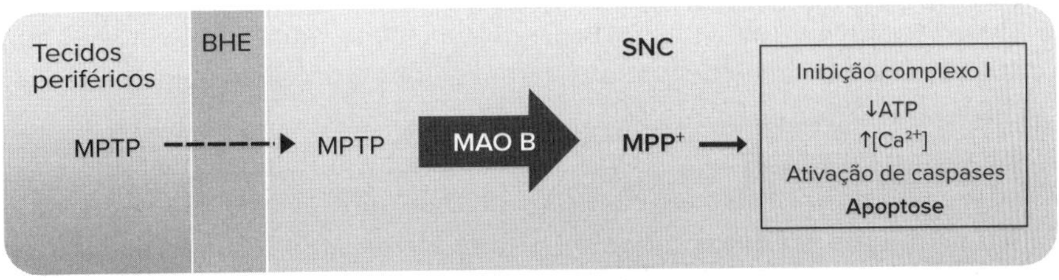

FIGURA 3.1. Mecanismo de toxicidade da 1,2,3,6-tetrahidro-1-metil-4-fenilpiridina (MPTP). Ao cruzar a barreira hematoencefálica (BHE), a MPTP é convertida à 1-metil-4-fenilpiridina (MPP^+) pela ação da monoaminoxidase B (MAO B). Esse produto de biotransformação é capaz de inibir enzimas do complexo I da cadeia respiratória, diminuindo a produção de ATP e aumentando a concentração de cálcio intracelular (Ca^{2+}). Isso leva à ativação de diversas enzimas proteolíticas, como as caspases, causando a apoptose de neurônios dopaminérgicos da substância negra.
SNC = sistema nervoso central.

organismo vivo, como, por exemplo, os ácidos e as bases fortes que atuam indistintamente sobre qualquer órgão ou tecido, causando irritação ou corrosão.

Essas lesões ocorrem quando as membranas celulares entram em contato com os compostos fortemente corrosivos (ácidos), cáusticos (bases) ou que precipitam proteínas ou lesam lipídios da membrana celular, sendo que as áreas mais suscetíveis são a pele, os olhos, o trato respiratório superior e a cavidade oral. As lesões usualmente ocorrem de forma rápida sem tempo de latência. Exemplos desse tipo de toxicante são os ácidos, as bases, os fenóis, os aldeídos, os álcoois, os destilados de petróleo e alguns sais de metais tóxicos.

Algumas substâncias químicas alteram a concentração de íons H^+ na biofase aquosa, dissipando o gradiente de prótons na matriz mitocondrial responsável pela síntese de ATP. Exemplos de substâncias com essas propriedades incluem ácidos e produtos de biotransformação com caráter ácido, como os metabólitos do metanol e etilenoglicol.

Detergentes e solventes alteram as propriedades físico-químicas da fase lipídica das membranas celulares, destruindo o gradiente transmembrana de solutos, essencial para o funcionamento celular.

Alguns agentes tóxicos causam efeitos nocivos pela ocupação de um sítio ou espaço. É o caso, por exemplo, do etilenoglicol e do metotrexato, que formam complexos insolúveis que se precipitam nos túbulos renais. Já o dióxido de carbono é considerado um asfixiante simples porque diminui a pressão parcial de oxigênio nos alvéolos pulmonares, ou seja, reduz a disponibilidade de oxigênio alveolar, causando asfixia. No mesmo sentido, o kernicterus (impregnação amarelada dos núcleos da base do recém-nascido humano, cuja característica histopatológica é a de necrose das células, 7 a 10 dias após o nascimento) ou encefalopatia causada pela bilirrubina ocorre pelo aumento da fração livre desse composto endógeno que é capaz de atravessar a barreira hematoencefálica e pode levar à necrose neuronal, seguida por gliose e desmielinização das áreas afetadas; esse aumento de fração livre pode ser causado por substâncias que competem pelo sítio de ligação da bilirrubina na albumina.

Mecanismos específicos de ação tóxica

Neste grupo, a grande maioria dos agentes tóxicos causa lesões a determinados órgãos ou tecidos por agir seletivamente em determinada estrutura orgânica, não atuando em outros locais do organismo, sendo que as estruturas afetadas são macromoléculas, como proteínas com funções de enzimas, moléculas transportadoras, canais iônicos, receptores, ácidos nucleicos, entre outros.

Enzimas como alvo de toxicantes

Vários toxicantes exercem seu efeito tóxico por meio da interação com enzimas, atuando principalmente como inibidor destas. Como exemplos, podem ser citados os praguicidas carbamatos e organofosforados que inibem a enzima acetilcolinesterase. Esses praguicidas podem produzir dois tipos de inibição: a primeira, produzida pelos carbamatos, é de caráter reversível e a segunda, produzida pelos organofosforados, é de caráter irreversível (para detalhes, veja o Capítulo 18). Esse conhecimento é de fundamental importância, uma vez que, além do tratamento com atropina para ambos os casos de intoxicação com esses praguicidas, a ligação irreversível com os organofosforados deve ser rapidamente revertida com o uso de oximas, como a pralidoxima. Esse procedimento deve ser realizado rapidamente para que não ocorra o processo de envelhecimento enzimático, levando a inativação e perda definitiva das funções da acetilcolinesterase. É importante mencionar que a pralidoxima não deve ser administrada em casos de intoxicação por carbamatos, uma vez que o antídoto não atua na ligação carbamila (resultado da ligação de carbamatos com o sítio esterásico da colinesterase) e o processo inibitório reverte espontaneamente.

O cianeto também exemplifica esse mecanismo de ação. Essa substância química inibe o sistema de transporte de elétrons da enzima citocromo c oxidase mitocondrial, também chamada de complexo IV, da cadeia respiratória celular, acarretando em déficit de energia (veja também o Capítulo 23). A cadeia respiratória consiste numa sequência de reações mitocondriais de oxidorredução que envolve transportadores de elétrons, os quais são responsáveis por transferir os elétrons de um substrato (oxidado nesse processo) até o O_2. O último transportador é o complexo IV (citocromo c oxidase), uma hemeproteína, responsável pela transferência final de elétrons ao oxigênio, mecanismo atrelado à síntese de ATP. O cianeto apresenta grande afinidade a íons férrico (Fe^{3+}), mas não ferrosos (Fe^{2+}), ligando-se rapidamente ao íon férrico do complexo IV, impedindo que ele retorne ao estado ferroso, bloqueando a cadeia respiratória e, consequentemente, a síntese de ATP. Todas as células são afetadas, especialmente as células do sistema nervoso central e do coração, que são mais suscetíveis. Podem ocorrer arritmias cardíacas e outras alterações que levam a circulação deficiente e anóxia isquêmica. A morte pode ser decorrente do dano de células do tronco encefálico, especialmente do bulbo, responsável pelo controle respiratório.

O atendimento de urgência na intoxicação por cianeto inclui a administração intravenosa de nitrito de sódio, um agente meta-hemoglobinizante, ou seja, oxida o Fe^{2+} de parte da hemoglobina Fe^{3+}, e tiossulfato de sódio. O cianeto não se liga à hemoglobina normal (Fe^{2+}), mas se liga à meta-hemoglobina (Fe^{3+}), a qual não é funcional no transporte de oxigênio, deslocando-o do complexo IV e desbloqueando, assim, a cadeia respiratória. A produção de meta-hemoglobina deve ser da ordem de 20 a 40% para que haja a remoção significativa do cianeto do complexo IV. No entanto, a administração de agentes meta-hemoglobinizantes requer monitorização cuidadosa e, no caso de formação excessiva, administra-se azul de metileno (discutida adiante neste capítulo). O tiossulfato converte o cianeto livre em tiocianato, uma substância de baixa toxicidade, pela ação da enzima rodanase mitocondrial. Vale ressaltar que essa reação é muito lenta.

A vitamina B12a (hidroxicobalamina ou hidroxocobalamina) é outra alternativa também empregada no tratamento da intoxicação por cianeto. Ela forma um complexo atóxico, a cianocobalamina, que é facilmente excretado na urina. Seu efeito é aumentado quando associado ao tiossulfato de sódio.

É importante também para a medicina veterinária é o efeito do ácido monofluoracético. Quando incorporado à enzima acetil-coenzima A (acetil-CoA), se condensa com oxaloacetato formando o fluorocitrato. Este último inibe a enzima aconitase mitocondrial pertencente ao ciclo dos ácidos tricarboxílicos, interrompendo o ciclo e diminuindo o consumo de O_2, levando à morte celular (veja também o Capítulo 21). A Figura 3.2 ilustra a conversão de fluoroacetato a fluorocitrato. Vale mencionar que o agente tóxico, nesse caso, é o produto de biotransformação. A dose letal oral de fluoroacetato varia entre as espécies: 0,06 a 0,20 mg/kg para cães; 0,30 a 0,50 mg/kg para gatos; 0,15 a 0,62 mg/kg para bovinos;

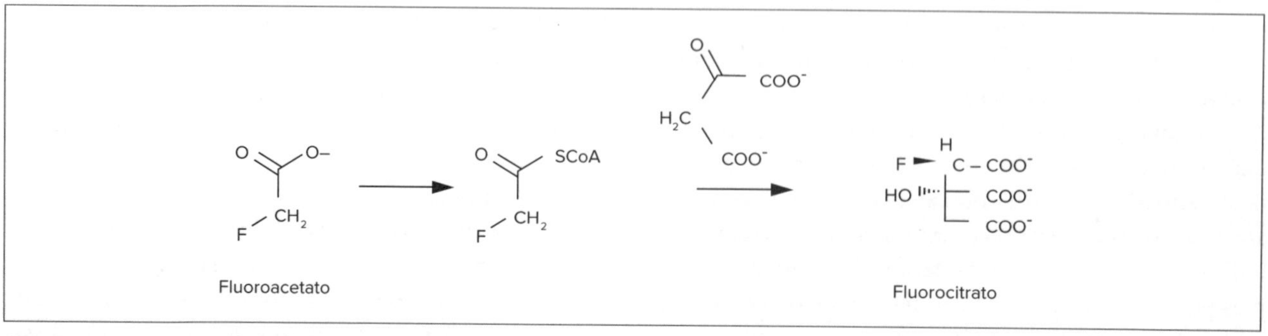

FIGURA 3.2. Conversão do fluoracetato em fluorocitrato. O fluoroacetato se liga à acetil-coenzima A (SCoA), formando fluoroacetil-CoA que, por sua vez, substitui a SCoA no ciclo dos ácidos tricarboxílicos. Este interage com a citrato-sintase, produzindo fluorocitrato, o qual bloqueia competitivamente a aconitase e impede a formação das coenzimas NADH e $FADH_2$. Dessa forma, não ocorre a transferência de elétrons para a cadeia respiratória, bloqueando a síntese de ATP.

0,25 a 0,50 mg/kg para ovinos; e 2,0 a 10,0 mg/kg para seres humanos.

Outro exemplo a ser citado como inibidores enzimáticos são os metais tóxicos que se destacam por sua capacidade em se ligar aos grupos sulfidrilas existentes nos sítios ativos das mais importantes enzimas celulares de diferentes ciclos bioquímicos, o que leva a lesões celulares importantes, as quais são responsáveis pelos diferentes sinais clínicos encontrados nas intoxicações por chumbo, mercúrio, arsênico e cádmio, entre outros (veja também o Capítulo 33). O chumbo, por exemplo, inibe a ação de duas enzimas relacionadas à síntese do grupo heme: ácido gama-aminolevulínico desidratase e ferroquelatase (Figura 3.3). A inibição da primeira enzima leva ao acúmulo de ácido gama-aminolevulínico (ALA), principal biomarcador de efeito relacionado à intoxicação por chumbo. A ferroquelatase catalisa a inserção de ferro (Fe^{2+}) no anel de protoporfirina para a formação do grupamento heme. A inibição dessa enzima resulta no acúmulo de protoporfirina IX, a qual se torna o grupo prostético na molécula de hemoglobina. Eritrócitos circulantes com protoporfirina IX se quelam ao zinco e não ao ferro. A anemia ocorre em casos acentuados de toxicidade ao chumbo.

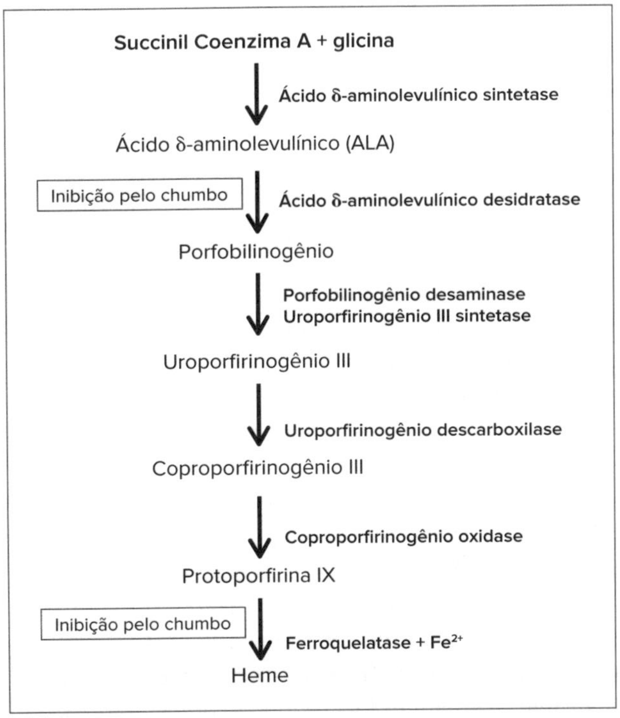

FIGURA 3.3. Mecanismo de ação tóxica do chumbo. Há inibição de duas enzimas que participam da síntese do grupamento heme da molécula de hemoglobina: ácido *gama*-aminolevulínico desidratase e ferroquelatase. Essa inibição leva ao acúmulo de ácido *gama*-aminolevulínico (ALA) e protoporfirina IX, respectivamente.

A exposição ao chumbo pode alterar ainda a atividade de enzimas antioxidantes por meio de sua alta afinidade aos resíduos de sulfidrilas dessas proteínas. Estudos em ratos adultos mostraram que o chumbo pode diminuir a atividade encefálica da superóxido dismutase (SOD) e da catalase, enzimas responsáveis pela detoxificação do ânion superóxido e do peróxido de hidrogênio, respectivamente. Essas alterações levam a um quadro de encefalopatia caracterizado por insônia, déficit cognitivo, vômito, convulsões e coma.

O metilmercúrio (MeHg), que já foi empregado como fungicida de grãos e sementes, está presente na natureza, basicamente, em virtude da biometilação de mercúrio inorgânico por microrganismos aquáticos. A intoxicação humana e de outros animais ocorre pelo consumo de peixes que o bioacumulam. O MeHg também interage com resíduos de sulfidrila e ainda leva ao estresse oxidativo. Diversas macromoléculas são alvo da neurotoxicidade induzida por esse agente tóxico. Dentre elas, há depleção de glutationa reduzida e inativação da glutationa peroxidase, prejudicando as defesas antioxiodantes.

Proteínas transportadoras celulares como alvo de toxicantes

Alguns toxicantes exercem sua ação tóxica interferindo com as proteínas transportadoras, responsáveis pelo carreamento de várias substâncias para o interior das células. A cocaína, por exemplo, inibe a recaptação das catecolaminas pelos terminais sinápticos ao inibir seus transportadores pré-sinápticos. Os glicosídeos cardíacos, existentes em várias plantas tóxicas, inibem a bomba de sódio-potássio ATPase do músculo cardíaco (para detalhes, veja Capítulo 22).

Receptores como alvo de toxicantes

Os receptores são constituídos por macromoléculas responsáveis pelo sistema de comunicação química, coordenando a função de diversas células no organismo. Existem casos em que os efeitos tóxicos são acarretados por alteração em determinada função fisiológica decorrente da estimulação excessiva ou do bloqueio de receptores responsáveis pela transmissão de informações entre os neurônios ou entre estes e os respectivos órgãos efetores. A interação de uma molécula com um receptor pode resultar em uma resposta biológica característica e, dependendo dos mecanismos de transdução de sinal, podem ser rápidas ou lentas.

Existem quatro famílias de receptores, sendo que os três primeiros estão localizados na membrana celular; são eles:

1. Ionotrópicos ou canais iônicos, em que a resposta é rápida (milissegundos). Os receptores colinérgicos nicotínicos e os receptores gabaérgicos são exemplos dessa classe, permitindo a entrada de sódio e cloreto, respectivamente, quando ativados.
2. Metabotrópicos ou acoplados à proteína G. A resposta, neste caso, é mais lenta. Exemplo desse tipo de ação é o alcaloide atropina que, ao bloquear receptores colinérgicos muscarínicos, impede a ação do neurotransmissor acetilcolina, tanto no sistema nervoso central como no autônomo, acarretando, quando administrada em doses acima da farmacológica, efeitos tóxicos que variam de leve a muito intenso, podendo evoluir para o óbito (veja Capítulo 12).
3. Receptores acoplados a enzimas, como os receptores para insulina; a resposta é lenta.
4. Receptores nucleares, nos quais os agentes tóxicos formam complexos citoplasmáticos que migram, posteriormente, ao núcleo e se ligam a sítios específicos do DNA. Há, então, alteração na transcrição gênica e na síntese proteica, processo mais demorado, que pode ocorrer de minutos a horas. Um exemplo dessa atuação são os inseticidas organoclorados (veja Capítulo 17), os quais são agonistas de receptores estrogênicos e podem causar prejuízos à diferenciação sexual e ao sistema reprodutor (desregulador endócrino), dependendo do estágio de desenvolvimento do animal.

Toxicantes com atividade catalítica

Algumas vezes, um agente tóxico pode alterar a transmissão de um impulso nervoso não por atuação direta nos receptores dos neurotransmissores, como citado anteriormente, mas por atuar em mecanismos vinculados à propagação de impulso. Como exemplo há a toxina botulínica produzida pelo microrganismo *Clostridium botulinum*. Essa toxina age como uma protease, hidrolisando a fusão de proteínas responsáveis pelo ancoramento das vesículas sinápticas, impedindo a exocitose do neurotransmissor acetilcolina em neurônios colinérgicos. Esse bloqueio da liberação de acetilcolina acarreta paralisias de estruturas inervadas pelo sistema nervoso autônomo parassimpático e também promove paralisia motora progressiva que pode evoluir para a parada respiratória.

Outro exemplo de toxicante com atividade catalítica é a peçonha da abelha, que possui entre os seus componentes a fosfolipase A2 (veja Capítulo 14). Essa enzima cliva os fosfolipídios das membranas celulares em ácidos graxos livres e lisofosfolipídios, os quais funcionam como neoantígenos. Esses ácidos graxos são carregados pelas células de Langerhans epidérmicas e as apresentam às células T residentes, as quais produzem citocinas, como a interleucina-22 (IL-22), que contribui com a resposta inflamatória.

Inibição da produção de adenosina trifosfato (ATP)

A síntese de ATP pode ser também importante alvo para atuação de agentes tóxicos. Essa interferência pode ocorrer por bloqueio do fornecimento de oxigênio aos tecidos em consequência da ligação inadequada entre a hemoglobina e o oxigênio, como, por exemplo, aquela encontrada na formação da meta-hemoglobina por agentes meta-hemoglobinizantes, como os nitritos, ou na formação de ciano-hemoglobina pelo íon cianeto.

Alguns agentes tóxicos também diminuem a formação de ATP por interferir com enzimas específicas da cadeia transportadora de elétrons, como, por exemplo, os dinitrofenóis, o fluoracetato de sódio e o cianeto (veja Capítulo 21). O ATP é necessário para a manutenção de diversas funções vitais de uma célula, incluindo a integridade da membrana, o funcionamento de bombas iônicas e a síntese proteica. Portanto, a depleção significativa de energia, inevitavelmente, leva à perda de funções celulares. Paralelamente, ocorrem variações no potencial oxidativo do meio intracelular, as quais inibem tanto a atividade de diversas enzimas, inclusive as relacionadas à síntese de ATP, quanto danos estruturais diretos em organelas e membranas. Assim, a diminuição da síntese de ATP e o comprometimento da homeostase redox são causas comuns que levam à morte celular por diversos mecanismos (veja adiante).

Ao ultrapassar o "ponto de não retorno", ou seja, a fase irreversível que leva à morte celular, uma sequência de eventos acontece até o desfecho final. A depleção das reservas de ATP celular interrompe o aporte energético de bombas de cálcio, tanto da membrana celular quanto de retículo endoplasmático, causando aumento na concentração intracelular de cálcio. O influxo de cálcio para a mitocôndria diminui o potencial de membrana mitocondrial, impedindo o funcionamento da enzima ATP sintase. Ainda, o excesso de cálcio intracelular ativa diversas enzimas dependentes desse cátion, como a óxido nítrico sintase (NOS) constitutiva (endotelial e neuronal), aumentando a produção de óxido nítrico e, consequentemente, de EROs e de espécies reativas de nitrogênio (ERNs). Há também a ativação de algumas proteases, as quais convertem a xantina desidrogenase em xantina oxidase, aumentando a formação de ânion superóxido ($O_2^{-}\bullet$) e peróxido de hidrogênio (HOOH).

Dessa forma, o aumento da concentração de cálcio intracelular leva à produção excessiva de EROs e ERNs. Essas espécies reativas podem tanto inativar as bombas de cálcio, aumentado ainda mais sua concentração intracelular, quanto reduzir as reservas de ATP pela inativação de diversos complexos da cadeia respiratória (Figura 3.4), levando, por exemplo, à morte celular por necrose ou apoptose.

Produção de compostos intermediários altamente reativos como responsável pela ação tóxica

A biotransformação de substâncias químicas pode ser responsável pela produção de metabólitos altamente reativos, os quais têm a capacidade de se ligar covalentemente aos componentes celulares, acarretando lesões nas células; esse fenômeno é também conhecido como bioativação. Esta ocorre principalmente no fígado, produzindo metabólitos intermediários eletrofílicos, que interagem covalentemente com os sítios nucleofílicos das macromoléculas celulares, tais como proteínas, polipeptídios, RNA e DNA. Esse processo pode ser o responsável pelo desenvolvimento de mutagênese, carcinogênese ou mesmo necrose celular. Um exemplo típico desse processo ocorre com a aflatoxina B, micotoxina produzida pelo *Aspergillus flavus*. Essa substância, após biotransformação hepática em metabólitos ativos, como o 2,3-epóxido, acarreta lesão hepática ou hepatocarcinoma (veja Capítulo 27).

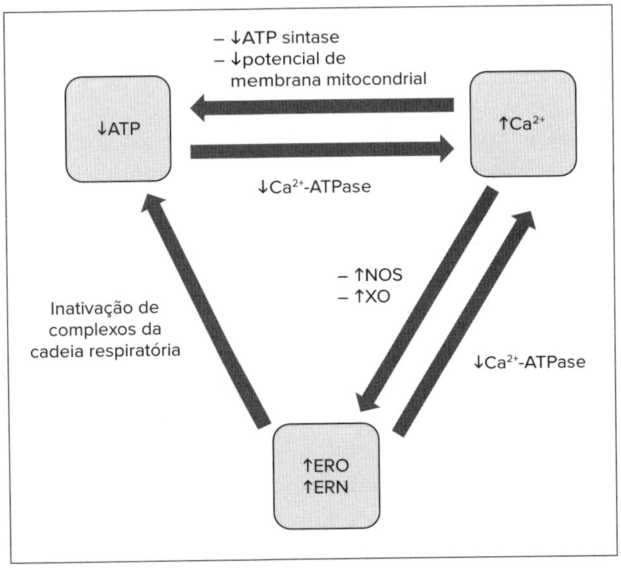

FIGURA 3.4. Relação entre diminuição de ATP, aumento de cálcio intracelular e produção de espécies reativas de oxigênio (ERO) e de nitrogênio (ERN), levando a necrose ou apoptose.
↑ = aumento; ↓ = diminuição; NOS = óxido nítrico sintase; XO = xantina oxidase.

Esse mecanismo tóxico acarreta as seguintes lesões celulares:

- Alteração da integridade das membranas celulares, incluindo lesão direta da membrana ou perda de energia metabólica da membrana, o que interfere no transporte ativo e, consequentemente, altera a regulação do volume celular.
- Acúmulo anormal de componentes celulares como lipídios, mucopolissacáridios ou mesmo pigmentos.
- Alteração de síntese proteica.
- Lesão do DNA celular, o que acarreta alteração da reprodução e do crescimento celular.

A produção de metabólitos altamente reativos ganhou destaque com o estudo dos radicais livres. Define-se radical livre ($X^{\bullet}$) como uma substância química que apresenta, em sua estrutura, elétrons não pareados ocupando orbitais atômicos ou moleculares (para detalhes, veja Capítulo 4). Esses compostos têm como característica a instabilidade química, apresentando meia-vida que pode variar de milésimos de segundo até alguns minutos. Quando gerados no interior do organismo vivo, reagem rapidamente com diversos compostos e alvos celulares, acarretando dano celular.

Esquematicamente, pode-se representar radicais livres da seguinte forma:

$$A{\bullet\bullet}B \rightarrow A^{\bullet} + B^{\bullet}$$

Diferentemente da formação de íons, na qual se tem:

$$A{\bullet\bullet}B \rightarrow A^{-} + B^{+}$$

Nos seres vivos os radicais livres são representados por formas ativadas contendo oxigênio e/ou nitrogênio:

- Ânion superóxido ($O_2^{-\bullet}$).
- Peróxido de hidrogênio (HOOH ou H_2O_2).
- Radical hidroxila ($^{\bullet}OH$).
- Oxigênio atômico ($O^{\bullet}$).
- Peroxinitrito ($ONOO^{-}$).
- Dióxido de nitrogênio ($^{\bullet}NO_2^{-}$).
- Ânion radicalar carbonato ($CO_3^{-\bullet}$).

O ânion superóxido, o radical hidroxila, o dióxido de nitrogênio e o ânion radicalar carbonato são espécies reativas; no entanto, o peróxido de hidrogênio, o oxigênio atômico e o peroxinitrito, mesmo não sendo radicais livres em sentido restrito, também participam da toxicidade. O peróxido de hidrogênio pode ser convertido a radical hidroxila e ânion hidroxila pela reação de Fenton, a qual envolve a oxidação de um metal, como ferro (Fe^{2+}), cobre (Cu^{+}), manganês (Mn^{2+}) e crômio (Cr^{5+}). O peroxinitrito, formado pela reação entre o ânion superóxido e o óxido de nitrogênio, ao se conjugar com dióxido de carbono, origina um intermediário extremamente instável, culminando com a formação de duas espécies reativas: dióxido de nitrogênio ($^{\bullet}NO_2$) e ânion radicalar carbonato ($CO_3^{-\bullet}$).

No organismo vivo, os radicais livres se formam frequentemente em vários processos bioquímicos, como na cadeia respiratória, na produção de prostaglandinas e na fagocitose produzida por leucócitos. Entretanto, a produção dos radicais livres nesses processos é reduzida, sendo que as células apresentam mecanismos para neutralizar a produção dessas entidades químicas altamente reativas. Entre os mecanismos de defesa, têm-se as enzimas superóxido dismutase, as catalases e as peroxidases, além de algumas substâncias antioxidantes, como o ácido ascórbico, o alfatocoferol, entre outros, que também funcionam como aceptores de elétrons dessas espécies reativas (para detalhes, veja Capítulo 4).

Quando o organismo vivo fica exposto às substâncias químicas que aumentam a quantidade de radicais livres, dependendo da magnitude dessa produção, os mecanismos de defesa celulares já não são efetivos para neutralizar esses radicais, o que acarreta injúria celular, sendo que os três grandes alvos celulares atacados são:

- Membranas pericelulares e intracelulares (mitocôndrias e lisossomos): os fosfolipídios das membranas contêm ácidos graxos insaturados, extremamente vulneráveis aos radicais livres, sendo que inicialmente ocorre uma simples desorganização, seguida de alteração da fluidez e de distúrbios cada vez mais acentuados até chegar à lise completa da membrana.
- Proteínas celulares: sendo as mais sensíveis ao ataque de radicais livres as que contêm grupos sulfidrilas, nas quais estão incluídas várias enzimas primordiais para a bioquímica celular. Estão incluídas também, como proteínas sensíveis a essas espécies reativas, as miofibrilas de colágenos e o ácido hialurônico, que são constituintes essenciais do tecido conjuntivo e cujas alterações originam fenômenos de escleroses e fibroses.
- Ácidos nucleicos: os radicais livres podem acarretar a desnaturação do DNA, levando a quebras cromossômicas com graves consequências para a multiplicação celular, para a transmissão e replicação da mensagem genética e também da síntese proteica.

MECANISMOS DE MORTE CELULAR

A morte celular é um processo importante que ocorre durante a embriogênese, no desenvolvimento e diferenciação celular e na remoção de células envelhecidas ou infectadas. Sua ausência implicaria dimensões desproporcionais de alguns órgãos.

A morte celular pode ser classificada como:

- Acidental (*Acidental Cell Death*): causada por fatores físicos (temperatura e pressão extremos), químicos (variações extremas de pH) e/ou mecânicos (trituração), que ocorre de forma agressiva e não é responsiva a tratamentos farmacológicos ou intervenções genéticas.
- Regulada (*Regulated Cell Death*): a qual envolve mecanismos moleculares específicos de síntese proteica e vias de sinalização, ambos programados geneticamente. Esta se inicia como uma resposta adaptativa para garantir a homeostase celular e/ou tecidual.

Assim, a morte celular é o desfecho mais crítico da ação de um determinado agente tóxico, indubitavelmente. É importante enfatizar que existem diversos tipos de morte celular, os quais podem coexistir em determinado tecido, podendo um dar origem a outro, de acordo com a extensão da lesão celular. No entanto, as células não devem ser consideradas mortas até que a fase irreversível seja alcançada, ou seja, o "ponto de não retorno". São apresentadas, a seguir, a necrose, a apoptose e a autofagia.

Necrose

A necrose é um tipo de morte celular patológica, ou seja, ocorre quando existem danos na membrana plasmática das células devidos a variações celulares extremas, tais como anóxia, isquemia tecidual, intoxicação e reações imunológicas. Morfologicamente, as células necróticas apresentam aumento do volume citoplasmático (oncose), inchaço de organelas e perda da integridade da membrana plasmática, com extravasamento do conteúdo intracelular, gerando uma resposta inflamatória com dano e até morte às células adjacentes. Embora esse processo de morte esteja associado à morte acidental, já existem evidências de que a necrose pode envolver componentes reguladores, sendo denominada necroptose. Bioquimicamente, há produção excessiva de EROs e ERNs mitocondriais, com comprometimento da cadeia de transporte de elétrons e aumento da permeabilidade celular. Há depleção massiva de energia, com aumento excessivo de cálcio intracelular (Figura 3.4) e ativação de enzimas catabólicas dependentes de cálcio (fosfolipases, proteases e endonucleases).

Uma das maneiras de se avaliar a morte celular por necrose utilizando cultura celular, além das alterações de morfologia, é por meio da integridade da membrana. Foi observado que a enzima lactato desidrogenase (LDH) é rapidamente liberada para o meio extracelular em decorrência da intensa perda da integridade da membrana celular, tornando-se um marcador importante desse processo de morte celular.

Apoptose

A apoptose apresenta as seguintes características morfológicas: retração celular; condensação e fragmentação da cromatina; aumento da permeabilidade e diminuição do potencial da membrana mitocondrial; translocação de resíduos de fosfatidilserina para o exterior da membrana celular, tornando-a reconhecível para degradação; e fragmentação celular com a formação de pequenas unidades de conteúdo citoplasmático, conhecidos como corpos apoptóticos, os quais são fagocitados por macrófagos.

O Quadro 3.1 resume as principais características bioquímicas que diferenciam a necrose e a apoptose.

Existem duas vias principais de sinalização da apoptose: a intrínseca e a extrínseca. Ambas as vias podem envolver a ativação de caspases, que são proteases que apresentam um resíduo de cisteína, o qual é capaz de clivar outras proteínas que apresentam resíduos de ácido aspártico.

As caspases podem ser divididas em iniciadoras e efetoras (ou executoras). As iniciadoras necessitam de oligomerização para serem ativadas e, normalmente, envolvem complexos proteicos como o DISC (*death-induced signaling complex*) e o apoptossomo. As efetoras (ou executoras) são ativadas pelas caspases iniciadoras. As caspases efetoras clivam proteínas essenciais presentes no citoesqueleto (foldrina, proteínas quinase), no citoplasma (proteínas ligadas à p53 que, quando clivada, transloca para o núcleo e aumenta a transcrição de genes pró-apoptóticos) no núcleo (cliva a PARP-1*, responsável por reparações no DNA).

QUADRO 3.1. Principais diferenças bioquímicas entre apoptose e necrose

Parâmetro	Apoptose	Necrose
Depleção de ATP	Moderada	Massiva
Aumento da concentração de cálcio intracelular	Ordem de nM (nanomolar)	Ordem de μM (1.000 nM)
Produção de EROs/ERNs*	Moderada	Alta
Via das caspases	Necessária	Pode não ser necessária
Depleção de glutationa	Progressiva	Rápida e extensa

*Espécies reativas de oxigênio/espécies reativas de nitrogênio

A via intrínseca é ativada por sinais de estresse celular, como aumento intracelular de cálcio e dano em DNA, e regulada por proteínas pró-apoptóticas, como Bax, e antiapoptóticas, como Bcl-2. Ela pode envolver a ativação da caspase-9.

Já a via extrínseca é ativada por receptores de morte celular, como CD95 e TRAIL-Rs**, localizados na superfície da célula. A ativação das caspases-8 e 10 participa da via extrínseca. Independentemente da via envolvida, ambas podem culminar com a ativação de caspases efetoras ou executoras, como a caspase-3. Há ainda mecanismos independentes da ativação de caspases, como o fator indutor de apoptose (AIF) e a endonuclease G (ENDOG), os quais migram para o núcleo e medeiam a fragmentação do DNA em larga escala.

Autofagia

A autofagia é um processo catabólico importante pelo qual as células degradam seus próprios componentes por meio de uma maquinaria lisossomal com a finalidade de garantir fontes energéticas em períodos críticos, como resposta à falta de nutrientes. Ela é responsável pela remoção, seletiva ou não, de organelas danificadas (por exemplo, mitocôndria e retículo endoplasmático), agregados proteicos, além da eliminação de patógenos intracelulares. No entanto, além desse mecanismo de sobrevivência celular, sua desregulação pode desencadear a morte celular. Incialmente a célula apresenta autofagossomos, constituídos por diversos vacúolos autofágicos no citoplasma, podendo haver dilatação de organelas, como a mitocôndria e o retículo endoplasmático. O complexo de Golgi apresenta atividade aumentada, com intensa geração de lisossomos, os quais se fundem com os autofagossomos, originando os autolisossomos. Estes, por sua vez, degradam todo o conteúdo formado, caracterizando um processo autofágico.

Há vários agentes tóxicos que podem causar apoptose e necrose, dependendo do tempo e da intensidade da exposição. Baixos níveis de exposição (baixas concentrações de um toxicante ou curto período de exposição) podem levar à apoptose, enquanto altos níveis (altas concentrações) do mesmo agente tóxico podem causar necrose, indicando que a gravidade da exposição

* *Poly (ADP-ribose) polymerase-1.*

** *TNF-related apoptosis-inducing ligand (TRAIL) receptors.*

é determinante para os processos mencionados. Experimentalmente, a exposição a grandes quantidades de um agente tóxico ou por período prolongado pode levar à necrose por incapacitar mecanismos apoptóticos, ou seja, aumento do número de mitocôndrias afetadas, depleção massiva de ATP e a falha na ativação das caspases ou sua inativação. Foi observado que, se poucas mitocôndrias forem afetadas, estas são removidas por autofagia, com sobrevivência celular. No entanto, o processo autofágico pode ser superado pela apoptose se mais mitocôndrias forem afetadas. Há liberação de fatores pró-apoptóticos e consequente ativação de caspases. Quando houver comprometimento de praticamente todas as mitocôndrias, a depleção de ATP é massiva, dando origem ao processo necrótico.

Finalizando, fica claro que os conhecimentos da toxicodinâmica das diferentes substâncias químicas têm importância primordial no tratamento e na prevenção das intoxicações, os quais são abordados nos capítulos seguintes.

BIBLIOGRAFIA

1. BOURGEOIS, E.A.; SUBRAMANIAM, S.; CHENG, T.Y.; et al. Bee venom processes human skin lipids for presentation by CD1a. *Journal of Experimental Medicine*, v. 212, n. 2, p. 149-63, 2015.
2. CUNHA-OLIVEIRA, T.; REGO, A.C.; CARDOSO, S.M.; et al. Mitochondrial dysfunction and caspase activation in rat cortical neurons treated with cocaine or amphetamine. *Brain Research*, v. 1089, n. 1, p. 44-54, 2006.
3. FARINA, M.; ASCHNER, M.; ROCHA, J.B.T. Special issue: environmental chemicals and neurotoxicity oxidative stress in MeHg-induced neurotoxicity. *Toxicology and Applied Pharmacology*, v. 256, n. 3, p. 405-17, 2011.
4. GALLUZZI, L.; BRAVO-SAN PEDRO, J.M.; VITALE, I.; et al. Essential versus accessory aspects of cell death: recommendations of the NCCD 2015. *Cell Death Differentiation*, v. 22, n. 1, p. 58-73, 2015.
5. GARCIA, R.C.; DATI, L.M.; FUKUDA, S.; et al. Neurotoxicity of anhydroecgonine methyl ester, a crack cocaine pyrolysis product. *Toxicological Sciences*, v. 128, n. 1, p. 223-34, 2012.
6. KROEMER, G.; GALLUZZI, L.; VANDENABEELE, P.; et al. Classification of cell death: recommendations of the Nomenclature Committee on Cell Death 2009. *Cell Death and Differentiation*, v. 16, n. 1, p. 3-11, 2009.
7. MCCONKEY, D.J. Biochemical determinants of apoptosis and necrosis. *Toxicology Letters*, v. 99, p. 157-68, 1998.
8. NOGUEIRA, V.A.; PEIXOTO, T.C.; FRANÇA, T.N.; et al. Intoxicação por monofluoroacetato em animais. *Pesquisa Veterinária Brasileira*, v. 31, n. 10, p. 823-38, 2011.
9. NAVA-RUIZ, C; MÉNDEZ-ARMENTA, M.; RÍOS, C. Lead neurotoxicity: effects on brain nitric oxide synthase. *Journal of Molecular Histology*, v. 43, n. 5, p. 553-63, 2012.
10. SAEED, S.A.M.; WILKS, M.F.; COUPE, M. Acute diquat poisoning with intracerebral bleeding. *Postgraduate Medical Journal*, v. 77, p. 329-32, 2001.
11. WATANABE, Y.; HIMEDA, T.; ARAKI, T. Mechanisms of MPTP toxicity and their implications for therapy of Parkinson's disease. *Medical Science Monitor*, v. 11, n. 1, p. RA17-23, 2005.

Capítulo 4

Toxicologia e o estresse oxidativo

Karin Argenti Simon

INTRODUÇÃO

Nas últimas décadas, os termos radical livre e estresse oxidativo têm sido frequentes na literatura científica, muitas vezes relacionados a condições fisiológicas e patológicas relevantes para a saúde humana e animal. Ainda assim, o completo significado desses termos no contexto biológico continua sob intenso estudo e os autores têm atualizado esses conceitos à luz de novos conhecimentos.

Neste capítulo abordam-se os conceitos de radicais livres e espécies reativas, onde e como são produzidos nas células e quais as consequências dessa produção. É apresentado o conceito de estresse oxidativo em sistemas biológicos, incluindo a perspectiva da sinalização redox. São abordados alguns mecanismos específicos da produção de espécies reativas, como o funcionamento do sistema do citocromo P450 e outras condições associadas, que atuam no estabelecimento do estresse oxidativo em processos toxicológicos.

TOXICIDADE DO OXIGÊNIO

Pode-se considerar que o oxigênio molecular (O_2) presente na atmosfera da Terra, atualmente essencial para os organismos aeróbios, foi fruto de uma contaminação ambiental que começou há cerca de 2,2 bilhões de anos, com o surgimento da fotossíntese em cianobactérias. Ao usar a energia do sol para captar o poder redutor da água (H_2O) e usar os átomos de hidrogênio (H^+) para impulsionar seu metabolismo, esses organismos foram paulatinamente liberando o O_2 não utilizado na atmosfera. A elevação dos níveis de O_2 trouxe benefícios à vida no planeta, como a formação da camada de ozônio (O_3) na estratosfera, que filtra boa parte da radiação ultravioleta (UV-C), vinda do sol, que bombardeia a Terra, e a remoção de íons de ferro (Fe^{2+}) dos ambientes aquosos, formando complexos insolúveis e não reativos, prevenindo a formação de espécies ainda mais reativas. Com o tempo, uma nova bioquímica surgiu nos organismos que suportaram os novos níveis de O_2 atmosférico. Enzimas antigas foram sendo substituídas por outras mais eficientes que utilizavam o O_2 e, principalmente, o O_2 passou a ser o aceptor final nas cadeias de transporte de elétrons nos sistemas primordiais de produção de energia, substituindo moléculas usadas anteriormente, como o NO_2^- e NO_3^{-3}. Com o aumento da eficiência dos sistemas metabólicos, a presença do O_2 na atmosfera facilitou a explosão da vida na Terra, com a possibilidade da colonização dos espaços fora da água e do desenvolvimento de organismos maiores e mais complexos.

No entanto, à medida que os níveis de O_2 subiram na atmosfera, os organismos passaram a sofrer seus efeitos tóxicos. A oxidação de moléculas essenciais prejudica a estrutura e o funcionamento das células e pode ser letal. Além disso, a participação do O_2 em reações de oxidação pode levar à formação de radicais livres e de outras espécies reativas, aumentando o potencial de dano inicial. Para sobreviver na nova atmosfera e usufruir das novas possibilidades bioquímicas fornecidas pelo O_2, a pressão evolutiva levou ao desenvolvimento de sistemas de proteção à ação lesiva e tóxica do O_2.

RADICAIS LIVRES E ESPÉCIES REATIVAS

Para melhor entendimento da ação tóxica do O_2 e os mecanismos de defesa que surgiram em resposta a essa toxicidade, há necessidade de se conhecer os conceitos de radical livre e de espécie reativa.

Radical livre é qualquer espécie química capaz de existência independente e que contenha um ou mais elétrons desemparelhados. Um elétron desemparelhado é aquele que ocupa sozinho um orbital atômico ou molecular, de acordo com a distribuição de elétrons de Linus Pauling. Esse elétron desemparelhado faz com que os radicais livres sejam levemente atraídos por campos magnéticos (e por isso são chamados de paramagnéticos) e podem se tornar altamente reativos, ainda que essa reatividade possa variar muito entre os diferentes radicais, dependendo de suas constantes de velocidades de reação. Nos textos, os radicais livres são identificados pela presença de um ponto sobrescrito na fórmula do átomo ou molécula (por exemplo, radical ânion superóxido: $O_2^{-\bullet}$), mas às vezes isso é omitido, como acontece com frequência com o óxido nítrico, representado tanto como $NO^{\bullet}$ ou, simplesmente, NO.

Radicais livres podem ser formados em reações, nas quais há ganho ou perda de um elétron, ou em reações de fissão homolítica de ligações covalentes, comuns em processos de fotólise, termólise ou radiólise. Para melhor entender o processo de formação de radicais livres, observe-se o que acontece na fissão homolítica da água, em contraposição à fissão heterolítica dessa molécula. Na fissão heterolítica, com a quebra da ligação covalente entre um dos átomos de hidrogênio e o átomo de oxigênio, o par de elétrons que compõe essa ligação se desloca para o íon hidróxido (OH^-), conferindo uma carga negativa. Nenhum elétron permanece no íon hidrogênio (H^+) e o próton solitário confere carga positiva ao íon. Na fissão homolítica, o par de elétrons se separa, ficando um elétron isolado em cada produto formado, gerando dois radicais livres (o radical hidrogênio, $H^{\bullet}$ e o radical hidroxila, $OH^{\bullet}$) (Figura 4.1).

Os radicais livres podem ser átomos (por exemplo, $Cl^{\bullet}$), íons de metais de transição (por exemplo, Fe^{3+}) ou moléculas de tamanhos variados. De acordo com a definição química, o O_2 em seu estado basal também é um radical livre, pois possui dois elétrons desemparelhados, cada um localizado em um orbital molecular diferente. No entanto, esses dois elétrons possuem o mesmo número de spin, o que restringe muito sua reatividade com biomoléculas orgânicas, apesar de reagir prontamente com outros radicais livres. Os radicais não são necessariamente centrados em oxigênio; em uma molécula, o elétron desemparelhado pode estar localizado no átomo de nitrogênio, carbono, enxofre, entre outros.

A tendência do elétron desemparelhado de um radical livre é reagir com outro elétron, de maneira a restabelecer o par de elétrons no orbital. Quando dois radicais livres se encontram, eles podem juntar seus elétrons em uma nova ligação covalente, em uma reação de recombinação. Ou então, o elétron desemparelhado de uma molécula pode passar para a outra molécula, restabelecendo o par, em uma reação chamada dismutação. No entanto, a maior parte das moléculas disponíveis para essas reações não são radicais e, nesses casos, outras reações podem ocorrer, geralmente mantendo um elétron desemparelhado no produto final (Figura 4.2).

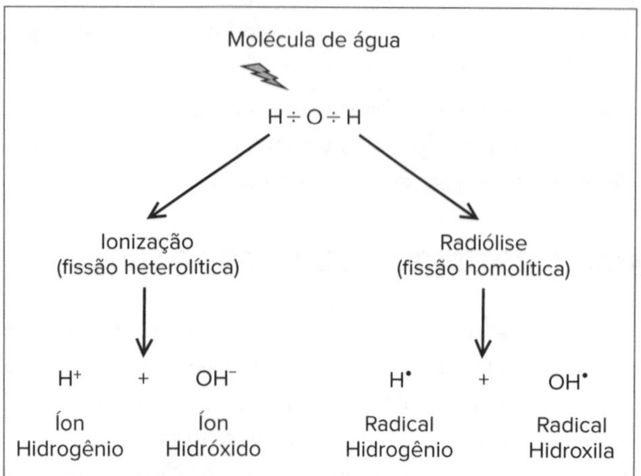

FIGURA 4.1. Fissão homolítica e heterolítica da água.

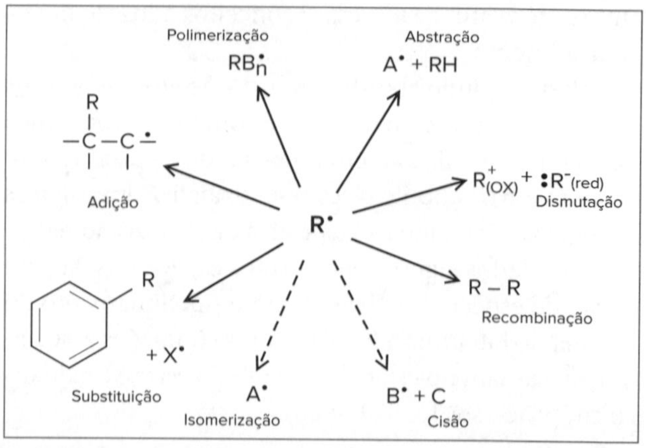

FIGURA 4.2. Algumas reações envolvendo um radical livre ($R^{\bullet}$). As reações indicadas pelas setas tracejadas são reações unimoleculares, enquanto as indicadas pelas setas sólidas são reações que envolvem o radical e mais uma molécula. Nas reações de adição e polimerização, o radical livre é adicionado à segunda molécula ou sequência de unidades moleculares, mantendo um elétron desemparelhado. Nas reações de abstração e substituição, o radical livre abstrai um elétron de uma segunda molécula e se completa, ou é adicionado a uma segunda molécula; em ambos os casos se produz um novo radical a partir da molécula com a qual o radical inicial reagiu. Reações de isomerização e cisão do radical livre também não eliminam o elétron desemparelhado. Apenas nas reações de recombinação, nas quais dois radicais se ligam em uma nova ligação covalente, e na dismutação, na qual um radical é oxidado enquanto o segundo, que recebe o elétron desemparelhado do primeiro, é reduzido, há o emparelhamento final dos elétrons.

Pelo fato de o O_2 ter dois elétrons desemparelhados de mesmo número de spin, ao ser reduzido, ele só pode receber um elétron de cada vez. Então, para o O_2 ser totalmente reduzido a H_2O, ele precisa receber um total de quatro elétrons, que são recebidos em quatro etapas (Figura 4.3). Em cada passo, novas espécies reativas de oxigênio são geradas.

O radical ânion superóxido ($O_2^{-\bullet}$) é o radical livre formado quando o O_2 recebe um único elétron (Figura 4.3). O $O_2^{-\bullet}$ é um radical livre não muito reativo, mas com papel fundamental na bioquímica dos radicais. Primeiro, ele é gerado em uma série de reações catalisadas por enzimas no metabolismo das células (por exemplo, NADPH oxidase, xantina oxidase e enzimas do citocromo P450), pela auto-oxidação de biomoléculas (por exemplo, gliceraldeído, $FMNH_2$, $FADH_2$, epinefrina, norepinefrina, L-DOPA, dopamina, tetrahidrobiopterina e tióis) e na respiração celular ("vazamento" de elétrons nos complexos I e III da cadeia de transporte de elétrons mitocondrial). Segundo, por sua participação em reações importantes da química dos radicais, como as reações de Fenton e de Haber-Weiss (Figura 4.4), e na reação com óxido nítrico ($NO^\bullet$), levando à formação de espécies muito mais reativas que o próprio $O_2^{-\bullet}$, como será visto a seguir.

O peróxido de hidrogênio (H_2O_2) é a forma protonada do íon O_2^{2-}, formado quando o O_2 recebe seu segundo elétron (Figura 4.3). O H_2O_2 também pode ser formado enzimaticamente nas células, pela ação da enzima superóxido dismutase, e no metabolismo de ácidos graxos que ocorre nos peroxissomos. Essa molécula não é um radical livre, por não apresentar um elétron desemparelhado. No entanto, ela é ainda mais reativa que o próprio $O_2^{-\bullet}$ e é considerada uma espécie reativa de oxigênio (ERO) (Quadro 4.1). Citotóxico em altas concentrações, o H_2O_2 reage pouco com DNA, lipídios e a maioria das proteínas, mas pode inativar algumas enzimas diretamente pela oxidação de grupos tiol (–SH) essenciais. Maior dano ocorre quando participa nas reações de Fenton e de Haber-Weiss (Figura 4.4), gerando o altamente reativo radical hidroxila ($OH^\bullet$).

A formação do $OH^\bullet$ ocorre na sequência da redução unieletrônica do O_2, com a entrada do terceiro elétron

$$H_2O_2 + Fe^{2+} \longrightarrow OH^\bullet + OH^- + Fe^{3+} \quad \text{Reação de Fenton}$$

$$O_2^{-\bullet} + H_2O_2 \longrightarrow O_2 + OH^\bullet + OH^- \quad \text{Reação de Haber-Weiss}$$

FIGURA 4.4. Reações de Fenton e de Haber-Weiss.

QUADRO 4.1. Exemplos de algumas das principais espécies reativas de oxigênio (EROs) e de nitrogênio (ERNs). O termo "espécie reativa" inclui tanto radicais como não radicais

Espécies reativas de oxigênio (EROs)	
Radicais livres	Não radicais
Ânion superóxido ($O_2^{-\bullet}$)	Peróxido de hidrogênio (H_2O_2)
Radical hidroxila ($OH^\bullet$)	Oxigênio singlete ($^1\Delta gO_2$)
Radical peroxil ($RO_2^\bullet$)	Ozônio (O_3)
Radical alcoxil ($RO^\bullet$)	Ácido hipocloroso (HOCl)
Oxigênio singlete ($^1\Sigma^+O_2$)	
Espécies reativas de nitrogênio (ERNs)	
Radicais livres	Não radicais
Óxido nítrico ($NO^\bullet$)	Peroxinitrito ($ONOO^-$)

(Figura 4.3). Sua produção é facilitada nas reações envolvendo metais de transição (por exemplo, Fe^{2+} ou Cu^+), na reação de Fenton e na reação de Haber-Weiss, a partir das outras EROs formadas. A Figura 4.4 mostra as reações finais desses complexos mecanismos. O $OH^\bullet$ também pode ser formado na fissão homolítica da água, induzida por luz UV, radiação ionizante ou ultrassom, como mostrado na Figura 4.1. Assim que formado, o $OH^\bullet$ reage rapidamente com biomoléculas próximas, normalmente por adição, abstração de hidrogênio ou transferência de elétrons.

Uma ERO que pode ou não ser um radical, dependendo de sua configuração eletrônica, é o oxigênio singlete ($^1O_2$), produzido em reações de fotossensitização, nas quais certas moléculas absorvem a luz em determinado comprimento de onda, principalmente na faixa do ultravioleta (UV). Nessas condições, a energia dessas moléculas aumenta para estados excitados e é eventualmente transferida para uma molécula de O_2 adjacente, gerando o $^1O_2$. Produzido inicialmente como um radical livre, o estado $^1\Sigma^+O_2$ rapidamente decai para $^1\Delta gO_2$, um estado não radical.

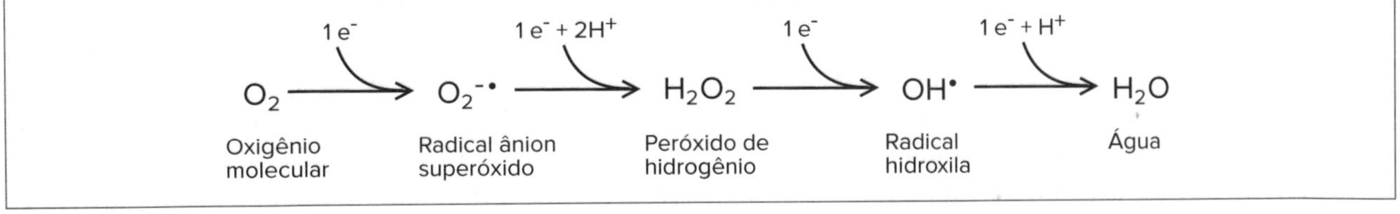

FIGURA 4.3. Redução unieletrônica do O_2.

Além das EROs, existem outras espécies reativas importantes, baseadas no nitrogênio. É o caso do óxido nítrico ($NO^•$), identificado como fator relaxante do endotélio, produzido pela enzima óxido nítrico sintase (NOS) a partir do aminoácido arginina e de nicotinamida dinucleotídio fosfato reduzida (NADPH). O $NO^•$ possui uma reatividade ainda mais baixa que o $O_2^{-•}$, é capaz de atravessar membranas e pode se difundir entre organelas e células. Diferentes isoformas da enzima NOS estão presentes nos tecidos, com funções distintas:

- Neuronal (nNOS ou NOS1): originalmente identificada em tecidos neuronais, mas também presente em outros tecidos, como o musculoesquelético.
- Endotelial (eNOS ou NOS3): cuja ação depende de Ca^{2+} e de calmodulina, que produz $NO^•$ constitutivamente no endotélio vascular e atua na regulação da pressão sanguínea.
- Indutível (iNOS ou NOS2): independente de Ca^{2+}, expressa-se primariamente em células fagocíticas, mas também em outros tecidos como o fígado e epitélio do trato respiratório. A iNOS catalisa a geração intensa e localizada de $NO^•$, geralmente em resposta a estímulos inflamatórios, como citocinas e endotoxinas.
- Mitocondrial, ainda sendo estudada a possibilidade de haver essa quarta isoforma de NOS.

O $NO^•$ exerce funções fisiológicas fundamentais na vasodilatação e na defesa imune do organismo, mas também participa das reações de produção de outras espécies reativas. Os altos níveis de $NO^•$ produzidos pela iNOS facilitam a reação deste com $O_2^{-•}$, formando o peroxinitrito ($ONOO^-$), uma espécie reativa de nitrogênio (ERN) com alto poder oxidante, que ainda pode gerar outras moléculas oxidantes e nitrantes.

ESTRESSE OXIDATIVO E SINALIZAÇÃO REDOX

O conceito de estresse oxidativo foi introduzido pelo pesquisador alemão Helmut Sies, em 1985, e descreve o estresse oxidativo como sendo um desbalanço no equilíbrio entre fatores pró-oxidantes e antioxidantes, em favor dos primeiros, levando a um potencial de dano. Esse desbalanço pode apresentar durações e intensidades distintas. A produção aguda de ERO ou ERN pode levar a um pico de estresse oxidativo, que com a ação dos sistemas antioxidantes e de reparo retorna ao equilíbrio após um curto período de tempo. Já um desequilíbrio mais prolongado pode levar a célula ou o tecido a um estresse oxidativo crônico, no qual a produção de espécies reativas ou o dano promovido se mantêm elevados por longos períodos de tempo ou permanentemente.

O conceito de estresse oxidativo surgiu em uma época em que os estudos na área enfatizavam o dano causado pelas espécies reativas às biomoléculas, com destaque ao potencial prejuízo às estruturas celulares que poderiam levar essas células ao dano permanente ou à morte. Nos anos seguintes os estudos mostraram uma outra face para o estresse oxidativo, no qual o estado redox da célula influencia a regulação de fatores de transcrição gênica e a sinalização celular.

Com os novos conhecimentos na área, o conceito de estresse oxidativo foi atualizado para "quebra na sinalização redox e consequente controle e/ou dano molecular". Dessa forma, pode-se considerar um estresse oxidativo intenso, que promove dano às biomoléculas em geral, e que aciona sistemas enzimáticos de resposta antioxidante, como um processo patológico, do qual a célula pode ou não se recuperar. Esse processo, quando resulta em dano irreversível, pode levar a célula a injúria, senescência ou morte (necrose). Por outro lado, um estresse oxidativo de baixa intensidade, marcado por oxidações reversíveis e em moléculas específicas, como proteínas regulatórias ou fatores de transcrição (NF-κB, AP-1, p53), e com uma resposta antioxidante voltada para mecanismos de sinalização celular, como a oxidação e redução de glutationa (GSH) e tiorredoxinas, pode estar relacionado a processos fisiológicos de proliferação celular ou à morte celular programada (apoptose). Um estresse oxidativo moderado pode ser benéfico, por exemplo, facilitando processos de cicatrização, ou aumentando a síntese de defesas antioxidantes, de maneira a proteger as células de um estresse oxidativo subsequente mais severo.

OXIDAÇÃO E DANO ÀS BIOMOLÉCULAS

As EROs e ERNs possuem reatividades diferentes e, portanto, reagem de formas distintas com as biomoléculas. Ainda que seja improvável que o $O_2^{-•}$ reaja diretamente com lipídios ou DNA, ele pode inativar certas enzimas que contenham Fe-S ou promover a liberação de Fe^{2+} de proteínas de estoque. Bem mais reativo que o $O_2^{-•}$, seu produto da reação com $NO^•$, o $ONOO^-$ pode levar à inativação direta de enzimas, dano ao DNA e a peroxidação de lipídios, além de outros efeitos citotóxicos. Da mesma forma, o H_2O_2, especialmente após reações envolvendo metais de transição e formação de $OH^•$ (Figura 4.4), também promove esses danos às biomoléculas.

A peroxidação de lipídios é o resultado da oxidação de lipídios poli-insaturados de membranas celulares e de organelas, lipoproteínas e até mesmo de gorduras ingeridas pela dieta, pela ação de radicais livres.

A peroxidação lipídica pode se dividir em três fases: iniciação, propagação e decomposição (Figura 4.5). O processo se inicia com a adição de um radical livre a um lipídio ou com a abstração de um átomo de hidrogênio de um grupo metileno ($-CH_2-$) causada por um radical livre. Lipídios poli-insaturados são mais propensos à peroxidação lipídica, pois a presença de duplas-ligações em ambos os lados de um carbono adjacente enfraquece a energia das ligações entre esse carbono e os átomos de hidrogênio, facilitando sua abstração. A retirada do hidrogênio deixa um elétron desemparelhado no lipídio, formando um radical centrado no carbono, que é instável. Esse radical se estabiliza por rearranjo molecular, formando um dieno conjugado. Em condições aeróbias, o radical de carbono tende a se combinar com O_2, formando um radical peroxil ($RO_2^{\bullet}$), que, por sua vez, abstrai um átomo de hidrogênio de um carbono nas mesmas condições em um ácido graxo vizinho, formando uma

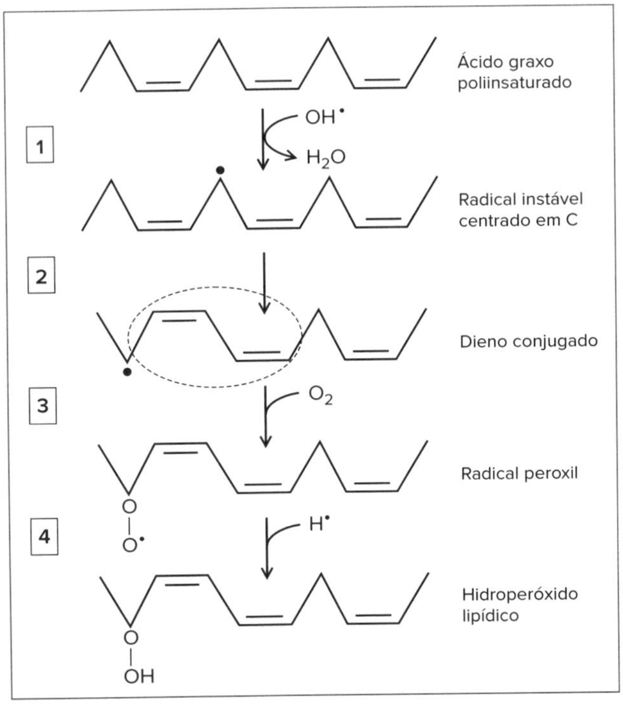

FIGURA 4.5. Sequência da peroxidação lipídica. 1) Iniciação pela abstração de um hidrogênio por um radical hidroxila ($OH^{\bullet}$), gerando um radical centrado em carbono; 2) Rearranjo molecular, formando um dieno conjugado (círculo tracejado); 3) Entrada de um O_2, formando o radical peroxil; 4) Propagação da peroxidação lipídica, na qual o radical peroxil abstrai um hidrogênio de um ácido graxo poli-insaturado vizinho, formando o hidroperóxido lipídico.

reação em cadeia que marca a fase de propagação da peroxidação lipídica. O peróxido lipídico formado é polar e, portanto, menos lipossolúvel. Em conjunto, esses peróxidos desestruturam as forças hidrofóbicas que mantêm a coesão das membranas lipídicas, provocando diminuição da fluidez e aumento da permeabilidade das membranas, e inativação de componentes proteicos associados às membranas, como enzimas, transportadores e receptores. Além disso, produtos da decomposição desses peróxidos, como o malondialdeído (MDA) e o 4-hidroxinonenal (4-HNE), também podem atacar e danificar outras biomoléculas, como proteínas e bases do DNA, formando adutos com grupos $-NH_2$ e $-SH$. Hidroperóxidos lipídicos podem ser removidos dos fosfolipídios de membranas pela ação da enzima fosfolipase A2 como parte do reparo de membranas.

A reação do MDA com o ácido tiobarbitúrico (TBA) forma um aduto (MDA-TBA) que pode ser detectado por métodos colorimétricos, fluorimétricos e cromatográficos, em uma técnica comumente denominada TBARS (sigla em inglês para *ThioBarbituric Acid Reactive Substances*). Apesar de amplamente usada, essa técnica apresenta uma série de interferentes, não sendo o método mais sensível ou adequado para a determinação de peroxidação lipídica em amostras biológicas. Os isoprostanos, que resultam da peroxidação de ácidos graxos poli-insaturados com pelos menos três duplas-ligações e se assemelham estruturalmente às prostaglandinas, têm sido considerados marcadores mais confiáveis para a detecção de peroxidação lipídica. Outros métodos incluem a detecção de dienos conjugados, 4-HNE, exalação de etano, entre outros.

As proteínas podem sofrer ataque direto de radicais livres, como o $OH^{\bullet}$, e não radicais, como o HOCl e o $ONOO^-$, além de ataques secundários de produtos da degradação de peróxidos lipídicos, reações de glicação e glicoxidação. Alguns resíduos de aminoácidos são particularmente sensíveis ao dano, como triptofano, tirosina e fenilalanina, em virtude da presença de anéis aromáticos. O grupo $-SH$ de resíduos de metionina e cisteína é transformado no radical tiil ($-S^{\bullet}$) após a abstração do hidrogênio, facilitando ligações cruzadas entre proteínas, formação de adutos, S-nitrosilação e S-glutationilação. A oxidação de proteínas pode ser reversível ou não, e pode gerar grupos carbonila que são usados para a detecção de proteínas oxidadas.

Bases do DNA e RNA são suscetíveis à oxidação por EROs, mas a produção de espécies suficientemente reativas precisa acontecer em proximidade a essas moléculas. Moléculas como o H_2O_2, que percorrem maiores distâncias dentro e entre as células, podem reagir com íons metálicos (Fe^{2+} ou Cu^{+}) que estejam na proximidade de moléculas de DNA e promover a oxidação pelo mecanismo de Fenton (Figura 4.4). A ativação de endonucleases dependentes de Ca^{2+}, cujos níveis podem estar elevados no estresse oxidativo, também pode ocasionar danos ao DNA. Vários produtos da oxidação já foram identificados, dependendo da base modificada e do local de ação das espécies reativas na molécula. A base mais sensível à oxidação é a guanina, e talvez seja por esse motivo que o aumento da excreção de 8-hidroxi-2'-desoxiguanosina (8OHdG) na urina e a detecção de níveis elevados de 8-hidroxiguanina (8OHG) nos tecidos sejam parâmetros de oxidação do DNA usualmente encontrados em estudos com agentes carcinogênicos. O dano oxidativo ao DNA pode levar a mutações, quebra de fita, parada da replicação e da divisão celular, erros de tradução e parada da síntese de proteínas, e até morte celular (apoptose).

ANTIOXIDANTES

Em contrapartida à produção de espécies oxidantes, os organismos desenvolveram mecanismos antioxidantes para proteção contra o potencial lesivo dessas espécies às biomoléculas. A definição de antioxidante é bastante ampla e compreende qualquer substância que atrasa, previne ou remove o dano oxidativo a uma molécula-alvo. As células dispõem de mecanismos enzimáticos e não enzimáticos para realizar essa função.

A identificação da atividade da enzima superóxido dismutase (SOD) por McCord e Fridovich em 1969 foi fundamental para o entendimento da ação dos radicais livres nos seres vivos, pois foi a primeira enzima diretamente associada à presença de ERO em organismos vivos. Essa enzima catalisa a dismutação do $O_2^{-\bullet}$, ou seja, partindo de duas moléculas de $O_2^{-\bullet}$, uma é reduzida a H_2O_2, enquanto a outra é oxidada a O_2 (Figura 4.6). As diferentes isoformas da SOD estão presentes em diferentes localizações celulares e variam na composição dos cofatores que participam da catálise. Assim, a CuZn-SOD está presente em quase todas as células eucarióticas, principalmente no citoplasma, e tem o íon Cu^{2+} presente no sítio catalítico. A MnSOD, presente em bactérias e plantas, está restrita à mitocôndria em células animais, enquanto a FeSOD está mais presente em bactérias.

O H_2O_2 produzido pela SOD ou por outros mecanismos pode ser removido enzimaticamente. A enzima catalase, presente na maioria dos seres aeróbios, é uma metaloproteína composta por quatro subunidades contendo um grupo heme cada, na qual o Fe(III) participa da catálise. Assim como a SOD, a catalase também faz uma reação de dismutação na qual, partindo de duas moléculas de H_2O_2, uma molécula é reduzida a H_2O enquanto a outra é oxidada a O_2 (Figura 4.6).

A enzima glutationa peroxidase (GPx) está presente principalmente em tecidos animais em várias isoformas e todas contêm selênio (Se) no sítio ativo. Ela atua na redução do H_2O_2 e de peróxidos orgânicos (como os produzidos na peroxidação lipídica) por meio da oxidação da glutationa (GSH). A GSH é um tripeptídeo (L-gama-glutamil-L-cisteinil-glicina) que apresenta um grupo –SH essencial para sua função antioxidante. Para a atividade da GPx, duas moléculas de GSH na sua forma reduzida são oxidadas, formando uma ponte dissulfeto entre os dois grupos –SH, resultando em uma única molécula oxidada (GSSG). A GSSG pode ser novamente reduzida a GSH pela ação da enzima glutationa redutase (GR), que utiliza NADPH como coenzima (Figura 4.6). Em virtude de sua alternância entre as formas reduzida (tiol) e oxidada (dissulfeto), a GSH funciona como um "tampão redox" celular, atuando na proteção contra oxidação e ligações cruzadas em grupos tióis proteicos.

A GSH é sintetizada em todas as células animais pela ação das enzimas gamaglutamilcisteína sintetase e glutationa sintetase. Além de ser subtstrato da GPx na recuperação de peróxidos, a GSH atua na recuperação do ácido ascórbico oxidado, como cofator da enzima dehidroascorbato redutase. A GSH também atua como cofator da glutationa-S-transferase (GST), uma família de enzimas detoxificantes que promove a conjugação

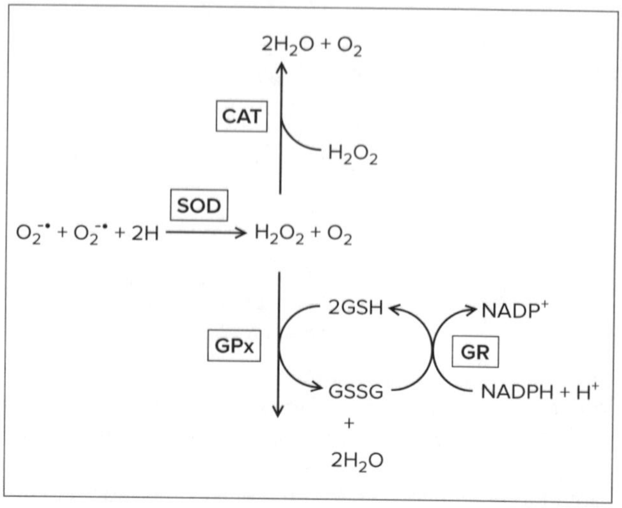

FIGURA 4.6 Reações catalisadas pelas principais enzimas antioxidantes: superóxido dismutase (SOD), catalase (CAT), glutationa peroxidase (GPx) e glutationa redutase (GR). Glutationa reduzida (GSH) e glutationa oxidada (GSSG).

de GSH a compostos eletrofílicos. Normalmente associada a reações de fase II na biotransformação e excreção de toxinas, algumas isoformas de GST desempenham papéis reguladores na sinalização redox mediada por quinases. Além de estar presente na forma livre, a GSH pode estar associada a uma série de compostos contendo grupos -SH nas células, formando dissulfetos mistos. Dessa forma, proteínas podem sofrer um processo de S-glutationilação, que muitas vezes afeta desfavoravelmente o funcionamento de enzimas e canais iônicos.

As tiorredoxinas (TRx), bem como a GSH, constituem um grupo de polipeptídeos de cerca de 12kDa, encontradas em eucariotos e procariotos, contendo dois grupos -SH por molécula, que também protegem grupos tióis de proteínas da oxidação e podem participar da redução de H_2O_2 e peróxidos orgânicos catalisados pelas enzimas peroxirredoxinas. As tiorredoxinas oxidadas nesses processos são novamente reduzidas enzimaticamente pela ação da enzima tiorredoxina redutase.

Muitas moléculas possuem ação antioxidante direta, independentemente de reações enzimáticas. Elas podem prevenir o dano oxidativo, agindo como *scavengers* de radicais livres, ou seja, doando elétrons e prótons às moléculas com elétrons desemparelhados. Algumas vezes, essas moléculas antioxidantes tornam-se elas mesmas radicais livres. Normalmente esses novos radicais são muito menos reativos que as EROs e ERNs "neutralizadas", e podem ser recuperados por outras moléculas ou sistemas antioxidantes.

Os antioxidantes não enzimáticos podem ser moléculas endógenas, como a melatonina, a bilirrubina, o ácido lipoico, o ácido úrico e a coenzima Q, ou obtidos da dieta, como o ácido ascórbico (vitamina C), tocoferóis e tocotrienóis (vitamina E), carotenoides (betacaroteno, licopeno), compostos fenólicos (flavonoides, resveratrol), entre outros. A eficácia de um antioxidante *in vivo* depende de uma série de fatores, incluindo a sua concentração (produção ou absorção), a natureza do dano oxidativo a ser prevenido, as EROs ou ERNs produzidas e o local dessa produção. Por exemplo, moléculas lipossolúveis, como tocoferóis e coenzima Q, atuam no compartimento lipídico, podendo inibir a peroxidação lipídica, enquanto o ácido ascórbico hidrossolúvel participa da regeneração de outros antioxidantes na interface aquosa. Além de agirem diretamente como *scavengers*, algumas dessas moléculas, como o resveratrol, inibem a expressão ou atividade de enzimas pró-oxidantes (por exemplo, NADPH oxidase, mieloperoxidase, iNOS) e induzem a expressão ou atividade de enzimas antioxidantes (SOD, catalase, GPx), atuando no balanço redox das células.

TOXICOLOGIA E ESTRESSE OXIDATIVO

Os dois tipos de processos, isto é, reações de fase I e de fase II, pelos quais pode ocorrer a biotransformação de compostos exógenos (xenobióticos) aos organismos vivos, possuem relação direta ou indireta com a bioquímica dos radicais livres. As reações de fase I aumentam a hidrossolubilidade dos agentes tóxicos, adicionando grupos polares nas moléculas, processo realizado pelos citocromos P450 (CYPs) e outras enzimas, como esterases, monoamina oxidases e álcool desidrogenases. Nas reações de fase II, os xenobióticos ou os produtos das reações de fase I são conjugados às moléculas endógenas, como a glutationa e o ácido glicurônico, facilitando sua excreção. Nesses processos, é muito comum ocorrer a formação de espécies reativas ou diminuição de antioxidantes, levando ao estresse oxidativo. No entanto, na descrição do mecanismo de toxicidade de um xenobiótico, é preciso avaliar com cuidado se a presença de radicais livres, uma vez detectada, causa dano efetivo. Também é preciso esclarecer se o dano é primário ou secundário à injúria, uma vez que os processos oxidativos são facilitados em tecidos previamente danificados, ainda que por outros mecanismos.

A biotransformação de xenobióticos, bem como o metabolismo de substâncias endógenas de origem lipídica como esteróis, ácido araquidônico, eicosanoides e vitaminas lipossolúveis, ocorre pela ação de CYPs, os quais são encontrados em várias organelas de células animais e vegetais, presentes inclusive em bactérias e partículas virais. Os CYPs catalisam um grande número de reações complexas, atuando em uma imensa variedade de substratos. Na presença de um agente redutor, o ferro presente nos CYPs apresenta forte afinidade ao monóxido de carbono, gerando um pico de absorção de luz muito característico, na faixa dos 450 nm, origem do nome citocromo P450.

A ação enzimática mais comum dos CYPs é a de mono-oxigenase de função mista, tornando os substratos mais hidrossolúveis pela oxidação com O_2, na qual um átomo de oxigênio é incorporado ao substrato, enquanto outro é reduzido a água. Para isso, é necessária a participação de um agente redutor. No fígado, esse agente redutor é o NADPH e os elétrons são disponibilizados pela enzima NADPH-citocromo P450 redutase. A reação geral de oxidação de um substrato S à sua forma oxidada SO pelo sistema CYP segue a fórmula:

$$S + O_2 + NAD(P)H + H^+ + 2e^- \rightarrow SO + H_2O + NAD(P)^+$$

Os CYPs são hemeproteínas, nas quais o ferro do grupo prostético heme inicialmente se encontra no estado Fe(III). Quando o substrato se liga ao CYP nesse centro de ferro, desloca uma molécula de H_2O e, após o recebimento de um elétron (e^-) do agente redutor (NADPH), o ferro passa ao estado Fe(II). O O_2 então se liga a esse Fe^{2+}, promovendo a entrada de mais um elétron e a protonação do grupo Fe(II)–OO^- formado, passando a Fe(III)–OOH. A perda de uma segunda molécula de H_2O e uma nova protonação gera um intermediário $[Fe(IV)=O]^{\bullet+}$, que abstrai um hidrogênio do substrato, formando um radical que prontamente reage com o oxigênio ligado ao $[Fe(IV)=O]^{\bullet+}$, promovendo, assim, a transferência do oxigênio ao substrato, e consequente liberação do substrato oxidado. No entanto, em algumas etapas, o O_2, ao receber um elétron, pode se desligar do grupo Fe(II) e ser liberado como $O_2^{-\bullet}$. Também a forma protonada Fe–OOH pode liberar o oxigênio na forma de uma molécula de H_2O_2. Desse modo, a ação detoxificante dos CYPs contribui para a formação de EROs, podendo responder, em parte, pelo estresse oxidativo gerado em condições de intoxicação com xenobióticos variados. Também a indução de certas isoformas de CYPs mais propensas à liberação de $O_2^{\bullet-}$, em particular a CYP2E1, pode levar a um aumento no dano oxidativo causado durante o processo de detoxificação.

Vale ressaltar que outras funções enzimáticas, como a de peroxidase e de peroxigenase, também são exercidas por enzimas CYPs. No caso da função peroxidásica, a hemeproteína reduz e detoxifica hidroperóxidos biológicos, como H_2O_2, hidroperóxidos lipídicos, hidroperóxidos esteroides e hidroperóxidos orgânicos exógenos, uma ação que corrobora os sistemas antioxidantes e de reparo da célula.

Há várias maneiras pelas quais espécies reativas podem estar envolvidas durante os mecanismos de detoxificação de xenobióticos. Por exemplo, o tetracloreto de carbono (CCl_4) é diretamente transformado em um radical livre pelos CYPs. O radical triclorometil ($CCl_3^\bullet$) produzido a partir de CCl_4 é reativo suficiente para ele mesmo promover peroxidação lipídica, bem como o radical triclorometilperoxil ($CCl_3O_2^\bullet$) gerado a partir de $CCl_3^\bullet$ na presença de O_2, e são essas as espécies que promovem o dano inicial aos tecidos, especialmente o fígado, na intoxicação com CCL_4. Esse mecanismo pode ser observado na ação de outros hidrocarbonetos halogenados, como o clorofórmio e o bromotriclorometano.

Outro mecanismo pelo qual os agentes tóxicos podem gerar espécies reativas lesivas é por meio de um ciclo redox, no qual o agente tóxico recebe um elétron (proveniente de um sistema de transporte de elétrons ou da ação de redutases), sendo transformado em um radical, e em seguida transfere esse elétron a um O_2, gerando $O_2^{\bullet-}$ e outras EROs. As EROs formadas dessa maneira é que disparam o dano oxidativo, em vez do radical inicialmente produzido. Esse é o modo de ação do paraquat e outros herbicidas bipiridílicos (veja Capítulo 19) em plantas, bactérias e animais. Em plantas, o paraquat recebe o elétron do fotossistema I, presente em cloroplastos. Em animais, a redução do paraquat ao radical livre $PQ^{\bullet+}$ pode ser realizada pela NADPH-citocromo P450 redutase. O principal órgão afetado pelo paraquat em animais e seres humanos é justamente o pulmão, pois, além de acumular o herbicida por transporte ativo, apresenta alta pressão parcial de O_2, facilitando a formação de $O_2^{\bullet-}$ a partir dos elétrons provenientes do $PQ^{\bullet+}$. O dano oxidativo gerado dispara outras ações celulares, como aumento do Ca^{2+} intracelular, que, por sua vez, ativa a produção de ERNs e a conversão de xantina desidrogenase em xantina oxidase, amplificando a produção de espécies reativas e o estresse oxidativo.

As quinonas, como o dicumarol (anticoagulante – veja Capítulo 21) e a menadiona (vitamina K_3), e compostos difenólicos também produzem EROs via ciclo redox. As semiquinonas ($SQ^{\bullet-}$) podem ser formadas pela ação de enzimas como a NADPH-citocromo P450 redutase, e em seguida reduzir O_2 a $O_2^{\bullet-}$, ou ainda reduzir Fe^{3+} a Fe^{2+}, estimulando reações de Fenton e a produção de $OH^\bullet$. Adicionalmente, algumas semiquinonas podem formar adutos com os grupos –SH proteicos, danificando essas proteínas, ou serem conjugadas com GSH, promovendo a depleção de GSH e interferindo na capacidade de defesa antioxidante das células.

Não é raro um agente tóxico ser transformado em um radical durante as reações de biotransformação, especialmente as de fase I, o que não implica, necessariamente, que o radical formado seja promotor de dano oxidativo. O potencial de dano de qualquer radical livre depende de sua reatividade com outras biomoléculas (lipídios, proteínas, DNA), ou de sua capacidade de gerar espécies mais reativas. Alternativamente, alguns agentes tóxicos podem estimular a produção de espécies reativas indiretamente, interferindo nos processos endógenos de produção dessas espécies. Por exemplo, agentes que inibem o funcionamento da cadeia de transporte mitocondrial de elétrons podem aumentar o "vazamento" de elétrons para o O_2 antes da etapa final de redução completa do O_2 a H_2O, que ocorre normalmente pela atividade da citocromo c oxidase (complexo IV). O vazamento de elétrons antes da etapa final permite a redução unieletrônica do O_2, produzindo $O_2^{\bullet-}$.

Eventos toxicológicos que disparam mecanismos inflamatórios podem estimular o recrutamento e levar à ativação de macrófagos e neutrófilos em um determinado tecido. As células fagocíticas produzem uma grande quantidade de espécies oxidantes quando ativadas, em associação a um aumento expressivo do consumo de O_2, chamado de *burst* respiratório. O complexo NADPH oxidase dessas células é responsável pela redução do O_2 a $O_2^{\bullet-}$. A ativação da iNOS presente também aumenta a produção do $NO^{\bullet}$, e a rápida reação de $NO^{\bullet}$ e $O_2^{\bullet-}$ eleva os níveis de $ONOO^-$. O $O_2^{\bullet-}$ também pode ser dismutado a H_2O_2 e utilizado pela enzima mieloperoxidase para fazer uma outra forma de ERO, o ácido hipocloroso (HOCl). A atividade NAD(P)H oxidase, com produção de $O_2^{\bullet-}$, também é encontrada em diversos outros tecidos, e várias isoformas já foram identificadas (NOX 1-5, DUOX 1 e 2), porém a natureza da ativação e funcionamento dessas enzimas pode variar de acordo com o tipo celular.

O efeito tóxico de metais tem sido associado à elevação do estresse oxidativo, por mediar reações semelhantes às de Fenton (Figura 4.4) e possibilitar a produção de radicais livres potentes, como $OH^{\bullet}$ e $RO^{\bullet}$ (veja Capítulo 33). Níquel, cromo, cobalto, vanádio e titânio podem reagir com H_2O_2 para formar $OH^{\bullet}$. Íons de chumbo (Pb^{2+}) podem reagir com a oxi-hemoglobina, produzindo meta-hemoglobina e $O_2^{\bullet-}$. Deve-se levar em conta, no entanto, que a produção de espécies reativas nem sempre participa do mecanismo primário de toxicidade e que pode surgir secundariamente, como consequência do dano tecidual ou da depleção de GSH. O arsênio, na forma de arsenito (AsO_3^{3-}), liga-se facilmente a grupos -SH na GSH e em proteínas celulares, causando depleção de GSH, além de aumentar a produção de radicais livres na mitocôndria e pela atividade da NAD(P)H oxidase, promovendo também aumento na excreção de 8OHdG. O mercúrio, na forma CH_3Hg^+ e Hg^{2+}, também se liga a grupos -SH e a selenoproteínas, depletando GSH e inibindo a atividade de enzimas antioxidantes, como a GPx e tiorredoxina redutase.

Foram aqui abordados alguns exemplos de participação do estresse oxidativo em processos toxicológicos.

BIBLIOGRAFIA

1. COSTA, E.M.M.B.; OLIVEIRA, V.; PIMENTA, F.C. Citocromos p450 e biotransformação microbiana. *Rev Patol Tropical*, v. 33, p. 21-31, 2004.
2. FILOMENI, G.; ROTILIO, G.; CIRIOLO, M.R. Disulfide relays and phosphorylative cascades: partners in redox-mediated singaling pahtways. *Cell Death Differ*, v. 12, p. 1555-63, 2005.
3. HALLIWELL, B.; GUTTERIDGE, J.M.C. *Free Radicals in Biology & Medicine*. 5.ed. Oxford: Oxford University Press, 2015.
4. HE, L.; HE, T.; FARRAR, S.; etc. Antioxidants maintain cellular redox homeostasis by elimination of reactive oxygen species. *Cell Physiol Biochem*, v. 44, p. 532-53, 2017.
5. HRYCAY, E.G.; BANDIERA, S.M. Monooxygenase, peroxidase and peroxygenase properties and reaction mechanisms of cytochrome P450 enzymes. *Advances of Experimental Medicine and Biology*, v. 851, p. 1-62, 2015.
6. JONES, D.P.; SIES, H. The redox code. Antiox. *Redox Signal*, v. 23, n. 9, p. 734-46, 2015.
7. KHOUBNASABJAFARI, M.; ANSARIN, K.; JOUYBAN, A. Critical review of malondialdehyde analysis in biological samples. *Curr Pharm Anal*, v. 12, p. 4-17, 2016.
8. LIMÓN-PACHECO, J.; GONSEBATT, M.E. The role of antioxidants and antioxidant-related enzymes in protective responses to environmentally induced oxidative stress. *Mut Res*, v. 674, p. 137-47, 2009.
9. LUSHCHAK, V.I. Free radicals, reactive oxygen species, osidative stress and its classification. *Chem Biol Interact*, v. 224, p. 164-75, 2014.
10. SIES, H. Glutathione and its role in cellular functions. *Free Rad. Biol. Med.*, v. 27, n. 9/10, p. 916-21, 1999.
11. ______. Oxidative stress: a concept in redox biology and medicine. *Redox Bio*, v. 4, p. 180-3, 2015.

Capítulo 5

Métodos alternativos para a avaliação da toxicidade

Andreia Oliveira Latorre

INTRODUÇÃO

Os modelos animais são utilizados há mais de 50 anos em pesquisas na área de toxicologia com intuito de proteger a saúde humana e animal quando do desenvolvimento de novos produtos, sejam estes com a finalidade de medicamento, produto de uso veterinário, biomaterial, cosmético, praguicida, dentre outros.

O médico veterinário desempenha papel fundamental na interpretação dos dados obtidos a partir de modelos animais, avaliando as características de toxicocinética e toxicodinâmica da substância química testada para elucidar o modo de ação tóxico e também para contribuir na interpretação da relevância desses efeitos para os seres humanos.

As espécies animais mais utilizadas como modelo em toxicologia são: o rato (*Rattus norvegicus*), o camundongo (*Mus musculus*), a cobaia (*Cavia porcellus*), o coelho (*Oryctolagus cuniculus*) e o cão (*Canis lupus familiaris*). Em alguns casos outras espécies animais são usadas, por exemplo, para simular doenças humanas, como é o caso do macaco rhesus (*Macaca mulatta*), que pode se infectar pelo vírus da imunodeficiência símia (SIV), e tem sido utilizado como modelo nas pesquisas que buscam o desenvolvimento da vacina contra o vírus da imunodeficiência humana (HIV).

É sabido que não há modelo animal que permita detectar todo e qualquer efeito que possa advir em seres humanos; além disso, é crescente em todo o mundo a preocupação pelo bem-estar animal, o que tem impulsionado diretamente o aumento do número de laboratórios envolvidos na pesquisa e no desenvolvimento de métodos não animais ou métodos alternativos que possam predizer toxicidade com maior acurácia do que os modelos animais.

É denominado como método alternativo qualquer método que busca melhorar o bem-estar animal com base no princípio dos 3Rs (do inglês ***R**eplacement, **R**eduction, **R**efinement*), ou seja, que busque a substituição, a redução e/ou o refinamento do uso de animais.

Atualmente, há cerca de 150 protocolos validados pela *Organization for Economic Co-operation and Development* (OECD – Organização para a Cooperação e Desenvolvimento Econômico), entre os quais também estão listados protocolos de métodos alternativos, favorecendo sua aceitação internacional como métodos adequados para avaliar a toxicidade de substâncias químicas.

No Brasil, desde 2014, o uso de métodos alternativos validados é reconhecido em atividades de pesquisa pelo Conselho Nacional de Controle de Experimentação Animal (Concea – Resolução Normativa n. 17, publicada no Diário Oficial da União n. 126, de 4 de julho de 2014) e, desde 2015, é aceito pela Agência Nacional de Vigilância Sanitária (Anvisa – Resolução da Diretoria Colegiada n. 35, publicada no Diário Oficial da União n. 151, de 10 de agosto de 2015).

PRINCÍPIO DOS 3RS EM MÉTODOS ALTERNATIVOS

Como mencionado anteriormente, os métodos alternativos são aqueles desenvolvidos com base no princípio dos 3Rs, ou seja, que tem por objetivo a substituição, a redução e/ou o refinamento do uso de animais. Uma breve descrição dos tipos de protocolos que abrangem cada um dos princípios dos 3Rs é fornecida a seguir.

Os métodos alternativos que substituem o uso de animais, total ou parcialmente, são desenvolvidos com base no uso de tecnologias e/ou procedimentos, tais como cultura de células primárias ou de linhagens celulares estabelecidas, uso de tecidos, modelos matemáticos e computacionais etc. Entre esses métodos alternativos validados, há protocolos *ex vivo* que são realizados em tecidos animais provindos de abatedouro ou em tecidos humanos descartados em procedimentos cirúrgicos, protocolos *in vitro* que são a base de cultivo celular (para detalhes, veja Capítulo 7), protocolo *in chemico* que utiliza peptídeos sintéticos e protocolos *in silico* que utilizam as ferramentas computacionais (para detalhes, veja o Capítulo 6).

Os métodos alternativos validados que reduzem o uso de animais são o resultado de constante pesquisa na revisão dos protocolos de modelos animais, para que seja possível garantir a obtenção de informações relevantes para a base do conhecimento, com dados robustos e reprodutíveis a partir da utilização de menor número de animais por estudo.

O refinamento do uso de animais, por sua vez, é um dos objetivos das pesquisas em bem-estar animal e tem sido alcançado pelo desenvolvimento de procedimentos que minimizam o sofrimento animal e melhoram seu bem-estar. Exemplos de refinamento no uso de animais incluem diferentes aspectos, como fornecer adequada analgesia e anestesia para eliminar a dor, treinar os animais para cooperarem minimizando os efeitos do estresse causado pela manipulação, prover condições adequadas de alojamento etc.

APLICABILIDADE E DESENVOLVIMENTO DE MÉTODOS ALTERNATIVOS PARA AVALIAÇÃO TOXICOLÓGICA

Os métodos alternativos validados pela OECD ou em desenvolvimento e validação por outros grupos de pesquisas internacionais, como o grupo de pesquisa do governo norte-americano NICEATM (*NTP Interagency Center for the Evaluation of Alternative Toxicological Methods*, no qual NTP = *National Toxicology Program*) e o grupo de pesquisa da União Europeia EURL-ECVAM (*European Union Reference Laboratory for alternatives to animal testing*), compreendem, em sua maioria, protocolos para avaliar os desfechos toxicológicos agudos, como, por exemplo, irritação cutânea e ocular, em decorrência da menor complexidade para detectar esse tipo de efeito tóxico. Entretanto, as pesquisas para o desenvolvimento de novos métodos alternativos são muito abrangentes e envolvem também os desfechos toxicológicos crônicos, bem como os diferentes sistemas, órgãos, tecidos e células que podem ser alvos de toxicidade.

Há vários protocolos da OECD validados para a avaliação de irritação cutânea (Quadro 5.1) e de irritação ocular (Quadro 5.2), e também foram publicados documentos de orientação com abordagem integrada de testes e avaliação (*Integrated Approach on Testing and Assessment* – Iata), como o Iata n. 203 (2014) e Iata n. 263 (2017), com o objetivo de esclarecer como integrar todos os dados já disponíveis da substância química ou produto a ser testado na avaliação, e ajudar na escolha de qual(is) método(s) alternativo(s) utilizar, a fim de garantir que dados robustos sejam obtidos, evitando a utilização de coelhos, que é o modelo animal de escolha para esse tipo de avaliação.

Nos exemplos de métodos alternativos descritos nos Quadros 5.1 e 5.2, pode ser observado que há vários protocolos desenvolvidos com base no cultivo de linhagens celulares de diferentes espécies animais ou na utilização de tecidos animais. Consequentemente, destaca-se a importância do médico veterinário também na interpretação dos dados obtidos por meio desses métodos alternativos; e vai-se além, uma vez que pode contribuir no desenvolvimento e na validação de novos métodos alternativos.

Vale destacar que a OECD disponibiliza a *Adverse Outcome Pathway – Wiki* (AOP-Wiki), que é uma ferramenta de uso amigável e código aberto, para promover e facilitar a troca de conhecimento entre os pesquisadores da área de toxicologia, o que tem promovido também o desenvolvimento de métodos alternativos.

Essa ferramenta faz parte de um programa da OECD, lançado em 2012, para incentivar o desenvolvimento

QUADRO 5.1. Guias de testes da OECD de métodos alternativos para avaliar irritação e corrosão cutânea

OECD (n.)	Título	Características
430	Corrosão dérmica *in vitro*: teste de resistência elétrica transcutânea	Discos de pele de rato (os discos de pele são retirados de um mesmo rato para realizar o teste)
431	Corrosão dérmica *in vitro*: teste da epiderme humana reconstruída	Kit comercial de epiderme humana reconstruída. EpiSkin™ (modelo padrão); EpiDerm™; SkinEthic™ RHE; EpiCS®
435	Teste de barreira de membrana *in vitro* para avaliar corrosão dérmica	Kit comercial com membrana artificial semelhante à pele animal. Corrositex®
439	Teste de irritação cutânea *in vitro*	Kit comercial de epiderme humana reconstruída. EpiSkin™ (modelo padrão); EpiDerm™; SkinEthic™ RHE; LabCyte EPI-MODEL24 SIT

QUADRO 5.2. Guias de testes da OECD de métodos alternativos para avaliar irritação e corrosão ocular

OECD (n.)	Título	Características
437	Teste de permeabilidade e opacidade de córnea bovina, sigla BCOP (do inglês *Bovine Corneal Opacity and Permeability Test Method*)	Córneas isoladas de olhos frescos de bovino coletados em abatedouro
438	Teste de olho isolado de galinha, sigla ICE (do inglês *Isolated Chicken Eye Test Method*)	Olhos frescos de galinha coletados em abatedouro
460	Teste de permeação de fluoresceína, sigla FL (do inglês *Fluorescein Leakage Test Method*)	Cultura da linhagem celular de cão MDCK (*Madin Darby Canine Kidney*) CB997
491	Teste *in vitro* de curta duração para danos oculares, sigla STE (do inglês *Short Time Exposure In Vitro Test Method*)	Cultura da linhagem celular de coelho SIRC (*Statens Seruminstitut Rabbit Cornea*)
492	Epitélio corneal humano reconstruído	Kit comercial de "córnea humana" reconstruída a partir de cultura primária de queratinócitos (por exemplo, EpiOcular™)

de *Adverse Outcome Pathway* (AOP), ou seja, de estruturas conceituais que descrevem, a partir de um evento molecular inicial, uma cadeia sequencial de eventos causalmente ligados em diferentes níveis de organização biológica, que levam a um efeito adverso à saúde ou ao ecossistema. O objetivo de uma AOP é descrever a sequência dos eventos-chave e dos eventos associados que levam do evento molecular inicial ao efeito adverso (Figura 5.1).

O conhecimento da AOP de sensibilização cutânea, ou seja, da sequência de eventos-chave que leva a esse efeito adverso, possibilitou o desenvolvimento de vários métodos alternativos específicos para a detecção de cada um desses eventos-chave (Quadro 5.3). Apenas para o evento-chave 4 o método alternativo validado é um protocolo *in vivo* que utiliza como modelo o camundongo. Esse protocolo reduziu o número de animais por estudo quando comparado aos protocolos que utilizam

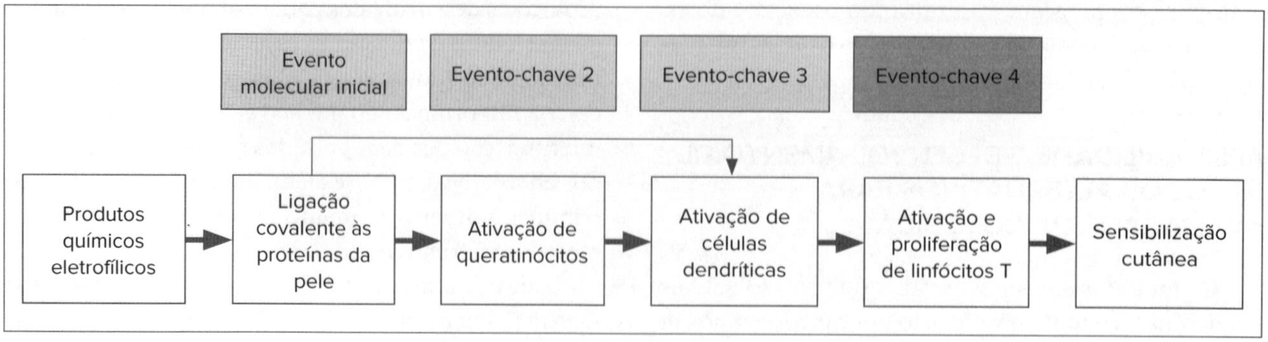

FIGURA 5.1. Sequência de eventos-chave que leva ao desenvolvimento de sensibilização cutânea.
Fonte: adaptada de Iata n. 256 (2016).

QUADRO 5.3. Guias de testes da OECD de métodos alternativos para avaliar potencial de sensibilização cutânea

OECD (n.)	Título	Características
429	Ensaio do linfonodo local (*Local Lymph Node Assay* – LLNA); marcador radioativo	*In vivo* em camundongos. Evento-chave 4; avalia proliferação celular com marcador radioativo
442A	Ensaio do linfonodo local (*Local Lymph Node Assay* – LLNA); marcador bioluminescente	*In vivo* em camundongos. Evento-chave 4; avalia proliferação celular com marcador bioluminescente
442B	Ensaio do linfonodo local (*Local Lymph Node Assay* – LLNA); marcador incorporação de BrdU	*In vivo* em camundongos. Evento-chave 4; avalia proliferação celular pela incorporação de BrdU
442C	Sensibilização cutânea *in chemico*, sigla DPRA (do inglês *Direct Peptide Reactivity Assay*)	*In chemico*. Evento-chave 1; interação covalente com proteínas celulares. O teste é feito utilizando peptídeos sintéticos
442D	Sensibilização cutânea *in vitro*; eventos em queratinócitos	*In vitro*. Evento-chave 2; resposta de queratinócitos. KeratinoSens™
442E	Sensibilização cutânea *in vitro*; eventos em células dendríticas	*In vitro*. Evento-chave 3; ativação de células dendríticas. U-SENS™ e h-CLAT

como modelo a cobaia para identificar as substâncias químicas com potencial sensibilizante.

Uma vez conhecidos os eventos-chave 1, 2 e 3, foi possível o desenvolvimento de métodos alternativos a partir de protocolos *in vitro* e *in chemico*, que, conforme proposto na Iata n. 256 (2016), podem ser utilizados em uma abordagem integrada, seguindo uma estratégia de testes; e, com base nos resultados obtidos em dois de três desses métodos alternativos, é possível identificar as substâncias químicas que têm potencial sensibilizante.

Atualmente, há cerca de 243 AOPs e 1.800 eventos-chave descritos na base de dados da OECD que são de livre acesso pelo portal *AOP knowledge base*.

BIBLIOGRAFIA

1. AOP KNOWLEDGE BASE. *OECD database on AOPs and KEs.* Disponível em: <https://aopkb.oecd.org/>. Acesso em: 11 ago. 2018.
2. AOP. *Adverse Outcome Pathways, Molecular Screening and Toxicogenomics.* Disponível em: <http://www.oecd.org/chemicalsafety/testing/adverse-outcome-pathways-molecular-screening-and-toxicogenomics.htm>. Acesso em: 11 ago. 2018.
3. AOP-WIKI. *Adverse Outcome Pathways* – Wiki. Disponível em: <https://aopwiki.org/>. Acesso em: 11 ago. 2018.
4. CHARLES RIVER. *Solutions by Industry.* Disponível em: <https://www.criver.com/industries>. Acesso em: 5 ago. 2018.
5. CHEN ZHIWEI. *Monkey models and HIV vaccine research.* In: ZHANG, L.; LEWIN, S. (Eds.) HIV Vaccines and Cure. Advances in Experimental Medicine and Biology, v. 1075. Singapore: Springer, 2018, p. 97-124. Disponível em: <https://rd.springer.com/chapter/10.1007%2F978-981-13-0484-2_5>. Acesso em: 5 ago. 2018.
6. EURL-ECVAM. *European Union Reference Laboratory for alternatives to animal testing.* Disponível em: <https://eurl-ecvam.jrc.ec.europa.eu>. Acesso em: 11 ago. 2018.
7. IATA N. 203. *Guidance Document on an Integrated Approach on Testing and Assessment (IATA) for Skin Corrosion and Irritation.* OECD Series on Testing and Assessment, n. 203, Paris: OECD Publishing, 2014. Disponível em: <https://www.oecd-ilibrary.org/environment/guidance-document-on-an-integrated-approach-on-testing-and-assessment-iata-for-skin-corrosion-and-irritation_9789264274693-en>. Acesso em: 11 ago. 2018.
8. IATA N. 256. *Guidance Document on the Reporting of Defined Approaches and Individual Information Sources to be Used within Integrated Approaches to Testing and Assessment (IATA) for Skin Sensitisation.* OECD Series on Testing and Assessment, n. 256, Paris: OECD Publishing, 2016. Disponível em: <https://www.oecd-ilibrary.org/environment/guidance-document-on-the-reporting-of-defined-approaches-and-individual-information-sources-to-be-used-within-integrated-approaches-to-testing-and-assessment-iata-for-skin-sensitisation_9789264279285-en>. Acesso em: 11 ago. 2018.
9. IATA N. 263. *Guidance Document on an Integrated Approach on Testing and Assessment (IATA) for Serious Eye Damage and Eye Irritation.* OECD Series on Testing and Assessment, No. 263, Paris: OECD Publishing, 2017. Disponível em: <http://www.oecd.org/officialdocuments/publicdisplaydocumentpdf/?cote=ENV/JM/MONO(2017)15&doclanguage=en>. Acesso em: 11 ago. 2018.
10. [NC3Rs] National Centre for the Replacement Refinement & Reduction of Animals in Research. *The 3Rs.* Disponível em: < https://www.nc3rs.org.uk/the-3rs>. Acesso em: 5 ago. 2018.
11. NICEATM. *NTP Interagency Center for the Evaluation of Alternative Toxicological Methods.* Disponível em: <https://ntp.niehs.nih.gov/pubhealth/evalatm/index.html>. Acesso em: 11 ago. 2018.
12. OECD iLibrary. *Health Effects.* In: OECD Guidelines for the Testing of Chemicals, Section 4. Disponível em: <https://www.oecd-ilibrary.org/environment/oecd-guidelines-for-the-testing-of-chemicals-section-4-health-effects_20745788>. Acesso em: 5 ago. 2018.

Capítulo 6

Toxicologia *in silico*

André Rinaldi Fukushima

INTRODUÇÃO

Atualmente, os métodos alternativos para a avaliação da toxicidade vêm ganhando espaço, em virtude do princípio dos "3Rs", ou seja, *Replacement, Refinement and Reduction* (substituição, refinamento e redução) (para detalhes, ver Capítulo 5).

Nesse sentido, as agências reguladoras internacionais têm incentivado o uso de tecnologias computacionais e modelagem matemática como método alternativo e como estratégia de diminuição dos testes que utilizam animais para a avaliação da toxicidade de substâncias químicas.

Nos Estados Unidos, a *United States Environmental Protection Agency* (Usepa) tem desenvolvido programas de pesquisa e segurança toxicológica, como, por exemplo, o ExpoCast, o ToxCast e o Tox21, os quais são passíveis de integração com testes *in vivo* com tecnologia HTS (*High-Throughput Screening*), bem como a modelagem computacional, visando à avaliação da segurança.

A Europa também vem incentivando o desenvolvimento de métodos alternativos ao emprego de animais, e em alguns casos, como na indústria de cosméticos, foi até mesmo proibida a realização de testes com animais, uma vez que existem métodos alternativos para avaliação de toxicidade.

No Brasil, a Agência Nacional de Vigilância Sanitária (Anvisa) tem adotado medidas de incentivo ao desenvolvimento de métodos alternativos, como o apoio à criação do Centro Brasileiro de Validação de Métodos Alternativos (BraCVA), ligado ao Instituto Nacional de Controle de Qualidade em Saúde (INCQS) da Fundação Oswaldo Cruz (Fiocruz), e sua efetiva participação na Rede Nacional de Métodos Alternativos (Renama).

CONTRIBUIÇÃO DA TOXICOLOGIA *IN SILICO*

Nessa busca de métodos alternativos desponta a toxicologia computacional ou **toxicologia *in silico***, uma área do conhecimento em rápido desenvolvimento, que integra informações e dados de uma variedade de fontes para desenvolver modelos matemáticos baseados no uso do computador para melhor compreender e prever efeitos adversos à saúde causados por diferentes substâncias químicas, como os poluentes ambientais e os produtos farmacêuticos. A expressão *in silico* aplica-se ao dado gerado a partir de modelagem computacional ou de tecnologia da informação, em analogia às expressões *in vitro* e *in vivo*.

A toxicologia *in silico* investiga as interações de agentes químicos com os organismos biológicos, envolvendo várias áreas do conhecimento, como medicina, medicina veterinária, biologia, bioquímica, química, matemática, ciência da computação, engenharia, dentre outras, abrangendo estudo da população e do indivíduo, bem como a nível celular e molecular.

Na atualidade, têm ganhado espaço os métodos computacionais aplicados, por exemplo, no estudo e planejamento de compostos bioativos, pelo fato de ser um método simples, de baixo custo e que pode fornecer informações sobre a substância química que está sendo estudada. É importante salientar que a modelagem molecular (investigação das estruturas e das propriedades moleculares pelo uso da química computacional, visando fornecer uma representação tridimensional – 3D) não "cria" uma nova molécula com o uso de *softwares*, porém pode auxiliar no estudo de novas moléculas e de moléculas que já existem. O processo de desenvolvimento de novas moléculas exige o trabalho multidisciplinar e interdisciplinar, bem como a combinação de diversos métodos experimentais e analíticos.

Os métodos de modelagem molecular fornecem a representação, a visualização, a manipulação e a determinação de parâmetros geométricos (como, por exemplo, comprimento e ângulo das ligações químicas) e eletrônicos (como, por exemplo, energia dos orbitais de fronteira, momento de dipolo, potencial de ionização) de uma molécula isolada, permitindo estudos em macromoléculas e complexos ligantes-receptores.

A aplicação da modelagem molecular em estudos toxicológicos pode ser realizada de forma direta ou indireta. A abordagem direta ocorre quando se conhece a estrutura tridimensional do alvo biológico, permitindo a construção de modelos estruturais específicos, chamados de ligantes, seguindo o conceito de chave-fechadura. A abordagem indireta é utilizada quando não existem informações conformacionais da macromolécula, sendo utilizados outros parâmetros, como características eletrônicas e parâmetros estéricos, para auxiliar na elucidação da relação entre a estrutura química e atividade biológica.

A precisão dos programas de modelagem molecular é elevada, possibilitando o retrato de entidades químicas; os estudos comparativos de parâmetros eletrônicos e geométricos obtidos de forma teórica e experimental sustentam essa afirmação. Portanto, a escolha dos métodos depende das propriedades que se deseja avaliar quanto à precisão e capacidade computacional disponível e suficiente para os cálculos.

A modelagem *in silico* pode ser baseada em diferentes métodos ou da combinação destes, como, por exemplo, *Quantitative Structure-Activity Relationships* [(Q)SARs], formação de categoria, análise de tendência e métodos de extrapolação, os quais são aplicados em *softwares* de agências como a Usepa e a *Organisation for Economic Co-operation and Development* (OECD), bem como a produção de ferramentas computacionais de avaliação preditiva da toxicidade, a partir da integração de avanços em informática e bioinformática, estatística, química computacional, biologia e toxicologia.

O Quadro 6.1 reúne alguns dos principais métodos *in silico*, sua descrição e os *softwares* ou base de dados que são muito úteis para a predição da toxicidade. Esses *software* e bases de dados permitem procurar e relacionar informações de toxicidade de determinada substância química a partir de dados de testes prévios, tendo como base o grau de similaridade estrutural.

O Quadro 6.2 mostra várias fontes de dados úteis em toxicologia *in silico* que utilizam métodos computacionais para solucionar problemas que envolvem as diferentes substâncias químicas. Os cálculos são feitos

QUADRO 6.1. Métodos *in silico* usados para predição de toxicidade de substâncias químicas e os *softwares* ou as bases de dados empregados

Método *in silico*	Descrição	*Software* ou base de dados
QSAR (*Quantitative Structure Activity Relationships*) – relação estrutura – atividade quantitativa	Utiliza descritores para predizer a toxicidade química.	OECD QSAR TopKat Derek Nexus Vega Meteor vLife-QSARpro
Alertas estruturais e modelos baseados em regras	Estruturas químicas que indicam ou associam a toxicidade.	OECD QSAR OCES Derek Nexus HazardExpert Meteor Case cat-SAR
Interpretação	Previsão de toxicidade desconhecida de um produto químico usando produtos químicos similares com toxicidade conhecida da mesma categoria química.	OECD QSAR Toxmatch Ambit AmbitDiscovery AIM DSSTox ChemIDplus
Modelos dose-resposta e tempo-resposta	Relação entre doses (ou tempo) e a incidência de um efeito biológico definido	Cebs PubChem ToxRefDB WinNonlin Kinetica Adapt

por computadores no processamento das informações, visualização e tratamento dos resultados obtidos, utilizando modelagens matemáticas, de mecânica clássica, de física quântica, dentre outros.

Há diversos métodos de cálculos que podem ser utilizados na modelagem molecular. Esses métodos podem ser clássicos, os quais fazem uso da mecânica molecular e da dinâmica molecular, ou quânticos, como os métodos *ab initio*, semiempírico e baseados no funcional de densidade.

Os cálculos de dinâmica molecular são obtidos pelas equações de Newton, as quais simulam o movimento por meio de cálculos de energia potencial do campo de força para o movimento, assumindo que cada átomo tem o comportamento de partícula.

Os métodos quânticos obedecem ao conjunto de leis da mecânica quântica. O cálculo é feito utilizando a equação de Schrödinger e permite encontrar a energia das moléculas. Assim, a partir de um conjunto de núcleos e elétrons, se obtém a energia da molécula e a sua função de onda. A função de onda fornece informações sobre as propriedades eletrônicas da molécula.

Os cálculos *ab initio* são baseados na mecânica quântica, porém utilizam equações sem aproximações, que

QUADRO 6.2. Fontes de dados de interesse em toxicologia *in silico*

Fonte de dados	Descrição	Link
Aers spider	É uma ferramenta interativa online para buscar associações estatísticas em sistemas de notificação de eventos adversos, farmacoepidemiologia e segurança de medicamentos	http://www.chemoprofiling.org/AERS/
Cebs	É uma base de dados de interesse para pesquisadores da área de saúde ambiental. Apresenta dados no contexto da biologia e do delineamento do estudo, e também permite a integração de dados entre estudos para nova meta-análise (aplicação de biologia de sistemas à Admet*)	https://cebs.niehs.nih.gov/
Checkmol	É um programa utilitário que lê arquivos de estrutura molecular em diferentes formatos	http://merian.pch.univie.ac.at/~nhaider/cheminf/cmmm.html
Chemaxon	É uma empresa de desenvolvimento de *software* em informática e bioinformática que oferece serviços de consultoria para pesquisa química e biológica (Admet*)	https://chemicalize.com/welcome
Chemo tools	É um repositório que procura fragmentos dos nomes de medicamentos ou cabeçalho do PDB (tipo de arquivo). Fornece informações sobre propriedades (carga, hidrofobicidade e preferências de locais de ligação), realiza análises estatísticas e pode visualizar o ID de drogas e compostos tóxicos, que contêm os fragmentos	http://bioinf-applied.charite.de/fragment_store/
DL-DILI	*Drug-induced Liver Injury* (Dili – injúria hepática induzida por drogas) é a causa mais frequente de abandono de um medicamento relacionado à segurança. O servidor da web DL-Dili usa métodos *deep learning* (DL) para prever a Dili	http://www.pkumdl.cn/DILIserver/DILIhome.php
DrugMint	É um servidor que estima quantitativamente a semelhança entre moléculas	http://crdd.osdd.net/oscadd/drugmint/
eAdmet	Possui uma plataforma que desenvolve modelos computacionais delineados para a predição de ADMET* de moléculas	http://www.eadmet.com/en/ochem.php
Effectopedia	É uma ferramenta de colaboração e agregação de conhecimento aberta, projetada para facilitar os esforços interdisciplinares para delinear AoPs (*Art of Problem Solving*)	https://www.effectopedia.org/
eTOX	É uma plataforma útil para a predição de toxicidade. Foi elaborada a partir do compartilhamento de dados toxicológicos obtidos dentro das indústrias farmacêuticas	http://www.etoxproject.eu/
Gusar	É um *software* desenvolvido para criar modelos QSAR/QSPR (*Quantitative structure activity relationships/Quantitative structure-property relationships*) com base nos conjuntos de dados apropriados relacionados às estruturas químicas e *endpoint*, em termos quantitativos	http://www.way2drug.com/gusar/acutoxpredict.html
HExpoChem	É um banco de dados integrativo que contém diversos produtos químicos com o objetivo de explorar a exposição e os efeitos desses produtos em seres humanos	http://www.cbs.dtu.dk/services/HExpoChem-1.0/
IntSide	Um servidor que integra informações químicas e biológicas para elucidar os mecanismos moleculares subjacentes aos efeitos colaterais dos medicamentos	https://omictools.com/intside-tool
Lazar	É uma ferramenta para a previsão de atividades tóxicas que emprega relações de estrutura-atividade	http://lazar.in-silico.de/
LiverTox	Pesquisa de hepatotoxicidade de medicamentos e plantas	https://livertox.nih.gov/
Mcule	É um servidor que prevê a *druggabilty* de um composto. Foi desenvolvido com base na diferença de descritores de moléculas pequenas aprovadas e experimentais. Esse servidor auxilia no conhecimento das propriedades *druggable* de uma estrutura química	https://mcule.com/
MetaSite	É um procedimento computacional que prevê as transformações metabólicas relacionadas às reações mediadas pela monoxigenase do citocromo e da flavina no metabolismo da fase I	http://www.moldiscovery.com/software/metasite/
Molsoft	É uma empresa fornecedora de ferramentas, bancos de dados e serviços de consultoria na área de previsão de estruturas, proteômica estrutural, bioinformática, quimioinformática, visualização e animação de moléculas e desenho racional de medicamentos	http://www.molsoft.com/mprop

(continua)

QUADRO 6.2. Fontes de dados de interesse em toxicologia *in silico* (*continuação*)

Fonte de dados	Descrição	Link
Myc	*MycPermCheck* é uma ferramenta online para previsão de permeabilidade de moléculas de baixo peso molecular para a membrana do *Mycobacterium tuberculosis*. A base do programa é um modelo de regressão lógica das propriedades físico-químicas de substâncias permeáveis	http://www. mycpermcheck.aksotriffer. pharmazie.uni- wuerzburg.de/
PaDEL	Padel-DDPredictor é um *software* que calcula as propriedades farmacodinâmicas, farmacocinéticas e toxicológicas dos compostos	http://www.yapcwsoft.com/dd/ padelddpredictor/
ProTox	É um laboratório virtual para a predição de toxicidade de pequenas moléculas, que emprega modelos que envolvem vários desfechos de toxicidade	http://tox.charite.de/
QED	É um servidor que contém informações sobre diversas fontes de produtos químicos com o objetivo de explorar o risco à saúde humana causado pela exposição aos produtos químicos. São consideradas cinco fontes de informação: medicamentos, alimentos, cosméticos, produtos químicos industriais e metabólitos humanos	http://crdd.osdd.net/oscadd/qed/
QSAR Toolbox	É um *software* para agrupar produtos químicos em categorias e preencher lacunas de dados de (eco)toxicidade necessários para a avaliação de risco de produtos químicos	https://qsartoolbox.org/
Test	*Toxicity Estimation Software Tool* (Test) foi desenvolvido para permitir aos usuários estimar facilmente a toxicidade de produtos químicos usando o método QSAR**	https://www.epa.gov/chemical-research/toxicity-estimation-software-tool-test
ToxAlerts	É um servidor que oferece informações de alertas estruturais para produtos químicos tóxicos e compostos com potenciais reações adversas. O banco de dados já contém quase 600 alertas estruturais para *endpoints*, como mutagenicidade, carcinogenicidade, sensibilização da pele, compostos que sofrem ativação metabólica e compostos que formam metabólitos reativos	https://omictools.com/toxalerts-tool
ToxCast	É uma ferramenta computacional que gera dados e modelos preditivos sobre milhares de produtos químicos de interesse da *United States Environmental Protection Agency* (EPA)	https://www.epa.gov/ chemical-research/toxicity-forecasting
ToxiPred	É um servidor para predição da toxicidade aquosa de pequenas moléculas químicas em *Tetrahymena pyriformis*	crdd.osdd.net/raghava/toxipred
Vega-QSAR	É uma plataforma para acessar uma série de modelos QSAR para fins regulatórios ou para desenvolver modelos para fins de pesquisa	http://www.vega-qsar.eu/
VirtualToxLab	É uma ferramenta para predição do potencial tóxico de drogas, produtos químicos e produtos naturais	http://www.biograf.ch/data/projects/ OpenVirtualToxLab.php

*ADMET = absorção, distribuição, metabolismo, excreção e toxicidade; **QSAR = *Quantitative Structure Activity Relationships* (relação estrutura-atividade quantitativa).

envolvem o total dos elétrons de uma molécula. São métodos que determinam as constantes fundamentais de modo independente. Esse método é empregado nos casos de estruturas com pouca ou nenhuma informação disponível, sendo capaz de reproduzir dados experimentais sem empregar parâmetros empíricos.

Cálculos semiempíricos são baseados em mecânica quântica, os quais utilizam funções de onda sobre os orbitais de Slater (STO) e de Gaussian (GTO), também chamados de funções gaussianas primitivas, pois são um conjunto de funções que representam um orbital molecular, permitindo a minimização de energia do sistema.

Métodos computacionais de modelagem molecular mostram-se muito promissores em estudos de comportamento molecular diante da predição de toxicidade de diferentes substâncias químicas, podendo ser aplicados na elucidação do mecanismo de toxicidade, no entendimento das transições eletrônicas e no planejamento de novos e potentes compostos com mesma ação e redução da toxicidade.

CONSIDERAÇÕES FINAIS

Os avanços da toxicologia e dos modelos *in silico* estão tornando o processo de avaliação da toxicidade mais eficiente e de menor custo, considerando a grande quantidade de substâncias químicas produzidas que precisam ser estudadas, o que representaria um alto custo e o emprego de muitos animais, algo atualmente impraticável. As legislações dos países devem estar atentas ao princípio dos 3Rs, aos avanços tecnológicos e científicos, uma vez que esse novo paradigma pode trazer melhorias nas políticas de segurança para a saúde humana e animal, bem como para o meio ambiente, além de contribuir para o setor produtivo no desenvolvimento de novas substâncias químicas.

Essas novas abordagens da toxicologia são válidas, bem-vindas e definitivas, auxiliam no raciocínio toxicológico e exigem cada vez mais o domínio das relações estrutura-atividade, dose-efeito e dose-resposta e de todos os aspectos que envolvem a toxicidade. Elas são um aprofundamento sistematizado da toxicologia e da integração de diferentes áreas da ciência.

BIBLIOGRAFIA

1. ANOUAR, E.H.; GIERSCHNER, J.; DUROUX, J.; et al. UV/Visible spectra of polyphenols: a time-dependent density functional theory study. *Food Chemistry*, v. 131, p. 79-89, 2012.
2. COHEN, N.C. *Guidebook on molecular modeling in drug design*. San Diego: Academic Press, 1996, p. 361.
3. COHEN, N.C.; BLANEY, J.M.; HUMBLET, C.; et al. Molecular modeling software and methods for medicinal chemistry. *Journal of Medicinal Chemistry*, v. 33, n. 3, p. 883-94, 1990.
4. DA SILVA, T.H.A. *Prática 3. Modelagem Molecular com o auxílio do computador*. Disponível em: https://old.iupac.org/publications/cd/medicinal_chemistry/Practica-III-3.pdf. Acesso em: 1 out. 2018.
5. DHAWAN, A.; KWON, S. *In vitro toxicology*. Londres: Academic Press, 2018. 231p.
6. GASTEIGER, J. Chemoinformatics: a new field with a long tradition. *Analytical and Bioanalytical Chemistry*, v. 384, p. 57-64, 2006.
7. ______. The central role of chemoinformatics. *Chemometrics and Intelligent Laboratory Systems*, v. 82, p. 200-9, 2006.
8. GUIDO, R.V.C.; OLIVA, G.; ANDRICOPULO, A.D. Modern Drug Discovery Technologies: Opportunities and Challenges in Lead Discovery. *Combinatorial Chemistry & High Throughput Screening*, v. 14, p. 830-9, 2011.
9. HÖLTJE, H.-D.; SIPPL, W.; ROGNAN, D.; et al. *Molecular Modeling: basic principles and applications*. 3.ed. Nova York: VCH, 1996.
10. ITAI, A.; MIZUTANI, M.Y.; NISHIBATA, Y.; et al. Computer-assisted new lead design. In: COHEN, N.C. (Ed.). *Guidebook on molecular modelling drug design*. San Diego: Academic Press, 1996, p. 100-1.
11. [IUPAC] INTERNATIONAL UNION OF PURE AND APPLIED CHEMISTRY. IUPAC Glossary of terms used in toxicology. Pure and Applied Chemistry, v. 79, n. 7, p. 1153-344, 2007. Disponível em: http://sis.nlm.nih.gov/enviro/iupacglossary/glossaryi.html. Acesso em: 2 out. 2018.
12. LEACH, A.R. *Molecular modeling: principles and applications*. 2.ed. Londres: Prentice Hall, 2001.
13. [NRC – US] NATIONAL RESEARCH COUNCIL. Recognition and alleviation of pain in laboratory animals. National Academies Press, 2009.
14. [OECD] ORGANIZAÇÃO PARA A COOPERAÇÃO E DESENVOLVIMENTO ECONÔMICO. OECD principles for the validation, for regulatory purposes, of (Quantitative) Structure-Activity Relationship models. Disponível em: http://www.oecd.org/chemicalsafety/risk-assessment/37849783.pdf. Acesso em: 5 out. 2018.
15. ______. OECD Quantitative Structure-Activity Relationships Project [(Q)SARs]. Disponível em: http://www.oecd.org/chemicalsafety/risk-assessment/oecdquantitativestructure-activityrelationshipsprojectqsars.htm. Acesso em: 5 out. 2018.
16. OLSSON, T.; OPREA, T.I. Chemininformatics: a tool for decision-makers in drug discovery. *Current Opinion in Drug Discovery and Development*, v. 4, n. 3, p. 308-13, 2001.
17. REISFELD, B.; MAYENO, A.N. What is computational toxicology? *Methods in Molecular Biology*, v. 929, p. 3-4, 2012.
18. RITCHIE, T.J.; McLAY, I.M. Should medicinal chemists do molecular modeling? *Drug Discovery Today*, v. 17, n. 11-2, 2012.
19. SILVA, T.H.A. Modelagem molecular. In: ANDREI, C.C.; FERREIRA, D.T.; FACCIONE, M.; et al. (Eds.). Da química medicinal à química combinatória e a modelagem molecular: um curso prático. Barueri: Manole, 2003, p. 111-39.
20. SANT'ANNA, C.M.R. Glossário de termos usados no planejamento de fármacos (recomendações da IUPAC para 1997). *Química Nova*, v. 25, n. 3, p. 505-12, 2002.
21. ______. Métodos de modelagem molecular para estudo e planejamento de compostos bioativos: uma introdução. *Revista Virtual de Química*, v. 1, n. 1, p. 49-57, 2009.
22. SANTOS, C.E.M. Toxicologia *in silico*: uma nova abordagem: para análise do risco químico. *RevInter Revista Intertox de Toxicologia, Risco Ambiental e Sociedade*, v. 4, n. 1, p. 47-63, 2011.
23. ______. Toxicologia *in silico*: fundamentos e aplicações. 1.ed. São Paulo: Plêiade, 2013. v. 1. 157p.
24. SANTOS, C.E.M.; RODRIGUES, A.S. Toxicologia *in silico*: contexto de aplicação e o modelo de custo-efetividade nos testes alternativos. *RevInter Revista Intertox de Toxicologia*, Risco Ambiental e Sociedade, v. 4, n. 3, p. 92-113, 2011.
25. SLIWOSKI, G.; KOTHIWALE, S.; MEILER, J.; et al. Computational Methods in Drug Discovery. *Pharmacological Reviews*, v. 66, p. 334-95, 2014.
26. TAVARES, L.C. QSAR: a abordagem de Hansch. *Química Nova*, v. 27, n. 4, p. 631-9, 2004.
27. [USEPA] UNITED STATES ENVIRONMENTAL PROTECTION AGENCY. National Center for Computational Toxicology (NCCT). Disponível em: https://www.epa.gov/aboutepa/about-national-center-computational-toxicology-ncct. Acesso em: 1 out. 2018.
28. ______. Next Generation Risk Assessment: Incorporation of Recent Advances in Molecular, Computational, and Systems Biology (Final Report). U.S. Environmental Protection Agency, Washington, DC, EPA/600/R-14/004, 2014. Disponível em: https://cfpub.epa.gov/ncea/risk/recordisplay.cfm?deid=286690. Acesso em: 5 out. 2018.

Capítulo 7

Toxicologia *in vitro*

Cristina de Oliveira Massoco Salles-Gomes

INTRODUÇÃO

O avanço científico e tecnológico aliado à opinião pública impulsionaram o desenvolvimento e a validação dos métodos alternativos realizados em laboratórios para o estudo dos efeitos tóxicos de substâncias químicas no organismo. Como método alternativo, os ensaios *in vitro* (linhagens celulares e/ou tecidos) se baseiam em estudos realizados com células ou suas organelas, com parte de tecidos reconstruídos em sistemas de cultivo celular bidimensionais ou tridimensionais, os quais buscam mimetizar, ao máximo, um organismo animal ou humano.

Essa abordagem celular contribui para a redução do número de animais utilizados nos testes de toxicidade *in vivo* com base no princípio dos três Rs (3Rs) da experimentação animal, elaborados em 1959 pelos ingleses William Russel e Rex Burch. Esse princípio se baseia na redução, no refinamento e na substituição (do inglês ***R**eduction*, ***R**eplacement*, ***R**efinement*), os quais visam minimizar a quantidade de animais utilizados nos estudos, à condução mais adequada dos estudos para minimizar o sofrimento dos animais e ao desenvolvimento dos ensaios *in vitro* que reproduzam as condições dos organismos, contribuindo para a diminuição do uso de animais em ensaios para predizer a segurança, em especial, nos seres humanos. Além disso, o uso dos modelos *in vitro* ainda tem como objetivo ampliar a confiança nos resultados obtidos nos modelos animais e, também, serve como uma ferramenta de triagem de doses da droga a ser testada posteriormente em animais e em moléculas-alvo.

No Brasil, a Agência Nacional de Vigilância Sanitária (Anvisa), no âmbito de estudos não clínicos de segurança, os quais são realizados durante o desenvolvimento de medicamentos, recomenda o uso de métodos alternativos *in vitro* em substituição ao modelo animal, desde que validados e aceitos por órgãos regulamentadores internacionais.

Muitos dos bioensaios *in vitro* utilizados em toxicologia se encontram alicerçados pelo conhecimento cientificamente consagrado decorrente tanto da literatura científica, como dos estudos conduzidos pela indústria farmacêutica, que numa fase inicial do processo de pesquisa e desenvolvimento de novos medicamentos avalia as propriedades biológicas das novas moléculas, fazendo uso de testes *in vitro*, os quais são considerados parte dos estudos pré-clínicos.

Apesar dos avanços e da confiança adquiridos ao longo dos anos de desenvolvimento e validação dos ensaios *in vitro*, não existe um modelo "ideal" que substitua completamente o uso de animais nos estudos de toxicidade. No entanto, há de se ressaltar a relevância que os ensaios *in vitro* têm na segurança dos estudos de toxicidade, como, por exemplo, o teste de micronúcleo, que avalia o potencial de agentes genotóxicos por meio da avaliação de indução de anomalias cromossômicas. O desastre dos efeitos teratogênicos da talidomida na década de 1950 poderia ter sido evitado se o ensaio do micronúcleo tivesse sido empregado, uma vez que nesse ensaio é utilizada uma linhagem celular diferente dos roedores. Os ensaios utilizados pela ciência naquela época se restringiam aos ensaios *in vivo* com ratos e camundongos, os quais não foram eficazes no biomonitoramento da teratogenicidade desse medicamento.

HISTÓRICO

A evolução histórica acerca do uso dos ensaios *in vitro* em substituição aos ensaios em animais demonstra que a concepção dos 3Rs no final da década de 1950 foi o movimento precursor, mas foi consolidado a partir da década de 1970, no Reino Unido, com a criação do Fundo para a Substituição de Animais em Experimentos Médicos (Frame – *Fund for the Replacement of Animals in Medical Experiments*), o qual foi responsável pela publicação de documentos esboçando a substituição de animais por modelos computadorizados, estudos em culturas de células e uso de organismos inferiores.

Em 1971, Bruce Ames, da Universidade da Califórnia em Berkeley, propôs um teste *in vitro* para mutagênese, usando a *Salmonella typhimurium* e, em 1975, a Academia Nacional de Ciências dos Estados Unidos promoveu, naquela época, o maior encontro científico sobre os testes alternativos.

A partir de 1983, a Sociedade Escandinava de Toxicologia Celular criou o chamado Programa de Avaliação Multicêntrica de Citotoxicidade *In Vitro* (Meic – *Multicenter Evaluation of In Vitro Cytotoxicity*) para comparar os resultados dos métodos *in vitro* com os métodos realizados nos ensaios de toxicidade de dose aguda oral em roedores (ensaio *in vivo*). Foi assumido nesse programa que: a) o sistema de cultivo celular *in vitro* pode ser utilizado como um modelo de toxicidade oral *in vivo*; e b) a citotoxicidade basal detectada por esses modelos *in vitro* pode ser responsável por uma grande proporção dos efeitos tóxicos *in vivo*. Esse programa reuniu pesquisadores do mundo todo (96 laboratórios) para testarem *in vitro* 50 substâncias pertencentes a grupos químicos diferentes, as quais foram escolhidas com base nos registros de intoxicação letal, por via oral, em seres humanos e em roedores. Ao todo foram utilizados 61 ensaios *in vitro*, os quais foram conduzidos utilizando linhagens de células humanas e variadas linhagens de células de mamíferos (não humanos). No geral, nesses ensaios tanto a viabilidade celular quanto a proliferação celular foram os parâmetros avaliados, sendo que o tempo de exposição das células às substâncias variou de 5 minutos a 6 semanas, mas a maioria utilizou o período de 24 horas.

Em 1986, no Reino Unido, uma nova legislação sobre o uso de animais substituiu a lei do ano de 1876, e o Conselho de Ministros da Comunidade Europeia aprovou uma diretriz para que os países membros criassem uma legislação que promovesse os 3Rs. Nesse mesmo ano, a Organização para a Cooperação e Desenvolvimento Econômico (OECD – *Organization for Economic Co-operation and Development*) iniciou a discussão sobre métodos alternativos.

Em 1991 foi criado na Europa o Centro Europeu de Validação de Métodos Alternativos (ECVAM – *European Union Reference Laboratory for alternatives to animal testing*). Entre 1992 e 1993, o Frame conduziu uma avaliação de cooperação internacional para selecionar os sistemas *in vitro* capazes de predizer a toxicidade aguda.

Em 1993 foi realizado o primeiro Congresso Mundial sobre os Testes Alternativos e o Uso de Animais nas Ciências da Vida: Educação, Pesquisa e Testes, em Baltimore nos Estados Unidos.

Em 1997, o governo federal dos Estados Unidos cria o "Comitê de Coordenação Interagências para Validação de Métodos Alternativos" (ICCVAM – *Interagency Coordinating Committee on the Validation of Alternative Methods*).

Em 1998, o ECVAM aprova os testes 3T3 NRU PT como alternativa na avaliação de fototoxicidade e, para avaliação de corrosão dérmica, o *Episkin* e o TER (resistência elétrica transepitelial).

No Brasil, em 2012 é criada pelo Ministério da Ciência, Tecnologia e Inovação (MCTI – Portaria n. 491) e renovada até 2020 a Rede Nacional de Métodos Alternativos (Renama,) a qual é integrada ao Centro Brasileiro para Validação de Métodos Alternativos (BraCVAM), cujo início se deu em 2013. O objetivo geral desses órgãos é estimular a implantação, o desenvolvimento, a validação e a certificação de novos métodos alternativos ao uso de animais. Existem três laboratórios centrais que constituem o Renama e que representam o Instituto Nacional de Controle de Qualidade em Saúde (INCQS), são eles: o Instituto Nacional de Metrologia, Qualidade e Tecnologia (Inmetro), o Laboratório Nacional de Biociências (LNBio) e laboratórios associados.

ENSAIOS *IN VITRO* E SEUS PRINCÍPIOS

Embora muitos dos experimentos *in vivo* ainda sejam insubstituíveis e o modelo animal ainda seja o mais utilizado, tanto no âmbito da pesquisa como na avaliação da toxicidade de uma substância química, alguns modelos *in vitro* se encontram validados ou em fase final de validação para serem utilizados nos estudos de toxicidade, uma vez que as funções celulares basais suportam as funções celulares órgãos-específicas. Vários estudos apontam para uma correlação positiva entre os efeitos tóxicos agudos *in vivo* e a citotoxicidade *in vitro*.

Os primeiros testes *in vitro* foram aqueles relacionados ao estudo da citotoxicidade basal, tendo como objetivo a redução do número de animais para a avaliação de toxicidade aguda sistêmica. Além disso, os ensaios *in vitro* podem ser considerados como substituintes total ou parcial ao uso de animais, e são exemplos disso, respectivamente, a determinação de potência da insulina por métodos químico-físicos (por cromatografia de alta eficiência) e técnicas que utilizam cultura de células, órgãos isolados ou preparações subcelulares (receptores isolados).

Os ensaios *in vitro*, na maioria das vezes, são conduzidos anteriormente à condução dos ensaios com animais, visando aperfeiçoar o processo de identificação da toxicidade, além de reduzir o tempo e os custos empregados em uma avaliação toxicológica.

Assim, os ensaios *in vitro* atendem ao objetivo da redução e substituição dos ensaios realizados com animais, porém precisam também conferir uma avaliação acurada a respeito dos efeitos deletérios de uma determinada substância química. Nesse sentido, o estabelecimento da implantação e confiabilidade dos ensaios *in vitro* em substituição aos testes com uso de animais depende da avaliação e da harmonização dos processos de validação entre os comitês das agências internacionais americana e europeia, respectivamente, a ICCVAM (composta por 15 agências regulatórias e de pesquisa) e a ECVAM (composta por representantes de todos os Estados membros, como Áustria, Bélgica, Dinamarca, Finlândia, França, Alemanha, Grécia, Irlanda, Itália, Luxemburgo, Países Baixos, Portugal, Espanha, Suécia e Reino Unido).

O comitê dessas agências produz protocolos conhecidos como guias (*guidelines*), os quais são disponibilizados apenas quando a nova proposta tenha sido avaliada, validada e aprovada pelos órgãos competentes e por uma avaliação independente, ou seja, por instituições que não estiveram envolvidas durante o processo de pesquisa, de desenvolvimento e de validação do bioensaio. Em linhas gerais, o processo todo para aprovação e regulamentação de uma proposta para um determinado ensaio *in vitro* compreende o período de aproximadamente seis anos.

O Quadro 7.1 apresenta alguns exemplos de ensaios *in vitro* validados e aceitos para o estudo dos efeitos potenciais de determinadas substâncias químicas sobre a saúde humana e sobre o meio ambiente.

QUADRO 7.1. Métodos alternativos validados que fazem uso de ensaios *in vitro* normatizados e regulamentados para fins de registro de produtos

Método alternativo validado	Desfecho de toxicidade	Validação científica dos ensaios	Agência regulatória
Teste de fototoxicidade de captação do corante vermelho neutro (NRU) 3T3	Fototoxicidade aguda	ICCVAM (2008)/JaCVAM (2011)	OECD/Guia 129 revisada em 2010
Unidade formadora de colônia-granulócito/macrófago (ensaio de neutropenia aguda)	Hematotoxicidade	ESAC (2006)	–
Teste de barreira da membrana Corrositex	Corrosão cutânea	Relatório do ICCVAM em 1999, recomendado a agências dos EUA em 1999; declaração do Esac em 2000	OECD/Guia 435 revisada em 2015
Teste com epiderme humana reconstituída EpiSkin™	Corrosão cutânea	Relatório do ICCVAM em 2002; declaração do Esac em 1998	OECD/Guia 431 revisada em 2016
SkinEthic™	Corrosão cutânea	Esac em 2006	OECD/Guia 431 revisada em 2016
epiCS®	Corrosão cutânea	Esac em 2009	OECD/Guia 431 revisada em 2016
Teste com epiderme humana reconstituída – EpiSkin®/EpiDerm®/SkinEthic®	Irritação cutânea	ESAC em 2007 e 2008	OECD/Guia 439 revisada em 2015
Método de difusão *in vitro*	Absorção cutânea/ penetração	OECD	OECD/Guia 428 publicada em 2004
Método do teste da luciferase em ARE-Nrf2 (p. ex., ensaio KeratinoSens®/ LuSens)	Sensibilização cutânea	Recomendação da EURL ECVAM em 2014	OECD/Guia 442D revisada em 2018
Via de efeito adverso (AOP) para sensibilização cutânea	Sensibilização cutânea	OECD	OECD/Guia 168 publicada em 2012
Teste de ativação de célula humana (h-CLAT)	Sensibilização cutânea	EURL ECVAM em 2015	OECD/Guia 442E revisada em 2017
Método de teste de vazamento de fluoresceína (FL)	Corrosão ocular	OECD	OECD/Guia 460 publicada em 2012
Método do teste do epitélio humano reconstituído semelhante à córnea (p. ex., EpiOcular®, SkinEthic®, LabCyte)	Corrosão ocular	–	OECD/Guia 492 revisada em 2018

(continua)

QUADRO 7.1. Métodos alternativos validados que fazem uso de ensaios *in vitro* normatizados e regulamentados para fins de registro de produtos *(continuação)*

Método alternativo validado	Desfecho de toxicidade	Validação científica dos ensaios	Agência regulatória
Método de teste da opacidade e permeabilidade da córnea de bovino	Corrosão ocular	ICCVAM em 2006, recomendado a agências dos EUA em 2007	OECD/Guia 437 revisada em 2013
Método do teste do olho isolado de frango	Corrosão ocular	ICCVAM em 2006, recomendado a agências dos EUA em 2007	OECD/Guia 438 revisada em 2018
Método de teste de vazamento de fluoresceína	Irritação ocular	OECD	OECD/Guia 460 publicada em 2012
Método de teste da opacidade e permeabilidade da córnea de bovino	Irritação ocular	Esac em 2007	OECD/Guia 437 revisada em 2013
Método do teste do epitélio humano reconstituído semelhante à córnea (p. ex., EpiOcular®, SkinEthic®, LabCyte)	Irritação ocular	–	OECD/Guia 492 revisada em 2018
Teste *in vitro* de micronúcleo	Genotoxicidade/ mutagenicidade	Esac em 2006	OECD/Guia 487 revisada em 2016
Teste de Ames (mutação reversa bacteriana)	Genotoxicidade/ mutagenicidade	OECD	OECD/Guia 471 revisada em 1997
Teste *in vitro* de aberração cromossômica com mamíferos	Genotoxicidade/ mutagenicidade	OECD	OECD/Guia 473 revisada em 2016
Teste *in vitro* de mutação de gene celular com mamíferos	Genotoxicidade/ mutagenicidade	OECD	OECD/Guia 476 revisada em 2016
Testes *in vitro* de mutação de gene celular com mamíferos usando gene contendo timidina quinase	Genotoxicidade/ mutagenicidade	OECD	OECD/Guia 490 revisada em 2016
Ensaio de transformação celular	Carcinogenicidade	Recomendação da EURL ECVAM em 2012 e 2013	OECD/Guia 214 revisada em 2015
Ensaio combinado de toxicidade e carcinogenicidade crônicas	Carcinogenicidade	OECD	OECD/ Guia 453 revisada em 2009
Teste *in vitro* de ativação de monócito	Pirogenicidade	Esac (2006)/ICCVAM (2008)	Relatório do ICCVAM em 2008; declaração do Esac em 2006; adotado na Farmacopeia Europeia em 2009
Teste de lisado de amebócitos do *limulus*	Pirogenicidade	–	Capítulo geral 85 da Farmacopeia americana; capítulo geral 2.6.14 da Farmacopeia da Europa; Anexo 14 do ICH
Teste de células-tronco embrionárias	Toxicidade reprodutiva	Esac (2001)	
Ensaio de esteroidogênese H295R	Rastreamento de desreguladores endócrinos	OECD	OECD/Guia 456 publicada em 2011
Método do receptor de estrogênio BG1Luc	Rastreamento de desreguladores endócrinos	OECD	OECD/Guia 457 publicada em 2012
Ensaio *in vitro* com hepatócitos de truta arco-íris criopreservados	Toxicidade aquática	OECD	OECD/Guia 319A publicada em 2018
Ensaio *in vitro* com a fração subcelular de fígado de truta arco-íris S9	Toxicidade aquática	OECD	OECD/Guia 319B publicada em 2018
Teste de toxicidade aguda com embriões de peixe (FET)	Toxicidade aquática	OECD; recomendação da EURL ECVAM em 2014	OECD/Guia 236 publicada em 2013

Esac ECVAM: Comitê Consultivo Científico do Laboratório de Referência da União Europeia para Alternativas à Experimentação Animal; EURL ECVAM: Laboratório de Referência da União Europeia para Alternativas à Experimentação Animal; ICCVAM US: Comitê Interinstitucional para Validação de Métodos Alternativos dos Estados Unidos; JaCVAM: Centro Japonês para Validação de Métodos Alternativos; OECD: Organização para a Cooperação e o Desenvolvimento Econômico; VICH: Cooperação Internacional em Harmonização de Requisitos Técnicos para Registro de Medicamentos Veterinários.

Cada país, com base na regulamentação, pode considerar a utilidade do método proposto, bem como aplicá-la para uso. Para o registro de novas substâncias químicas, esses guias servem para a condução de estudos que se propõem a predizer os efeitos tóxicos para a espécie humana, para os animais e para o ambiente.

Além da questão ética no uso de animais em testes toxicológicos, uma vantagem na implantação dos testes *in vitro* está no fato de que eventos tóxicos que antes não eram observados em animais, por características intrínsecas da espécie estudada, passaram a ser observados em um sistema celular *in vitro*. Como exemplo, pode ser citada a dermatite de contato causada por níquel, cujo ensaio *in vitro* demonstrou evidências de hipersensibilidade, as quais não foram observadas nos ensaios *in vivo* em roedores.

É importante ressaltar que os ensaios *in vitro* devem ser conduzidos de acordo com as boas práticas de laboratório (BPL) e que a maioria dos bioensaios *in vitro* disponíveis ainda apresenta limitações que podem comprometer a confiabilidade e reprodutibilidade dos testes, como, por exemplo, as variações interlaboratoriais e intralaboratoriais de competência metabólica nos lotes de células e a falta de um fornecimento regular de tecidos, podendo comprometer a disponibilidade de vários ensaios baseados em células.

CONSIDERAÇÕES FINAIS

Com relação a tudo o que foi exposto, deve-se ter em mente que a segurança do uso dos métodos *in vitro* nos ensaios de toxicidade envolve um processo extenso e criterioso, uma vez que várias são as etapas necessárias para sua validação e aceitação, tais como o desenvolvimento, a pré-avaliação, a validação, a revisão, a aceitação regulatória e a implantação. Cada etapa depende de uma comunicação consistente e apropriada entre os pesquisadores, os usuários, as agências reguladoras e o público.

A ciência de hoje e do futuro deve garantir que o método *in vitro* seja suficientemente capaz de indicar, o mais precisamente possível, as condições de eficácia e segurança de uma substância química ou produto, desde que o método esteja bem definido e validado.

BIBLIOGRAFIA

1. BRUNER, L.H.; CARR, G.J.; CHAMBERLAIN, M.; et al. 1996. Validation of Alternative Methods for Toxicity Testing. Toxicol. *In Vitro*, v. 10, p. 479-501.
2. CLEMEDSON, C.; EKWALL, B. 1999. Overview of the Final MEIC Results: I. The In Vitro-In Vivo Evaluation. Toxicol. *In Vitro*, v. 13, p. 1-7.
3. [ICCVAM] INTERAGENCY COORDINATING COMMITTEE ON THE VALIDATION OF ALTERNATIVE METHODS. 1999. Evaluation of the validation status of toxicological methods: General Guidelines for Submissions to ICCVAM Validation and Regulatory Acceptance of Toxicological Test Methods: A Report of the ad hoc Interagency Coordinating Committee on the Validation of Alternative Methods. NIH Publication 99-4496. National Institute of Environmental Health Sciences, Research Triangle Park, North Carolina. Disponível em: http://iccvam.niehs.nih.gov/docs/guidelines/subguide.htm. Acesso em: 8 set. 2018.
4. [NIEHS] NATIONAL INSTITUTE OF ENVIRONMENTAL HEALTH SCIENCES, 2001. Guidance document on using in vitro data to estimate in vivo starting doses for acute toxicity. NIH Publication 01-4500. NIEHS, Research Triangle Park, North Carolina.
5. [MEIC] NATIONAL TOXICOLOGY PROGRAM. The Multicenter Evaluation of In Vitro Cytotoxicity (MEIC), 2000. Disponível em: https://ntp.niehs.nih.gov/iccvam/docs/acutetox_docs/finalrpt/finappe2-508.pdf. Acesso em: 17 dez. 2018.
6. [MCTI] MINISTÉRIO DA CIÊNCIA, TECNOLOGIA E INOVAÇÃO. Portaria no 491. Institui a Rede Nacional de Métodos Alternativos – Renama e sua estrutura no âmbito do Ministério da Ciência, Tecnologia e Inovação – MCTI, que será supervisionada por um Conselho Diretor. Diário Oficial da União de 3 de julho de 2012. Brasília, DF, 2012.
7. OECD Guidelines for the Testing of Chemicals. In Vitro Membrane Barrier Test Method for Skin Corrosion (435), 19 July 2006. Disponível em: http://iccvam.niehs.nih.gov/SuppDocs/FedDocs/OECD/OECDtg435.pdf. Acesso em: 13 set. 2018.

Capítulo 8

Avaliação de toxicidade: estudos pré-clínicos

Clea Camargo
Karen Cristina Roth

INTRODUÇÃO

A Toxicologia considera que toda substância química é capaz de produzir efeito nocivo em um sistema biológico. Assim, toda substância química pode ser considerada um agente tóxico, dependendo das condições de exposição (dose/concentração; duração e frequência de exposição, via de exposição; propriedades físico-químicas e suscetibilidade individual), como abordado no Capítulo 1. Portanto, há necessidade de se conhecer o(s) efeito(s) tóxico(s) que uma substância pode produzir no organismo animal e estabelecer as condições de uso seguro dessa substância para não causar dano à saúde dos animais, de outros seres vivos e ao meio ambiente. Nesse contexto, os ensaios de toxicidade auxiliam na tomada de decisão sobre a segurança do uso de novos produtos obtidos a partir da síntese de novas moléculas, sejam eles medicamentos, praguicidas, conservantes, germicidas de água ou de alimentos etc.

Neste capítulo serão apresentados as exigências e procedimentos relativos ao registro de produtos de uso veterinário, no que se refere aos estudos pré-clínicos.

Antes de serem abordados os procedimentos empregados nos estudos pré-clínicos, é oportuno explicar o porquê da necessidade de a indústria de saúde animal fazer estudos empregando animais.

O ser humano compartilha o mundo com bilhões de animais. Alguns desses bilhões de animais são criados em fazendas, enquanto outros vivem dentro de casa, como animais de companhia, ou fazem parte da vasta enormidade de seres de vida selvagem.

A indústria de saúde animal existe para garantir que todos esses animais vivam com qualidade e em condições de expressar todo o seu potencial genético. Mas, por que a saúde animal importa? Porque a saúde do ser humano está intrinsecamente conectada com a saúde e bem-estar dos animais ao redor do mundo.

Há muito tempo, mas especialmente, nos anos mais recentes, o mundo tem acompanhado o quão conectado o ser humano está com os animais. Não apenas para provisão de alimentos, trabalho ou companhia; o ser humano também compartilha diversas doenças com os animais, desde a raiva até a gripe aviária que, recentemente, dizimou os plantéis de aves em diversos países, ao mesmo tempo em que fez adoecer inúmeras pessoas ao redor do mundo. Dessa forma, cuidar da saúde dos animais é cuidar da saúde da população humana e do meio ambiente.

Dados de 2017, da *Health for Animals* (organização que representa o setor de saúde animal, da qual fazem parte os fabricantes de produtos farmacêuticos veterinários, de vacinas e de outros produtos de saúde animal em todo o mundo), mostraram que, anualmente, o setor de saúde animal investe ao redor de 3 bilhões de dólares em pesquisa e desenvolvimento de novos medicamentos.

A Figura 8.1 ilustra o processo para o desenvolvimento de uma molécula nova, por exemplo, de um futuro

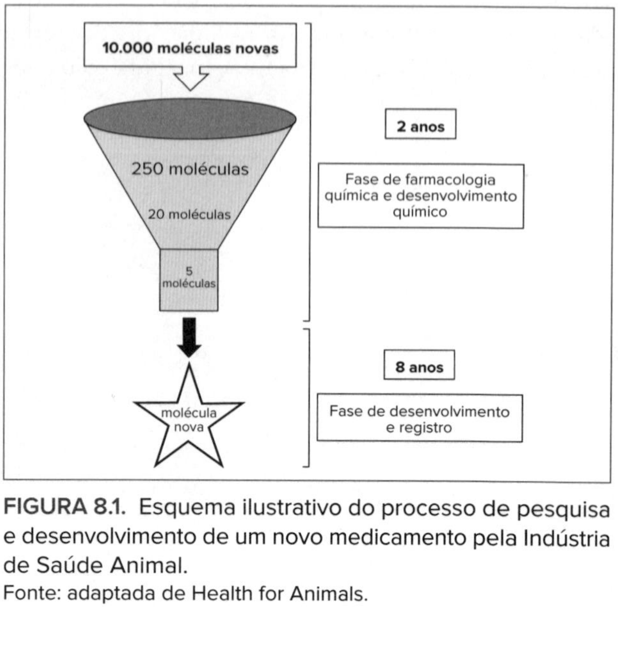

FIGURA 8.1. Esquema ilustrativo do processo de pesquisa e desenvolvimento de um novo medicamento pela Indústria de Saúde Animal.
Fonte: adaptada de Health for Animals.

produto de uso veterinário. A avaliação de toxicidade de uma substância química, atualmente, é um processo que leva ao redor de 10 anos e calcula-se que são gastos aproximadamente 100 milhões de dólares, desde o início das pesquisas até a solicitação do registro.

Esses produtos de uso veterinário são submetidos a uma extensa série de testes para a avaliação da qualidade, eficácia e segurança, tanto para o ser humano (considerando o uso do produto em animais produtores de alimento) como para o próprio animal durante o curso de seu desenvolvimento, até que cheguem ao mercado. A Figura 8.2 ilustra, sucintamente, as etapas e os estudos necessários para o desenvolvimento e registro desse produto.

A autorização para a comercialização, o registro ou a licença de um determinado produto de uso veterinário é feita pelo governo de cada país, ou seja, antes de ser colocado no mercado, o produto de uso veterinário é avaliado e reavaliado, quanto a sua qualidade, eficácia, segurança e resíduos, por diferentes agências regulatórias, conforme a política de cada país.

Considerando que cada país tem sua agência regulatória e, portanto, usualmente apresentam diferentes exigências para o registro, as empresas de saúde animal são compelidas a incluir os diferentes requerimentos e testes no processo de desenvolvimento de um novo produto de uso veterinário, objetivando atender a todas e quaisquer diferentes exigências de cada agência regulatória dos vários países onde o produto irá ser comercializado. Isso pode significar que, muitas vezes, é necessário repetir o mesmo teste em animais nos casos em que a agência regulatória de um determinado país imponha alguma exigência, como, por exemplo, um número específico de animais por grupo de teste. Essa situação, além de inviável economicamente, demanda o uso adicional de animais, muitas vezes, desnecessariamente.

Vale ressaltar que a indústria de saúde animal é totalmente favorável à aplicação de regras rigorosas para a avaliação de um novo medicamento, as quais devem ser claras e previsíveis, embasadas em ciência e aplicadas consistentemente e de forma a garantir um ambiente regulatório isonômico, sustentável e inovador.

É por esse motivo que se busca uma estratégia regulatória positiva e de abordagem harmonizada entre os países. Nesse sentido, alguns esforços têm sido feitos para a harmonização dos requerimentos regulatórios, com a adoção de diretrizes e guias internacionais.

Exemplos desses esforços de harmonização de requerimentos são as diretrizes elaboradas pelo *International Cooperation on Harmonisation of Technical Requirements*

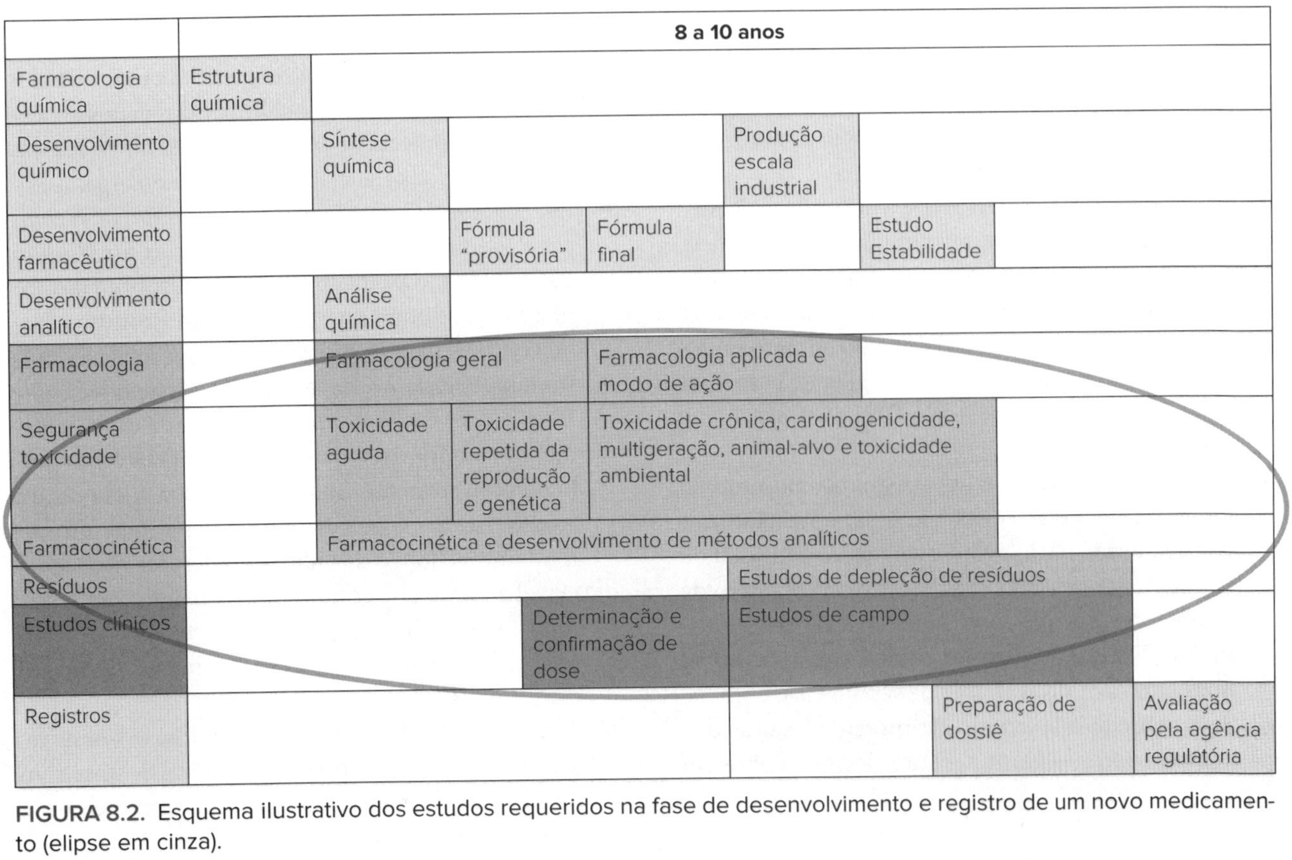

FIGURA 8.2. Esquema ilustrativo dos estudos requeridos na fase de desenvolvimento e registro de um novo medicamento (elipse em cinza).

for Registration of Veterinary Medicinal Products (VICH – veja adiante) e pelo Codex Alimentarius (veja adiante). A adesão das autoridades regulatórias a esses padrões internacionais é muito desejável para uma regulamentação mais harmonizada e abrangente, que garanta a proteção, seja da saúde dos seres humanos, consumidores de alimentos de origem animal, ou da saúde dos animais.

Para a melhor compreensão dos fundamentos dos estudos pré-clínicos, serão apresentados, a seguir, alguns conceitos e definições, os quais serão empregados neste capítulo.

Conceitos

- Agências ou órgãos reguladores: são agências ou órgãos governamentais que exercem o papel de fiscalização, regulamentação e controle, como, por exemplo, o Ministério da Agricultura, Pecuária e Desenvolvimento (Mapa), a Agência de Regulação de Medicamentos e Alimentos dos Estados Unidos da América (*Food and Drug Administration* – FDA) e a Agência Europeia de Regulação de Medicamentos (*European Medicines Agency* – EMA) para registro e comercialização de medicamento de uso veterinário.
- Agência Nacional de Vigilância Sanitária (Anvisa): é uma agência reguladora, vinculada ao Ministério da Saúde, que tem como função primordial a promoção da saúde da população, atuando no controle sanitário de diversos produtos, como medicamentos, alimentos e cosméticos, bem como a fiscalização de portos, fronteiras e aeroportos.
- *Acute Reference Dose* (ARfD): é a maior dose de uma substância química que, se administrada agudamente (24 horas ou menos) e por via oral a uma população humana (incluindo os indivíduos mais sensíveis) não produz risco apreciável de efeito adverso ou tóxico". É geralmente expressa em mg/kg de peso vivo.
- Boas Práticas de Laboratório (BPL) – *Good Laboratory Practice* (GLP).
- Codex Alimentarius: é um programa conjunto da Organização das Nações Unidas para Agricultura e Alimentação (FAO) e da Organização Mundial da Saúde (OMS), criado em 1963, com o objetivo de estabelecer normas internacionais na área de alimentos, incluindo padrões, diretrizes e guias sobre boas práticas e de avaliação de segurança e eficácia. Seus principais objetivos são proteger a saúde dos consumidores e garantir práticas leais de comércio entre os países.
- Dose letal 50% (DL50) ou dose letal média de uma substância: expressa o grau de toxicidade aguda de substâncias químicas. Corresponde à dose que mata 50% dos animais de um lote utilizados nos estudos pré-clínicos.
- Efeito adverso: qualquer efeito não intencional de um medicamento que ocorra em doses normalmente indicadas, e que esteja relacionado às propriedades farmacológicas do medicamento. Mudança na morfologia, fisiologia, crescimento, desenvolvimento, reprodução ou tempo de vida de um organismo vivo, sistema ou (sub)população.
- *European Medicines Agency* (EMA): Agência Europeia de Regulação de Medicamentos.
- Estudos de toxicidade: estudos de segurança pré-clínicos conduzidos durante o desenvolvimento de um medicamento de uso veterinário de natureza farmacêutica ou biofarmacêutica.
- Exposição aguda: exposição em curto prazo a um medicamento de uso veterinário, geralmente consistindo em uma única exposição ou dose administrada por um período de até 24 horas.
- FAO: Organização das Nações Unidas para a Alimentação e a Agricultura.
- Fator de segurança (FS) ou *Uncertainty Fator* (UF – fator de incerteza): é um fator que pretende considerar a incerteza na extrapolação de dados de animais para o ser humano (variabilidade interespécies), a variação na sensibilidade entre seres humanos (variabilidade interindividual), a qualidade dos dados toxicológicos disponíveis, ou outras possíveis interferências relacionadas aos efeitos da substância no organismo.
- *International Council for Harmonisation of Technical Requirements for Pharmaceuticals for Human Use* (ICH): Conselho Internacional sobre Harmonização de Requisitos Técnicos em Produtos Farmacêuticos para Uso Humano.
- Ingestão Diária Aceitável (IDA) – *Acceptable Daily Intake* (ADI): é a quantidade estimada do medicamento veterinário, expressa em miligrama por quilo de peso corpóreo (mg/kg p.c. – considera-se um adulto padrão de 60 kg), que pode ser ingerida diariamente, ao longo da vida, sem oferecer risco apreciável à saúde do ser humano (consumidor).
- *Joint FAO/WHO Expert Committee on Food Additives* (JECFA): Comitê Científico da FAO/OMS sobre aditivos alimentares.
- *Lowest-observed-adverse-effect-level/lowest-observed-effect-level* (Loael/Loel): menor nível de dose com observação de efeito adverso/menor nível de dose com observação de efeito.

- Mapa: órgão no Brasil responsável pelo registro de produtos de uso veterinário, dentre outras atribuições.
- *No-observed-adverse-effect-level/no-observed-effect-level* (Noael/Noel): Nível de dose sem observação de efeito adverso/nível de dose sem observação de efeito.
- *Organization for Economic Cooperation and Development* (OCDE): Organização para Cooperação e Desenvolvimento Econômico, reúne os governos de vários países para apoiar o crescimento econômico sustentável, impulsionar o emprego, elevar os padrões de vida, manter a estabilidade financeira, auxiliar o desenvolvimento econômico de outros países e contribuir para o comércio mundial.
- Organização Mundial da Saúde (OMS) – *World Health Organization* (WHO).
- Toxicidade: capacidade inerente e potencial do agente tóxico de provocar efeitos nocivos em organismos vivos. O efeito tóxico é geralmente proporcional à concentração do agente tóxico no sítio de ação (tecido-alvo).
- VICH (*International Cooperation on Harmonisation of Technical Requirements for Registration of Veterinary Medicinal Products*): é um programa trilateral (Estados Unidos/Comunidade Europeia/Japão) criado em 1996 com o intuito de harmonizar os requerimentos técnicos para obtenção de registro de produtos de uso veterinário.

USO DE ANIMAIS NOS ESTUDOS DE TOXICIDADE

Paralelamente aos esforços de harmonização de requerimentos regulatórios, o aumento crescente da preocupação com o uso de animais em pesquisa científica tem colocado a área de saúde animal no centro dessa discussão global. Como parte dos esforços para racionalizar o uso de animais em pesquisas, criou-se o Princípio dos 3 R's, abreviatura do inglês *Reduction, Refinement and Replacement* (redução, refinamento e substituição), o qual foi proposto pelos cientistas ingleses William Russell e Rex Burch, em 1959, no livro *The principle of humane experimental technique*. Os capítulos 5, 6 e 7 também abordam esse tema.

Sucintamente, explicando os 3R's:

- *Reduction:* deve-se dedicar esforços para diminuir o número de animais utilizados nos estudos, evitar retestes *in vivo*, testes em duplicata e triplicata.
- *Refinement*: deve-se dedicar esforços na busca de procedimentos *in vivo* menos estressantes e/ou dolorosos ou que causem sofrimento.
- *Replacement*: deve-se dedicar esforços em buscar metodologias *in vitro*.

A partir de então, o princípio dos 3 R's se expandiu, tendo a adesão global e apoio não só da comunidade científica, como também das autoridades regulatórias ao redor do mundo e da indústria de saúde animal.

Essas iniciativas geraram várias publicações, como, por exemplo, *Directive 2010/63/EU*, publicada pela Comunidade Europeia em 2010, e OCDE – *Guidance Document n. 34 on the Validation & Internacional Acceptance of New Updated Test Methods for Hazard Assessment*, publicado em 2005.

Uso de animais em estudos de toxicidade no Brasil

Em 8 de outubro de 2008, após 13 anos de tramitação no Congresso Nacional, foi sancionada no Brasil a Lei n. 11.794, que estabelece critérios para a criação e a utilização de animais em atividades de ensino e pesquisa científica em todo território nacional. Proposta inicialmente pelo médico sanitarista e então deputado federal Sérgio Arouca, ela ficou popularmente conhecida como "Lei Arouca". Em seis capítulos, a Lei Arouca define quais são as atividades de ensino e pesquisa científica que envolvem o uso de animais, determina a criação do Conselho Nacional de Controle de Experimentação Animal (Concea) e a constituição de Comissões de Ética no Uso de Animais (Ceuas). Além disso, estabelece regras, lista as condições de criação e o uso dos animais e as penalidades administrativas às instituições que transgredirem as suas disposições e seu regulamento.

Conforme determinado pela Lei Arouca, são consideradas como atividades de pesquisa científica todas aquelas relacionadas com ciência básica, ciência aplicada, desenvolvimento tecnológico, produção e controle da qualidade de medicamentos, alimentos, imunobiológicos, instrumentos ou quaisquer outros testados em animais.

O Concea é um órgão integrante do Ministério da Ciência, Tecnologia, Inovações e Comunicações (MCTIC) e tem a competência de formular e zelar pelo cumprimento das normas relativas à utilização humanitária de animais com finalidade de ensino e pesquisa científica; credenciar instituições para criação ou utilização de animais em ensino e pesquisa científica; monitorar e avaliar a introdução de técnicas alternativas que substituam a utilização de animais em ensino e pesquisa; estabelecer e rever, periodicamente, as normas para uso e cuidados com animais para ensino e pesquisa, em consonância com as convenções internacionais das quais o Brasil seja signatário; estabelecer e rever, periodicamente, normas técnicas para instalação e funcionamento de centros de criação, de biotérios e de laboratórios de experimentação animal, bem como sobre as condições de trabalho em tais instalações. Ainda, cabe ao Concea estabelecer e rever, periodicamente, normas para credenciamento de instituições que criem ou utilizem animais para ensino e pesquisa; manter o cadastro atualizado dos procedimentos de ensino e pesquisa realizados ou em andamento no país, bem como dos pesquisadores, a partir de informações remetidas pelas Ceuas, entre outras atividades.

A constituição de Ceuas é condição prévia requerida para o credenciamento das instituições com atividades de ensino ou pesquisa com animais. Compete às Ceuas examinar previamente os procedimentos de ensino e pesquisa a serem realizados na instituição à qual esteja vinculada, para determinar sua compatibilidade com a legislação aplicável; manter cadastro atualizado dos procedimentos de ensino e pesquisa realizados, ou em andamento, na instituição, enviando cópia ao Concea; manter cadastro dos pesquisadores que realizam procedimentos de ensino e pesquisa, enviando cópia ao Concea; expedir certificados que se fizerem necessários perante órgãos de financiamento de pesquisa, periódicos científicos ou outros; notificar imediatamente ao Concea e às autoridades sanitárias a ocorrência de qualquer acidente com os animais nas instituições credenciadas, fornecendo informações que permitam ações saneadoras. Dessa forma, a criação ou a utilização de animais para pesquisa ficam restritas, exclusivamente, às instituições credenciadas no Concea.

Qualquer instituição legalmente estabelecida em território nacional que crie ou utilize animais para ensino e pesquisa deverá requerer credenciamento no Concea para uso de animais, desde que, previamente, crie a sua Ceua.

Além disso, a Resolução Normativa n. 23, de 23 de julho de 2015, baixou o capítulo Introdução Geral do Guia Brasileiro de Produção, Manutenção ou Utilização de Animais para Atividades de Ensino ou Pesquisa Científica do Concea. Esse documento, além de considerar as particularidades e necessidades das instituições de ensino, laboratórios e instalações animais, também oferece elementos para priorizar o bem-estar animal e minimizar a dor e as consequências negativas da manipulação dos animais. O guia apresenta formas de como identificar e reconhecer evidências de dor e estresse nos animais e a potencial relação destes com a manipulação animal. Ainda, indica como desenvolver estratégias para minimizar situações consideradas estressantes e de como manter e incrementar o bem-estar animal, além de oportunizar uma reflexão sobre a necessidade do uso de animais para atingir os objetivos das edificações em que os animais são criados, mantidos ou submetidos aos experimentos, bem como os equipamentos necessários para mantê-los com qualidade sanitária e bem-estar. Esse guia também disponibiliza, na forma de capítulos, as diretrizes para a criação e manutenção de diversas espécies animais, o qual pode ser acessado, em *e-book*, na página do Concea e da Fundação Oswaldo Cruz (Fiocruz).

Em síntese, uma instituição de ensino ou pesquisa com animais deverá atender aos requisitos constantes do *Guia Brasileiro de Produção, Manutenção ou Utilização de Animais para Atividades de Ensino ou Pesquisa Científica*, constituir sua Ceua, cadastrar-se no Concea antes de iniciar seus protocolos de ensino ou pesquisa.

Uma vez cadastrado no Concea, o centro de ensino ou pesquisa só poderá submeter o animal às intervenções recomendadas nos protocolos dos experimentos que constituem a pesquisa após a aprovação pela respectiva Ceua.

Ao término do experimento ou, ainda, em qualquer de suas fases, sempre que necessário que um animal seja submetido à eutanásia, deverão ser obedecidas às orientações pertinentes a cada espécie animal, conforme as diretrizes do Concea.

Nesse sentido, a Resolução Normativa n. 37, publicada pelo MCTIC em 15 de fevereiro de 2018, estabeleceu as "Diretrizes da prática de eutanásia" do Concea, referentes aos procedimentos de eutanásia realizados em animais incluídos em atividades de ensino ou de pesquisa científica.

Conforme preconizado pelo Concea, os procedimentos de eutanásia devem garantir o mínimo de dor ou sofrimento ao animal, devem ser supervisionados, mesmo que de forma não presencial pelo responsável técnico pela instalação animal. Esse técnico deve ter o título de médico veterinário com registro ativo no Conselho Regional de Medicina Veterinária (CRMV), da Unidade Federativa em que o estabelecimento esteja localizado, sob Anotação de Responsabilidade Técnica (ART) no referido Conselho.

A Diretriz do Concea se baseia no princípio de que a dor só é reconhecida a partir de um estímulo nociceptivo, isto é, quando o córtex cerebral e estruturas subcorticais forem funcionais. Por outro lado, quando o animal se encontra no estado de inconsciência, não ocorre a percepção da dor. Dessa forma, o método de eutanásia não é tão crítico quando o animal se apresentar inconsciente ou anestesiado, desde que o animal não restabeleça a consciência antes do óbito.

MODELOS ANIMAIS

Os seres vivos compartilham propriedades e características. A ideia de "estudar características comuns entre as espécies, a fim de compreender a função das espécies" advém, no mínimo, da época da obra *Historia Animalium*, de Aristóteles e sustenta o valor da medicina comparativa. Descobertas fundamentais acerca da fisiologia e da fisiopatologia vieram de estudos comparativos utilizando animais.

Nesse contexto, esses organismos animais constituem-se em modelos ou substitutos para estudos sobre os seres humanos ou outros animais. Modelos animais podem ser utilizados para investigar a fisiologia celular, tecidual de estruturas e de órgãos, e permitem avaliar a integração de órgãos e sistemas com o organismo ou em uma estrutura similar. Ofertam a possibilidade de compreender mecanismos subjacentes a doenças.

Na medida em que o conceito de modelo animal se aplica a toda utilização de animais para fins científicos, então, de forma geral, os mesmos critérios devem ser aplicados para a seleção e validação de um modelo animal específico.

Inicialmente, o pesquisador deve definir os objetivos do projeto e determinar qual o nível do sistema biológico que é relevante para a sua condução. Por exemplo, seus estudos envolverão um tipo específico de célula, tecido, órgão ou a interação de órgãos. Tendo a percepção de qual é o sistema biológico envolvido, o pesquisador poderá, então, decidir a melhor espécie ou linhagem animal que representa mais adequadamente o sistema biológico a ser investigado.

A opção por um determinado modelo animal deve ter fundamento científico e não ser influenciada por conveniência ou orçamento.

ESTUDOS DE TOXICIDADE

Os estudos de toxicidade são realizados durante a fase pré-clínica do desenvolvimento de um produto farmacêutico, e têm como objetivo avaliar o perfil de segurança e as características farmacocinéticas e toxicológicas das formulações candidatas. Se bem realizados, podem maximizar as chances de sucesso na fase clínica do desenvolvimento de um produto farmacêutico.

As estratégias para o desenvolvimento dos estudos pré-clínicos dos produtos de uso veterinário de natureza farmacêutica seguem diretrizes gerais de regulamentação, mas também são elaboradas caso a caso, de acordo com as especificidades do medicamento.

O conjunto dos estudos toxicológicos é um componente importante do processo de desenvolvimento dos produtos farmacêuticos requeridos pelas agências reguladoras, o qual é realizado antes da fase de investigação clínica, visando: identificar doses e exposições que causam toxicidade (incluindo relações dose-resposta); ajudar a definir uma dose inicial apropriada e uma estratégia de escalonamento de dose para os primeiros testes na espécie-alvo, bem como a dose máxima; identificar possíveis estratégias de monitoramento de potencial toxicidade na espécie-alvo; e, em alguns casos, avaliar a atividade farmacológica.

À medida que o desenvolvimento do medicamento progride, estudos de toxicidade de longo prazo são conduzidos, se necessário, com base na indicação clínica e na duração do tratamento clínico. Em geral, os dados gerados a partir desses estudos são decisivos para aprovação e comercialização do novo produto veterinário de origem farmacêutica ou biofarmacêutica.

Os relatórios dos estudos toxicológicos elaborados para submissão às agências reguladoras devem ter as seguintes informações:

- Propósito ou objetivo do estudo.
- Identificação, especificação e pureza do material teste e o número do lote; e a natureza de qualquer impureza potencialmente importante para a toxicologia.
- Espécie animal utilizada. O Quadro 8.1 resume as espécies animais mais relevantes empregadas nos estudos de avaliação de toxicidade.
- Níveis de dose e forma de administração (por exemplo, sonda gástrica, cápsula etc.). Caso houver alguma precaução associada à dosagem, como solubilidade, estabilidade e palatabilidade, esta deve ser descrita no relatório.
- Veículo utilizado para preparação da substância teste; e se o veículo pode interferir nos achados clínicos.
- Sexo e número de animais em cada grupo.
- Informações adicionais ao protocolo de teste padrão, como a mensuração dos níveis hormonais ou a avaliação da toxicocinética etc.
- Descrição de todas as doses administradas, incluindo a "zero" para os grupos-controle; para estudos via ração incluir valores da concentração em m/kg (se medida) ou equivalente (se baseada em fatores de conversão de dose) mg/kg de peso corporal por dia para machos e fêmeas; para estudos com uso de água potável, deve incluir os valores em mg/L (mesmo que originalmente os dados sejam em partes por milhão) e os valores iguais (se medidos) ou equivalentes (se baseados em fatores de conversão de dose)

mg/kg por dia dose. Se o estudo apresentar níveis de administração em termos de mg/animal por dia, esses valores devem ser convertidos para mg/kg de peso corporal por dia, usando os pesos dos animais. Se o estudo não usou a administração da dose diariamente (por exemplo, 5 dias/semana em vez de 7 dias/semana), deve-se verificar se os níveis de dose indicados são dados apenas para os dias de dosagem ou calculados ao longo de toda a duração do estudo.

- Duração do estudo (data do início e do término).
- Caso alguns dos animais tenham de ser tratados/recuperados durante o estudo, informar o número de animais, duração da dosagem; intervalo entre a primeira e a última dose e as reações apresentadas, investigações etc.
- Qualquer mortalidade observada durante o estudo deve ser relatada, tanto em animais dos grupos tratados como aqueles dos grupos de controle, e a informação sobre as causas da mortalidade, se conhecida.
- Descrição dos achados relacionados à substância teste, se houver, identificando o efeito, sua gravidade ou magnitude.
- Informações relevantes sobre dados históricos, se disponíveis.
- Qualquer achado que seja estatisticamente significante, mas não esteja relacionado com os efeitos adversos ou relevantes para uma avaliação de risco em seres humanos.
- Qualquer achado *in vivo* no início do estudo que possa ser relevante para o estabelecimento da ARfD, por exemplo, alterações do peso corporal ou efeitos comportamentais.
- Qualquer informação relevante para o estudo (por exemplo, alta morbidade nos grupos-controle).
- O(s) autor(es) e a data de elaboração do relatório do estudo.

Os estudos de toxicidade apresentados neste capítulo foram baseados em documentos de agências reguladoras reconhecidas, como EMA, FDA e Mapa, bem como de instituições de interesse na área, como OCDE, VICH e OMS.

Os estudos toxicológicos rotineiramente empregados são: estudo de toxicidade aguda; estudo de toxicidade de curto prazo; estudo de toxicidade de longo prazo e carcinogenicidade; genotoxicidade; e estudo de toxicidade reprodutiva e de desenvolvimento. Caso durante esses estudos de rotina for apontada a necessidade de se avaliar determinado(s) órgão(s) ou tecido(s)-alvo, esse estudo é classificado como estudo especial.

QUADRO 8.1. Algumas espécies e modelos animais* mais comumente utilizados em estudos de segurança, como parte da pesquisa e desenvolvimento de um novo produto

Tipo de estudo	Espécie – modelo animal
Toxicidade aguda (oral/dérmica, dose única, irritação, potencial alergênico)	Rato e camundongo
Toxicidade subcrônica e crônica	Rato e camundongo
Mutagenicidade	*In vitro* e *in vivo* (camundongo)
Carcinogenicidade	Rato e camundongo
Toxicidade da reprodução e desenvolvimento	Rato e coelho
Toxicidade específica	Rato ou camundongo
Farmacocinética (incluindo o desenvolvimento de metodologia)	Rato, cão, camundongo (como parte dos estudos de toxicidade)
Atividade microbiológica	*In vitro*
Farmacologia	Rato e cão

* Outras espécies animais poderão ser empregadas, em substituição aos modelos convencionais, desde que devidamente justificado.

Estudo de toxicidade aguda

Os estudos de toxicidade aguda são aqueles utilizados para avaliar a toxicidade produzida por uma substância teste quando esta é administrada em uma ou mais doses durante um período não superior a 24 horas, seguido de observação dos animais por 14 dias após a administração. Esses estudos devem ser conduzidos com no mínimo duas espécies de mamíferos. Propõe-se que sejam utilizadas duas vias de administração: a pretendida para administração (se for oral, recomenda-se por gavagem) e uma parenteral; se a administração intravenosa for a pretendida para uso, a utilização de apenas esta via para estudos de toxicidade de dose única é suficiente. A dose limite a ser testada é de 1.000 mg/kg/dia para roedores e não roedores. Em situações em que essa dose não resulte em uma margem de 10 vezes a exposição clínica e a dose clínica exceda 1 g por dia, deve ser considerada a menor dose disponível entre 10 vezes a exposição clínica, 2.000 mg/kg/dia ou a máxima dose disponível.

Os estudos para a determinação de DL50, atualmente, não são necessários; podem ser utilizados métodos alternativos para a estimativa da dose letal envolvendo um menor número de animais, tais como os preconizados nos guias da OECD.

Deve ser aqui introduzida a importância, em algumas situações, do uso da *Acute Reference Dose* (ARfD). O ser humano pode ser exposto durante a sua vida aos resíduos de medicamentos veterinários por meio do consumo de alimentos de origem animal. Em alguns casos, os resíduos de medicamentos veterinários podem causar efeitos adversos em seres humanos após uma única ingestão. Uma situação dessa já ocorreu no passado na Europa, quando houve a intoxicação aguda pelo clembuterol logo após o consumo de fígado de vitela ou carneiro e carne bovina. Nesse caso, a IDA pode não ser o valor mais apropriado para quantificar o nível acima do qual uma única exposição pode produzir efeitos adversos. Assim, o estabelecimento da ARfD é mais apropriado para abordar essa preocupação.

O guia do *Guidance document for the establishment of ARfD for veterinary drug residues in food* (JECFA) foi desenvolvido com base na orientação ARfD existente e considerando características específicas de medicamentos veterinários, as quais são diferentes daquelas de praguicidas e de outras substâncias químicas (por exemplo, efeitos microbiológicos e cenários de exposição específicos). São alguns exemplos de situações em que o uso da ARfD é mais apropriado: o produto de uso veterinário, como foi desenvolvido para atuar em mamíferos (espécie-alvo), pode causar um efeito indesejado/adverso para o ser humano (espécie não alvo); o medicamento veterinário é derivado de um medicamento de uso em humano e, nesses casos, além dos dados de toxicidade de animais de laboratório, estão disponíveis também informações sobre farmacologia e dados clínicos humanos; há, ainda, medicamentos veterinários derivados de praguicidas e, portanto, a ARfD pode já existir para tais compostos e pode ser usada na avaliação de risco aguda para seu uso como medicamento veterinário.

Os principais determinantes para decidir se é necessário ou não estabelecer a ARfD são as avaliações dos efeitos agudos e crônicos dos medicamentos veterinários, considerando parâmetros específicos de toxicidade, a farmacologia e a atividade antimicrobiana, esse último no caso dos antimicrobianos.

Estudo de toxicidade de curta duração

Os estudos toxicológicos de curta duração, em que as substâncias-teste são administradas em dose repetida, fornecem informações importantes sobre os principais efeitos tóxicos da substância em estudo e sua relação dose-resposta. Estudos de toxicidade de curto prazo são frequentemente realizados para ajudar na seleção da dose para estudos de toxicidade de longo prazo. Em alguns casos, estudos de toxicidade de curto prazo podem ajudar a esclarecer quais são os níveis de dose com menor impacto para os efeitos observados em estudos de toxicidade de longo prazo; além disso, fornecem informações relevantes para a interpretação sobre toxicidade de longo prazo e carcinogenicidade (por exemplo, sinais precoces de toxicidade no rim ou fígado quando os tumores aparecem nesses órgãos após exposição prolongada).

É muito importante relatar os achados de estudos equivalentes. Por exemplo, se certo efeito foi observado em um estudo em ratos de 28 dias, seria esperado que também estivesse presente no estudo de 90 dias em níveis de dose semelhantes ou mais baixos.

Qualquer achado que for considerado não relevante para seres humanos e as suas razões (como, por exemplo, achados renais em ratos machos apenas, apoiados por investigações de alfa2u-microglobulina) devem ser relatados. Qualquer descoberta precoce de possível relevância para uma ARfD, mesmo se em doses acima do Loael, deve ser identificada, juntamente com o tempo e a menor dose em que foram observados. Quando os efeitos são observados após alguns dias de dosagem, no entanto, na primeira vez que forem observados devem ser claramente relatados.

Há duas diretrizes VICH relacionadas a testes de toxicidade de dose repetida para a avaliação da segurança de resíduos de medicamentos veterinários em alimentos destinados ao ser humano: VICH GL31 [*Studies to Evaluate the Safety of Residues of Veterinary Drugs in Human Food: Repeat-Dose (90-Day) Toxicity Testing*] e VICH GL37 [*Studies to Evaluate the Safety of Residues of Veterinary Drugs in Human Food: Repeat-Dose (Chronic) Toxicity Testing*].

Teste de toxicidade de dose repetida (VICH GL31 e VICH GL37)

O teste de toxicidade de dose repetida é realizado para definir: (1) efeitos tóxicos com base nas administrações repetidas do composto e/ou seus metabólitos; (2) a incidência e gravidade do efeito em relação à dose e/ou duração da exposição; (3) doses associadas com respostas tóxicas e biológicas; e (4) a Noael.

O teste de toxicidade exige a avaliação dos efeitos à exposição repetida ao composto parental e/ou metabólitos. Tal como acontece com outros testes de toxicidade, informações disponíveis sobre o composto devem ser utilizadas na concepção do teste. Testes de toxicidade de dose repetida devem ser realizados em espécies sensíveis e/ou apropriadas. Geralmente, o estudo deve ser conduzido empregando-se no mínimo duas espécies de mamíferos, incluindo uma espécie não roedora, embora a seleção das espécies deva sempre levar em consideração a relevância do composto, farmacocinética, farmacodinâmica, biodisponibilidade da substância teste, incluindo sua biotransformação.

O estudo deve contemplar números iguais de machos e fêmeas (a utilização de apenas um dos sexos deve ser devidamente justificada). A via de administração deverá ser a via de eleição para espécie-alvo e também a via parenteral. As doses utilizadas em estudos de administrações repetidas geralmente são estabelecidas a partir das informações produzidas em estudos de toxicidade aguda. Geralmente, três doses são utilizadas, sendo a mais alta escolhida com a expectativa de produzir efeitos tóxicos observáveis, mas não morte, nem sofrimento intenso e respeitando-se o limite máximo de 1.000 mg/kg/dia em roedores e não roedores. Os parâmetros avaliados são:

- Roedores: mortalidade, sinais clínicos (incluindo parâmetros comportamentais); variações no peso corporal e no consumo de ração e água, patologia clínica (hematologia, bioquímica); duração e reversibilidade da toxicidade; investigações anátomo e histopatológicas.
- Não roedores: mortalidade; sinais clínicos (incluindo parâmetros comportamentais); variações no peso corporal e no consumo de ração e água; patologia clínica (hematologia, bioquímica); oftalmologia; duração e reversibilidade da toxicidade; investigações anátomo e histopatológicas.

Os dados obtidos durante esse teste podem ser usados para estabelecer a Noael/Noel.

Embora a diretriz do VICH 31 recomende a estrutura de testes de toxicidade de 90 dias para medicamentos de uso veterinário, é importante que o desenho do teste permaneça flexível. Dentro do contexto dessa diretriz, os testes devem ser adaptados para estabelecer dose-resposta e a Noael para toxicidade após tratamento de 90 dias.

Os testes de toxicidade de dose repetida (90 dias) devem ser realizados de acordo com as diretrizes da OCDE n. 408 "Estudo de toxicidade oral de 90 dias com dose repetida em roedores" e OCDE n. 409 "Estudo de toxicidade oral de 90 dias com dose repetida em não roedores". Necroscopia macroscópica e exame histopatológico devem ser realizados de acordo com as Diretrizes da OCDE n. 408 e 409.

Estudo de toxicidade de longa duração e carcinogenicidade

Os estudos de toxicidade de longa duração e carcinogenicidade têm como principal objetivo investigar efeitos crônicos que não são observados em estudos de curta duração ou que mostram progressão com a duração da exposição. Os estudos de longo prazo para investigar efeitos específicos, como carcinogenicidade, serão aqui abordados; trata-se do VICH GL28 (*Studies to Evaluate the Safety of Residues of Veterinary Drugs in Human Food: Carcinogenicity Testing*).

Os estudos de toxicidade de longa duração devem indicar a taxa de sobrevivência nos animais após a dose máxima. Devem indicar também se a mortalidade concentrou-se principalmente nas últimas semanas do estudo e se a sobrevivência foi adequada para avaliar os vários pontos do estudo. Devem observar se há alguma indicação de que os achados ocorreram mais cedo nos animais tratados. Essas informações podem ser importantes para lesões com alta incidência e para interpretação de alguns efeitos de toxicidade de longo prazo. As observações durante o estudo (por exemplo, mortalidade, consumo de ração e água, peso corporal, hematologia, bioquímica, análise de urina, exames de oftalmoscopia, exames físicos/neurológicos, sinais clínicos, pesos dos órgãos, patologia macroscópica e histopatologia) e qualquer outra informação sobre o desenho do estudo deverão ser fornecidas, mesmo nos achados negativos.

Teste de carcinogenicidade (VICH GL28)

A decisão de realizar testes de carcinogenicidade deve levar em consideração: 1) os resultados de testes de genotoxicidade; 2) relações estrutura-atividade; e 3) achados nos testes de toxicidade de curto prazo que podem ser relevantes nos estudos de toxicidade de longo prazo. Também se deve levar em consideração o mecanismo de toxicidade espécie-específico. Qualquer diferença no metabolismo entre as espécies de teste, espécie animal alvo, e os seres humanos deve ser levada em consideração. Os resultados claramente negativos da genotoxicidade serão geralmente considerados evidência suficiente de falta de potencial carcinogênico por meio do mecanismo de ação genotóxico. Compostos comprovadamente genotóxicos, na ausência de outros dados, são presumidamente carcinógenos a seres humanos e não necessitam de estudos de longo prazo de carcinogenicidade.

Os estudos de carcinogenicidade podem, no entanto, ser necessários se, por exemplo: 1) o composto for membro de uma classe química conhecida como carcinogênica para o animal ou homem; 2) estudos de toxicidade de curto e longo prazo disponíveis do composto identificam lesões potencialmente pré-neoplásicas ou achados indicativos de neoplasia; ou 3) os estudos de toxicidade sistêmica indicam que o composto pode estar associado a efeitos conhecidos associados a mecanismos epigenéticos de carcinogenicidade que são relevantes para os seres humanos.

O estudo de carcinogenicidade tem como principal objetivo identificar substâncias que possam causar o desenvolvimento potencial de tumores em algum local por algum mecanismo. O estudo de carcinogenicidade deve ser realizado em roedores durante longo prazo ou por meio de um estudo de curto e médio prazo em roedores *in vivo*, empregando-se modelos iniciação/promoção em roedores, ou modelos de carcinogenicidade, usando transgênicos ou roedores neonatais; ou estudo em longo prazo de carcinogenicidade em uma segunda espécie roedora. O emprego do rato é recomendado na ausência de dados que elejam outra espécie.

A dosagem recomendada para o estudo deve considerar o perfil de toxicidade, farmacocinética, farmacodinâmica, dose máxima possível, dose limite, dose terapêutica na espécie-alvo, entre outros fatores de acordo com as características da substância estudada. O período de observação é de 24 meses em ratos e 18 meses em camundongos e hamsters, e um resultado positivo em qualquer espécie será considerado indicativo de potencial carcinogênico.

A via de administração para o teste de carcinogenicidade é a oral. Recomenda-se pelo menos três vezes a dose, além de um grupo de animais sem o tratamento (grupo-controle). Os animais devem ser avaliados para morbidade ou mortalidade, e especial atenção deve ser dada ao desenvolvimento de tumores: início, localização, dimensões, aparência, progressão de cada tumor macroscopicamente visível ou palpável. Devem ser verificados periodicamente sinais específicos de importância toxicológica, além de peso corporal e consumo de ração/água.

A dose alta deve ser ajustada para demonstrar um efeito tóxico mínimo sem afetar a sobrevida em virtude de outros efeitos que não relacionados à carcinogenicidade. A demonstração de um efeito tóxico no estudo de carcinogenicidade, sem comprometer a sobrevivência ou homeostase, garante que os animais foram suficientemente desafiados e fornece a confiabilidade de um resultado negativo.

A diretriz da OCDE n. 451 "Estudos de Carcinogenicidade" contém o protocolo de estudo, orientações e abordagens para testar produtos químicos para carcinogenicidade usando animais experimentais. As informações derivadas de um ensaio combinado sobre carcinogenicidade e toxicidade crônica (OCDE n. 453 "Estudos Combinados de Toxicidade Crônica/Carcinogenicidade") também são aceitáveis.

Estudo de genotoxicidade

Os dados de um número apropriado de testes de genotoxicidade *in vitro* e *in vivo* podem ser úteis na elucidação do mecanismo de toxicidade de certos compostos.

Teste de genotoxicidade (VICH GL23)

O VICH GL23 (*Studies to evaluate the safety of residues of veterinary drugs in human food: genotoxicity testing*) é um protocolo *in vitro*.

Muitos agentes cancerígenos e/ou mutagênicos têm um modo de ação genotóxico. Além disso, substâncias que causam toxicidade reprodutiva e/ou no desenvolvimento podem ter um modo de ação que envolve mecanismos genotóxicos. Os resultados dos testes de genotoxicidade normalmente não afetarão o valor numérico da IDA, mas podem influenciar a decisão sobre se uma IDA pode ser estabelecida ou não.

Usualmente, uma bateria de testes de genotoxicidade é usada para identificar substâncias que têm a capacidade de causar mutações gênicas e alterações cromossômicas. Aquelas substâncias que são consideradas genotóxicas são também consideradas carcinógenos potenciais. Aqueles compostos que causam danos genéticos nas células germinativas também têm o potencial de causar efeitos reprodutivos e no desenvolvimento.

A diretriz VICH GL23 recomenda uma bateria padrão de testes (BPT) que pode ser usada para avaliação da genotoxicidade dos medicamentos de uso veterinário. Na maioria dos casos, os resultados indicarão, de forma clara, se o material de teste é ou não genotóxico. Contudo, a bateria padrão de testes não é apropriada para certas classes de medicamentos. Por exemplo, alguns antimicrobianos podem ser tóxicos para as cepas testadas quando da avaliação da mutação genética em bactérias. Nesse caso, o VICH aconselha alterações na bateria básica de testes necessários para tais medicamentos. Testes adicionais podem ser necessários em alguns casos, como, por exemplo, substâncias com potenciais efeitos aneugênicos e/ou germinativos.

De maneira geral, apenas o composto parental é testado; entretanto, em algumas situações pode ser necessário testar também um ou mais metabólitos. Tais situações ocorrem quando o metabólito tem estruturas que não estão presentes na estrutura molecular do medicamento original. Sais, ésteres, conjugados e resíduos ligados são geralmente considerados como tendo propriedades genotóxicas semelhantes às do composto parental, a menos que o contrário possa ser demonstrado.

Bateria padrão de testes (BPT)

Recomendam-se três baterias de testes como triagem na avaliação da genotoxicidade dos medicamentos de uso veterinário de natureza farmacêutica:

1. Teste para mutação genética em bactérias: para esse teste foi construído um banco de dados muito extenso com cepas de *Salmonella Typhimurium* e *Escherichia coli*. As cepas mais bem validadas são *Salmonella Typhimurium* TA1535, TA1537 (ou TA97 ou TA97a), TA98 e TA 100. Entretanto, essas estirpes podem não detectar alguns mutagênicos oxidantes e agentes de ligação cruzada. Para corrigir isso, as cepas de *Escherichia coli* WP2 (pKM101), WP2uvrA (pKM101) ou *Salmonella Typhimurium* TA102 devem também ser usadas no teste bacteriano. No entanto, apesar de o teste de mutação do gene bacteriano ser eficiente na triagem para detectar compostos com potencial inerente para induzir mutações genéticas, não detecta todos os compostos com potencial mutagênico. Alguns compostos clastogênicos não produzem mutações no teste de *Salmonella* (por exemplo, compostos inorgânicos de arsênico).
   Para teste de Ames, as concentrações máximas recomendáveis são de 5 mg/placa, quando não limitado por solubilidade ou citotoxicidade. Compostos com difícil solubilização têm sua concentração máxima de exposição limitada à sua solubilidade em veículo compatível com o sistema testado.
   O teste de mutagenicidade reversa bacteriana deve ser realizado de acordo com protocolo estabelecido na diretriz da OCDE n. 471.
2. Teste citogenético para avaliação de danos cromossômicos, ou um teste *in vitro* de mutação gênica em células tk do linfoma de camundongo: esse segundo teste deve avaliar o potencial de um produto químico produzir danos cromossômicos. Nessa avaliação pode-se empregar um dos três testes relatados a seguir: a) teste de aberrações cromossômicas *in vitro* usando análise de metáfase, que detecta clastogenicidade e aneugenicidade; b) teste do micronúcleo *in vitro* em células de mamíferos, que detecta a atividade de clastogenicidade e aneugenicidade; ou c) teste em células tk de linfoma de camundongo, que, com modificação, pode detectar tanto mutação genética quanto dano cromossômico. Para células de mamíferos as concentrações máximas recomendáveis são de 1,0 mM ou 0,5 mg/mL, o que for menor, quando não limitado por solubilidade ou citotoxicidade.
   Os testes de aberração cromossômica devem ser realizados de acordo com a OCDE n. 473. O ensaio *in vitro* dos micronúcleos de células de mamíferos (OCDE n. 487) pode ser empregado como parte da bateria inicial de testes de genotoxicidade como um substituto do teste de aberração cromossômica descrito no protocolo da OCDE n. 473.
   Se o teste do linfoma de camundongo for realizado, o protocolo deve estar de acordo com os critérios estabelecidos na OCDE n. 476 e deve incluir o uso de controles positivos apropriados (clastógenos).
3. Teste *in vivo* para danos cromossômicos usando células hematopoiéticas de roedores: esse teste foi adicionado a BPTs para fornecer garantia adicional de que esse procedimento detectará todos os potenciais mutagênicos. O VICH estava ciente de que, para o teste de algumas classes de químicos, algumas autoridades governamentais recomendam o uso de uma bateria de testes de mutagenicidade que consistem apenas em testes *in vitro*, sendo necessários testes *in vivo* apenas se a bateria *in vitro* apresentar um resultado positivo ou equívoco. Embora o VICH tenha considerado essa abordagem, definiu-se por incluir um teste *in vivo* na sua bateria de testes, a fim de alcançar a harmonia com os requisitos da ICH para testes de medicamentos humanos para genotoxicidade. Tal estudo pode ser o teste de avaliação do micronúcleo ou um teste de avaliação citogenética. Um ensaio de micronúcleos de eritrócitos em mamíferos (OCDE n. 474) ou um teste de aberrações cromossômicas da medula óssea em mamíferos (OCDE n. 475) pode ser realizado como parte da bateria inicial de testes de genotoxicidade.

Modificações da Bateria Padrão de Testes (BPT)

Para a maioria das substâncias, a BPT é normalmente suficiente, mas em alguns casos pode haver necessidade de modificações na escolha dos testes ou dos protocolos dos testes individuais realizados. As propriedades físico-químico de uma substância (por exemplo, volatilidade, pH, solubilidade, estabilidade etc.) podem, algumas vezes, tornar as condições de teste padrão inadequadas. Medicamentos testados usando baterias de testes alternativos de ensaio de genotoxicidade serão considerados caso a caso. Uma justificativa científica deve ser dada para não usar a BPT.

Algumas substâncias antimicrobianas são excessivamente tóxicas para as bactérias e, portanto, difíceis de serem testadas. Nesse caso, é apropriado realizar um teste bacteriano usando concentrações até o limite de citotoxicidade e suplementar o ensaio bacteriano com um teste *in vitro* para mutação genética em células de mamíferos.

Para a detecção de substâncias ativadas após sua metabolização, o ensaio *in vitro* deve ser realizado na presença e ausência de um sistema de ativação metabólica. O sistema de ativação metabólica mais comumente utilizado é a mistura S9 de fígados de roedores tratados com uma enzima, agente indutor (Aroclor 1254 ou uma combinação de fenobarbital e betanafitoflavona). No entanto, outros sistemas podem ser usados. Um racional técnico científico deve ser apresentado para justificar a escolha de um sistema de ativação metabólico alternativo.

Avaliação do resultado dos ensaios

A avaliação do potencial genotóxico de um composto deve considerar a totalidade dos resultados e reconhecer os valores intrínsecos e limitações dos testes *in vitro* e *in vivo*. Compostos que apresentam resultados "positivos" nos testes supracitados são potencialmente agentes carcinogênicos e/ou mutagênicos para seres humanos e, portanto, não há possibilidade de empregá-los como medicamento, humano ou animal.

Se uma substância apresentar resultado positivo para genotoxicidade *in vitro*, mas resultado negativo nos testes de genotoxicidade *in vivo* realizados com medula óssea, será necessário confirmar se o composto é genotóxico ou não com outro teste de genotoxicidade *in vivo*, usando um tecido-alvo diferente da medula óssea. No caso de outros resultados positivos ou ambíguos na BPTs, a necessidade de se realizar mais testes deve ser decidida caso a caso.

Resultados claramente negativos para a genotoxicidade em uma série de testes, incluindo a BPT, geralmente serão considerados evidência suficiente de ausência de genotoxicidade.

Estudo de toxicidade na reprodução e no desenvolvimento

Estudos de toxicidade reprodutiva em multigerações fornecem informações gerais sobre os efeitos da substância teste nos ciclos de estro, comportamento de acasalamento, concepção, parto, lactação e crescimento e desenvolvimento da prole até a idade de desmame. Os dados devem ser apresentados para cada etapa e geração separadamente (por exemplo, geração dos pais para primeira geração, geração dos pais para segunda geração etc.). Normalmente, devem ser identificados Noaels para toxicidade reprodutiva (por exemplo, comprometimento da fertilidade, parto, lactação), toxicidade parental (geralmente toxicidade sistêmica, como efeitos no peso corporal ou consumo de ração) e toxicidade de proles (por exemplo, efeitos no peso corporal de filhotes ou viabilidade de filhotes).

Estudos de toxicidade do desenvolvimento são usados para avaliar os efeitos no organismo em desenvolvimento, que podem incluir a morte do organismo em desenvolvimento, anormalidades estruturais, crescimento alterado ou deficiências funcionais. A unidade para comparação estatística em estudos de toxicidade do desenvolvimento é a ninhada, não o feto individual. Assim, quando são relatadas diferenças estatisticamente significantes nas incidências relativas ao número total de fetos por grupo de dose, deve-se verificar se tais diferenças também são aparentes quando os resultados são expressos por ninhada. Qualquer efeito que ocorra no primeiro dia (ou nos primeiros dias) após a dosagem deve ser anotado, pois podem ser usados como base para o estabelecimento de um ARfD. Geralmente, os Noaels devem ser identificados para toxicidade materna (geralmente toxicidade sistêmica, como efeitos no peso corporal ou consumo de ração) e toxicidade embrionária e fetal (por exemplo, efeitos no peso fetal, mortalidade fetal, incidência de anomalias esqueléticas e viscerais ou variantes).

Teste de toxicidade na reprodução (VICH GL22)

O VICH GL22 (*Safety studies for veterinary drug residues in human food: reproduction studies*) propõe um estudo multigeracional.

A abordagem dos testes de toxicidade reprodutiva e de desenvolvimento de produtos veterinários difere em alguns aspectos do que foi adotado pela ICH. A diretriz da ICH defende uma combinação de três estudos, nos quais a dosagem se estende por períodos mais curtos, para avaliar fertilidade adulta e desenvolvimento embrionário precoce, desenvolvimento pré e pós-natal e desenvolvimento embrionário-fetal. Embora tal abordagem seja considerada apropriada para a maioria dos medicamentos humanos, a exposição aos resíduos de medicamentos veterinários na alimentação humana pode ser de longo prazo. Para exposição de longo prazo e baixa dose, um estudo que se estende por mais de uma geração (também denominado de multigeracional) é considerado mais apropriado.

O estudo de mais de uma geração permite a detecção não só de qualquer efeito na reprodução do adulto, mas também qualquer efeito nas gerações subsequentes em decorrência da exposição *in* útero e pós-natal.

Estudos multigeracionais podem também permitir a detecção de efeitos reprodutivos da bioacumulação da substância em estudo. Interferências no trato reprodutivo em desenvolvimento ou bioacumulação podem manifestar-se por meio do aumento do grau ou gravidade dos efeitos adversos nas gerações sucessivas.

Recomenda-se o ensaio em multigeração em uma única espécie. Usualmente, a maioria dos estudos para todas as classes de produtos químicos são realizados em roedores. Estudos em duas ou três gerações têm sido a exigência usual para medicamentos veterinários. Estudos de uma geração, em que o tratamento termina quando a primeira geração de descendentes é desmamada, não permitem a avaliação do desempenho reprodutivo dos animais que foram expostos à substância em estudo no período pré-natal até a puberdade. Um estudo de mais de uma geração é, portanto, considerado necessário.

O número mínimo necessário para fornecer resultados claros e interpretáveis na maioria dos casos é de duas gerações. Enquanto protocolos do ensaio em multigeração para algumas classes de produtos químicos exigem uma terceira geração, geralmente os efeitos que são claros na terceira geração também podem ser adequadamente detectados na segunda geração. Portanto, recomenda-se que seja realizado um estudo de duas gerações.

Teste de toxicidade no desenvolvimento (VICH GL32)

Para este teste, propõe-se o VICH GL32 (*Studies to Evaluate the Safety of Residues of Veterinary Drugs in Human Food: Developmental Toxicity Testing*).

A avaliação do potencial para toxicidade no desenvolvimento foi identificada como uma das principais áreas a serem consideradas na avaliação da segurança de resíduos de medicamentos de uso veterinário na alimentação humana.

O objetivo do teste de toxicidade no desenvolvimento é detectar qualquer efeito adverso na fêmea grávida e no desenvolvimento do embrião e feto consequente à exposição da fêmea durante todo o período de gestação até o dia anterior ao parto. Tais efeitos adversos incluem maior toxicidade em relação à observada em não grávidas, morte embriofetal, crescimento fetal alterado e mudanças estruturais para o feto. Para os fins da diretriz VICH GL32, a teratogenicidade é definida como a capacidade de produzir uma mudança estrutural no feto considerado prejudicial para o animal, que pode ou não ser compatível com a vida.

O desenho do ensaio deve ser tal que, se qualquer efeito adverso sobre o desenvolvimento for detectado, a(s) dose(s) em que ocorre(m) e a(s) dose(s) que não produz(em) efeito adverso deverá(ão) ser claramente identificada(s). Algumas observações podem requerer mais estudos para caracterizar completamente a natureza da resposta ou da relação dose-resposta.

Tradicionalmente, duas espécies, um roedor e um não roedor são utilizados para teste de toxicidade de desenvolvimento. Duas espécies ainda são recomendadas no teste ICH, segundo a diretriz para testes de toxicidade no desenvolvimento para medicamentos humanos.

O teste de toxicidade em desenvolvimento inicia-se no roedor. Se for observada evidência clara de teratogenicidade, independentemente da toxicidade materna, uma segunda espécie não seria necessária. Se for observado um resultado negativo ou duvidoso para teratogenicidade no roedor, um novo teste de toxicidade em desenvolvimento em uma segunda espécie, preferencialmente, de não roedor deve ser conduzido. Na ausência de teratogenicidade no roedor, um teste de toxicidade no desenvolvimento em uma segunda espécie seria necessário, mesmo se não houvesse outros sinais de desenvolvimento de toxicidade no roedor (por exemplo, fetotoxicidade ou embrioletalidade).

Se, após a revisão de todos os principais estudos, ficar evidente que a IDA seria baseada em teratogenicidade que ocorre no roedor, um estudo de toxicidade no desenvolvimento deve ser realizado em outra espécie, a fim de determinar se a segunda espécie apresenta maior sensibilidade para efeitos desenvolvidos. Portanto, é recomendável uma abordagem em etapas. O resultado desse teste inicial indicará a necessidade de um novo ensaio no desenvolvimento de uma segunda espécie.

A Diretriz OCDE n. 414 "Estudo de toxicidade no desenvolvimento pré-natal" é um método de referência adequado para um ensaio de toxicidade para medicamentos de uso veterinário. Essa diretriz inclui discussão do número de animais de ensaio, período de administração, seleção de doses, observações das mães, exame dos fetos e relato dos resultados.

Testes adicionais

Estes testes são necessários para abordar questões de segurança, como aquelas baseadas em estrutura, classe e modo de ação. Alguns exemplos desses estudos são:

- Teste de efeitos na microbiota intestinal humana (VICH GL36 – *Studies to evaluate the safety of residues of veterinary drugs in human food: general approach to establish a microbiological ADI*): é indicado para compostos com propriedades antibacterianas. É necessário se obter informações para determinar os efeitos residuais do medicamento na microbiota intestinal humana.

- Teste de efeito farmacológico: alguns medicamentos veterinários produzem efeitos farmacológicos sem resposta tóxica ou com uma dose inferior à necessária para induzir toxicidade. A Noael deve ser identificada e levada em consideração na definição da IDA do medicamento.
- Teste de imunotoxicidade: para algumas classes de medicamentos, como, por exemplo, antibióticos betalactâmicos, o potencial da substância para induzir uma reação alérgica em indivíduos sensíveis deve ser investigado. Teste de imunotoxicidade pode ser necessário para outros medicamentos veterinários quando os resultados dos testes indicarem um potencial risco imunológico.
- Teste de neurotoxicidade: a evidência de potencial neurotóxico pode ser identificada em testes de dose repetida e pode desencadear a necessidade de testes adicionais, como o recomendado na OCDE nº 424 "Estudo de Neurotoxicidade em Roedores".

Estudos especiais

Esses são testes realizados para entender o modo de ação do medicamento e usados para ajudar na interpretação ou na avaliação da relevância dos dados obtidos nos testes básicos e/ou adicionais. Esses estudos são projetados para resolver questões e preocupações científicas específicas, e os protocolos podem variar de estudo para estudo.

Exemplos de estudos especiais que podem ser incluídos são os estudos especiais sobre efeitos cardiovasculares, respostas imunes, ligação macromolecular, metabólitos (de importância toxicológica), efeitos hormonais, toxicidade ocular, produtos de fotoisomerização, função da tireoide e efeitos neurocomportamentais.

Observações em seres humanos

As observações em humanos podem ser particularmente úteis para estabelecer valores de orientação baseados na saúde, para avaliar a relevância dos resultados de estudos em animais experimentais e para confirmar valores de orientação baseados na saúde. Todos os estudos que lidam com seres humanos (exceto aqueles resumidos sob aspectos bioquímicos ou efeitos microbiológicos) devem ser incluídos nesta seção, incluindo levantamentos epidemiológicos, experiência clínica (alguns medicamentos veterinários podem ter sido investigados para uso como agentes terapêuticos em seres humanos), notificações de abuso e estudos voluntários medindo efeitos farmacológicos ou intolerância.

BIBLIOGRAFIA

1. BARBOSA, J.; CRUZ, C.; MARTINS, J.; et al. Food poisoning by clenbuterol in Portugal. *Food Additives and Contaminants 22*, p. 563-6, 2005.
2. Brasil. Agência Nacional de Vigilância Sanitária. *Guia para a condução de estudos não clínicos de toxicologia e segurança farmacológica necessários ao desenvolvimento de medicamentos*, 2013. Disponível em: <http://portal.anvisa.gov.br/documents/33836/2492465/Guia+para+a+Condu%C3%A7%C3%A3o+de+Estudos+N%C3%A3o+Cl%C3%ADnicos+de+Toxicologia+e+Seguran%C3%A7a+Farmacol%C3%B3gica+Necess%C3%A1rios+ao+Desenvolvimento+de+Medicamentos+-+Vers%C3%A3o+2/a8cad67c-14c8-4722-bf0f-058a3a284f75>. Acesso em: 31 dez. 2018.
3. ______. Presidência da República. Decreto nº 6.899, de 15 de julho de 2009. Dispõe sobre a composição do Conselho Nacional de Controle de Experimentação Animal – CONCEA, estabelece as normas para o seu funcionamento e de sua Secretaria-Executiva, cria o Cadastro das Instituições de Uso Científico de Animais – CIUCA, mediante a regulamentação da Lei nº 11.794, de 8 de outubro de 2008, que dispõe sobre procedimentos para o uso científico de animais, e dá outras providências. Disponível em: <http://www.planalto.gov.br/ccivil_03/_Ato2007-2010/2009/Decreto/D6899.htm>. Acesso em: 30 dez. 2018.
4. ______. Resolução Normativa nº 37, publicada pelo MCTIC em 15 de fevereiro de 2018. Diretriz da prática de eutanásia do CONCEA. Disponível em: <http://www.mctic.gov.br/mctic/export/sites/institucional/institucional/concea/arquivos/legislacao/resolucoes_normativas/Resolucao-Normativa-n-37-Diretriz-da-Pratica-de-Eutanasia_site-concea.pdf>. Acesso em: 30 dez. 2018.
5. [EMA] EUROPEAN MEDICINES AGENCY. Guideline on the principles of regulatory acceptance of 3Rs (replacement, reduction, refinement) testing approaches – EMA/CHMP/CVMP/JEG-3Rs/450091/2012, 15 dez. 2016. Disponível em: <https://www.ema.europa.eu/documents/scientific-guideline/guideline-principles-regulatory-acceptance-3rs-replacement-reduction-refinement-testing-approaches_en.pdf>. Acesso em: 30 dez. 2018.
6. [FIOCRUZ] FUNDAÇÃO OSWALDO CRUZ. Guia Brasileiro de Produção, Manutenção ou Utilização de Animais para Atividades de Ensino ou Pesquisa Científica do CONCEA, 2016. Disponível em: <https://www.arca.fiocruz.br/handle/icict/14259>. Acesso em: 30 dez. 2018.
7. HEALTH FOR ANIMALS. Disponível em: <https://healthforanimals.org/>. Acesso em: 30 dez. 2018.
8. [OECD] Organização para a Cooperação e Desenvolvimento Econômico. OECD Guidelines for the Testing of Chemicals. Disponível em: <https://www.oecd-ilibrary.org/environment/oecd-guidelines-for-the-testing-of-chemicals-section-4-health-effects_20745788>. Acesso em: 30 dez. 2018.
9. ______. OECD series on testing and assessment. Number 34. Guidance document on the validation and international acceptance of newor updated test methods for hazard assessment. 2005. Disponível em: <https://ntp.niehs.nih.gov/iccvam/suppdocs/feddocs/oecd/oecd-gd34.pdf>. Acesso em: 30 dez. 2018.
10. PULCE, C.; LAMAISON, D.; KECK, G.; et al. Collective human food poisonings by clenbuterol residues in veal liver. Veterinary and Human Toxicology, v. 33, p. 480-1, 1991.

11. SALLERAS, L.; DOMINGUEZ, A.; MATA, E.; et al. Epidemiologic of an outbreak of clenbuterol poisoning in Catalonia, Spain. Public Health Reports, v. 110, p. 338-42, 1995.
12. SOLECKI, R.; DAVIES, L.; DELLARCO, V.; et al. Guidance on setting of acute reference dose (ARfD) for pesticides. Food and Chemical Toxicology, v. 43, p. 1569-93, 2005.
13. SPORANO, V.; GRASSO, L.; ESPOSITO, M.; et al. Clenbuterol residues in non-liver containing meat as a cause of collective food poisoning. Veterinary and Human Toxicology, v. 40, p. 141-143, 1998.
14. THE EUROPEAN PARLIAMENT AND THE COUNCIL OF THE EUROPEAN UNION. Directive 2010/63/EU of 22 September 2010 on the protection of animals used for scientific purposes. Disponível em: <https://eur-lex.europa.eu/LexUriServ/LexUriServ.do?uri=OJ:L:2010:276:0033:0079:en:PDF>. Acesso em: 30 dez. 2018.
15. VICH Guidelines for Toxicology Studies. Disponível em: < https://vichsec.org/guidelines/pharmaceuticals/pharma-safety/toxicology.html>. Acesso em: 30 dez. 2018.
16. [WHO] WORLD AND HEALTH ORGANIZATION. Guidance document for the establishment of Acute Reference Dose (ARfD) for veterinary drug residues in food – Joint FAO/WHO Expert Committee on Food Additives (JECFA), Geneva – July 2016. Disponível em: <https://www.who.int/foodsafety/chem/jecfa/ARfd/en/>. Acesso em: 30 dez. 2018.

Capítulo 9

Estudos de segurança nas espécies-alvo

Greyce Lousana
Thais Sodré Lima

INTRODUÇÃO

O bem-estar e a saúde animal estão diretamente relacionados à segurança e à eficácia dos produtos de uso veterinário. As diferentes indústrias com foco na saúde animal, por meio da manufatura dos mais diversos produtos, são responsáveis pela manutenção da higidez de rebanhos (assegurando sua produtividade), bem como dos animais de estimação.

No Brasil, o papel da indústria veterinária torna-se mais evidente se considerados alguns fatores. O país vem ganhando visibilidade e importância diante do mercado ligado à produção de proteína animal. Como resultado, o Ministério da Agricultura, Pecuária e Abastecimento (Mapa) passou a desempenhar tarefas de auditoria, visando à fiscalização sanitária das condições de produção, essenciais aos processos de comercialização interna e externa. Soma-se a isso o aumento da conscientização dos criadores sobre a importância da manutenção de rebanhos saudáveis por meio de programas sanitários efetivos e periódicos. Finalmente, deve-se citar o fato de que o país possui a segunda maior população de cães, gatos e aves canoras e ornamentais em todo o mundo, sendo o quarto em população de animais de estimação, potencializando a força do setor econômico brasileiro.

Todo esse cenário acaba por elevar a demanda pela eficiência da fiscalização do comércio e do emprego de produtos de uso veterinário desempenhada pelo Mapa. Dessa forma, para que um produto de uso veterinário obtenha ou renove registro, é mandatória a apresentação de um dossiê de registro que comprove sua inocuidade (segurança), qualidade, eficácia e, em alguns casos, quando há o consumo pelo ser humano de produtos de origem animal, seus níveis de resíduos em diferentes matrizes (para detalhes, veja Capítulo 40). Nesse dossiê submetido ao Mapa devem ser inseridos resultados referentes aos estudos laboratoriais, pré-clínicos e clínicos conduzidos com o produto em questão. A análise e a aprovação do dossiê são realizadas pela Coordenação de Fiscalização de Produtos Veterinários (CPV), divisão pertencente ao Departamento de Fiscalização de Insumos Pecuários (DFIP)/Mapa.

De acordo com disposto no Decreto-lei n. 467/1969, e depois modificado pelo Decreto-lei n. 12.869/2012, um produto de uso veterinário é definido como

> toda substância química, biológica, biotecnológica ou preparação manufaturada cuja administração seja aplicada de forma individual ou coletiva, direta ou misturada com os alimentos, destinada à prevenção, ao diagnóstico, à cura ou ao tratamento das doenças dos animais, incluindo os aditivos, suprimentos promotores, melhoradores da produção animal, medicamentos, vacinas, antissépticos, desinfetantes de uso ambiental ou equipamentos, pesticidas e todos os produtos que, utilizados nos animais ou no seu habitat, protejam, restaurem ou modifiquem suas funções orgânicas e fisiológicas, bem como os produtos destinados ao embelezamento dos animais.

Cabe salientar que de acordo com a Instrução Normativa n. 37/1999, ficam dispensados de registro junto ao Mapa, nos moldes mencionados anteriormente, os produtos de uso veterinário que não se destinam a prevenir, diagnosticar ou curar doenças dos animais, que não possuam ação sobre agentes patógenos que acometem os animais e que não ofereçam riscos ao meio ambiente, à saúde animal e humana. São exemplos desse tipo de produto aqueles de uso exclusivo para embelezamento (sem ação terapêutica concomitante), instrumental cirúrgico, entre outros.

CARACTERÍSTICAS GERAIS DO ESTUDO

Estudos para avaliar a segurança e a eficácia de produtos de uso veterinário devem sempre seguir um protocolo de pesquisa, elaborado de forma criteriosa e com foco no produto e na espécie-alvo. Não é possível partir de projetos mal delineados, sem justificativas, desfechos, critérios de inclusão e exclusão, análises estatísticas, garantias para o bem-estar animal e as devidas aprovações de Comissões de Ética no Uso de Animais (Ceuas) e demais itens definidos por padrões metodológicos aceitáveis pela comunidade científica.

Compete ao médico veterinário, responsável pela condução do projeto, elaborar e manter um prontuário robusto e o acompanhamento diário dos animais inseridos em um estudo. Guias locais e internacionais devem ser seguidos, mas o que vale é sempre uma justificativa cientificamente aceitável para suportar um protocolo de pesquisa.

Garantir que dados clínicos e não clínicos sejam estudados e possam servir como subsídios para justificar os diferentes desenhos de um protocolo é o mínimo que se espera de uma empresa que pretende registrar e/ou renovar um produto.

Outro aspecto importante que deve ser salientado é a garantia dos locais onde o estudo clínico será conduzido (CRO, *Contract Research Organization*, sigla na língua inglesa que denota uma organização que fornece ensaios clínicos e outros serviços de apoio à pesquisa para indústrias farmacêuticas). Esse sistema deve prever procedimentos operacionais padrão, manuais, fluxos, treinamentos e programas de educação continuada e demais itens específicos para a garantia da qualidade de um estudo.

Sendo assim, para que haja a conformidade nas boas práticas clínicas veterinárias para a realização de um estudo é necessário um projeto metodológica e cientificamente aceitável e aprovado por uma Ceua, equipe qualificada e treinada de forma continuada, local para a condução do estudo que garanta a rastreabilidade dos dados clínicos e não clínicos, acompanhamento dos eventos adversos esperados, não esperados, graves ou não, um médico veterinário capacitado, fichas clínicas com dados **a**tribuíveis, **l**egíveis, **c**ontemporâneos, **o**riginais, **a**curados e **c**ompletos (ALCOA-C). Dessa forma, os resultados dos estudos serão passíveis de serem aceitos pelas autoridades regulatórias.

LEGISLAÇÃO E GUIAS

No presente capítulo são abordados os estudos que visam à obtenção de informações relativas à segurança da administração de determinado produto de uso veterinário na(s) espécie(s)-alvo, com intuito de obtenção de seu registro junto ao órgão regulatório.

O Brasil não possui instrução normativa que trata de forma específica esse assunto. Entretanto, existe a recomendação, por parte da entidade regulatória (Mapa), de que tais estudos sejam delineados de acordo com o disposto nos guias publicados pela *International Cooperation on Harmonisation of Technical Requirements for Registration of Veterinary Medicinal Products* (VICH). Esse programa trilateral (Estados Unidos/Comunidade Europeia/Japão) foi criado em 1996 com o intuito de harmonizar os requerimentos técnicos para obtenção de registro de produtos de uso veterinário. O VICH disponibiliza em seu site vários guias destinados à condução de estudos de segurança com diversos escopos. Além disso, agências regulatórias importantes, como o FDA (*United States of Food and Drug Administration)* e a EMA (*European Medicines Agency*) também dispõem de guias que discorrem sobre esse tema. O Quadro 9.1 apresenta os guias dessas agências regulatórias.

Dentre os guias publicados pelo VICH, o Guia *Target Animal Safety for Veterinary Pharmaceutical Products* (VICH GL43), direcionado para bovinos, ovinos, caprinos, felinos, caninos, suínos, equinos e aves, aborda requisitos essenciais, recomendados para estudos de segurança de um produto farmacêutico veterinário a ser submetido à instância regulatória. Tal guia visa difundir padrões de harmonização internacional de forma a reduzir a necessidade de realização de estudos separados, para contemplar os requerimentos de instâncias regulatórias de diferentes países e, por conseguinte, reduzir os custos de desenvolvimento de produto e o número de animais utilizados.

Vale ressaltar que esse guia contempla **recomendações** e que cabe ao investigador principal (médico veterinário responsável pela condução do projeto) e ao patrocinador (pessoa física ou jurídica, responsável por garantir os recursos para a condução do projeto) elaborar o delineamento experimental de um estudo de segurança que leve em consideração a margem de segurança do produto em investigação, dados prévios já publicados sobre dele, questões de bem-estar animal, exigências regulatórias do país no qual se pretende registrar o produto, entre outras.

Dentre os dados possivelmente publicados e que podem ser utilizados como base do delineamento estão as informações relacionadas a farmacocinética, farmacodinâmica e toxicologia do produto não somente na espécie-alvo, mas também em estudos pré-clínicos (veja

QUADRO 9.1 Guias para estudos de segurança na espécie-alvo

FDA
CVM GFI #49 – *Target Animal Safety and Drug Effectiveness Studies for Anti-Microbial Bovine Mastitis Products (Lactating and Non-Lactating Cow Products)*
CVM GFI #50 – *Target Animal and Human Food Safety, Drug Efficacy, Environmental and Manufacturing Studies for Teat Antiseptic Products*
CVM GFI #56 – *Protocol Development Guideline for Clinical Effectiveness and Target Animal Safety Trials*
CVM GFI #104 – *Content and Format of Effectiveness and Target Animal Safety Technical Sections and Final Study Reports for Submission*
CVM GFI #123 – *Development of Data Supporting Approval of NSAIDS for Use in Animal*
CVM GFI #192 – *Anesthetics for Companion Animals*
CVM GFI #197 – *Documenting Statistical Analysis Programs and Data Files*
CVM GFI #215 – *Target Animal Safety & Effectiveness Protocol Development & Submission*
CVM GFI #226 - *Target Animal Safety Data Presentation and Statistical Analysis*
EMA
7AE21a – *Local tolerance of intramammary preparations in cows*
CVMP/EWP/117899/2004 – *Guideline on efficacy and target animal safety data requirements for veterinary medicinal products intended for minor use or minor species (MUMS)/ limited market*
CVMP/EWP/459868/2008 – *Demonstration of target animal safety and efficacy of veterinary medicinal products intended to use in farmed finfish*

o Capítulo 8) ou ainda dados do produto obtidos em animais de outras espécies que não a espécie-alvo.

DELINEAMENTO DO ESTUDO

Para o adequado delineamento de estudos que visam avaliar a segurança de produtos de uso veterinário recomenda-se o emprego de ferramentas redutoras de vieses, como grupos-controle, randomização e cegamento.

O **grupo-controle negativo** é o usado para comparação que recebe apenas placebo. Por sua vez, **placebo** é a substância ou procedimento inativo (que não produz nenhum efeito), administrado a um participante ou grupo com a finalidade de comparar o efeito de uma substância química ou intervenção. O **efeito placebo** (tem maior relevância na espécie humana) é uma resposta favorável a uma terapêutica, independentemente do fato de esta ser real ou um placebo; pode ser atribuída à expectativa de um efeito, isto é, poder da sugestão. O **grupo-controle positivo** é o usado para comparação com tratamento convencional – **padrão ouro**. Quando os animais de um grupo-controle negativo não são submetidos a nenhum tratamento ou são submetidos a um placebo (por exemplo, o diluente do produto) se espera que não haja nenhuma alteração nos animais desse grupo. No grupo-controle positivo os animais recebem um tratamento que é conhecido por causar um determinado efeito; a inclusão desse grupo no experimento permite que um novo tratamento seja comparado a esse tratamento existente.

O grupo-controle negativo deve ser sempre incluído num delineamento experimental. Entretanto, a ausência desse grupo num estudo pode ser justificada quando sabidamente a falta de tratamento submete os animais a um sofrimento e/ou dor. Nessa situação, a Ceua não aprovará a realização do experimento, sendo necessário empregar um grupo-controle positivo, no qual será empregado o tratamento convencional e/ou o uso de um analgésico padrão.

Independentemente do tipo de controle empregado em um estudo, a randomização, uma poderosa ferramenta para a obtenção de evidências, torna-se mandatória e possibilita a distribuição de forma aleatória dos participantes nos grupos de estudo. Portanto, todos os participantes têm as mesmas chances de serem alocados em qualquer um dos grupos, promovendo a imprevisibilidade da alocação. Já o cegamento (cego, duplo-cego) impede que uma ou mais partes envolvidas no estudo conheça a intervenção que está sendo procedida no indivíduo. Outra ferramenta, o bloqueio do estudo, pode ser empregada para controlar, quanto possível, a distribuição de fatores de interesse, como lactação, idade, sexo, dentre outros.

A segurança de produtos com indicação de múltiplas vias de administração pode ser avaliada por meio da via de administração com maior predisposição ao surgimento de efeitos colaterais. Entretanto, a decisão de avaliar o produto por somente uma via de administração deve ser tomada de forma criteriosa, sem desconsiderar a avaliação dos efeitos locais da administração do produto.

Outro fator relevante na concepção do delineamento de um estudo de segurança é a avaliação de múltiplas doses do produto, e por um período que exceda a indicação presente na bula. Esse procedimento poderá não ser realizado se as propriedades farmacológicas, toxicológicas do insumo farmacêutico ativo (IFA) e o uso proposto do produto justificarem o contrário.

Para a determinação da dose recomendada e das sobredoses, deve-se levar em conta as propriedades farmacológicas e a toxicidade do IFA. Em linhas gerais, o VICH GL43 recomenda a inclusão no estudo, além de um grupo placebo, de um grupo no qual os animais serão medicados com o maior nível de dose do produto proposto, recomendado na bula (1X), e dois múltiplos dessa dose de uso de bula, que na maioria dos casos é três vezes (3X) e cinco vezes (5X) a maior dose da bula, por um período de tempo superior à duração máxima recomendada na bula para a utilização. Em geral, recomenda-se que cada grupo seja tratado por período equivalente a pelo menos três (3X) vezes a duração de tratamento a ser indicada, até um máximo de 90 dias. Vale ressaltar novamente que o disposto nesse guia é considerado uma recomendação, cabendo ao patrocinador e ao investigador estarem informados sobre quais são de fato as exigências requeridas pelo órgão regulador local.

De forma geral, os estudos de segurança em animais-alvo se dão com números reduzidos de animais (oito por tratamento). Aconselha-se a inclusão de machos e fêmeas (50% de cada), a menos que o produto seja destinado a um sexo apenas. Durante os estudos de segurança a utilização de animais saudáveis é esperada. Além disso, a idade desses animais é um fator importante a se considerar. Caso o produto sob investigação seja destinado a animais jovens, geralmente devem ser empregados animais de menor idade para a qual se solicita aprovação do produto.

É importante ter em mente que, nesses estudos, muitas variáveis devem ser observadas, as quais são distintas na dependência das características do produto e suas indicações. De maneira geral, quatro tipos de variáveis são considerados nos estudos de margem de segurança: exames físico e comportamental, testes clínico-patológicos, exame necroscópico e histopatológico.

Exames físico e comportamental

O exame físico detalhado de todos os animais deve ser realizado em diversos pontos do estudo, por um médico veterinário. Observações a respeito do comportamento e estado geral podem ser feitas por técnicos treinados, sob a supervisão de um médico veterinário, devendo ser registrados os dados, de cada um dos animais dos grupos, diariamente, sete dias por semana. A avaliação clínica e a observação do comportamento devem ser feitas sempre no mesmo horário ou em horários predeterminados.

Em linhas gerais, o exame deve ser direcionado aos sistemas: visual, nervoso central, musculoesquelético, tegumentar, cardiovascular, respiratório, gastrointestinal, reprodutor, urinário, linfático, além do comportamento. Caso o produto seja de uso parenteral, deve-se observar a aparência, presença de dor, exsudação ou hipertermia no local de aplicação. Observações gerais, ainda, devem ser realizadas sobre a ingestão de alimento, água, temperatura corpórea, defecação, micção e peso.

Testes clínico-patológicos

Durante os testes, devem ser realizados exames hematológicos, incluindo bioquímica sérica e urinálise, no mínimo no período inicial e final do estudo. Outros testes podem ser pertinentes na dependência do tipo de produto. Tais testes devem ser realizados em todos os indivíduos, exceto quando o tamanho do grupo exceder um número de oito indivíduos (a exemplo dos rebanhos); nesse último caso, podem ser selecionados animais aleatoriamente para tais exames. É importante salientar que sob hipótese alguma deve ser feita a "mistura" ou um "*pool*" das amostras, a título de reduzir o número de exames realizados.

É indicado realizar exames complementares adicionais em animais que apresentem eventos adversos (ou em que haja suspeitas para tal) com o intuito de se identificar a causa das manifestações clínicas.

Necropsia e exames histopatológicos

A princípio e desde que não haja estudos prévios publicados que suportem tais informações (produto novo), é necessário que se realize a coleta de amostra de tecido em todos os animais de todos os grupos envolvidos na pesquisa. Naqueles estudos nos quais já se conhece, ou há bibliografia sobre o IFA, normalmente se realiza a avaliação microscópica dos tecidos de todos os animais do grupo-controle e do grupo de maior dose do produto testado. Se nos animais pertencentes a esse último grupo forem encontradas lesões teciduais, deve-se proceder ao exame nos animais do grupo que recebeu a dose imediatamente inferior àquela aplicada nos animais desse grupo. Além disso, recomenda-se que todos os animais, exibindo manifestações clínicas sistêmicas ou alterações nos exames clínico-patológicos, devam passar por esses exames.

Entretanto, o próprio VICH GL43 apresenta a ressalva de que, caso haja ampla margem de segurança previamente documentada para o IFA, o exame de necropsia e histopatológico podem não ser necessários diante da ausência de alterações nos parâmetros clínicos e resultados de exames clínico-patológicos realizados no decorrer do estudo.

ESTUDO ESTATÍSTICO

Em relação aos aspectos estatísticos, tabelas e textos descritivos são métodos comuns de sumarização nos estudos de segurança. Aconselha-se também o uso de gráficos, pelos quais padrões de eventos adversos podem ser descritos. Logicamente, a seleção do modelo estatístico dependerá da variável a ser analisada, bem como do tipo de estudo a ser conduzido. Quaisquer que sejam os métodos escolhidos, as análises estatísticas necessitam ser descritas.

ESTUDOS DE SEGURANÇA ADICIONAIS

Alguns estudos adicionais de segurança podem ser necessários para um determinado produto de uso veterinário, dependendo das condições de uso e das características desse produto. Tais estudos podem ser combinados com a margem de avaliação de segurança e, em animais produtores de alimentos, estudos de resíduos. É recomendado que os desenhos de estudos específicos sejam determinados pela comunicação prévia entre o patrocinador do produto e a agência reguladora.

Avaliação do local da injeção

Ainda, a depender das condições de uso e característica do produto em investigação, alguns estudos de segurança adicionais podem ser recomendados. A avaliação da segurança no local da injeção deve considerar a maior dose recomendada em bula e o volume máximo a ser administrado. A localização e o momento da aplicação devem ser registrados para facilitar a determinação do tempo de resolução da possível lesão. Nessa modalidade de avaliação devem ser observados sinais clínicos relacionados com comportamento/locomoção; aparência e sinais de edema e/ou inflamação no local de injeção; avaliação sérica das enzimas creatina quinase e aspartato transaminase; e avaliação macroscópica e histopatológica do local nos casos em que alterações clínicas foram observadas.

Avaliação da administração tópica

Para estudos de produtos administrados topicamente, da mesma forma que os demais, são indicados oito animais por grupo, avaliando-se a presença de alteração de comportamento/locomoção e a ocorrência de aumento de volume, dor, calor, eritema ou outros sinais no local de aplicação.

Recomenda-se, numa formulação tópica, o uso da administração por via oral da máxima dose da formulação tópica proposta, para examinar a segurança do IFA, caso haja a probabilidade de ingestão acidental após o tratamento (por exemplo, contato por lambedura).

Avaliação em estudos da reprodução

A avaliação de segurança específica e adicional deve ser realizada para produtos com indicação de uso em animais em fase reprodutiva. O objetivo de tais estudos é identificar possíveis efeitos adversos no desempenho reprodutivo ou sobre a progênie dos animais. Nesse delineamento é recomendado incluir animais saudáveis (geralmente oito por sexo) que representem a espécie, idade e classe na qual o produto será utilizado. A avaliação dos machos compreende o emprego de um grupo-controle e de um grupo tratado com três vezes a dose do produto. O período de tratamento deve compreender ao menos um ciclo de espermatogênese.

Já na avaliação dos efeitos de um produto sobre a atividade reprodutiva de fêmeas, elas devem ser tratadas com três vezes a dose indicada em bula no período que antecede a fertilização (a partir da fase folicular), ao longo da gestação (incluindo fase embrionária, fetal e pré-parto) e no período pós-parto, ao menos até ser possível observar desenvolvimento inicial e função locomotora da progênie. Essas avaliações podem ser realizadas em animais de laboratório desde que o perfil farmacocinético do produto seja comparável ao da espécie-alvo.

De forma mais específica, os estudos de segurança reprodutiva no macho devem contemplar a avaliação da espermatogênese, qualidade do sêmen e comportamento sexual. Nas fêmeas avalia-se o ciclo estral, comportamento sexual, taxa de concepção e duração da gestação, parto e amamentação. A progênie é avaliada quanto a aspectos toxicológicos (incluindo teratogenicidade e fetotoxicidade), desenvolvimento fetal, número de filhotes, viabilidade, crescimento e saúde da progênie.

Em aves, ainda deve ser avaliado o peso dos ovos, espessura da casca, taxa de postura, fertilidade dos ovos, eclodibilidade e viabilidade da progênie.

Uso intramamário

A avaliação da segurança de produtos indicados para uso intramamário em animais lactantes e não lactantes deve ser realizada em fêmeas livres de mastite clínica ou subclínica. Cada teto deve receber a dose máxima pelo período indicado em bula.

Recomenda-se que na avaliação da segurança de um IFA destinado a lactantes haja a inclusão de uma avaliação objetiva dos efeitos inflamatórios agudos em animais em fase inicial até a metade da lactação. Tanto para o estudo do IFA em animais lactantes como não lactantes, prefere-se que seja usado um único grupo, com o desenho comparativo para avaliar a similaridade de valores do período pré e pós-tratamento de cada animal. Geralmente, são empregadas oito fêmeas lactantes, incluindo quatro que estejam na sua primeira lactação.

Para todos os animais envolvidos no estudo, o exame físico local, incluindo palpação, deve ser realizado para avaliar a ocorrência de processo inflamatório, por meio da observação de edema, eritema, dor ou calor. No delineamento do estudo em animais lactantes, dados sobre todas as variáveis relevantes, associadas à irritação tecidual e produção de leite, devem ser coletados antes, durante e pós-tratamento. Amostras para contagem quantitativa de células somáticas e cultura bacteriana devem ser coletadas de cada teto antes da ordenha. É necessário registrar a produção diária de leite, a sua composição (por exemplo, gordura, proteína, lactose e sólidos não gordurosos) e aparência. Variáveis-chave para avaliação de segurança geralmente incluem sinais de irritação da glândula mamária, células somáticas elevadas e produção de leite alterada. A presença de células somáticas muito alta ou a elevação prolongada de células somáticas após o tratamento, de maneira geral, não é aceitável, a menos que haja uma justificativa.

DADOS DE SEGURANÇA ORIUNDOS DE ESTUDOS DE CAMPO

Os estudos de campo fornecem a avaliação dos potenciais efeitos adversos na dose de uso pretendida em um número muito maior de animais. Esses estudos são conduzidos normalmente sob condições representativas da população-alvo que, se aplicável, incluem animais doentes. A inclusão de um número relativamente grande de animais no estudo aumenta a possibilidade de se detectar eventos adversos de frequência relativamente baixa.

Em locais onde a ocorrência da doença e a pecuária apresentam muitas semelhanças, os dados internacionais podem ser utilizados para estudos de campo, desde que uma proporção mínima de dados seja gerada dentro da região onde a aprovação está sendo solicitada. É oportuno lembrar aqui que, em muitas situações, considerando-se a raça e o clima local, podem haver muitas diferenças na resposta. Por exemplo, em bovinos, deve-se avaliar com precaução o emprego de dados oriundos de estudos realizados com o gado europeu (*Bos taurus*), em clima frio ou temperado, em detrimento do teste em animais azebuados (*Bos indicus*), que corresponde à grande maioria de bovinos no Brasil, em condições tropicais, e que podem apresentar diferenças significativas na farmacodinâmica e farmacocinética, podendo, assim, diferir significativamente nos resultados da avaliação.

A coleta dos dados deve ser com animais que sejam representativos da faixa etária, raça e gênero a que se destina o IFA. O estudo deve ser delineado empregando-se um grupo de animais-controle apropriado. Em cada estudo, as observações clínicas devem ser realizadas no que se denomina "método cego", que é o estudo no qual os indivíduos que administram a substância desconhecem se é o medicamento (e doses) ou o placebo, evitando-se assim o viés. As variáveis apropriadas para avaliação podem ser baseadas em resultados de estudos farmacodinâmicos em animais de laboratório ou estudos nas espécies-alvo. Devem ser relatados eventos adversos e determinação de causalidade para o evento adverso.

ESTUDOS DE SEGURANÇA PARA ADITIVOS

A *European Food Safety Authority* publicou em 2011 um guia para condução de estudos de segurança e eficácia para aditivos. Da mesma forma que o VICH GL43, direcionado para produtos farmacêuticos, esse guia aborda a importância de utilizar nos estudos de segurança a espécie e categoria animal para qual o produto é destinado. O número de animais saudáveis utilizados deve permitir a análise estatística adequada, a fim de se estabelecer não somente a segurança do produto, como também a sua margem de segurança. Nesses estudos os animais são avaliados quanto à presença de alterações clínicas, características de desempenho, alterações hematológicas ou bioquímicas. Os casos de óbitos inesperados devem ser investigados por meio de exame de necropsia e histopatológico. A duração do estudo de eficácia para aditivos varia de acordo com a espécie e a categoria animal a qual o produto se destina, sendo indicada a consulta do Apêndice do referido guia técnico, que apresenta diversos exemplos direcionados a estudos a serem conduzidos em suínos, aves, bovinos, ovinos, caprinos, peixes, coelhos, cavalos, cães e gatos.

É importante mencionar ainda que, a depender do tipo de produto, pode ser necessária a realização de testes para avaliar o impacto ambiental e sobre a saúde do ser humano, ao administrar o produto ao animal. O Quadro 9.2 apresenta os principais guias internacionais que instruem sobre os cuidados especiais no descarte de produtos de uso veterinário, visando-se reduzir o impacto ambiental. Também são apresentados guias para evitar a contaminação do ser humano que administra produtos de uso veterinários.

QUADRO 9.2 Guias de avaliação de produtos de uso veterinário sobre o impacto ambiental e a saúde do ser humano

Avaliação de risco de impacto ambiental dos produtos de uso veterinário
VICH
▪ GL 6 – *Environmental impact assessment (EIAs) for veterinary medicinal products (VMPs) – Phase 1.*
▪ GL 38 – *Environmental impact assessment (EIAs) for veterinary medicinal products (VMPs) – Phase II.*
FDA
▪ CVM GFI#50 – *Target Animal and Human Food Safety, Drug Efficacy Environmental and Manufacturing Studies for Teat Antiseptic Products*
▪ CVM GFI#56 – *Protocol Development Guideline for Clinical Effectiveness and Target Animal Safety Trials*
EMA
▪ CVMP/ERA/52740/2012 – *Assessment of persistent, bioaccumulative and toxic (PBT) or very persistent bioaccumulative substances in veterinary medicinal products*
▪ CVMP/ERA/103555/2015 – *Assessing the toxicological risk to human health and groundwater communities from veterinary pharmaceuticals in groundwater*
▪ CVMP/ERA/430327/2009 – *Determining the fate of veterinary medicinal products in manure*
▪ CVMP/ERA/418282/2005 Rev. 1 (2016) – *Environmental impact assessment for veterinary medicinal products in support to VICH guidelines GL6 and GL38.*
▪ CVMP/ERA/409350/2010 – *Higher-tier testing of Veterinary medicinal products to dung fauna*
▪ CVMP/ERA/147844/2011 – *Plant testing strategy in the risk assessment*
Avaliação de risco ao ser humano que administra os produtos de uso veterinário
EMA
▪ CVMP/543/2003 Rev. 1 – *User safety for pharmaceutical veterinary medicinal Products*
▪ CVMP/SWP/721059/2014 – *User safety of topically administered products*

BIBLIOGRAFIA

1. AMATUZZI, M.L.L.; BARRETO, M.C.C.; LITVOC, J.; et al. Linguagem metodológica – parte 1. *Acta Ortop Bras*, v. 14, n. 1, p. 53-6, 2006.
2. AMATUZZI, M.L.L.; BARRETO, M.C.C.; LITVOC, J.; et al. Linguagem metodológica – parte 2. *Acta Ortop Bras*, v. 14, n. 2, p.108-112, 2006.
3. BARRETO, W.D. Processo de desenvolvimento de fármacos veterinários. 2013. 48f. Trabalho de Conclusão de Curso – Escola de Engenharia de Lorena. Universidade de São Paulo, Lorena.
4. BRASIL. Concelho Nacional de Controle de Experimentação Animal. Resolução Normativa n. 30, de 02 de fevereiro de 2016. Baixa a Diretriz Brasileira para o Cuidado e a Utilização de Animais em Atividades de Ensino ou de Pesquisa Científica – DBCA. Disponível em: http://www.mctic.gov.br/mctic/export/sites/institucional/institucional/concea/arquivos/legislacao/resolucoes_normativas/DBCA_RN.30.pdf. Acesso em: 6 dez. 2018.
5. ______. Decreto-Lei n. 467, de 13 de fevereiro de 1969. Dispõe sobre a fiscalização de produtos de uso veterinário, dos estabelecimentos que os fabriquem e dá outras providências. Disponível em: http://www.planalto.gov.br/ccivil_03/decreto-lei/Del0467.htm. Acesso em: 6 dez. 2018.
6. ______. Portaria n. 74, de 11 de junho de 1996. Dispõe sobre a aprovação dos roteiros para elaboração de relatórios técnicos visando o registro de produtos biológicos, farmacêuticos, farmoquímicos, e de higiene e/ou embelezamento de uso veterinário. Disponível em: http://sistemasweb.agricultura.gov.br/sislegis/action/detalhaAto.do?method=visualizarAtoPortalMapa&chave=506743761. Acesso em: 6 dez. 2018.
7. ______. Lei n. 12.689, de 19 de julho de 2012. Altera o Decreto-Lei n. 467, de 13 de fevereiro de 1969, para estabelecer o medicamento genérico de uso veterinário; e dispõe sobre o registro, a aquisição pelo poder público, a prescrição, a fabricação, o regime econômico-fiscal, a distribuição e a dispensação de medicamentos genéricos de uso veterinário, bem como sobre a promoção de programas de desenvolvimento técnico-científico e de incentivo à cooperação técnica para aferição da qualidade e da eficácia de produtos farmacêuticos de uso veterinário. Disponível em: http://www.planalto.gov.br/ccivil_03/_Ato2011-2014/2012/Lei/L12689.htm. Acesso em: 6 jun. 2018.
8. Capanema, L.X.L. et al. Panorama da Indústria Farmacêutica Veterinária. Disponível em: https://web.bndes.gov.br/bib/jspui/bitstream/1408/2530/1/BS%2025%20Panorama%20da%20Ind%C3%BAstria%20Farmac%C3%AAutica%20Veterin%C3%A1ria_P.pdf Acesso em: 27 ago. 2018.
9. ______. Target Animal Safety for Veterinary Pharmaceutical Products (GL43). Disponível em: http://www.vichsec.org/component/attachments/attachments/310.html?task=download. Acesso em: 6 dez. 2018.
10. ______. Guideline on statistical principles for clinical trials for veterinary medicinal products (pharmaceuticals). Disponível em: http://www.ema.europa.eu/docs/en_GB/document_library/Scientific_guideline/2012/01/WC500120834.pdf. Acesso em: 6 dez. 2018.
11. ______. Technical guidance: Tolerance and efficacy studies in target animals. Disponível em: https://www.efsa.europa.eu/en/efsajournal/pub/2175. Acesso em: 6 dez. 2018.
12. [EMA] EUROPEAN MEDICINES AGENCY. Disponível em: www.ema.europa.eu. Acesso em: 6 dez. 2018.
13. [FDA] UNITED STATES FOOD AND DRUG ADMINISTRATION. Disponível em: www.fda.gov. Acesso em: 6 nov. 2018.
14. [MAPA] MINISTÉRIO DA AGRICULTURA, PECUÁRIA E ABASTECIMENTO. Disponível em: http://www.agricultura.gov.br/. Acesso em: 6 nov. 2018.
15. UNITED STATES OF AMERICA. Department of Health and Human Services. Code of Federal Regulations. Title 21 (Food and Drugs), Chapter I (Food and Drug Administration), Subchapter E (Animal, Drugs, Feeds, and Related Products), Part 514 (New Animal Drug Application), Subpart B (Administrative Actions on Applications), Section 514.117 (Adequate and Well-controlled Studies). Disponível em: https://www.accessdata.fda.gov/scripts/cdrh/cfdocs/cfcfr/CFRSearch.cfm?fr=514.117. Acesso em: 6 dez. 2018.
16. [VICH] INTERNATIONAL COOPERATION ON HARMONISATION OF TECHNICAL REQUIREMENTS FOR REGISTRATION OF VETERINARY MEDICINAL PRODUCTS. Disponível em: http://www.vichsec.org/. Acesso em: 6 dez. 2018.

Seção 2

Toxicologia clínica: princípios gerais

Capítulo 10

Diagnóstico das intoxicações

Helenice de Souza Spinosa
André Rinaldi Fukushima

INTRODUÇÃO

O estabelecimento do diagnóstico exato de uma intoxicação é um fator fundamental para se obter êxito no tratamento, pois conhecida a causa do problema (exposição ao agente tóxico) que acomete o animal, é possível iniciar o tratamento específico, que possibilita salvar a vida, evitar complicações e acelerar a recuperação, bem como elaborar o prognóstico mais preciso e fazer a prevenção, evitando, assim, que outros animais sejam expostos também ao agente tóxico.

Quando o diagnóstico não é feito, a intervenção do médico veterinário é limitada à aplicação de medidas terapêuticas sintomáticas e de manutenção. Caso a intoxicação seja intencional e não for feito o diagnóstico exato, não é possível estabelecer o nexo causal e, portanto, as implicações legais relacionadas aos maus-tratos ou à morte do animal não são levadas adiante, não sendo combatido o crime.

Deve ser salientado que o diagnóstico da intoxicação ainda é um grande desafio para o profissional, pois a resposta à exposição a um agente tóxico é individual. Dessa maneira, o médico veterinário pode observar manifestações variadas, em diferentes pacientes, expostos ao mesmo agente tóxico.

A conduta adequada para o diagnóstico da intoxicação é semelhante àquela empregada para diagnosticar qualquer outra enfermidade, isto é, usando-se o processo de eliminação. Portanto, o diagnóstico toxicológico é baseado no conhecimento dos critérios pertinentes ao caso, na avaliação quantitativa das amostras apropriadas realizadas no laboratório e na interpretação racional dos resultados obtidos no laboratório, diante das circunstâncias associadas ao caso.

No diagnóstico da intoxicação, pode-se ter a certeza (geralmente difícil), a suspeita e o desconhecimento. A certeza é obtida quando foi presenciada a exposição ao agente tóxico ou quando são deixados sinais evidentes da intoxicação associados aos sinais clínicos correspondentes à sintomatologia observada. Na suspeita, muitas vezes há indícios do agente tóxico, mas há necessidade de certificar-se da exposição do animal, de quando ele foi exposto e da quantidade aproximada do agente tóxico. Há ocasiões, ainda, em que se ignora o agente tóxico e a origem do quadro clínico.

MEIOS EMPREGADOS PARA FAZER O DIAGNÓSTICO

O diagnóstico exato de uma intoxicação, como em outras enfermidades, é obtido utilizando-se as informações provenientes dos seguintes meios:

- Anamnese (história clínica).
- Avaliação clínica (exame físico e exames complementares).
- Achados *post mortem* (alterações anatomopatológicas).
- Exame toxicológico (análise química).

Deve ser salientada a importância de se evitar que o diagnóstico seja baseado nos dados obtidos mediante um único critério, desprezando-se as outras informações conseguidas com os demais critérios; quanto mais subsídios forem utilizados, maior a segurança que se tem no estabelecimento do diagnóstico exato. O conjunto dessas informações permite concluir qual é o agente específico responsável pela toxicose ou, pelo menos, a qual classe ele pertence (por exemplo, praguicida anticolinesterásico, rodenticida anticoagulante etc.), auxiliando na adoção das medidas terapêuticas mais apropriadas para a recuperação do paciente e na escolha das ações preventivas necessárias para evitar a ocorrência de novos casos de intoxicação. Além disso, o diagnóstico toxicológico tem grande importância em saúde pública e na proteção ambiental, na medida em que agentes tóxicos possam ser contaminantes ambientais (ar, solo e água), comprometendo a qualidade de vida e a sobrevivência de diversas espécies, incluindo o homem.

Na medicina forense, o diagnóstico toxicológico é fundamental para a elucidação dos casos de intoxicação criminosa, sendo imprescindível a determinação do agente tóxico envolvido por meio de exame toxicológico (análise química) e a documentação dos resultados pelo laudo toxicológico (ver Capítulo 41).

Anamnese (história clínica)

Como ocorre em diversas doenças que acometem o animal, a anamnese dos casos de intoxicação deve ser criteriosa, de forma a se obter todas as informações relevantes. Ela é a base para o diagnóstico toxicológico e, como tal, determina se haverá sucesso ou não na identificação do agente tóxico, na instituição da terapia apropriada e, consequentemente, na recuperação do paciente ou na elucidação definitiva de um caso de intoxicação fatal. Algumas vezes o tutor do animal pode trazer informações suficientes para o diagnóstico correto, já durante a anamnese, principalmente nos casos em que estava presente no momento em que o animal se intoxicou. No entanto, na maioria das vezes, essa situação não ocorre, sendo necessário formular questões baseadas nos indícios e até mesmo recorrer aos outros membros da família (se for em animais de companhia) e/ou tratador do animal, na busca de informações sobre todos os possíveis agentes tóxicos presentes no ambiente do animal e que podem ter causado o quadro de intoxicação.

A anamnese tradicional é constituída de: identificação do paciente, queixa principal, história da doença atual; informações referentes às alterações em diversos órgãos e sistemas que possam estar relacionados com a queixa principal; história de enfermidades pregressas; e hábitos de vida do animal. Assim, o médico veterinário, ao atender um animal com suspeita de intoxicação, precisa considerar, entre as informações que devem estar presentes em uma anamnese completa:

- Histórico de saúde: antecedentes mórbidos, histórico de vacinações, último exame feito por um médico veterinário, uso de medicações, banhos, produtos de uso tópico, ectoparasiticidas, entre outros. É importante também saber das ocorrências de outros casos de intoxicação com outros animais (na mesma propriedade ou nas vizinhanças, antigos ou recentes) e o estado de saúde dos contactantes.
- Dados ambientais: para pequenos animais, se é domiciliado (e, nesse caso, se a casa permite acesso à rua) ou querenciado, função desempenhada (companhia ou guarda), se mora em casa ou em estabelecimento comercial (oficinas de automóveis, indústrias, fábricas e outras), se houve utilização de produtos potencialmente tóxicos no ambiente em que vive (por exemplo, praguicidas ou fertilizantes em plantas ornamentais, raticidas etc.) ou se tem acesso a eles (produtos de limpeza, medicações, plantas etc.), se está sendo efetuada reforma no domicílio (contato com materiais de construção, tintas, solventes) ou se houve desinsetização recente, se foi encontrada no local alguma substância tóxica, como a presença de iscas (agente tóxico concentrado, geralmente misturado a alimento ou ração). Em alguns casos, o proprietário pode relatar que encontrou, próximo ao animal, algum tipo de alimento que não tinha o hábito de oferecer ao animal, como pedaços de carne, peixe ou embutidos. Isso é importante, pois muitas vezes se utilizam alimentos acrescidos de algum agente tóxico com a intenção de intoxicar, criminalmente, animais de companhia.
- Para animais de grande porte, são informações relevantes: descrição do ambiente em que é criado (se em pastagem, próximos a rios ou lagos), acesso a lixo, presença de plantas invasoras no pasto, acesso a estradas, áreas industriais, uso de produtos ectoparasiticidas, uso de novos produtos, forma de aplicação e utilização de produtos no ambiente.
- Dados da dieta: tipo de alimentação, mudanças recentes na dieta, presença de alimento estragado ou mofado, fonte de água bebida.
- Sinais clínicos: muitas vezes, os sinais clínicos são as únicas informações disponíveis para se iniciar a identificação do agente tóxico. Devem ser descritos todos os sinais apresentados, o início das manifestações, a velocidade e o tempo de evolução. Geralmente, os sinais apresentados são inespecíficos, comuns a diversos agentes tóxicos e a doenças infecciosas, parasitárias, metabólicas e endócrinas. Em outros casos, o proprietário relata morte súbita do animal e também dos contactantes, não trazendo nenhuma outra informação adicional sobre os sinais clínicos, havendo necessidade da realização da necropsia e de análise toxicológica para o esclarecimento do agente tóxico envolvido no quadro de intoxicação. Os odores exalados também podem evidenciar com qual tipo de agente o animal entrou em conta-

to: odores aliáceos têm sido descritos nos casos de intoxicação por arsênio, organofosforados, tálio, fósforo e fosfato de zinco; odores cetônicos ocorrem nas toxicoses por salicilatos, acetona, benzeno, tolueno, fenóis, xileno, cresol e isopropanol; odor formólico nas intoxicações por metaldeído e odor de amêndoas amargas (acre) na intoxicação por cianeto.

Avaliação clínica (exame físico e exames complementares)

A anamnese e a avaliação clínica são fundamentais para subsidiar a conduta do médico veterinário perante um quadro de intoxicação, pois na maioria das vezes e nos casos graves, o paciente deve ser tratado, empiricamente, antes de qualquer resultado de exame. O Quadro 10.1 mostra um modelo de ficha empregada para registrar, de forma padronizada, as informações obtidas na anamnese e na avaliação clínica.

Deve ser ressaltado que apenas o exame físico não é suficiente para a conclusão diagnóstica, uma vez que é incomum encontrar alterações patognomônicas de uma determinada toxicose e, ainda, os sinais produzidos em uma mesma espécie não são constantes, variando consideravelmente em cada indivíduo.

Os exames complementares (de laboratório, de imagem) solicitados durante a avaliação clínica do animal podem auxiliar no diagnóstico toxicológico ou fornecer informações gerais sobre o estado de saúde do paciente, tendo grande valor em sua avaliação, na adoção de medidas de tratamento adicionais, na exclusão de outras enfermidades que produzem sinais semelhantes e também para a determinação do prognóstico.

Muitas vezes não é possível realizar os exames complementares nos primeiros instantes do atendimento e o médico veterinário adota, então, as medidas terapêuticas emergenciais baseadas apenas na anamnese e no exame físico, pois o tempo para o envio até o laboratório e o recebimento do resultado pode ser longo o suficiente para comprometer as chances de recuperação do paciente. Alguns desses exames são: hemograma, glicemia, ureia, creatinina, enzimas hepáticas, eletrocardiograma, radiografias, testes de coagulação (como, por exemplo, tempo de protrombina e tempo de tromboplastina ativada), urinálise, determinação dos eletrólitos séricos (cálcio, potássio, magnésio e sódio) e gasometria.

Achados *post mortem*

Nos casos de intoxicação fatal, a necropsia detalhada é muito importante para a conclusão do diagnóstico, pois, além da descrição de todas as lesões macroscópicas, há a possibilidade da coleta de diferentes tecidos para exame histopatológico e para o exame toxicológico. Por isso, é importante que seja feita por um patologista experiente, que tenha condições de descrever todas as alterações anatomopatológicas e coletar as amostras dos tecidos de maneira apropriada. Nos casos de óbito de animais com suspeita de maus-tratos, negligência, intoxicações exógenas e erros médicos, a necropsia é indispensável.

No Capítulo 41 é abordada a toxicologia forense, que tem por objetivo a busca da verdade de um fato perante a lei, além de identificar e quantificar os efeitos prejudiciais associados à exposição ao agente tóxico, no seguimento de solicitações processuais de investigação criminal, sendo fundamental a realização do exame toxicológico. As necropsias com fins periciais são apoiadas, especialmente, no registro e na documentação de lesões, bem como no exame toxicológico, nos casos que envolvem agentes tóxicos.

Para o exame histopatológico, os órgãos e tecidos devem ser cortados em pequenos fragmentos representativos e fixados em solução de formol a 10%, em quantidade equivalente a dez vezes o volume ocupado pela amostra dentro do frasco. Para o exame toxicológico, os cuidados de coleta e conservação são comentados mais adiante.

Alguns agentes tóxicos provocam lesões extensas, outros apenas pequenas lesões em alguns tecidos ou nenhum tipo de alteração macro ou microscópica. Frequentemente, a ausência dessas lesões é tão importante para a conclusão diagnóstica quanto o achado de lesões extensas, podendo também descartar a possibilidade de uma intoxicação, por meio do achado de lesões compatíveis com outros tipos de enfermidades. Algumas vezes as evidências circunstanciais apontam para a possibilidade de uma intoxicação criminosa, como, por exemplo, no caso de um cão de guarda sadio, ativo, alimentando-se normalmente, que é encontrado morto no dia seguinte, sem qualquer tipo de sintoma prévio. A primeira suspeita do proprietário recai sobre a possibilidade de intoxicação por aquele vizinho de má índole, que já havia ameaçado seu animal de estimação, mas a necropsia revela que o animal veio a óbito em consequência de uma torção gástrica, excluindo de maneira definitiva qualquer tipo de toxicose.

As lesões macroscópicas que ocorrem comumente nos casos de intoxicação incluem, entre outras, gastroenterite, esteatose hepática, edema e palidez de córtex renal, necrose cardíaca, hidro ou hemotórax, congestão e hemorragia de diferentes órgãos e edema pulmonar. Pode ser observada fluidez sanguínea total nos casos de intoxicação por agentes anticoagulantes.

QUADRO 10.1. Modelo de ficha para o registro de atendimento de animal intoxicado

Data: ___/___/___ Hora: __________		M.V.:	
Nome do animal: __________ Espécie: __________ Raça: __________		Idade: __________ Sexo: __________ Peso: __________	
Nome do tutor: __________ Endereço: __________ Telefone: __________			
Antecedentes mórbidos:			
Imunização:			
Tipo de ocorrência:			
( ) Intoxicação	( ) Exposição	( ) Reação adversa	( ) Outros:
Circunstância:			
( ) Acidental	( ) Criminosa	( ) Ignorada	( ) Outras:
Agente tóxico:			
( ) Conhecido. Qual?		( ) Desconhecido	
Via de exposição:			
( ) Oral	( ) Cutânea	( ) Respiratória	( ) Ignorada
Tipo de exposição:			
( ) Aguda	( ) Subcrônica	( ) Crônica	( ) Ignorada
Tempo decorrido da exposição: Duração da exposição:			
Informações adicionais (dados sobre o ambiente, medicações utilizadas, estado de saúde dos contactantes, contato com produtos tóxicos, plantas, outros): __________ __________			
Evolução:			
( ) Assintomático	( ) Sintomático	( ) Morte Súbita	
Sinais clínicos			
( ) Sialorreia ( ) Vocalização ( ) Convulsões ( ) Êmese ( ) Diarreia	( ) Tremores ( ) Fasciculações ( ) Dor abdominal ( ) Hemorragia ( ) Excitação	( ) Cegueira ( ) Depressão ( ) Disúria ( ) Disquesia ( ) Fraqueza	
( ) Outros. Quais?			
Exame físico:			
Estado geral: ( ) bom ( ) regular ( ) mau	Temperatura: ____°C Mucosas: ________	FC: ___bpm FR: ___ mpm TPC: ___s Pulso: ____	Hidratação: ( ) normal ( ) desidratação: ____%
Exame neurológico: ( ) Normal ( ) Alterado:			
Informações adicionais:			
Diagnóstico:			
Prognóstico:			
( ) Bom	( ) Reservado	( ) Ruim	

bpm = batimentos por minuto; FC = frequência cardíaca; FR = frequência respiratória; mpm = movimentos por minuto; MV = médico veterinário; TPC = tempo de preenchimento capilar; s = segundos.

É importante também analisar os conteúdos estomacal e intestinal, observando a coloração, se há presença de plantas, de corpos estranhos, de comprimidos, de cápsulas ou indícios da própria presença do agente tóxico. Se for um animal de pequeno porte, todo o conteúdo estomacal ou intestinal pode ser remetido ao laboratório para o exame toxicológico; se for um animal de grande porte, uma amostra representativa desse conteúdo deve ser coletada para essa finalidade.

Exame toxicológico (análise química)

Esse exame não deve ser considerado indispensável para o estabelecimento do diagnóstico da intoxicação, pois tem suas limitações, sendo as principais delas a impossibilidade de se ter métodos analíticos para identificação de todas as substâncias químicas capazes de produzir efeitos tóxicos e a quantidade da amostra biológica e laboratórios equipados e pessoal treinado para interpretação dos resultados obtidos (escolha do método analítico, identificação do falso-positivo ou falso-negativo etc.). Para minimizar essas limitações, os laboratórios toxicológicos estabelecem, na sua rotina de trabalho, os métodos analíticos mais adequados para a identificação dos agentes tóxicos mais frequentemente associados com quadros de intoxicação. E, ainda, vale ressaltar, que, hipoteticamente, se houvesse métodos analíticos disponíveis para identificação de todas as substâncias potencialmente tóxicas, haveria a limitação da quantidade de amostra a ser submetida a todos os métodos analíticos disponíveis.

Nos casos em que o exame toxicológico for solicitado, o médico veterinário deverá apontar sua hipótese diagnóstica. Desse modo, o analista terá condições de escolher o método mais apropriado para identificar o agente tóxico na amostra biológica, uma vez que existem milhares de substâncias químicas potencialmente tóxicas e os métodos analíticos são específicos para cada agente ou grupo de agentes tóxicos. Em caso de dúvida, o laboratório deve ser contatado para orientar que tipo e quantidade de amostra deve ser coletada, qual a forma da coleta e conservação da amostra.

Alguns casos de intoxicação transformam-se em litígios, de modo que o médico veterinário ou o patologista devem estar atentos e sempre que possível realizar a coleta de amostras apropriadas e conservá-las de maneira adequada (veja adiante). A escolha do material biológico a ser encaminhado ao laboratório de análise toxicológica depende do agente tóxico, da sua toxicocinética/farmacocinética, do tempo entre a exposição e a coleta do material e do método utilizado para o exame toxicológico, de modo que não há um espécime que sirva para todas as análises laboratoriais. O Quadro 10.2 relaciona alguns métodos analíticos empregados em laboratórios que auxiliam o diagnóstico toxicológico.

QUADRO 10.2. Métodos analíticos utilizados em laboratórios de análises toxicológicas

Método analítico	Características
Colorimétrico (*Spot-tests*)	Método simples, de caráter qualitativo, de baixa especificidade e sensibilidade, que consiste na determinação de uma substância em função de sua habilidade de absorver a luz visível. É, portanto, um método visual que se baseia na mudança de coloração e/ou na intensidade de cor em função da concentração do agente tóxico. É utilizado para a triagem rápida de alguns agentes tóxicos, como: cianeto, estricnina, paraquat e fenotiazinas.
Espectrofotometria	Método quantitativo, baseado no princípio de que a energia eletromagnética luminosa, ao atravessar uma solução contendo átomos e moléculas, faz com que parte dessa radiação seja absorvida e o restante seja transmitido. A radiação absorvida, por sua vez, depende da quantidade de moléculas presentes (da concentração da solução) e da estrutura dessas moléculas. Em certas situações esse método tem baixa especificidade e sensibilidade, podendo sofrer interferência pelo uso de azul de metileno, pela cetoacidose e pela elevação de bilirrubinas plasmáticas. É utilizado para dosagem de salicilatos, metemoglobina, carboxiemoglobina, barbitúricos e paracetamol.
Imunoensaio	Metodologia quantitativa, de especificidade e sensibilidade relativamente moderada, baseada no reconhecimento do agente tóxico por anticorpos específicos. São exemplos as técnicas de radioimunoensaio (RIA – *Radioimmunoassay*) e ELISA (*Enzime-liked Immunosorbent Assay*).
Cromatografia (conceito)	Constitui um processo de separação de componentes de uma mistura por meio da distribuição destes entre duas fases que estão em íntimo contato. Uma fase permanece estacionária, enquanto a outra se move através dela; durante a passagem da fase móvel sobre a estacionária, os componentes da mistura são distribuídos entre as duas fases, de forma que cada um dos componentes é seletivamente retido pela fase estacionária, resultando em migrações diferenciais desses componentes. A identificação ou determinação quantitativa dos componentes de uma amostra só é possível quando os métodos cromatográficos são combinados com técnicas apropriadas de detecção e medida.

(continua)

QUADRO 10.2. Métodos analíticos utilizados em laboratórios de análises toxicológicas (*continuação*)

Método analítico	Características
Cromatografia em camada delgada (CCD)	Método no qual os componentes de uma mistura são separados por meio da migração diferencial sobre uma camada delgada de adsorvente retido sobre uma superfície plana (geralmente uma placa de vidro); a identificação da substância é feita usando-se reveladores específicos que produzem manchas características. É um teste qualitativo de média especificidade e baixa sensibilidade, de baixo custo e de fácil realização, não exigindo nenhum tipo de equipamento especial. Pode ser utilizado na detecção de diversos compostos, como dicumarínicos, organofosforados e carbamatos.
Cromatografia gasosa (CG)	Método quantitativo, de alta sensibilidade, baseado na separação de gases ou substâncias volatilizáveis, termoestáveis, presentes na amostra. Possui alto custo, necessidade de equipamento especial e de pessoal habilitado para sua execução. Utilizado principalmente na detecção de agentes voláteis, como etanol, metanol e etilenoglicol.
Cromatografia líquida de alta eficiência (CLAE ou HPLC – *hight performance liquid chromatography*)	Método que emprega pequenas colunas fechadas recheadas de materiais especialmente preparados para receber a fase móvel que é eluída em alta pressão. Método utilizado para a separação de substâncias não voláteis. Possui especificidade e sensibilidade médias.
Espectrometria de massa	Técnica hifeinizada que auxilia na identificação (empregado, portanto, após a separação da substância presente numa matriz) que permite obter a massa molecular de quase qualquer substância química. Não é método usado na rotina, tem alto custo e apresenta alta sensibilidade e especificidade.

COLETA E CONSERVAÇÃO DAS AMOSTRAS PARA O ENVIO AO LABORATÓRIO DE ANÁLISES TOXICOLÓGICAS

Alguns cuidados devem ser tomados com a coleta, a conservação e o transporte da amostra a ser submetida a análises toxicológicas, a fim de que a amostra possa chegar em condições que permitam auxiliar no diagnóstico da intoxicação. Esses cuidados são apresentados a seguir.

Cuidados gerais

Todo o material que entrar em contato com as amostras deve estar rigorosamente limpo (seringas, agulhas, recipientes etc.); há necessidade de estar esterilizado apenas o material empregado para a coleta direta de amostra do animal vivo. Da mesma forma, as amostras devem ser mantidas limpas e livres de contaminações por sujidades, como pelos e outras influências ambientais. No entanto, não devem ser lavadas em razão da possibilidade da remoção de resíduos do agente tóxico. Portanto, mesmo em condições de campo, realizando uma necropsia ao ar livre para coleta de amostras, devem-se tomar as precauções para não contaminar as amostras.

As amostras coletadas devem ser acondicionadas, individualmente, em recipientes apropriados (tubos plásticos de coleta, frascos plásticos de boca larga) e devidamente identificados.

Essas amostras devem ser remetidas ao laboratório de análises toxicológicas acompanhadas de fichas que contenham informações relativas ao caso de intoxicação, inclusive com suspeita do agente tóxico, para auxiliar na seleção do método analítico a ser utilizado no laboratório. O Quadro 10.3 mostra as informações mais relevantes que devem constar dessas fichas que acompanham as amostras remetidas ao laboratório de análises toxicológicas.

A conservação das amostras é feita única e exclusivamente pelo frio: resfriadas, se forem rapidamente enviadas ao laboratório, ou congeladas, caso devam percorrer distâncias maiores; os recipientes contendo as amostras devem ser colocados em caixas com isolamento térmico (isopor), para o transporte ao laboratório. O congelamento evita a perda de agentes voláteis e previne a atividade enzimática ou bacteriana que pode inativar algumas substâncias tóxicas. Deve ser ressaltado que a utilização de qualquer tipo de conservante pode inviabilizar o exame toxicológico, pois este pode interferir no método analítico a ser empregado no laboratório. Quando se trata de exame anatomopatológico, os fragmentos teciduais devem ser conservados em solução de formol 10%, como citado anteriormente.

QUADRO 10.3. Informações relevantes que devem acompanhar as amostras remetidas ao laboratório de análises toxicológicas

1. Identificação do animal (espécie, sexo, raça, idade).
2. Identificação do tutor.
3. Sinais clínicos observados (tempo, duração e severidade). Período de tempo entre a exposição ao agente tóxico e o socorro (quando este é conhecido).
4. Se houve morte súbita, quanto tempo decorreu entre o último momento em que o animal foi visto vivo e sua morte; qual o seu estado de saúde anterior ao óbito.
5. Descrição das lesões anatomopatológicas nos casos de intoxicação fatal.
6. Descrição do ambiente em que o animal vivia. Estado clínico dos contactantes.
7. Utilização de substâncias potencialmente tóxicas no ambiente em que vivia (desinsetização, adubação, tintas, solvente e outros).
8. História médica prévia e tratamentos atuais.
9. Suspeita clínica (possíveis agentes tóxicos envolvidos). Tempo decorrido entre a exposição e a coleta da amostra.
10. Outras informações que o médico veterinário julgar pertinente.

Amostras

Para a análise toxicológica, é sugerida a coleta de certa quantidade de cada amostra de interesse, porém, caso não seja possível, deve ser coletado todo material disponível, e o analista avaliará a viabilidade da realização do exame mediante a quantidade de material disponível. Usualmente colhem-se os seguintes materiais que devem ser conservados única e exclusivamente pelo frio:

- Amostras do animal *ante mortem*:
  - Sangue (5 mL de soro; 10 mL de sangue total): útil na detecção da maioria dos metais, medida da atividade da colinesterase, praguicidas, drogas ilícitas, medicamentos e etilenoglicol. Para análise de metais é necessária amostra coletada que deve ser colocada em um tubo especial, com baixo teor de metais pesados. Em alguns casos pode ser necessária adição de anticoagulantes no tubo de coleta, como, por exemplo, para a medida da atividade da colinesterase que necessita de heparina (anticoagulante fisiológico).
  - Urina (50 mL): pode ser útil na detecção de alcaloides, metais, eletrólitos, medicamentos e drogas ilícitas.
  - Fezes (250 g): útil na detecção de exposição oral recente a drogas ilícitas e outras substâncias tóxicas excretadas principalmente pela bile.
  - Vômito (250 g): útil em todos os casos de ingestão de qualquer tipo de agente tóxico.
  - Pelos (5 a 10 g): útil nos casos de exposição dérmica a praguicidas e a metais (por exemplo, exposição crônica ao selênio e ao arsênio).
- Amostras do animal *post mortem*:
  - Fígado (50 a 100 g): principal órgão de biotransformação e por isso útil quando da suspeita de intoxicação por vários agentes tóxicos, como, por exemplo, metais, praguicidas, alcaloides, fenóis e micotoxinas.
  - Rins (50 a 100 g): órgão de excreção para medicamentos, drogas ilícitas, alcaloides, herbicidas, alguns metais, compostos fenólicos e oxalatos.
  - Conteúdo estomacal (150 a 500 g ou o que for possível coletar): de grande utilidade nas exposições orais recentes (1 a 6 horas), para todos os agentes tóxicos; deve ser mantido congelado até o momento da análise.
  - Conteúdo ruminal (150 a 500 g): devem ser coletadas amostras de diferentes localizações ruminais e mantê-las congeladas até o momento da análise. Deve-se salientar que o rúmen pode degradar alguns tipos de substâncias tóxicas, como nitratos e micotoxinas, e que a análise quantitativa é difícil em virtude da grande variabilidade de concentrações existentes em meio ao conteúdo ruminal.
  - Tecido adiposo (50 a 100 g): útil para a detecção de agentes lipossolúveis acumulativos, como organoclorados e dioxinas.
  - Encéfalo (inteiro): metade do encéfalo deve ser congelado e a outra mantida em solução de formol a 10%. Útil na detecção de agentes neurotóxicos, como organoclorados, anticolinesterásicos, piretrinas e mercúrio.
- Amostras ambientais:
  - Alimentos (200 a 500 g): devem ser coletadas amostras múltiplas misturadas para compor uma única amostra representativa do todo ou pequenas amostras individuais.
  - Forragens (200 a 500 g): devem ser colhidas diretamente dos cochos e de seus locais de armazenamento. Em relação à silagem, é necessário que esta seja mantida congelada para evitar a deterioração.
  - Iscas: se possível, toda a isca deve ser coletada e enviada para análise toxicológica; encaminhar também, se houver, o rótulo do produto junto da amostra.
  - Plantas tóxicas: podem ser encaminhadas para a identificação, caso haja possibilidade de

ingestão pelo animal ou rebanho. No entanto, é fundamental que se realize adequadamente o preparo da amostra do vegetal (veja como deve ser o procedimento do preparo da amostra no Capítulo 22).

- Água (0,5 a 1 l): útil para a detecção de nitratos, sulfatos, sólidos totais, metais, algas e praguicidas. Deve-se permitir que a água corra para limpar os encanamentos antes da coleta de amostras de fontes ou tanques de armazenamento. Manter em refrigeração até o momento da análise.
- Solo (1 kg): coletar amostras aleatórias, de diferentes pontos e profundidades.
- Agentes tóxicos com os quais o animal teve contato: são exemplos praguicidas, produtos químicos, medicamentos, solventes, drogas ilícitas e produtos de limpeza, os quais devem ser encaminhados ao laboratório para que sejam avaliados quais agentes prováveis e se há correlação entre eles e quadro clínico apresentado pelo animal.

Como comentado anteriormente, algumas vezes, nos casos de intoxicação, o médico veterinário pode estar diante de situações que envolvam litígio. Nesses casos o profissional pode ser chamado para atuar como testemunha perita (para detalhes ver Capítulo 41) ou atender uma das partes envolvidas. Nessa última situação, o médico veterinário atua como testemunha sobre aquilo que viu ou fez e, considerando que uma ação judicial pode levar algum tempo para ser resolvida, é importante que o profissional guarde cuidadosamente, por escrito, suas observações e achados, para que tenha condições de oferecer informações fidedignas quando for chamado em juízo, e assim manter-se como um observador acurado e imparcial.

A preservação das evidências é outro cuidado que o profissional deve ter ao atuar nessas situações que envolvem litígio. Portanto, todos os cuidados relacionados a coleta, conservação e remessa de amostra para um laboratório idôneo devem ser tomados, inclusive, se for o caso, lacrar os recipientes que contenham as amostras (pode-se improvisar um lacre, colando-se um papel ao nível da junção da tampa com o frasco e solicitar que testemunhas aponham suas assinaturas). Não devem ser empregadas fitas adesivas que possam ser retiradas e recolocadas. No laboratório de análises toxicológicas, verificam-se as condições de chegada do material remetido e procede-se a análise, empregando-se os métodos apropriados. O laudo emitido pelo laboratório ajudará no esclarecimento do caso de intoxicação.

BIBLIOGRAFIA

1. ARNOLD, B.S. Sample submission for toxicological analysis. In: GUPTA, R.C. *Veterinary toxicology: basic and clinical principles*. 2.ed. Londres: Elsevier, 2012, p. 1335-40.
2. Dorman, D.C. Diagnosing and treating toxicoses in dogs and cats. *Veterinary Medicine*, p. 273-82, 1997.
3. FUKUSHIMA, A.R.; SPINOSA, H.S. *Manual de análises toxicológicas forenses focado em crimes contra animais*. São Paulo: Intertox, 2017, p. 41.
4. [GTFCH] SCIENTIFIC COMMITTEE QUALITY CONTROL. *Guideline for quality control in forensic-toxicological analyses*. 2009. Disponível em: <https://www.gtfch.org/cms/images/stories/files/Guidelines%20for%20quality%20control%20in%20forensic-toxicological%20analyses%20%28GTFCh%2020090601%29.pdf>. Acesso em: 12 dez. 2018.
5. JAIN, A.V.; ARNOLD, B.S. Basic concepts of analytical toxicology. In: GUPTA, R.C. *Veterinary toxicology: basic and clinical principles*. 2.ed. Londres: Elsevier, 2012, p. 1321-34.
6. SALVAGNI, F.A.; SIQUEIRA, A.; MARIA, A.C.B.E.; et al. Patologia veterinária forense: aplicação, aspectos técnicos e relevância em casos com potencial jurídico de óbito de animais. *Clínica Veterinária*, v. 19, n. 112, p. 58-72, 2014.
7. VOLMER, P.A.; MEERDINK, G.L. Diagnostic Toxicology for the Small Animal Practitioner. The Vet. Clin. Nor. Am. Small Animal Practice. *Toxicology*, v. 32, n. 2, p. 357-65, 2002.
8. XAVIER, F.G.; RIGHI, D.A.; SPINOSA, H.S. Toxicologia do praguicida aldicarb ("chumbinho"): aspectos gerais, clínicos e terapêuticos em cães e gatos. *Ciência Rural*, v. 37, n. 4, p. 1206-11, 2007a.
9. ______. Fatal poisoning in dogs and cats – a 6-year report in a Veterinary Pathology Service. *Brazilian Journal of Veterinary Research and Animal Science*, v. 44, n. 4, p. 304-9, 2007b.

Capítulo 11

Conduta de urgência nas intoxicações

Bruna Maria Pereira Coelho
Márcia Mery Kogika
Helenice de Souza Spinosa

INTRODUÇÃO

As intoxicações são causas frequentes de busca ao atendimento médico veterinário de urgência. A rapidez do aparecimento das manifestações clínicas e de sua intensidade podem conduzir as medidas terapêutica e profilática que devem ser tomadas imediatamente para assegurar a sobrevivência do animal.

Em muitas situações o médico veterinário assiste ao animal que apresenta transtornos clínicos graves e agudos, frequentemente sem dispor de uma história direta de exposição a um agente tóxico. Para atender corretamente essas urgências toxicológicas o médico veterinário deve obedecer a uma abordagem sistematizada e padronizada, para se evitar perda de tempo ou o esquecimento de algum passo importante. Na conduta de urgência propõem-se os seguintes passos:

- Instituição de uma terapia de emergência para a manutenção da vida.
- Estabelecimento do diagnóstico clínico para que se possa realizar uma terapia racional.
- Emprego de medicamentos (antídotos se houver) e recursos adequados.
- Determinação da fonte de exposição ao agente tóxico para o estabelecimento de medidas de prevenção, instruindo o proprietário sobre os riscos da exposição ao agente tóxico e formas de evitar exposições futuras.

Deve ser salientado que o diagnóstico de intoxicação ainda é um grande desafio para o clínico, pois as manifestações clínicas apresentadas podem ser as mais variadas e as informações obtidas na anamnese, pouco conclusivas. Nas intoxicações por drogas ilícitas, como, por exemplo, a maconha, muitas vezes esse fato é omitido pelo proprietário do animal na anamnese, o que prejudica a abordagem terapêutica. Nesse caso em particular, após a inalação, a concentração da droga atinge nível sérico máximo em pouco tempo e, quando ingerida, pode ser absorvida mais lentamente, atingindo um pico de concentração sérica máxima em 30 a 60 minutos (para detalhes, veja Capítulo 15).

A seguir, estão comentários acerca dos procedimentos usuais na conduta de urgência nas intoxicações e com maior ênfase no atendimento de pequenos animais.

INSTRUÇÕES PRELIMINARES AO PROPRIETÁRIO

Geralmente, a evolução do quadro clínico da intoxicação ocorre de forma aguda, fato que desperta a atenção do proprietário, levando-o a procurar imediatamente a assistência do médico veterinário, muitas vezes por meio de contato telefônico. De fato, nos grandes centros urbanos está se tornando cada vez mais comum o contato inicial com casos de intoxicação por meio do telefone ou por aplicativo de mensagem instantânea. Nesse momento, as perguntas e as instruções devem ser claras e tranquilas, para que o proprietário possa assimilá-las facilmente. Essas instruções preliminares podem ser muito importantes para o sucesso e a eficácia das medidas terapêuticas subsequentes.

O proprietário, nesse momento, deve ser instruído para proteger não só o animal, como também as pessoas em contato com ele. Pode ser recomendado que o animal seja mantido aquecido, em lugar tranquilo, evitando-se qualquer fenômeno estressante. Às vezes, o uso de focinheira pode ser necessário, ou mesmo manter o animal em local restrito, isolado de outros animais e/ou pessoas.

A conversa telefônica ou as mensagens instantâneas devem ser iniciadas com a tentativa de se assegurar que, de fato, trata-se de um quadro de intoxicação. Para isso, deve-se perguntar ao proprietário:

- Presenciou o animal tendo acesso ou o contato com o agente tóxico?
- Qual o produto? (Se for possível, solicitar a leitura dos constituintes da fórmula presentes no rótulo).
- Qual a via de exposição? (Oral, dérmica ou inalatória).
- Qual a quantidade aproximada do agente tóxico?
- Qual a manifestação clínica que o animal apresenta?
- Há quanto tempo ele a apresenta?
- Há outros animais apresentando o mesmo quadro?

Esses são alguns exemplos de algumas perguntas que devem ser realizadas nesse primeiro contato.

Nesse momento inicial, o médico veterinário já pode também instruir o proprietário, baseando-se nas informações relatadas e pressupondo que o quadro clínico seja de intoxicação, sobre algumas medidas que podem manter ou melhorar as condições clínicas do animal intoxicado, até que seja possível a avaliação do animal pelo profissional. Assim, se a exposição do animal ao agente tóxico foi tópica, o proprietário deve ser instruído a lavar a pele do animal com água corrente em abundância. Preferencialmente, a água deve ser fria ou morna para evitar a vasodilatação periférica que favorece a absorção do agente tóxico. Se o agente tóxico for lipossolúvel, deve ser recomendado o banho empregando-se sabões neutros (sabão de glicerina, detergente doméstico, xampu neutro, sabonete de uso infantil etc.) para facilitar a remoção do agente tóxico, tomando-se o cuidado para não esfregar ou massagear a área, pois pode ocorrer o aumento da circulação sanguínea local e, consequentemente, a absorção dérmica do agente tóxico. O proprietário também deve ser instruído a proteger-se quando realizar esse procedimento, usando vestimenta protetora impermeável (luvas, aventais, botas etc.).

Algumas vezes, quando o agente tóxico foi ingerido, o proprietário acredita, empiricamente, que deva usar medidas para induzir o vômito. Nessa situação, o médico veterinário deve estar atento e, se necessário, desestimular tal procedimento, uma vez que há várias contraindicações para êmese (veja adiante), além do que vários dos recursos disponíveis para o leigo para execução desse procedimento são ineficazes e, algumas vezes, até mesmo prejudiciais para o animal.

Alguns proprietários podem insistir na administração de medicamentos, por via oral, a animais intoxicados. O médico veterinário deve, então, alertar o proprietário para não administrar substâncias por essa via quando o animal encontrar-se deprimido ou inconsciente, uma vez que há o risco de aspiração dessas substâncias, por causa da redução ou ausência dos reflexos protetores da tosse. Se for possível o uso da via oral, o proprietário deve ser orientado a permitir o acesso do animal a água à vontade (favorece a diluição do agente tóxico) ou, em alguns casos, pode-se administrar leite ou clara de ovo (efeito demulcente/protetor de mucosa).

É imperativo que não se desperdice tempo: o animal deve ser levado ao médico veterinário tão logo quanto possível, ou o profissional deve ir até o animal. Se a opção for trazer o animal até o médico veterinário, o proprietário deve ser instruído a trazer o produto ou materiais suspeitos e, se for o caso, também o conteúdo do vômito. Muitas vezes tempo precioso pode ser poupado, aplicando-se medidas terapêuticas apropriadas, quando o agente tóxico é conhecido. O material suspeito, bem como o produto do vômito (colocado em recipientes limpos – veja os cuidados no Capítulo 10), pode ser valioso sob o ponto de vista médico-legal.

Em alguns casos de intoxicação grave, é mais apropriado o médico veterinário ir ao encontro do animal intoxicado. Por exemplo, se o animal entrou em contato com um agente tóxico convulsivante, o fato de submeter o animal ao estresse do transporte pode induzir o aparecimento de convulsões, agravando o quadro geral.

MEDIDAS PRELIMINARES DE URGÊNCIA

O aspecto mais importante do tratamento de urgência diante de um quadro de intoxicação é a manutenção das funções vitais. Todos os procedimentos que o médico veterinário possui disponíveis para o tratamento do animal intoxicado, inclusive o uso de antídoto específico, não têm qualquer utilidade se o animal perder uma ou todas as funções vitais. Dessa forma, deve-se certificar que as vias aéreas encontram-se desobstruídas, assegurando-se, assim, a manutenção da respiração e da função cardiovascular; se for necessário, fazer uso da respiração artificial, das técnicas de desfibrilação e da massagem cardíaca. Uma vez obtida a estabilização dos sinais vitais, pode-se dar andamento às medidas terapêuticas subsequentes.

Para o bom atendimento das emergências de um quadro de intoxicação, é necessário dispor de equipamentos e materiais que variam, evidentemente, da disponibilidade econômica. Recomenda-se que o médico veterinário tenha, no mínimo:

- Sondas gástricas de vários tamanhos.
- Sondas endotraqueais de vários tamanhos.

- Peras de borracha ou seringas grandes (em substituição à bomba de sucção).
- Instrumental cirúrgico para dissecção de veias (para facilitar o acesso venoso).
- Cateteres intravenosos.
- Sondas uretrais.
- Seringas de vários tamanhos e agulhas hipodérmicas.
- Oxigênio a 100%.
- Termômetro.
- Estetoscópio.
- Monitor eletrocardiográfico.
- Aparatos para contenção.
- Recipientes para coleta de material (vômito e excretas).
- Doppler ultrassônico para avaliação da pressão arterial.
- Glicosímetro.
- Lactatímetro.
- Oxímetro.
- Bombas de infusão.

Na avaliação inicial do paciente intoxicado, devem ser sempre consideradas as informações em relação a espécie, raça, sexo, idade, peso, utilização de medicamentos prévios, tratamentos atuais, animais contactantes (sintomáticos e assintomáticos), animais expostos ao risco de intoxicação, definição das manifestações clínicas, como também tempo de manifestação e gravidade do quadro clínico, tempo de exposição ao agente tóxico, possível dose de exposição ao agente tóxico, formulação do agente tóxico, via de exposição, mudanças dietéticas recentes, acesso à rua (pode ser a origem do contato com o agente tóxico), mudanças de comportamento, ambiente peridomiciliar (possíveis riscos de intoxicação planejada por terceiros), relacionamento do animal com outros moradores e trabalhadores da casa etc.

No exame físico, deve-se sempre atentar para odores e hálitos, presença de úlceras na cavidade oral, algum material fixado ao pelame, mensuração do débito urinário, observação da cor e aspecto das fezes, além dos parâmetros vitais.

Uma vez observada a estabilização clínica do paciente, é importante que se estabeleça a definição do diagnóstico de intoxicação, procurando-se determinar quais seriam as amostras biológicas a serem encaminhadas ao laboratório de análises toxicológicas, segundo a suspeita clínica, se isso for necessário. Orientações oriundas de centros de intoxicações regionais, vinculados ao Sistema Nacional de Informações Tóxico-farmacológicas (Sinitox), serviço, geralmente, de acesso contínuo e gratuito para a população, também são de grande valia, pois a obtenção de informações adicionais auxilia o clínico quanto ao diagnóstico de intoxicação.

MEDIDAS PARA DIFICULTAR A ABSORÇÃO DO AGENTE TÓXICO

Dificultar ou impedir a absorção adicional do agente tóxico é o fator de maior relevância nos quadros de intoxicação. Uma vez exposto ao agente tóxico, quanto mais rapidamente ocorrer a intervenção no sentido de prevenir a absorção, maior será a garantia de sucesso no tratamento do quadro de intoxicação. A seguir, estão comentários sobre as medidas empregadas para dificultar a absorção do toxicante em função da via de exposição.

Exposição cutânea

Existem várias substâncias químicas que podem ser bem absorvidas pela pele íntegra, sendo essa via de exposição o fator de agravamento do quadro de intoxicação, caso não se impeça a continuidade da absorção do agente tóxico.

O banho é a melhor forma de retirar ou diminuir a concentração do agente tóxico na pele. Contudo, deve-se ressaltar que o banho só é recomendado quando o quadro clínico do paciente estiver estabilizado, uma vez que tal procedimento pode exacerbar colapsos cardiovasculares e convulsões. É inquestionável que cabe ao médico veterinário fazer uma avaliação quanto aos riscos e benefícios de remover ou não o agente tóxico nesse momento. As pessoas que irão realizar esse procedimento devem ser orientadas para utilizar vestimentas adequadas (luvas, avental, botas), com o intuito de evitar possível contaminação ou contato com o agente tóxico. Também devem ser protegidos olhos, focinho e a cavidade bucal do paciente, para evitar inalação ou ingestão do toxicante durante o banho.

Recomenda-se banho com água morna corrente por pelo menos 15 minutos. As substâncias oleosas podem ser mais bem retiradas com o uso de sabão neutro (sabão de glicerina, detergente doméstico para lavar louças, xampu neutro, sabonete de uso infantil etc.). O paciente deve ser muito bem enxaguado e seco, evitando-se o uso de secadores com temperatura alta, pois a vasodilatação da pele favorece a absorção. Deve-se ressaltar que não é recomendada a tentativa de neutralizar substâncias ácidas ou alcalinas, por causa do risco de aumentar a gravidade da lesão (reações de neutralização podem produzir calor suficiente para danificar o tecido subjacente). Caso o agente tóxico apresente-se sob a forma de materiais colantes fixados no pelame, recomenda-se a tricotomia, ou seja, a retirada do pelame da área comprometida ou mesmo a realização de tosa em área mais extensa ou adjacente.

Exposição ocular

O contato ocular com agentes tóxicos pode provocar lesões nos olhos. As estruturas mais vulneráveis são a conjuntiva e a córnea. Solventes como álcoois, detergentes e hidrocarbonetos causam lesões superficiais nos olhos e as substâncias corrosivas geralmente causam um dano maior, podendo levar à cegueira.

Logo após a confirmação da exposição, deve-se iniciar a lavagem do olho acometido, por pelo menos 20 a 30 minutos. A lavagem sempre deve ser feita no sentido mediolateral, com a cabeça lateralizada para evitar o comprometimento do outro olho. Esse procedimento pode ser iniciado pelo proprietário do animal no domicílio, utilizando-se água limpa ou soro fisiológico.

Como mencionado anteriormente, não é recomendada a tentativa de neutralizar substâncias ácidas ou alcalinas, em razão do risco de aumentar a gravidade da lesão.

A avaliação oftalmológica posterior é sempre necessária e deve ser feita o mais rápido possível, mas não antes da lavagem exaustiva dos olhos. A indicação de colírios anestésicos pode trazer maior conforto ao paciente.

Exposição inalatória

O animal deve ser mantido longe da fonte que levou à intoxicação, removendo-o para um ambiente arejado e com temperatura agradável. Deve-se oferecer oxigênio e suporte ventilatório adequado, além de tratar o broncoespasmo e o edema pulmonar, se necessário.

Exposição gastrointestinal

A ingestão acidental ou proposital de agentes potencialmente tóxicos é responsável pela maioria das intoxicações graves. As medidas para reduzir ou impedir a absorção do agente tóxico ingerido deve considerar alguns aspectos relevantes, dentre eles a velocidade do esvaziamento gástrico. Dessa forma, se a ingestão ocorreu recentemente, uma parte do agente tóxico pode estar ainda presente no estômago; contudo, em carnívoros (cães e gatos), se transcorreu mais de uma hora da ingestão, provavelmente parte do agente tóxico atingiu também o intestino. No entanto, há alguns agentes tóxicos (por exemplo, o álcool) que podem ser rapidamente absorvidos no estômago. Em alguns casos, há ocorrência de vômito por causa do efeito nocivo do agente tóxico, porém ocorre apenas o esvaziamento parcial do estômago. Deve ser salientado também que o vômito pode não representar uma opção de esvaziamento gástrico, como, por exemplo, em equinos e ruminantes, que são espécies animais que não vomitam.

Os métodos usualmente utilizados para impedir a absorção do agente tóxico presente no trato digestório são: indução da êmese, lavagem gástrica, transformação do agente tóxico em uma forma não absorvível, uso de catárticos e eliminação direta do agente tóxico.

Indução da êmese

Há controvérsia em relação à eficácia dessa manobra na tentativa de diminuir a absorção do agente tóxico, pois os estudos não demonstram a melhora significativa na morbidade ou mortalidade. Entretanto, é inquestionável que a obtenção de material emético pode ser de grande valia como amostra para ser submetida à análise toxicológica.

A decisão para a indução do vômito, como parte da terapia do animal intoxicado, depende, na maioria das vezes, tanto da experiência do profissional, como também do agente tóxico ingerido e do tempo decorrido após a ingestão. De modo geral, a indução da êmese deve ser feita no máximo até uma hora após a ingestão, com exceção das substâncias que retardam o esvaziamento gástrico (anticolinérgicos, barbitúricos). Poucos pacientes chegam até o atendimento médico dentro desse período de evolução, portanto, tem sido cada vez menos indicada. Deve ser salientado também que a êmese ocorre de forma mais eficiente quando a cavidade gástrica está repleta ou parcialmente repleta de sólidos e/ou líquidos.

A **êmese é contraindicada** nas seguintes situações:

- Ingestão do agente tóxico há mais de 60 minutos.
- Ingestão de substâncias cáusticas (expõe novamente a mucosa do trato digestório superior ao agente tóxico corrosivo).
- Ingestão de destilados de petróleo, substâncias voláteis, depressores do sistema nervoso central (SNC) e agentes convulsivantes (risco de levar a aspiração do conteúdo gástrico).
- Animal inconsciente ou intensamente deprimido (o emético será pouco efetivo, acrescido do fato de o animal não apresentar o reflexo protetor da tosse).
- Agente tóxico de origem desconhecida.

O vômito pode ser induzido pela estimulação de receptores localizados no SNC ou, ainda, estimulando-se diretamente a mucosa gástrica ou faríngea. Em medicina veterinária, os agentes que podem ser usados para provocar o vômito são:

- Apomorfina: é um opioide sintético indicado para indução de vômitos em cães; não é recomendado o seu uso em gatos. Apresenta ação central e pode ser administrada por via subcutânea (0,08 mg/kg), intramuscular (0,04 a 0,08 mg/kg), intravenosa (0,03 a 0,04 mg/kg) ou conjuntival. A instilação no saco conjuntival deve ser feita na dose de 0,25 mg/kg de apomorfina diluída em algumas gotas de água; recomenda-se proceder à lavagem do olho/mucosa conjuntival imediatamente após o início da êmese, com a finalidade de diminuir ou cessar a absorção da apomorfina pela mucosa. A êmese ocorre imediatamente após administração intravenosa, perdurando por 1 a 2 minutos; por via intramuscular, os vômitos iniciam-se após 5 minutos. Como efeito colateral, pode ser observada a depressão do SNC, quadro que pode ser revertido com a administração de naloxone, sem, no entanto, ocorrer inibição da ação emética. Deve ser salientado que é difícil a aquisição de apomorfina e, com isso, sua disponibilidade para o uso do médico veterinário.
- Agonistas alfa-2-adrenérgicos: xilazina (produtos de uso veterinário: Rompun®, Kensol®, Virbaxyl®) e dexmedetomidina (medicamento humano, Precedex®; produto de uso veterinário, Dexdomitor®) são geralmente empregados em medicina veterinária como agente tranquilizante, analgésico e relaxante muscular de ação central. A xilazina induz a êmese em gatos na dose de 0,44 mg/kg, por via intramuscular, dose essa menor que aquela recomendada para obtenção de sedação. Como efeitos colaterais da xilazina, podem ser observadas bradicardia, sedação e depressão respiratória. A sedação provocada pela xilazina pode ser revertida com a ioimbina, na dose de 0,1 mg/kg, por via intravenosa. A dexmedetomidina pode ser utilizada como indutor eficiente de êmese em gatos na dose de 7 µg/kg, por via intramuscular, tendo como efeito colateral a sedação. Os agonistas de receptores alfa-2-adrenérgicos não são eficientes para a indução da êmese em cães.
- Peróxido de hidrogênio a 3% (água oxigenada 10 volumes): a administração oral nessa concentração causa o vômito reflexo, por distensão estomacal; concentrações maiores podem induzir quadros eméticos graves. Deve ser administrada na dose de 1 a 2 mL/kg, e o vômito ocorre após 10 minutos. A dose deve ser repetida caso não ocorra o vômito no período de 20 minutos após a primeira administração. A movimentação do animal, como o ato de caminhar logo após a administração do peróxido de hidrogênio, pode auxiliar na indução do vômito. Não deve ser negligenciada a possibilidade de aspiração da espuma do peróxido de hidrogênio e, com isso, a morte do animal. Considerando-se que o peróxido de hidrogênio é de fácil aquisição e, portanto, disponível e de baixo custo, o seu uso como agente indutor de êmese pode ser recomendado para o proprietário como primeiro procedimento de terapia a ser realizado no domicílio. Recentemente, foi relatado que o peróxido de hidrogênio pode causar lesão necroulcerativa em gatos, sendo por isso a administração de agentes alfa-2 agonistas indicada como primeira opção para indução da êmese nessa espécie.
- Xarope de ipeca: é obtido a partir da raiz da *Cephaelis ipecacuanha*, que possui como princípios ativos a emetina e a cefalina. O efeito emético ocorre por irritação da mucosa gástrica e por estimulação do SNC. No passado, o xarope de ipeca era muito utilizado, entretanto, atualmente não é mais indicado por causa da demora na indução do vômito, além de promover episódios eméticos persistentes e o risco de cardiotoxicidade.
- Cloreto de sódio (NaCl): o mecanismo emético do sal de cozinha é a estimulação da faringe. Pode ser preparada uma solução morna de cloreto de sódio saturada ou a colocação direta na faringe de pequena porção de sal de cozinha. Em pequenos animais não se observa um bom efeito emético e, ainda, pode causar intoxicação por sódio, cujas manifestações clínicas são fraqueza, vômitos, convulsão, taquicardia e edema pulmonar.
- Outros eméticos: a administração oral de detergente líquido de pH neutro ou de sulfato de cobre (solução a 1%) e a estimulação faríngea são pouco eficientes para a indução do vômito em cães e gatos.

Quando não há contraindicação para a indução da êmese, dá-se preferência ao uso de eméticos em vez da lavagem gástrica. Isso ocorre porque os eméticos geralmente são mais efetivos para remoção do conteúdo estomacal, são mais eficientes para a remoção de quantidades razoáveis de material particulado ou de muco viscoso, são mais fáceis de administrar e estão disponíveis para o uso, inclusive pelo leigo.

Lavagem gástrica

Da mesma forma que ocorre com a indução do vômito, há também controvérsia sobre a eficácia da lavagem gástrica. Há estudos que mostraram que a indução da êmese pode remover 40 a 60% do agente tóxico ingerido, sendo muito mais efetiva quando comparada à lavagem gástrica.

Caso seja indicada a "descontaminação" gástrica e, ao mesmo tempo, contraindicada a indução de vômito, pode-se recorrer à lavagem gástrica. Esse procedimento é recomendado também quando a indução da êmese não apresentou sucesso ou nos casos em que, mesmo após a indução do vômito, não houver a eliminação adequada do agente tóxico. A lavagem gástrica deve ser realizada até, no máximo, uma hora após a ingestão do agente tóxico, para evitar que este atinja o intestino. A realização da lavagem gástrica é essencial se o toxicante não tem a capacidade de se ligar ao carvão ativado ou, então, se o toxicante for, logo após a ingestão, potencialmente fatal; entretanto, na rotina clínica nem sempre esse período pode ser presenciado.

São descritas como as principais **vantagens** da lavagem gástrica a remoção rápida do conteúdo gástrico, a diluição das substâncias cáusticas ingeridas e sua remoção por um tubo esofágico, não expondo novamente as mucosas gástrica e esofágica às substâncias cáusticas, além de permitir a administração de carvão ativado. Por outro lado, as **desvantagens** são: necessidade de anestesia geral para a realização desse procedimento (ressalte-se aqui a importância de avaliar o estado de consciência do paciente); emprego da intubação orotraqueal para evitar aspiração do conteúdo gástrico; risco de ocorrência de traumatismos no esôfago e estômago (perfuração), quando da ingestão de substâncias cáusticas; ineficácia do procedimento para a remoção de grandes volumes, principalmente de partículas sólidas; e risco da ocorrência de hipernatremia ou hiponatremia, como também a propulsão do fluido para o intestino delgado.

Há algumas recomendações gerais para a realização da lavagem gástrica. Assim, como o procedimento deve ser realizado em animal inconsciente ou com plano anestésico superficial e, ainda, com intubação orotraqueal, a escolha do anestésico deve ser cautelosa e de acordo com o estado clínico do animal. O paciente deve permanecer em decúbito lateral e com a posição da cabeça em um plano inferior à projeção do estômago. O calibre do tubo para a lavagem gástrica deve ser o maior possível (diâmetro da luz do esôfago) para facilitar a retirada do agente tóxico (exceto quando houver a ingestão de substâncias cáusticas que lesam a parede do esôfago, podendo levar à ruptura do órgão) e não obstruir a sonda com o alimento contido no estômago. Antes de iniciar a colocação da sonda, deve ser feita a estimativa do comprimento a ser utilizado (distância da narina até o apêndice xifoide) e, então, a sonda deve ser introduzida até a marca previamente planejada.

A lavagem do estômago pode ser realizada com água ou solução salina (NaCl 0,9%) morna, no volume de 5 a 10 mL/kg, sendo o líquido introduzido com discreta pressão (com o auxílio de uma bomba ou pera de borracha) e, a seguir, retirado (utilizando a força da gravidade). Vários desses ciclos devem ser repetidos (15 a 40) até recuperar o líquido com o mesmo aspecto daquele que foi introduzido no estômago. A extremidade externa da sonda deve ser ocluída antes de remoção para evitar a aspiração. O carvão ativado pode ser utilizado antes e após a lavagem gástrica, bem como junto ao líquido a ser utilizado para esse procedimento.

Transformação do agente tóxico em uma forma não absorvível

Impedir a absorção do agente tóxico que não pode ser eliminado fisicamente do trato digestório é um procedimento muito importante no tratamento da intoxicação. Nesse sentido, dispõe-se de três opções:

- Formação de um precipitado ou complexo insolúvel: empregam-se substâncias que podem evitar a dissolução de um agente tóxico ou formar um complexo insolúvel. Por exemplo, pode-se administrar, por via oral, quelantes como a penicilamina (Cuprimine®) e ácido dimercaptosuccínico (DMSA) nas intoxicações agudas causadas por chumbo, zinco, cádmio e mercúrio inorgânico (veja Capítulo 33). Íons cálcio (presentes, por exemplo, no leite) podem impedir a absorção do ácido oxálico presente no trato digestório, formando oxalato de cálcio que é insolúvel. O mesmo ocorre com o sulfato de magnésio ou de sódio administrado quando da exposição ao chumbo ou sais solúveis de bário, os quais formam sais insolúveis de sulfato de chumbo e de sulfato de bário, impedindo, assim, a absorção.
- Ionização: consiste na manipulação do pH do trato digestório para evitar a absorção do agente tóxico. Sabe-se que as substâncias químicas na sua forma ionizada têm maior dificuldade de atravessar as barreiras celulares. Assim, conhecendo-se as características químicas do agente tóxico, pode-se modificar o pH do trato digestório de tal forma que este permita que o agente tóxico permaneça na sua forma iônica, dificultando, assim, sua absorção pela mucosa gástrica ou intestinal.
- Adsorção: é um processo de captação física das moléculas do agente tóxico, que, aderidas ao adsorvente,

não são absorvidas pela mucosa do trato digestório, sendo eliminadas do organismo. De todos os adsorventes disponíveis, o mais eficaz contra uma ampla variedade de agentes tóxicos é o carvão ativado (Quadro 11.1).

O carvão ativado é obtido a partir da queima controlada (com baixo teor de oxigênio) de madeiras de alta dureza a altas temperaturas (800 a 1.000°C), a fim de manter sua estrutura porosa, responsável pela sua grande área oferecida para a adsorção. De fato, a quantidade de um grama de carvão ativado pode oferecer uma superfície de adsorção de 100 m^2. A eficácia do carvão ativado não é reduzida pela variação do pH do trato digestório, permitindo que o material adsorvido seja eliminado juntamente com as fezes.

O carvão ativado é o adsorvente de eleição quando se suspeita de uma intoxicação sem que seja conhecido o agente tóxico específico.

A administração do carvão ativado é realizada por via oral ou via sonda orogástrica, dissolvendo-o em água (1 g em 3 a 5 mL de água), sendo indicado para pequenos animais 5 a 50 g e para grandes animais 250 a 500 g. Também pode ser usado nas técnicas para lavagem gástrica ou de indução do vômito. Em algumas situações pode ser preconizada a administração do carvão ativado em doses múltiplas (2 a 6 doses) a cada 6 a 8 horas, com atenção quanto à possibilidade de desenvolvimento de hipernatremia, em particular, em cães.

O uso de carvão ativado deve ser limitado a 48 horas, por causa do aumento do risco de complicações com o uso prolongado, como a formação de concreções no intestino que podem levar a obstrução, desidratação e distúrbios hidroeletrolíticos. Se houver a necessidade de uso prolongado (interrupção da recirculação entero-hepática nas intoxicações, por exemplo, por digoxina, antidepressivos, carbamazepina e ivermectina) deve ser associado a um catártico para evitar a constipação intestinal.

A indicação da associação do carvão ativado com a indução da êmese tem se mostrado mais efetiva nos casos de ingestão de agentes tóxicos.

O caulim (silicato de alumínio hidratado) e a pectina apresentam efeito protetor de mucosa e também atuam como adsorvente, embora esse último efeito seja bastante inferior àquele do carvão ativado.

Uso de catárticos

Os medicamentos mais utilizados para favorecer a eliminação das fezes nos quadros de intoxicação são: sorbitol, manitol, sulfato de magnésio e sulfato de sódio; todos fazem parte do grupo dos catárticos osmóticos. Esses catárticos têm absorção limitada e exercem força osmótica na luz intestinal, causando a retenção de líquidos dentro do trato intestinal. O aumento de volume intraluminal estimula o reflexo que aumenta a motilidade intestinal.

Catárticos à base de óleos vegetais, de modo geral, não são indicados em situações de ingestão de agente tóxico porque o efeito catártico demora para ocorrer, eles diminuem a eficácia do carvão ativado e podem aumentar a absorção de alguns agentes tóxicos lipossolúveis, como, por exemplo, os praguicidas organofosforados.

QUADRO 11.1 Algumas substâncias adsorvidas pelo carvão ativado

Substâncias adsorvidas		
Acetominofeno (paracetamol)	Benzodiazepínicos	Morfina
Aflatoxinas	Digitálicos	Nicotina
Agentes betabloqueadores	Estricnina	Oxalatos
Anfetaminas	Etilenoglicol	Paraquat
Antidepressivos	Fenol	Penicilina
Antiepiléticos	Fenolftaleina	Praguicidas organoclorados
Anti-histamínicos	Fenotiazínicos	Praguicidas organofosforados
Aspirina e outros salicilatos	Fenilbutazona	Sulfas
Atropina	Furosemida	Tetraciclinas
Barbitúricos	Hexaclorofeno	Teofilina
Benzeno	Ipeca	
Substâncias pouco ou não adsorvidas		
Álcalis	Cloreto de sódio	Etanol e metanol
Cáusticos	Derivados do petróleo	Ferro e outros metais

No entanto, o óleo mineral não é absorvido pelo organismo, fato que permite que agentes tóxicos lipossolúveis fiquem dissolvidos no seu interior, impedindo sua absorção. Portanto, após a administração do óleo mineral, deve ser administrado um catártico osmótico para promover a eliminação mais rápida de todo conteúdo intestinal, inclusive do óleo mineral contendo o agente tóxico lipossolúvel.

Os catárticos são indicados nos casos de ingestão de agentes com alto grau de toxicidade e com facilidade de absorção intestinal, ou então quando for necessário o uso de carvão ativado por alguns dias. As principais complicações são as alterações hidroeletrolítica, distensão abdominal, vômitos e hipermagnesemia (quando se faz uso de sulfato de magnésio em animal com comprometimento renal, levando à fraqueza muscular e depressão do sistema nervoso central).

Enema ou **clister** é uma forma medicamentosa que consiste na introdução de líquido por via retal, podendo ser de evacuação ou de retenção. No caso da conduta de urgência nas intoxicações é empregado o enema de evacuação para favorecer a eliminação do agente tóxico presente no intestino. O líquido mais indicado para a realização do enema de evacuação é a água morna; entretanto, sua eficácia depende de o agente tóxico ainda estar presente no intestino (não ter sido absorvido) e, em particular, nas últimas porções do intestino grosso (local de atuação do enema).

Eliminação direta

Consiste em fazer uso da gastrotomia ou enterotomia para eliminação do agente tóxico não absorvido. São raras as situações em que é necessária a indicação de cirurgias para a retirada de agentes tóxicos do trato gastrintestinal, como, por exemplo, quando da ingestão de metais (moedas, porcas de parafusos etc.) ou de grande quantidade de substâncias que formam uma massa coalescente (por exemplo, tabletes). Embora esse procedimento seja efetivo, deve ser reservado quando ocorrerem falhas em outros meios ou procedimentos. A endoscopia gástrica pode ser uma alternativa mais segura para a gastrotomia em algumas situações.

MEDIDAS PARA INATIVAR O AGENTE TÓXICO ABSORVIDO OU SEUS EFEITOS

O procedimento ideal para inativar o agente tóxico absorvido seria a utilização de **antídotos**, substâncias químicas que são capazes de se ligar ao agente tóxico que se encontra dentro do organismo do animal, impedindo que este cause seu efeito tóxico nos tecidos. Infelizmente o número de antídotos é muito pequeno perante a grande quantidade de substâncias passíveis de causar efeitos nocivos no organismo animal.

Um exemplo característico de antídoto usado em quadros de intoxicação são os quelantes de metais. Contudo, deve-se ter precaução, pois alguns antídotos mais específicos por si só causam toxicidade. Por exemplo, em algumas intoxicações crônicas por chumbo, o uso de quelantes pode precipitar o quadro de intoxicação aguda decorrente da mobilização rápida do metal de seus depósitos no organismo para a circulação sanguínea (para detalhes, veja Capítulo 33).

Recentemente, surgiu a emulsão lipídica para ser usada como antídoto no tratamento de intoxicações por anestésicos locais e outras substâncias lipofílicas. Acredita-se que a emulsão lipídica diminua a concentração plasmática das substâncias químicas lipofílicas em decorrência do sequestro plasmático, reduzindo sua disponibilidade, limitando sua distribuição cerebral e a ocorrência de manifestações neurológicas. Os benefícios e mecanismos de ação da emulsão lipídica ainda estão sendo estudados. A proposta de que a terapia com a emulsão lipídica poderia ser efetiva seria pelo fato de as partículas pequenas de gordura apresentarem grande capacidade de ligação, tornando-a, então, uma substância lipossolúvel. Os lipídios podem ativar canais de cálcio, revertendo as intoxicações por agentes bloqueadores de canais de cálcio, ou podem interferir na diminuição no transporte de ácidos graxos.

Na grande maioria das vezes, quando o agente tóxico foi absorvido e não há a disponibilidade do uso de antídotos, procura-se utilizar meios para controlar os efeitos nocivos causados pelo agente tóxico no organismo. Por exemplo, na intoxicação por praguicidas anticolinesterásicos (organofosforados e carbamatos), uma das medidas é o uso da atropina, um bloqueador (antagonista) de receptores colinérgicos muscarínicos, impedindo, assim, que o excesso de acetilcolina estimule o receptor muscarínico (para detalhes, veja Capítulo 18).

Pode-se também fazer uso de medicamentos que interferem na via de biotransformação usada pelo agente tóxico. Por exemplo, o 4-metilpirazole é um inibidor enzimático (da álcool-desidrogenase) que bloqueia a via de biotransformação que ativa o agente tóxico, no caso o etilenoglicol (para detalhes, veja o Capítulo 13). Pode-se também oferecer um substrato alternativo que bloqueia a via de biotransformação, como, por exemplo, o etanol na intoxicação por etilenoglicol (veja o Capítulo 13) ou o acetato na intoxicação por fluoracetato (veja o Capítulo 21).

MEDIDAS PARA ELIMINAR O AGENTE TÓXICO ABSORVIDO

Os agentes tóxicos são geralmente eliminados pela via renal, uma vez que o rim é a principal via de eliminação, mas também podem ser excretados pela via biliar (sendo eliminados pelas fezes) e pela pulmonar. Outras vias de eliminação têm menor importância no tratamento das intoxicações. A seguir, são apresentados procedimentos para favorecer a eliminação do agente tóxico absorvido.

Eliminação renal

A eliminação urinária do agente tóxico pode ser aumentada pelo uso de **diuréticos** ou pela alteração do **pH da urina**. Para a indicação desses procedimentos é necessário que a função renal esteja normal e que o animal esteja hidratado.

Os diuréticos de escolha são o manitol e a furosemida, pois ambos possuem potente ação diurética. O manitol é um diurético osmótico que em pequenos animais pode ser administrado na dose de 0,25 a 0,5 mg/kg, por via intravenosa, durante 30 minutos. A furosemida é um potente diurético de alça que pode ser administrado como *bolus* (0,5-4,0 mg/kg) ou por infusão contínua (0,1 mg/kg/hora).

Indica-se, também, a dopamina (para pequenos animais, na dose de 1 a 3 μg/kg/min) para atuar na hemodinâmica renal, aumentando o fluxo plasmático renal. O uso da dopamina é controverso, pois em animais com disfunção renal esse efeito vasodilatador não é efetivo e suscita-se dúvidas mesmo em condições de função renal adequada.

É importante a monitorização estreita do paciente, pois há riscos de hipervolemia ou hiper-hidratação, no caso de administração de fluidos, ou de desidratação, desequilíbrios eletrolíticos, hipotensão, déficits de perfusão e alterações na osmolaridade plasmática, quando da administração de diuréticos.

Muitos agentes tóxicos são ácidos ou bases fracas. Portanto, modificações do pH da urina podem favorecer a eliminação desses agentes tóxicos, por causa do aumento da porção ionizada do agente tóxico e a redução de sua reabsorção nos túbulos renais.

A acidificação pode ser útil para remoção de bases fracas (anfetaminas, estricnina). O cloreto de amônio pode ser indicado como acidificante urinário, na dose de 100 a 200 mg/kg, dividida quatro vezes ao dia para cães e de 20 mg/kg a cada 12 horas para gatos. Recomenda-se que o uso dos acidificantes urinários seja feito com cautela em pacientes com rabdomiólise, mioglobinúria, hemoglobinúria, insuficiências renal e hepática, e acidose metabólica.

A alcalinização da urina é indicada nos casos de intoxicações por ácidos fracos, como os salicilatos, o etilenoglicol, o ácido acético e o fenobarbital. Para a alcalinização da urina recomenda-se o uso de bicarbonato de sódio, na dose de 1 a 2 mEq/kg a cada 3 a 4 horas por via intravenosa, mas deve-se estar atento ao risco de desenvolvimento de alcalose metabólica, hipocalemia e hipocloremia.

Técnicas de diálise e hemoperfusão

O termo diálise refere-se ao movimento de uma substância química através de uma membrana semipermeável. No caso da **diálise peritoneal**, a grande área da superfície do peritônio funciona eficientemente como membrana de troca de substâncias difusíveis de diferentes pesos moleculares presentes no sangue, que passam ou alcançam o líquido de diálise. Dessa forma, o agente tóxico em alta concentração no sangue gradativamente é transferido para o outro compartimento, ou seja, o líquido de diálise, que, por sua vez, é eliminado do organismo.

Em algumas situações, esse é o procedimento de detoxificação de escolha na clínica de pequenos animais, principalmente quando associado a anúria e com quadro progressivo de piora clínica, mesmo quando instituído previamente o tratamento da intoxicação.

O procedimento de diálise peritoneal envolve a infusão de 10 a 20 mL/kg de uma solução de diálise (por exemplo, de dextrose 1,5 a 4,25 %) aquecida, no interior da cavidade peritoneal, aguardando-se 30 a 60 minutos para a retirada dessa solução. Esse ciclo deve ser repetido por 12 a 24 horas ou até que a função renal seja restabelecida. As principais complicações relatadas são o desequilíbrio eletrolítico, hipoproteinemia e peritonite.

Para que o referido procedimento seja eficiente, há necessidade de se conhecer várias características do agente tóxico, como:

- Sua capacidade de difundir-se através de uma membrana a uma velocidade razoável de deslocamento.
- Se o agente tóxico está presente em quantidade significativa no plasma ou se rapidamente atinge equilíbrio com o plasma.
- Se há correlação dos níveis plasmáticos do agente tóxico e/ou metabólito(s) dialisável(is) com a gravidade da intoxicação.

A hemodiálise e a hemoperfusão são técnicas indicadas somente quando o agente tóxico for de baixo peso molecular (inferior a 1.500 daltons), baixo volume de distribuição e com pouca ligação com as proteínas plasmáticas. Para a realização desses procedimentos há necessidade de se realizar a anticoagulação sistêmica. O sangue é retirado do paciente por meio de um cateter de lúmen duplo e bombeado para a "máquina" de hemodiálise/hemoperfusão (essa última possui uma coluna que contém um material adsorvente), facilitando a retirada do agente tóxico presente no sangue e, uma vez depurado, o sangue retorna ao paciente. Essa técnica é de alto custo e apresenta riscos aos pacientes, que devem ser estreitamente monitorizados.

A capacidade de remoção efetiva dos agentes tóxicos por técnicas extracorporais aumenta se a hemodiálise for combinada com a hemoperfusão com adsorvente. O carvão ativado é muito utilizado junto às técnicas de hemodiálise e hemoperfusão.

MEDIDAS DE SUPORTE

As medidas de suporte são necessárias para dar continuidade à conduta de urgência nas intoxicações. Em cães e gatos, em particular, são:

Hipertermia

O aumento da temperatura corpórea geralmente é resultante de atividade muscular contínua (como, por exemplo, nas convulsões), hipertermia maligna, diminuição da capacidade de dissipar calor (decorrente da rigidez ou fraqueza dos músculos respiratórios), alterações no hipotálamo e aumento da taxa metabólica. Como complicações, pode ocasionar o aparecimento de disfunções cerebrais permanentes, desidratação, rabdomiólise, intermação (*heatstroke*), choque, vasculite, coagulação intravascular disseminada e morte.

O tratamento imediato é indicado quando a temperatura corporal atingir valores superiores a 41ºC. Preconiza-se a administração de oxigênio, soluções cristaloides (solução de Ringer ou NaCl 0,9%), por via intravenosa, controle das convulsões, banhos com água morna ou corrente e uso de álcool isopropílico embebido em algodão colocado nos coxins e abdômen. É contraindicada a realização de imersão ou banho em água fria ou gelada, pois pode causar vasoconstrição periférica e, dessa forma, diminuir a habilidade do organismo em dissipar o calor. Todos os procedimentos devem ser suspensos quando a temperatura corpórea atingir valores de 37,5°C, evitando-se assim a hipotermia.

Nos casos em que forem constatadas temperaturas maiores que 40°C, recomenda-se adotar medidas de resfriamento externo, associadas às técnicas internas de resfriamento, tais como a lavagem gástrica ou irrigação do cólon (procedimento semelhante ao enema), com água fria ou morna. Se necessário, faz-se uso dos anti-inflamatórios esteroidais ou não esteroidais, evitando-se os antipiréticos.

Hipotermia

Os agentes tóxicos podem interferir no mecanismo de produção de calor do organismo, causando vasodilatação e hipotensão, diminuindo assim a atividade metabólica e induzindo ao estado de coma. Temperaturas abaixo de 36,5°C podem ser observadas em pacientes intoxicados e geralmente são acompanhadas de baixo nível de consciência. Bradicardia e fibrilação ventricular também podem ser observadas. Recomenda-se a administração de oxigênio e de soluções cristaloides (solução de Ringer ou NaCl 0,9%) para controle da pressão sanguínea, que só apresenta resposta adequada caso a temperatura corpórea também estiver controlada. Preconiza-se, ainda, associar as técnicas de aquecimento externo e interno (lavagem gástrica e enemas) na dependência das condições clínicas do paciente e também do ambiente. Deve-se estar atento aos cuidados para se evitar a hipervolemia ou hiper-hidratação.

Convulsões

As convulsões frequentes podem ocasionar apneia, hipoventilação, hipóxia, acidose metabólica e aspiração pulmonar. O tratamento de primeira escolha para o controle da convulsão é o uso dos benzodiazepínicos, como, por exemplo, diazepam, na dose de 0,5 a 1,0 mg/kg, por via intravenosa, ou de 1 a 4 mg/kg, por via retal. Sugere-se avaliar também as concentrações séricas de glicose, cálcio total e cálcio iônico para verificar a existência de alterações importantes relacionadas com as convulsões.

Insuficiência respiratória: hipóxia

A insuficiência respiratória pode ocorrer em decorrência da depressão direta do centro respiratório ou da disfunção dos músculos respiratórios, ocasionando a hipóxia. Esta pode resultar em danos cerebrais, arritmias e parada cardíaca, além do desenvolvimento de acidose decorrente da presença de alta pressão sanguínea de CO_2. Nas situações de intensa hipóxia podem ocorrer danos cerebrais, arritmias cardíacas, lesões em túbulos renais proximais e necrose da mucosa intestinal.

Além disso, o comprometimento na disponibilidade de oxigênio no organismo pode ocorrer:

- Pela quantidade insuficiente de oxigênio no ambiente, como, por exemplo, nos casos de intoxicação por gases inertes, que diminuem a concentração de oxigênio.
- Pelo comprometimento da absorção de oxigênio pelos pulmões decorrentes de pneumonia em decorrência da aspiração de conteúdo gástrico durante o vômito ou por meio da inalação de gases irritantes.
- Pelo edema pulmonar, em consequência da inalação de gases irritantes, sendo o edema do tipo não cardiogênico, ou ainda em virtude da falência cardiorrespiratória ou intoxicação por medicamentos que deprimem o miocárdio.
- Pela inalação de monóxido de carbono (meta-hemoglobinemia).
- Pela intoxicação por cianeto ou sulfito de hidrogênio ou pelo broncoespasmo por lesão de brônquios, efeitos farmacológicos estes causados por agentes tóxicos ou reações alérgicas.

A seguir estão algumas sugestões de terapias:

- No edema cardiogênico: deve-se evitar administração excessiva de soluções cristaloides; recomenda-se a oxigenioterapia; deve-se indicar diuréticos somente quando os sinais de hipovolemia, choque e instabilidade hemodinâmica estiverem ausentes (furosemida de 1 a 5 mg/kg a cada 1 ou 4 horas) e de agentes inotrópicos (dopamina 5 a 20 mg/kg/min, por via intravenosa; dobutamina cães de 2 a 40 mg/kg/min e gatos de 2,5 a 15 mg/kg/min).
- Na pnemonia por aspiração do conteúdo gástrico: recomenda-se o uso de antimicrobiano somente quando há evidência de infecção bacteriana; também são recomendados os broncodilatadores e nebulização com acetilcisteína.
- No broncoespasmo: indica-se oxigenioterapia e uso de broncodilatadores (beta-2-agonista como a terbutalina, sob a forma de aerossol ou por via subcutânea, para cães e gatos, na dose 0,01 mg/kg, por via subcutânea, a cada 4 horas).
- Tratamento padrão: fornecimento de oxigênio e ventilação assistida.

Hipotensão

Nos pacientes intoxicados, a hipotensão (pressão arterial média inferior a 60 mmHg) ocorre por hipovolemia, vasodilatação ou diminuição do débito cardíaco, podendo evoluir para o choque, insuficiência renal aguda, lesões cerebrais, necrose da mucosa intestinal e morte. A constatação da hipotensão é baseada nos achados clínicos, nas mensurações das pressões arterial e venosa central, na avaliação da frequência cardíaca (geralmente apresenta taquicardia reflexa ou, na dependência do agente tóxico, pode estar acompanhada de bradicardia – no eletrocardiograma geralmente observa-se associação com arritmias). O tratamento geralmente está relacionado com a administração de soluções cristaloides (solução de Ringer ou NaCl 0,9%) por via intravenosa, associada, quando necessário, ao uso de baixas doses de medicamentos vasopressores (dopamina), coloides e soluções hipertônicas (solução de NaCl 7,5% na dose de 4 mL/kg).

Hipertensão

A hipertensão (pressão arterial média acima de 145 mmHg), quando não tratada, pode ocasionar hemorragia intracraniana, insuficiência renal, encefalopatia hipertensiva, hemorragia retiniana ou descolamento de retina, como também insuficiência cardíaca congestiva. Seguem, abaixo, alguns medicamentos indicados para o controle da hipertensão:

- Furosemida: a dose indicada para os casos de hipertensão grave é de 1 a 5 mg/kg, por via intravenosa, a cada 1 ou 4 horas; nos casos de hipertensão moderada a dose é de 0,5 a 1,0 mg/kg por via oral, intramuscular ou subcutânea a cada 8 ou 12 horas.
- Diuréticos tiazídicos: clortiazida na dose de 20 a 40 mg/kg a cada 12 horas e hidroclortiazida na dose de 2 a 4 mg/kg a cada 12 horas para cães e gatos.
- Inibidores da ECA (enzima conversora da angiotensina): enalapril na dose de 0,25 a 0,5 mg/kg a cada 12 ou 24 horas; benazepril na dose de 0,25 a 0,5 mg/kg a cada 12 ou 24 horas para cães e de 0,25 mg/kg a cada 24 horas para gatos.
- Bloqueadores de canal de cálcio: anlodipino na dose de 0,625 mg por dia para gatos e para os cães a dose ainda não foi estabelecida.

Rabdomiólise

A lesão muscular ocorre, geralmente, após episódios prolongados de convulsões, nos casos de hiperatividade muscular e hipertermia. A mioglobina circulante, liberada das células musculares lesadas, quando filtrada pelos rins, pode causar necrose tubular renal aguda e, consequentemente, insuficiência renal aguda, podendo ainda estar associada com hipercalemia, hiperfosfatemia e hipocalcemia. Ainda pode ser observado o aumento da atividade sérica da creatina fosfocinase (CK) e coloração âmbar da urina.

O tratamento recomendado é a administração de fluidos (soluções cristaloides) e assegurar a produção de volume urinário adequado; sedação com benzodiazepínicos; e alcalinização da urina com bicarbonato de sódio para evitar a precipitação de mioglobina nos túbulos renais, evitando-se assim maior dano renal.

Alterações neurológicas

São frequentes os tremores musculares, ataxia e depressão do sistema nervoso central. Podem ser observados também agitação ou hiperatividade, estupor e coma.

No caso de agitação ou hiperatividade, devem-se avaliar de imediato as vias aéreas e fornecer, na dependência da gravidade do processo, oxigênio. Além disso, recomenda-se manter o paciente em um ambiente calmo e escuro e a com administração de diazepam, se necessário. Também deve-se avaliar e tratar a hipoglicemia, hipertermia e desidratação. Sempre deve-se relacionar a manifestação clínica ao provável agente tóxico.

Quanto ao estupor e coma, geralmente é resultante de depressão do sistema de ativação reticular (Sara), decorrente de convulsões, hemorragia intracraniana, depressão respiratória e hipoglicemia. O tratamento específico está relacionado com a causa de base.

ALGUNS EXAMES COMPLEMENTARES PARA A AVALIAÇÃO DO PACIENTE INTOXICADO

Além dos dados da anamnese e do exame físico, a avaliação de alguns exames complementares, como citado na introdução deste capítulo, pode auxiliar o médico veterinário no diagnóstico provável de intoxicação. A seguir, são apresentados os principais exames complementares que podem trazer informações adicionais relacionadas com quadros específicos de intoxicação e no Quadro 11.2, as principais manifestações clínicas.

QUADRO 11.2 Principais manifestações clínicas observadas nos diferentes sistemas segundo o agente tóxico

Sistema	Agente tóxico	Manifestação clínica
Sistema tegumentar e ocular	Ácidos e álcalis Detergentes	Queimadura. Irritação, quemose, hiperemia e ceratite
Sistema nervoso	Acetaminofeno	Coma
	Amitraz	Ataxia, depressão ou sedação, coma e convulsões
	Anti-inflamatório não esteroidal	Coma e convulsões
	Aspirina	Fraqueza muscular, ataxia e convulsões
	Cafeína	Hiperexcitabilidade, tremores e convulsões
	Chocolate (teobromina)	Ansiedade, excitação, tremores, convulsões e coma
	Chumbo	Convulsões, demência, histeria, *head pressing*, movimentos mastigatórios compulsivos, vocalização, andar em círculos, tremores musculares, polineuropatia (na intoxicação crônica), cegueira aparente e midríase
	Enema com composição à base de fosfato de sódio	Disfunção neuromuscular, ataxia, tetania e convulsões.
	Estricnina	Ansiedade, contrações musculares tetânicas, convulsões induzidas por qualquer estímulo
	Fenóis	Ataxia, fasciculações musculares e inconsciência
	Ferro	Depressão do sistema nervoso central em fases tardias
	Ivermectina	Em gatos: ataxia, vocalização, desorientação, demência, tremores musculares, cegueira aparente, andar em círculos, *head pressing*, coma e midríase Em cães: ataxia, comportamento anormal, desorientação, hiperestesia, hiperatividade, *head pressing*, movimentos de pedalar, inquietação, rigidez e tremores musculares e midríase
	Naftalina	Convulsões
	Organofosforado e carbamato	Convulsões, ataxia, ansiedade, depressão do sistema nervoso central, agressividade, fasciculações e fraqueza muscular, paralisia, lacrimejamento excessivo e miose

(continua)

QUADRO 11.2 Principais manifestações clínicas observadas nos diferentes sistemas segundo o agente tóxico *(continuação)*

Sistema	Agente tóxico	Manifestação clínica
Sistema nervoso	Piretrina e piretroides	Tremores musculares e ataxia
	Rodenticida à base de vitamina D	Contrações musculares, convulsões e estupor
Sistema digestório	Acetaminofeno	Vômito e sintomas inespecíficos compatíveis com hepatite
	Ácidos e álcalis	Irritação da mucosa oral, salivação, úlceras orais, hematemese, disfagia, perfuração esofágica e peritonite
	Amitraz	Vômito, hipomotilidade gastrointestinal
	Anti-inflamatório não esteroidal	Dor abdominal, melena, hematoquesia, hematemese, peritonite e hepatopatia
	Aspirina	Vômito, hematemese, anorexia e sintomas compatíveis com hepatite
	Chumbo	Anorexia, vômito, constipação e dor abdominal
	Cresol	Vômito, diarreia e salivação
	Detegentes	Vômito, diarreia, dor abdominal; hiperemia de mucosas (irritação de mucosas), icterícia, ptialismo e disfagia
	Enema com composição à base de fosfato de sódio	Raramente vômito e diarreia sanguinolenta
	Fenóis	Salivação profusa, anorexia e êmese
	Ferro	Vômito com ou sem presença de sangue, diarreia com ou sem presença de sangue e falência hepática aguda
	Ivermectina	Em cães pode causar vômito
	Naftalina	Vômitos com odor característico e quadro clínico de hepatite após 3 a 5 dias
	Organofosforado e carbamato	Diarreia, vômitos e salivação
	Piretrina e piretroides	Vômito e anorexia
	Rodenticida à base de vitamina D	Anorexia, vômito, constipação, hematemese e hematoquesia
	Rodenticidas (antagonistas da vitamina K)	Anorexia, melena e hematemese
Sistema respiratório	Acetaminofeno	Cianose e dispneia
	Ácidos e álcalis	Dispneia (decorrente de pneumotórax ou pleurite)
	Anti-inflamatório não esteroidal	Hipoventilação e apneia
	Aspirina	Taquipneia e edema pulmonar (raro)
	Cafeína	Taquipneia
	Detergentes	Edema de laringe
	Estricnina	Apneia
	Fenóis	Taquipneia (estimulação do centro respiratório) seguida de depressão
	Ivermectina	Dispneia, cianose e edema pulmonar
	Organofosforado e carbamato	Dispneia, tosse (secreção brônquica e/ou broncoconstriçao), depressão respiratória e insuficiência respiratória
	Piretrina e piretroides	Dispneia e broncoespasmo
	Rodenticidas (antagonistas da vitamina K)	Tosse e dispneia (hemotórax)
Sistema cardiovascular	Amitraz	Bradicardia e hipotensão
	Cafeína	Taquicardia e arritmias
	Chocolate (teobromina)	Hipertensão, bradi ou taquicardia, arritmias e respiração ofegante
	Cresol	Hipotensão e arritmia

(continua)

QUADRO 11.2 Principais manifestações clínicas observadas nos diferentes sistemas segundo o agente tóxico *(continuação)*

Sistema	Agente tóxico	Manifestação clínica
Sistema cardiovascular	Enema com composição à base de fosfato de sódio	Taquicardia, pulso fraco e arritmia
	Ivermectina	Bradicardia ou taquicardia
	Naftalina	Taquicardia
	Organofosforado e carbamato	Bradicardia
Sistema hematopoiético	Anti-inflamatórios não esteroidais	Anemia
	Aspirina	Anemia (hipoplasia medular, corpúsculos de Heinz em gatos)
	Cresol	Anemia (hemolítica e meta-hemoglobinemia)
	Detergentes	Anemia (hemoglobinemia)
	Naftalina	Anemia (meta-hemoglobinemia, corpúsculos de Heinz, hemólise)
	Raticidas antagonistas da vitamina K	Anemia (diátese hemorrágica)
Sistema urinário	Amitraz	Poliúria
	Anti-inflamatórios não esteroidais	Oligúria
	Chocolate (teobromina)	Incontinência urinária
	Detergentes	Hemoglobinúria e oligúria
	Fenóis	Colúria
	Ferro	Oligúria
	Naftalina	Hemoglobinúria
	Organofosforadose carbamatos	Incontinência urinária
	Rodenticidas antagonistas da vitamina K	Hematúria
	Rodenticidas a base de vitamina D	Poliúria, polidipsia e sintomas compatíveis com síndrome urêmica
Inespecífico	Acetaminofeno	Depressão, hipotermia, edema facial e fraqueza
	Ácidos e álcalis	Dor, choque, sepses e colapso
	Amitraz	Hipotermia
	Anti-inflamatórios não esteroidais	Letargia, taquipneia (alcalose respiratória compensatória à acidose)
	Aspirina	Depressão, letargia, hipertermia ou hipotermia (manifestação tardia)
	Enema com composição à base de fosfato de sódio	Letargia, desidratação e hipotermia
	Fenóis	Mucosas de coloração escura e choque
	Ferro	Choque, taquipneia (alcalose respiratória compensatória à acidose) e sonolência
	Ivermectina	Depressão, hipertermia, fraqueza, ptialismo, choque e hipotermia
	Organofosforados e carbamatos	Depressão
	Piretrinas e piretroides	Depressão, hipersalivação, hipo ou hipertermia
	Raticidas antagonistas da vitamina K	Anorexia, depressão, fraqueza, epistaxis, sangramento gengival e hemoperitônio
	Raticidas à base de vitamina D	Letargia, depressão e anorexia

Hemograma

A hemoconcentração está associada aos casos de desidratação ou perda excessiva de fluido. Anemia é observada nas intoxicações por chumbo e zinco, além da intoxicação por anticoagulantes.

Hemogasometria

Distúrbios do equilíbrio ácido-base (pressões de CO_2, O_2, bicarbonato, excesso de base e ânion *gap*) geralmente estão relacionados com falência hepática ou renal e intoxicações por aspirina, etilenoglicol e tolueno.

Determinação sérica de eletrólitos

Avaliação principalmente do sódio, potássio, cloro, cálcio e fósforo séricos que usualmente acompanham intoxicações de etiologia variada.

Dosagem sérica de glicose

Em geral, nas intoxicações, o achado de hipoglicemia é mais frequente que hiperglicemia. Deve-se tratar a hipoglicemia quando os valores séricos de glicose forem inferiores a 60 mg/dL, utilizando a solução de glicose 50%, na dose de 0,25 a 1,0 mL/kg, sendo que esta deve ser diluída em partes iguais em solução fisiológica, com o intuito de evitar flebite ou vasculite.

Determinação sérica de ureia e creatinina

É importante a diferenciação entre as azotemia pré-renal, renal e pós-renal.

Determinação da atividade sérica das enzimas hepáticas

Recomenda-se a avaliação sempre nos casos de encefalopatia hepática, diátese hemorrágica (alterações de coagulação), ou quando o agente tóxico for hepatotóxico.

Eletrocardiograma

Para avaliação das alterações eletrolíticas e arritmias de origem cardíaca.

Exame de urina

É recomendada a observação, principalmente, da densidade urinária para avaliação indireta do estado de hidratação; proteinúria e sedimentoscopia para detecção de lesão renal; bilirrubinúria e urobilinogenúria para avaliação de lesão hepática. Ainda, a amostra de urina pode ser submetida ao exame toxicológico e assim auxiliar na identificação do agente tóxico.

Provas de coagulação

Principalmente na intoxicação por dicumarínicos avaliam-se os tempos de protrombina (TP) e de tromboplastina parcial ativada (TTPA).

Exame radiográfico

Recomendado de acordo com a necessidade clínica do caso, como, por exemplo, para constatação da presença de corpos estranhos radiopacos que contenham metais (ferro, chumbo e zinco).

BIBLIOGRAFIA

1. ANDRADE FILHO, A.; MOURA, A.D. Abordagem inicial do paciente. In: ANDRADE FILHO, A.; CAMPOLINA, D.; DIAS, M.B. *Toxicologia na prática clínica*. Belo Horizonte: Folium, 2001, p.1-21.
2. ANJOS, T.M.; BRITO, H.F.V. Terapêutica felina: diferenças farmacológicas e fisiológicas. *Medvep Revista científica de medicina veterinária – pequenos animais e animais de estimação*, v. 7, n. 23, p. 554-67, 2009.
3. BEASLEY, V.R.; DORMAN, D.C. Management of toxicoses. In: BEASLEY, V.R. *The veterinary clinics of North America. Small Animal practice*. Philadelphia: W.B. Saunders Company, 1990, p. 307-37.
4. BISTNER, S.I.; FORD, R.B.; RAFFE, M.R. *Handbook of Veterinary Procedures and Emergency Treatment*. W.B. Philadelphia: Saunders Company, 2000, p. 184-235.
5. CHAN, D.L. Chewing the fat on veterinary toxicology- the path to discovery. *Journal of veterinary emergency and critical care*, v. 25, n. 5, p. 591-3, 2015.
6. CHAVEZ, P.L.S.- 50 in the Journal of pediatrics- *The journal of pediatrics*, v. 194, p. 108, 2018.
7. CHAVES, R.O.; TOGNI M.; COPAT, B.; et al. Doenças neurológicas em gatos: 155 casos. *Pesquisa Veterinária Brasileira*, v. 38, n. 1, p.107-12, 2018.
8. GFELLER, R.; DEVEY, J.J. Gastric lavage. In: ETTINGER, S.J.; FELDMAN, E.C. (Ed.). *Textbook of Veterinary Internal Medicine*. 7.ed. St Louis: Saunders Elsevier; 2010, p. 441-2.
9. GFELLER, R.W.; MESSONNIER, S.P. *Handbook of Small Animal Toxicology and poisonings*. St Louis: Mosby, 1998, p. 1-405.
10. GIL, H.W.; PARK, J.S.; PARK, S.H.; et al. Effect of intravenous lipid emulsion in patients with acute glyphosate intoxication. *Clinical Toxicology*, v. 51, p. 767-71, 2013.
11. GOSSELIN, S.; MORRIS M.; MILLER-NESBITT, A.; et al. Methodology for AACT evidence-based recommendations on the use of intravenous lipid emulsion therapy in poisoning. *Clinical Toxicology*, v. 53, p. 557-64, 2015.
12. GUIMARÃES, P.T.C.; VEADO, J.C.C.; MELO, M.M.; et al. Hemoperfusão no tratamento das intoxicações. *Revista do Conselho Federal de Medicina Veterinária*, v. 10, n. 32, p. 33-8, 2004.
13. JANECZEK, A.; ZAWADZKI, M.; SZPOT, P.; et al. Marijuana intoxication in a cat. *Acta Vet Scandinavic*, v. 60, n. 44, 2018.

14. JOURDAN, G.; BOYER, G.; RAYMOND-LETRON, I.; et al. Intravenous lipid emulsion therapy in 20 cats acidentally overdose with ivermectin. *Journal of Veterinary Emergency and Critical Care*, v. 25, n. 5, p. 667-71, 2015.
15. KHAN, S.F.; McLEAN, M.K. Toxicology of frequently encountered nonsteroidal anti-inflammatory drugs in dogs and cats. *Veterinary clinicis of North America: small animal practice*, v. 42, p. 289-306, 2012.
16. LAFORCADE, A.M.; ROZANSKI, E.A. Central venous pressure and arterial blood pressure measureament. *Veterinary clinics of North America: small animal practice*, v. 31, n. 6, p. 1163-74, 2001.
17. MCLEAN, M.K.; HANSEN, S.R. An Overview of Trends in Animal Poisoning Cases in the United States: 2002–2010. *Veterinary clinics of North America: small animal practice*, v. 42, p. 219-28, 2012.
18. OBR, T.D.; FRY, J.K.; LEE, J.A.; et al. Necroulcerative hemorrhagic gastrits in a cat secondary to the administration of 3% hydrogen peroxide as an emetic agente. *Veterinary emergency and critical care*, v. 28, n. 4, p. 605-8, 2017.
19. MINTEGI, S.; DALZIEL, S.R.; AZKUNAGA, B.; et al. International Variability in Gastrointestinal Decontamination With Acute Poisonings e on behalf of the Pediatric Emergency Research Networks (PERN) Poisoning Working Group. *Pediatrics*, v. 140, n. 2, 2017.
20. PETERSON, M.E.; TALCOTT, P.A. *Small animal toxicology*. Philadelphia: Saunders, 2001, p. 796.
21. POTSCHKA, H.; FISCHER A.; LOSCHER, W.; et al. International veterinary epilepsy task force consensus proposal: outcome of therapeutic interventions in canine and feline epilepsy. *BMC Veterinary Research*, v. 11, p. 177, 2015.
22. ROTHSCHILD, L.; BERN, S.; OSWALD, S.; et al. Intravenous lipid emulsion in clinical toxicology. *Scandinavian Journal of Trauma, Resuscitation and Emergency Medicine*, v. 18, n. 51, p. 1-8, 2010.
23. ROSENDALE, M.E. Decontamination strategies. *Veterinary clinics of North America: small animal practice*, v. 32, n. 2, p. 311-21, 2002.
24. SAKATE, M. Terapêutica das intoxicações. In: ANDRADE, S.F. *Manual de terapêutica veterinária*. São Paulo: Ed. Roca, 2002, p. 523-55.
25. ______. Emergências toxicológicas. In: JERICO, M.M.; ANDRADE NETO, J.P.; KOGIKA, M.M. (Eds.).*Tratado de Medicina Interna da cães e gatos*. 1.ed. Rio de Janeiro: Roca, 2015, p. 596-601.
26. SEGEV, G.; COWGILL, L.D. Treatment of acute kidney injury associated with cyclosporine overdose in a dog using hemodialysis and charcoal hemoperfusion. *Journal of Veterinary Emergency and Critical Care*, v. 28, n. 2, p. 163-7, 2018.
27. SPINOSA, H.S. Medicamentos que interferem nas funções gastrintestinais. In: SPINOSA, H.S.; GÓRNIAK, S.L.; BERNARDI, M.M. *Farmacologia Aplicada à Medicina Veterinária*. 6.ed. Rio de Janeiro: Guanabara Koogan, p. 427-38, 2017.
28. THAWLEY, V.J.; DROBATZ, K.Z. Assesment of dexmedetomidina and other agentes to emesis induction in cats: 43 cases (2009-2014). *Jornal of American Veterinary Medical Association*, v. 247, n. 12, p. 1415-8, 2015.
29. VANBEUSEKOMA, C.D.; JEROEN, J.M.W.; van den Heuvel b, et al. Schrickx. Feline hepatic biotransformation of diazepan: Diferences between cats and dogs. *Research in veterinary science*, v. 103, p. 119-25, 2015
30. VOLMER, P.A.; MEERDINK, G.L. Diagnostic toxicology for the small animal practioner. *Veterinary clinics of North America: small animal practice*, v. 32, n. 2, p. 357-65, 2002.
31. WARING, W.S. Intravenous lipid administration for drug-induced toxicity: a critical review of the existing data. *Expert Rev. Clin. Pharmacol.*, v. 5, n. 4, p. 437-44, 2012.

Capítulo 12

Toxicologia dos medicamentos

Cristina de Oliveira Massoco Salles-Gomes
Jéssica Soares Garcia
Helenice de Souza Spinosa

INTRODUÇÃO

A toxicologia dos medicamentos, como mencionado no Capítulo 1, estuda as substâncias químicas usadas em terapêutica (medicamentos, produtos de uso veterinário), avaliando-se o risco *versus* o benefício; no caso de exposição prolongada é feita a monitorização terapêutica e a análise preventiva que impede o aparecimento de efeitos adversos provenientes do uso do medicamento.

Quando se faz a administração de um medicamento a um animal, espera-se a obtenção de efeitos terapêuticos, contudo podem ocorrer efeitos indesejáveis, os quais podem ser não deletérios (efeitos colaterais) ou deletérios (reação adversa ao medicamento – RAM) (Figura 12.1). Efeito colateral é qualquer efeito não intencional de um medicamento, em doses normalmente utilizadas, relacionado com suas propriedades farmacológicas. A RAM é definida como qualquer resposta prejudicial ou indesejável, não intencional, a um medicamento, que ocorre nas doses usualmente empregadas para profilaxia, diagnóstico ou terapia de doenças. No conceito de RAM pode-se observar a existência de uma relação causal entre o uso do medicamento e a ocorrência do problema.

A intoxicação por medicamentos pode ser: acidental, causada pelo proprietário do animal ou pelo profissional. A intoxicação acidental ocorre quando o animal tem acesso ao medicamento deixado em local inapropriado, por descuido do seu proprietário. A intoxicação pode ocorrer também quando o proprietário faz uso de um medicamento contraindicado para aquela espécie animal ou em dose/frequência inadequada, acreditando que está tratando o seu animal. Pode ocorrer, ainda, a iatrogenia, (do grego *iatro* = médico; *gennan* = produzir) que são as doenças ou alterações patológicas causadas por medicação administrada pelo médico veterinário. As intoxicações medicamentosas podem estar associadas à alta dose do medicamento, à alta toxidade para aquela espécie animal ou à idiossincrasia (característica peculiar de um indivíduo, que reponde de maneira inusitada ao medicamento, geralmente associada a causas genéticas) (Figura 12.2).

Os medicamentos são a principal causa de intoxicação tanto em seres humanos como em animais. O Sistema

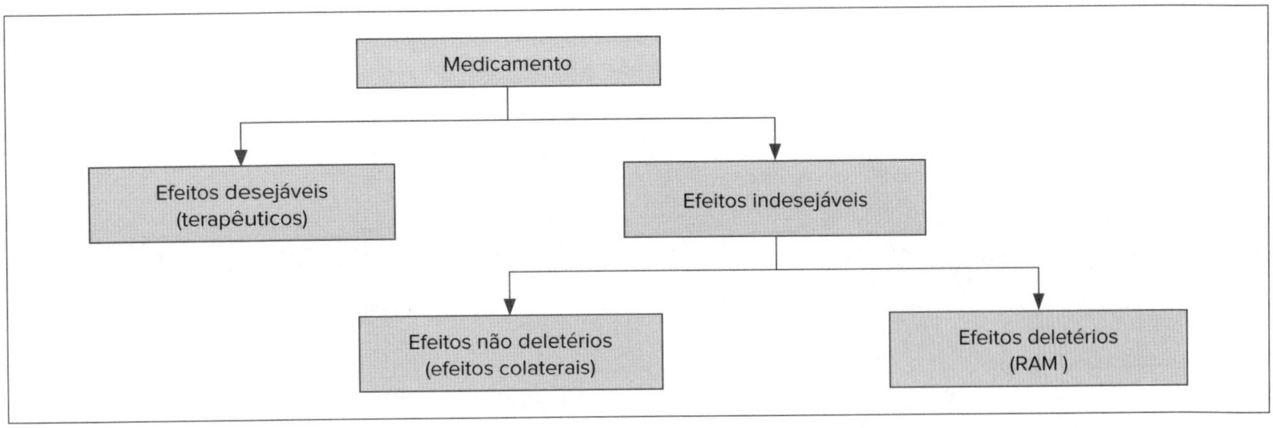

FIGURA 12.1. Efeitos de medicamentos.
RAM = reação adversa ao medicamento.

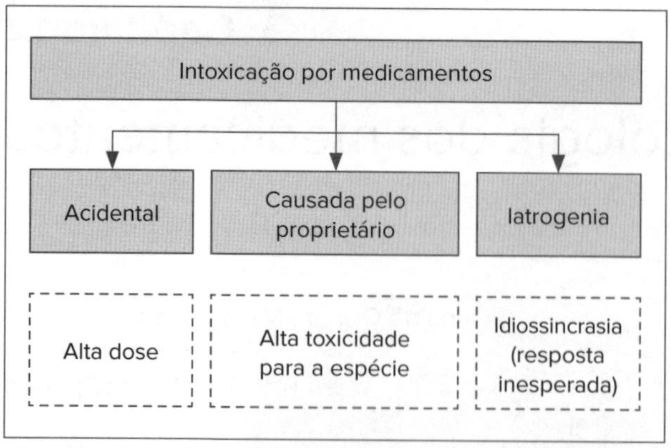

FIGURA 12.2. Intoxicação por medicamentos: acidental, causada pelo proprietário e iatrogenia (causada pelo profissional).

Nacional de Informações Tóxico-farmacológicas (Sinitox), cuja principal atribuição é coordenar a coleta, a compilação, a análise e a divulgação dos casos de intoxicação e envenenamento notificados no país, tem mostrado que os medicamentos são os principais responsáveis por intoxicação humana e animal. No ano de 2016 foram computados 59.143 registros, sendo 56.937 (96,3%) casos de intoxicação humana e 924 casos (1,6%) em animais. Os dados do Sinitox mostram que os medicamentos ocupam o primeiro lugar como causa de intoxicação tanto humana (36,1%) como animal (31,7%). Deve ser ressaltado, ainda, que, além dos medicamentos, os produtos veterinários foram responsáveis por intoxicação humana (793 registros – 14ª posição) e por intoxicação animal (82 registros – 5ª posição). Fica, pois, evidente a importância que deve ser dada à intoxicação medicamentosa.

As espécies animais comumente afetadas pela intoxicação medicamentosa são os cães, os gatos e outros animais de companhia e, em menor frequência, os animais de produção. No caso de cães e gatos, isso se deve, principalmente, à facilidade de aquisição, isto é, a maioria é de venda livre, estando disponível no domicílio, e na crença do proprietário de que pode tirar o desconforto do animal, desconhecendo os riscos dessa atitude. Os gatos, em particular, em virtude de suas peculiaridades fisiológicas relacionadas à biotransformação de substâncias químicas, são mais vulneráveis que outras espécies animais, em especial quando do uso de alguns medicamentos. No Quadro 12.1 estão apresentados os medicamentos contraindicados para diferentes espécies animais.

QUADRO 12.1. Medicamentos contraindicados ou com alto risco de causar toxicidade nas diferentes espécies de animais

Gatos	Coelhos	Cães	Cavalos
5-fluorouracil	Amoxicilina**	Diclofenaco	Amitraz
Paracetamol	Amoxicilina com ácido clavulânico**	Ibuprofeno	Atropina
Ácido acetilsalicílico	Ampicilina**	Paclitaxel	
Azatioprina	Cefalosporinas**	Paracetamol (Paracetamol)	
Azul de metileno	Clindamicina**		
Benzoato de benzila	Eritromicina**		
Brometo de potássio*	Estreptomicina**		
Cetoconazol*	Lincomicina**		
Cisplatina	Oxitetraciclina		
Diazepam*	Penicilina**		
Dipirona*	Procaína		
Doxiciclina*	Tetraciclina		
Enrofloxacino*	Tiletamina		
Escopolamina	Tilmicosina		
Estreptomicina*			
Fleet enema			
Fenazopiridina			
Griseofulvina*			
Lidocaína/Benzocaína			
Pomadas oftálmicas contendo: neomicina, polimixina e bacitracina			
Salicilato de bismuto			

*Medicamentos não totalmente contraindicados, mas devem ser usados com cautela. **Alto risco de diarreia quando administrado por via oral.

Deve ser ressaltado que a obtenção de um histórico, realizado por meio de uma anamnese, pode muitas vezes indicar a intoxicação medicamentosa, como, por exemplo, nos casos de administração crônica de analgésicos e anti-inflamatórios em cães com problemas ortopédicos. Uma triagem inicial deve incluir: a obtenção da embalagem da medicação para identificar o princípio ativo; a averiguação se o medicamento é de curta ou de longa duração; a verificação se o proprietário induziu a êmese e, em caso afirmativo, qual agente emético foi utilizado; e a estabilização do paciente baseado nos sinais observados durante o exame físico (temperatura corpórea, padrão do pulso e frequências cardíaca e respiratória).

Dentre os principais grupos farmacológicos responsáveis por intoxicação em animais se encontram os analgésicos e os anti-inflamatórios, seguidos pelos medicamentos de ação no sistema nervoso central. No presente capítulo é dada maior ênfase a essas classes farmacológicas, acrescida dos antineoplásicos, cujo uso está em expansão nos últimos anos.

GRUPOS FARMACOLÓGICOS

São descritas as informações quanto a toxicidade, toxicocinética, mecanismo de ação, sinais clínicos e exames laboratoriais, diagnóstico e tratamento para os grupos farmacológicos que mais frequentemente causam intoxicação nos animais domésticos.

Analgésico: paracetamol

O paracetamol, termo contido na lista das denominações comuns brasileiras (DCB), também é conhecido como acetaminofeno (N-acetil-p-aminofenol), apresenta propriedades analgésica e antipirética, sem atividade anti-inflamatória nem anticoagulante expressiva. No Brasil, o medicamento de referência do paracetamol é o Tylenol®, em apresentação de comprimidos com 500 ou 750 mg, de gotas (solução oral de 200 mg/mL) e de suspensão oral (32 mg/mL e 100 mg/mL).

Toxicidade

Dentre os animais domésticos, a toxicose por paracetamol é a mais frequentemente relatada em gatos, em decorrência de exposição aguda geralmente induzida pelo proprietário do animal. Os gatos apresentam altíssima suscetibilidade à intoxicação pelo paracetamol, tanto que é contraindicado para essa espécie animal. A dose tóxica para gatos está entre 50 e 100 mg/kg, contudo sinais de toxicidade foram observados em gatos com doses de 10 mg/kg. Foi relatado que 50% dos gatos intoxicados apresentaram meta-hemoglobinemia (MetHba) após 4 h da ingestão de paracetamol na dose de 120-140 mg/kg.

A dose oral recomendada para cães é de 15 mg/kg a cada 8 h ou 10 mg/kg a cada 12 h. Cães que receberam doses maiores do que 460 mg/kg apresentaram MetHba e também algumas mortes foram relatadas; doses inferiores a essa ampliam as chances de recuperação para essa espécie animal. Há relato de morte por falência hepática fulminante em cães após o animal ter recebido a dose de 900 mg/kg. Doses maiores do que 1 g/kg podem induzir cianose e morte em até 12 h.

Toxicocinética

Após ingestão oral, o pico plasmático do paracetamol é de 4 h para os gatos e sua absorção se dá rapidamente no estômago e no intestino delgado. O volume de distribuição é alto, uma vez que o parecetamol se liga minimamente às proteínas plasmáticas. A biotransformação ocorre principalmente no fígado e existem três vias principais: conjugação glicurônica, conjugação com sulfato e oxidação mediada pelas enzimas do citocromo P450. O destino de 50 a 60% da dose administrada é a conjugação com ácido glucurônico.

Em gatos, a habilidade de biotransformação do paracetamol corresponde a 10% daquela realizada pelos cães, uma vez que os gatos apresentam uma limitação fisiológica decorrente da deficiência de glicuroniltransferase. Em decorrência dessa via de biotransformação deficiente nos gatos, após uma dose oral de 20, 60 e 120 mg/kg somente 1%, 5% e 16%, respectivamente, sofre conjugação com ácido glicurônico.

A sulfatação é menos importante, sendo que apenas 10 a 20% da dose administrada é conjugada com sulfato, além do que essa via também pode sofrer saturação em razão da limitação de sulfatos inorgânicos. Em virtude da saturação da via de sulfatação, são gerados dois metabólitos reativos, os quais estão envolvidos no mecanismo de toxicidade do paracetamol. Assim, por meio de vias alternativas do citocromo P450 são formados o N-acetil-p-benzoquinoneimina (NAPQI) e o para-aminofenol (PAP). O NAPQI é conjugado com a glutationa reduzida e transformado em um metabólito inativo. Em roedores, o PAP pode ser inativado após conjugação com glutationa reduzida e acetato; entretanto, os gatos apresentam atividade reduzida para N-acetilação e os cães são desprovidos da enzima N-acetiltransferase, o que os tornam mais vulneráveis à intoxicação ao paracetamol.

Os metabólitos são excretados pela urina e a taxa de eliminação varia conforme a dose e a espécie animal.

Em cães, para as doses entre 100 e 200 mg/kg, a meia-vida é de 72 minutos, enquanto para doses acima de 500 mg/kg a meia-vida é de 210 minutos. Em gatos, a meia-vida de eliminação para a dose de 20 mg/kg é de 36 minutos e para as doses de 60 mg/kg e 120 mg/kg aumenta, respectivamente, para 144 minutos e 288 minutos; um fato curioso é que gatos machos apresentam meia-vida de eliminação maior do que fêmeas.

Mecanismo de ação

Os efeitos terapêuticos do paracetamol ocorrem por ação nas endoperoxidases e não via inibição das cicloxigenases. O órgão-alvo do paracetamol é o fígado, por causa do metabólito ativo NAPQI, que se torna atóxico quando conjugado com a glutationa por meio de grupamentos do tipo sulfidril (glutatiação, uma reação de fase II, isto é, conjugação). Contudo, após 16 a 24 h da exposição ao paracetamol, os estoques hepáticos de glutationa se encontram exauridos, e o NAPQI em excesso interage principalmente com resíduos de cisteína e lisina das proteínas mitocrondriais hepáticas, formando adutos, os quais causam diminuição da respiração mitocondrial e estresse oxidativo. O estresse oxidativo mitocondrial leva a alterações estruturais de proteínas e DNA com abertura de poros de transição de permeabilidade da membrana mitocondrial, os quais levam à ruptura da membrana externa, resultando na redução da respiração mitocondrial. Além disso, em virtude da liberação de proteínas envolvidas na fragmentação do DNA e na ativação de fatores pró-apoptóticos ocorre, respectivamente, a morte celular por necrose e por apoptose.

Outro metabólito reativo formado é o PAP, que atua causando efeitos hematotóxicos, uma vez que a glutationa exaurida nas hemácias favorece a formação de hemoglobina oxidada, ou seja, a meta-hemoglobina, que é a forma que não transporta oxigênio. A meta-hemoglobina pode ser revertida à hemoglobina por meio da conversão via meta-hemoglobina redutase, sendo que os gatos são mais suscetíveis ao efeito hematotóxico em relação aos cães, uma vez que apresentam a atividade redutase meta-hemoglobina menor.

Por meio do processo oxidativo em excesso, podem ser observados em um esfregaço sanguíneo os corpúsculos de Heinz nas hemácias (precipitação da hemoglobina), os quais acabam diminuindo a vida útil dessas células, culminando em hemólise e anemia. Esse processo oxidativo aumenta quanto maior for o número de grupos sulfidrilas na hemoglobina, e os gatos apresentam oito grupos, enquanto as outras espécies animais domésticas e o homem apresentam quatro e dois, respectivamente, o que torna as hemácias dos gatos muito mais propensas à reação oxidativa.

Nos cães, preferencialmente são observados efeitos hepatatóxicos, enquanto nos gatos são observados tanto efeitos hematotóxicos como hepatotóxicos. Animais mais jovens apresentam imaturidade do sistema de oxidação e maior rapidez na síntese de glutationa em relação aos animais mais velhos e, dessa forma, os filhotes são menos suscetíveis à toxicose por paracetamol.

A Figura 12.3 ilustra sucintamente o mecanismo de ação responsável pela toxicidade do paracetamol em cães e gatos.

Sinais clínicos e exames laboratoriais

Os sinais clínicos decorrentes da toxicose por paracetamol são aqueles relacionados aos efeitos tóxicos nas hemácias e nos hepatócitos. Nos gatos é possível estimar o tempo de exposição pelos sinais e sintomas apresentados, sendo eles: até 2 h, 35% dos gatos apresentam anorexia e êmese, 24% podem apresentar sialorreia e 18%, diarreia; até 3 h, 76% apresentam depressão do sistema nervoso central; e com 4 h da exposição pode ser observada a MetHba.

Relatos em gatos indicam que, na dose de 60 mg/kg de paracetamol, 21,7% da hemoglobina foi convertida em meta-hemoglobina e 45,5% com a dose de 120 mg/kg. Cianose evidente ao exame clínico pode ser observada com 30% de MetHba. Hemólise, anemia, icterícia e sangue com coloração marrom-escuro podem ser observados em até 48 h após a exposição. É comum a descrição de edema de patas e da face. A causa de óbito geralmente ocorre por MetHba. A falência hepática pode ocorrer nos gatos, sendo mais comum nos machos a ocorrência de necrose hepática.

Em cães, os sinais clínicos são observados com 36 h da exposição oral e incluem náusea, êmese, dor abdominal, anorexia e depressão em decorrência dos efeitos hepatotóxicos; taquicardia e taquipneia também têm sido relatadas. A MetHba normalmente ocorre com 12 h após a ingestão, mas pode ser observada até com 48 h. Estudos experimentais mostraram que doses superiores a 500 mg/kg induziram aumento em 50% nos níveis de meta-hemoglobina e alto risco de morte, uma vez que 25% dos cães vieram a óbito. Falência hepática fulminante pode ocorrer com três doses totalizando mais de 1.000 mg/kg, em um período de 24 h.

Quando o sangue dos animais suspeitos da intoxicação com paracetamol é exposto ao ar, a cor deste se torna marrom e pode ser um indicador da intensidade da MetHba, a qual é mais comumente observada em gatos. Corpúsculos de Heinz podem ocorrer com

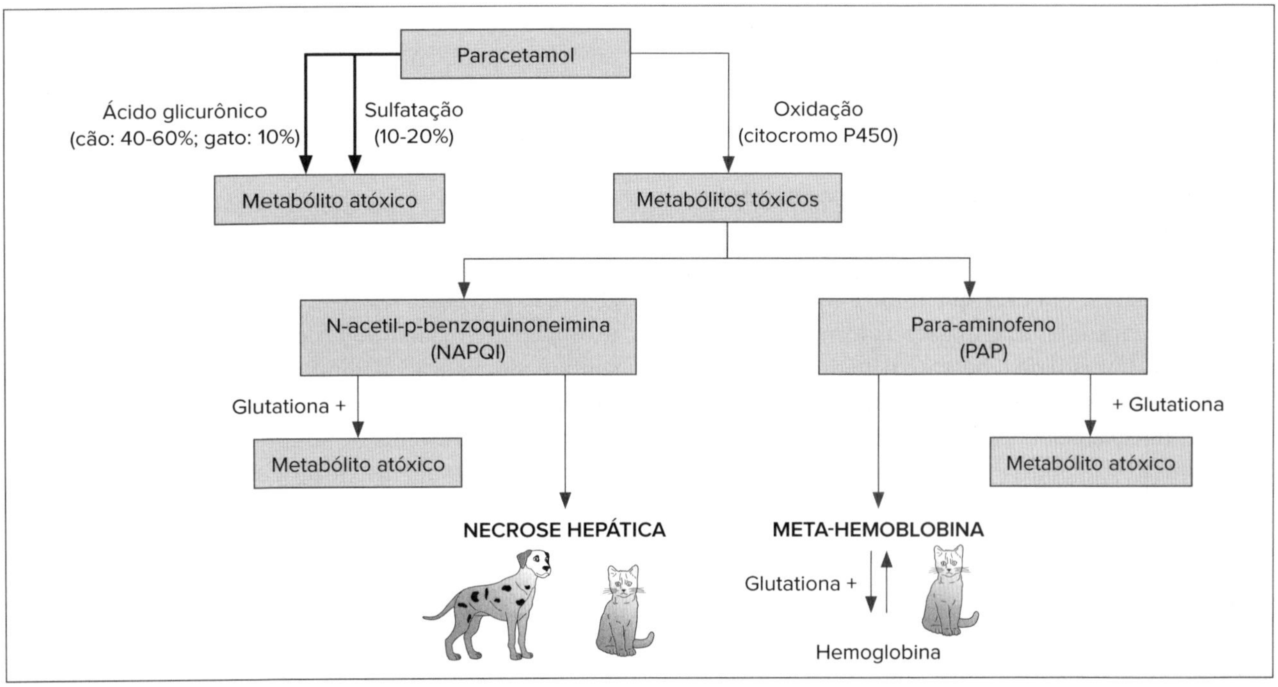

FIGURA 12.3. Mecanismo de ação responsável pela toxicidade do paracetamol em cães e gatos. Note que quando há redução dos níveis de glutationa surgem os efeitos tóxicos (para detalhes, veja o texto).

três dias da intoxicação e relatos indicam a ocorrência de 12% nos gatos. Hiperbilirrubinemia tem sido observada em cães e gatos com hemólise, após 48 h da ingestão de paracetamol, e evidência de regeneração pode ser observada em cães em um período de dois a 11 dias. No exame para avaliar o perfil hepático, pode ser verificado aumento de alanima aminotransferase (ALT), fosfatase alcalina (ALP), ureia, creatinina e creatinina quinase (CK). São sinais de dano hepático muito grave quando são observados aumento do tempo de protrombina e de tromboplastina parcial e diminuição da albumina.

Diagnóstico e tratamento

O diagnóstico da toxicose por paracetamol é baseado no relato do proprietário sobre a administração do paracetamol e da observação dos sinais clínicos anteriormente descritos. Até 1 h da ingestão, os procedimentos de descontaminação gástrica, por meio do emprego de eméticos e de carvão ativado, podem auxiliar na prevenção da absorção; entre 1 e 6 h, o uso de catárticos, como, por exemplo, o sorbitol, pode reduzir a absorção intestinal do paracetamol.

A terapia medicamentosa deve ser iniciada o mais rápido possível quando da suspeita da toxicose por paracetamol, a qual se baseia em substâncias como fonte de sulfato, as quais se ligam aos metabólitos ativos e que aumentem a fonte de glutationa. Dentre esses, estão disponíveis para uso ambulatorial a N-acetilcisteína, a S-adenosil L-metionina (SAMe) e o sulfato de sódio. O mais utilizado é a N-acetilcisteína, que é capaz de reduzir em até 50% a meia-vida plasmática do paracetamol, pois funciona como uma fonte de grupos sulfidrilas que são usados nas reações de fase II e como precursor da glutationa. Esse tratamento é mais eficiente até 8 h da exposição, contudo o tratamento em até 24 h pode reduzir o óbito por disfunção hepática. O tratamento deve iniciar com a dose de 140 mg/kg N-acetilcisteína, por via intravenosa (0,7 mL/kg da apresentação em solução injetável a 20%) ou por via oral na dose de 70 mg/kg a cada 6 h por um período de 48 h.

Estudos recentes realizados com a N-acetilcisteína amida, um derivado da N-acetilcisteína, apontam resultados mais promissores quanto ao restabelecimento das reservas de glutationa por sua maior biodisponibilidade.

Em relação ao SAMe, existem protocolos que indicam para gatos a dose de 180 mg/kg, por via oral, a cada 12 h por 3 dias e 90 mg/kg, por via oral, a cada 12 h por 14 dias; seus efeitos auxiliam apenas na manutenção do hematócrito e na diminuição dos corpúsculos de Heinz. Para cães a dose recomendada de SAMe é de 40 mg/kg, por via oral, na primeira dose, e 20 mg/kg diariamente por um período de 7 a 9 dias.

O sulfato de sódio é recomendado na dose de 50 mg/kg, por via intravenosa (solução de 1,6%) a cada 4 h, por até 6 aplicações.

Podem ser usados, ainda, o ácido ascórbico e o azul de metileno para auxiliar na redução da MetHba, mesmo que estes atuem de maneira mais lenta do que os demais. O ácido ascórbico pode ser usado na dose de 30 mg/kg, por via oral, a cada 6 h por 6 a 7 aplicações. O azul de metileno pode induzir anemia hemolítica em gatos.

Mais recentemente, foi verificado que o uso de leflunomida pode ser utilizado nos casos de intoxicação por paracetamol, uma vez que inibe a fosforilação da via de sinalização (Janus quinase) na formação dos peroxinitritos, impedindo a necrose hepática.

As terapias de suporte e sintomática devem ser instituídas, principalmente o suporte hematológico, por meio de transfusão sanguínea e administração de oxigênio.

Anti-inflamatórios não esteroidais (AINEs)

Os Aines são utilizados como uma ferramenta farmacológica para o manejo da inflamação e, consequentemente, da dor. A toxicose por Aines pode ser causada por uma dose simples ou pequenas doses múltiplas desses medicamentos.

Existem aproximadamente mais de 30 grupos diferentes de Aines no mercado. Os Aines são classificados com base na estrutura do ácido carboxílico, os quais incluem os derivados do ácido salicílico, derivados do ácido acético, os fenamatos ou derivados do ácido antranílico e propiônico, bem como os do ácido enólico. O mecanismo de ação é similar entre os grupos, contudo a farmacocinética e a toxicidade pode variar entre as espécies animais, e essas características são abordadas a seguir.

Toxicidade

Gatos são mais suscetíveis à toxicose pelos salicilatos, enquanto os cães são mais sensíveis ao ibuprofeno e naproxeno. Portanto, deve-se evitar extrapolação no que diz respeito à dose terapêutica entre uma espécie e outra. Além disso, variações individuais, como a idade do animal, a capacidade de excreção, a função hepática, a função cardíaca e as doenças pré-existentes podem predispor aos efeitos tóxicos dos Aines.

Doses de ibuprofeno maiores do que 5 mg/kg podem estar associadas aos efeitos tóxicos em cães, os quais podem ser observados na forma de lesões gástricas com ou sem sinais clínicos. Foram relatados efeitos tóxicos em doses únicas de 50 a 125 mg/kg; perfuração gástrica foi observada após a dose acumulativa de 110 mg/kg de ibuprofeno por um período de 48 h. Lesão renal aguda pode ocorrer após doses de 175 a 250 mg/kg. Embora os gatos sejam suscetíveis à toxicose por ibuprofeno, existem poucos estudos acerca dos seus efeitos para essa espécie animal. Num desses estudos foi relatado que a dose de 200 mg/kg pode causar falência renal e doses acima de 600 mg/kg causaram óbito dos animais.

Toxicocinética

A absorção dos Aines ocorre no estômago, uma vez que a maioria apresenta pK_a menor que 4,5 e alguma absorção pode ocorrer no intestino delgado. Geralmente os Aines têm baixo volume de distribuição, pois apresentam alta ligação à albumina. Em geral, o pico plasmático dos Aines ocorre com 3 h após a ingestão oral. A biodisponibilidade do ibuprofeno e naproxeno em cães é, respectivamente, de 60 a 80% e de 68 a 100%. Em cavalos a biodisponibilidade do naproxeno é de 50% e em suínos próximo a 100%. Várias diferenças interespécies existem com relação à farmacocinética dos Aines. Por exemplo, alguns deles, como o ácido salicílico e o carprofeno, são biotransformados via glicuronização, portanto, gatos são mais suscetíveis à toxicose por esses medicamentos, enquanto o meloxicam e o piroxicam, que são biotransformados via oxidação, não apresentam esse problema para essa espécie animal.

De modo geral, a biotransformação dos Aines ocorre principalmente no fígado via citocromo P-450. A eliminação varia conforme o grupo dos Aines e da espécie animal, mas em geral animais com até seis semanas de idade e geriátricos apresentam biotransformação desses medicamentos mais lenta. A excreção é primordialmente urinária e aumentada em pH alcalino. A excreção biliar é importante para o ibuprofeno, o naproxeno, a indometacina, o piroxicam, o flunixino meglumina, o ácido meclofenâmico, o diclofenaco e o carprofeno em cães, os quais passam pelo ciclo êntero-hepático.

A meia-vida dos Aines pode variar bastante entre as espécies animais. Por exemplo, é de 2,5 a 6 h para o ibuprofeno nos cães e gatos, de 35 a 74 h, respectivamente, para o naproxeno em cães da raça beagle e sem raça definida. A concentração terapêutica plasmática recomendada em seres humanos é de 100 a 150 µg/mL, que pode ser letal em cavalos, sendo a concentração plasmática recomendada para essa espécie animal de 10 a 30 µg/mL. A meia-vida de fenilbutazona para cavalos, ruminantes e suínos é, respectivamente, 5 a 8, 37 e 4 h. Os urubus são, particularmente, sensíveis aos efeitos tóxicos dos Aines, especialmente ao diclofenaco e ao cetoprofeno, causando falência renal.

Mecanismo de ação

De modo geral, os Aines agem inibindo as enzimas ciclo-oxigenases (COXs), as quais são encontradas em todas as células, exceto nas hemácias, e em decorrência dessa inibição observa-se a diminuição na síntese dos eicosanoides, como as prostaglandinas (PG) e o tromboxano, substâncias essenciais na sinalização do processo inflamatório. Especificamente, a PGI_2 e a PGE_2 são responsáveis pela dor em razão da liberação de bradicinina e histamina (Figura 12.4). Além disso, a PGI_2 atua inibindo a agregação plaquetária e a PGE_2 age em diversos processos fisiológicos e patológicos, tais como proteção da mucosa gástrica, fluxo sanguíneo renal, entre outros (Figura 12.4).

Os Aines agem inibindo competitivamente um sítio ativo das COXs, enquanto o ácido salicílico atua inibindo irreversivelmente as COXs das plaquetas (Figura 12.4). As COXs apresentam três isoformas, a COX-1, a COX-2 e a COX-3, sendo que essa última foi descrita em cérebro de cães e é estruturalmente semelhante a COX-1. A maioria dos efeitos adversos dos Aines é decorrente de suas ações sobre a COX-1; essa é uma enzima constitutiva expressa em nível basal na maioria dos tecidos e é responsável por diversas funções protetoras e fisiológicas do organismo. Já a COX-2 é uma enzima induzível expressa principalmente na resposta à inflamação (tem expressão basal em alguns tecidos) e, por causa disso, buscou-se obter Aines com ação seletiva sobre essa enzima.

A maioria das toxicoses pelos Aines é causada por aqueles que inibem preferencialmente a COX-1, uma vez são mais baratos e não necessitam da prescrição veterinária para a compra, o que não ocorre com os Aines inibidores de COX-2, os quais são mais caros e necessitam da prescrição para aquisição no comércio. Além da inibição das COXs, alguns anti-inflamatórios agem inibindo a via da lipo-oxigenase (Figura 12.4), com redução da produção dos leucotrienos, como é o caso do flunixino meglumina.

Sinais clínicos e exames laboratoriais

Os efeitos mais comuns decorrentes da toxicose por Aines estão relacionados aos efeitos gastrointestinais, renais e hepáticos, e, para alguns, distúrbio de coagulação. A ulceração da mucosa gástrica ocorre pela inibição na síntese de PGE_2 e pela diminuição na produção de substâncias que protegem a mucosa gástrica, como o bicarbonato e o muco. São observados episódios de êmese, diarreia, dor abdominal e melena. Animais com perfuração da mucosa gastrointestinal podem apresentar abdome distendido, dor abdominal, desidratação e hipertermia. Em cavalos, efeitos no trato intestinal podem levar a uma enteropatia com hipoproteinemia e consequente edema secundário pela diminuição da pressão oncótica. Choque e endotoxemia

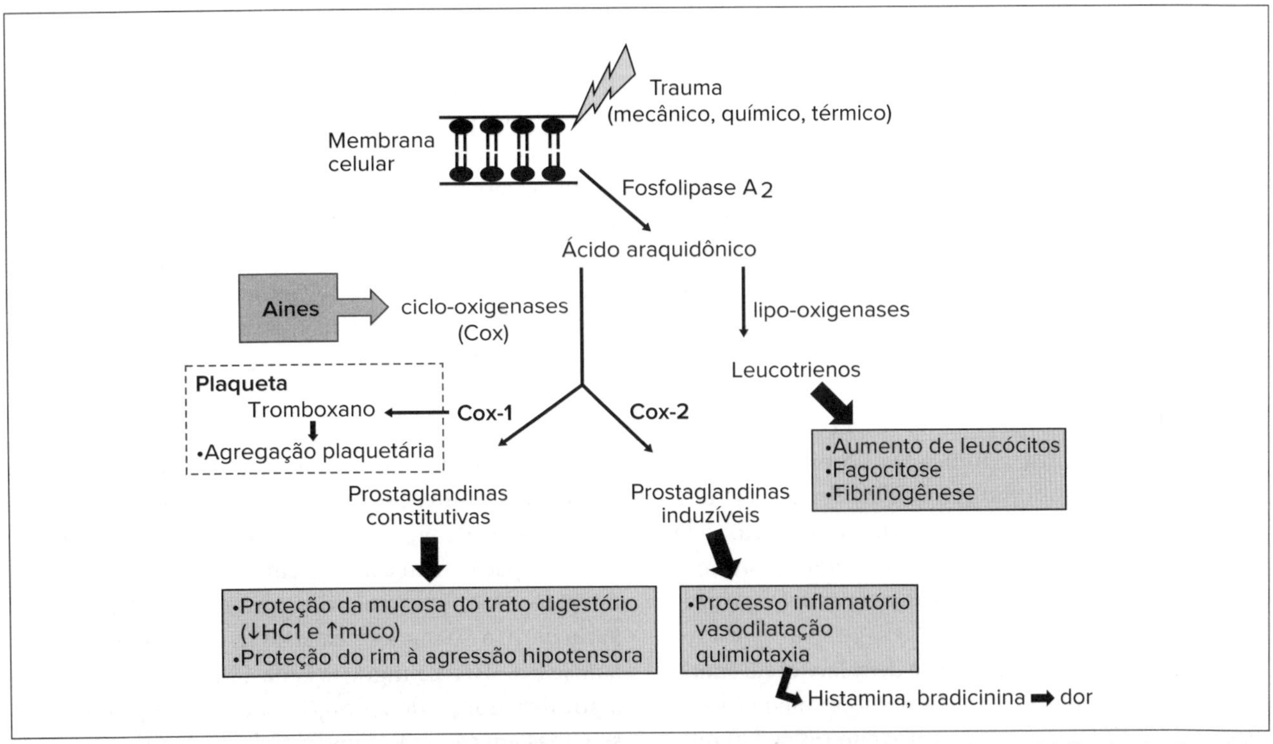

FIGURA 12.4. Mecanismo de ação dos anti-inflamatórios não esteroidais (Aines), indicando a inibição da via das ciclo-oxigenases (COXs) e consequente bloqueio da síntese de prostaglandinas, o que prejudica os processos fisiológicos regulados por elas. O flunixino meglumina atua também na via da lipo-oxigenase, reduzindo a síntese de leucotrienos.

são descritos em cavalos com perfuração do trato gastrointestinal após uso de Aines em altas doses.

Como ocorre inibição da síntese de PGE_2 a nível renal, são observados sinais decorrentes de distúrbio de regulação osmótica com insuficiência renal, letargia e óbito. Em gatos foi descrito nefropatia após administração de meloxicam e exposição acidental ao flurbiprofeno. Maior atenção ao estado de hidratação deve ser dada ao prescrever Aines para gatos com afecção renal pré-existente. Os animais podem apresentar poliúria, polidipsia, desidratação, ulceração da mucosa oral e encefalopatia urêmica. Sinais hepatotóxicos graves não são comuns na toxicose por Aines; contudo, existem relatos de cães com reações idiossincráticas ao carprofeno e ao naproxeno.

Com relação aos exames laboratoriais, hipoalbuminemia tem sido descrita em animais com úlcera no trato gastrointestinal e 25% dos cães com úlcera gastroduodenal apresentam anemia hipocrômica microcítica. O teste de sangue oculto nas fezes não é um teste confiável porque pode ser negativo quando o nível da perda de sangue for muito baixo e falso-positivo no caso de o animal ter consumido carne vermelha em até 72 h do exame. Aumento leve e transitório das enzimas hepáticas alanima aminotransferase (ALT), aspartato aminotransferase (AST) e fosfatase alcalina (ALP), bem como da bilirrubina, pode ser observado. Aumento de ureia no sangue total, no soro ou no plasma indica nefropatia, assim como é comum observar aumento sanguíneo de fósforo, cálcio e potássio.

Diagnóstico e tratamento

O diagnóstico é baseado no histórico e em sinais clínicos. Apesar da necessidade de anestesia e do paciente estar estabilizado, o exame de endoscopia gástrica é o mais sensível para a detecção de úlcera gástrica. A descontinuidade de administração do Aine deve ser imediata e a lavagem gástrica pode ser realizada em animais anestesiados que ingeriram grande quantidade do Aine, mas que não demonstram sinais de perfuração gástrica. É indicada a administração de carvão ativado, bem como sua administração repetida para diminuir a reabsorção intestinal causada pelo ciclo entero-hepático. A administração de catárticos, como o sorbitol, e do carvão ativado aumenta a taxa de eliminação dos Aines.

A infusão por via intravenosa de soluções de emulsão lipídica para tratar a toxicose por ibuprofeno (doses superiores a 1.800 mg/kg) e naproxeno (60 a 200 mg/kg) em cães aumenta a taxa de eliminação e diminui o tempo de recuperação e acarreta poucas complicações. Os animais intoxicados devem permanecer monitorizados quanto ao grau de hidratação, equilíbrio acidobásico, glicose sanguínea, creatinina, ureia, temperatura corpórea e pressão arterial. A indicação de fluidoterapia com solução fisiológica a 0,9% ou solução salina a 0,45% acrescida de dextrose a 2,5% em animais hipoglicêmicos administrada a uma taxa de 120 mL/kg/dia favorece a evolução dos animais intoxicados. Alcalinização da urina pode ser útil para aumentar a eliminação do ibuprofeno e do naproxeno, sendo indicado o pH entre 7,5 e 8.

A anemia deve ser avaliada e se necessário realiza-se transfusão sanguínea. O uso de protetores de mucosa, tais como o misoprostol (análogo sintético da PGE_1) e o sucralfato, bem como os antiácidos (hidróxido de alumínio, hidróxido de magnésio) e os inibidores da bomba H^+/K^+ATPase (omeprazol) podem auxiliar a recuperação da mucosa gástrica. O uso de misoprostol em cadelas gestantes é contraindicado, por ser abortivo.

A taxa de recuperação de cães intoxicados com Aines depende da cronicidade, dose e sinais clínicos. Em geral, a recuperação leva de 2 a 9 dias e o animal deve ser mantido hospitalizado.

Salicilatos

A toxicose por salicilatos é muito frequente nos animais domésticos, principalmente em cães e gatos, seja por dose única ou repetidas. O ácido salicílico (Aspirina®, AAS®, Buferin®, Melhoral®, Doril®) é um dos principais representantes desse grupo; possui atividade analgésica, antitérmica e anti-inflamatória. Algumas pomadas podem conter até 15% de salicilatos, além de outros medicamentos muito comumente utilizados em seres humanos, como, por exemplo, comprimidos contendo salicilato de bismuto (indicado contra azia e má digestão) e o metilsalicilato presente em pomadas indicadas para o alívio de dores musculares.

Toxicidade

Dentre os animais domésticos, os gatos são os mais suscetíveis à intoxicação por Aspirina®, uma vez que a principal via de biotransformação desse medicamento é a conjugação com ácido glicurônico, que é deficiente em gatos. A dose terapêutica para essa espécie animal varia de 10 a 20 mg/kg a cada 48 h, enquanto para cães a dose é de 10 a 25 mg/kg a cada 12 h. Foi relatado que a administração de 25 mg/kg a cada 8 h por até três semanas em cães não causou efeitos adversos graves.

Gatos com doença renal ou hepática e os animais idosos são mais suscetíveis à toxicose por salicilatos.

Ruminantes, como os bovinos e cabras, são mais resistentes à intoxicação por via oral por salicilatos, enquanto em cavalos foi descrito aumento no tempo de sangramento após a dose única de 20 mg/kg. Em gatos, administrações diárias de Aspirina® entre 100 e 110 mg/kg levam a óbito em sete dias.

Toxicocinética

Os salicilatos são rapidamente absorvidos no estômago e duodeno de cães e gatos, por serem lipofílicos em pH ácido. A biodisponibilidade dos salicilatos pode variar conforme a formulação encontrada no mercado; por exemplo, Aspirina® tamponada é mais solúvel e menos ionizada; portanto, sua absorção ocorre mais lentamente e causa menor irritação gástrica, em relação à forma não tamponada. A ligação às proteínas plasmáticas é de 45% em cães e a ingestão de alimentos gordurosos pode diminuir a biodisponibilidade dos salicilatos em cerca de 30%.

No trato gastrointestinal, fígado e hemácias, os salicilatos são rapidamente hidrolisados por esterases e essas enzimas são menos eficientes em filhotes. Os salicilatos também dependem da conjugação com ácido glicurônico e glicinação para serem eliminados; por causa disso, o tempo de eliminação é maior nos gatos.

Em gatos a meia-vida de eliminação dos salicilatos é de 22 a 27 h quando administrados na dose de 5 a 12 mg/kg, e para doses maiores, como, por exemplo, de 25 mg/kg, a meia-vida de eliminação é de 44,6 h. Em cães, equinos e bovinos, a meia-vida é de, respectivamente, 8 h, 1 h e 30 minutos.

Mecanismo de ação

Diferentemente dos outros Aines que inibem competitivamente as cicloxigenases (COXs), os salicilatos inibem permanentemente essas enzimas, acetilando o resíduo de serina e, consequentemente, diminuem a síntese de prostaglandinas. As plaquetas (Figura 12.4) são as células mais afetadas pelos salicilatos, uma vez que não sintetizam COXs, sendo, então, observadas coagulopatias na toxicose por salicilatos.

Sinais clínicos e exames laboratoriais

Náusea, êmese com ou sem a presença de sangue e a perfuração da mucosa gástrica podem ocorrer dentro de 24 a 96 h após a ingestão de salicilatos; são observados também diarreia (melena) e dores abdominais, letargia e fraqueza. A administração crônica de salicilatos pode promover o aparecimento de úlceras gástricas. A taquipneia é decorrente da acidose metabólica e é acompanhada de desidratação, icterícia, sinais de peritonite e evolui para convulsões, coma e óbito. A lesão renal não é um achado comum na toxicose por salicilatos, a não ser que seja secundária à hipotensão e à rabdomiólise em decorrência de vários episódios convulsivos, os quais são atribuídos à hipoventilação, acidose e hipoglicemia.

Diagnóstico e tratamento

Achados laboratoriais de animais intoxicados por salicilatos incluem anormalidades eletrolíticas, tais como acidose metabólica e aumento do *anion gap* (hiato aniônio ou intervalo aniônico é a diferença entre os cátions presentes no sangue – sódio – e os ânions – bicarbonato e cloro), bem como hipernatremia e hipocalemia. Também podem ser observados aumento no tempo de coagulação, anemia e aumento das enzimas avaliadas no perfil hepático. Em gatos pode ser observada a supressão medular e hipertermia.

Nos casos em que a ingestão do salicilato ocorreu dentro de um período de 1 a 2 h, é indicado o uso de eméticos, carvão ativado e catárticos osmóticos. A indução da diurese alcalina forçada com a administração de bicarbonato é recomendada na toxicose por salicilatos, uma vez que esse procedimento aumenta a quantidade de salicilato ionizado no sangue, favorecendo sua excreção renal. É recomendada a monitorização, bem como a correção do equilíbrio ácido-base. Deve ser evitado o uso de agentes antitérmicos; como alternativa para a hipertermia, pode-se fazer uso do resfriamento corpóreo por meio de métodos físicos, como o uso de compressas e banho frios. Benzodiazepínicos (diazepam) podem ser utilizados para o controle das convulsões.

Antineoplásicos

A quimioterapia é uma modalidade terapêutica muito utilizada na área de oncologia veterinária. Considerando que os medicamentos utilizados na quimioterapia apresentam baixo índice terapêutico, é frequente o aparecimento de reação adversa ao medicamento (RAM).

As RAMs podem ser prevenidas ou minimizadas pelo acompanhamento clínico criterioso realizado durante a terapia. Atualmente, têm sido empregados critérios para avaliar o grau de intensidade das RAMs em cães e gatos, em função do sistema orgânico acometido, o que contribui para direcionar o tratamento e o nível de urgência com que devem ser tratados.

No Quadro 12.2 são apresentados os principais antineoplásicos utilizados em medicina veterinária e as RAMs associadas ao seu uso.

QUADRO 12.2. Principais antineoplásicos utilizados em medicina veterinária e as suas reações adversas (RAM – reação adversa ao medicamento)

Antineoplásico	Reação adversa ao medicamento (RAM)
Antimetabólitos	
▪ Metotrexato	Alterações hematológicas: leucopenia, anemia e trombocitopenia Alterações TGI: estomatite, náuseas, êmese, diarreia, hematoquezia e hematêmese Alterações neurológicas: depressão e ataxia Outros: nefrotoxicidade (precipitação do agente nos túbulos renais e necrose tubular), alterações cutâneas (alopecia e descoloração), febre, hepatotoxicidade (em humanos) Incompatibilidade com outras medicações: Aines, pirimetamina, trimetoprim e sulfas
▪ 5-fluorouracil	Toxicoses após ingestão oral acidental ou após uso tópico em cães Alterações hematológicas: leucopenia leve e trombocitopenia Alterações TGI: sialorreia, êmese, hematêmese, diarreia e hematoquezia Outros: alterações neurológicas (letargia, dispneia, arritmias, desorientação). Ataxia cerebelar e convulsões em cães Contraindicado uso em gatos (neurotoxicidade fatal) Incompatibilidade com outras medicações: metotrexato, vimblastina, diazepam, doxorrubicina, citarabina e substâncias ácidas (penicilina, polivitaminicos, insulina e tetraciclina)
▪ Citarabina	Alterações hematológicas: mielossupressão Alterações TGI: anorexia, náusea e êmese Outros: alterações cutâneas (tromboflebite, alopecia e fotossensibilidade), neurológicas (convulsão, sonolência, paresia e neuropatia periférica) Incompatibilidade com outras medicações: 5-fluorouracil, metotrexato e metilprednisolona
▪ Gencitabina	Alterações hematológicas, gastrointestinais, dermatológicas e renais leves
Alquilantes	
▪ Ciclofosfamida	Alterações hematológicas: mielossupressão intensa Alterações TGI: náusea, êmese e estomatite ocasional Alterações reprodutivas: esterilidade Outros: cistite hemorrágica estéril (pela ação do metabólito acroleína), hepatotoxicidade e alopecia Incompatibilidade com outras medicações: barbitúricos, alopurinol, hidrato de cloral e diluentes contendo álcool benzílico
▪ Clorambucil	Alterações hematológicas: mielossupressão leve Alterações TGI: náusea e êmese Outros: alterações neurológicas (toxicidade cerebelar em altas doses), hepatotoxicidade, hipersensibilidade e infertilidade
▪ Melfalano	Alterações hematológicas: mielossupressão Alterações TGI: pouco frequente, anorexia, náusea, êmese e diarreia Outros: alterações dermatológicas (alopecia, urticária e dermatite), fibrose pulmonar em humanos
▪ Carmustina	Alterações hematológicas: mielossupressão tardia Alterações TGI: náusea e êmese intensas Outros: alterações dermatológicas (alopecia e hiperpigmentação), alterações respiratórias (fibrose pulmonar em humanos tratados cronicamente), hepatotoxicidade, nefrotoxicidade, alterações neurológicas (ataxia e neurite óptica)
▪ Lomustina	Alterações hematológicas: mielossupressão intensa Alterações TGI: náusea, êmese Outros: hepatotoxicidade (pode ser grave e progressiva), nefrotoxicidade, febre idiopática
▪ Dacarbazina	Alterações hematológicas: mielossupressão Alterações TGI: anorexia, náusea, êmese, diarreia Outros: alterações dermatológicas (alopecia, hiperpigmentação e foliculite), hepatotoxicidade Incompatibilidade com outras medicações: succinato sódico de hidrocortisona e diluentes contendo álcool benzílico ou parabenzílico
▪ Cisplatina	Alterações hematológicas: mielossupressão moderada Alterações TGI: náusea intensa, êmese e hematoquezia Outros: nefrotoxicidade intensa em cães (degeneração e necrose tubular), neurotoxicidade (neuropatia periférica, ataxia, perda de sensibilidade cutânea, ototoxicidade e neurite óptica), hipersensibilidade (anafilaxia em cães), Contraindicado uso em gatos (alterações respiratórias graves, com dispneia, edema pulmonar agudo e irreversível com óbito)

(continua)

QUADRO 12.2. Principais antineoplásicos utilizados em medicina veterinária e as suas reações adversas (RAM – reação adversa ao medicamento) *(continuação)*

Antineoplásico	Reação adversa ao medicamento (RAM)
▪ Carboplatina	Alterações hematológicas: mielossupressão Alterações TGI: náusea, êmese e diarreia Outros: nefrotoxicidade (reduzir a dose em pacientes com alterações renais), hepatotoxicidade e hipersensibilidade (erupção cutânea e urticária)
Alcaloides da vinca	
▪ Vincristina	Alterações hematológicas: mielossupressão leve Alterações TGI: anorexia, hematoquezia, constipação em gatos Outros: trombocitose, neuropatia periférica após uso prolongado (gatos mais sensíveis) e alterações cutâneas (necrose por extravasamento durante a aplicação) Incompatibilidade com outras medicações: doxorrubicina, heparina e furosemida *Em casos de extravasamento: retirar o conteúdo residual; infiltrar na área solução salina ou bicarbonato de sódio 8,4%; pode ser aplicado, na região, hialuronidase ou dexametasona ou uso tópico de DMSO; compressas mornas
▪ Vimblastina	Alterações hematológicas: mielossupressão moderada Alterações TGI: náusea, êmese e anorexia Outros: alterações cutâneas (necrose por extravasamento durante a aplicação), neurotoxicidade (alterações iguais as da vincristina, porém mais raras) *Em casos de extravasamento: retirar o conteúdo residual; infiltrar na área solução salina ou bicarbonato de sódio 8,4%; pode ser aplicado, na região, hialuronidase ou dexametasona ou uso tópico de DMSO; compressas mornas
Antibióticos	
▪ Actinomicina-D (dactinomicina)	Alterações hematológicas: mielossupressão moderada Alterações TGI: náusea, êmese e diarreia Outros: alterações cutâneas (alopecia e hiperpigmentação)
▪ Bleomicina	Alterações hematológicas: mielossupressão leve Alterações TGI: náusea, êmese e diarreia Outros: alterações respiratórias (febre e fibrose pulmonar) e hipersensibilidade (alergia e anafilaxia) Incompatibilidade com outras medicações: aminofilina, ácido ascórbico, cefazolina, cefalotina, heparina, penicilina, metotrexato, mitomicina, hidrocortisona, diazepam e terbutalina
▪ Doxorrubicina	Alterações hematológicas: mielossupressão moderada Alterações TGI: anorexia, náusea, êmese e diarreia Outros: cardiotoxicidade em cães (aguda se administrada de forma rápida e crônica com uso prolongado), hipersensibilidade (anafilaxia), nefrotoxicidade em gatos e alterações cutâneas (necrose por extravasamento durante a aplicação) Incompatibilidade com outras medicações: heparina *Em casos de extravasamento: retirar o conteúdo residual; aplicar na região dexametasona; uso tópico de DMSO e compressas geladas
▪ Mitoxantrona	Alterações hematológicas: mielossupressão intensa Alterações TGI: anorexia, náusea, êmese e diarreia Outros: alterações dermatológicas (alopecia e urticária), cardiotoxicidade (em humanos) e hepatoxicidade Incompatibilidade com outras medicações: heparina
Enzimas	
▪ L-asparaginase	Alterações hematológicas: mielossupressão, coagulopatia Alterações TGI: anorexia, náusea e êmese Outros: hipersensibilidade (pode ocorrer 30 minutos após a administração), hepatotoxicidade, pancreatite e hiperglicemia (estes últimos mais raros)

Aines: anti-inflamatórios não esteroidais; TGI: trato gastrointestinal.

TOXICOSES MEDICAMENTOSAS E SISTEMAS ORGÂNICOS ACOMETIDOS

No Quadro 12.3 são apresentados os principais grupos farmacológicos associados às intoxicações em medicina veterinária e as respectivas manifestações clínicas de acordo com o sistema acometido e tratamento proposto.

No Quadro 12.4 são apresentadas manifestações clínicas de acordo com o sistema orgânico acometido, que devem ser consideradas para o diagnóstico diferencial quando da intoxicação por medicamentos.

MEDICAMENTOS COMUMENTE EMPREGADOS EM QUADROS DE INTOXICAÇÃO EM CÃES E GATOS

No Quadro 12.5 são apresentados os medicamentos comumente empregados em quadros de intoxicação em cães e gatos.

QUADRO 12.3. Medicamentos e manifestações clínicas da intoxicação de acordo com o sistema acometido e o tratamento indicado

Medicamento	Manifestações clínicas da intoxicação de acordo com o sistema acometido	Tratamento
Aines ▪ Diclofenaco ▪ Ácido acetilsalicílico ▪ Ibuprofeno ▪ Cetoprofeno ▪ Carprofeno ▪ Etodolaco ▪ Paracetamol*	TGI: apatia, anorexia, êmese, hematêmese, melena, hematoquezia, dor abdominal, úlcera gástrica e duodenal Outros: insuficiência renal aguda (oligúria e azotemia), lesão hepática, meta-hemoglobinemia, hemólise e anemia	Medidas de suporte/descontaminação do TGI, suporte gástrico e renal *Medicação: N-acetilcisteína, ácido ascórbico, cimetidina, azul de metileno (somente em cães; não usar em gatos)
Expectorantes reflexos ▪ Iodeto de potássio ▪ Ipeca ▪ Guaifenesina	TGI: náusea e êmese Outros: hipotireoidismo (uso prolongado iodeto de potássio)	Medidas de suporte/descontaminação do TGI e suporte gástrico
Descongestionantes nasais imidazólicos ▪ Tetraidrazolina ▪ Nafazolina ▪ Oximetazolina	TGI: náusea e êmese Sistema cardiovascular: hipotensão e bradicardia SNC: sedação e fraqueza	Medidas de suporte/descontaminação do TGI e suporte gástrico Atropina e ioimbina
Descongestionantes nasais sistêmicos ▪ Efedrina ▪ Pseudoefedrina	SNC: agitação, vocalização, convulsão e midríase TGI: hiporexia, náusea e êmese Outros: fasciculações, hipertermia, retenção urinária e hiperglicemia	Medidas de suporte/descontaminação do TGI e suporte gástrico
Anti-histamínicos ▪ Difenidramina ▪ Hidroxizina ▪ Prometazina ▪ Loratadina	SNC: ataxia, convulsão, desorientação e midríase Sistema cardiovascular: taquicardia, arritmias, hipertensão ou hipotensão	Medidas de suporte/descontaminação do TGI e tratamento sintomático (antiarrítmicos e anticonvulsivantes)
Broncodilatadores agonistas adrenérgicos ▪ Salbutamol ▪ Clembuterol ▪ Terbutalina	SNC: hiperatividade Sistema cardiovascular: taquicardia, taquipneia e arritmia TGI: êmese	Medidas de suporte/descontaminação do TGI, suporte gástrico e tratamento sintomático (antiarrítmicos)
Broncodilatadores ▪ Metilxantinas ▪ Teofilina	SNC: excitação e convulsão Sistema cardiovascular: taquicardia e arritmia TGI: êmese e diarreia Outros: tremores musculares e acidose metabólica	Medidas de suporte/descontaminação do TGI, suporte gástrico e tratamento sintomático (antiarrítmicos e anticonvulsivantes)
Broncodilatadores anticolinérgicos ▪ Atropina ▪ Glicopirrolato ▪ Ipratrópio	SNC: letargia e midríase Sistema cardiovascular: taquicardia	Medidas de suporte e tratamento sintomático

(continua)

QUADRO 12.3. Medicamentos e manifestações clínicas da intoxicação de acordo com o sistema acometido e o tratamento indicado *(continuação)*

Medicamento	Manifestações clínicas da intoxicação de acordo com o sistema acometido	Tratamento
Digitálicos ▪ Digoxina ▪ Digitoxina	TGI: anorexia, êmese e diarreia SNC: letargia e convulsão Sistema cardiovascular: arritmia	Medidas de suporte/descontaminação do TGI, suporte gástrico e tratamento sintomático (antiarrítmicos e anticonvulsivantes)
Dobutamina e dopamina	TGI: náusea e êmese Sistema cardiovascular: taquicardia, hipertensão e arritmias	Medidas de suporte, suporte gástrico a tratamento sintomático (antiarrítmicos)
Vasodilatadores ▪ Nitroglicerina ▪ Hidralazina ▪ Prazosina ▪ Inibidores ECA	TGI: náusea, êmese e diarreia Sistema cardiovascular: hipotensão e taquicardia	Medidas de suporte/descontaminação do TGI, suporte gástrico e renal
Antiarrítmicos Classe I: bloqueadores dos canais de sódio ▪ IA: procainamida, quinidina, disopiramida ▪ IB: lidocaína, fenitoína, tocainamida, mexiletina, aprindina ▪ IC: flecainida, lorcainida, encainamida	SNC: convulsões Outros: meta-hemoglobinemia * toxicidade maior em gatos	Medidas de suporte/tratamento sintomático (anticonvulsivantes)
Antiarrítmicos Classe II: betabloqueadores ▪ Propanolol ▪ Oxiprenol ▪ Metoprolol ▪ Timolol ▪ Pindolol	SNC: depressão Sistema cardiovascular: bradicardia, arritmias e hipotensão TGI: êmese e diarreia Outros: hipoglicemia	Medidas de suporte/descontaminação do TGI, suporte gástrico e tratamento sintomático (atropina – bradicardia)
Antiarrítmicos Classe III: ▪ Amiodarona ▪ Bretílio ▪ Sotalol ▪ Acecainida	Sistema cardiovascular: bradicardia e hipotensão Outros: hipotireoidismo pela amiodarona	Medidas de suporte/descontaminação do TGI, suporte gástrico e tratamento sintomático
Antiarrítmicos Classe III: bloqueadores dos canais de cálcio: ▪ Verapamil ▪ Anlodipina ▪ Felodipina ▪ Isradipina ▪ Diltiazem ▪ Nimodipina ▪ Nifedipina	Sistema cardiovascular: hipotensão, bradicardia ou taquicardia reflexa e edema pulmonar Outros: hiperglicemia e acidose metabólica	Medidas de suporte/descontaminação do TGI e tratamento sintomático (controle eletrocardiográfico, monitorização da pressão arterial e glicemia)
Antidepressivos tricíclicos ▪ Amitriptilina ▪ Clomipramina ▪ Nortriptilina ▪ Maprotilina ▪ Imipramina	SNC: ataxia, letargia e convulsão Sistema cardiovascular: hipotensão, taquicardia, arritmia e dispneia TGI: êmese	Medidas de suporte/descontaminação do TGI, suporte gástrico e tratamento sintomático (antiarrítmicos e anticonvulsivantes)
Benzodiazepínicos ▪ Alprazolam ▪ Clonazepam ▪ Diazepam ▪ Lorazepam ▪ Midazolam ▪ Estazolam	SNC: ataxia, letargia e depressão respiratória Sistema cardiovascular: bradicardia e hipotensão	Medidas de suporte/descontaminação do TGI e flumazenil

(continua)

QUADRO 12.3. Medicamentos e manifestações clínicas da intoxicação de acordo com o sistema acometido e o tratamento indicado *(continuação)*

Medicamento	Manifestações clínicas da intoxicação de acordo com o sistema acometido	Tratamento
Barbitúricos ▪ Tiopental ▪ Pentobarbital ▪ Fenobarbital	SNC: ataxia, letargia, nistagmo, depressão respiratória e hipotermia Sistema cardiovascular: hipotensão	Medidas de suporte/descontaminação do TGI, tratamento sintomático e uso de bicarbonato de sódio
Brometo de potássio	SNC: ataxia, sedação e hiporreflexia TGI: náusea e êmese	Medidas de suporte/descontaminação do TGI, tratamento sintomático
Agentes serotoninérgicos Inibidores da receptação de serotonina ▪ Sertralina ▪ Paroxetina ▪ Fluoxetina ▪ Fluvoxamina	SNC e sistema cardiovascular: ataxia, vocalização, convulsão, tremores, hipertermia, sialorreia, taquicardia e hiperreflexia (síndrome serotoninérgica)	Medidas de suporte/descontaminação do TGI, tratamento sintomático (anticonvulsivantes) e ciproeptadina
Inibidores da monoaminoxidase ▪ Selegilina	Idem	Idem
Anfetamina e derivados ▪ Femproporex ▪ Dexfenfluraina ▪ Anfepramona ▪ Metilfenidato	SNC: hiperatividade e convulsão Alterações neuromusculares: fasciculação e rigidez muscular Sistema cardiovascular: taquipenia, taquicardia, hipertensão e arritmia TGI: êmese e diarreia Outros: hipoglicemia e acidose metabólica	Medidas de suporte/descontaminação do TGI, tratamento sintomático e suporte para alterações neurológicas
Antimicrobianos: sulfas	Aguda: sialorreia, diarreia, excitação, ataxia, fraqueza muscular e nefrotoxicidade aguda Crônica: cristalúria, coagulopatia e anemia aplástica Reações idiossincráticas ou de hipersensibilidade: ceratoconjutivite seca, urticária, hepatopatia, anemia hemolítica e hipotireoidismo *insuficiência renal em gatos	Medidas de suporte, bicarbonato de sódio e controle da coagulopatia (vitamina K1)
Antimicrobianos: quinolonas ▪ Enrofloxacino ▪ Ciprofloxacino ▪ Orbifloxacino ▪ Marbofloxacino	SNC: convulsões TGI: náusea, êmese e diarreia Outros: danos hepáticos, artropatias em animais jovens e degeneração de retina em gatos	Medidas de suporte e tratamento sintomático
Antimicrobianos: penicilinas	Outros: reações de hipersensibilidade e anemia hemolítica imunomediada (mucosas hipocoradas, icterícia, colúria e esplenomegalia)	Medidas de suporte e tratamento sintomático
Antimicrobianos: aminoglicosídeos	Outros: nefrotoxicidade (azotemia, êmese, anorexia), ototoxicidade (perda definitiva da audição) e bloqueio neuromuscular *gatos mais sensíveis a ototoxicidade e neutotoxicidade (ataxia e alterações posturais)	Medidas de suporte e tratamento sintomático

(continua)

QUADRO 12.3. Medicamentos e manifestações clínicas da intoxicação de acordo com o sistema acometido e o tratamento indicado *(continuação)*

Medicamento	Manifestações clínicas da intoxicação de acordo com o sistema acometido	Tratamento
Antimicrobianos: tetraciclinas	Outros: insuficiência renal aguda (azotemia, êmese e anorexia), dano hepático, hipoplasia de esmalte dentário (uso durante a gestação e/ou filhotes)	Medidas de suporte e tratamento sintomático
■ Antimicrobianos: macrolídeos e lincosaminas	TGI: gastroenterite de intensidade variável *mais sensíveis: equinos, coelhos, hamsters, cobaias e ruminantes	Medidas de suporte e tratamento sintomático
Antimicrobianos: ■ Griseofulvina	SNC: ataxia e depressão TGI: anorexia, êmese e diarreia Outros: alterações hematológicas (anemia, leucopenia e trombocitopenia) *gatos filhotes mais sensíveis *não deve ser administrado em gestantes	Medidas de suporte e tratamento sintomático
Antimicrobianos: ■ Cloranfenicol	Outros: dano hepático e mielossupressão *gatos mais sensíveis * não deve ser administrado em gestantes	Medidas de suporte e tratamento sintomático
Antimicrobianos: ■ Ionóforos	TGI: anorexia e diarreia SNC: depressão e fraqueza Outros: distúrbios locomotores e insuficiência cardíaca *equinos e perus mais sensíveis	Medidas de suporte e tratamento sintomático
Avermectinas e milbemicinas: ■ Ivermectina ■ Abamectina ■ Doramectina ■ Eprinomectina ■ Selamectina ■ Milbemicina ■ Moxidectina	SNC: ataxia, vocalização, agressividade, convulsões, cegueira Sistema cardiovascular: bradicardias, edema pulmonar, dispneia, taquicardia *raças de cães mais sensíveis à neurotoxicidade: *Old English Sheepdog, Pastor Australiano, Border Collie, Pastor de Shetland e Collie*	Medidas de suporte/descontaminação do TGI, tratamento sintomático e suporte para alterações neurológicas; emulsão lipídica intravenosa (ELI)
Amitraz	SNC: ataxia e depressão TGI: êmese, diarreia, dor abdominal e hipomotilidade intestinal Sistema cardiovascular: bradicardia e hipotensão Outros: prurido e eritema *Contraindicado em diabéticos (hiperglicemiante) e em equinos (redução da motilidade intestinal)	Medidas de suporte/descontaminação do TGI, tratamento sintomático *exposição tópica: lavar com água morna e sabão
Enemas à base de fosfato de sódio	TGI: êmese e hematoquezia SNC: ataxia e convulsão Sistema cardiovascular: taquicardia e arritmia *contraindicado em gatos e cães pequenos	Medidas de suporte e tratamento sintomático

ECA: enzima conversora de angiotensina; SNC: sistema nervoso central; TGI: trato gastrointestinal.

QUADRO 12.4. Manifestações clínicas de acordo com o sistema orgânico acometido, que devem ser consideradas para o diagnóstico diferencial quando da intoxicação por medicamentos

Manifestações clínicas de acordo com os sistemas afetados	Diagnóstico diferencial
Alterações relacionadas ao sistema nervoso central (excitação e convulsões)	■ Trauma cranioencefálico ■ Meningite ■ Hidrocefalia ■ Neoplasia intracraniana ■ *Shunt* portossistêmico ■ Doenças infecciosas (raiva, cinomose, PIF, FeLV, vírus da panleucopenia felina) ■ Alterações metabólicas (hipocalcemia, hipercalcemia, hipoglicemia e uremia) ■ Policitemia vera ■ Endotoxemia, choque séptico ■ Deficiência de tiamina em gatos ■ Outras intoxicações: estricnina, metaldeído, micotoxinas termogênicas, organofosforado/carbamato, piretrinas/piretróides, organoclorado, chocolate, fosfato de zinco, brometalina, chumbo, metronidazol, nicotina, planta *Brunfelsia* sp., maconha, etilenoglicol, metanol/etanol e propilenoglicol
Alterações musculares, fraqueza, paresia e paralisia	■ Botulismo ■ Tromboembolismo aórtico ■ Anemia intensa ■ Hipocalemia intensa ■ Tétano ■ Hipovolemia intensa ■ Doenças medulares degenerativas ■ Outras intoxicações: picada de aranha viúva negra, herbicidas fenóxidos, metronidazol, brometalina, envenenamento por cobra coral e óleo de melaleuca ■ Anticoccidiostáticos ionóforos (equinos)
Cegueira aguda	■ Descolamento de retina ■ Glaucoma ■ Trauma ■ Catarata aguda ■ Alterações no nervo óptico ■ Outras intoxicações: chumbo e intoxicação por sal
Insuficiência renal aguda	■ Infiltração renal neoplásica (linfoma) ■ Tromboembolismo renal ■ Doenças infecciosas (pielonefrite, leptospirose, PIF) ■ Estágio final da doença renal crônica ■ Falência renal isquêmica (hipotensão, trauma, choque séptico, anafilaxia, insuficiência cardíaca congestiva) ■ Amiloidose ■ Hipercalcemia ■ Reações transfusionais ■ Mioglobinúria, hemoglobinúria ■ Outras intoxicações: etilenoglicol, planta *Lilium* sp. (lírio), raticida colecalciferol e outros análogos da vitamina D3 (calcitriol, calcipotriene), uva, toxicose por zinco, melamina e ácido cianúrico
Dano hepático agudo	■ Lipidose hepática (felinos) ■ Neoplasia hepática ■ Hepatite infecciosa (leptospirose, hepatite infecciosa canina, herpesvírus canino, colangiohepatite, abscesso hepático, histoplasmose, coccidioidomicose, babesiose, toxoplasmose, PIF) ■ Pancreatite aguda ■ Septicemia, endotoxemia ■ Intermação ■ Congestão passiva crônica (secundário a cardiopatias) ■ Outras intoxicações: cogumelo tipo amanita, alga azul esverdeada *Microcystis* sp., ferro, cobre, planta *Cycas* sp., aflatoxicose e xilitol

(continua)

QUADRO 12.4. Manifestações clínicas de acordo com o sistema orgânico acometido, que devem ser consideradas para o diagnóstico diferencial quando da intoxicação por medicamentos (*continuação*)

Manifestações clínicas de acordo com os sistemas afetados	Diagnóstico diferencial
Úlceras e lesões orais agudas	■ Estomatite urêmica ■ Doença periodontal ■ Trauma (corpo estranho, osso) ■ Mastigação de cabo elétrico (queimadura) ■ Lúpus eritematoso sistêmico ■ Doenças infecciosas (infecção em felinos por calicivírus, FeLV, herpesvírus felino, nocardiose, estomatite ulcerativa necrotizante, *fusobacterium*) ■ Outras intoxicações: ingestão de substâncias ácidas e alcalinas; detergentes catiônicos, bateria alcalina, alvejantes e componentes fenólicos
Anemia Meta-hemoglobinemia aguda, anemia oxidativa, hemólise ou perda de sangue	■ Trauma ■ Anemia hemolítica imunomediada ■ Trombocitopenia ■ Doença renal crônica ■ Doenças infecciosas (erliquiose, FeLV, babesiose, micoplasmose felina) ■ Doença hepática grave ■ Coagulação intravascular disseminada ■ Distúrbios de coagulação ■ Outras intoxicações: fenazopiridina, naftalina, cebola, alho, zinco, ferro, rodenticidas anticoagulantes, cobre, dl-metionina e envenenamento por cascavel
Alterações cardiovasculares	■ Trauma ■ Dilatação vólvulo gástrico ■ Anemia grave ■ Hipocalemia grave ■ Acidose ■ Hipóxia ■ Doença cardíaca primária (cardiomiopatia, doença valvar crônica, alterações cardíacas congênitas, dirofilariose, cardiomegalia e insuficiência cardíaca congestiva) ■ Outras intoxicações: planta *Digitalis* sp./*Convallaria* majalis/*Nerium* oleander/*Rhododendrom* sp. (azálea) e bufotoxinas
Edema pulmonar	■ Cardiogênico ■ Não cardiogênico (convulsão, trauma craniano, choque elétrico) ■ Doença hepática ■ Doença renal ■ Afogamento ■ Choque (imunomediado, anafilático, trauma, reação transfusional) ■ Neoplasia ■ Outras intoxicações: herbicida paraquat, destilados de petróleo, fosfato de zinco, inalação de fumaça e organofosforado/carbamato
Sinais gastrointestinais (vômito, diarreia, dor abdominal, sialorreia)	■ Doenças infecciosas (cinomose, panleucopenia felina, parvovirose, coronavirus canino, hepatite infecciosa canina, leptospirose, salmonelose) ■ Parasitose ■ Troca recente de dieta/imprudência alimentar ■ Ingestão de corpo estranho ■ Dilatação-vólvulo gástrica ■ Doença hepática/doença renal ■ Alterações metabólicas (cetoacidose diabética, hipoadrenocorticismo) ■ Doença inflamatória intestinal ■ Outras intoxicações: herbicidas arsenicais, ferro, planta *Ricinus communis*, toxicose por chocolate, ingestão de fertilizante, oxalato de cálcio insolúvel em plantas (*Dieffenbachia* sp./*Philodendron* sp.), endotoxinas/enterotoxinas, óxido de zinco e fosfato de zinco.

PIF: peritonite infecciosa felina; FeLV: vírus da leucemia felina.

QUADRO 12.5. Medicamentos comumente empregados em quadros de intoxicação em cães e gatos

Medicamento	Dose		Observações
	Cães	Gatos	
Adrenalina (epinefrina)	Anafilaxia 2,5 a 5 μg/kg IV ou 50 μg/kg endotraquealmente Parada cardíaca 10-20 μg/kg IV, ou 100-200 μg/kg endotraquealmente	Idem	A dose de adrenalina a ser administrada endotraquealmente pode ser diluída em solução fisiológica antes do uso
Atenolol	6,25 a 12,5 mg/kg a cada 12-24h VO ou 0,25-1 mg/kg a cada 12-24h VO	6,25-12,5 mg/gato a cada 12-24h VO	Usar com cuidado em animais portadores de distúrbios respiratórios e de condução cardíaca
Atipamezole	0,32 mg/kg (animais de pequeno porte 4 kg) 0,23 mg/kg (animais de porte médio 11 kg); 0,14 mg/kg (animais de grande porte 45 kg)	Idem	Pode provocar excitação logo após a reversão. Pode provocar redução transitória da pressão arterial após a administração. Não administre em animais destinados ao consumo humano
Atropina	0,02 mg/kg a 0,04 mg/kg a cada 6-8h IV, IM, SC	Idem	Uso contraindicado em pacientes com glaucoma, gastroparesia e taquicardia. Não adicionar em soluções alcalinas. A atropina antagoniza os efeitos de qualquer medicamento colinérgico
Carvão ativado	1-4 g/kg VO	Idem	Não absorvido sistemicamente
Cimetidina	10 mg/kg a cada 6-8h IV, IM, VO Insuficiência renal 2,5-5 mg/kg a cada 12 VO, IV	Idem	Efeitos adversos podem ser observados quando há redução na taxa de filtração glomerular. Inibe enzimas hepáticas (pode haver aumento da concentração de outras substâncias administradas concomitantemente). Aumenta o pH estomacal (pode prejudicar a absorção oral de outros medicamentos)
Ciproeptadina	0,5-1,1 mg/kg a cada 8-12h VO	2 mg/gato a cada 12-24h VO	Pode causar polifagia e ganho de peso. Em alguns gatos provoca hiperatividade
Clorpromazina	0,5 mg/kg a cada 6-8h IM, SC	0,2-0,4 mg/kg a cada 6-8h IM, SC	Uso com cautela em animais com distúrbios convulsivos e suscetíveis à hipertensão. Evite o uso em equinos
Diazepam	0,5 mg/kg IV ou 1 mg/kg por via retal	Idem	Não usar em animais intoxicados com ivermectina. Uso com cautela nas terapias crônicas em gatos Pode ocorrer excitação paradoxal em cães e hepatite necrótica fatal em gatos
Dobutamina	5-20 μg/kg/min infusão IV	2 μg/kg/min infusão IV	Não adicionar em soluções alcalinas Não administrar em animais recebendo terapia com inibidores da MAO. Não infundir em equipos contendo heparina, cefalosporinas ou penicilinas
Dopamina	0,5-2 μg/kg/min (vasodilatação, receptor D_1) 2-10 μg/kg/min (estimulação cardíaca, receptores β_1) > 10 μkg/min (vasoconstrição)	Idem	Não adicionar em soluções alcalinas
Famotidina	0,1-0,2 mg/kg a cada 12h VO, IV, IM, SC	0,2-0,25 mg/kg a cada 12h IM, SC, VO, IV (lentamente)	Efeitos adversos podem ser observados quando há redução na taxa de filtração glomerular
Fenobarbital	2-8 mg/kg a cada 12h VO *Status epileticus* 10-20 mg/kg IV lento	2-4 mg/kg a cada 12h VO *Status epileticus* 10- 20 mg/kg IV lento	Pode ocorrer o desenvolvimento de hepatopatia em terapias crônicas ou após a administração em altas doses. Pode alterar a concentração de outros medicamentos administrados concomitantemente
Fisostigmina	0,02 mg/kg a cada 12h IV	Idem	Não usar em animais com obstrução urinária ou intestinal, asma, arritmias cardíacas, pneumonia e broncoconstrição

(continua)

QUADRO 12.5. Medicamentos comumente empregados em quadros de intoxicação em cães e gatos *(continuação)*

Medicamento	Dose		Observações
	Cães	Gatos	
Flumazenil	0,2 mg/animal IV lento (repetir a administração se necessário – retorno da depressão respiratória)	Idem	Contraindicado em pacientes com histórico de convulsões, arritmias, na terapia com antidepressivos tricíclicos e outros medicamentos que reduzem o limiar convulsivo
Furosemida	2-6 mg/kg a cada 8-12h VO, IV, IM, SC	1-4 mg/kg a cada 8-24h VO, IV, IM, SC	O uso de aminoglicosídeos aumenta o risco de nefrotoxicidade e ototoxicidade e, com a anfotericina B, de hepatotoxicidade
Gluconato de cálcio 10%	75-500 mg IV lento	Idem	Pode causar lesão tecidual caso haja extravasamento durante a aplicação
Ioimbina	0,11 mg/kg IV lentamente 0,25-0,5 mg/kg SC ou IM	Idem	Podem ocorrer convulsões e tremores após a administração de altas doses. Durante o tratamento, monitorar ritmo e frequência cardíaca
Lidocaína	Antiarrítmico: 2-4 mg/kg IV em *bolus* (lentamente); 25-75 µg/kg/min infusão IV; 6 mg/kg a cada 1,5h IM	Antiarrítmico: 0,1-0,4 mg/kg IV em *bolus* (lentamente) e aumentar para 0,25-0,75 mg/kg se não houver resposta; 10-20 µg/kg/min infusão IV	Usar a lidocaína com muito cuidado em gatos por causa do maior risco da ocorrência de neurotoxicidade (tremores, espasmos e convulsões). Se possível, utilizar o propanol ou atenolol ou procainamida nessa espécie
Manitol	Diurético: 1 g/kg da solução 5 – 25% IV Glaucoma/edema do SNC: 0,25-2 g/kg da solução 15-25% IV durante pelo menos 30-60 minutos	Idem	Uso cauteloso na suspeita de hemorragia intracraniana. Não administrar em animais desidratados Monitorar eletrólitos
Metoclopramida	0,2-0,5 mg/kg a cada 6-8h IV, IM, VO	Idem	Uso cauteloso em pacientes epiléticos ou com doenças gastrointestinais obstrutivas
Metoprolol	5-50 mg/cão (0,5-1 mg/kg) a cada 8h VO	2-15 mg/gato a cada 8h VO	Uso cauteloso em animais propensos a broncoconstrição e naqueles que recebem tratamento com digoxina
Misoprostol	2,5 µg/kg a cada 12h VO	Indeterminada	Não utilizar durante a gestação
Omeprazol	0,5-1 mg/kg a cada 24h VO, IV	1 mg/kg a cada 24h VO, IV	
Procainamida	10-30 mg/kg a cada 6h VO (dose máxima 40 mg/kg); 8-20 mg/kg IV ou IM; infusão contínua: dose de ataque 10 mg/kg seguida por 20 µg/kg/min IV (pode ser aumentada para 25-50 µg/kg/min para arritmias refratárias)	3-8 mg/kg a cada 6-8h IM ou VO; infusão contínua: dose de ataque 1-2 mg/kg IV lento seguida por 10-20 µg/kg/min IV	Pode ter efeitos pró-arrítmicos. Usar com cautela em animais que estejam recebendo digoxina, pois pode potencializar as arritmias
Prometazina	0,2-0,4 mg/kg a cada 6-8h IV, IM, VO (dose máxima 1 mg/kg)	Idem	
Propranolol	20-60 µg/kg durante 5-10 minutos IV (titular a dose até surgir efeito) 0,2-1 mg/kg a cada 8h VO (titular a dose até surgir efeito)	0,4-1,2 mg/kg (2,5-5 mg/gato) a cada 8h VO	Não administrar em animais com baixa reserva cardíaca, bradicardia ou comprometimento da função sistólica. Usar com cautela em animais com problemas respiratórios. Gatos com hipertireoidismo podem ter menor depuração do medicamento e maior risco de toxicidade
Ranitidina	2 mg/kg a cada 8h VO	3,5 mg/kg a cada 12h VO	Efeitos colaterais são vistos em pacientes com diminuição da taxa de filtração glomerular
Sucralfato	0,5-1 g a cada 8-12h VO	0,25 g a cada 8-12h VO	Pode diminuir a absorção de outros medicamentos administrados por via oral. Administrar os outros medicamentos no mínimo 30 minutos antes do sucralfato
Vitamina K_1 (fitomenadiona)	1 mg/kg a cada 24 h VO, IM, SC	Idem	No caso de intoxicação por raticidas, ajustar a dose e o tempo de tratamento de acordo com o tipo de agente envolvido Evite administrar por via intravenosa (risco de reação anafilática)

BIBLIOGRAFIA

1. BERNEY, P. et al. Animal poisoning in Europe. Part 2: companion animals. *The Veterinary Journal*, v. 183, p. 255-9, 2010.
2. CARPENTER, J.W. *Formulário de animais exóticos*. Revisão: Tânia de Freitas Raso. São Paulo: MedVet, 2010.
3. CORTINOVIS, C.; PIZZO, F.; CALONI, F. Poisoning of dogs and cats by drugs intended for human use. *The Veterinary Journal*, v. 203, p. 52-8, 2015.
4. GRAVE, T; BOAG, A. Feline toxicological emergencies. When to suspect and what to do. *Journal of Feline Medicine and Surgery*, v. 12, p. 849-60, 2010.
5. GUITART, R. et al. Animal poisoning in Europe. Part 1: Farm livestock and poultry. *The Veterinary Journal*, v. 183, p. 249-54, 2010.
6. HERRING, J.M.; MCMICHAEL, M.A.; CORSI, R.; et al. Intravenous lipid emulsion therapy in three cases of canine naproxen overdose. *J. Vet. Emerg. Crit. Care*, v. 25, n. 5, p. 672-8, 2015.
7. HJELLE, J.J.; GRAUER, G.F. Acetaminophen-induced toxicosis in dogs and cats. *J. Am. Vet. Med. Assoc.*, v. 188, p. 742-6, 1986.
8. ISAACS, J.P. Adverse effects of non-steroidal anti-inflammatory drugs in the dog and cat. *Aust. Vet. Practit.*, v. 26, p. 180-6, 1996.
9. JAESCHKE, H.; MCGILL, M.R.; RAMACHANDRAN, A. Oxidant stress, mitochondria, and cell death mechanisms in drug-induced liver injury: Lessons learned from acetaminophen hepatotoxicity. *Drug Metabolism Reviews*, v. 44, n. 1, p. 88-106, 2012.
10. JONES, R.D.; BAYNES, R.E.; NIMITZ, C.T. Nonsteroidal antiinflammatory drug toxicosis in dogs and cats: 240 cases (19891990). *J. Am. Vet. Med. Assoc.*, v. 201, p. 475-7, 1992.
11. KHAN, S.A. Common reversal agentes/antidotes in small animal poisoning. *Vet Clin Small Anim*, v. 42, p. 403-6, 2012.
12. LATCHOUMYCANDANE, C.; GOH, C.W.; ONG, M.M.; et al. Mitochondrial protection by the JNK inhibitor leflunomide rescues mice from acetaminophen-induced liver injury. *Hepatology*, v. 45, n. 2, p. 412-21, 2007.
13. MCCONKEY, S.E.; GRANT, D.M.; CRIBB, A.E. The role of para- aminophenol in acetaminophen-induced methemoglobinemia in dogs and cats. *J. Vet. Pharmacol. Therap.*, v. 32, p. 585-95, 2009.
14. MACDONALD, V. Chemotherapy: Managing side effects and safe handling. *Can Vet J*, v. 50, n. 6, p. 665-8, 2009.
15. MCGILL, M.R.; JAESCHKE, H. Metabolism and disposition of acetaminophen: Recent advances in relation to hepatotoxicity and diagnosis. *Pharmaceutical Research*, v. 30, n. 9, p. 2174-87, 2013.
16. MAHDI, A.; VAN DER MERWE, D. Dog and cat exposures to hazardous substances reported to the Kansas State Veterinary Diagnostic Laboratory: 2009-2012. *Journal of Medical Toxicology*, v. 9, p. 207-11, 2013.
17. MEDEIROS, R.J. et al. Casos de intoxicações exógenas em cães e gatos atendidos na Faculdade de Veterinária da Universidade Federal Fluminense durante o período de 2002 a 2008. *Ciência Rural*, v. 39, n. 7, p. 2105-10, 2009.
18. PAPICH, M.G. *Manual Saunders de terapia veterinária: pequenos e grandes animais*. Rio de Janeiro: Elsevier, 2012.
19. RUMBEIHA, W.K.; LIN, Y.; OEHME, F.W. Comparison of N-acetylcysteine and methylene blue, alone or in combination, for treatment of acetaminophen toxicosis in cats. *Am. J. Vet. Res.*, v. 56, p. 1533-92, 1995.
20. STREETER, A.J. et al. The covalent binding of acetaminophen to protein. Evidence for cysteine residues as major sites of arylation in vitro. *Chemico-biological interactions*, v. 48, n. 3, p. 349-66, 1984.
21. SUNITHA, K.; HEMSHEKHAR, M.; THUSHARA, R.M.; et al. N-Acetylcysteine amide: a derivative to fulfill the promises of N-Acetylcysteine. *Free Radic Res.*, v. 47, n. 5, p. 357-67, 2013.
22. TAN, S.C., NEW, L.S., CHAN, E.C. Prevention of acetaminophen (APAP)-induced hepatotoxicity by leflunomide via inhibition of APAP biotransformation to N-acetyl-p-benzoquinone imine. *Toxicol Let.*, v. 180, n. 3, p. 174-81, 2008.
23. TAVARES, F.M. Reflexões acerca da iatrogenia e educação médica. *Ver. Brasil. Educação Médica*, v. 31, n. 2, p. 180-5, 2007.
24. TASAKA, A.C. Anti-inflamatórios não estereodais. In: SPINOSA, H.S.; GÓRNIAK, S.L; BERNARDI, M.M. *Farmacologia aplicada à medicina veterinária*. 6.ed. Rio de Janeiro: Guanabara Koogan, 2017, p. 256-75.
25. VANDENBROUCKE, V.; VAN PELT, H.; DE BACKER, P.; et al. Animal poisonings in Belgium: A review of the past decade. *Vlaams Diergeneeskundig Tijdschrift*, v. 79, p. 259-68, 2010.
26. VETERINARY COOPERATIVE ONCOLOGY GROUP. Common terminology criteria for adverse events (VCOG-CTCAE) following chemotherapy or biological antineoplastic therapy in dogs and cats v1.1. *Veterinary and Comparative Oncology*, v. 14, n. 4, p. 417-46, 2011.

Capítulo 13

Toxicologia dos domissanitários

Silvana Lima Górniak

INTRODUÇÃO

Os produtos domissanitários são aqueles de uso doméstico ou peridomiciliar que são aplicados em objetos ou superfícies com a finalidade de manter as condições sanitárias adequadas. Deve ser salientado que as intoxicações causadas por esses produtos dependem da disponibilidade de uso doméstico, bem como do nível socioeconômico e de costumes regionais. Uma das causas comuns de intoxicação por esses produtos é o fato de estarem em local de fácil acesso aos animais ou, ainda, o hábito de reaproveitar embalagens usando-as, por exemplo, como comedouro ou bebedouro de animais.

Muitos produtos domissanitários são formulados como misturas de várias substâncias químicas. Assim, quando o médico veterinário se depara com o problema, este deve determinar qual(is) o(s) ingrediente(s) contido no produto que seria(m) o(s) principal(is) responsável(is) pelo quadro de intoxicação.

Para isso recomenda-se que o médico veterinário solicite ao proprietário do animal a embalagem do produto, tendo à sua disposição o nome comercial, rótulo contendo todos os ingredientes de sua formulação e as respectivas concentrações. Além disso, deve-se estimar a quantidade do produto que entrou em contato com o animal, além de obter informações sobre a via de exposição (oral, dérmica ou inalatória), a progressão dos sinais clínicos e a resposta a alguma tentativa de tratamento que, eventualmente, o proprietário tenha feito.

Geralmente, o primeiro contato com o proprietário do animal intoxicado por produtos domissanitários se faz por meio do telefone (veja no Capítulo 10 as instruções desse procedimento). Caso seja recomendado ao proprietário trazer o animal até a presença do médico veterinário, este deve ser instruído a trazer consigo a embalagem ou a amostra do produto suspeito, facilitando, assim, o diagnóstico da intoxicação e, consequentemente, dando-se início imediato ao tratamento adequado.

Neste capítulo são abordados os produtos que mais frequentemente têm sido associados às intoxicações na clínica de pequenos animais, embora sejam vários os agentes domissanitários passíveis de causar intoxicação nos animais de companhia.

SABÕES, DETERGENTES E INCORPORADORES

Os sabões e detergentes estão entre os ingredientes mais frequentemente encontrados nos produtos domissanitários que causam intoxicações em animais. Essas substâncias podem ser encontradas em sabões e detergentes de uso doméstico, xampus, limpadores em *spray*, produtos para lavar pratos e de lavanderia em geral.

O sabão, tecnicamente, é um sal de ácido graxo, produzido pela ação de um álcali sobre ácidos graxos e gorduras naturais ou sobre ácidos graxos deles obtidos; é um agente surfactante, isto é, reduz a tensão superficial da água. A Figura 13.1 mostra a fórmula geral dos sabões.

Quanto aos detergentes, o principal ingrediente orgânico é um surfactante, o qual usualmente é obtido do petróleo, mas pode também ser adquirido de outros materiais orgânicos como, por exemplo, açúcares. O surfactante é adicionado aos agentes alcalinos (fosfatos, silicatos e carbonatos). Conforme a natureza do surfactante, os detergentes podem ser divididos em três grupos: não iônicos, aniônicos e catiônicos. Os não iônicos não

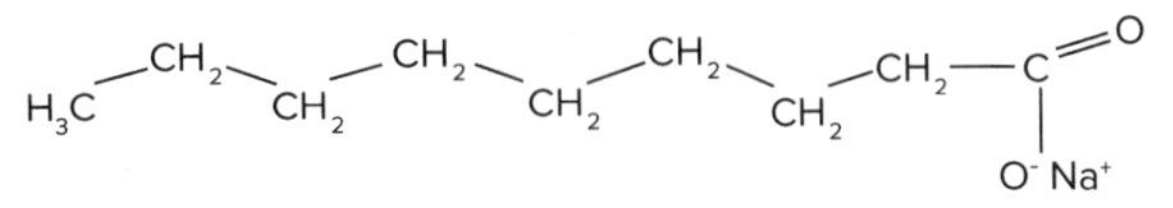

FIGURA 13.1. Fórmula estrutural dos sabões.

têm importância toxicológica e, portanto, não são comentados neste capítulo.

Os detergentes aniônicos são compostos químicos, caracterizados por um meio lipofílico, geralmente uma estrutura alquil ou alquil-aril, em um meio hidrofílico polar, que possui carga negativa. Os principais representantes são o alquil sulfato de sódio, alquil sódio sulfonato, lauril sulfato de sódio e o sulfosuccinato de sódio dioctil.

Os grupos mais importantes, no que se refere aos detergentes domissanitários catiônicos, são aqueles compostos derivados do alquil ou aril do cloreto de amônia. São exemplos o cloreto de benzetôneo e o cloreto de benzalcôneo. Deve ser salientado que muitas vezes as embalagens dos produtos comerciais apontam apenas a presença de "derivado amônio quaternário". Os detergentes catiônicos são geralmente encontrados em germicidas e desinfetantes. A Figura 13.2 mostra exemplos de estruturas químicas de detergentes aniônico e catiônico.

Como surfactantes, os sabões e os detergentes diminuem a tensão superficial da água, permitindo umedecer mais eficientemente as superfícies e emulsificar os óleos e as gorduras. Assim, tanto os sabões quanto os detergentes têm como característica uma estrutura química na qual uma cadeia longa (grupos CH_2) lembra moléculas de óleos e gorduras e, portanto, tende a se dissolver nelas; por outro lado, a parte iônica (por exemplo, a do sabão é a porção CO_2Na^+ da molécula) tende a dissolver-se na água.

Em algumas condições, os sabões e detergentes podem não ter eficácia: isso acontece quando a água é rica em íons Ca^{2+} e Mg^{2+} (denomina-se de "água dura"). Nessa situação, a porção negativa da molécula do sabão ou do detergente aniônico se une a esses íons positivos, produzindo uma substância insolúvel (precipitado de

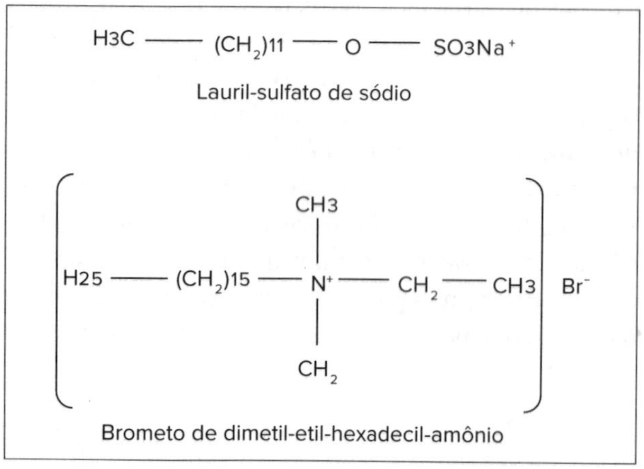

FIGURA 13.2. Fórmula estrutural de um detergente aniônico (lauril-sulfato de sódio) e de um detergente catiônico (brometo de dimetil-etil-hexadecil-amônio).

coloração cinza, às vezes visível a olho nu) que não possui efeito surfactante. Portanto, para que não haja a redução da eficácia dos sabões e detergentes, são usados compostos inorgânicos, os quais acrescentados ao produto comercial facilitam a atividade dos agentes surfactantes. Essas substâncias são chamadas de **incorporadores** (ou *builders*), que agem quelando ou removendo esses íons responsáveis pela dureza da água. O principal agente desse grupo é o tripolifosfato.

A seguir, são apresentados os principais riscos toxicológicos, os sinais clínicos, bem como o tratamento da intoxicação por esses agentes.

Sabonetes

Os sabonetes são um tipo especial de sabão destinado à limpeza corporal; possuem substâncias corretoras do pH e usualmente são acrescidas fragrâncias. São considerados de baixa toxicidade, pois têm seu pH próximo do neutro; no entanto, há grande possibilidade de ingestão pelos animais, já que as essências contidas nesse produto estimulam o consumo.

Sinais clínicos: em consequência da ingestão de sabonetes, verificam-se vômitos e diarreia branda.

Tratamento: consiste no uso de demulcentes (protetores de mucosa) e diluentes, como água ou leite. É aconselhada a hidratação do animal, por via oral, na ocorrência de diarreia e vômitos, para evitar distúrbios eletrolíticos.

Sabão em pedra

Os efeitos tóxicos dependem muito da sua composição; caso o sabão seja muito alcalino, pode causar corrosão tecidual. Se houver ingestão, pode-se observar distúrbios digestivos bem mais acentuados que aqueles produzidos pelos sabonetes, principalmente se forem causados por sabões caseiros, já que estes são bem mais cáusticos que aqueles comerciais (o pH pode chegar a 13).

Sinais clínicos: são principalmente vômitos e diarreia em consequência da ingestão.

Tratamento: é importante que não se coíba deliberadamente a diarreia, pois esta pode favorecer a eliminação do agente tóxico. No entanto, o vômito deve ser inibido, principalmente se for devido a sabões confeccionados em casa, uma vez que a êmese expõe novamente a mucosa do trato digestivo superior ao agente tóxico.

Nessa situação, recomenda-se a lavagem gástrica, tomando-se os devidos cuidados para que a cânula não perfure a parede dos tecidos fragilizados pela ação corrosiva do agente tóxico. É importante ainda lembrar que não devem ser utilizados medicamentos à base de carbonatos, como protetores de mucosa, para aliviar a irritação gástrica, uma vez que estes podem formar dióxido de carbono (CO_2), que distende o reservatório gástrico, podendo levar, assim, à perfuração da mucosa gástrica.

Deve-se proceder à hidratação parenteral, preferencialmente por via intravenosa (IV), principalmente se houver grande perda de líquidos por vômitos e diarreia. Recomenda-se também o uso de antimicrobianos, se houver perfuração e consequente peritonite. Aconselha-se, ainda, administrar leite ou água, objetivando-se diluir o agente tóxico no trato gastrointestinal. O uso de sucralfato para auxiliar a restauração da mucosa gástrica lesada tem se mostrado de grande valor nessa intoxicação.

Detergentes aniônicos

A pele parece ser uma boa barreira aos detergentes aniônicos. No entanto, essas substâncias, quando ingeridas, são muito bem absorvidas no trato gastrointestinal.

Sinais clínicos: a maioria dos detergentes aniônicos tem risco toxicológico de leve a moderado. Os animais intoxicados com essas substâncias apresentam sintomatologia bastante parecida àquela verificada em animais intoxicados por sabões em pedra comerciais. No entanto, aqueles detergentes aniônicos usados em máquinas de lavar louças são considerados mais tóxicos pela sua grande alcalinidade (o pH pode chegar a 11,5); esse efeito cáustico propicia o aparecimento de sinais clínicos mais graves, semelhantes àqueles produzidos pelos sabões em pedra caseiros. A toxicose tópica ocorre, de maneira geral, somente quando há exposição frequente a esses produtos. No entanto, os efeitos são geralmente de irritação leve ou moderada.

Tratamento: é o mesmo indicado quando da intoxicação por sabões em pedra.

Detergentes catiônicos

Estes detergentes são considerados de alta a extrema toxicidade. A injúria produzida por essas substâncias pode ser tanto local como sistêmica. Se ingeridos, são rapidamente absorvidos. Deve-se ressaltar que a toxicidade sistêmica pode também ocorrer pela absorção desses detergentes através da pele lesada.

Sinais clínicos: os sinais de toxicidade sistêmica incluem salivação profusa, vômito com frequente aparecimento de hematemese, fraqueza muscular ou fasciculação, depressão e convulsões. Pode ocorrer choque se os sinais clínicos progredirem. Esses sinais são bastante semelhantes àqueles apresentados quando da intoxicação por praguicidas organofosforados e carbamatos, sendo, portanto, importante realizar o diagnóstico diferencial.

Os principais sinais da toxicidade tópica produzida por detergentes catiônicos são de perda de pelo, ulceração e processos inflamatórios na pele. As alterações oculares podem variar de ligeiro desconforto até úlcera de córnea.

Tratamento: na toxicose sistêmica produzida pelo detergente catiônico, não se indica êmese (decorrente da exposição adicional da mucosa à ação corrosiva do agente tóxico) ou lavagem gástrica (risco da cânula causar a ruptura de órgãos fragilizados pela corrosão tecidual), principalmente se a concentração do detergente for igual ou superior a 7,5%, ou se o animal se apresentar deprimido ou em estado convulsivo. Recomenda-se o uso de clara de ovo e carvão ativado (2 g/kg) como adsorventes e, 30 minutos após esse procedimento, a administração de catártico. Se o animal manifestar convulsão deve-se administrar anticonvulsivantes como os benzodiazepínicos.

É importante avaliar a corrosão de mucosas do trato gastrointestinal, que é bastante comum nesse quadro de intoxicação, sendo necessário, nesse caso, utilizar corticosteroides (no estado de choque) e antimicrobianos (peritonite).

Na toxicose tópica recomenda-se o banho com água e sabão neutro. A mucosa ocular deve ser lavada com solução salina isotônica por 20 a 30 minutos. Se houver o aparecimento de úlceras córneas, estas devem ser tratadas, avaliando-se a evolução por 3 a 5 dias.

Incorporadores

Os incorporadores são empregados para aumentar a eficiência dos detergentes, como, por exemplo, o tripolifosfato de sódio.

Sinais clínicos: as soluções de tripolifosfatos são alcalinas; portanto, podem promover irritação nas mucosas. Quando ingeridas, podem acarretar distúrbios gastrointestinais, tais como vômitos e diarreia. Se absorvidas em quantidades moderadas ou elevadas promovem tetania e hipocalcemia, já que os tripolifosfatos quelam o cálcio.

Tratamento: nessa intoxicação, o tratamento específico é a administração de gluconato de cálcio a 10%. Para os distúrbios do trato gastrointestinal, deve-se administrar demulcentes, antiespasmódicos e corticosteroides.

DESINFETANTES E ANTISSÉPTICOS

Fenol e cresol

O fenol, também chamado de ácido fênico ou carbólico, é um álcool aromático, derivado do carvão. Um grande número de derivados do fenol é usado com desinfetantes, antissépticos, cáusticos germicidas e preservativos. Os compostos fenólicos são formulados como se segue: 3 a 8% de clorofenóis, 2 a 10% de fenilfenóis, 10 a 20% de sabões e detergentes, 1 a 2% de glicerina e 1 a 20% de álcool e glicol.

Entre as misturas fenólicas ainda muito usadas na desinfecção domiciliar destaca-se a creolina, que é a mistura de 15% de cresóis, 46% de hidrocarbonetos e sabões.

Os derivados fenólicos desnaturam e precipitam as proteínas celulares. Dessa forma, em contato com pele e mucosas, promovem inicialmente lesões corrosivas e, em seguida, anestesia por destruição das terminações nervosas. Os compostos fenólicos são rapidamente absorvidos por ingestão, inalação ou contato dérmico. A absorção através de soluções de continuidade da pele e mucosas, ou até mesmo nos tecidos íntegros, é tão grande como por via digestiva.

Os compostos fenólicos são biotransformados no fígado e excretados como glicuronídeos e, em menor extensão, como conjugados sulfatos, na urina. Os gatos, por possuírem limitada atividade da enzima glicuronil transferase, têm maior sensibilidade aos efeitos tóxicos produzidos pelos compostos fenólicos.

A toxicose produzida por fenóis e derivados é considerada emergência médica. A exposição dérmica aos compostos fenólicos pode resultar na formação de áreas de necrose de coagulação, acompanhada de dor intensa. A exposição ocular pode produzir um dano considerável na córnea. A ingestão desses compostos usualmente leva à grave corrosão dos tecidos da porção superior do trato gastrointestinal.

Sinais clínicos: as principais alterações observadas quando há ingestão dos compostos fenólicos são vômitos, salivação abundante, ataxia e fraqueza nos estágios iniciais. Com a progressão da intoxicação verificam-se tremores, arritmias cardíacas, meta-hemoglobinemia, convulsão e coma. Os compostos fenólicos possuem um efeito estimulante do centro respiratório, semelhante aos salicilatos, por isso produzem, inicialmente, alcalose metabólica, seguida de acidose metabólica. Esse último efeito está relacionado à natureza acídica dos fenóis e associado à alteração no metabolismo de carboidratos.

Tratamento: se a toxicose ocorrer por exposição tópica, deve-se utilizar um agente para diluir e remover os compostos fenólicos, sendo indicado o uso de polietilenoglicol ou glicerol. Segue-se a esse tratamento a lavagem com um detergente, acompanhado de grande quantidade de água.

Pela gravidade e magnitude das consequências advindas da exposição oral aos compostos fenólicos, o proprietário do animal deve já ser orientado por contato telefônico a utilizar demulcentes, como o leite ou clara de ovo, antes mesmo de o animal ser levado à clínica veterinária. É necessário avaliar a gravidade do dano na orofaringe antes de se tentar realizar a lavagem gástrica. Se houver extensa lesão (o que frequentemente ocorre) deve-se contraindicar a lavagem gástrica e a indução de vômitos. Nesse caso, deve-se administrar o carvão ativado e a solução catártica salina. Para o tratamento da meta-hemoglobinemia utiliza-se azul de metileno, na dose de 1,5 mg/kg para gatos e 4,0 mg/kg para cães, por via IV, lentamente, uma única dose. Pode-se também utilizar o ácido ascórbico (20 mg/kg, tanto para cães como gatos); no entanto, pode não haver a reversão da meta-hemoglobinemia se esta for severa.

Sugere-se o uso de N-acetilcisteína para prevenir o dano hepático e renal; tanto para cães como para gatos recomenda-se a administração, por via oral (VO) ou IV, de 140 mg/kg e, a seguir, 50 mg/kg a cada 4 horas, até completar um total de 15 doses.

Formaldeído

O formaldeído (oximetileno, aldeído fórmico, metanal) é um gás, geralmente encontrado como solução comercial ao redor de 40% em peso, chamado de formol ou formalina. É usado como solução desinfetante, antisséptica, fixador de cabelos ou fluido para embalsamamento.

O formaldeído reage quimicamente com várias substâncias celulares, portanto, tem um grande impacto em suas funções, levando, de maneira geral, à morte celular.

Os vapores do formaldeído são muito irritantes para os olhos e mucosa respiratória. A inalação pode acarretar em edema ou espasmo de laringe, bronquite obstrutiva e, ocasionalmente, edema pulmonar. Se ingerido, promove corrosão da mucosa digestiva, evoluindo rapidamente para a necrose de coagulação. A exposição cutânea produz dermatites e lesões de hipersensibilidade.

Sinais clínicos: as principais manifestações tóxicas quando há ingestão por formaldeído são vômitos e diarreia, colapso, coma e morte, que ocorre por insuficiência circulatória. Em seres humanos, é relatada dor abdominal intensa e imediata e a perda da consciência.

Tratamento: para tratar a ingestão, recomenda-se a administração de demulcentes, carvão ativado e, preferencialmente, água de amônia (solução contendo 1% de carbonato de amônio e 2% de bicarbonato de sódio), que transforma o formaldeído em metenamina. Se possível (isto é, se não houver corrosão intensa de mucosas), remover por lavagem gástrica ou êmese. Caso não sejam indicados esses procedimentos, deve-se fazer uso de catártico salino.

Hipocloritos

Um grande número de produtos de limpeza contém vários tipos de compostos de hipoclorito, principalmente o de sódio. Os hipocloritos são também utilizados em antissépticos medicinais caseiros, dos quais os mais conhecidos são o líquido de Dakin (solução contendo 0,5 a 0,6% de hipoclorito de sódio) e a água de Labaraque (solução contendo 4 a 6% de hipoclorito de sódio associado a cloreto e hidróxido de sódio).

Os produtos comerciais, utilizados com finalidade desinfetante, normalmente contêm, na sua formulação, o hipoclorito de sódio (ao redor de 6%), sal e um agente alcalino, como o hidróxido ou carbamato de sódio.

O principal efeito lesivo produzido pelos desinfetantes à base de hipoclorito é a corrosão da pele e mucosas, consequente a um mecanismo duplo: a ação oxidante do cloro e a ação dos agentes alcalinos. As soluções mais ácidas são mais perigosas, pois liberam cloro livre e ácido hipocloroso, sendo esse último pouco ionizável, podendo penetrar profundamente nas mucosas.

Portanto, pelo baixo pH estomacal, a mucosa gástrica é aquela mais sensível aos efeitos tóxicos produzidos pelos hipocloritos.

Sinais clínicos: a ingestão de compostos contendo hipoclorito produz disfagia, sialorreia e vômitos, que usualmente tornam-se sanguinolentos, distúrbios circulatórios, com hipotensão e choque. Os seres humanos relatam dor intensa na boca, esôfago e estômago.

Tratamento: quando da ingestão de produtos à base de hipoclorito, administra-se leite ou água, para promover a diluição do agente tóxico. Recomenda-se também o uso de demulcentes, como o sucralfato e, se disponível, a administração de solução de tiossulfato de sódio (também chamado de hipossulfito de sódio; age inativando o íon cloro). Da mesma maneira que o preconizado, quando da ingestão de substâncias corrosivas, a lavagem gástrica e a produção de vômito só devem ser realizadas se não houver corrosão pronunciada da mucosa do trato gastrointestinal. É totalmente desaconselhado o uso de antídotos ácidos, pois pode haver aumento da formação de ácido hipocloroso e, dessa maneira, piorar o quadro da intoxicação.

Ácido bórico

O ácido bórico (H_3BO_3) é um composto branco, pouco solúvel em água, muito utilizado antigamente como antisséptico caseiro (água boricada), particularmente no tratamento de afecções da pele e dos olhos. O ácido bórico também é utilizado como inseticida, para o controle de baratas, pulgas e, principalmente, formigas, e como fungicida de vegetais, em frutas e árvores. Também é utilizado como preservativo de alimentos e para fazer o pó de talco fluir mais livremente.

A absorção do ácido bórico ocorre facilmente através da pele lesada; no entanto, a absorção dessa substância pela pele íntegra é desprezível. Se ingerido, o ácido bórico é rápida e prontamente absorvido do trato gastrointestinal.

A distribuição ocorre em todos os tecidos, sendo o ácido bórico livremente solúvel em líquidos orgânicos; no entanto, as maiores concentrações são atingidas no sistema nervoso central (SNC), fígado e, principalmente, nos rins, por onde é eliminado, na sua grande maioria, de maneira inalterada.

O mecanismo de ação tóxico exato do ácido bórico ainda não é conhecido, mas sabe-se que tem considerável efeito citotóxico para todas as células.

Sinais clínicos: a quantidade de ácido bórico ingerido, bem como a idade e o estado de saúde do animal exposto, determina a gravidade do quadro. Nesse sentido, sabe-se que animais mais jovens ou idosos são aqueles mais sensíveis à intoxicação por essa substância.

Se houve uma única exposição aguda (que geralmente ocorre por ingestão, mas também pode ocorrer por absorção cutânea através da pele lesada), observa-se salivação profusa, vômitos de coloração azul-esverdeada, que usualmente evolui para hematemese, diarreia e letargia. Os seres humanos relatam dor abdominal intensa.

Se houver ingestão de altas concentrações de ácido bórico, pode-se também verificar ataxia, tremores e convulsões, oligúria e anúria consequente à nefrose tubular. Alterações hepáticas são raramente verificadas. As convulsões podem ser seguidas por acidose metabólica, coma e morte.

Nas intoxicações crônicas, ocorridas tanto por ingestão como por absorção cutânea ou de mucosas lesadas, são observadas alopecia, anorexia, perda de peso e diarreia pouco intensa. Em alguns casos, pode haver também o comprometimento renal, verificando-se oligúria e anúria.

Estudos experimentais mostraram que o ácido bórico promove, em ratos, queda de crescimento e degeneração testicular; em galinhas, verificou-se que o ácido bórico produz teratogênese.

Tratamento: como primeira providência, e em decorrência da gravidade dessa intoxicação, recomenda-se induzir ao vômito. A lavagem gástrica também é indicada, no entanto, deve-se atentar para as condições necessárias para que esse procedimento possa ser realizado (ver Capítulo 11). Não se recomenda a utilização de carvão ativado nessa intoxicação, por causa da baixa adsorção do ácido bórico.

Se o quadro gastrointestinal já estiver instalado, deve-se realizar o tratamento de suporte, procedendo-se à fluidoterapia e ao controle dos vômitos. O uso de protetores de mucosa é indicado após o controle da êmese.

Para o controle da falência renal, deve-se utilizar NaCl 0,9%, por via IV, por 48 horas, ou até que os níveis de creatinina e ureia voltem ao normal. Recomenda-se, ainda, o uso de bicarbonato de sódio se o animal apresentar acidose. Para o tratamento de convulsões, deve-se utilizar benzodiazepínicos.

Se a exposição for dérmica ou ocular recomenda-se lavagem abundante, com água, nas áreas atingidas. Deve-se avaliar o risco de infecção secundária, devendo-se indicar, nesse caso, o uso de antimicrobianos.

Água oxigenada

A água oxigenada, ou peróxido de oxigênio (H_2O_2), é um antisséptico domiciliar usado em solução a 3%, que libera 10 volumes de oxigênio. É também usada como alvejante de cabelos, sendo empregadas para tal finalidade soluções bem mais concentradas (de 20 a 30 volumes).

Os efeitos antissépticos da água oxigenada devem-se à propriedade oxidante. Não são observadas alterações tóxicas sistêmicas provocadas por esse produto, uma vez que se decompõe no trato gastrointestinal.

Sinais clínicos: Por causa de sua ação oxidante, a ingestão de água oxigenada pode determinar irritação de mucosa do trato digestivo, acarretando sialorreia, disfagia, vômitos e diarreia. Em seres humanos, são relatadas, ainda, dores abdominais. O contato com a mucosa ocular pode produzir desde conjuntivite até úlceras de córnea.

Tratamento: é apenas sintomático; deve-se coibir o vômito e, a seguir, utilizar protetores de mucosa. Se houver ulcerações de córnea, utilizar medicamentos que auxiliem na reepitelização (pomadas à base de vitamina A e aminoácidos).

Iodo

O iodo encontra-se amplamente distribuído na natureza, ocorrendo principalmente na forma de iodetos e iodatos. O iodo é solúvel em álcool e muito pouco solúvel em água.

A tintura de iodo é uma solução de álcool a 50%, contendo 2% de iodo e 2% de iodeto de sódio. Há, ainda, uma solução mais forte de iodo, contendo 5% de iodo e 10% de iodeto de potássio em água. Os iodóforos (por exemplo, iodofor e iodo-povidona) são o resultado da associação de iodo com detergentes, agentes umedecedores e solubilizantes.

O iodo e seus derivados são bastante empregados como antissépticos, usualmente na antissepsia da pele, pelo seu amplo espectro de ação; age diretamente sobre as células, precipitando proteínas.

Sinais clínicos: se ingerido, em decorrência da sua ação corrosiva, o iodo determina o aparecimento de manchas de coloração marrom na mucosa bucal. As principais alterações observadas são vômitos acentuados (estes podem apresentar-se azulados se houver substâncias amiláceas no conteúdo estomacal), podendo levar à pneumonia aspirativa; aumento da frequência de defecação, sendo que as fezes se apresentam líquidas; sede e anúria. Em casos graves, pode haver alterações do SNC, como delírio e torpor. A morte ocorre em uremia. O uso de soluções de iodo muito concentradas sobre a pele pode acarretar o aparecimento de lesões vesiculosas, bolhas e crostas.

Tratamento: quando de ingestão de soluções de iodo, recomenda-se a administração de solução de amido, feita adicionando-se 15 g (uma colher das de sopa) de amido de milho, ou farinha de trigo, em meio litro de água. Pode-se promover a catarse com 30 g de sulfato de sódio e 15 g de amido de milho em 250 mL de água. Após cessarem os vômitos, recomenda-se o uso de demulcentes. Deve-se também proceder à correção dos distúrbios eletrolíticos.

Etilenoglicol

O etilenoglicol é um líquido, sem cor ou odor, de sabor adocicado, usado principalmente como anticongelante (por exemplo, como líquidos de arrefecimento de motores e aditivos para radiadores), compondo 95% da solução. Pode-se encontrar também o etilenoglicol (em concentrações bem menores), em soluções para preservação de embriões, xampus, cosméticos e tintas.

O etilenoglicol representa uma das maiores causas de intoxicação em animais de companhia, e isso se deve, principalmente, ao seu sabor adocicado, bastante agradável. A dose letal mínima de etilenoglicol para cães é de 6,6 mL/kg e para gatos de 1,5 mL/kg.

A absorção do etilenoglicol é bastante rápida a partir do trato gastrointestinal, após a ingestão e também a partir dos pulmões, se inalado.

A biotransformação, que ocorre no tecido hepático, inicia-se dentro de 2 a 4 horas da exposição, sendo completamente biotransformado entre 24 e 48 horas. O etilenoglicol é biotransformado em glicoaldeído, pela ação da enzima álcool desidrogenase; subsequentemente, é transformado em ácido glicólico, um metabólito primário, responsável pela acidose metabólica observada nessa intoxicação. O glicoaldeído é, posteriormente, biotransformado em ácido glioxílico, o qual, por sua vez, é transformado em ácido oxálico, glicina e ácido fórmico. A maioria do ácido oxálico é eliminada pela urina. Entretanto, grande parte se combina com o cálcio, formando o oxalato de cálcio e cristais de ácido hipúrico, os quais podem se depositar nos túbulos renais. A Figura 13.3 ilustra os caminhos da biotransformação do etilenoglicol.

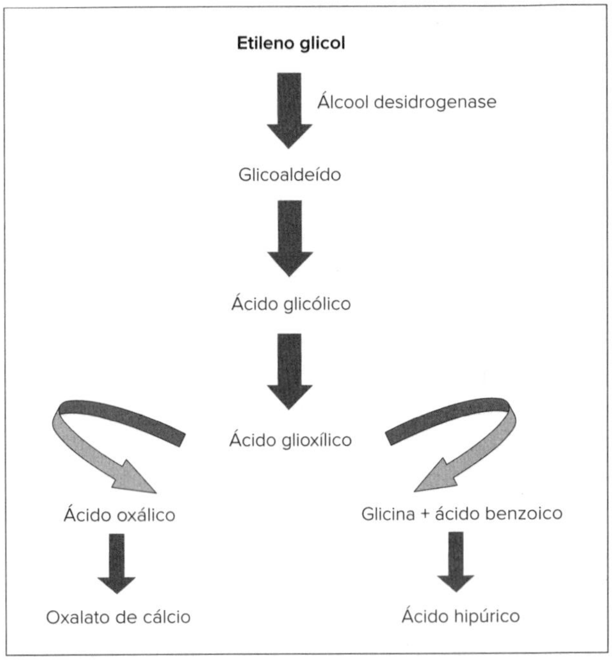

FIGURA 13.3. Via de biotransformacão do etilenoglicol no fígado.

Sinais clínicos: o etilenoglicol é um irritante da mucosa gástrica. Portanto, normalmente, as primeiras alterações após a ingestão dessa substância são náuseas, vômitos, seguido de hematemese. Cólicas têm sido associadas à ingestão de etilenoglicol em humanos.

Didaticamente, os sinais clínicos produzidos pela ingestão de etilenoglicol são divididos em três fases. No entanto, deve-se lembrar que essas fases podem estar sobrepostas; além disso, muitas vezes o proprietário pode não observar as fases iniciais da intoxicação no animal, notando a toxicose apenas quando ele já estiver apresentando a falência renal.

O estágio I se inicia entre 1 e 3 horas após a ingestão do etilenoglicol, e pode durar até 12 horas. O animal pode apresentar moderada depressão, poliúria, polidipsia e alterações nervosas, particularmente, ataxia e andar cambaleante (aparência de embriaguez). Em geral, os cães apresentam comportamento agressivo.

O estágio II aparece, aproximadamente, entre 4 e 12 horas após a ingestão do etilenoglicol e se caracteriza por taquipneia, hipotermia, miose e depressão profunda. Os vômitos podem ainda estar presentes.

Pode-se também verificar nessa fase edema cerebral, deposição de cristais de oxalato de cálcio nas paredes de pequenos vasos sanguíneos no cérebro causando toxicidade no SNC. Arritmias cardíacas significativas podem ocorrer durante esse período.

Além disso, pode haver edema pulmonar, pneumonia, insuficiência cardíaca congestiva e choque circulatório durante a fase II.

O estágio III é caracterizado pela falência renal. A lesão nos rins é devida à formação de cristais de oxalato de cálcio nos túbulos renais, os quais geralmente se desenvolvem entre 24 e 72 horas após a exposição. A decaída subsequente da função renal e da oligúria exacerbam a acidose metabólica.

Os sinais clínicos resultantes da uremia são de letargia, vômitos, ulceração oral, convulsões, coma e morte, que ocorre normalmente 3 dias após a ingestão do etilenoglicol.

Tratamento: basicamente, a terapia dessa intoxicação deve focar três objetivos principais: 1) prevenir a absorção, aumentar a excreção e impedir a biotransformação do etilenoglicol; 2) deve-se corrigir a acidose metabólica e manter a taxa de filtração glomerular; e 3) estabelecer uma terapia adjunta de suporte.

Com relação à prevenção da absorção do etilenoglicol, é importante lembrar que ele é rapidamente absorvido no trato gastrointestinal e, assim, a indução do vômito, o uso de carvão ativado e a lavagem gástrica têm valor apenas em exposições muito recentes. Ainda, com relação ao uso de carvão ativado, vale lembrar que este pode não ser de grande valor no tratamento, já que é necessária uma grande quantidade de carvão ativado para adsorver uma pequena quantidade de etilenoglicol.

O mais importante procedimento no tratamento dessa intoxicação é impedir que o etilenoglicol seja biotransformado pela enzima álcool desidrogenase, sendo usado para esse objetivo o etanol (álcool etílico, etanol farmacêutico). O etanol compete pelo sítio ativo da enzima, sendo que este tem afinidade muito maior pelo álcool desidrogenase que o etilenoglicol. No entanto, esse tratamento tem real valor quando é instituído até 12 horas após a ingestão do etilenoglicol. Outro fator que deve ser considerado quando do estabelecimento desse tratamento é a ocorrência de depressão do SNC, podendo levar ao comprometimento do centro respiratório, e ainda o aumento da diurese (pela inibição do hormônio antidiurético), que já é observado também na primeira fase da intoxicação pelo etilenoglicol.

O regime de tratamento proposto para cães e gatos é de 5,5 mL/kg de etanol a 20%, por via IV, a cada 4 horas, por cinco vezes consecutivas e, posteriormente, a cada 6 horas, por quatro vezes, para manter a concentração de etanol entre 50 a 100 mg/dl. Uma dose menor, de 1,3 mL/kg de solução de etanol a 30% dada como *bolus* (apresenta risco de ocorrência da supressão da respiração), seguida da infusão IV contínua de 0,42 mL/kg/hora durante 48 horas, tem se mostrado efetiva na prevenção do metabolismo do etilenoglicol.

Se não houver disponibilidade do etanol farmacêutico, podem-se empregar bebidas alcóolicas (cachaça, vodca e uísque), as quais são administradas por sonda nasogástrica. A dose recomendada para esses destilados é de 1,9 a 2,4 mL/kg, com a dose de manutenção de 0,4 a 0,5 mL/kg, a cada 4 horas.

Embora o tratamento com etanol seja de grande valor, nunca se deve administrar essa substância ao animal em hiportemia, desidratado ou em oligúria/anúria. Além disso, é importante considerar que animais sob tratamento com etanol necessitam de intenso monitoramento, principalmente se estão apresentando depressão cardiovascular e/ou respiratória, hipotermia, desidratação e distúrbios eletrolíticos.

É necessário que se corrija a acidose, normalmente grave nessa intoxicação, devendo-se empregar o bicarbonato de sódio, o qual deve ser administrado imediatamente, por via IV, na concentração de 1 mEq/kg e, posteriormente, adicionar 3 mEq/kg aos fluidos de administração IV.

Pode-se obter o restabelecimento de uma taxa de filtração glomerular renal quase normal pelo uso de diuréticos por via IV, como o manitol e/ou vasopressores, como a dopamina. É frequentemente o método mais eficaz de correção da acidose e outros distúrbios eletrolíticos associados à intoxicação pelo etilenoglicol.

O uso de corticoesteroides é bastante útil se houver edema pulmonar. Para o tratamento da hipocalcemia, recomenda-se administrar 0,25 mL/kg de borogluconato, em solução a 10%, diariamente.

A administração de cloridrato de tiamina promove a transformação do etilenoglicol para homoisocitrato desidrogenase, e a administração de vitamina B6 (piridoxina) promove o metabolismo do etilenoglicol a glicina e, depois, em ácido hipúrico. Portanto, o emprego dessas vitaminas do complexo B pode ser de grande valor como suporte no tratamento.

As convulsões, se presentes, devem ser controladas com benzodiazepínicos ou barbitúricos.

DESTILADOS DE PETRÓLEO

Destilados do petróleo são misturas químicas complexas, e incluem os hidrocarbonetos aromáticos, como o benzeno, os cicloalcanos e os hidrocarbonetos alifáticos, como a terebentina, a qual é também obtida de plantas. Os destilados de petróleo são encontrados na gasolina, solventes e pinturas. Agentes com maior volatilidade, como o éter de petróleo ou a gasolina, são aqueles com maior probabilidade de causar a toxicose; portanto, a toxicidade dessas substâncias é inversamente proporcional à sua viscosidade.

Embora a intoxicação por via oral por destilados de petróleo envolva três sistemas (o trato gastrointestinal, o SNC e o respiratório) é a ocorrência de pneumonia por aspiração o quadro potencialmente letal.

A exposição dérmica a esses produtos pode levar a dermatite grave e necrose, provavelmente em decorrência da dissolução de lípides e injúria da membrana celular.

Os destilados do petróleo são também irritantes oculares, podendo produzir conjuntivite, edema de pálpebra e blefaroespasmo.

Sinais clínicos: as alterações respiratórias produzidas pela pneumonia por aspiração manifestam-se rapidamente, observando-se tosse, dispneia, cianose e febre. Se a irritação pulmonar for severa, pode ocorrer edema pulmonar. A morte ocorre normalmente por falência respiratória.

Outras alterações observadas na intoxicação sistêmica por destilados do petróleo são de vômitos, diarreia, ataxia, sonolência agitação e coma.

Tratamento: na exposição dérmica por derivados de petróleo, deve-se banhar o animal com grande quantidade de água e detergente. Devem-se utilizar pomadas ou óleos que evitem rachaduras e ressecamento. Se houver exposição ocular, deve-se irrigar a região por pelo menos 15 minutos e avaliar posteriormente se não houve lesão de córnea.

Em relação à toxicidade sistêmica, pouco pode ser feito, já que a administração, por exemplo, de carvão ativado, pode piorar o quadro de vômito, acarretando, portanto, maior perigo de desenvolver a pneumonia por aspiração. O uso de corticosteroides tem se mostrado benéfico na melhora do quadro respiratório. Deve-se administrar benzodiazepínicos ou barbitúricos se houver convulsão.

BIBLIOGRAFIA

1. ANDRADE-FILHO, A.; CAMPOLINA, D.; DIAS, M.B. *Toxicologia clínica*. Belo Horizonte: Folium, 2001, 368p.
2. DORMAN, D.C. Diagnosing and treating toxicoses in dogs and cats. *Veterinary Medicine*, p. 273-82, 1997.
3. DREISBACH, R.H. *Manual de envenenamentos:* diagnóstico e tratamento. São Paulo: Atheneu, 1975. 542p.
4. KOGIKA, M.M. *Avaliações da hemodinâmica e da função renal em cães (canis familiaris, Linnaeus, 1758) intoxicados experimentalmente pelo etilenoglicol*. 1995. Tese (Doutorado em Medicina Veterinária) – Faculdade de Medicina Veterinária e Zootecnia da Universidade de São Paulo, São Paulo.
5. KORE, A.M.; KIESCHENESSELRODT, A. Toxicology of household cleaning products and disinfectants. *Veterinary Clinics of North America – small animal practice*, v. 20, p. 520-37, 1990.
6. PLUMB, D.C. *Veterinary drug handbook*. 3.ed. Ames: Iowa State University Press, 1999.
7. OWENS, J.G.; DORMAN, D.C. Common household hazards for small animals. *Veterinary Medicine*, p. 140-8, 1997.
8. PETERSON, M.E.; TALCOTT, P.A. *Small animal toxicology*. Philadelphia: W.B. Saunders Co., 2001. 795p.
9. POPPENGA, R.H.; GWALTNEY-BRANT, S. *Small Animal Toxicology Essentials*. Ames: Wiley-Blackwell, 2013. 336p.
10. SHVARTSMAN, S. *Produtos químicos de uso domiciliar:* segurança e riscos toxicológicos. 2.ed. São Paulo: Almed, 1988. 182p.
11. VOLMER, P.A.; MEERDINK, G.L. Diagnostic toxicology for the small animal practioner. *Veterinary clinics of North America – small animal practice*, v. 32, p. 357-65, 2002.

Capítulo 14

Zootoxinas

Isis Machado Hueza
Maria Mieko Nakayama Duarte

INTRODUÇÃO

Toxinas, como discutido no Capítulo 1, são substâncias tóxicas produzidas por seres vivos. As toxinas de maior importância em toxicologia podem ser de classificadas em: toxinas bacterianas (produzidas por bactérias – Capítulo 31); micotoxinas (produzidas por fungos – Capítulos 27 e 28); fitotoxinas (produzidas pelas plantas – Capítulos 23 e 24); e zootoxinas, as quais são produzidas pelos animais.

Há dois tipos de zootoxinas: a peçonha e o veneno. A **peçonha** é produzida e armazenada em glândulas especializadas e é transmitida à vítima por meio de mordedura ou ferroada. Assim, são animais peçonhentos as serpentes, os aracnídeos, as abelhas, entre outros, os quais possuem mecanismos apropriados para a inoculação da peçonha na vítima, como dentes modificados, quelíceras e ferrões.

Os animais venenosos não possuem um aparelho inoculador, o **veneno** está entremeado em seu tecido ou em órgãos, os quais promovem a toxicose na vítima ao serem ingeridos, pressionados ou mesmo por contato, como, por exemplo, o peixe baiacu (também conhecido como peixe-balão da ordem dos Tetraodontiformes), que possui em seus tecidos a potente neurotoxina denominada tetrodotoxina; os sapos, cujo veneno está presente na pele e/ou nas glândulas paratoides; ou ainda por contato com lagartas venenosas, como as do gênero *Lonomia*.

Os acidentes com animais peçonhentos e venenosos têm aumentado nos últimos anos. Curiosamente, tais acidentes não se confinam aos ambientes rurais, mas estão ocorrendo também em regiões peridomiciliares de grandes centros urbanos. As razões para tais ocorrências se devem a alguns fatores intrínsecos à urbanização e às atividades agrícolas.

De fato, o Brasil vem experimentando uma grande atividade rural e expansão das áreas agrícolas e de pastagens em diversas regiões do país, o que faz com que animais silvestres acabem fugindo dessas regiões e buscando outras áreas para habitarem e procurarem alimentos. Ainda, nos grandes centros urbanos, principalmente em regiões de vulnerabilidade social, a presença de esgoto não encanado e entulhos propicia a proliferação de baratas e outros insetos, e, consequentemente, de seus predadores naturais, os escorpiões. Assim, segundo o Ministério da Saúde, entre os anos de 2003 e 2009 houve um aumento de quase 33% dos acidentes em seres humanos com animais peçonhentos no país, com 45.721 acidentes provocados por escorpiões, seguidos pelas serpentes com 22.763 ocorrências, e acidentes com aranhas e lagartas com 18.687 e 3.387 notificações, respectivamente (Tabela 14.1 e 14.2).

Em anos anteriores a 1985, não havia estudos epidemiológicos sobre as casuísticas de acidentes com animais peçonhentos para as diferentes regiões do país, situação essa que mudou a partir de 1986, em virtude da obrigatoriedade exigida pelo Ministério da Saúde das notificações pelos profissionais da saúde. Ainda, os acidentes por esses animais, particularmente as serpentes e cobras, foram incluídos pela Organização Mundial da Saúde (OMS) na lista das doenças tropicais negligenciadas que, na maioria dos casos, acometem populações pobres que vivem em áreas rurais. Em agosto de 2010, o agravo foi incluído na Lista de Notificação de Compulsória (LNC) do Brasil, publicada na Portaria n. 2.472, de 31 de agosto de 2010 (ratificada na Portaria n. 104, de 25 de janeiro de 2011). Essa importância se dá pelo alto número de notificações registradas no Sistema de Informação de Agravos de Notificação (Sinan), sendo acidentes por animais peçonhentos e venenosos um dos agravos mais notificados. Contudo, diferentemente das

TABELA 14.1. Acidentes escorpiônicos, em seres humanos, notificados no Brasil entre 2003 e 2009

Região	2003	2004	2005	2006	2007	2008	2009
Norte	1.380	1.603	1.917	2.047	2.013	2.110	2.485
Nordeste	10.478	13.132	16.143	19.063	19.415	18.161	21.238
Centro-Oeste	873	1.245	1.366	1.355	1.134	1.451	1.850
Sudeste	11.276	13.546	15.836	14.418	13.884	16.138	19.184
Sul	479	540	677	768	985	996	964
Total no país	24.486	30.066	35.939	37.651	37.431	38.856	45.721

Fonte: Ministério da Saúde (2009).

TABELA 14.2. Acidentes ofídicos, em seres humanos, notificados no Brasil entre 2003 e 2009

Região	2003	2004	2005	2006	2007	2008	2009
Norte	7.029	7.564	8.643	8.528	8.065	7.846	6.977
Nordeste	6.573	6.206	6.753	6.963	6.899	6.727	6.612
Centro-Oeste	721	2.695	2.880	2.717	2.357	2.739	2.259
Sudeste	7.534	8.238	7.545	7.716	6.685	6.791	4.785
Sul	2.826	2.762	2.680	2.882	3.072	2.749	2.130
Total no país	26.683	27.465	28.501	28.806	27.078	26.852	22.763

Fonte: Ministério da Saúde (2009).

ocorrências de acidentes em seres humanos, pouco se sabe da casuística de casos em animais domésticos, uma vez que tais notificações não são compulsórias.

ACIDENTES OFÍDICOS

Os acidentes ofídicos são de ocorrência mundial. Acredita-se que exista no mundo cerca de 3.000 espécies diferentes de serpentes e cobras distribuídas em três famílias principais, *Colubridae*, *Elapidae* e *Viperidae*; porém, apenas cerca de 400 são consideradas peçonhentas. O Brasil possui 256 espécies de serpentes, sendo apenas 62 delas de importância clínica para seres humanos e animais, sendo que destas, 32 são do gênero *Bothrops* (jararaca, jararacuçu, urutu-cruzeira, boipeva, caiçaca e cotiaras), 6 do gênero *Crotalus* (cascavel, maracá, boicinunga, boiquira), 22 do gênero *Micrurus* (coral, coral-verdadeira) e finalmente 2 do gênero *Lachesis* (pico-de-jaca, surucucu, surucutinga, malha-de-fogo).

Essas serpentes podem ser classificadas de acordo com o tipo de dentição que possuem:

- Áglifas: todos os dentes são iguais e maciços, geralmente as mordidas são dolorosas e podem se infeccionar pela flora bucal patogênica, e as de maiores dimensões matam por sufocamento da vítima (jiboias e sucuris).
- Opistóglifas: possuem um ou mais pares de dentes inoculadores de peçonha na região posterior das maxilas, dificultando a inoculação da peçonha.
- Proteróglifas: os dentes inoculadores se localizam na parte anterior da maxila; porém, anatomicamente desfavorável para inoculação efetiva durante o bote, mas, ainda assim, de alta periculosidade.
- Solenóglifas: os dentes inoculadores são maiores e além de se encontrarem na região anterior da maxila, se pronunciam para frente para melhor efetividade do ataque. É o grupo de maior periculosidade, tanto para seres humanos, cães, gatos e animais que pastejam.

Um aspecto que chama a atenção em relação aos acidentes com serpentes está relacionado ao período do ano. No Brasil, pela característica tropical, os acidentes ofídicos tendem a se concentrar mais nas épocas de calor, entre os meses de novembro a maio (primavera e verão), período quente em que animais pecilotérmicos se encontram em maior atividade e, coincidentemente, por ser o período de chuvas em grande parte do país, quando há a maior presença do homem no campo para plantio e manejo de animais (Figura 14.1).

No Brasil, como já comentado, há poucos dados estatísticos acerca de acidentes ofídicos em animais domésticos; contudo, os pecuaristas relatam perdas em

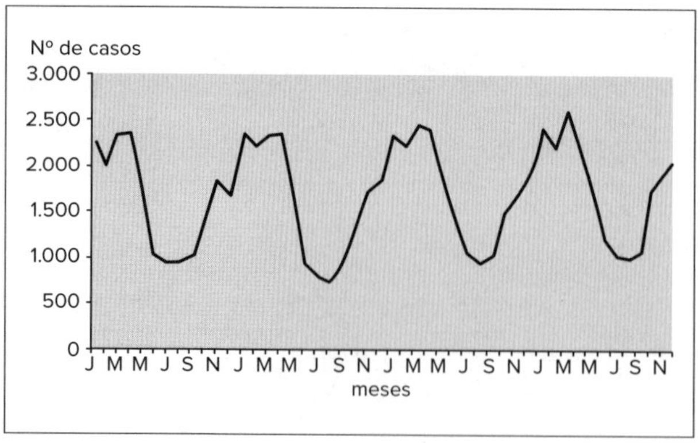

FIGURA 14.1. Periodicidade de acidentes ofídicos no Brasil ao longo dos meses.
Fonte: FUNASA (2001).

decorrência de acidentes ofídicos em suas propriedades. O óbito de bovinos e equinos não parece ser de relevância econômica, como ocorre, por exemplo, com as perdas provocadas por plantas tóxicas. Contudo, vale ressaltar que a morbidade/mortalidade por acidente ofídico está relacionada ao peso corpóreo e à quantidade de peçonha inoculada; assim, para animais de grande porte, com peso de cerca de 400 kg, há a morbidade, porém nem sempre acompanhada da mortalidade. Ainda, deve ser considerado que, em animais de produção, é necessário realizar o diagnóstico diferencial da morte por acidentes ofídicos com outras enfermidades, como clostridiose, distúrbios neuromuscalares, intoxicações por plantas e outras neuropatias tóxicas.

Acidente botrópico

Serpentes solenóglifas do gênero *Bothrops* pertencem à família *Vipiridae,* sendo as principais espécies: *B. alternatus* (urutu), encontrada do Rio Grande do Sul até o sul de Minas Gerais; *B. atrox* (jararaca do Amazonas), da região do Amazonas; *B. jararacuçu, B. jararaca*, as mais comuns da região Sudeste e também encontradas no Paraná e Santa Catarina; *B. moojeni* (caiçaca) e *B. neuwiedi* (jararaca pintada), que habitam a região central e todo o Brasil, com exceção da região amazônica.

Essas serpentes são as principais protagonistas dos acidentes ofídicos do Brasil. São de comportamento agressivo e de maior importância epidemiológica, pois perfazem entre 85 e 90% dos casos de acidentes em seres humanos com serpentes no país. Em seres humanos, os locais de mordedura são pés, tornozelos, pernas, mãos e antebraço. No entanto, como algumas jararacas possuem o hábito de subir em árvores e arbustos para caçar pássaros e seus ovos, também podem atacar em região de pescoço e face. Em animais de pastejo, os acidentes ocorrem em membros e na região da face dos animais. Apesar de causar alta morbidade, a letalidade em seres humanos tratados alcança 0,3%.

Composição da peçonha

A peçonha de todas as serpentes, no geral, é constituída de uma mistura complexa de vários compostos orgânicos e inorgânicos. A das serpentes do gênero *Bothops* possui aminoácidos livres, carboidratos, aminas biogênicas, peptídeos e proteínas, sendo essas últimas as principais componentes da peçonha, perfazendo até 95% do peso seco da peçonha. Dentre essas proteínas, muitas possuem atividade enzimática de importância no desenvolvimento da morbidade do acidente ofídico.

Dentre as principais proteínas com atividade enzimática destacam-se:

- Hialuronidases, as quais desempenham atividade lítica sobre o ácido hialurônico do colágeno.
- Proteases, botropasina (metaloproteína ácida) com atividade lítica sobre a caseína, a hemotoxina que promove lise eritrocitária e ainda fosfolipases e esterases com sabida atividade pró-inflamatória.
- Enzimas pró-trombóticas que podem promover quatro situações diferentes, dependendo da espécie de Bothrops: 1) conversão da protrombina em trombina na presença do fator V da coagulação (ativação indireta); 2) sem a presença desse fator de coagulação (ação direta); 3) indução da conversão do fator X em sua forma ativa; 4) atividade tipo trombina com a conversão do fibrinogênio em fibrina (botrojararacina, botrombina e jararagina C). Todos esses mecanismos levam à coagulação disseminada e esgotamento dos fatores de coagulação sistêmico, o que resulta em processos hemorrágicos.
- Metaloproteinases ácidas e metaloendopeptidases (por exemplo, HF1, HF2 e HF3) com atividade lítica sobre colágeno, principalmente aquele presente nas membranas basais dos tecidos, inclusive dos endotélios (endoteliotóxicas), permitindo, assim, maior absorção e distribuição sistêmica da peçonha, favorecendo também processos hemorrágicos.

Morbidade

Com o conhecimento prévio dos componentes bioativos presentes na peçonha da *Bothrops*, é possível fazer uma descrição da sequência de eventos que ocorre no organismo animal após a agressão pela serpente. Pela presença de proteases no local da agressão, dá-se início a uma intensa atividade lítica tecidual agravada pela presença de enzimas pró-inflamatórias que promovem, no local, os cinco sinais cardeais da inflamação, com edema intenso, o qual pode comprimir vasos sanguíneos adjacentes e compressão de feixes nervosos, que conferem, em conjunto, hipóxia tecidual e necrose, com mais inflamação e muita dor local.

Ainda, a ação lítica da peçonha sobre o colágeno permite que os seus constituintes tóxicos ganhem a circulação sanguínea e promovam efeitos sistêmicos, principalmente aqueles relacionados a fatores de coagulação, que resultam em coagulação intravascular disseminada (CID), cujos trombos gerados podem provocar isquemia de outros órgãos, inclusive podendo ocasionar nefropatia. Porém, há relatos de que a peçonha promove nefrotoxicidade de forma direta ao promover necrose tubular e endotelial, levando à insuficiência renal aguda (IRA).

A ação de enzimas tipo trombina presentes na peçonha da *Bothrops* e o esgotamento dos fatores de coagulação têm como principal consequência, além da formação dos trombos, a indução de processos hemorrágicos manifestados por equimoses, epistaxes e gengivorragias.

Outro ponto que deve ser ressaltado na patogenia do acidente botrópico está na liberação maciça de metabólitos do ácido araquidônico e liberação de TNF-alfa, o qual promove hipotensão que pode ser agravada pela hemorragia decorrente da CID (hipovolemia), podendo resultar em choque e morte do animal, caso não seja tratado.

Sinais clínicos

A vítima pode apresentar-se prostrada e anoréxica. Muitas vezes, os ferimentos no local da inoculação não são facilmente observados por causa dos pelos e isso pode levar ao atraso na identificação do acidente pelo proprietário e busca do socorro veterinário. A palpação do local acometido é bastante dolorosa.

Os sinais clínicos provocados por acidentes com a *Bothrops* incluem inflamação local intensa e dano ao epitélio vascular, hemorragia local e, em casos graves, hemorragias sistêmicas com epistaxes e gengivorragia. Animais hemorrágicos que apresentam tempo de coagulação (TC) elevado são considerados de alta gravidade. Em acidentes na região da cabeça, muito comuns dentre os animais domésticos, como aqueles que pastejam, o edema exacerbado pode denotar gravidade, pois pode promover dificuldade respiratória e evoluir para necrose, com necessidade futura de correção cirúrgica ou, em casos de membros inferiores ou úberes, a necessidade de amputação. No entanto, apesar de apresentar alto grau de morbidade, a taxa de letalidade é baixa.

Exames e achados laboratoriais

Assim que for diagnosticado o acidente botrópico, deve-se proceder a realização dos seguintes exames laboratoriais: hemograma completo com contagem de plaquetas, atividade de protrombina, tempo de coagulação (TC), tempo de tromboplastina parcial (PTT), função renal (ureia e creatinina) e urina tipo I. Os principais achados laboratoriais em animais acidentados com a *Bothrops* são: redução no número de eritrócitos decorrente da perda sanguínea, leucocitose com desvio à esquerda (inflamação), plaquetopenia (coagulação disseminada), aumento no tempo de protrombina e do PTT, alteração na função renal, a qual pode vir acompanhada de proteinúria, glicosúria e hematúria, evidenciando a lesão renal que pode evoluir para IRA.

Tratamento

O tratamento com soro específico é o mais indicado; no entanto, como em muitas das vezes o agente agressor não é identificado, o soro polivalente antibotrópico-crotálico (SABC) é considerado como tratamento efetivo. O menor tempo decorrido entre o acidente ofídico e a instauração da terapêutica pode ser determinante para o sucesso do tratamento e menor morbidade.

É necessário aplicar soro antiofídico em quantidade suficiente para neutralizar 100 mg de peçonha botrópica. Como existe a padronização no SABC de 2 mg/mL de soro antibotrópico e 1 mg/mL de soro anticrotálico, a quantidade a ser empregada, independentemente do tamanho do animal, é de 50 mL. A via de aplicação deve ser preferencialmente a intravenosa lenta, diluída em solução fisiológica ou glicosada a 5%. Na dependência da gravidade e da responsividade ao tratamento, podem ser necessárias mais aplicações.

Os cuidados complementares são o uso de analgésicos adequados à espécie acometida; antibioticoterapia em virtude de processos infecciosos que possam ocorrer no local da agressão; e quando da ocorrência de síndrome compartimental decorrente do edema excessivo, realização de fasciotomia ou traqueostomia para desobstrução das vias aéreas por compressão e debridamento de áreas necrosadas. Porém, esses últimos procedimentos devem ser realizados com muito critério, já que esses animais apresentam coagulopatias e tendência a hemorragias.

Acidente crotálico

As cascavéis são serpentes solenóglifas do gênero *Crotalus*, com fosseta loreal, pertencentes à família *Viperidae* e sub-família *Crotalidae*. Possuem como principal característica a presença de um guizo formado por resquícios das mudas de pele na extremidade da cauda. Diferentemente da *Bothrops*, que está dispersa em diferentes regiões de matas da América do Sul, as cascavéis se distribuem por todas as Américas, apreciam regiões secas ou semiáridas, com terrenos rochosos e as regiões de cerrado também são habitat para essas serpentes. Habitam desde o sudoeste do Canadá até a região central da Argentina. São seis as subespécies encontradas no Brasil: *C. durissus terrificus*, *C. durissus marajoensis*, *C. durissus ruruima*, *C. durissus cascavella*, *C. durissus collilineatus* e *C. durissus trigonicus*.

As cascavéis, além dessa denominação, também podem receber os seguintes nomes vulgares, dependendo da região onde se encontram: boicininga, maracamboia, maracá, entre outras. Têm como características serem mais tímidas que as jararacas; porém, de bote veloz e, ainda, quando se sentem ameaçadas, se enrolam em posição de ataque e agitam o guizo da extremidade da cauda de forma a alertar sua presença.

Apesar de a maioria dos acidentes ofídicos ser decorrente de agressões por serpentes do gênero *Bothrops*, os acidentes com as cascavéis são de maior preocupação e mortalidade. Os acidentes com cascavéis perfazem de 7 a 10% dos acidentes ofídicos notificados no país; porém, há regiões em que esse número chega a 30% dos casos. Possuem o maior coeficiente de letalidade entre indivíduos tratados, com valores próximos a 2%.

Composição da peçonha

Noventa por cento do peso seco da peçonha da *Crotalus* é constituído por proteínas, sendo muitas delas com atividade enzimática, como fosfolipase A2, bem como esterases, colagenases, endopeptidases e outras enzimas proteolícas; ainda são encontrados carboidratos e componentes inorgânicos, como alguns íons (Mg^{+2}, Ca^{+2}, Cu^{+2}) que funcionam como cofatores enzimáticos das próprias enzimas constituintes da peçonha.

A principal toxina que perfaz 50% das proteínas da peçonha é um complexo molar denominado de complexo crotoxina, que é constituído por duas frações na proporção de 1:1, uma ácida também conhecida como crotapotina ou crotoxina A, a qual sozinha não possui atividade enzimática e uma fração básica, denominada crotoxina B, que possui atividade hidrolítica semelhante à fosfolipase A2. No entanto, o complexo crotoxina como um todo possui atividade neurotóxica que impede a liberação pré-sináptica de acetilcolina pelas terminações nervosas colinérgicas. Ainda, a crotoxina possui importante efeito miotóxico sobre fibras do tipo I, provocando degeneração de organelas celulares e rabdomiólise.

A peçonha ainda possui como constituinte polipeptídico a crotamina, que possui uma ampla variedade de efeitos biológicos, como a fácil penetração em diferentes tipos celulares e citotoxicidade sobre linhagens celulares tumorais; e, como constituinte tóxico da peçonha crotálica, atuação em canais de sódio e ação despolarizante de fibras musculares, levando a contração e paralisia da musculatura esquelética. Ainda, sugere-se que possui atividade miotóxica juntamente com a crotoxina, induzindo necrose de fibras musculares esqueléticas, caracterizada por dilatação do retículo sarcoplasmático, perda de função e morte celular necrótica.

Outros constituintes da peçonha da *Crotalus* são a giroxina, que possui ação tóxica sobre o labirinto e há também relatos de promover atividade enzimática do tipo trombina, e a convulxina, que promove alterações neurológicas que levam à perda de equilíbrio (labirinto), além de alterações visuais e convulsões.

Morbidade

O início e a intensidade dos sinais clínicos nos animais domésticos dependem da quantidade de peçonha injetada e da espécie animal acometida. Porém, no geral, os sinais clínicos se iniciam entre 3 a 6 h da agressão. Pesquisas têm verificado que, com doses semelhantes (1 mg/kg), equinos são mais sensíveis à toxicose, seguidos por ruminantes (bovinos, ovinos e caprinos) e, sequencialmente, por ordem decrescente de toxicidade, canídeos, lagomorfos, suínos e felinos.

Uma das primeiras manifestações clínicas observadas está relacionada à ação colinérgica da crotoxina, que, ao inibir a liberação da acetilcolina na sinapse das junções neuromusculares, promove paralisia flácida, principalmente na região da face, manifestada por ptose palpebral, que pode ser bilateral ou não, flacidez da musculatura da face, inclusive para manter a boca fechada, caracterizando a denominada fácies miastênica. Em seres humanos é relatada pelos pacientes a ocorrência de visão turva e diplodia. Em casos graves, pode ser observada fraqueza muscular e dificuldade em respirar, em decorrência de paralisia da musculatura respiratória (diafragma e músculos intercostais).

Na dependência da gravidade da toxicose, em torno de 12 h após o acidente, é possível observar o surgimento de urina cor vermelho-escura e o animal ressente-se de movimentar-se por mialgia; tais efeitos são decorrentes da ação conjunta da crotoxina e da crotamina sobre a musculatura esquelética, além do desenvolvimento da rabdomiólise e da liberação para a circulação da mioglobina. Lembrando que a mioglobina possui atividade tóxica sobre os rins, sua presença maciça na circulação pode levar ao desenvolvimento da insuficiência renal aguda (IRA), que é a maior preocupação clínica dos acidentes crotálicos e a principal causa dos óbitos. Apesar da presença de proteínas tipo trombina, a ocorrência de coagulação sistêmica e quadros hemorrágicos são pouco evidenciados.

Sinais clínicos

O desenvolvimento dos sinais clínicos depende da gravidade do acidente e esses estão relacionados à atividade anticolinérgica, com presença de fácies miastênica que pode apresentar-se discreta ou muito evidente, evoluindo para dificuldade respiratória em casos graves. Em casos classificados como moderados e graves, a ocorrência de mioglobinúria com evolução para oligúria e anúria, bem como relutância em movimentar-se em razão de mialgia, também pode se desenvolver. Em alguns casos, também pode ser observado aumento no TC.

Exames e achados laboratoriais

Com a identificação do agressor e a confirmação do acidente crotálico, deve-se proceder ao exame de sangue e investigação da atividade coagulante (atividade protrombina e TPP), realização da bioquímica sérica para função hepática e renal, com pesquisa de eletrólitos, creatinina quinase (CK); gasometria, eletrocardiograma e urina tipo I.

Nos parâmetros sanguíneos é possível observar leucocitose com desvio à esquerda e aumento do TC. Em virtude da ocorrência da lesão muscular, é comum encontrar aumento da fosfatase alcalina, lactato desidrogenase (LDH) e aspartato aminotransferase (AST). Por causa de prejuízos renais decorrentes da deposição de mioglobulina, podem ser encontradas hipercalemia e hipocalcemia com aumento de creatinina e ureia. Em algumas situações, observadas em humanos, as alterações na onda ST do eletrocardiograma podem denotar cardiotoxicidade. É comum a ocorrência de urina de cor vermelho-escura decorrente da mioglobulinúria, a qual na evolução positiva do quadro tóxico retorna a sua coloração normal. Vale ressaltar que em animais como bovinos e equinos, que possuem urina alcalina, é raro observar alterações renais causadas por mioglobulinúria, haja vista que o pH elevado dessa urina diminui a deposição tubular da mioglobina.

Tratamento

O tratamento com soro anticrotálico (SAC) é o mais indicado e específico para a terapêutica; porém, em caso de desconhecimento do agressor, o uso do soro polivalente SABC também pode ser considerado. A dose a ser utilizada é aquela que pode neutralizar 50 mg de peçonha, independentemente do tamanho do animal, sempre por via intravenosa. A evolução clínica do paciente, quanto à neurotoxicidade e nefrotoxicidade, mostrará a necessidade de repetição da dose, a qual deve ser a metade da dose inicial.

A monitorização do TC e da coloração da urina deve ser avaliada a cada 6 h. O uso de diurético (manitol 20%) e fluidoterapia (solução fisiológica ou ringer) também deve ser instaurado até a normalização do fluxo e da coloração da urina e, caso não ocorra melhora do quadro renal, sugere-se o uso de diuréticos de alça.

Para animais carnívoros e também seres humanos, é comum proceder o antagonismo disposicional com a alcalinização da urina pelo uso de bicarbonato de sódio, com o intuito de diminuir a deposição tubular da mioglobina. Além da terapia sintomática, é recomendado o uso de analgésicos específicos para cada espécie ou mesmo de opioides para minimizar o desconforto decorrente da mialgia.

Acidente laquético

Mesmo na espécie humana, os acidentes com serpentes do gênero *Lachesis* são muito raros de ocorrer e isso também se aplica aos acidentes em animais domésticos. O gênero *Lachesis*, mesmo sendo composto por serpentes de tamanho avantajado (até 3 metros de comprimento) e, consequentemente, com maior capacidade de armazenamento de peçonha e ainda maior amplitude do bote, promove raros acidentes, pois as serpentes possuem hábitos noturnos e se encontram em regiões de florestas densas e matas fechadas, como aquelas que habitam a região norte do país, principalmente na bacia do Amazonas, na mata Atlântica e na zona da mata, que se estende desde o norte do Rio de Janeiro até a região do Nordeste do Brasil. As serpentes do gênero *Lachesis* têm como particularidade possuírem apenas uma espécie, a *L. muta* e quatro subspécies, a *L. m. melanocephala* e a *L. m. stenophryis* presente na Costa Rica e Panamá, e a *L. m. rhombeata* e *L. m. muta* presentes no Brasil, sendo mais conhecidas como surucucu.

Composição da peçonha

As características quanto às atividades proteolíticas, inflamatórias, necróticas, acompanhadas de efeito coagulante disseminado e processo hemorrágico são muito semelhantes àquelas observadas nos acidentes botrópicos, porém, ainda acrescentadas de sintomatologia nervosa de característica vagal.

A peçonha das surucucus possui várias proteínas com atividade enzimática, como fosfolipases A2 (*Lm-TX-I*) com potente ação inibitória sobre plaquetas e atividade anticoagulante. Sugere-se que essa enzima possua efeito miotóxico significativo e ainda envolvimento nas manifestações de neurotoxicidade da peçonha. Possui ainda serinoproteases com atividade muito semelhante à giroxina presente na peçonha das cascavéis e ainda caracterizadas por possuírem ação catalítica sobre resíduos reativos de serina. Seu principal efeito está no envolvimento de desordens coagulativas, são ativadoras da proteína C e, consequentemente, ocorre a inibição dos fatores V e VIII e das vias intrínsecas e comuns da cascata de coagulação.

Ainda são encontradas na peçonha das surucucus, metaloproteinases dependentes de Zn^{+2} (LHF-I e LHF-II) que contribuem para o processo hemorrágico – por essa razão são denominadas hemorraginas –, e maior absorção da peçonha, uma vez que lesionam células endoteliais e contribuem para a ocorrência da mionecrose, dermonecrose e formação de bolhas. E ainda oligopeptídeos potenciadores da bradicinina com ação inibitória sobre a metabolização da bradicinina e principalmente sobre a conversão da angiotensina I em II e finamente cininogenases, que atuam sobre cininogênio liberando peptídeos vasoativos, como a bradicinina e as calicreínas participantes da queda da pressão arterial.

Morbidade

Logo após o acidente, na dependência da quantidade de peçonha injetada, o surgimento imediato de dor e edema já se faz notar. O processo inflamatório exacerbado surge já nas primeiras horas após o acidente; e com o desenvolvimento do edema e ação proteolítica, surgem focos necróticos no local do acidente e a possível evolução para a síndrome compartimental. Pela ação das substâncias anticoagulantes presentes na peçonha, é comum a observação de hemorragia no local da agressão, equimoses no membro afetado e em casos mais graves, epistaxes e gengivorragias. Assim, nota-se que a morbidade é muito semelhante àquela observada no acidente botrópico, porém a hipotensão acompanhada de bradicardia, sudorese e alterações gástricas é de grande preocupação, uma vez que a liberação massiva de aminas vasoativas, o efeito vagal e ainda a inibição da conversão da angiotensina I em angiotensina II podem levar a vítima a desenvolver uma hipotensão bastante preocupante, que se não tratada de forma adequada pode levar o animal a óbito por choque.

Sinais clínicos

Os sinais e sintomas desenvolvidos por animais acidentados com serpentes do gênero *Lachesis* apresentam muitas semelhanças àqueles observados nos acidentes botrópicos, porém acrescidos de sinais clínicos de tônus vagal, como hipotensão arterial, bradicardia, sudorese, aumento do peristaltismo gástrico e relaxamento de esfíncteres, com manifestações de cólica abdominal, vômitos e diarreia.

Exames e tratamento

Os exames laboratoriais complementares são semelhantes àqueles aplicados para o acidente botrópico, com testes de coagulação sanguínea, hemograma, funções hepáticas e renais, e a gasometria arterial.

O tratamento é feito com soro antilaquético ou soro polivalente antibotrópicolaquético na dose que neutralize 250 a 400 mg de peçonha. As manifestações graves colinérgicas (estimulação vagal) devem ser tratadas sintomaticamente e com uso de sulfato de atropina.

Acidente elapídico

Acidentes elapídicos são aqueles promovidos por serpentes do gênero *Micrurus*, vulgarmente chamadas de cobras-corais, ibiboca ou boicorá. São da família Elapidae, de porte pequeno a médio, podendo ter de 30 cm até 1,20 metro. São mundialmente encontradas, havendo no Brasil 18 espécies. As mais amplamente encontradas no Brasil são a *M. corallinus*, encontrada nas regiões sul e sudeste; a *M. frontalis*, nas regiões sul e sudeste e ainda na região centro-oeste; e a *M. lemniscatus*, encontrada na região centro-oeste, nordeste e norte do país. Os padrões de cores dessas serpentes são bastante variados; são constituídos de anéis coloridos em torno do corpo nas cores preta, vermelha e branca e/ou amarela, que dependendo da espécie se dispõem das mais diferentes formas.

Os acidentes por essas serpentes são raros, pois por serem serpentes proteróglifas muitas vezes não obtêm sucesso para inocular a peçonha no animal. Porém, apesar de raros os acidentes, quando ocorrem, são sempre de urgência médica, pois sua peçonha é de alta toxicidade.

Composição da peçonha

Todas as espécies de corais-verdadeiras possuem peçonhas com atividade neurotóxica. Existem dois tipos de neurotoxinas presentes na peçonha desses animais que, mesmo atuando em alvos diferentes das vias colinérgicas, promovem efeito mórbido semelhante, a paralisia flácida.

A neurotoxina pré-sináptica (NTX pré-sináptica) é encontrada apenas na peçonha das serpentes da espécie *M. corallinus*. Possui peso molecular de 12 a 60 kDa e atividade fosfolipásica. Essa neurotoxina interfere no influxo de Ca^{+2} para o interior da terminação axonal colinérgica (pré-sináptico) das junções neuromusculares, impedindo que ocorra a migração das vesículas contendo acetilcolina e sua liberação na fenda sináptica; não há, assim, neurotransmissor para a promoção da contração muscular.

Já as *M. frontalis* e *M. lemniscatus* possuem neurotoxinas pós-sinápticas (NTXs pós-sinápticas). Essas são de baixo peso molecular (≈14kDa) e possuem atividade antagonista competitiva colinérgica na fenda sináptica da junção neuromuscular, bloqueando receptores nicotínicos pós-sinápticos e, consequentemente, levando ao desenvolvimento da paralisia flácida.

Sinais clínicos

Os sinais clínicos são observados logo nos primeiros minutos da agressão pela serpente, pois a absorção da peçonha ocorre rapidamente. A ação das neurotoxinas, ambas pré e pós-sinápticas, leva à paralisia aguda do tipo miastênica, que caminha no sentido crânio-caudal, com ocorrência de ptose palpebral, dificuldade de deglutição, flacidez e paralisia da musculatura da face, de músculos orofaríngeos, intercostais e diafragmático, resultando em dificuldade respiratória, que se não tratada pode levar o animal à morte.

Exames e tratamento

Não há exames clínicos específicos a serem realizados. A gasometria arterial pode ser de valia para a avaliação do grau de oxigenação sanguínea e possível acidose metabólica, uma vez que há comprometimento respiratório.

Em relação ao tratamento específico, vale ressaltar que, apesar de o soro antielapídico ser a melhor opção, é bastante dificultosa sua obtenção para o uso veterinário. Deve-se instituir terapia de suporte com o uso criterioso da neostigmina (agente anticolinesterásico) que impede que a acetilcolina, presente na fenda sináptica, seja degradada e, assim, aumenta sua concentração e, consequentemente, gera maior competição para a ligação aos receptores nicotínicos pós-sinápticos da junção neuromuscular. A fisostigmina não é indicada para o tratamento, porque atravessa a barreira hematoencefálica, podendo desencadear efeitos centrais. O tratamento com o anticolinesterásico deve ser monitorado e caso ocorra exacerbação de efeitos colinérgicos, deve-se fazer uso de sulfato de atropina, inclusive pode ser administrada antes da neostigmina.

ACIDENTES ESCORPIÔNICOS

Os escorpiões, apesar de serem animais tímidos e de hábitos noturnos, são os principais responsáveis pelo aumento nos índices de acidentes com animais peçonhentos no Brasil. Segundo o Ministério de Saúde, entre 2003 e 2009, ou seja, em seis anos, houve um aumento de 87% nos casos de acidentes escorpiônicos no Brasil, com 45.721 notificações em 2009. Em 2013, as notificações somaram 79.481.

Apesar de acidentes escorpiônicos serem raros em medicina veterinária, são bastante comuns em seres humanos, cuja gravidade do acidente está relacionada aos extremos etários e na relação peso corpóreo/quantidade de peçonha injetada, uma vez que esses animais causam acidentes ao serem pressionados e, como forma de defesa, desferem várias ferroadas na vítima. Segundo o Ministério da Saúde, esse aumento que vem ocorrendo no número de notificações em seres humanos se deve ao desequilíbrio ecológico e também à falta de saneamento básico próximo às residências nas periferias de grandes centros urbanos, o que atrai insetos – as principais presas dos escorpiões – e, principalmente, grande presença de entulho, o que proporciona a esses animais, ambiente perfeito para se alojarem.

As principais espécies de escorpiões de importância médica pertencem à família *Buthidae*, gênero *Tityus*: *T. serrulatus*, *T. bahiensis*, *T. stigmurus*, *T. trivitatus*, *T. cambridgei* e *T. metuendus*. Porém, a espécie *T. serrulatus*, também conhecida popularmente como escorpião amarelo, é a de maior importância no Brasil, já que possui ampla distribuição no país, que, em parte, é decorrente da partenogênese que essa espécie apresenta. O *T. bahiensis*, o escorpião marrom, e o *T. stigmurus* também são responsáveis por vários casos de acidentes no país.

Peçonha e sinais clínicos

A peçonha dos escorpiões do gênero *Tityus* é composta por uma mistura complexa de proteínas básicas, aminoácidos e sais com atividades farmacológicas heterogêneas, como, por exemplo, a presença de enzimas pró-inflamatórias, como fosfolipases e hialuronidases, fração tóxica essa denominada de tityustoxina. Ainda, apesar de haver diferenças na constituição da peçonha entre as espécies desse mesmo gênero, todas possuem neurotoxinas, as quais podem atuar de forma seletiva sobre canais de potássio, cloreto e cálcio. No entanto, a sua ação sobre os canais de sódio das membranas excitáveis é a que traz maior preocupação médica, uma vez que essa ação promove a despolarização das membranas excitáveis e, consequentemente, liberação maciça de neurotransmissores pós-ganglionares, como catecolaminas e acetilcolina, e consequente estimulação simpática e parassimpática, levando ao desenvolvimento de sintomatologia complexa.

Assim, os sinais resultantes nos animais acidentados são caracterizados por dor no local da agressão, sintomas muscarínicos, com aumento de secreções, hipermotilidade gástrica, êmese e diarreia, acompanhados por alterações centrais, como tremores musculares com mioclonias, desorientação, agitação, prostração e convulsões. Há cardiotoxicidade caracterizada por ação direta das toxinas sobre o tecido cardíaco, com indução de maior influxo de Ca^{+2} para o cardiomiócito, levando ao inotropismo e cronotropismo positivo com alteração da contratibilidade cardíaca, o que pode gerar, de forma somatória aos efeitos das catecolaminas liberadas, arritmias e extrassístoles, taquicardias e alterações nos traçados T e ST do tipo isquêmicas. Além disso, a hipertensão arterial, somada aos efeitos cardíacos, pode levar ao desenvolvimento de edema agudo de pulmão, a principal *causa mortis* do acidente com escorpiões.

Exames e tratamento

No hemograma é comum se encontrar leucocitose com neutrofilia e é sugerida a realização da bioquímica sérica para investigação de creatina-quinase (CK), creatina-quinase miocárdica (CK-MB), lactato-desidrogenase (LDH) e aspartato aminotrasferase (AST), que, se aumentados, podem ser indicativos de cardiotoxicidade. A amilasemia é um achado em quadros moderados e graves. A realização do eletrocardiograma se faz necessária para o acompanhamento do quadro evolutivo e tomadas de decisões. Uma característica do acidente escorpiônico está relacionada com a dor intensa, e o tratamento é instaurado conforme evolução do quadro. Nos casos leves, com manifestação dolorosa e ocorrência de vômitos e agitação, geralmente o tratamento é sintomático, tanto em pacientes humanos como em animais domésticos. Nos casos que variam de moderado a grave, o tratamento para animais domésticos deve ser sintomático, uma vez que o tratamento específico com soroterapia antiescorpiônica não é acessível ao médico veterinário. Nos casos graves com manifestação parassimpática acentuada e as alterações cardíacas evidentes, com bradicardia e diminuição do débito cardíaco com bloqueio AV, o uso de atropina 0,01 a 0,02 mg/kg tem sido preconizado. Para os quadros hipertensivos, com ou sem edema pulmonar, pode ser preconizado o uso de nifedipina (bloqueador dos canais de Ca^{+2}), 0,5 mg/kg sublingual (dose empregada em seres humanos) ou também o uso de prazosina, um bloqueador alfa-1-adrenérgico pós-sináptico, que resulta em vasodilatação.

ARANEÍSMO

As aranhas, cerca de 40.000 espécies, são encontradas em praticamente todo o mundo, com exceção de áreas com cobertura permanentes de gelo, como a Antártica. Pertencem ao filo dos *Arthropoda*, subfilo *Chelicerata*, classe *Arachnida*, ordem *Araneae*. As aranhas habitam os mais diversificados habitats, regiões áridas, florestas úmidas, inclusive a água. Os principais gêneros de aranha responsáveis em causar lesões de importância médica segundo a OMS são a *Phoneutria* (aranha-armadeira, aranha-das-bananas), a *Loxosceles* (aranha-marrom), a *Lactrodectus* (viúva-negra) e a *Atrax* (aranha-teia-de-funil), sendo essa última encontrada na Austrália.

Em medicina veterinária, à semelhança dos acidentes escorpiônicos, os acidentes com aranhas são raros e estes ocorrem entre os meses de abril e maio, período de acasalamento. Por outro lado, em seres humanos, só em 2011 foram notificados 26.143 casos envolvendo aranhas em um total de 136.000 notificações de acidentes por animais peçonhentos, segundo o Sistema de Informação de Agravos de Notificação do Ministério da Saúde (Sinan/MS). Geralmente, o acidente com aranhas não causa óbito, mas dependendo da gravidade, pode promover morbidade severa e trazer sequelas importantes à vítima. Mais uma vez, a gravidade é proporcional ao peso corpóreo/quantidade de peçonha injetada, causando, na maioria das vezes, alterações locais e raramente sistêmicas.

Acidentes com Phoneutria

Essas aranhas possuem comportamento bastante agressivo, podendo inclusive saltar sobre quem as ameaça, colocando-se em posição de ataque, apoiando-se nos dois pares de patas posteriores, e erguendo as anteriores, exibindo suas presas na tentativa de picar ou "armando o bote", daí a origem de seu nome "armadeira". Possuem dimensões razoáveis, com 3 cm de corpo e envergadura entre patas de até 15 cm. São de hábitos noturnos, não fazem teias, mas buscam reentrâncias de paredes, buracos, entre plantas e suas frutas. Quando dentro de domicílios, podem se abrigar no interior de sapatos e botas, fruteiras, sendo as agressões em seres humanos geralmente decorrentes do contato acidental da vítima com a aranha em seu abrigo. Em seres humanos, os principais locais das agressões ocorrem em extremidades de membros, enquanto em animais domésticos ocorrem na região da face.

Peçonha e morbidade

A peçonha da *Phoneutria* é constituída de frações neurotóxicas (PhTx1, PhTx2 e PhTx3), que atuam, de forma geral, na ativação dos canais de Na^+, induzindo a despolarização de fibras nervosas, e terminações neuromusculares e autonômicas. Promovem cardiotoxicidade ao induzirem a liberação de catecolaminas em decorrência da interferência nos canais de Na^+, promovendo cronotropismo e inotropismo positivos, que pode evoluir para taquicardias e arritmias.

Sinais clínicos e tratamento

Os sinais clínicos resultantes do acidente iniciam-se de forma rápida com manifestação de dor local, edema e eritema no local da picada. Geralmente, os acidentes são leves e caracterizados apenas por dor que pode ser tratada com analgésicos. Caso haja evolução para sintomatologia gástrica, com êmese e sialorreia, podendo ocorrer o priapismo, alterações cardiovasculares, com hipertensão e taquicardia, que pode evoluir para edema pulmonar agudo, o paciente deve ser tratado sintomaticamente, uma vez que o soro específico antiaracnídio não é acessível ao médico veterinário.

Acidentes com Loxosceles

São aranhas de cor marrom, daí seu nome popular, de dimensões pequenas, medindo entre 1 e 3 cm de comprimento e que se encontram principalmente nas regiões sul e sudeste do Brasil. São aranhas de hábitos noturnos encontradas em terrenos não muito úmidos e nem muito secos, escondendo-se entre plantas, fendas, sob entulhos, junto às árvores e suas folhas e flores. Habitam também terrenos peridomiciliares e intradomiciliares, como cantos de armários e gaveteiros, e causam o acidente quando são pressionadas acidentalmente pela vítima ao manipular utensílios ou vestimentas onde elas se encontravam abrigadas.

Peçonha e morbidade

A peçonha da *Loxosceles* possui peptídeos e proteínas com atividade enzimática de ação lítica sobre proteínas, eritrócitos e, ainda, com ação coagulante, resultando, no local da picada, dermonecrose e, eventualmente, pode ocorrer hemólise intravascular, sendo uma das enzimas responsáveis por essa atividade a esfingolielinase-D, a qual atua sobre as esfingomielinas das membranas plasmáticas endoteliais, dos eritrócitos e, também, promovendo a ruptura das plaquetas. Consequente à cascata de seu efeito proteolítico, a peçonha acaba desencadeando a ativação do sistema complemento e, consequentemente, a migração de neutrófilos. A atividade lítica dessas enzimas e ainda as atividades citotóxicas de leucócitos ativados pelo complemento sobre tecidos adjacentes à lesão, com liberação de quimiocinas e indução da agregação plaquetária, promovem isquemia local que resulta em necrose seca, característica da peçonha loxoscélica. Apesar de componentes líticos, o acidente não promove, no momento da picada, dor local. Esse sintoma surge após 12 horas da picada, evoluindo para edema, eritema e dermonecrose, que na dependência do grau de gravidade pode ocorrer dentro de 4 a 5 dias. A hemólise intravascular pode promover lesão tubular renal decorrente da hemoglobulinemia e evolução para insuficiência renal aguda (IRA). Estudos realizados com a peçonha evidenciaram que esta, ao alcançar a corrente sanguínea, pode levar à formação de trombos em vênulas de órgãos nobres, como pulmões, fígado e rins.

Sinais clínicos e tratamento

Noventa e oito por cento dos casos de acidente com *Loxosceles* em seres humanos evoluem para a forma cutânea da manifestação da toxicose. Como dito anteriormente, com ocorrência de edema e eritema que pode evoluir, após 8 a 12 h, para formação de uma "placa marmórea" caracterizada por área eritematosa que se expande e apresenta, como particularidade, mesclas pálidas ao redor do tecido eritematoso. Entre 36 e 48 h do acidente, é possível se observar no local da inserção das presas a presença de conteúdo sero-hemorrágico e início do processo necrótico, que avança pelo espaço circunvizinho, com o princípio do processo cicatricial ocorrendo ao redor dos 7 dias após o acidente, que dependerá da extensão da lesão e presença ou não de infecções secundárias para se efetivar. Em virtude da percepção sempre tardia do acidente, uma vez que não há manifestação de dor, raras são as vezes em que o uso de soro específico antiloxoscélico, disponível apenas para uso humano, se mostra efetivo em prevenir a evolução do quadro necrótico. Assim, a terapia sintomática é sempre instaurada no sentido de promover analgesia e antissepsia local.

Ainda, é importante lembrar que alguns pacientes podem apresentar a sintomatologia cutâneo-visceral, que, além de promover os efeitos locais já descritos, evolui para oligúria e anúria (IRA), icterícia e alterações indicativas de hemólise. Nesses casos, considerados os mais graves do loxoscelismo, recomenda-se, além do uso de anti-inflamatórios esteroidais, a hidratação parenteral com correção de possíveis distúrbios eletrolíticos.

ACIDENTES POR ABELHAS

Nos idos de 1950 foram trazidas para o Brasil abelhas (*Apis mellifera* L.) originárias da África, numa tentativa de promover um programa de melhoramento genético no país, em específico em Camaquã, Rio Claro, São Paulo. Essas abelhas, apesar de mais agressivas, produziam muito mais mel do que as abelhas europeias, que foram aqui introduzidas entre 1840 e 1850. Porém, houve um acidente no apiário onde as rainhas dessas abelhas estavam em quarentena e ocorreu a enxameação de 26 colmeias. A partir daí, houve a dispersão das rainhas pelo território brasileiro e a hibridização com aquelas europeias já residentes no país, gerando as abelhas africanizadas, que, apesar de produzirem mais mel, também trouxeram a preocupação com as ocorrências de enxames e ataques a seres humanos e animais, causando sérias sequelas e mortes. Atualmente, essas abelhas africanizadas estão dispersas em todo o continente americano, e apesar dos esforços de apicultores em promover cruzamentos na tentativa de selecionar abelhas mais dóceis, os acidentes ainda ocorrem por toda a América.

Peçonha

A peçonha das abelhas africanizadas é constituída por uma mistura complexa de enzimas, lipídios aminoácidos, carboidratos e peptídeos, como a apamina e a melitina. A melitina é um peptídeo que perfaz entre 40 e 60% do peso seco da peçonha da abelha e possui várias atividades biológicas e tóxicas, como promotora de bloqueio neuromuscular, paralisia respiratória e atividade lítica sobre as membranas celulares.

A apamina (2% do peso seco da peçonha) é uma importante neurotoxina de ação motora (medula espinhal) que interfere na permeabilidade iônica das membranas celulares, diminuindo o influxo de potássio, com consequente redução do tônus inibitório e, consequentemente, maior propensão ao desenvolvimento de quadros excitatórios, como espasmos musculares, hiperatividade e convulsões.

A peçonha possui aminas vasoativas, como a histamina e um peptídeo MCD (fator degranulador de mastócitos), que promovem ação direta sobre os mastócitos, levando à sua degranulação e liberação de mais aminas vasoativas. E, finalmente, dentre os compostos presentes na peçonha da abelha, também são encontradas as enzimas hialuronidases e fosfolipases A2 com alta atividade pró-inflamatória e, ainda, um peptídeo com propriedades cardiotóxicas que causa arritmas cardíacas.

Sinais clínicos

Os sinais clínicos desenvolvidos pelos animais picados por abelha dependem de alguns fatores, como a quantidade de ferroadas recebidas e predisposição genética do animal. Vale ressaltar que cães geralmente são os que mais se acidentam com esses insetos, pelo próprio comportamento curioso e latidos constantes que provocam o ataque das abelhas, seguidos por equídeos, principalmente aqueles que são mantidos presos por cordas para pastejar e não têm como fugir durante um ataque. Outro dado interessante é que animais de pelagem clara (branca) recebem menos ferroadas que animais de pelagem escura.

Em relação à quantidade de ferroadas, quando o animal recebe uma ou poucas ferroadas, geralmente observa-se, no local da agressão, dor e edema decorrente de processo inflamatório local. Porém, caso o animal tenha predisposição genética ao desenvolvimento de alergias ou hipersensibilidades, uma única ferroada é capaz de levá-lo a desenvolver uma reação de hipersensibilidade do tipo I, também conhecida como reação tipo anafilática, tendo que ser submetido com urgência à intervenção veterinária para reverter o quadro de choque anafilático imunomediado. No entanto, os quadros de maior preocupação são aqueles em que ocorrem múltiplas ferroadas, levando o animal a desenvolver de imediato agitação, vômitos, hipotensão, fraqueza muscular, taquicardia, taquipneia, arritmias cardíacas, mialgia, nistagmo, convulsões e coma. A forma aguda da sintomatologia pode evoluir para óbito decorrente da cardiotoxicidade e edema agudo de pulmão. De forma tardia, o quadro pode evoluir para lesão renal (insuficiência renal aguda – IRA) causada por hematúria e hemoglobinúria, presença de equimoses e hematomas, rabdomiólise, coagulação intravascular disseminada (CID) e coagulopatias.

Exames e tratamento

Nos achados laboratoriais é possível verificar a ocorrência de diminuição no hematócrito com presença de soro avermelhado causada por hemólise intravascular. No hemograma, verifica-se leucocitose com neutrofilia com desvio à esquerda e ainda a presença de eosinófilos. Na urina tipo I é possível verificar a presença de proteinúria, bilirrubinúria, hematúria e a presença de leucócitos.

Apesar de estudos estarem sendo realizados no sentido de desenvolver um soro antiapílico, ainda não há tratamento específico; portanto, o tratamento é sintomático.

Vale ressaltar que uma das primeiras medidas necessárias é proceder com a retirada do ferrão. Porém, quando a abelha insere o ferrão na vítima, esse se destaca do abdômen da abelha, juntamente com a glândula produtora da peçonha, a qual continua a contrair-se e inoculando a peçonha, mesmo depois que a abelha já saiu do contato com a pele. Estudos têm evidenciado que a raspagem do ferrão tem melhores resultados clínicos que sua retirada com pinça, uma vez que a pressão da pinça sobre a glândula presa ao ferrão pode promover maior inoculação da peçonha.

O tratamento deve ser de suporte emergencial, com fluidoterapia e oxigenoterapia. Uso de adrenalina 0,01 mg/kg via subcutânea. Benzodiazepínicos para a agitação e possível ocorrência de quadros convulsivos. Prometazina ou outros anti-histamínicos podem ser utilizados para minimizar os efeitos alergênicos da peçonha. Alguns estudos têm mostrado que o uso de corticoides pode auxiliar na hipotensão periférica decorrente da liberação massiva de TNF-alfa após a degranulação mastocitária, como uso de hidrocortisona na dose de 60 mg/kg.

ANIMAIS VENENOSOS

Animais venenosos são aqueles que possuem as toxinas entremeadas em seu tecido ou no interior de glândulas, porém sem aparelho inoculador; causam o acidente quando são ingeridos, pressionados ou apenas o contato físico é suficiente para a liberação das toxinas. No Brasil, existem algumas espécies de anfíbios e de lagartas que promovem uma série de acidentes em animais domésticos.

Erucismo

O termo erucismo é utilizado para caracterizar os casos de acidentes ocasionados por lagartas, também conhecidas popularmente como taturanas, mandrová, sauí, ruga, lagarta-de-fogo, entre outros nomes. A lagarta é a forma larval de borboletas e mariposas (ordem *Lepidoptera*). São gêneros de importância médica em seres humanos e animais domésticos, principalmente aqueles de companhia, a lagarta do gênero *Lonomia*.

As lagartas do gênero *Lonomia* são caracterizadas por serem de coloração marrom-esverdeada, com listras longitudinais de tom marrom-escuro e amarelo-ocre, com cabeça de cor âmbar e espinhos ramificados e pontiagudos no formato de "pinheirinhos". Como forma de proteção, elas tendem a se manter unidas, agregadas, o que facilita a exposição da vítima ao veneno presente sem suas cerdas. São muito comuns na região sul e sudeste do Brasil. Os acidentes tendem a ocorrer em períodos quentes e úmidos, quando há abundância de vegetação e as manifestações clínicas da exposição podem ser locais ou sistêmicas.

Veneno, morbidade e tratamento

Estudos têm mostrado que a toxina presente nas lagartas do gênero *Lonomia* promove intensa ação fibrinolítica pela ação de uma enzima denominada lonofibrase e, consequentemente, eventos de coagulação intravascular disseminada e quadros hemorrágicos decorrentes do esgotamento do fibrinogênio. Estudos com a *Lonomia achelous* revelaram que essa espécie possui também uma toxina com atividade uroquinase-*like*, fator Xa-*like* e ativadora de plasminogênio.

A manifestação clínica depende do grau de exposição, podendo ser leve, com alterações locais dolorosas (queimação), presença de prurido e eritema, podendo formar ou não bolhas. Em casos de maior extensão do contato, além das manifestações locais, os pacientes humanos relatam mal-estar com presença de cefaleia, náuseas e dores abominais, que evolui, nos casos graves, para manifestações hemorrágicas com gengivorragias, equimoses espontâneas ou por traumas, epistaxe, e podem ocorrer hematúria, hematêmese e hemoptise, que pode levar a um quadro de insuficiência renal aguda (IRA), que é a principal complicação por acidentes com *Lonomia*.

Em animais domésticos, o tratamento indicado para o acidente com a lagarta é sintomático. Já para a espécie humana, o Ministério da Saúde preconiza seguir o protocolo com a administração do soro antilonômico (SALon), dependendo da gravidade da exposição:

- Leve: para manifestação dolorosa local, proceder higienização do local, uso de compressas frias ou geladas, analgesia ou anestesia local e uso de anti-histamínicos em decorrência de prurido.
- Moderado: diagnosticado o acidente e o surgimento de distúrbio na coagulação, alterações no tempo de coagulação (TC), presença de sangramentos (gengivorragia), empregar cinco ampolas de soro específico antilonômico (SALon).
- Grave: em complicações decorrentes das alterações de coagulação, alterações no TC, com sangramentos em vísceras (sinais clínicos), utiliza-se SALon, 10 ampolas e tratamento sintomático e de suporte para evitar a evolução para insuficiência renal aguda (IRA).

Acidentes com anfíbios

Dentre os anfíbios, vários são sabidamente venenosos, tendo sido inclusive utilizados aqui na América do Sul para envenenar flechas por índios sul-americanos, como a rã-venenosa-granulada (*Oophaga granulifera*, que na verdade é um sapo) e outros sapos do gênero *Phyllobates*, que são caracterizados por cores fortes e por estarem em matas tropicais e úmidas.

Os sapos do gênero *Rhinella* (anteriormente denominado *Bufo*) são de preocupação médico-veterinária e entre eles *R. marinus*, *R. typhonius*, *R. ictericus* e *R. alvarius*. Essas espécies estão distribuídas por todo o continente americano, não somente na América Latina, sendo o *R. marinus* e o *R. alvarius* encontrados também nos Estados Unidos, onde causam acidentes em cães e gatos, principalmente os primeiros, como aqui no Brasil.

Os acidentes ocorrem pelo fato de cães serem predadores naturais de sapos; e ao abocanharem o animal este expele a toxina presente nas glândulas paratoides, que poderá causar efeitos tóxicos locais ou sistêmicos, caso haja a ingestão e o grau de absorção da toxina.

Veneno e morbidade

Sapos do gênero *Rhinella* secretam pela pele ou armazenam em suas glândulas paratoides bilaterais localizadas atrás dos olhos uma mistura complexa contendo aminas biogênicas: adrenalina, noradrenalina, bufoteninas e hidrobufoteninas, bufotioninas e, ainda, derivados esteroides, como bufodienólide e a bufotoxina. Os derivados esteroides se caracterizam por possuírem mecanismo de ação semelhante aos digitálicos, pois inibem a bomba de sódio e potássio das fibras cardíacas, fazendo com que haja um aumento intracelular de Ca^{+2}, aumento do inotropismo, porém levando à bradicardia. Mas o problema maior desses derivados esteroides está na sua ação na condução do nodo sinoatrial, com ocorrência de disparos ectópicos que podem levar a contrações ventriculares prematuras e evolução para fibrilação ventricular. Esses efeitos, acrescidos da ação das aminas biogênicas, levam o animal a desenvolver sintomas simpatomiméticos, como taquicardia, aumento da pressão arterial e broncodilatação.

Sinais clínicos e tratamento

Os primeiros sinais observados em cães acidentados com sapos do gênero *Rhinella* são ganidos e vocalização, e ainda comportamento de esfregar as patas na boca e nos olhos. Ocorre sialorreia e palidez da mucosa oral. O animal apresenta dificuldade respiratória e para se manter em estação; os sinais podem evoluir para convulsões, aumento de temperatura e colapso cardíaco com edema agudo de pulmão e morte, caso não sejam tratados.

A primeira medida emergencial é lavar a boca do cão por 5 a 10 minutos para diminuir a absorção das toxinas. Deve ser feita a avaliação da temperatura e dos sinais cardíacos com monitoração por ECG. Alguns autores preconizam o uso de atropina para diminuir a sialorreia, enquanto outros acreditam que a produção de saliva auxilia na retirada das toxinas da mucosa bucal. No entanto, o tratamento para a manutenção do ritmo cardíaco é imprescindível com propranolol ou verapamil, tendo sido esse último utilizado com bastante sucesso em cães, porém é contraindicado em gatos. Em casos em que o animal manifesta muita dor, é possível realizar a anestesia; em casos de convulsões, o uso de barbitúricos é recomendado, o que pode inclusive facilitar o manejo para intubação orotraqueal em casos graves de intoxicação.

O prognóstico da intoxicação depende do grau de gravidade, porém animais não tratados apresentam 100% de letalidade.

Acidentes com Perreyia flavipes

Na região sul do país, a presença de uma larva chamada popularmente de "bicho-mata-porcos", "bicho-da--chuva" ou "carestia", da ordem *Hymenoptera*, família *Pergidae*, gênero *Perreyia*, em específico a espécie *P. flavipes*, vem ocasionando intoxicações espontâneas em bovinos, ovinos, suínos e também em coelhos, cuja manifestação é a hepatotoxicidade aguda, que pode levar à morte.

A *Perreyia* é um tipo de vespa que põe seus ovos sobre a vegetação em decomposição, cujas larvas medindo 1 mm eclodem no período de março. Nos períodos do último estágio larval, podem alcançar 17 a 22 mm, e são fáceis de encontrar entre os meses de maio a setembro, pois são de coloração preta, com aspecto brilhante e se mantêm agregadas, sendo ingeridas acidentalmente por animais de pastejo, ou devoradas por outros predadores, causando intoxicações que se concentram nesse período do ano.

As manifestações clínicas apresentadas por bovinos caracterizam-se por depressão, prostração, icterícia, decúbito lateral com mioclonia e coma. Relatos apontam que a morte pode ocorrer até dois dias após o início da sintomatologia. Na necropsia é possível averiguar alterações hepáticas de caráter agudo. Porém, apesar de vários surtos e estudos em diferentes espécies animais, pouco se sabe da(s) toxina(s) presente(s) nessas larvas.

BIBLIOGRAFIA

1. ABROUG, F. et al. Cardiac dysfunction and pulmonary edema following scorpion envenomation. *Chest*, v. 100, p. 1057-9, 1991.
2. ANDRADE FILHO, A.; CAMPOLINA, D.; DIAS, M.B. *Toxicologia na prática clínica*. Belo Horizonte: Folium, 2001.
3. ARANTES, E.C.; SAMPAIO, S.V.; VIEIRA, C.A.; et al. What is tityustoxin? *Toxicon*, v. 30, p. 786-9, 1992.
4. AZEVEDO MARQUES, M.M., CUPO, P., AMARAL, C.F.S. et al. Rattlesnake bites. Clinical features and complementary tests. *Mem. Inst. Butantan*, São Paulo, v. 52, supl, p. 27-30, 1990.
5. BARHANIN, J.; GIGLIO, J.R.; LÉOPOLD, P.; et al. Tityus serrulatus venom contains two classes of toxins. *J. Biol. Chem.*, v. 257, p. 12553-8, 1982.
6. BARRAVIERA, B. Estudo clínico dos acidentes ofídicos. *J. Bras. Med.*, v. 65, p. 209-50, 1993.
7. BAWASKAR, H.S.; BAWASKAR, P.H. Prazosin in management of cardiovascular manifestations of scorpion sting. *Lancet*, v. 1, 510-11. 1986.
8. BEDFORD, P.G.C. Toad venom toxicity and its clinical occurrence in small animals in the United Kingdom. *Vet Rec.*, v. 94, p. 613-4, 1974.
9. BERTAZZI, D.T.; ASSIS-PANDOCHI, A.I.; AZZOLINI, A.E.; et al. Effect of Tityus serrulatus scorpion venom and its major toxin, TsTX-I, on the complement system in vivo. *Toxicon*, v. 41, p. 501-8, 2003.
10. BOCHNER, R., STRUCHINER, C.J. Snake bite epidemiology in the last 100 years in Brazil:a review. *Cad. Saúde Pública*, Rio de Janeiro, v. 19, n. 1, p. 7-16, 2003.
11. BRASIL. Ministério da Saúde. Secretaria de Vigilância em Saúde. *Guia de Vigilância Epidemiológica*. 7.ed. Brasília: Ministério da Saúde, Brasil, 2009.
12. ______. Fundação Nacional de Saúde. *Manual de diagnósticos e tratamento de acidentes por animais peçonhentos*. Brasília, 1998.
13. CARDOSO, J.L.C.; FRANCA, F.O.S.; WEN, F.H.; et al. *Animais peçonhentos no Brasil: biologia, clínica e terapêutica dos acidentes*. São Paulo: Sarvier, 2003.
14. CARRIJO-CARVALHO, L.C.; CHUDZINSKI-TAVASSI, A.M. The venom of the *Lonomia caterpillar*: An overview. *Toxicon*, v. 49, p. 741-57, 2007.
15. DANTAS, C.G., NUNES, T.L.G.M., NUNES, T.L.G.M., et al. Pharmacological evaluation of bee venom and melittin. *Rev Bras Farmacogn*, v. 24, p. 67-72, 2014.
16. DO NASCIMENTO CORDEIRO, M.; RICHARDSON, M.; GILROY, J.; et al. Properties of the venom from the South American "armed" spider Phoneutria nigriventer (Keyserling, 1891). *Journal of Toxicology – Toxin* Reviews, v. 14, p. 309-26,1995.
17. FREIRE-MAIA, L.; CAMPOS, J.A. On the treatment of the cardiovascular manifestations of scorpion envenomation. *Toxicon*, v. 25, p. 125-30, 1987.
18. FREIRE-MAIA, L.; CAMPOS, J.A.; AMARAL, C.F.S. Approaches to the Treatment of Scorpion Envenoming. *Toxicon*, v. 32, p. 1009-14, 1994.
19. GAJALAHSMI, B.S.; RAMASWAMY, N.; THIAGARAJAN, C. Certain observations in electrocardiogram and enzyme variation in dogs, following scorpion venom injection. Indian J. Physiol. *Pharmacol.*, v. 22, p. 397-400, 1979.
20. GENDRON, B.P. Loxosceles reclusa envenomation. *Am. J. Emerg. Med.*, v. 8, p. 51-4, 1990.
21. GUERON, M.; ADOLPH, R.J.; GRUPP, I.L.; et al. Hemodynamic and myocardial consequences of scorpion venom. *Am. J. Cardiol.*, v. 45, p. 979-85, 1980.
22. GUTIÉRREZ, J.M.; WILLIAMS, D.; FAN, H.W.; et al. Snakebite envenoming from a global perspective: Towards an integrated approach. *Toxicon*, v. 56, p. 1223-35, 2010.
23. HUDELSON, S.; HUDELSON, P. Pathophysiology of snake envenomization and evaluation of treatments-Part I. *Comp. Cont. Educ.*, Princeton, v. 17, n. 7, p. 889-96, 1995.
24. HUDELSON, S.; HUDELSON, P. Pathophysiology of snake envenomization and evaluation of treatments-Part II. *Comp. Cont. Educ.*, Princeton, v. 17, n. 8, p. 1035-40, 1995.
25. JONCK, F.; CASAGRANDE, R.A.; FROEHLICH, D.L.; et al. Intoxicação espontânea por larvas de Perreyia flavipes (Pergidae) em suínos no estado de Santa Catarina. *Pesq. Vet. Bras.*, v. 30, p. 1017-20, 2010.
26. KOLECHI, P. Delayed toxic reaction following massive bee envenomation. *Annals of Emergency Medicine*, v. 33, n. 1, p. 114-16, 1999.
27. LUCAS, S. Spiders in Brazil. *Toxicon*, v. 26, p. 759-72, 1988.
28. MAGALHÃES, A.; MONTEIRO, M.R.; MAGALHÃES, H.P.B.; et al. Thrombin-like enzyme from Lachesis muta muta venom: Isolation and topographical analysis of its active site structure by means of the binding of amidines and guanidines as competitive inhibitors. *Toxicon*, v. 35, p. 1549-59, 1997.
29. MARETIC, Z. Latrodectism: Variations in clinical manifestations provoked by Latrodectus species of spiders. *Toxicon*, v. 21, p. 457-66, 1983.
30. MARSH, N.A. Snake venoms affecting the haemostatic mechanism – A consideration of their mechanisms, practical applications and biological significance. *Blood Coagulat. Fribrin.*, v. 5, p. 399-410, 1994.
31. MONTI, R., CARDELO, L. Bioquímica do veneno de anfíbios. In: BARRAVIERA, B. *Venenos animais: uma visão integrada*. Rio de Janeiro: Epuc, 1994, p. 225-32.
32. MOTA, I.; BARBARO, K.C. Biological and biochemical properties of venoms from medically important *Loxosceles* (araneae) species in Brazil. *Journal of Toxicology – Toxin Reviews*, v. 14, p. 401-21, 1995.
33. NENCIONI, A.L.A.; CARVALHO, F.F.; LEBRUN, I.; et al. Neurotoxic effects of three fractions isolated from *Tityus serrulatus* scorpion venom. *Pharmacol. Toxicol.*, v. 86, p. 149-55, 2000.
34. PACE, L.B.; VETTER, R.S. Brown recluse spider (Loxosceles reclusa) envenomation in small animals. *J. Vet. Emerg. Crit. Care*, v. 19, p. 329-36, 2009.
35. PERRY, B.D.; BRACEGIRDLE, J.R. Toad poisoning in small animals. *Vet. Rec.*, v. 92, p. 589-90, 1973.
36. PINHO, F.M.O.; PEREIRA, I.D. Ofidismo. *Rev. Ass. Med. Brasil*, v. 47, p. 24-9, 2001.
37. PINTO, A.F.M.; BERGER, M.; RECK JR., J.; et al. *Lonomia obliqua* venom: In vivo effects and molecular aspects associated with the hemorrhagic syndrome. *Toxicon*, v. 56, p. 1103-12, 2010
38. PRADO-FRANCESCHI, J.; VITAL BRAZIL, O. Convulxin, a new toxin from the venom of South American rattlesnake Critalus durissus terrificus. *Toxicon*, v. 19, p. 875, 1981.
39. QUEIROZ, L.S.; NETO, H.S.; ASSAKURA, M.T. Pathological changes in muscle caused by haemorrhagic and proteolytic factors from Bothrops jararaca snake venom. *Toxicon*, v. 23, p. 341-5, 1985.
40. SAMS, H.H.; DUNNICK, C.A.; SMITH, M.L.; et al. Necrotic arachnidism. *J. Am. Acad. Dermatol.*, v. 44, p. 561-73, 2001.
41. RAYMUNDO, D.L., BEZERRA JR, P.S., BANDARRA, P.M., et al. Perreyia flavipes larvae toxicity. *Pesq. Vet. Bras.*, v. 32, p. 735-8, 2012.
42. RAYMUNDO, D.L.; BEZERRA JR, P.S.; BANDARRA, P.M.; et al. Spontaneous poisoning by larvae of Perreyia flavipes (Pergidae) in sheep. *Pesq. Vet. Bras.*, v. 28, p. 19-22, 2008.
43. RASH, L.D., HODGSON, W. Pharmacology and biochemistry of spider venoms. *Toxicon*, v. 40, p. 225-54, 2002.
44. RAW, I.; ROCHA, M.C.; ESTEVES, M.I.; et al. Isolation and characterization of a thrombin-like enzyme from the venom of *Crotalus durissus terrificus*. *Braz. J. Med. Biol. Res.*, v. 19, p. 333-8, 1986.

45. REZENDE JR.; L., CORDEIRO, M.N.; OLIVEIRA, E.B.; et al. Isolation of neurotoxic peptides from the venom of the 'armed' spider *Phoneutria nigriventer*. *Toxicon*, v. 9, p. 1225-33, 1991.
46. RODRIGUEZ-LAINZ, A.; FRITZ, C.L.; McKENNA, W.R. Animal and human health risks associated with africanized honeybees. *J. Am. Vet. Med. Ass.*, v. 215, p. 1799-1804, 1999.
47. SAKATE, M., OLIVEIRA, P.C.L. Use of lidocaine, propranolol, amiodarone and verapamil in toad intoxication (Genus *Bufo*) in dogs. *J. Venom. Anim. Toxins*, v. 7, 2001. DOI: http://dx.doi.org/10.1590/S0104-79302001000200008
48. SANCHEZ, E.F.; FREITAS, T.V.; FERREIRA-ALVES, D.L.; et al. Biological activities of venoms from South American snakes. *Toxicon*, v. 30, p. 95-103, 1992.
49. SCHVARTSMAN, S. *Plantas venenosas e animais peçonhentos*. São Paulo: Sarvier, 1992.
50. SINAN, 2018. Disponível em: http://portalsinan.saude.gov.br/acidente-por-animais-peconhentos. Acesso em: ago. 2018.
51. ZELNIK, R. A natureza química do veneno de sapo. *Cienc Cult.*, v. 17, p. 10-4, 1965.
52. ZOLFAGHARIAN, H.; MOHAJERI, M.; BABAIE, M. Honey bee venom (Apis mellifera) contains anticoagulation factors and increases the blood-clotting time. *J. Pharmacopuncture*, v. 18, p. 7-11, 2015.
53. WARRELL. D.A. Snake bite. *The lancet*, v. 375, p. 77-88, 2010.
54. WHITE, J. Bites and stings from venomous animals: A global overview. *Ther. Drug Monit.*, v. 22, p. 65-8, 2000.

Capítulo 15

Drogas ilícitas

Helenice de Souza Spinosa
André Rinaldi Fukushima

INTRODUÇÃO

A exposição de animais às drogas ilícitas não é frequente na clínica veterinária, porém ela ocorre e, na maioria das vezes, está relacionada ao atendimento em situações de emergência. Geralmente, o proprietário do animal reluta em admitir que o animal entrou em contato com drogas ilícitas. Por esse motivo, o médico veterinário deve estar atento a esse fato e saber reconhecer os efeitos das drogas ilícitas mais comuns, os sinais clínicos e os tratamentos preconizados nessas situações.

As informações sobre intoxicações de animais por drogas ilícitas são escassas em todo o mundo. No Brasil, os casos de intoxicação por diferentes agentes tóxicos, e entre eles as drogas de abuso, são registrados no Sistema Nacional de Informações Tóxico-Farmacológicas (Sinitox), o qual tem como principal atribuição coordenar a coleta, a compilação, a análise e a divulgação dos casos de intoxicação e envenenamento notificados no país. Os registros são realizados pelos Centros de Informação e Assistência Toxicológica, localizados em vários estados brasileiros. Esse sistema divulga anualmente os casos de intoxicação humana, de intoxicação animal e de solicitação de informação.

A Tabela 15.1 mostra o total de casos registrados e aqueles de drogas de abuso, tanto de intoxicação humana como de intoxicação animal, coletados pelo Sinitox de 2014 a 2016. É possível notar que os casos registrados de intoxicação humana são muito maiores que aqueles de intoxicação animal, sugerindo que há uma subnotificação de casos de intoxicação animal. Contudo, deve ser ressaltado que, mesmo com essa provável subnotificação, há o registro de intoxicação por drogas de abuso em animais.

A intoxicação acidental ou intencional por drogas ilícitas é mais frequente em animais de companhia, sendo os cães mais suscetíveis e, ocasionalmente, os gatos e os pássaros. Em animais de grande porte, a exposição às drogas ilícitas tem maior relevância em cavalos atletas envolvendo o doping, tema abordado no Capítulo 42. Em outras espécies de animais de grande porte, os relatos são bastante escassos. Um desses relatos envolveu a morte de quatro bovinos no sul do Brasil, os quais ingeriram acidentalmente folhas secas de maconha confundidas com feno.

As drogas ilícitas mais frequentemente relacionadas com intoxicação acidental ou intencional de animais são aquelas também mais usadas pelo ser humano. Os relatórios da *The United Nations Office on Drugs and Crime* (UNODC) têm mostrado que a droga ilícita mais consumida mundialmente pelo ser humano é a maconha (cerca de 192 milhões de pessoas, no ano de 2016); é

TABELA 15.1. Total de casos registrados e de drogas de abuso, tanto de intoxicação humana como de intoxicação animal, coletados pelo Sinitox nos anos de 2014 a 2016

Intoxicação		Ano		
		2014	2015	2016
Humana	Total	88.836	90.774	56.937
	Drogas de abuso	3.344 (3,76%)	3.653 (4,24%)	2.745 (4,82)
Animal	Total	1.611	1.668	924
	Drogas de abuso	9 (0,56%)	4 (0,24%)	2 (0,22%)

apontado também o uso de outras drogas como opioides e opiáceos, anfetaminas e outros estimulantes, além de cocaína. Em medicina veterinária, os relatos da literatura indicam que os responsáveis por intoxicação com maior frequência em cães e gatos são a maconha, a cocaína (*crack*) e o LSD; as anfetaminas aparecem com menor frequência.

ANFETAMINAS

O termo anfetamina refere-se especificamente à alfametilfeniletilamina e no plural é usado para descrever um grupo de compostos relacionados que possuem atividade estimulante do sistema nervoso central (metilfenidato; 2,5-dimetoxi-4-bromoanfetamina ou "DOB"; 2,5-dimetoxi-4-metilamphetamine ou "DOM" etc.) e/ou alucinógenas (por exemplo, 3,4 metilenodioximetanfetamina - MDMA - ou "êxtase", "*ecstasy*").

Em medicina veterinária as anfetaminas não têm uso terapêutico e em medicina humana são empregadas para controlar o apetite em pacientes obesos (anorexígenos), para tratar narcolepsia, depressão e transtorno do déficit de atenção com hiperatividade (TDAH) em crianças.

As anfetaminas no comércio ilegal são chamadas de "rebite" pelos motoristas que precisam dirigir durante várias horas seguidas sem descanso, e conhecidas como "bolinha" por estudantes que querem passar noites inteiras estudando. O êxtase é usado em festas rave, clubes e boates.

Fontes de exposição

Em animais de companhia, o risco de exposição mais provável é a ingestão acidental de prescrição de anfetaminas usadas pelos proprietários dos animais, bem como a exposição dos animais às drogas ilegais. O doping ilegal é um possível risco de exposição para equinos atletas.

Toxicidade

Foi relatado que 10 mg/kg de anfetamina, por via intravenosa, leva cães ao óbito dentro de 3 h. A dose letal 50% (DL_{50}) oral, em cães, de sulfato de anfetamina é de 20 a 27 mg/kg e para a metanfetamina de 9 a 100 mg/kg.

A DL_{50} oral do MDMA em ratos está entre 160 e 325 mg/kg. Em cães, a dose de 15 mg/kg, por via oral, causou sinais clínicos graves e até óbito.

Toxicocinética

A absorção de anfetaminas através do sistema gastrointestinal é geralmente rápida, embora possa ser mais lenta com produtos de liberação sustentada. As concentrações plasmáticas máximas de anfetamina ocorrem 1 a 3 h após a ingestão, exceto quando da ingestão de um produto de liberação sustentada.

As anfetaminas são altamente lipossolúveis e atravessam rapidamente a barreira hematoencefálica; atingem também os rins, fígado e pulmões, não se depositando no tecido adiposo.

A biotransformação é hepática, sendo as duas principais vias a hidroxilação e a desaminação. Os produtos desaminados podem ser oxidados e conjugados com a glicina. São produzidos metabólitos ativos.

A anfetamina e os seus metabólitos são excretados principalmente na urina e muito pouco na bile. Cerca de 8% da dose de sulfato de anfetamina é excretada inalterada na urina em suínos e 30% em cães. A taxa de excreção é significativamente aumentada pelo declínio do pH da urina. A anfetamina é quase totalmente eliminada em cerca de 6 h em cães com um pH urinário médio de 7,5 e em 3,3 h se o pH urinário estiver em torno de 6,0.

Mecanismo de ação

Os efeitos centrais e periféricos das anfetaminas são devidos a ações diretas em receptores alfa e beta-adrenérgicos, ao aumento da liberação de catecolaminas, particularmente da norepinefrina, à inibição da monoamina oxidase (MAO) e à inibição da recaptação de catecolaminas. As anfetaminas também promovem a liberação de serotonina e dopamina, e atuam diretamente nos receptores de dopamina.

O MDMA, em particular, aumenta a liberação de neurotransmissores, incluindo serotonina, dopamina e norepinefrina, bem como inibe a MAO. Os efeitos alucinógenos têm sido atribuídos à liberação de serotonina e a inibição de sua recaptação. O MDMA liga-se diretamente a alguns receptores, como os receptores da serotonina do tipo 2 (5-HT_2), receptores $alfa_2$-adrenérgicos, receptores muscarínicos M_1 e receptores de histamina H_1, com menor afinidade pelos receptores 5-HT_1, de dopamina, $alfa_1$ e beta-adrenérgicos.

A utilização das anfetaminas no tratamento da obesidade se deve à redução do consumo de alimentos, atuando no centro da fome localizado no hipotálamo lateral, provavelmente promovendo aumento da liberação de norepinefrina e/ou dopamina.

Sinais clínicos

Os sinais clínicos comuns de intoxicação por anfetaminas em animais são midríase, hiperatividade, inquietação, tremores e convulsões, comportamentos estereotipados repetitivos e, ocasionalmente, ataxia e depressão. Pode ocorrer hipertermia secundária às convulsões e à vasoconstrição periférica. Foram relatadas também taquicardia e contrações ventriculares prematuras, hipertensão ou ocasionalmente hipotensão.

Em cães que vieram a óbito por sobredose (*overdose*) de anfetaminas foram descritas coagulação intravascular disseminada secundária à hipertermia e à insuficiência respiratória, bem como hemorragias cerebrovasculares em decorrência de hipertensão, hipoglicemia, acidose láctica e insuficiência cardíaca. Nos exames de bioquímica sérica, além de acidose láctica e hipoglicemia, são observadas hipercalemia, hiperfosfatemia e enzimas hepáticas elevadas, como alanina transaminase, fosfatase alcalina e aspartato transaminase. A rabdomiólise pode causar insuficiência renal, que é evidenciada pelo aumento da creatina quinase e pela mioglobinúria.

Em cavalos que receberam baixas doses de anfetaminas foram observados aumento na frequência cardíaca durante o repouso e o exercício, aumento da pressão arterial, bloqueio atrioventricular de segundo grau e contrações ventriculares prematuras.

Tratamento

O prognóstico para os animais que ingeriram anfetaminas depende da dose, do tempo entre a exposição e o início do tratamento e da gravidade dos sinais clínicos.

A descontaminação gastrointestinal é indicada dentro do período de até 2 h após a ingestão. O carvão ativado e o uso de catártico podem contribuir para a redução da absorção das anfetaminas.

Os animais devem ser cuidadosamente monitorados quanto aos sintomas neurológicos, hipertermia, arritmias cardíacas ou insuficiência respiratória. Os exames bioquímicos basais devem ser realizados para monitorar a hipoglicemia, anormalidades eletrolíticas, acidose láctica, mioglobinúria, danos hepáticos e renais.

A estimulação externa deve ser mantida mínima para ajudar na prevenção da atividade convulsiva. O diazepam pode, paradoxalmente, exacerbar os sinais clínicos das anfetaminas, por isso é contraindicado. A clopromazina e o haloperidol são indicados pelo fato de bloquearem receptores alfa-adrenérgicos e dopaminérgicos.

A hipertermia pode ser tratada pelo uso de fluidos intravenosos frios, bolsas de gelo, ventiladores, banhos de água fria ou toalhas úmidas, ou a lavagem gástrica com água fria. No entanto, a resposta de tremores aumenta a temperatura corporal.

As arritmias cardíacas no paciente com sobredose de anfetamina geralmente se resolvem com o tratamento dos sintomas do sistema nervoso central. O uso de betabloqueadores pode levar a vasoconstrição mediada por receptores alfa-adrenérgicos e espasmos da artéria coronária. A lidocaína, procainamida ou amiodarona têm sido recomendadas para tratar arritmias ventriculares.

A acidificação urinária com ácido ascórbico ou cloreto de amônio aumenta a excreção de anfetaminas, mas não deve ser realizada na presença de acidose ou rabdomiólise ou se o equilíbrio ácido-base não puder ser monitorado. O tratamento para acidose e rabdomiólise envolve diurese e alcalinização do fluido.

O suporte respiratório é por vezes necessário.

MACONHA

A maconha é o nome dado no Brasil à *Cannabis sativa*, uma planta herbácea nativa da Ásia Central e Meridional, amplamente cultivada em várias partes do mundo, sendo conhecida como *hashishi* ou *haxixe*, *bangh*, *ganja*, *diamba*, *marijuana*, *marihiana*.

Essa planta é conhecida a mais de 5.000 anos, sendo usada para fins recreativos, medicinais e também em rituais religiosos. A posse, o uso ou a venda da maconha começou a se tornar ilegal no início do século XX em diversos países ocidentais. Ultimamente, no início do século XXI, alguns países começaram a liberar o uso da maconha sob certas circunstâncias e pesquisas recentes têm reconhecido os efeitos benéficos da maconha ou dos princípios ativos extraídos dela como estimulante do apetite, para a redução ou abolição de náuseas e vômitos produzidos por antineoplásicos e efeito anticonvulsivante em alguns casos de epilepsia refratária.

Fontes de exposição

A maconha consiste nos caules, folhas e flores secos da *Cannabis sativa*, os quais são picados. Esse material é consumido pelo ser humano por inalação (cigarros artesanais, cachimbos etc.) ou por via oral (chás, biscoitos etc.). Em animais, a exposição geralmente é por ingestão do material fornecido ilicitamente pelo proprietário do animal e, menos frequentemente, pela exposição à fumaça do cigarro elaborado com a planta.

Deve ser salientado que, com a liberação do uso da maconha em certas circunstâncias em algumas localidades dos Estados Unidos, recentemente, relatou-se aumento concomitante no número de casos de intoxicação de cães por essa planta ou seus derivados, atendidos nas emergências de hospitais veterinários.

Toxicidade

O principal constituinte da maconha é o delta-9-tetraidrocanabinol (THC). Além do THC, a maconha possui mais de 60 canabinoides, como, por exemplo, o canabidiol e o canabinol. A quantidade de THC na planta pode variar, dependendo do solo, clima, estação do ano, época de colheita, tempo decorrido entre a colheita e o uso, dentre outros fatores. Em geral, a maconha possui cerca de 4,5% de THC; no México existe uma variação genética da maconha (*sinsemilla*, sem sementes) que pode ter entre 7,5 e 24% de THC.

A dose letal mínima oral de THC em cães foi descrita como sendo superior a 3 g/kg, que é cerca de 1.000 vezes superior à dose que produz alterações comportamentais no cão, indicando ampla margem de segurança.

Toxicocinética

A absorção por via oral do THC é variável tanto no ser humano como nos cães, sendo que alimentos gordurosos podem aumentar sua absorção; o início dos efeitos ocorre entre 30 e 60 minutos. Por via inalatória, os efeitos do THC iniciam-se entre 6 e 12 minutos.

Em seres humanos, a ligação às proteínas séricas do THC varia entre 97 e 99%, e o pico plasmático ocorre entre 2 e 3 horas.

O THC é bastante lipossolúvel, distribuindo-se no tecido adiposo, fígado, sistema nervoso central e rins. A biotransformação do THC é hepática e ocorre rapidamente; 10 a 15% do THC e seus metabólitos são eliminados pelo rim e o restante é eliminado pelas fezes por meio da bile. A meia-vida inicial do THC é curta, em razão de sua lipossolubilidade, porém, como pode se depositar no tecido adiposo, sua meia-vida biológica é de 2 h e de seus metabólitos é de 35 h.

Mecanismo de ação

O THC atua no sistema endocanabinoide, que foi descoberto no final do século XX. Esse sistema é constituído pelos receptores canabinoides (CB1 e CB2), pelos agonistas endógenos, pelas enzimas envolvidas no seu metabolismo e pelo transportador de membrana.

Os receptores CB1 e CB2 são receptores acoplados à proteína G. O receptor CB1 está presente no sistema nervoso central, localizado em terminais nervosos pré-sinápticos e é responsável pela maioria dos efeitos neurocomportamentais dos canabinoides. O receptor CB2 está presente em órgãos e tecidos periféricos.

Os principais agonistas endógenos de receptores CB1 e CB2 são os derivados do ácido araquidônico. A etanolamina araquidonoil foi o primeiro endocanabinoide descoberto e chamado de anandamida (em sânscrito *ananda* significa felicidade, prazer). Posteriormente, outros endocanabinoides foram identificados: glicerol 2-araquidonoil (2-AG), dopamina N-araquidonoil (NADA), éter glicerol 2-araquidonoil (noladina) e etanolamina O-araquidonoil (virodamina). Os endocanabinoides podem se acoplar a outros receptores além do CB1 e do CB2, como, por exemplo, ao receptor potencial transitório de vaniloide tipo-1 (TRPV1 – denominado anteriormente de receptor de capsaicina).

Os endocanabinoides são neurotransmissores atípicos, pois a transmissão das informações é feita dos terminais pós-sinápticos para os pré-sinápticos (forma retrógrada), além de serem sintetizados sob demanda e não serem armazenados em vesículas. A síntese ocorre nos neurônios pós-sinápticos após o influxo de cálcio e subsequente ativação das fosfolipases, que convertem os fosfolipídeos em endocanabinoides. Estes atingem a fenda sináptica e se acoplam aos receptores CB1 pré-sinápticos. Assim, por meio de uma rede complexa de processos de sinalização intracelular, a ativação dos receptores CB1 resulta na diminuição no influxo de cálcio nos terminais axônicos, promovendo a diminuição da liberação do neurotransmissor. A ativação do receptor CB2, que está presente principalmente em células do sistema imunitário, parece mediar efeitos imunossupressores.

Sinais clínicos

Os sinais clínicos da intoxicação por maconha no cão são semelhantes àqueles descritos no ser humano. Os sinais atribuídos à ação no sistema nervoso central são: depressão, ataxia, midríase, desorientação, distúrbios comportamentais, hiperestesia e recumbência; é menos frequente a ocorrência de estupor, tremor e convulsão. A exposição por via oral pode causar leve irritação do trato gastrointestinal e vômito. A hipotermia pode ser também observada em cães intoxicados por maconha e é menos comum a ocorrência de hipertermia, bradicardia, vocalização e o comer compulsivo.

Em bovinos, os sinais clínicos têm início 20 h após a ingestão da planta seca, sendo observados tremor muscular, sialorreia e midríase. Os animais apresentam relutância para mover-se e incoordenação motora. Foi relatado que de cinco bovinos intoxicados, quatro morreram em um período de 3 dias e um se recuperou sem tratamento; esses animais já estavam debilitados pela escassez de alimento.

Em equinos foi descrita intoxicação pela ingestão da planta fresca, sendo observados dispneia, tremores, hipotermia, sialorreia, sudorese, recumbência e morte dentro de 30 minutos.

Tratamento

O tratamento é principalmente sintomático e de manutenção. Considerando que é larga a margem de segurança dos canabinoides, raramente ocorre o óbito do animal. Se o animal ingeriu grande quantidade de maconha, a descontaminação do trato gastrointestinal se faz necessária para reduzir a absorção do agente tóxico. Se o animal mostrar sinais de depressão do sistema nervoso central, a indução da êmese é contraindicada, porém recomenda-se o uso de carvão ativado e de catárticos para impedir a absorção digestiva e o ciclo êntero-hepático do agente tóxico, o que reduz a duração dos sinais clínicos.

Geralmente, o prognóstico é muito bom, dependendo da dose e da via de exposição. A recuperação do animal ocorre entre 24 e 72 h, se a planta é ingerida, e de algumas poucas horas, se inalada a fumaça do cigarro soprada no animal.

COCAÍNA E CRACK

A cocaína é um alcaloide encontrado nas folhas de uma planta arbustiva chamada *Erytroxylon coca*, vulgarmente chamada de coca ou epadu; esse último nome é dado pelos índios brasileiros. Essa planta é nativa dos Andes, na América do Sul; as folhas são mascadas pelos povos andinos para ajudar a suportar as temperaturas baixas e respirar melhor nas grandes altitudes da cordilheira dos Andes. O consumo das folhas é feito também na forma de chá nos países em que a prática é permitida, como no Peru.

A maceração das folhas da coca, misturada a determinados produtos químicos, produz uma pasta de natureza alcalina denominada pasta de cocaína. O refino dessa pasta origina a cocaína em pó (cloridrato de cocaína), apresentação mais conhecida em nosso meio, sendo cheirada ou injetada, por ser hidrossolúvel. O *crack* e a merla (mela, mel ou melado) são a cocaína em sua forma de base livre, os quais são fumados. Ambas apareceram no Brasil a partir de meados dos anos de 1980 e permanecem até os dias de hoje.

Fonte de exposição

A cocaína é a segunda droga ilícita mais usada pelo ser humano no Brasil (a primeira é a maconha), por esse motivo não é surpresa que também seja responsável por intoxicação em animais. Os relatos de intoxicação pela cocaína são mais comuns em cães, inclusive em cães farejadores da polícia. Já foi citado caso de intoxicação por cocaína em gato, bem como em cavalos atletas, para melhorar o seu desempenho.

Toxicidade

As folhas secas de *Erytroxylon coca* possuem pequena quantidade de cocaína, cerca de 0,52%. A pasta de cocaína pode conter muitas impurezas, possuindo entre 20 e 85% de sulfato de cocaína. O refino da pasta origina a cocaína em pó, que está na forma de cloridrato de cocaína, cuja pureza varia entre 30 e 90%.

O *crack* pode ser obtido da pasta de coca ou do cloridrato de cocaína, enquanto a merla pode ser obtida a partir das folhas de coca ou da pasta de coca. Tanto o *crack* como a merla podem conter muitas impurezas.

A DL50 de cocaína para o cão, por via intravenosa, varia entre 3 e 13 mg/kg. Em gatos foi relatada a dose letal mínima de aproximadamente 7,5 mg/kg por via intravenosa e de 16 mg/kg por via subcutânea.

Toxocinética

A cocaína é bastante lipossolúvel, sendo rapidamente absorvida por todas as mucosas, como a nasal, da cavidade oral, do trato gastrointestinal e a alveolar. Cerca de 20% da dose ingerida é absorvida.

Dependendo da via de uso da cocaína, há diferenças na velocidade de absorção, intensidade e duração dos efeitos. Na espécie humana, o *crack* e a merla, como são fumados, são absorvidos por via pulmonar. Como o pulmão é um órgão intensamente vascularizado e com grande superfície, a absorção da cocaína é muito rápida, ganhando imediatamente a circulação cerebral. Em 10 a 15 segundos, os primeiros efeitos centrais já são observados, enquanto os efeitos decorrentes da aspiração do pó (absorção pela mucosa nasal) acontecem após 10 a 15 minutos e a administração por via intravenosa, cerca de 3 a 5 minutos.

A duração dos efeitos do *crack* inalado também é muito rápida; em média, duram em torno de 5 minutos, enquanto após injetar ou cheirar a cocaína, em torno de 20 a 45 minutos, respectivamente.

A cocaína é hidrolisada pelas esterases plasmáticas, formando metabólitos hidrossolúveis, como a benzoilecgonina e a ecgonina metil éster; enzimas hepáticas também participam da biotransformação da cocaína.

Até 20% da cocaína pode ser eliminada de forma inalterada pela urina. Os metabólitos da cocaína também são eliminados pela urina, quer na forma conjugada ou não conjugada.

Mecanismo de ação

A cocaína aumenta a liberação das catecolaminas (dopamina, norepinefrina e epinefrina) e bloqueia a receptação de dopamina, norepinefrina e serotonina, aumentando a concentração desses neurotransmissores na fenda sináptica.

A norepinefrina do tálamo está envolvida com o apetite, a temperatura corporal e o sono.

A cocaína tem efeito direto no miocárdio, no qual bloqueia os canais de sódio, causando distúrbios da condução cardíaca. A cocaína aumenta a concentração de cálcio dentro do miócito, pode promover despolarização durante o intervalo diastólico e fibrilação ventricular. A demanda de oxigênio pelo coração está aumentada e pode haver constrição dos vasos coronarianos, causando o infarto.

Sinais clínicos

A cocaína possui um potente efeito psicoestimulante. Em cães produz hiperexcitabilidade, tremores musculares, convulsões, midríase bilateral, sialorreia, ataxia, taquicardia, hipertermia, hipertensão e êmese.

Em cavalos, após a administração intravenosa de pequena dose de cocaína, foi descrito aumento do estado de alerta, irritabilidade, tremor muscular, vocalização e comportamento estereotipado.

Tratamento

A descontaminação do trato gastrintestinal pode ser feita em cães que ingeriram a cocaína, porém esse procedimento deve ser feito num curto espaço de tempo após a ingestão porque essa droga é rapidamente absorvida. A indução da êmese pode precipitar a ocorrência de convulsões. A lavagem gástrica pode ser útil se o animal ingeriu grande quantidade de cocaína.

Cães farejadores podem se intoxicar ao morder a cocaína embalada, aspirando o pó ou ingerindo a droga embalada. A remoção da cocaína embalada do trato gastrintestinal, por endoscopia ou cirurgicamente, deve ser feita com cuidado para não romper o envoltório ou causar obstrução.

O tratamento da intoxicação é sintomático e de suporte, os quais incluem manutenção da temperatura corporal (temperatura ambiente, banhos e fluidos frios), do equilíbrio acidobásico e eletrolítico, bem como monitoramento da função cardíaca e respiratória. O controle das convulsões pode ser feito com o uso de diazepam.

LSD

O LSD (dietilamida do ácido lisérgico) é uma droga alucinógena, semissintética, derivada do ácido lisérgico. Esse último é uma substância natural produzida pelo fungo *Claviceps purpúrea*, que parasita o centeio (esporão do centeio). O LSD foi sintetizado, em 1938, por Albert Hofmann, um químico de produtos naturais da Sandoz A.G. Pharmaceutical Company (Basileia, Suíça), que acidentalmente descobriu os efeitos da droga sobre si próprio, em 1943, ao entrar em contato direto com a droga. Durante a década de 1950, o LSD foi introduzido na comunidade médica como uma ferramenta experimental para induzir estados psicóticos temporários e, posteriormente, em tratamentos psicoterapêuticos. No final da década de 1960, as pessoas começaram a usar o LSD para fins recreativos e espirituais, levando à formação de um "movimento psicodélico" durante os protestos estudantis internacionais daquela época. Embora a partir de meados dos anos de 1960 o LSD tenha se tornado uma droga ilegal, o seu uso tem se mantido até os dias de hoje.

Fontes de exposição

Geralmente, a intoxicação por LSD é acidental, quando o animal (usualmente o cão) tem acesso à droga do seu proprietário, ingerindo os micropontos ou papéis impregnados com a droga.

Toxicidade

Em seres humanos não foi relatada morte por *overdose* de LSD, mesmo quando foi usada acidentalmente em dose muito alta (foi confundida com cocaína), tendo sido descrito estado comatoso, hipertermia, vômitos, sangramento gástrico leve e problemas respiratórios.

A DL50 em animais varia com a espécie, sendo o coelho a espécie mais sensível, com DL50 de 0,3 mg/kg por via intravenosa. A DL50 de ratos foi de 16,5 mg/kg, por via intravenosa, e de camundongos foi de 46 a 60 mg/kg, por via intravenosa. Esses animais apresentaram paralisia e insuficiência respiratória. Em macacos (*Macaca mulatta*) que receberam uma dose alta de LSD

(1 mg/kg, por via intravenosa) não foi observado nenhum efeito somático duradouro.

Toxocinética

Em seres humanos, o LSD é rapidamente absorvido após a ingestão. O pico de concentração plasmática ocorre em 6 h e aproximadamente 80% do LSD encontra-se ligado às proteínas. A biotransformação é hepática, formando um metabólito inativo. A via de eliminação principal é fecal (80%), com meia-vida de eliminação de 2 a 5 h. Os efeitos podem persistir por 12 h.

Mecanismo de ação

O LSD é estruturalmente similar ao neurotransmissor serotonina (5-hidroxitriptamina – 5-HT). Como os demais alucinógenos indólicos, acredita-se que o LSD atua principalmente como antagonista de receptores da serotonina. A atuação em receptores 5-HT_{2A} parece ser responsável pelos efeitos alucinógenos do LSD; esses receptores estão localizados em células piramidais do córtex pré-frontal, no núcleo reticular do tálamo e possivelmente no locus cerúleos, alterando o processamento sensorial.

O LSD atua também como agonista em autorreceptores serotoninérgicos 5-HT_{1A} no locus cerúleos, nos núcleos da rafe e no córtex, inibindo a liberação de serotonina das células. Atua ainda como agonista parcial em sítios 5-HT_{1A} pós-sinápticos. O LSD tem alta afinidade por outros subtipos de receptores 5-HT_1, como 5-HT_{1B}, 5-HT_{1D} e 5-HT_{1E}. Os efeitos do LSD sobre os receptores 5-HT_{2C}, 5-HT_{5A}, 5-HT_6 e 5-HT_7 foram descritos, porém suas funções ainda são desconhecidas.

Já foi relatado também que o LSD causa aumento da liberação de glutamato no córtex pré-frontal, tem alta afinidade por receptores dopaminérgicos D_1 e D_2 e também afinidade por receptores $alfa_1$ e $alfa_2$ adrenérgicos.

Sinais clínicos

Os sinais clínicos da intoxicação por LSD em seres humanos aparecem dentro de 1,5 h após a ingestão e geralmente duram poucas horas; caso a quantidade ingerida seja grande, a duração dos efeitos pode ser superior a 12 h. São descritos nos seres humanos euforia, alucinações, sinestesia, desorientação, incoordenação motora, midríase e ansiedade grave.

Os sinais clínicos da intoxicação descritos em animais são desorientação, midríase, depressão ou excitação e vocalização. Em um cão que havia ingerido LSD foram descritos agitação, andar compulsivo, incapacidade de reconhecer o proprietário e tentativa de saltar da mesa de atendimento da clínica sem demonstrar medo da altura; no exame físico constataram-se estado mental de alerta, taquicardia, taquipneia, midríase, andar compulsivo e ataxia.

Tratamento

Não há relato de morte causada pela intoxicação por LSD. O tratamento da intoxicação é sintomático e de suporte. Como a droga é rapidamente absorvida e os efeitos são autolimitantes, não se torna necessária a descontaminação do trato gastrointestinal. O animal deve ser mantido em ambiente tranquilo, escuro e com estimulação sensorial mínima. A administração de diazepam pode ser feita se houver agitação grave.

BIBLIOGRAFIA

1. BARFIELD, D.M.; PEGRUM, S.A.; SNOW, D.; et al. Pupillary dilation, tachycardia and abnormal behaviour in a young cat. Diagnosis: cocaine intoxication. *Journal of Feline Medical Surgery*, v. 9, n. 4, p. 265-70, 2007.
2. BISCHOFF, K. Toxicity of drugs of abuse. In: GUPTA, R.C. Veterinary toxicology. Basic and clinical principles. 3.ed. Nova York: Academic Press, 2018, p. 385-408.
3. CARDASSIS, J. Intoxication des équidés par Cannabis indica. *Recueil de Médecine Véterinaire*, v. 127, p. 971-3, 1951.
4. DONALDSON, C.W. Marijuana exposure in animals. *Toxicology Brief – Veterinary Medicine*, p. 436-9, 2002.
5. DEVANE, W.A.; DYSARZ, F.A.; JOHNSON, M.R.; et al. Determination and characterization of a cannabinoid receptor in rat brain. *Molecular Pharmacology*, v. 34, n. 5, p. 605-13, 1988.
6. DRIEMEIER, D. Marijuana (*Cannabis sativa*) toxicosis in cattle. *Veterinary and Human Toxicology*, v. 39, p. 351-2, 1997.
7. FONSECA, B.M.; COSTA, M.A.; ALMADA, M.; et al. O sistema endocanabioide – uma perspectiva terapêutica. *Acta Farmacêutica Portuguesa*, v. 2, n. 2, p. 97-104, 2013.
8. GIOVANELLI, D.F.; GIOVANELLI, O.B.; ALBERTON, L.R.; et al. Intoxicação por LSD em cão doméstico – relato de caso. *Mepvet – Revista Científica de Medicina Veterinária*, v. 8, n. 25, p. 351-3, 2010.
9. JANCZYK, P.; DONALDSON, C.W.; GWALTHEY, S. Two hundred and thirteen cases of marijuana in dogs. *Veterinary and Human Toxicology*, v. 46, n. 1, p. 19-21, 2004.
10. KLOCK, J.C.; BOERNER, U.; BECKER, C.E. Coma, hyperthermia and bleeding associated with massive LSD overdose. A report of eight cases. *Western Journal of Medicine*, v. 120, p. 183-8, 1974.
11. MARQUES, A.C.P.R.; RIBEIRO, M. (Orgs.). *Guia prático sobre uso, abuso e dependência de substâncias psicotrópicas para educadores e profissionais da saúde*. Prefeitura da Cidade de São Paulo.2006. Disponível em: <https://www.researchgate.net/profile/Marcelo_Ribeiro_De_Araujo/publication/283182585_Guia_pratico_sobre_uso_abuso_e_dependencia_de_substancias_psicotropicas_para_educadores_e_profissionais_da_saude/links/562da62808ae518e34824ee4/Guia-pratico-sobre-uso-abuso-e-dependencia-de-substancias-psicotropicas-para-educadores-e-profissionais-da-saude.pdf>. Acesso em: 11 ago. 2018.

12. MEOLA, S.D.; TEARNEY, C.C.; HAAS, S.A.; et al. Evaluation of trends in marijuana toxicosis in dogs living in a state with legalized medical marijuana: 125 dogs (2005-2010). *Journal of Veterinary Emergency and Critical Care*, v. 22, n. 6, p. 690-6, 2012.
13. NICHOLS, D.E. Hallucinogens. *Pharmacology & Therapeutics*, v. 101, p. 131-81, 2004.
14. PASSIE, T.; HALPERN, J.H.; STICHTENOTH, D.O.; et al. The pharmacology of lysergic acid diethylamide: a review. *CNS Neuroscience & Therapeutics*, v. 14, p. 295-314, 2008.
15. QUEIROZ-NETO, A.; ZAMUR, G.; LACERDA-NETO, J.C.; et al. Determination of the highest no-effect dose (HNED) and of the elimination pattern for cocaine in horses. *Journal of Applied Toxicology*, v. 22, p. 117-21, 2002.
16. SAITO, V.M.; WOTJAK, C.T.; MOREIRA, F.A. Exploração farmacológica do sistema endocanabinoide: novas perspectivas para o tratamento de transtornos de ansiedade e depressão? *Revista Brasileira de Psiquiatria*, v. 32, p. S7-S14, 2010.
17. THOMAS, E.K.; DROBATZ, K.J. Presumptive cocaine toxicosis in 19 dogs: 2004-2012. *Journal of Veterinary Emergency and Critical Care*, v. 24, n. 2, p. 201-7, 2014.
18. [UNODC] THE UNITED NATIONS OFFICE ON DRUGS AND CRIME. *World drug report 2018*. Disponível em: <http://www.unodc.org/wdr2018/index.html>. Acesso em: 9 ago. 2018.
19. VOLMER, P.A. Drugs of abuse. In: PETERSON, M.E.; TALCOTT, P.A. *Small animal toxicology*. Philadelphia: Saunders, 2001, p. 196-225.
20. WILLIAMS, K.; WELLS, R.J.; MCLEAN, M.K. Suspected synthetic cannabinoid toxicosis in a dog. *Journal of Veterinary Emergency and Critical Care*, v. 25, n. 6, p. 739-44, 2015.

Seção 3

Praguicidas

Capítulo 16

Considerações gerais sobre os praguicidas

Helenice de Souza Spinosa

INTRODUÇÃO

Nos capítulos 16 a 21 são abordados temas referentes à toxicologia dos praguicidas. Para padronizar os termos empregados nesses capítulos, alguns conceitos são apresentados a seguir.

Praga (do latim *plaga*) refere-se a tudo aquilo que ataca, lesa ou transmite enfermidade às plantas, aos animais e ao homem, como, por exemplo, ervas daninhas, fungos, insetos, carrapatos, aracnídeos, roedores ou qualquer outra forma de vida vegetal ou animal considerada danosa à saúde e ao bem-estar do homem, à lavoura, à pecuária e seus produtos e matérias-primas alimentares. Já o termo **praguicida** (a terminação latina *cida* significa matar) refere-se a uma substância química, natural ou sintética, empregada para matar, repelir ou mitigar as pragas.

O termo **pesticida** é usado inadequadamente (anglicismo) como sinônimo de praguicida em função do termo inglês *pesticide*, em que *pest* significa, em vernáculo, praga. No entanto, o termo em português peste (do latim *pestis*, meio de destruição, morte, flagelo) corresponde a *plague* em inglês.

O Codex Alimentarius – programa conjunto da Organização das Nações Unidas para Agricultura e Alimentação (FAO) e da Organização Mundial da Saúde (OMS) , criado em 1963 – conceitua praguicida (*pesticide*) como qualquer substância destinada a prevenir, destruir, atrair, repelir ou combater qualquer praga, incluindo as espécies indesejáveis de plantas ou de animais, durante a produção, armazenamento, transporte, distribuição e elaboração de alimentos, produtos agrícolas ou ração animal, ou que possa ser administrada aos animais para combater ectoparasitas. O termo inclui as substâncias destinadas à utilização como reguladores de crescimento para plantas, desfolhantes, dessecantes, agentes para reduzir a densidade de frutos ou inibidores de germinação, e substâncias aplicadas a culturas antes e depois da colheita para proteger o produto contra a deterioração durante a estocagem e o transporte. São excluídos desse conceito os fertilizantes, nutrientes de origem vegetal ou animais, aditivos alimentares e medicamentos de uso veterinário.

A legislação brasileira refere-se aos praguicidas como **agrotóxicos** (Lei Federal n. 7.802, de julho de 1989), conceituando-os como:

> os produtos e os agentes de processos físicos, químicos ou biológicos destinados ao uso nos setores de produção, no armazenamento e no beneficiamento de produtos agrícolas, nas pastagens, na proteção de florestas, nativas ou implantadas, cuja finalidade seja alterar a composição da flora ou da fauna, a fim de preservá-las da ação danosa de seres vivos considerados nocivos.

Atualmente, está sendo discutido no legislativo brasileiro um projeto de lei (PL do Senado n. 6.299/2002) que trata da revisão da legislação brasileira de agrotóxicos, visando modernizar os termos e procedimentos vigentes, com o objetivo de melhorar a eficiência do registro desses produtos; esse projeto propõe a substituição do termo agrotóxico por pesticida.

Vários outros termos são também usados como sinônimo de praguicida, como, por exemplo, defensivo agrícola, defensivo agropecuário, produto fitossanitário, agroquímico, biocida, dentre outros. O termo defensivo é mais empregado pela indústria produtora dessas substâncias químicas, enquanto os ambientalistas preferem o termo agrotóxico, ressaltando a polêmica que existe no uso desses termos.

Há, ainda, denominações com conotação mais restrita, referindo-se à atuação específica sobre determinada praga (Quadro 16.1). Entretanto, essa conotação não exclui a possibilidade de que determinado praguicida seja útil também para o controle de outro tipo de praga.

Entre os conceitos envolvendo os praguicidas e a ecotoxicologia (veja o Capítulo 39), encontram-se os termos **bioacumulação** e **biomagnificação**. A bioacumulação refere-se à transferência de determinada substância química (por exemplo, um praguicida) presente no meio ambiente (ar, água, solo) para um organismo vivo, no qual as concentrações observadas são muito superiores às do meio. A bioacumulação pode levar à biomagnificação, que é definida como o aumento da concentração de uma substância química (por exemplo, o praguicida) nos tecidos dos organismos à medida que se encontra em um nível trófico superior. A Figura 16.1 ilustra esses fenômenos.

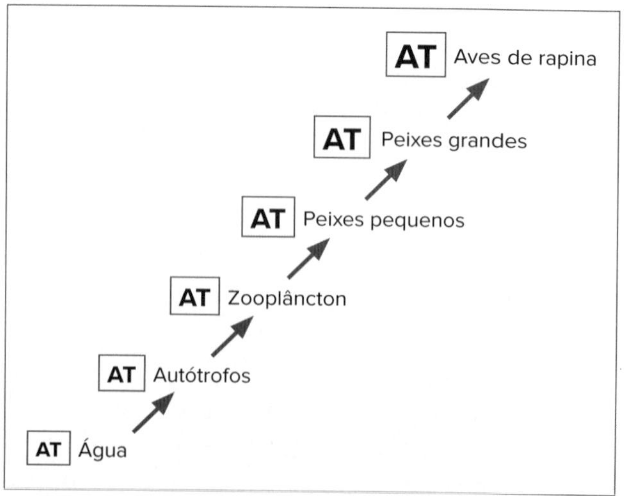

FIGURA 16.1. Esquema ilustrativo da bioacumulação do agente tóxico (AT) ao longo da cadeia alimentar, mostrando que a concentração do AT aumenta à medida que se eleva o nível trófico, evidenciando o fenômeno de biomagnificação.

Geralmente, o praguicida (ingrediente ativo) precisa ser acrescido de alguns elementos inertes (como óleo, água, solventes, aditivos ou adjuvantes) para que possa estar comercialmente disponível sob a forma de um produto eficiente e seguro. Essa mistura é conhecida como **formulação**, na qual o princípio ativo encontra-se na concentração ideal para a sua manipulação, aplicação e transporte. A escolha da melhor formulação depende da praga que se deseja combater e da sua suscetibilidade, da fase-alvo do ciclo de vida da praga, da forma de aplicação, dos equipamentos de aplicação envolvidos, da relação custo/benefício, da avaliação de risco para os seres humanos e para os animais e do impacto desse produto sobre o meio ambiente.

QUADRO 16.1. Denominação do praguicida em função do organismo-alvo

Organismos-alvo	Denominação do praguicida
Animais vertebrados	
▪ Aves, pombos	▪ Avicidas, columbicidas
▪ Morcegos	▪ Vampiricidas
▪ Peixes	▪ Piscicidas, ictiotóxicos
▪ Roedores, ratos e camundongos	▪ Rodenticidas, raticidas, muricidas
Animais invertebrados	
▪ Ácaros	▪ Acaricidas
▪ Carrapatos	▪ Carrapaticidas
▪ Cupins	▪ Cupinicidas
▪ Escorpiões	▪ Escorpionicidas
▪ Formigas, saúvas	▪ Formicidas
▪ Insetos (adultos, larvas, ovos)	▪ Inseticidas (adulticidas, larvicidas, ovicidas)
▪ Lesmas	▪ Lesmicidas
▪ Moluscos	▪ Moluscicidas
▪ Nematoides	▪ Nematicidas
▪ Piolhos	▪ Piolhicidas
▪ Pulgas	▪ Pulguicidas
Plantas	
▪ Ervas daninhas, plantas invasoras	▪ Herbicidas, desfolhantes, dessecantes
Outros seres vivos	
▪ Algas	▪ Algicidas
▪ Bactérias	▪ Bactericidas
▪ Fungos	▪ Fungicidas

O rótulo e a bula do produto devem obedecer à legislação vigente, que prevê a necessidade da indicação da concentração do ingrediente e do tipo de formulação. Assim, logo após o nome comercial do produto, deve ser indicada a proporção, em porcentagem, do ingrediente ativo, seguida das iniciais que indicam o tipo de formulação (por exemplo, CE para concentrado emulsionável, E para emulsão, OS para pó solúvel etc.). Exemplificando: Diazinon 600 CE, significa que esse produto comercial contém 600 g de princípio ativo por litro de concentrado emulsionável (600 g/L).

No Brasil, para a comercialização de um praguicida (quer para uso agrícola, domissanitário ou uso em saúde pública), há necessidade do registro, o qual é avaliado por três órgãos: o Ministério da Agricultura, Pecuária e Abastecimento (Mapa), a Agência Nacional de Vigilância Sanitária (Anvisa), vinculada ao Ministério da Saúde, e o Instituto Brasileiro do Meio Ambiente (Ibama), vinculado ao Ministério do Meio Ambiente. Cada órgão realiza a análise correspondente à sua área, como definido no Decreto n. 4074/2002, que regulamenta a Lei Federal n. 7.802/1989. Cabe ao Mapa avaliar a eficiência agronômica, à Anvisa, o impacto sobre a saúde humana e ao Ibama, o impacto ambiental. O registro final é concedido pelo Mapa somente se os demais órgãos derem parecer favorável.

A Anvisa faz a avaliação toxicológica do praguicida para o qual a empresa está pleiteando registro, com base nos diversos estudos apresentados no dossiê do produto, inclusive na formulação. Concluído esse processo, é emitido o informe de avaliação toxicológica com a classificação toxicológica do produto.

A classificação toxicológica dos praguicidas empregada pela Anvisa considera o *Globally Harmonized System of Classification and Labeling of Chemicals* (GHS – Sistema Globalmente Harmonizado de Classificação e Rotulagem de Produtos Químicos). Assim, os praguicidas são distribuídos nas classes I, II, III e IV, sendo considerados, respectivamente, extremamente tóxico, altamente tóxico, medianamente tóxico e pouco tóxico; esses, por sua vez, devem receber tarjas coloridas nos rótulos, de acordo com a toxicidade: vermelha, amarela, azul e verde, respectivamente. O projeto de lei (PL n. 6.299/2002) em discussão no legislativo brasileiro prevê a distribuição dos praguicidas em cinco categorias. O Quadro 16.2 mostra a classificação toxicológica para os praguicidas vigente atualmente e a proposta em discussão.

O Mapa possui um banco de informações on-line (Agrofit) sobre os produtos registrados no Brasil, permitindo a consulta por ingrediente ativo e produtos formulados, facilitando a pesquisa dos produtos para o controle de pragas na agricultura do país (http://agrofit.agricultura.gov.br/agrofit_cons/principal_agrofit_cons. Acesso em: 21 ago. 2019).

HISTÓRICO

Desde os tempos mais remotos, o homem tem se preocupado em controlar as pragas, particularmente quando adquiriu hábitos sedentários, cuidando da agricultura, da pecuária e de seu próprio domicílio. Há registros dessa prática desde a época da Antiguidade, como no Papiro de Ebers, manuscrito da antiga civilização egípcia escrito por volta de 1500 a.C., no qual foram documentadas informações sobre plantas tóxicas, metais e preparações indicadas para repelir do domicílio pulgas e outras pragas.

Nos documentos da antiga civilização grega, também há referências ao uso de substâncias para controlar as pragas. Na Odisseia, o poema épico de Homero, escrito por volta de 1000 a.C., menciona-se o uso do **enxofre** para o controle de pragas "da casa e da corte". Antes de 1000 a.C, o enxofre foi também usado como fumegante pelos chineses e, por volta de 900 a.C., o **arsênio** foi empregado para o controle de insetos da horta ou do pomar.

Na antiga civilização romana, há outros relatos do uso de praguicidas. Plínio, o Velho, que viveu entre 23 e 79 d.C. e autor da obra *História Natural*, composta por 37 livros, relaciona vários casos sobre o uso de praguicidas nos três a quatro séculos anteriores. Ainda nessa civilização, faz-se referência ao uso de algumas **plantas** como raticidas: *Veratrum album* e *Veratrum nigrum*. Essas espécies produzem efeitos semelhantes ao acônito, planta que promove estimulação seguida de depressão do miocárdio, dos músculos lisos, dos músculos esqueléticos, do sistema nervoso central e de nervos periféricos. Outro exemplo de planta utilizada como rodenticida, no século XVII, é a *Strychnos nux-vomica*, cujas sementes contêm estricnina.

Quando os espanhóis aportaram no Novo Mundo, ao redor do ano de 1500, observaram que o pó das sementes da "sabadilha" (gênero *Sabatina*) era usado pelos nativos como inseticida. Hoje, sabe-se que essa planta possui alcaloides veratrínicos semelhantes aos presentes nas plantas do gênero *Veratrum*.

A nicotina, obtida das espécies de *Nicotiana*, planta originária das Américas, foi empregada pela primeira vez como inseticida no fim do século XVII, na França, sob a forma de lavagem de fumo.

QUADRO 16.2. Classificação toxicológica dos praguicidas, considerando o *Globally Harmonized System of Classification and Labeling of Chemicals* (GHS – Sistema Globalmente Harmonizado de Classificação e Rotulagem de Produtos Químicos), segundo a legislação vigente e a proposta do Projeto de Lei n. 6.299/2002 em tramitação no legislativo

Classe atual	Classe proposta	Toxicidade	Cor da tarja
I	1	Extremamente tóxico	vermelha
	2	Altamente tóxico	vermelha
II	3	Moderadamente tóxico	amarela
III	4	Pouco tóxico	azul
	5	Improvável causar dano agudo	azul
IV	Não classificado	Não classificado	verde

Outros exemplos de plantas com atividade inseticida são a *Derris* spp, *Lonchocarpus* spp ("timbós"), *Tephrosia* spp e *Mundulea* spp; todas essas plantas possuem rotenona, usada pela primeira vez como inseticida em 1848, na Malásia. A *Chrysanthemum* spp, da qual foram obtidas as piretrinas, foi usada na região do Cáucaso e norte do Irã como inseticida, a partir do século XVII. Na Índia, a *Azadirachta indica* A. Juss., conhecida como "neem", possui o princípio ativo azadiractina, também com propriedades inseticidas.

Em 1669, no Mundo Ocidental, há o relato de iscas preparadas com a mistura de arsênio e mel com a finalidade de exterminar formigas.

Na França, preparados com **cobre** foram empregados no final do século XIX para combater fungos das videiras da região de Bordeaux (mistura de Bordeaux: cal hidratada e sulfeto de cobre). Entre o final do século XIX e início do século XX, em diversas localidades, vários outros compostos com enxofre, cobre e arsênio também foram empregados no controle de pragas da agricultura.

Até o início do século XX ainda predominavam os praguicidas de origem vegetal ou compostos inorgânicos (compostos à base de bário, boro, flúor, antimônio, tálio, chumbo, cádmio, mercúrio, arsênio, enxofre e os óleos minerais). A partir de então, a toxicologia desenvolveu-se rapidamente.

Na década de 1930, inicia-se a moderna era dos praguicidas orgânicos (aqueles que possuem o átomo de carbono em sua fórmula) sintetizados no laboratório. O primeiro praguicida orgânico sintético empregado foi o **inseticida organoclorado** DDT [2,2,bis(p-clorofenil) 1,1,1-tricloetano].

Embora o DDT tenha sido sintetizado em 1874 pelo alemão Othmar Zeidler, foi Paul Müller (entomologista suíço), em 1939, quem o redescobriu quando procurava um praguicida para o controle de traças. O DDT mostrou ser também efetivo contra outros insetos. Pela importância da sua descoberta e posterior aplicação no combate aos vetores e hospedeiros intermediários de diversas doenças que acometem o homem (inicialmente, a malária e, posteriormente, a dengue, a filariose, a febre amarela, a doença de Chagas, a leishmaniose, a esquistossomose etc.), Paul Müller ganhou o prêmio Nobel de Medicina em 1948. Esse praguicida foi tão amplamente utilizado que o vocábulo "dedetizar" foi criado e acabou se tornando um sinônimo do controle de pragas em determinadas situações.

Vale ressaltar que o DDT não foi o primeiro inseticida organoclorado a ser sintetizado, e, sim, o HCH (hexaclorocicloexano, antigamente conhecido como BHC), por Faraday, em 1825. O seu isômero gama (lindano) é responsável pelo seu poderoso efeito inseticida. Outros inseticidas organoclorados foram obtidos, em particular, entre 1939 e 1948, como aldrin, dieldrin, endrin, clordano, entre outros.

No entanto, a ascensão dos praguicidas organoclorados, promovida pela sua representativa importância no controle dos vetores transmissores de doenças ao homem, foi mantida até a década de 1950. Estima-se que a utilização desses compostos tenha salvado 50 milhões de pessoas e evitado cerca de um bilhão de novos casos de doenças.

Em 1959, Hayes publicou um extenso artigo sobre a "Farmacologia e Toxicologia do DDT", com 685 referências. Logo após, em 1962, Rachel Carson publicou o livro *Primavera Silenciosa*, no qual denunciou as consequências da contaminação ambiental, dando ênfase à bioacumulação do DDT (por ela considerado como o "elixir da morte") e seus efeitos na reprodução de aves. Evidências apontavam para o acúmulo dos organoclorados na cadeia alimentar de todo o ecossistema (em decorrência de sua grande persistência ambiental e alta lipossolubilidade), além dos seus possíveis efeitos oncogênicos, mutagênicos e teratogênicos.

O DDT, que até 1970 era considerado o agente padrão para o controle de insetos, por sua persistência ambiental, bioacumulação, biomagnificação e aumento da resistência dos insetos, foi banido da Suíça nesse mesmo ano e dos Estados Unidos em 1973. No Brasil, em 2 de setembro de 1985, o Ministério da Agricultura baixou a Portaria n. 329 proibindo em todo o território nacional a comercialização, o uso e a distribuição de alguns praguicidas à base de organoclorados. O uso destes ficou limitado ao governo federal, em campanhas de saúde pública de combate a vetores de agentes etiológicos de moléstias e em situações emergenciais ligadas ao aparecimento de pragas, a critério da Secretaria Nacional de Defesa Agropecuária, do Ministério da Agricultura. Essa portaria faz, porém, duas ressalvas: admite o uso de iscas formicidas à base de aldrin e dodecacloro e o uso de cupinicidas à base de aldrin para o emprego em florestamento e reflorestamento. Atualmente, o único organoclorado registrado no Mapa é o endosulfam, classificado como acaricida/formicida/inseticida para culturas de algodão, café e soja.

Paralelamente ao emprego dos organoclorados, os **organofosforados** foram usados também como inseticidas. Foi Clermont, em 1854, quem primeiro relatou a obtenção de um agente desse grupo, o TEPP (tetraetil pirofosfato), embora não tivesse atividade inseticida. Pouco antes do início da Segunda Guerra Mundial, quando a nicotina se tornou escassa na Alemanha, ampliou-se o interesse na obtenção de agentes que a pudessem substituir como praguicida na agricultura. Foi então que Willy Lande, da Universidade de Berlim, em 1932, sintetizou alguns compostos com ligação P-F e observou que apresentavam toxicidade. Entretanto, com a eminência do início da guerra, Lande partiu da Alemanha, abandonando seus estudos. Em seguida, Gerhard Schrader, químico da I.G. Farbenindustrie (atual Bayer), retomou o estudo dos organofosforados e sintetizou cerca de 7.000 deles até o final da guerra. Em 1944, obteve o paration, um organofosforado ainda muito utilizado na agricultura como inseticida/acaricida até os dias de hoje. Ao mesmo tempo, nos Estados Unidos e Inglaterra, McCombie e Saunders também estavam estudando esses praguicidas e, em 1946, anunciaram a obtenção do DFP (diisopropil-fluorofosfato).

Sabe-se também que, durante a Segunda Grande Guerra, alguns organofosforados, como o sarin, soman e tabun, foram estudados visando à potencial aplicação como armas químicas, ao mesmo tempo que diversos outros compostos foram pesquisados e mantidos em segredo, como o MCPA (ácido 4-cloro-2-metilfenoxiacético) e o 2,4-D (ácido 2,4-diclorofenoxiacético).

Os **carbamatos** compõem outro grupo de praguicidas introduzido no comércio no final da década de 1940 e início de 1950. O primeiro a ser amplamente utilizado foi o carbaril, em 1953, nos Estados Unidos.

Atualmente, os praguicidas **piretroides**, desenvolvidos nos anos de 1970, são muito utilizados como inseticidas. Eles são derivados sintéticos das moléculas originalmente isoladas das flores de *Chrysanthemum cinerariaefolium*, cujas estruturas foram elucidas entre 1910 e 1924.

As **formamidinas** como praguicidas aparecem na década de 1960, com destaque para o amitraz, que é registrado no Mapa como acaricida/inseticida para culturas de citros e maçãs e também como produto de uso veterinário para o controle de ectoparasitos (ácaros, pulgas).

Na década de 1980, como praguicidas, surgem as **lactonas macrocíclicas**, com as avermectinas, as milbemicinas e as espinosinas, empregadas tanto para o controle de pragas agrícolas, como endectocidas de uso veterinário.

No final da década de 1980 surgem os inseticidas da família dos **fenilpirazóis**, como o fipronil, que foi introduzido no comércio em 1993 usado para o controle de pragas de solo e de folhas em uma variedade de cultura, bem como em formulações contra pulgas e carrapatos para animais domésticos.

A busca de praguicidas de amplo espectro de ação, seletivos e de baixa toxicidade para organismos não alvo é grande, mas poucas novas moléculas têm sido lançadas no comércio.

Ao longo de todos esses anos, vêm aumentando os embates entre as indústrias químicas produtoras dos praguicidas, os ativistas do meio ambiente e os consumidores. De fato, é reconhecida a necessidade do emprego desses compostos, sempre com a preocupação de se utilizar os recursos naturais necessários com o mínimo de impacto possível. Assim, de maneira sempre ponderada, os benefícios fornecidos pelo controle eficiente das pragas podem ser aproveitados, lembrando-se sempre que o uso indiscriminado e inadequado dos praguicidas nunca se tornará uma prática justificável.

O USO DE PRAGUICIDAS

Como comentado anteriormente, o emprego dos praguicidas trouxe grandes benefícios para a produção de alimentos e para a saúde humana e animal, desde o início de sua utilização pela humanidade. Tanto que, ainda hoje, não é possível proibir a utilização desses agentes sem comprometer a produção de alimentos de origem animal e vegetal e o controle de vetores responsáveis por doenças em seres humanos e em animais. O uso de praguicidas envolve o conceito de "Saúde Única" (*One Health*), que traduz a união indissociável entre saúde humana, animal e ambiental.

O uso frequente de praguicidas pode acarretar a ocorrência de **resistência**, que é um fenômeno biológico responsável pela ineficiência de um praguicida, mesmo quando este é utilizado em níveis adequados. Quando uma praga se torna resistente, ela sobrevive à ação do princípio ativo e é capaz de se multiplicar e persistir no ambiente. O aparecimento desse fenômeno pode ser decorrente da utilização inadequada das formulações e, por isso, é fundamental a leitura criteriosa das informações do fabricante e também o respeito às normas de segurança, utilização e comercialização desses produtos.

O amplo uso dos praguicidas, além da possibilidade de acarretar a bioacumulação e a biomagnificação ocasionando danos à saúde do meio ambiente, pode também deixar resíduos em produtos de origem vegetal e animal, os quais quando consumidos pelo ser humano podem prejudicar sua saúde. Para evitar que isso ocorra, o Mapa e a Anvisa fazem o monitoramento desses resíduos, o estabelecimento dos limites máximos de resíduos (LMR) de praguicidas e a avaliação de risco (para detalhes, veja o Capítulo 40).

Os praguicidas têm sido associados também à ocorrência de intoxicações, as quais podem ser acidentais e intencionais. Conhecer como os praguicidas podem ser classificados por diferentes critérios pode auxiliar no entendimento do quadro de intoxicação.

Classificação

Os praguicidas podem ser classificados segundo vários critérios, tais como:

- Modo de ação: contato (absorção pelo tegumento do organismo-alvo em borrifações residuais ou espaciais), ingestão (ingerido pelo organismo-alvo) e fumigante (lançado na forma de vapor, atinge o organismo-alvo pela via respiratória).
- Persistência: considerando a meia-vida (tempo necessário, após aplicado, para que tenha sua eficácia reduzida à metade) tem-se: curta (90 dias), média (91 a 180 dias) e longa (superior a 180 dias).
- Deslocamento no meio ambiente durante a meia-vida: pequeno (até 20 cm), médio (21 a 60 cm) e grande (superior a 60 cm).
- Duração do efeito do tratamento: efeito residual (permanece no local de aplicação, em dose letal para um organismo-alvo por um tempo prolongado, isto é, algumas semanas ou meses) e efeito instantâneo (*knockdown* – logo que aplicado, o efeito é imediato sobre o organismo-alvo).
- Finalidade de uso: considera o organismo-alvo, como mostra o Quadro 16.1.
- Toxicidade: é baseada no ingrediente ativo da formulação, considerando a dose letal 50% (DL50) oral e dérmica, bem como a concentração inalatória letal 50% (CL50) para ratos. A partir desses dados, os praguicidas são classificados conforme mostrado no Quadro 16.2.

Sob o ponto de vista da toxicologia veterinária, tem maior importância a classificação que considera a finalidade de utilização associada à estrutura química do praguicida. Esse é o critério usado nos capítulos subsequentes. Assim, tem-se:

- Inseticidas: organoclorados, piretrinas e piretróides, organofosforados e carbamatos.
- Herbicidas: bipiridílos (paraquat), derivados do ácido fenoxiacético (2,4-D) etc.
- Fungicidas: ditiocarbamatos (maneb), ftalimídicos (captan) etc.
- Acaricidas: clordimeform.
- Raticidas: anticoagulantes e outros.

Intoxicação por praguicidas

Seria desejável que o praguicida exercesse seu efeito tóxico exclusivamente sobre o organismo-alvo (praga), porém isso não ocorre, podendo atingir a microbiota do solo e a vida selvagem (aquática e terrestre; vegetal e animal), além de animais domésticos e os próprios seres humanos.

Por isso, os praguicidas despertam grande interesse dentro da toxicologia. A ampla utilização desses compostos na agricultura, na indústria e em ambiente doméstico tem resultado na ocorrência de intoxicações em humanos e animais, principalmente em países em desenvolvimento.

No Brasil, os casos de intoxicação por diferentes agentes tóxicos, entre eles os praguicidas, são registrados numa base de dados que foi criada por uma parceria entre o Ministério da Saúde e a Fundação Oswaldo Cruz (Fiocruz). Essa base de dados é o Sistema Nacional de Informações Tóxico-Farmacológicas (Sinitox), que tem como principal atribuição coordenar a coleta, a compilação, a análise e a divulgação dos casos de intoxicação e envenenamento notificados no país. Os registros são realizados pelos centros de informação e assistência toxicológica, localizados em vários estados brasileiros. A partir de 1985, esse sistema passou a divulgar anualmente os casos de intoxicação humana, de intoxicação animal e de solicitação de informação.

A última informação divulgada pelo Sinitox mostra que, no ano 2016, foram computados 59.143 registros, sendo 56.937 (96,3%) casos de intoxicação humana e 924 (1,6%) em animais. Esses dados refletem que há uma subestimação do número real de casos de intoxicação animal, de modo semelhante ao que ocorre em outros países.

Baseado nesses dados do Sinitox, os medicamentos são os principais responsáveis por intoxicação humana (36,1%), enquanto os praguicidas de uso agrícola ocupam a 7ª posição (3,9%) e os de uso doméstico a 11ª posição (2%). Nos casos registrados de intoxicação animal, a principal causa de intoxicação também são os medicamentos (31,7%), enquanto os praguicidas de uso agrícola ocupam a 8ª posição (3,8%) e os de uso doméstico ocupam a 2ª posição (15,7%). Quando se considera os óbitos humanos, a 1ª posição é ocupada pelos praguicidas de uso agrícola (4,1% de letalidade) e os medicamentos estão na 2ª posição (0,2% de letalidade).

Assim, fica evidente que tanto os praguicidas como os medicamentos são importantes causas de intoxicação em seres humanos e em animais. Portanto, com relação particularmente aos praguicidas, deve-se atentar para as formas de uso, prevenção e proteção.

BIBLIOGRAFIA

1. ALONZO, H.G.A.; CORRÊA, C.L. Praguicidas. In: OGA, S.; CAMARGO, M.M.A.; BATISTUZZO, J.A.O. *Fundamentos de toxicologia*. 3.ed. São Paulo: Atheneu, 2008, p. 620-42.
2. ANDRADE FILHO, A.; ROMANO, C. Anticolinesterásicos. In: ANDRADE FILHO, A.; CAMPOLINA, D.; DIAS, M. B. *Toxicologia na prática clínica*. Belo Horizonte: Folium, 2001, p. 53-60.
3. BERNEY, P.; CALONI, F; SACHANA, M.; et al. Animal poisoning in Europe. Part 2: companion animals. *The Veterinary Journal*, v. 183, p. 255-9, 2010.
4. BRASIL. Lei n. 7.802/1989, de 11 de julho de 1989, que dispõe sobre a pesquisa, a experimentação, a produção, a embalagem e rotulagem, o transporte, o armazenamento, a comercialização, a propaganda comercial, a utilização, a importação, a exportação, o destino final dos resíduos e embalagens, o registro, a classificação, o controle, a inspeção e a fiscalização, de agrotóxicos, seus componentes, e afins, e dá outras providências. Disponível em: http://www.planalto.gov.br/ccivil_03/LEIS/L7802.htm. Acesso em: 22 out. 2019.
5. ______. Decreto n. 4.074, de 4 de janeiro de 2002, que regulamenta a Lei n. 7.802, de 11 de julho de 1989. Disponível em: http://www.planalto.gov.br/ccivil_03/decreto/2002/d4074.htm. Acesso em: 25 jul. 2018.
6. ______. Projeto de Lei do Senado n. 6.299/2002, que dispõe sobre a pesquisa, a experimentação, a produção, a embalagem e rotulagem, o transporte, o armazenamento, a comercialização, a utilização, a importação, a exportação, o destino final dos resíduos e embalagens, o registro, a classificação, o controle, a inspeção e a fiscalização de pesticidas e de produtos de controle ambiental e afins, e dá outras providências. Disponível em: http://www2.camara.leg.br/atividade-legislativa/comissoes/comissoes-temporarias/especiais/55a-legislatura/pl-3200-15-regula-defensivos-fitossanitarios-1/documentos/outros-documentos/Substitutivoadotado.pdf. Acesso em: 24 jul. 2018.
7. ______. Ministério da Agricultura, Pecuária e Abastecimento. Agrofit. Disponível em: http://agrofit.agricultura.gov.br/agrofit_cons/principal_agrofit_cons. Acesso em: 27 jul. 2018.
8. ______. Ministério da Agricultura, Pecuária e Abastecimento. Manual de procedimentos para registro de agrotóxico, 2012. Disponível em: http://www.agricultura.gov.br/assuntos/insumos-agropecuarios/insumos-agricolas/agrotoxicos/arquivos/manual-de-procedimentos-para-registro-de-agrotoxicos.pdf. Acesso em: 26 jul. 2018.
9. CARDOSO, M.F.E.C.; CAMPOLINA, D.; ANDRADE FILHO, A. História, conceitos e epidemiologia. In: ANDRADE FILHO, A.; CAMPOLINA, D.; DIAS, M.B. *Toxicologia na prática clínica*. Belo Horizonte: Folium, 2001, p. 23-32.
10. CODEX ALIMENTARIUS. Food and Agriculture Organization of the United Nations, World Health Organization. Pesticide. Disponível em: http://www.fao.org/fao-who-codexalimentarius/codex-texts/dbs/pestres/glossary/en/. Acesso em: 27 jul. 2018.
11. COSTA, L.G. Toxicology of pesticides: a brief history. In: COSTA, L.C.; GALLI, C.L.; MURPHY, S.D. *Toxicology of pesticides: experimental, clinical and regulatory perspectives*. Spring-Verlag, Berlin, v. 131, p. 1-10, 1987.
12. DECKER, W.J. Introduction and history. In: HALEY, J.J.; BERNDT, W.O. *Handbook of toxicology*. Nova York: Hemisphere Publishing Corporation, 1987, p. 1-19.
13. Ecobichon, D.J. Toxic effects of pesticides. In: KLAASSEN, C.D. (Ed.) *Casarett & Doull's Toxicology: the basic science of poisons*. 5.ed. New York: McGraw-Hill, 1996, p. 643-689.
14. FERNICOLA, N.A.G.G.; BOHRER, B.C.; BAINY, A.C.C. Ecotoxicologia. In: AZEVEDO, F.A.; CHASIN, A.M. *As bases toxicológicas da ecotoxicologia*. São Carlo: RiMa, 2003, p. 221-43.
15. GARCIA-REPETTO, R.; SORIA, M.L.; GIMENEZ, M.P.; et al. Deaths from pesticide poisoning in Spain from 1991 to 1996. *Veterinary and Human Toxicology*, v. 40, n. 3, p. 166-8, 1998.
16. GRAVE, T.; BOAG, A. Feline toxicological emergencies. When to suspect and what to do. *Journal of Feline Medicine and Surgery*, v. 12, p. 849-60, 2010.
17. GUITART, R.; CROUBELS, S.; CALONI, F.; et al. Animal poisoning in Europe. Part 1: Farm livestock and poultry. *The Veterinary Journal*, v. 183, p. 249-54, 2010.
18. HAYES JR, W.J. The pharmacology and toxicology of DDT. In: MULLER, P. *The insecticide DDT and its importance*. Birkhause Verlag, Basel, v. 2, p. 9 -247, 1959.
19. KALKAN, S.; ERDOGAN, A.; AYGOREN, O.; et al. Pesticide poisonings reported to the Drug and Poison Information Center in Izmir, Turkey. *Veterinary and Human Toxicology*, v. 45, n. 1, p. 50-2, 2003.
20. MARRS, T.C.; DEWHURST, I. Toxicology of pesticides. In: BALLANTYNE, B.; MARRS, T.; SYVERSEN, T. *General and applied toxicology*. 2.ed. London: Macmillan, 1999, v. 3, p. 1993-2012.
21. [SINITOX] SISTEMA NACIONAL DE INFORMAÇÕES TÓXICO-FARMACOLÓGICAS. Disponível em: https://sinitox.icict.fiocruz.br/. Acesso em: 29 jul. 2018.
22. TALCOTT, P.A.; DORMAN, D.C. Pesticide exposure in companion animals. *Veterinary Medicine*, v. 92, n. 2, p. 167-81, 1997.
23. VIEIRA, P.C.; FERNANDES, J.B.; ANDREI, C.C. Plantas inseticidas. In: SIMÕES, C.M.O.; SCHENKEL, E.P.; GOSMANN, G.; et al. *Farmacognosia*. 2.ed. Porto Alegre: Ed. da Universidade, 2000, p. 736-54.
24. ZACCARELLI-MAGALHÃES, J.; SANDINI, T.M.; UDO, M.S.B.; et al. Fipronil: uses, pharmacological and toxicological features. *Revinter*, v. 11, n. 1, p. 67-83, 2018.
25. XAVIER, F.G.; KOGIKA, M.M.; SPINOSA, H.S. Common causes of poisoning in dogs and cats in a Brazilian veterinary teaching hospital from 1998 to 2000. *Veterinary and Human Toxicology*, v. 44, n. 1, p. 115-6, 2002.

Capítulo 17

Toxicologia dos praguicidas organoclorados e piretroides

Dario Abbud Righi
Maria Martha Bernardi
João Palermo-Neto

INTRODUÇAO

Historicamente, os primeiros praguicidas a surgir foram os **organoclorados**. Descobertos no final do século XIX, foram utilizados como praguicidas somente após a descoberta de sua ação sobre insetos e pragas, por Paul Muller, em 1939. Após a Segunda Guerra Mundial o uso desses compostos difundiu-se pelo mundo. Entretanto, em decorrência da baixíssima degradabilidade no meio ambiente e da alta lipossolubilidade que apresentam, os praguicidas organoclorados adentram facilmente nas membranas lipoproteicas dos organismos vivos e produzem, consequentemente, efeitos tóxicos e ambientais extremamente preocupantes. Esses efeitos resultaram na atual proibição de seu uso em praticamente todo o mundo.

As **piretrinas** vieram, então, como alternativa aos problemas toxicológicos desencadeados pelos praguicidas disponíveis. Na verdade, esses praguicidas têm baixa estabilidade no meio ambiente, sendo facilmente degradados em presença de luz e calor.

As piretrinas são compostos naturais derivados de inflorescências secas do *Chrysanthemum* (mais comumente do *C. cinerariefolium*). Os **piretroides** foram sinteticamente desenvolvidos a partir das piretrinas, com a principal finalidade de se obter moléculas com os mesmos efeitos contra pragas, porém com maior estabilidade e com idêntica ausência de efeitos indesejáveis para o meio ambiente e para os organismos eventualmente expostos a eles.

Os praguicidas organoclorados têm mecanismos de ação muito semelhantes aos dos piretroides. Por causa dessas semelhanças e, com finalidade didática, esses dois grupos de praguicidas são abordados conjuntamente neste capítulo.

ORGANOCLORADOS

Histórico

Em 1874, Othmar Zeidler sintetizou um composto orgânico, o diclorodieniltricloroetano ou DDT, cujas propriedades inseticidas foram descobertas apenas em 1939 por Paul Müller. Em 1948, em função da importância dessa descoberta e da sua posterior aplicação no combate a mosquitos transmissores de doenças, Müller recebeu o Prêmio Nobel de Fisiologia/Medicina. Antes do final da Segunda Guerra Mundial, o DDT foi utilizado pela primeira vez, com finalidade médica em uma epidemia de tifo na Itália, quando foi aplicado diretamente nos soldados para o controle de piolhos. Relata-se que por ocasião da II Guerra morriam mais soldados em função de doenças transmitidas por insetos do que em decorrência dos combates propriamente ditos. Após o sucesso desse uso clínico, intensificou-se a produção e o uso de novos compostos organoclorados com atividade inseticida, fato que representou um impacto positivo quer na produção mundial de alimentos quer na solução de problemas de saúde pública. O DDT foi tido durante muito tempo como sendo um praguicida ideal, visto que tinha baixo custo, alta eficiência e, aparentemente, baixa toxicidade para o ser humano.

Embora os organoclorados sejam praguicidas efetivos que apresentem baixa volatilidade, alta estabilidade química, alta solubilidade lipídica, baixa taxa de biotransformação e de degradação, seu uso foi proibido na década de 1970 nos Estados Unidos, Canadá, Austrália e na Comunidade Europeia. Na verdade, sua alta persistência no meio ambiente e sua capacidade de bioacumulação e biomagnificação em diversos elos de cadeias alimentares demandaram por essa medida.

No Brasil, os organoclorados foram proibidos por meio da Lei n. 7.802, de julho de 1989. Mesmo assim, alguns organoclorados, como, por exemplo, o DDT, ainda são fabricados em alguns países, mantendo-se o ciclo de contaminação dos recursos naturais nos locais em que são usados. Portanto, o estudo dos organoclorados principalmente no que diz respeito à contaminação ambiental e efeitos tóxicos que produzem em longo prazo continuam sendo objeto de grande relevância.

Estrutura química

Tomando-se como base sua estrutura química, os organoclorados podem ser classificados em (Figura 17.1):

- Derivados clorados do etano ou compostos difenil alifáticos: DDT (diclorodifeniltricloroetano), metoxicloro, pertano, clorobenzilato e dicofol.
- Ciclodienos: clordano (toxicloro, octacloro), aldrin (octaleno), dieldrin, heptacloro, endosulfano (tiodan) e endrin.
- Cicloexanos: hexaclorocicloexano (HCH antigamente denominado BHC), lindano (gama-HCH), mirex (dodecacloro) e toxafeno (canfeno clorado, canfecloro).

Características

Os praguicidas organoclorados têm alta estabilidade, baixa hidrosolubilidade e alta lipossolubilidade, sendo relativamente inertes perante ácidos e bases. Sob a ação da luz solar, formam compostos com estabilidade similar ou maior que o composto original. Todas essas características, aliadas ao fato de serem pouco biodegradáveis, tornam esse grupo de praguicidas importantes contaminantes ambientais, sendo, dessa forma, encontrados durante muitos anos, em ambientes aquáticos e terrestres. Além disso, por serem altamente lipossolúveis, os organoclorados acumulam-se no tecido adiposo de animais, em proporção crescente à medida que se avança para o topo da cadeia alimentar, o que recebe o nome de biomagnificação biológica, fenômeno conhecido pelo papel deletério que tem sobre aves, peixes e mamíferos (veja adiante).

Fontes de exposição

A exposição aos praguicidas organoclorados ocorre principalmente de maneira indireta, por meio da contaminação ambiental e/ou de alimentos, pelo uso indevido de formulações de fabricação clandestina. A exposição direta é muito rara tendo em vista sua proibição

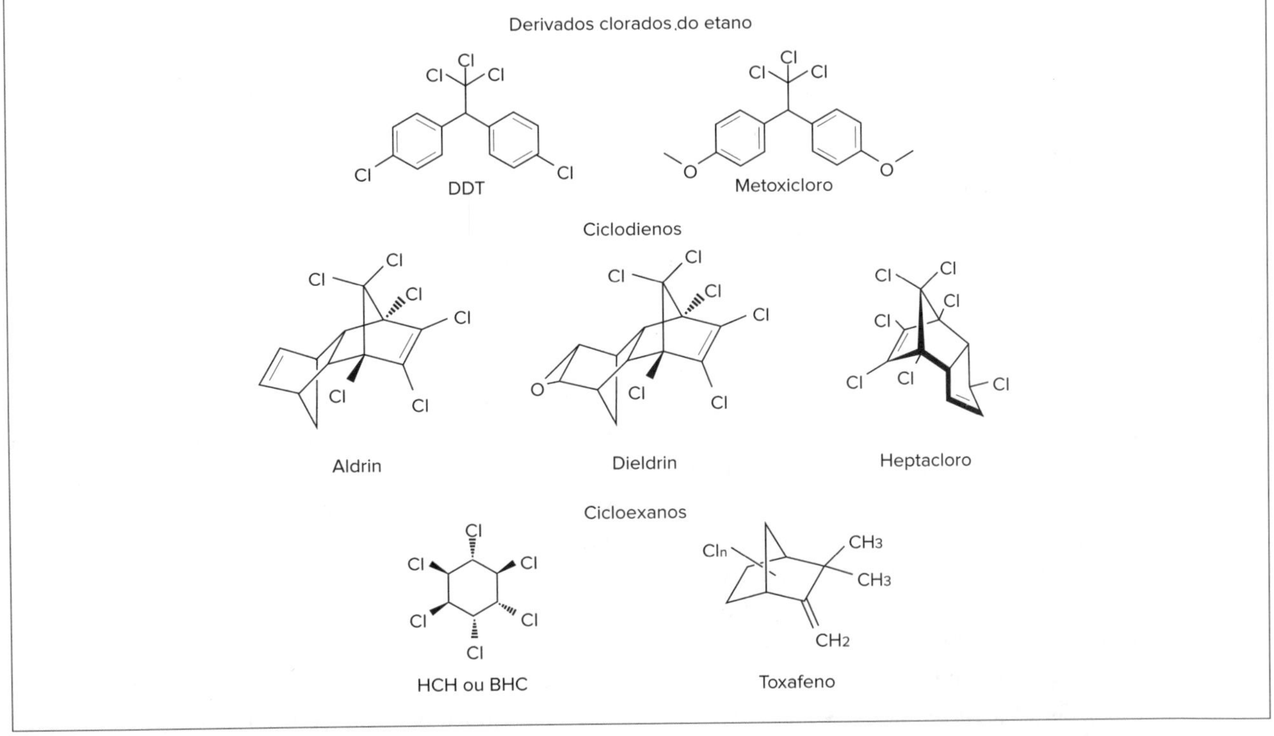

FIGURA 17.1. Estrutura química de alguns organoclorados. Derivados clorados do etano (DDT e metoxicloro), ciclodienos (aldrin, dieldrin e heptacloro) e cicloexanos (HCH – hexaclorocicloexano, anteriormente denominado BHC, e toxafeno).

na maioria dos países, mas, quando acontece, é decorrência de manipulação inapropriada em atividades ocupacionais, ingestão acidental, utilização incorreta ou, até mesmo, quando usado com finalidade autodestrutiva ou criminosa.

Absorção, biotransformação, distribuição e armazenamento

Os organoclorados são absorvidos por via oral, respiratória e dérmica, distribuindo-se por todo o organismo e depositando-se no tecido adiposo. Aplicados na forma de solução oleosa ou emulsão, os organoclorados podem ser absorvidos pelas mucosas e pele íntegra. Uma vez absorvidos, a biotransformação ocorre lentamente, em parte, pela complexidade de sua estrutura química e, em parte, por sua lipossolubilidade e capacidade de armazenamento.

A biotransformação do DDT em mamíferos é lenta e extensa, sendo seus metabólitos o DDE (1,1-dicloro-2,2-bis(*p*-clorofenil) etileno), o DDD (1,1-dicloro-2,2-bis(*p*-clorofenil) etano) e o DDA (2,2 di-(4-clorofenil) acético).

Os ciclodienos são biotransformados por enzimas microssomais em correspondentes epóxidos, os quais são igualmente ou mais tóxicos que os produtos originais. Os epóxidos, por sua vez, passam por biotransformação hepática transformando-se em substâncias mais hidrofílicas, que são excretadas pela urina e pelas fezes.

Os praguicidas do grupo do cicloexano também são biotransformados por enzimas hepáticas, formando uma variedade de produtos fenólicos excretáveis.

Conforme mencionado anteriormente, os organoclorados apresentam natureza lipossolúvel e, por isso, permanecem armazenados por longo tempo no tecido adiposo e/ou em órgãos que contenham alto teor lipídico, como fígado, rins e tecido nervoso.

A maior parte desses compostos e/ou metabólitos é excretada pela via biliar para o intestino. Pode haver recaptação de parte deles da luz intestinal para a circulação sistêmica, sendo novamente excretado pela bile e fazendo, assim, o ciclo êntero-hepático. Em função desse fato e do armazenamento, a taxa de eliminação dos organoclorados pelos animais a ele expostos é extremamente baixa – em bovinos, por exemplo, a meia-vida do DDT foi estimada como sendo de até 335 dias. Nesse sentido, o leite animal e o humano podem ser uma via importante de excreção para o DDT, HCH e eldrin e, em pequenas proporções, para o toxafeno e o metoxicloro.

Mecanismo de ação tóxica

Os organoclorados atuam sobre os insetos do mesmo modo como atuam sobre os animais superiores, isto é, são considerados estimulantes gerais e difusos do sistema nervoso central (SNC) e periférico.

Têm sido descritos pelo menos quatro possíveis mecanismos por meio dos quais o DDT e outros organoclorados desse grupo produzem este efeito: 1) afetando a permeabilidade das membranas aos íons potássio (K^+); 2) dificultando o fechamento dos canais de sódio (Na^+); 3) inibindo as enzimas sódio-potássio (Na^+/K^+) e cálcio-magnésio (Ca^{2+}/Mg^{2+}) ATPase dependentes; e 4) inibindo as ações da calmodulina no transporte de íons cálcio, o que é essencial para a liberação dos neurotransmissores. Em conjunto, esses mecanismos reduzem a taxa de repolarização da membrana neuronal e, dessa forma, aumentam a sensibilidade do neurônio a pequenos estímulos, uma vez que facilitam a despolarização neuronal.

Os organoclorados do grupo dos ciclodienos e dos cicloexanos atuam preferencialmente como antagonistas competitivos de receptores do ácido gama-aminobutírico (GABA) presentes no SNC de insetos e de vertebrados. Dessa forma, impedem os efeitos do GABA na captação dos íons cloro pelo neurônio. Esse fato resulta em uma repolarização parcial do neurônio e, por consequência, em um estado de excitação incontrolada. Também inibem as enzimas sódio-potássio e cálcio-magnésio ATPase dependentes, as quais são importantes para o transporte do cálcio através da membrana; essa inibição resulta no acúmulo de cálcio livre no meio intracelular, facilitando a liberação de neurotransmissores estocados nas vesículas sinápticas com subsequente despolarização neuronal e propagação do estímulo nervoso.

Sinais de intoxicação

Dependendo do tempo de exposição, os organoclorados podem causar toxicidade aguda, subaguda ou crônica. As manifestações clínicas apresentadas pelos animais intoxicados variam de acordo com a estrutura química, o mecanismo de ação do composto, a dose e a via de exposição.

A intoxicação aguda pelos derivados clorados do etano ou compostos difenil alifáticos (como o DDT) caracteriza-se pela presença de sinais de parestesia da língua, lábios e face, o que diminui ou impede a ingestão de alimentos, principalmente pelos animais que utilizam a língua como ferramenta de apreensão, como os bovinos.

Produzem, ainda, aumento de susceptibilidade a estímulos externos (luz, toque, sons), irritabilidade, ataxia, andar anormal, tremores e convulsões tônico-clônicas. Sinais de intoxicação crônica por organoclorados desse grupo incluem perda de peso, anorexia, anemia, tremores, fraqueza muscular, mudanças no padrão do traçado eletroencefalográfico (EEG) e hiperexcitabilidade. Dados de necroscopia revelaram alterações morfológicas hepáticas e presença de tumores. Produzem, também, alterações imunes e no sistema reprodutor. Nesse último caso, são considerados desreguladores endócrinos por competirem com o estradiol pelos receptores de estrógeno localizados no útero.

Por atuar principalmente no SNC, os sinais de intoxicação aguda produzidos pelos ciclodienos e cicloexanos incluem: vômito, hiperexcitabilidade, hiper-reflexia e convulsões generalizadas. Quanto à intoxicação crônica, esses praguicidas produzem sinais e sintomas ligados ao sistema nervoso como: hiperexcitabilidade, mioclonia, irritabilidade, perda de consciência e mudanças no padrão do traçado do EEG. Experimentalmente, mostrou-se que animais de laboratório cronicamente intoxicados por derivados ciclodienos apresentaram redução de fertilidade, aumento da mortalidade de filhotes e presença de anomalias fetais; exames histopatológicos de animais assim intoxicados mostraram presença de lesões hepáticas.

Diagnóstico

O diagnóstico clínico da intoxicação por organoclorados é feito por meio de anamnese e de exame clínico, isto é, pela avaliação dos sinais decorrentes da intoxicação. Pode ser feita, ainda, análise laboratorial para investigação da presença e da quantidade do praguicida no organismo dos animais intoxicados. Deve ser feito diagnóstico diferencial, considerando-se a possibilidade de intoxicações por piretroides, organofosforados, metaldeído, estricnina, nicotina, ou, ainda, de presença de enfermidades do sistema nervoso, como pseudorraiva (doença de Aujeszky) e meningite. Deve-se atentar que intoxicações crônicas por organoclorados produzem alterações endócrinas, reprodutivas e imunes, devendo essa possibilidade ser considerada na presença dessas condições.

Tratamento das intoxicações

O tratamento deve ser sintomático, adotando-se as medidas de suporte que se fizerem necessárias. Assim, em casos de convulsões podem-se administrar benzodiazepínicos (como o diazepam) ou barbitúricos (como o fenobarbital) por via intravenosa lenta. Em casos de suspeita de intoxicação aguda por organoclorados é relevante que se proceda à descontaminação do paciente intoxicado agudamente, o que pode ser feito por meio de (1) banho com água corrente e sabão abundante, se a suspeita for de contaminação dérmica, e (2) lavagem gástrica para eliminar o praguicida, caso se suspeite de ingestão acidental ou criminosa; nesse último caso, pode-se usar carvão ativado para reduzir a absorção do praguicida. A indução de vômito é totalmente contraindicada na presença de convulsões. O uso de diuréticos mostrou-se útil nos casos de intoxicação aguda por favorecer a eliminação dos agentes. O bicarbonato de sódio a 3% já foi usado com sucesso para acelerar a eliminação dos praguicidas organoclorados, em especial nos animais que apresentam urina ácida.

Meio ambiente e biomagnificação na cadeia alimentar

A persistência dos organoclorados no meio ambiente é muito grande. Mostrou-se contaminação da água e do solo algumas décadas após sua aplicação. De fato, na década de 1980 encontraram-se concentrações relativamente altas de aldrin e de dieldrin (até 200 e 100 ppb, respectivamente) em sedimentos recolhidos do fundo de dois lagos no estado do Colorado, nos Estados Unidos. Nessa região, o aldrin e o dieldrin tinham sido sintetizados e armazenados de 1955 a 1974.

No Brasil, os inseticidas organoclorados mostram distribuição ambiental muito variável, tendo sido relatada ocorrência em mananciais dos estados de São Paulo e de Goiás na década de 2000.

Como já salientado, os organoclorados podem se biomagnificar na cadeia alimentar. A primeira evidência de biomagnificação na vida selvagem foi feita por Rachel Carlsson em seu livro *Silent Spring*; essa autora relacionou a mortalidade elevada de andorinhas à presença de DDT em minhocas. Esse praguicida havia sido empregado (um litro de inseticida para cada 50.000 metros cúbicos de água) em 1954, na região do lago Clear, nos Estados Unidos. Meses depois, durante o inverno, aves (mergulhões que migravam para esse local no inverno, atraídos pela grande quantidade de peixes) começaram a morrer. Examinados os tecidos adiposos de várias aves mortas, foi encontrado DDT na proporção de até 1.600 ppm, enquanto na água do lago a proporção era de 0,02 ppm. Verificou-se, nessa ocasião, que o plâncton continha cerca de 0,5 ppm do praguicida, ou seja, 25 vezes a concentração encontrada na água. Foram, ainda, examinados peixes herbívoros encontrando-se uma taxa de 40 a 300 ppm, enquanto os peixes carnívoros apresentavam uma taxa maior (2.500 ppm). Dessa análise, concluiu-se que o DDT havia sido transportado do plâncton para os peixes pequenos, acumulando-se nestes e, em seguida, em outros peixes maiores que deles se alimentam até atingir e se concentrar no organismo de aves, nas quais afetou a perpetuação das espécies. De fato, os organoclorados podem modificar a textura da casca dos ovos de aves que se quebram durante o ato de chocar. Acredita-se que tenha sido essa a ameaça à continuidade das espécies de aves que inspirou o título do livro de Carlsson: uma primavera sem aves, sem pios, silenciosa.

PIRETROIDES

Os praguicidas do grupo dos piretroides foram introduzidos no mercado em 1980 e em apenas dois anos já representavam 30% do total de inseticidas utilizados no mundo. São derivados de um inseticida botânico muito antigo, o piretrum, constituído de uma mistura de seis ésteres (duas piretrinas, duas cinerinas e duas jasmolinas) extraídos de inflorescências secas do *Chrysanthemum* (mais comumente do *C. cinerariefolium*). Com a finalidade de obtenção de moléculas que apresentassem idênticos efeitos contra pragas, porém com estabilidade um pouco maior, desenvolveram-se, posteriormente, os piretroides a partir das piretrinas.

Os piretroides apresentam como vantagens sobre os outros praguicidas ditos "clássicos" (organoclorados, organofosforados e carbamatos): alta seletividade praga/mamífero, grande eficácia, baixa fotoestabilidade, alta biodegradabilidade e menores efeitos adversos sobre o meio ambiente e/ou sobre os organismos a eles expostos.

Histórico

Apesar de ser considerada uma nova classe de inseticidas, acredita-se que as piretrinas tenham sido descobertas pelos chineses no primeiro século depois de Cristo. Os primeiros relatos escritos do uso de preparações de piretrinas remontam à primeira metade do século XIX. Na verdade, esses **praguicidas naturais** foram sempre utilizados pelo ser humano, em diferentes épocas e locais do mundo. Entretanto, seu uso aumentou de forma considerável após a proibição do emprego dos organoclorados e o aparecimento dos primeiros relatos de efeitos tóxicos decorrentes do uso de carbamatos e de organofosforados. Estima-se que a produção mundial dos piretroides tenha sido de aproximadamente 20 toneladas em 1965.

O aumento constante da demanda por piretrinas a partir da década de 1970 excedeu em muito a produção mundial. Esse fato, associado à necessidade de obtenção de produtos mais estáveis, mais persistentes, mais seletivos e com menor toxicidade para aves e mamíferos, forçou os pesquisadores a buscar por análogos sintéticos: os piretroides. Por essas razões, o emprego de piretroides popularizou-se em todo o mundo, sendo amplamente usados na atualidade como ectoparasiticidas em medicina veterinária.

Assim como ocorreu com outras classes de praguicidas que os antecederam, a eficiência dos piretroides tem sido comprometida pelo desenvolvimento de resistência paralela ou cruzada por parte de alguns invertebrados, como, por exemplo, *Haematobia irritans* (mosca-dos-chifres) e *Rhipicephalus microplus* (carrapato). Dessa forma, tem sido proposta a associação dos piretroides com butóxido de piperonila (uma substância química capaz de inibir as enzimas responsáveis pela degradação dos piretroides, o que potencializa seu efeito praguicida) para contornar a baixa eficácia que apresentam as pragas a eles resistentes. Por idêntica razão, alguns praguicidas do grupo dos organofosforados têm sido também associados aos piretroides.

Cabe ressaltar que a Organização Mundial da Saúde (OMS) recomendou o uso de telas mosquiteiras impregnadas com piretroides e butóxido de piperonila em locais onde o vetor da malária é resistente aos piretroides. Idêntico procedimento pode ser usado na prevenção de outras epidemias transmitidas por mosquitos como febre amarela, dengue, zica e chicungunha.

Estrutura química

Os piretroides podem ser divididos didaticamente em duas classes, tomando-se como base a existência de diferenças estruturais e de ação neurofisiológica e toxicológica. Estruturalmente, os piretroides do tipo I, como aletrina, tetrametrina, permetrina, resmetrina e fenotrina não contêm um componente alfaciano na sua estrutura, enquanto os do tipo II, como a cialotrina, a deltametrina, a flumetrina, a cifenotrina, o fenvalerato e a cipermetrina contêm esse componente (Figura 17.2).

Sabe-se que a presença ou ausência do componente alfaciano determina o tipo de síndrome neurotóxica, observada em mamíferos e insetos intoxicados por esses inseticidas. De fato, os piretroides do tipo I causam a chamada síndrome T (tremores), e os do tipo II causam aquela denominada de síndrome CS (coreoatetose e salivação), as quais são descritas adiante.

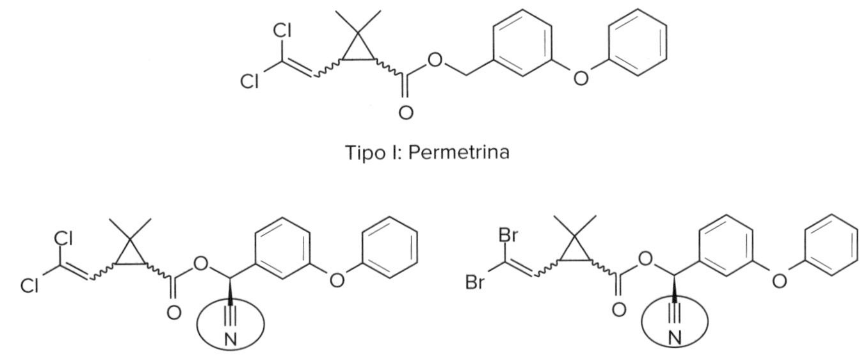

FIGURA 17.2. Estrutura química de piretroides do tipo I (permetrina) e do tipo II (cipermetrina e deltametrina – o círculo indica a presença do componente alfaciano).

Usos

Os piretroides do tipo I são utilizados comumente como inseticidas em ambientes domésticos, sob a forma de *spray*, sendo os do tipo II empregados em medicina veterinária como ectoparasiticidas, isto é, para combater e controlar ácaros, carrapatos, moscas, pulgas e piolhos. O uso dessas moléculas incorporadas em xampus vem aumentando consideravelmente em função do rápido efeito *knockdown* ("queda") que têm sobre pulgas e carrapatos.

No mercado brasileiro existem dezenas de produtos à base de inseticidas piretroides de uso em medicina veterinária; são produtos contendo alfametrina, alfacipermetrina, cipermetrina, cialotrina, ciflutrina, deltametrina, fenvalerato, flumetrina, permetrina, dentre outros. Esses produtos, formulados para administração *pour on* ou por aspersão/*spray* em animais de produção e, até mesmo, como sabonetes, xampus ou outros produtos de higiene para cães e gatos, podem conter um ou mais piretroides ou, como acontece na maioria das vezes, associados com inseticidas organofosforados (clorfenvinfós, clorpirifós, cumafós, diasinona, diclorvós, etiona, fenitiona, triclorfon), carbamatos (carbarila, propoxur) ou, ainda, com outros princípios ativos, como piripropoxifeno, metopreno ou imidacloprida.

Fonte de exposição

A exposição aos praguicidas piretroides pode ocorrer de forma direta via manipulação incorreta do praguicida, de ingestão acidental ou, até mesmo, pelo uso de maneira criminosa; pode também ocorrer de maneira indireta, por meio da contaminação do meio ambiente.

Resíduos de piretroides em tecidos e produtos provenientes de animais de produção tratados com eles também podem ser fontes de contaminação. Nesse caso, a estrita observância ao período de carência do produto de uso veterinário à base de piretroide garante a segurança dos consumidores de alimentos provenientes de animais tratados com piretroides.

Absorção, biotransformação e distribuição

Os piretroides são substâncias lipofílicas rapidamente absorvidas por via oral, dérmica ou respiratória. Por exemplo, em relação ao fenvarelato, observou-se, após 30 minutos da administração oral, a presença do piretroide no soro de animais tratados, sendo que o pico máximo de concentração plasmática foi alcançado após duas horas.

O sistema microssomal da monoxigenase está intimamente envolvido com a detoxificação dos piretroides em mamíferos, peixes e principalmente em insetos. A importância desse mecanismo de detoxificação é demonstrada, por meio do uso associado com o butóxido de piperonila (um inibidor da monoxigenase) em preparados tóxicos para moscas e outros insetos; essa substância química aumenta a potência dos piretroides em 10 a 300 vezes.

Os piretroides, como são ésteres, passam por degradação hepática por meio de enzimas da fração microssomal, como, por exemplo, as carboxiesterases. A importância da hidrólise dos ésteres como via de detoxificação dos piretroides reside na observação de serem eles potencializados por praguicidas do grupo dos organofosforados e carbamatos, que inibem as esterases.

Em geral, os piretroides são muito pouco tóxicos para mamíferos e aves, mas são altamente tóxicos para peixes e invertebrados aquáticos. A principal razão é que a biotransformação e a eliminação dos piretroides são significativamente mais lentos nesses animais aquáticos do que em mamíferos e aves.

Sabe-se que os metabólitos dos piretroides são conjugados com a glicina ou com ácido glicurônico ou sulfatos, sendo excretados pela urina. Esses metabólitos podem, ainda, em baixíssimas porções, serem excretados por meio das fezes.

Mecanismo de ação tóxica

A toxicidade oral aguda dos piretroides é muito baixa para mamíferos e aves (por exemplo, a dose letal 50% – DL50 – quando testados por via oral e diluídos em óleo de milho em cobaias, é superior a 5.000 mg/kg de peso vivo).

Nos insetos expostos a esses praguicidas observam-se hiperatividade, incoordenação e dificuldade de movimentos associada à hipersecreção, tremores, convulsão e, finalmente, por efeito *knockdown* (queda).

Vários mecanismos de ação foram propostos para os piretroides em mamíferos e aves. Alguns autores afirmam que eles atuam predominantemente sobre a permeabilidade iônica, em particular, sobre os canais de sódio das membranas das células nervosas. No entanto, existem diferenças importantes a serem consideradas entre os mecanismos de ação de piretroides do tipo I e do tipo II, uma vez que os sintomas decorrentes da intoxicação dependem dessas ações.

Os piretroides do tipo I (permetrina, aletrina) produzem disparos neuronais repetitivos em decorrência do aumento do pós-potencial positivo. Mais especificamente, eles aumentam a frequência de aberturas dos canais de sódio, acarretando maior fluxo desse íon para dentro do neurônio. Essa situação é observada em várias regiões do sistema nervoso, tanto em fibras nervosas motoras e sensoriais, como em interneurônios e terminações nervosas; em seu conjunto, elas explicam os sinais e sintomas observados em animais intoxicados.

Os piretroides do tipo II (cipermetrina, deltametrina, fenvalerato, flumetrina) produzem diminuição na amplitude do potencial de ação e, dependendo da dose do praguicida, bloqueio total da atividade neuronal em virtude da despolarização da membrana. Eles, portanto, prolongam o tempo de abertura dos canais de sódio. Esses efeitos sobre neurônios sensoriais e terminações nervosas pré-sinápticas explicam a sintomatologia observada na intoxicação por piretroides do tipo II (coreoatetose e salivação) (veja adiante).

Além desses mecanismos de ação, foram ainda relatadas possíveis interações dos piretroides com canais de cálcio voltagem dependentes que modulam uma série de eventos celulares como: liberação de neurotransmissores, ajustes metabólicos, proliferação celular e contração muscular. Mostrou-se, em especial, que os piretroides inibem enzimas cálcio-magnésio ATPase dependentes, aumentando os níveis de cálcio intracelular e, consequentemente, causando aumento na liberação de neurotransmissores e despolarização pós-sináptica.

Finalmente, observou-se experimentalmente que o uso prévio do diazepam (que se liga à subunidade alfa do receptor $GABA_A$) aumentou a latência para o aparecimento de efeitos neuronais de piretroides do tipo II (deltametrina e fenvalerato) e não produziu quaisquer efeitos em animais expostos aos piretroides do tipo I (permetrina e aletrina). Esses achados sugerem que os piretroides tipo II atuem como antagonistas de receptores benzodiazepínicos, o que foi confirmado, posteriormente, por meio de um radioligante dos canais de cloro do receptor GABA marcado radiativamente ($[^{35}S]$ TBPS).

Sinais de intoxicação

As manifestações clínicas apresentadas pelos indivíduos intoxicados dependem da estrutura química do piretroide (tipo I ou tipo II), do mecanismo de ação do composto, da dose, da via de exposição e, ainda, da espécie animal considerada.

Ratos intoxicados experimental e agudamente por 23 tipos diferentes de piretroides apresentaram sinais clínicos distintos, em especial quando se comparavam os piretroides do tipo I ou do tipo II. Os piretroides do tipo I produziram uma síndrome que foi designada como do tipo T (tremor), enquanto aqueles do tipo II causaram uma síndrome que foi designada de CS (coreotetose e salivação).

Sabe-se, hoje, que a síndrome T inicia-se pela presença de alterações comportamentais e aumento de sensibilidade aos estímulos externos, seguida do aparecimento de um tremor fino que se torna mais grave até que os animais fiquem prostrados e com tremores generalizados por todo o corpo. Observa-se também, e na vigência da intoxicação por piretroides do tipo I, aumento da temperatura corporal, possivelmente ocasionado pela excessiva atividade muscular associada aos tremores. Após administração de altas doses de piretroides do tipo I, os animais morrem em prostração durante e/ou após intensos tremores e eventuais convulsões.

Quanto à síndrome CS em ratos e em outros animais, é caracterizada inicialmente pelo aparecimento do comportamento "de escavar ou de fazer tocas", seguido por profusa salivação, tremores generalizados e grosseiros, locomoção anormal, envolvendo rigidez do trem posterior. Esse tremor grosseiro pode progredir até coreoatetose e convulsões clônicas que são potencializadas por estímulo sonoro. Sinais análogos também foram observados em camundongos. Para alguns autores, os sinais clínicos produzidos pelos piretroides tipo II estão diretamente relacionados com a ação desse praguicida no SNC.

É importante salientar que os sinais clínicos de intoxicação observados em animais domésticos, para ambos os tipos de piretroides (I e II), são normalmente muito semelhantes, incluindo: salivação e vômito, hiperexcitabilidade, tremores e convulsões, dispneia, fraqueza, prostação e morte. Os sinais clínicos podem evoluir para morte em decorrência de parada cardiorrespiratória ou para recuperação, o que geralmente ocorre dentro de 24 a 72 horas.

Mostrou-se que gatos são muito sensíveis, em particular, à permetrina, sendo esse um tipo de intoxicação muito comum nessa espécie animal. A maioria dos casos de intoxicação dos gatos ocorre após aplicação do produto destinado para uso em cães, seja por contato com os animais tratados, seja pelo ato de lamber os pelos; pode ocorrer, também, em decorrência do uso indevido por parte de proprietários desavisados. Acredita-se que essa intoxicação seja decorrente da incapacidade que apresentam os microssomos hepáticos dos gatos para hidrolizar e conjugar a permetrina. Mais especificamente, tem sido proposto que os gatos apresentam algum tipo de deficiência na enzima glicuronil transferase, essencial para essa detoxificação.

A intoxicação de gatos por permetrina caracteriza-se pela presença de tremores, fasciculações musculares, sobressaltos, hipersalivação, midríase, pirexia e, em casos mais graves, convulsões e coma. Além de descontaminação dérmica com água morna, tem sido proposto, como tratamento paliativo, o uso de anti-convulsivantes como os benzodiazepínicos ou fenobarbital ou, ainda, de relaxantes musculares de ação central como o metocarbamol.

Diagnóstico

O diagnóstico clínico da intoxicação por piretroides é difícil e normalmente depende de uma anamnese bem feita, na qual há relatos de possível exposição a esse grupo de praguicidas e da observação dos sinais decorrentes da intoxicação. Os valores hematológicos e bioquímicos de animais intoxicados por piretroides são normais, exceto em casos que envolvam respostas generalizadas ao estresse da ocorrência (por exemplo, neutrofilia e hiperglicemia).

O diagnóstico diferencial deve ser feito considerando-se intoxicações por organoclorados, organofosforados, carbamatos, metaldeído, estricnina, nicotina ou enfermidades do SNC, como meningite.

Embora os piretroides sejam de difícil detecção analítica em tecidos, pode-se fazer a análise química de tecido hepático para investigar a presença e a quantidade do praguicida em questão.

Tratamento das intoxicações

O tratamento a ser instituído é sintomático e de suporte. Nesse sentido, a conduta emergencial de descontaminação do paciente intoxicado agudamente é muito importante e varia de acordo com a via de exposição do praguicida: (1) se por via dérmica, banho com água corrente e sabão abundante auxilia na eliminação dos resíduos dos piretroides; e (2) se por ingestão, nos casos em que não se observa convulsões, pode-se proceder à lavagem gástrica com carvão ativado para eliminar o praguicida que não foi ainda absorvido; um catártico salino pode ser também eficaz, principalmente na fase precoce de intoxicação. Em casos de convulsão recomenda-se administrar lentamente um benzodiazepínico (como o diazepam) por via intravenosa; esse tratamento pode ser repetido caso necessário.

Meio ambiente

Em decorrência de sua baixa toxicidade observa-se, na atualidade, um crescente descuido quando da aplicação ou da preparação de produtos que não sejam de "pronto uso" e que contemplem os piretroides em sua formulação. Esses descuidos têm resultado em intoxicações tanto humanas (intoxicação ocupacional ou acidental) como animais.

A presença de resíduos de piretroides em níveis maiores que os permitidos em alimentos de origem animal é rara, uma vez que eles são rapidamente biotransformados e excretados.

Entretanto, cabe aqui ressaltar que a utilização indiscriminada desses praguicidas contribui para a contaminação de ambientes aquáticos e intoxicação de peixes, os quais são mais sensíveis aos efeitos tóxicos dos piretroides.

BIBLIOGRAFIA

1. ALDRIDGE, W.N. An assessment of the toxicology properties of pyretroids and their neurotoxicity. *Crit. Rev. Toxicol.*, v. 21, p. 89-103, 1990.
2. ALVES-BRANCO, D.G.; SAPPER, M.F.M.; PINHEIRO, A.C. Estirpes de Boophilus microplus resistentes a piretróides. In: SEMINÁRIO BRASILEIRO DE PARASITOLOGIA VETERINÁRIA, 8., 1993, Londrina. *Anais*... Londrina: Sociedade Rural do Paraná, 1993, p. 4-10.
3. ALVES, M.I.R.; ANTONIOSI FILHO, N.R.; OLIVEIRA, L.G.; et al. Avaliação da contaminação por pesticidas organoclorados em recursos hídricos do Estado de Goiás. *Revista Brasileira de Recursos Hídricos*, v. 15, n. 1, p. 67-74, 2010.
4. ARTECHE, C.C.P. Resistência de *Boophilus microplus* aos carrapaticidas – mecanismos de resistência. In: SEMINÁRIO BRASILEIRO DE PARASITOLOGIA VETERINÁRIA, 3., 1985, Londrina. *Anais*... Londrina: Sociedade Rural do Paraná, 1985, p. 101-9.
5. BEGUM, G. In vivo biochemical changes in liver and gill of Clarias batrachus during cypermethrin exposure and following cessation of exposure. *Pesticide Biochemical and Physiology*, v. 82, p. 185-96, 2005.
6. BROOKS, W.H.; CLARK, J.M. Enhacement of norepinephrine release from rat brain synaptosomes by alpha cyano pyrethroids. *Pestic. Biochem. Physiol.*, v. 28, p. 127-39, 1987.
7. BURNS, C.J.; PASTOOR, T.P. Pyrethroid epidemiology: a quality-based review. *Crit. Rev. Toxicol.*, v. 48, p. 297-311, 2018.
8. CARVALHO, B.A. *Ecologia e Poluição*. Rio de Janeiro: Freitas Bastos, 1975, p. 125-7.
9. CASTRO, V.L.S.S. *Avaliação Perinatal dos Efeitos Neurocomportamentais do Aldrin em Ratos*. 1991. Dissertação (Doutorado em Medicina Veterinária) – Faculdade de Medicina Veterinária e Zootecnia da Universidade de São Paulo, São Paulo.
10. CECCHERINI, G.; PERONDI, F.; LIPPI, I.; et al. Intravenous lipid emulsion and desmedetomidine for treatment of feline permetrhin intoxication: a repost from 4 cases. *Open Vet. J.*, v. 5, n. 2, p. 113-21, 2015.
11. CROFTON, K.M.; REITER, L.W. Effects of two pyrethroid insecticides on motor activity and acoustic startle response in the rat. *Toxicol. Appl. Pharmacol.*, v. 75, p. 318-28, 1984.
12. CROFTON , K.M.; REITER, L.W. Pyrethroid insecticides and GABA A receptor complex: motor activity and the acoustic startle response in the rat. *J. Pharmac. Exp. Ther.*, v. 243, n. 3, p. 946-54, 1987.
13. DAVIES, T.G.E.; FIELD, L.M.; USHERWOOD, P.N.R; et al. DDT, Pyrethrins, Pyrethoids and Insect Sodium Channels. *Life*, v. 59, n. 3, p. 151-62, 2007.
14. DEVAUD, L.L.; MURRAY, T.F. Involvement of peripheral type benzodiazepine receptor in the proconvulsant actions of pyrethroid insecticides. *J. Pharmacol. Exp. Ther.*, v. 247, p. 14-22, 1988.
15. DOHERTY, J.D.; NISHIMURA, K.; KURIHARA, N.; et al. Promotion of norepinephrine released and inhibition of calcium uptake by pyrethroids in rat brain synaptosomes. *Pestic. Biochem. Physiol.*, v. 29, p. 187-96, 1987.
16. DORES, E.F.G.C.; FREIRE, E.M.D.L. Contaminação do ambiente aquático por praguicidas. Estudo de caso: Águas usadas para consumo humano em Primavera do Leste, Mato Grosso – Análise preliminar. *Química Nova*, v. 24, n. 1, p. 27-36, 2001.
17. FERRONE, M.R.; AMORENA, M.; DE LIGUORO, M.; et al. Toxicokinetics of fenvalerate in rat. *Acta Toxicol. Ther.*, v. 15, n. 4, p. 221-7, 1994.
18. FORSHAW, P.J.; LISTER, T.; RAY, D.E. Inhibition of neuronal voltage-dependent chloride channel by type II pyrethroid, deltamethrin. *Neuropharmacol.*, v. 32, n. 2, p. 105-11, 1993.
19. GAMMON, D.E.; LAWRENCE, L.J.; CASIDA, J.E. Pyrethroid toxicology: protective effects of diazepam in the mouse and cockroach. *Toxic. Appl. Pharmac.*, v. 66, p. 290-6, 1982.
20. LAWRENCE , L.J.; CASIDA, J.E. Sterospcific action of pyrethroid insecticides on the g-aminobutyric acid receptor-ionophore complex. *Science*, v. 221, p. 1399-1401, 1983.
21. LINO, C.M.; SILVEIRA, M.I.N. Resíduos de Praguicidas Organoclorados em Alimentos. *Boletim SQP*, v. 40, p. 39-41, 1990.
22. MEROLA, V.; DUNAYER, E. The 10 most commom toxicoses in cats. *Vet. Med.*, v. 101, p. 339-42, 2006.
23. MEYER, E.K. Toxicosis in cats erroneously treated with 45-65% permetrin products. *J. Am. Vet. Med. Assoc.*, v. 215, n. 2, p. 198-203, 1999.
24. MONTANHA, F.P.; GALEB, L.A.G.; MIKOS, J.D.; et al. Pyrethroid toxicity in silver catish, *Rhamdia quelen*. *Pesquisa Veterinária Brasileira*, v. 32, n. 12, p. 1297-1303, 2012.
25. NARAHASHI, T. Mechanism of action of pyrethroids on sodium and calcium channel gating. In: FORD, M.G; LUNT, G.G.; REAY, R.C.; et al. *Neuropharmacol. and Pest. Action*, England Ellis Horwood, p. 55-7, 1986.
26. ______. Nerve membrane sodium channels as the target of pyrethroids. *Cel. and Mol. Neurotoxicol.* Nova York: Raven Press, 1984, p. 85-108.
27. NICHIKAWA, A.M. Praguicidas organoclorados em gordura bovina. 1985. Dissertação (Mestrado em Medicina Veterinária) – Faculdade de Medicina Veterinária e Zootecnia da Universidade de São Paulo, São Paulo.
28. OSWEILER, G.D.; GELDER, G.A.V.; CARSON, T.L.; et al. *Clinical and Diagnostic Veterinary Toxicology*. 3.ed. Iowa, 1985. 494p.
29. PALERMO-NETO, J.; CASTRO, V.L. Contaminação ambiental por inseticidas organoclorados. *Ciência e Cultura*, v. 39, n. 5/6, p.468-71, 1990.
30. PEREIRA, E.R. Efeitos da administração prolongada de inseticidas organoclorados (aldrin) e piretróides (fenvalerato) sobre a evolução da lesão granulomatosa induzida pelo BHC em hamster. 1992. Dissertação (Mestrado em Medicina Veterinária) – Faculdade de Medicina Veterinária e Zootecnia da Universidade de São Paulo, São Paulo.
31. RAY, D.E. Changes in brain blood flow associated with deltamethrin – induced choreatetosis in the rat. *Exper. Brain. Res.*, v. 45, p. 269-76, 1982.
32. ______. Pesticides derivated from plants and other organism. In: *Handbook of pesticide toxicology.*, Academic Press, Inc., San Diego, Califórnia, USA., v. 2, p. 585-95, 1991.
33. RIGHI, D.A.; PALERMO-NETO, J. Behavioral effects of type II pyrethroid cyhalothrin in rats. *Toxicology and Applied Pharmacology*, v. 191, p. 167-76, 2003.
34. RIGHI, D.A., PALERMO-NETO, J. Effects of type II pyrethroids cyhalothrin on peritoneal macrophage activity in rats. *Toxicol.*, v. 212, p. 98-106, 2005.
35. RISSATO, S.R.; LIBANIO, M.; GIAFFERIS, G. P.; et al. Determinação de pesticidas organoclorados em água de manancial, água potável e solo na região de Bauru (SP). *Química Nova*, v. 27, n. 5, p. 739-43, 2004.
36. SARTOR, F.I.; SANTARÉN, V.A. Agentes empregados no controle de ectoapritos. In: SPINOSA, H.S.; GÓRNIAK, S.L.; BERNARDI, M.M. (Eds.). *Farmacologia Aplicada à Medicina Veterinária*. 6.ed. Rio de Janeiro: Guanabara Koogan, Grupo Gen, 2017, p. 599-610.
37. SALGADO, V.L.; NARAHASHI, T. Immobilization of sodium channel gating charge in crayfish grant axons by the inseticide fenvalerate. *Mol. Pharmacol.*, v. 53, p. 626-34, 1993.
38. SING, Z.; KAOR, J.; KAOR, R.; et al. Developmental neurotoxicity of succeeding generations of insecticides. *Am. J. Biosc.*, v. 4, p. 11-8, 2016.

39. SODERLUND, D.M.; CLARK, J.M; SHEETS, L.P.; et al. Mechanisms of pyrethroid neurotoxicity: implications for cumulative risk assessment. *Toxicol.*, v. 17, p. 3-59, 2002.
40. SOUZA, N.E.; et al. Resíduos de praguicidass organoclorados em amostras ambientais (águas e solos) do Município de Maringá, PR. *Agricultura, Biologia e Tecnologia*, v. 31, n. 4, p. 587-94, 1988.
41. WHITE, I.N.H.; VERCHOYLE, R.D.; MORADIAN, M.H; et al. The relationship between brain levels of cismethrin and bioresmethrin in female rats and neurotoxic effects. *Pestic. Biochem. Physiol.*, v. 6, p. 491-500, 1976.
42. [WHO] WORD HEALTH ORGANIZATION. Global Malaria Programme – Conditions for development of mosquito nets treated with pyrethroid and piperonyl butoxide. Recommendations – September 2017 (revised December 2017). Disponível em: <www.who.int/malaria/publications/atoz/use-of-pbo-treated-llins/en/>. Acesso em: 25 jul. 2018.
43. YAEL, J.B.; LEVIN, E.D. Developmental neurotoxicity of succeeding generations of insecticides. *Environ. Int.*, v. 99, p. 55-77, 2017.
44. YILMAZ, M.; GUL, A; ERBASLI, K. Acute toxicity of alphacypermethrin to guppy (*Poecilia reticulate*, Pallas, 1859). *Chemosphere*, v. 56, p. 381-5, 2004.

Capítulo 18

Organofosforados e carbamatos

Helenice de Souza Spinosa

INTRODUÇÃO

Há muito tempo o homem tem se preocupado em controlar as pragas, particularmente quando adquiriu hábitos sedentários, cuidando da agricultura, da pecuária e de seu próprio domicílio. E, mais recentemente, com o desenvolvimento da agricultura e da pecuária intensivas, ampliou-se a necessidade de tornar mais eficiente esse controle. Assim, ao longo do tempo, diversos princípios ativos foram, inicialmente, obtidos da natureza e, posteriormente, por síntese laboratorial, a fim de se conseguir praguicidas mais eficientes (alta toxicidade para a praga) e menos tóxicos para os organismos não alvo.

Dentre os praguicidas sintéticos, tem-se os organofosforados e os carbamatos, que são agentes anticolinesterásicos, isto é, inibem a enzima acetilcolinesterase, a qual é responsável pela degradação do neurotransmissor acetilcolina. Esses praguicidas são mundialmente utilizados desde do século XX, principalmente a partir de 1970, quando se iniciou o declínio do uso dos praguicidas organoclorados. Vários organofosforados foram sintetizados na época da Segunda Guerra Mundial, e alguns deles, com a finalidade de serem empregados como armas químicas ("gases dos nervos", como o tabun e o sarin), em razão de sua alta toxicidade para o ser humano (ver Capítulo 16).

Esses praguicidas são empregados principalmente como inseticidas (agrícolas, domésticos e de uso veterinário), além de possuírem ação acaricida, nematicida, fungicida e herbicida em diversas pragas de culturas agrícolas (como algodão, cereais, fruticultura e em plantas ornamentais).

Os organofosforados são derivados dos ácidos fosfórico, ditiofosfórico e tiofosfórico. Entre suas propriedades químicas estão a alta lipossolubilidade e sua rápida hidrólise no meio ambiente e em meios biológicos. O primeiro a ser sintetizado foi o tetraetil-pirofosfato (TEPP), em 1854, e o primeiro utilizado na agricultura como inseticida foi a parationa, em 1944. Em seguida, outros organofosforados com maior estabilidade e menor toxicidade, como a fentiona e a malationa, foram sendo sintetizados. Eles possuem na sua estrutura a ligação P = S (*thion*) ou P = O (*oxon*). A forma *thion* não é inibidora da enzima acetilcolinesterase, até que no fígado seja bioativada para a forma *oxon*. A Figura 18.1 mostra a estrutura química básica dos organofosforados.

Os carbamatos foram primeiramente obtidos a partir do alcaloide extraído da semente da planta *Physostigma venenosum*, conhecida como fava de Calabar ou feijão-de-prova, que era utilizada em rituais por tribos africanas do leste da África. Em 1840, a semente foi levada para a Inglaterra, iniciando-se as primeiras investigações sobre suas propriedades farmacológicas e, em 1864, foi isolado um alcaloide puro, denominado fisostigmina, por Jobst e Hesse. Em 1877, a fisostigmina foi utilizada, pela primeira vez, na terapêutica, para o tratamento do glaucoma. Posteriormente, em 1931, Aeschlimann e Reinert investigaram sistematicamente uma série de "fenil-ésteres" substitutos de ácidos alquilcarbâmicos.

O primeiro praguicida derivado do ácido carbâmico foi sintetizado em 1930 e possuía propriedades fungicidas. A partir da metade dos anos 1950, ampliou-se o interesse por inseticidas com atividade anticolinesterásica e baixa toxicidade para mamíferos, levando à síntese de vários aril-ésteres do ácido metilcarbâmico, elaborados a partir de alterações químicas da fisostigmina. O primeiro inseticida carbamato amplamente utilizado foi o carbaril, em 1953, nos Estados Unidos.

O grupo dos carbamatos (Figura 18.1) é formado por derivados do ácido N-metil-carbâmico e dos ácidos

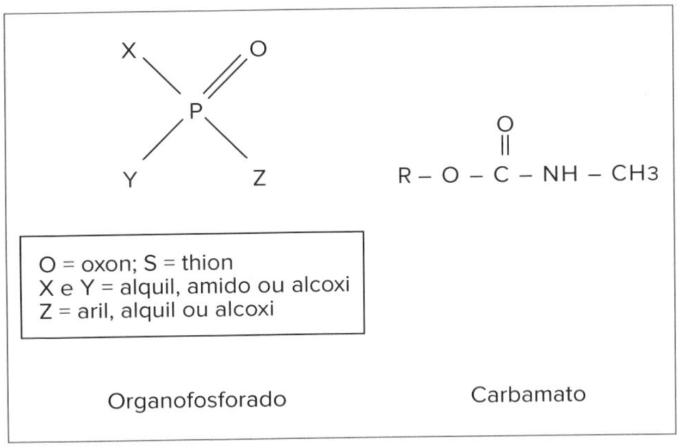

FIGURA 18.1. Estrutura química básica dos praguicidas organofosforados e carbamatos.

tiocarbamatos e ditiocarbamatos, sendo que esses últimos não são inibidores das colinesterases, são pouco solúveis em água, têm baixa pressão de vapor e são muito solúveis em acetona e metanol. Entre os derivados do ácido N-metil-carbâmico, incluem-se os metil-carbamatos (aldicarbe e carbaril), os carbamatos fenil-substituídos (propoxur) e os carbamatos cíclicos (carbofurano). Apenas o primeiro grupo apresenta marcante atividade anticolinesterásica.

O aldicarbe, em particular, foi registrado no Brasil como um praguicida de uso agrícola. Em virtude de seu uso ilícito como raticida e por possuir dose letal 50% (DL50) muito baixa (DL50 oral em ratos de 0,6 a 1,0 mg/kg), foi responsável por intoxicações fatais em seres humanos e em animais, tanto acidentais como criminosas. Em função disso, o Ministério da Agricultura, Pecuária e Abastecimento (Mapa) suspendeu seu registro em 2012, restringindo o acesso ao produto, com consequente redução dos casos de intoxicação.

USOS

Os organofosforados e carbamatos são amplamente utilizados como inseticidas. Esses compostos substituíram os praguicidas organoclorados usados com essa finalidade, pelo fato de não serem persistentes no meio ambiente, não se acumularem no tecido adiposo e, portanto, não sofrerem o fenômeno de bioacumulação nem de biomagnificação.

No Mapa, há o registro de organofosforados de uso agrícola indicados como acaricida, cupinicida, inseticida, formicida e nematicida, enquanto os carbamatos são indicados principalmente como acaricida e inseticida.

Em relação aos produtos de uso veterinário registrados no Mapa, os organofosforados e carbamatos são indicados principalmente como ectoparisiticidas e alguns organofosforados são indicados também contra endoparasitas, como, por exemplo, o triclorfom.

O Quadro 18.1 mostra os organofosforados e carbamatos, tanto de uso veterinário como de uso agrícola, comercializados atualmente no Brasil.

Os levantamentos estatísticos nacionais e internacionais dos casos de intoxicação em seres humanos e em animais mostram que os praguicidas organofosforados e carbamatos estão entre os principais agentes tóxicos relacionados a exposições agudas, que levam a letalidade, tanto em situações acidentais ou criminosas, além de tentativas de suicídio em seres humanos. Existem alguns fatores que podem explicar esta casuística, dentre eles, sua ampla utilização, a alta toxicidade de alguns desses compostos, o uso incorreto e a facilidade de acesso a essas substâncias (ambos apresentam produtos registrados para uso agrícola, veterinário ou doméstico), mesmo aquelas de uso restrito a uma determinada finalidade, como, por exemplo, empregar um praguicida de uso agrícola, como raticida.

TOXICOCINÉTICA

Os organofosforados e os carbamatos, pelo fato de serem lipossolúveis, são rapidamente absorvidos pela pele (principalmente quando há lesão ou quando a temperatura ambiente está alta), pelos tratos respiratório e gastrintestinal. Distribuem-se por todos os órgãos e tecidos, sendo que alguns deles podem atravessar a barreira hematoencefálica e placentária. A biotransformação é hepática por meio de diferentes reações, envolvendo, por exemplo, o citocromo P-450. São eliminados principalmente pelas vias urinária e fecal. Alguns desses praguicidas podem ser eliminados também pelo leite. Não existem evidências de bioacumulação.

MECANISMO DE AÇÃO

Tanto os organofosforados como os carbamatos exercem sua toxicidade principal por meio da inibição da atividade da acetilcolinesterase, enzima presente nas sinapses colinérgicas, resultando no acúmulo do neurotransmissor acetilcolina e, consequentemente, estimulação excessiva dos receptores colinérgicos nicotínicos e muscarínicos.

A acetilcolinesterase possui dois sítios ativos, um aniônico e outro esterásico (Figura 18.2). A acetilcolina se liga a ambos os sítios da enzima e rapidamente ocorre a hidrólise desse neurotransmissor, formando colina e acetato. A enzima, então, se encontra apta novamente para hidrolisar outra molécula de acetilcolina.

QUADRO 18.1. Praguicidas organofosforados e carbamatos, tanto de uso veterinário como de uso agrícola, comercializados no Brasil.

	Uso veterinário (parasiticidas)
Organofosforados	
Clorfenvinfós (supona)	Carrapaticida e Sarnicida UCB®; Fluron Gold pour on® (com cipermetrina e fluazuron); Flytion 40 BR® (com cipermetrina); Fusion CL 50® (com cipermetrina e fluazuron); Gado Limpo® (com diclorvós); Mata Bicheira Biovet aerosol® (com diclorvós).
Clorpirifós	Aciendel Plus® (comcipermetrina); Aspersin® (com cipermetrina); Carbeson® (com diclorfós); Carrapaticida saponificada Charmdog®; Ciclorfos® (com cipermetrina); Ciclorvet pour-on® (com cipermetrina); Colosso Avicultura® (com cipermetrina); Colosso FC30® (com fention e cipermetrina); Combo Pour on® (com cipermetrina); Couro Limpo Pour on® (com cipermetrina e citronela; Ectobat 80® (com diclorvós); Ectofós® (com diclorvós); Expert® (com diazinon); Lepecid BR spray®; M3Ecto® (com cipermetrina); Máximo Pour-on Biovet® (com cipermetrina); Potenty® (com etiona e cipermetrina); Texvet Max® (com cipermetrina).
Coumafós	Asuntol® – sabonete; Larvex® (com propoxur); Neguvon + Asuntol plus® (com triclorfon); Tanidil®; Tanitop IGR® (com propoxur).
Diazinona	Brinco mosquicida à base de diazinon®; Brinco mosquicida na mosca®; Carrapaticida Duprat®; Defender Francodex®; Diazinon Allvet EW®; Diazitrin Plus® (com cipermetrina); Expert® (com clorpirifós); Madaldrin 400 PM®; Mata Bicheira Biovet aerosol® (com clorvinfós); Matabicheira Champion®; Neocidol B 40®; Optimizer – brinco inseticida®; Pikzion 400 PM®; Preventef®; Pulgoff coleira antipulgas e carrapatos®; Top Tag®
Diclorfentiona	Matabicheiras Cooper Líquido®; Solução Anti-pulga Ducão®.
Diclorvós (DDVP)	Alatox® (com cipermetrina); Bactrovet Prata AM® (com cipermetrina); Bernex®; Bertac® (com tricorfon); Carbeson® (com clorpirifós); DDVP-Cis Nortox® (com cipermetrina); Ectobat 80® (com clorpirifós); Ectofarma® (com cipermetrina); Ectofós® (com clorpirifós); Ectomax Pour on L.A.® (com fenitrotiona); Flytick Plus® (com cipermetrina); Gado Limpo® (comclorpirifós); Good Dog Coleira Antipulgas®; Kobra Matabicheira spray® (com cipermetrina); Pradocid®; Valléecid spray®; Vaponex®.
Etiona	Potenty® (com clorpirifós e cipermetrina).
Fentiona	Colosso FC30® (com clorpirifós e cipermetrina); Tiguvon spot-on®.
Fenitrotiona	Cidental líquido®; Ectomax pour on L.A.® (com diclorvós); Facthal®.
Triclorfom (metrifonato)	Bertac® (com diclorvós); Controller BRN Pour-on® (com cipermetrina); Equifen Plus® (com febendazol); Lontal Pour on®; Metrinate Pour-on® (com cipermetrina); Multi-Pour on® (comcipermetrina; Neguvon + Asuntol Plus® (com coumafós); Newberne Carrapatol® (com cipermetrina); Triclorsil®; Unguento Friezol®; Unguento Reforçado Ibasa®.
Carbamatos	
Carbaril	Farmaril®; Larvicida Pó Nortox® (com cipermetrina); Pulgoff Banho Seco®; Talco Inseticida Toy®; Talfon top®; Tanicid – ectoparasiticida® (com cipermetrina).
Metomil	Vetomil®.
Propoxur	Bolfo®; Coleira Tea 327®; Kiltix Coleira®; Larvex® (comcoumafós); Leevre (comdeltrametrina); PikPulga®; Propoxur 1%; Shampoo Toy Antipulgas®; Tanitop IGR® (com coumafós).
	Uso agrícola
Organofosforados	
Acefato	Acefato Fersol 750 SP®; Faith SD 750 SP®; Magnific; Orthene 750 BR®; Rapel; Take 750 SP®; Trishul 750 SP®; Urge 750 SP®
Clorpirifós	Catcher 480 EC®; Ciclone 48 EC®; Clorpirifos Sabero 480 EC®; Lorsban 480 BR®
Dimetoato	Dimetoato 500 EC®; Nortox; Perfekthion®
Fenamifós	Nemacur EC®
Fenitrotiona	Pirephos EC®; Sumifog 70®; Sumigran 500 EC®
Fostiazato	Cierto 100 GR®
Malationa	Malathion Prentiss®; Malathion 1000 EC®; Malathion 440 EW®
Metidationa	Suprathion 400 EC®
Pirimifós	Actellic 500 EC®; Graolin 500 EC®
Profenofós	Curyom 550 EC® (com lufenurom); Polytrin 400/40 CE® (com cipermetrina)
Tebupirinfós	Arriba GR®
Terbufós	Counter 150 G®
Carbamatos	
Carbofurano	Carboran Fersol 350 SC®; Furacarb 100 GR®; Furadan 100 G®; Ralzer 50 GR®
Metomil	Bazuka 216 SL®; Brilhante BR®; Chiave 215 SL®; Methomex 215 SL®

Os organofofosforados se ligam no sítio esterásico da enzima, por meio de uma ligação covalente (Figura 18.2). A acetilcolinesterase fosforilada é relativamente estável, inativando a enzima por um período prolongado. É por isso que os organofosforados são considerados inibidores irreversíveis da acetilcolinesterase. Alguns organofosforados podem promover o "envelhecimento" da enzima fosforilada, em decorrência da perda de grupamentos alquila, o que impede a regeneração da enzima.

Os carbamatos promovem a carbamilação da acetilcolinesterase; são chamados de inibidores reversíveis, uma vez que sofrem hidrólise entre 12 e 48 horas, liberando a enzima.

Além da acetilcolinesterase, os carbamatos e os organofosforados podem inibir também outras colinesterases, como a butirilcolinesterase e a esterase neuropática-alvo.

A acetilcolinesterase também é chamada de colinesterase verdadeira, específica ou eritrocitária. Ela possui afinidade específica pela acetilcolina e está presente no tecido nervoso, na junção neuromuscular e na superfície da membrana de glóbulos vermelhos de mamíferos (não em aves). É sintetizada durante a eritropoiese e renovada a cada 60 a 90 dias.

A butirilcolinesterase é também chamada de pseudocolinesterase, colinesterase inespecífica, plasmática ou sérica. Ela hidrolisa vários outros ésteres, entre eles a acetilcolina. Essa enzima é encontrada no plasma, fígado, pâncreas, mucosa intestinal e substância branca do sistema nervoso central. Os gatos apresentam a butirilcolinesterase também nos eritrócitos. Sua síntese ocorre no hepatócito, e sua renovação se dá em 7 a 60 dias.

A esterase neuropática-alvo, também chamada esterase neurotóxica, é encontrada principalmente no tecido nervoso, cuja fosforilação parece estar intimamente relacionada à ação neurotóxica tardia de alguns organofosforados nos nervos periféricos; esse efeito é independente da inibição da colinesterase. A esterase neuropática-alvo pode ser também encontrada em linfócitos periféricos, no fígado, em plaquetas, entre outros tecidos.

SINAIS CLÍNICOS DA INTOXICAÇÃO

O quadro de intoxicação por organofosforados e carbamatos é muito similar entre si e com os demais agentes anticolinesterásicos. Esse quadro é consequência do acúmulo de acetilcolina nos locais onde esse

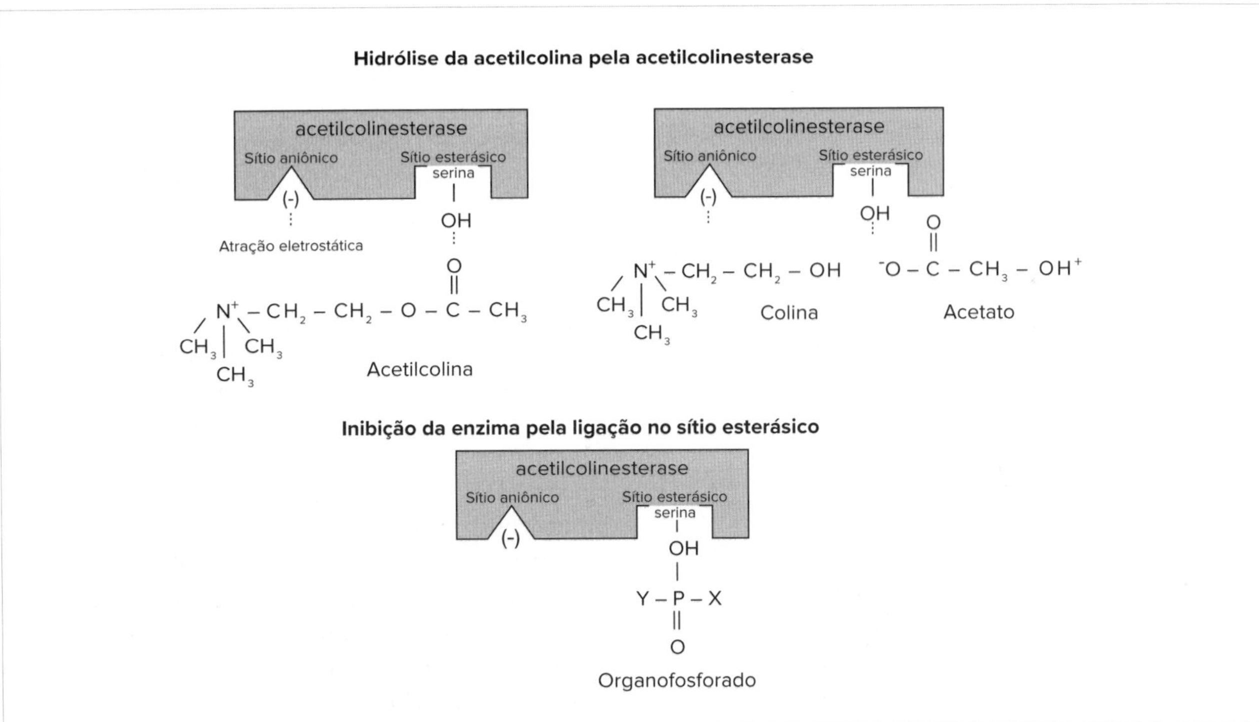

FIGURA 18.2. Hidrólise da acetilcolina pela acetilcolinesterase e inibição dessa enzima pelo organofosforado. Note que a acetilcolina se liga nos sítios aniônico e esterásico da enzima e rapidamente ocorre a hidrólise, formando colina e acetato. O organofofosforado se liga apenas no sítio esterásico da enzima, por meio de uma ligação covalente estável, inibindo a enzima.

neurotransmissor é liberado no organismo. A Figura 18.3 mostra, esquematicamente, a distribuição dos receptores muscarínicos e nicotínicos, nos quais a acetilcolina atua como neurotransmissor e acumula-se na presença de anticolinesterásicos. Assim, nota-se que os receptores colinérgicos nicotínicos estão presentes nos gânglios do sistema nervoso autônomo parassimpático e simpático, na adrenal, na junção neuromuscular e no sistema nervoso central. Já os receptores colinérgicos muscarínicos estão presentes junto aos órgãos efetores do sistema nervoso autônomo parassimpático e no sistema nervoso central.

Geralmente, a toxicose aguda por carbamatos tende a ser de menor duração e gravidade, o que pode ser explicado pelo fato de que a ligação não covalente entre o carbamato e a acetilcolinesterase é espontaneamente reversível *in vivo*, com regeneração da enzima após a descarbamilação, levando à curta duração da sintomatologia após o início do quadro. Além disso, ensaios *in vitro* mostraram que a meia-vida de inibição da acetilcolinesterase pelos carbamatos é de 30 a 40 minutos. Contudo, essas características que sugerem relativa segurança em relação aos organofosforados não impedem a ocorrência de intoxicações graves e fatais, envolvendo principalmente alguns compostos como o aldicarbe, cujo registro no Mapa foi suspenso em 2012.

A intoxicação por agentes anticolinesterásicos pode ser caracterizada por três síndromes bem definidas: a crise colinérgica aguda, a síndrome intermediária e a polineuropatia tardia.

Crise colinérgica aguda

A sintomatologia clássica da intoxicação por anticolinesterásicos é bem conhecida desde a década de 1940 e foi primeiramente descrita por DuBois. Ela compreende os sinais clínicos resultantes da estimulação excessiva dos receptores muscarínicos do sistema nervoso autônomo parassimpático (broncoconstrição, miose, sialorreia, náuseas, vômito, expectoração, sudorese, incontinência urinária, cólicas abdominais, diarreia, bradicardia); os resultantes da estimulação e subsequente bloqueio dos receptores nicotínicos, incluindo os gânglios das divisões simpática e parassimpática do sistema nervoso autônomo e junções neuromusculares (taquicardia, hipertensão, fasciculação, tremores, fraqueza muscular e/ou paralisia flácida), e os resultantes dos efeitos no sistema nervoso central (ansiedade, agitação, tontura, ataxia, prostração, confusão mental, perda de memória, labilidade emocional, fraqueza generalizada, depressão do centro respiratório, cianose, convulsões e coma), além de manifestações cardíacas (arritmias, anormalidades eletrocardiográficas, defeitos de condução e alterações da pressão arterial) e hipotermia ligeira a moderada.

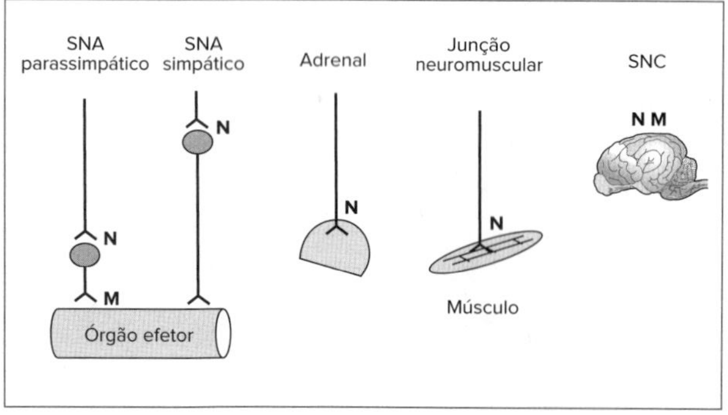

FIGURA 18.3. Distribuição dos receptores colinérgicos nicotínicos (N) e muscarínicos (M), nos quais a acetilcolina atua como neurotransmissor.
SNA = sistema nervoso autônomo; SNC = sistema nervoso central.

Nos casos graves, após a exposição a altas doses, a morte pode ocorrer em decorrência da parada respiratória. Em pacientes humanos pode ocorrer midríase nos casos de intoxicação grave e/ou de longa duração, mostrando que a ausência de miose, sinal comum da intoxicação por anticolinesterásicos, não exclui a possibilidade de exposição grave a esses agentes.

Em cães e gatos, a intoxicação por praguicidas anticolinesterásicos evolui progressivamente, iniciando-se com um quadro de agitação (movimentação compulsiva com ou sem interação com o meio ambiente), evoluindo para hipoexcitabilidade (estado de prostração e apatia, mesmo perante estímulos externos) ou hiperexcitabilidade (estado geral de excitação excessiva, inclusive diante de estímulos externos). É comum a ocorrência de sialorreia, observada em maior intensidade nos gatos, e tremores musculares; segue-se a miose, micção frequente, diarreia, bradicardia, dor abdominal e êmese. A ocorrência de bradicardia é mais comum, mas pode haver taquicardia pela liberação de catecolaminas pelas adrenais. Em casos graves, observa-se cianose e dispneia, em virtude do acúmulo de secreções respiratórias e de broncoconstrição, além de depressão acentuada do sistema nervoso central. A morte advém da hipóxia resultante das alterações respiratórias (paralisia da musculatura respiratória, aumento das secreções do trato respiratório, broncoconstrição e inibição do centro respiratório) e da bradicardia.

A ocorrência de acidose metabólica foi observada em vários casos de intoxicação grave por organofosforados e carbamatos em seres humanos, além de alterações no tempo de protrombina e dos fatores de coagulação (aumento ou diminuição), embora raramente esses últimos achados apresentem importância clínica.

Nos casos de sensibilidade abdominal, é importante a determinação das enzimas pancreáticas amilase e lipase, em virtude do risco de pancreatite aguda. Há diversos relatos da ocorrência de pancreatite tóxica em seres humanos associada com a intoxicação aguda por organofosforados e carbamatos, fazendo com que a dosagem das enzimas pancreáticas seja importante nesses casos.

A pancreatite aguda pode ser resultante do aumento da pressão do ducto pancreático e da secreção exócrina pancreática causados pela estimulação colinérgica. Em crianças intoxicadas gravemente por esses compostos, foi observada a ocorrência de hiperglicemia, provavelmente secundária a esse tipo de pancreatite.

Em seres humanos, a exposição a altas concentrações desses praguicidas, principalmente após tentativas de suicídio, tem sido relacionada à presença de neurotoxicidade, que pode persistir por vários meses após a exposição e que envolve a manifestação de disfunções neurocomportamentais, cognitivas e neuromusculares. Entre essas alterações, incluem-se prejuízos importantes na capacidade de aprendizado e memória, disfunção autonômica (sintomas gastrintestinais, cardiovasculares), intolerância a vários medicamentos, desordens depressivas, surtos vegetativos cerebrais, amnésia leve ou moderada e sinais de demência.

A primeira evidência desse tipo de síndrome foi feita em 1963, por Spiegelberg, após a avaliação de trabalhadores envolvidos na produção e manipulação de gases dos nervos na Alemanha, durante a Segunda Guerra Mundial.

Síndrome intermediária

Essa síndrome, descrita pela primeira vez por médicos do Sri Lanka em 1987, ocorre em 20 a 50% das intoxicações com organofosforados. Ela é caracterizada por paralisia da musculatura proximal dos membros, da musculatura flexora do pescoço e da musculatura respiratória que ocorre 24 a 96 horas após a crise colinérgica aguda. Nessa fase, não há correlação da sintomatologia com a atividade da colinesterase. A fisiopatologia dessa síndrome ainda não está bem esclarecida e, em seres humanos, a recuperação pode demorar de 5 a 20 dias, com a instituição de terapia apropriada, que, usualmente, inclui suporte ventilatório.

A síndrome intermediária não foi descrita em intoxicações por carbamatos em seres humanos, mas experimentalmente em ratos.

Polineuropatia tardia

A polineuropatia tardia, também chamada de neuropatia sensitivomotora, neuropatia periférica tardia ou síndrome neurotóxica tardia, ocorre cerca de 1 a 3 semanas após a exposição aos praguicidas anticolinesterásicos, principalmente aos organofosforados (mipafós, leptofós, metamidofós, merfós, triclorfom, clorpirifós e acefato). Em seres humanos são descritos formigamento e queimação dos dedos que progride para todo o membro superior, seguido por fraqueza e ataxia, com pouca alteração da sensibilidade cutânea. Os casos mais graves podem progredir para paralisia completa, dificuldade respiratória e morte.

Essas alterações estão relacionadas à inibição da enzima esterase neuropática-alvo, anteriormente conhecida como "esterase neurotóxica", que promove uma axoniopatia distal com degeneração nervosa proximal progressiva. A recuperação pode ser lenta (semanas a meses) e incompleta. Portanto, é essencial o tratamento de suporte e, quando for possível, a fisioterapia.

TRATAMENTO DA INTOXICAÇÃO

O rápido reconhecimento da intoxicação e seu tratamento adequado são essenciais para o prognóstico favorável no caso de intoxicação por organofosforados e carbamatos. No caso de agentes extremamente tóxicos, o socorro precoce do animal é fundamental para aumentar as suas chances de sobrevida, principalmente nos casos de intoxicação criminosa de cães e gatos, quando grandes quantidades do praguicida são geralmente adicionadas em iscas palatáveis (carnes, peixes e embutidos). Nesse caso, o ponto crítico do atendimento emergencial é a descontaminação gástrica, realizada preferencialmente pela lavagem gástrica.

O tratamento inclui medidas gerais e específicas. Após exposição dérmica, a pele deve ser lavada com sabão e água em abundância e, nos animais de pelos longos, a tosa pode ser aconselhável.

Nos casos de ingestão, recomenda-se a lavagem gástrica até 2 horas após a exposição, bem como a administração de carvão ativado. O xarope de ipeca pode ser utilizado para induzir êmese em pacientes conscientes e alertas, embora alguns autores contraindiquem a indução de êmese pela possibilidade de ocorrência posterior de depressão do sistema nervoso central e convulsões. Contribui para a contraindicação o fato de que alguns desses praguicidas são formulados juntamente com solventes orgânicos, cujos vapores, quando inalados ou aspirados, podem causar pneumonite química.

A terapia com carvão ativado deve ser mantida por pelo menos 12 horas nas intoxicações causadas por carbamatos e por 48 horas nas intoxicações por organofosforados, pois estes podem sofrer o ciclo êntero-hepático.

Nos casos de exposição inalatória, o paciente deve ser imediatamente retirado do local de exposição, e os sinais de dificuldade respiratória devem ser revertidos. Se houve contato ocular, os olhos devem ser lavados abundantemente com água morna por, pelo menos, 15 minutos.

Como medida específica, emprega-se o sulfato de atropina em doses suficientes para o controle dos sinais muscarínicos. Portanto, recomenda-se a administração do sulfato de atropina na dose de 0,2 a 0,5 mg/kg, sendo que um quarto da dose deve ser administrada pela via intravenosa e o restante pela via subcutânea ou intramuscular. Recomenda-se a utilização da menor dose efetiva possível, dada a possibilidade de que sejam necessárias várias repetições. Nesse caso, preconiza-se a administração da metade da dose inicial. A terapia continuada com atropina deverá ser efetuada com cautela em animais ruminantes por causa da possibilidade de ocorrer atonia ruminal.

Como marcador clínico mais seguro da efetiva atropinização pode ser considerada a redução da sialorreia e do alívio das alterações respiratórias (ausência de dispneia e de secreções respiratórias), já que o diâmetro pupilar não é um indicador confiável em gatos e em alguns cães.

O sulfato de atropina não interfere na ligação praguicida-enzima, mas bloqueia o efeito da acetilcolina nos terminais nervosos muscarínicos (a atropina é um antagonista de receptores muscarínicos). A administração da atropina não afeta os sinais clínicos nicotínicos, como os tremores musculares e as fasciculações, que podem persistir por mais de 24 horas, dependendo do tipo do composto e da gravidade da exposição.

Nos casos em que houver dispneia grave, a oxigenoterapia deve ser realizada a fim de prover a demanda aumentada de oxigênio exigida pelo miocárdio na ocorrência de taquicardia. A dose da atropina deve ser reduzida ou sua administração descontinuada se houver o desenvolvimento de taquicardia, estase gastrintestinal, alterações de comportamento ou hipertermia.

O uso dos reativadores da acetilcolinesterase, como as oximas, no tratamento da intoxicação por organofosforados é amplamente aceito, mas essas substâncias não devem ser utilizadas nas intoxicações por carbamatos, já que esses formam um complexo enzima-praguicida reversível espontaneamente. Além disso, diversos estudos e experiências clínicas mostraram que há o agravamento do quadro clínico da intoxicação por carbamato quando se administram as oximas, contribuindo para a contraindicação de seu uso.

A oxima possui um N^+ que é atraído pelo sítio aniônico da acetilcolinesterase (Figura 18.4). Ao se ligar no sítio aniônico da enzima, a oxima é capaz de fragilizar a ligação do organofosforado com o sítio esterásico, fazendo com que este se ligue à oxima e ambos abandonam os sítios ativos, reativando essa enzima.

As oximas devem ser utilizadas o mais precocemente possível, pois se ocorrer o "envelhecimento da enzima", elas são incapazes de reativar a acetilcolisterase. Nos casos moderados e graves, como, por exemplo, quando houver depressão do sistema nervoso central, é recomendado o uso de oximas.

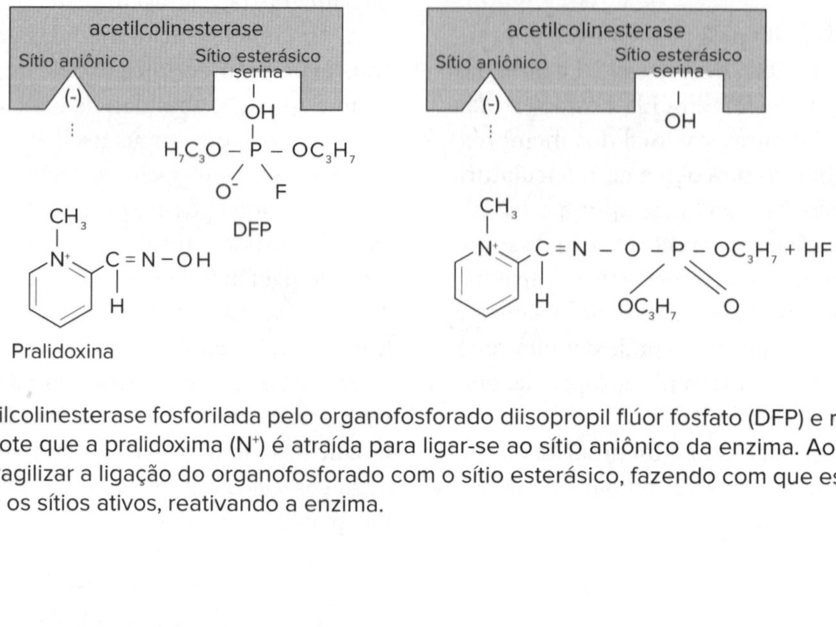

FIGURA 18.4. Acetilcolinesterase fosforilada pelo organofosforado diisopropil flúor fosfato (DFP) e reativação enzimática pela pralidoxima. Note que a pralidoxima (N^+) é atraída para ligar-se ao sítio aniônico da enzima. Ao se ligar neste sítio, a oxima é capaz de fragilizar a ligação do organofosforado com o sítio esterásico, fazendo com que este se ligue à oxima e ambos abandonem os sítios ativos, reativando a enzima.

A oxima disponível no Brasil é a pralidoxima ou 2-PAM (Contrathion®). A dose preconizada da pralidoxima é de 15 a 40 mg/kg em pequenos animais e de 25 a 50 mg/kg em grandes animais, devendo ser administrada por via intravenosa ou intramuscular.

No caso de ocorrerem convulsões, pode ser feito o uso de benzodiazepínicos, como o diazepam, na dose de 0,5 a 1,0 mg/kg, pela via intravenosa.

O uso concomitante de succinilcolina, tranquilizantes fenotiazínicos e outros medicamentos que podem causar depressão respiratória, além de procaína, compostos com magnésio, anestésicos inalatórios, agentes bloqueadores neuromusculares, antibióticos aminoglicosídeos, clindamicina, lincomicina, polimixinas A e B, colistina e teofilina é contraindicado nas toxicoses por agentes anticolinesterásicos.

Quanto ao tratamento da síndrome intermediária e da polineuropatia tardia, o tratamento é sintomático e de manutenção.

DIAGNÓSTICO

O diagnóstico da intoxicação por essa classe de praguicidas inclui o histórico de exposição ao agente, a sintomatologia característica de toxicose por anticolinesterásicos e as alterações *post mortem*. A suspeita pode ser confirmada por meio da medida da atividade das colinesterases e do exame toxicológico de amostras biológicas (principalmente do conteúdo estomacal ou ruminal) ou das iscas utilizadas nas intoxicações intencionais.

Para a avaliação da atividade da colinesterase podem ser utilizadas amostras de sangue e, no caso de óbito, tecido cerebral. A redução em mais de 50% da atividade da enzima é altamente sugestiva da exposição a anticolinesterásicos, embora essa taxa dependa da espécie do animal intoxicado. Por isso, para que seja possível determinar a porcentagem de inibição e saber se esta é compatível com a exposição ao praguicida, é necessário conhecer os parâmetros normais de atividade dessas enzimas na espécie analisada. Além disso, é importante lembrar que, no caso de alguns carbamatos, a rápida dissociação da acetilcolinesterase pode tornar difícil a confirmação da intoxicação por meio dessa análise.

As alterações *post mortem* macroscópicas e microscópicas (exame histopatológico) encontradas na toxicose por organofosforados ou carbamatos geralmente são inespecíficas, representadas principalmente por congestão em diversos órgãos e edema pulmonar, de intensidades variadas. A hemorragia também pode estar presente. Apesar de essas alterações não serem patognomônicas, em alguns casos, o conjunto delas torna o quadro altamente sugestivo de intoxicação por determinado tipo de praguicida. Por isso, a importância de ser realizada sempre a necrópsia e a coleta de material para avaliação microscópica e, quando possível, o exame toxicológico.

MEDIDAS PREVENTIVAS

Independentemente da circunstância em que a intoxicação ocorreu, a orientação para o tutor do animal é fundamental para a prevenção de novos casos. Além disso, se há a exposição de um animal a determinado praguicida, amplia-se o risco de o ser humano tornar-se também uma vítima de intoxicação.

Se a exposição foi acidental e o agente era de uso domiciliar, deve ser salientada a necessidade de se utilizar o produto em locais onde não haja nenhum animal, além dos cuidados na manipulação e armazenamento do praguicida, que devem ser mantidos sempre fora do acesso de animais e crianças.

Para impedir a ocorrência de novos casos, todo o ambiente deve ser avaliado quanto à presença de praguicidas; e medidas de descontaminação devem ser realizadas, como, por exemplo, lavagem do local, troca da água e comida dos animais e, ainda, se for o caso, remoção do solo contaminado ou afastamento dos animais do local suspeito. Como medida importante de saúde pública, o leite dos animais intoxicados não deve ser consumido, a não ser que a avaliação de resíduos tenha sido negativa para a presença do agente suspeito. A utilização de praguicidas anticolinesterásicos de uso veterinário deve ser evitada por um período de 4 a 6 semanas.

Nas intoxicações intencionais, os praguicidas geralmente utilizados são aqueles de uso restrito ou proibido, pela alta toxicidade de alguns deles para mamíferos e a rapidez de seu modo de ação, o que os tornam bastante populares para finalidades criminosas ou, no caso de seres humanos, para tentativas de suicídio. Tal fato é ainda mais agravado pelo fato de que, em muitos casos, ocorre adulteração do produto antes de sua comercialização, podendo ser misturado a grafite, milho moído, farinha de trigo, areia ou mesmo serem feitas associações de vários praguicidas (por exemplo, organofosforados, carbamatos, anticoagulantes e/ou fluoracetato de sódio), agravando o quadro clínico, dificultando o tratamento médico e, consequentemente, reduzindo as chances de sobrevivência do animal intoxicado.

Muitas vezes esses produtos são usados erroneamente como praguicidas domésticos, pois são vendidos por preços baixos, colocando todos em perigo de exposição acidental. Assim, cabe também ao médico veterinário divulgar a gravidade desse problema e educar o tutor do animal quanto aos riscos envolvidos nessa prática. Além disso, a notificação desses casos permite obter informações mais fidedignas da realidade e, a partir daí, torna-se possível investir em programas mais eficientes de prevenção e exigir a adoção de medidas mais eficientes de fiscalização, controle e punição.

BIBLIOGRAFIA

1. ALLEN, D.G.; PRINGLE, J.K.; SMITH, D.A. *Handbook of veterinary drugs*. 2.ed. Philadelphia: Lippincott-Raven, 1998. 886p.
2. ALONZO, H.G.A.; CORRÊA, C.L. Praguicidas. In: *Fundamentos de toxicologia*. 2.ed. São Paulo: Atheneu Editora, 2003, p. 437-58.
3. ANDRADE FILHO, A.; ROMANO, C. Anticolinesterásicos. In: ANDRADE FILHO, A.; CAMPOLINA, D.; DIAS, M.B. *Toxicologia na prática clínica*. Belo Horizonte: Folium, 2001, p. 53-60.
4. ANDRADE, S.F.; FANTONI, D.T.; CORTOPASSI, S.R.G. Terapêutica do sistema nervoso. In: ANDRADE, S.F. *Manual de terapêutica veterinária*. 2.ed. São Paulo: Roca, 2002, p. 422-7.
5. BRASIL. Ministério da Agricultura, Pecuária e Abastecimento. Agrofit. Disponível em: http://agrofit.agricultura.gov.br/agrofit_cons/principal_agrofit_cons. Acesso em: 2 ago. 2018.
6. ______. Departamento de Fiscalização de Insumos Agrícolas Coordenação-Geral de Agrotóxicos e afins. Ato nº 54, de 9 de outubro de 2012, que atende solicitação da empresa proprietária do produto cancelando o registro do produto Temik 150 registro nº 00148899.
7. CARLSON, T.L. Envenenamentos por inseticidas organofosforados e a base de carbamatos. In: KIRK, R.W. *Atualização terapêutica veterinária IX: pequenos animais*. São Paulo: Manole, 1988, v. 1, p. 192-5.
8. COBB, G.P; HARPER, F.D.; WEISSKOPF, C.P. Nonlethal method for forensic evaluation of aldicarb exposure in wildlife. *Archives of Environmental Contamination and Toxicology*, v. 40, p. 77-88, 2001.
9. COMPÊNDIO DE PRODUTOS VETERINÁRIOS – SINDAN. Disponível em: http://www.cpvs.com.br/cpvs/. Acesso em: 03 ago. 2018.
10. ECOBICHON, D.J. Toxic effects of pesticides. In: KLAASSEN, C.D.; AMDUR, M.O.; DOUL, J. *Casarett and Doull´s toxicology: the basic science of poisons*. 5.ed. New York: Mcgraw-Hill, 1996, p. 643-90.
11. FOURNIER, L.; MUSARD, D.; LECORSIER, A. Lymphocyte esterases and hydroxylases in Neurotoxicology. *Veterinary and Human Toxicology*, v. 38, n. 3, p. 190-5, 1996.
12. FRAZIER, K.; HULLINGER, G.; HINES, M.; et al. 162 cases of aldicarb intoxication in Georgia domestic animals from 1988-1998. *Veterinary and Human Toxicology*, v. 41, n. 4, p. 233-5, 1999.
13. GFELLER, R.W.; MESSONNIER, S.P. Acute organophosphate and organocarbamate poisoning. In: GFELLER, R.W.; MESSONNIER, S.P. *Small animal toxicology and poisonings*. St. Louis: Mosby, 1998, p. 73-6.
14. GILMAN, A.G.; RALL, T.W.; NIES, A.S.; et al. *Goodman & Gilman's: the pharmacological basis of therapeutics*. 9.ed. New York: McGraw Hill, 1996. 1905p.
15. GUITART, R.; MANOSA, S.; GUERRERO, X.; et al. Animal poisonings: the 10-year experience of a veterinary analytical toxicology laboratory. *Veterinary and Human Toxicology*, v. 41, n. 5, p. 331-5, 1999.
16. JOHNSON, M.K. Symposium introduction: retrospect and proscpects for neuropathy target esterase (NTE) and the delayed polineuropaty (OPIDP) induced by some organophosphorus esters. *Chemico-biological Interactions*, v. 87, p. 339-46, 1993.
17. KERR, L.A.; PRINGLE, J.K.; ROHRBACH, B.W.; et al. Aldicarb toxicosis in a dairy herd. *Journal of the American Veterinary Medical Association*, v. 198, n. 9, p. 1636-9, 1991.
18. LEON, S.F.E.; PADILLA, A.G.; GAMBO, A.N.; et al. Multiple sistemic organ failure, intermediate syndrome, congenital myasthenic syndrome and anticholinesterase treatment: the linkage is puzzling. *Clinical Toxicology*, v. 34, n. 2, p. 245-6, 1996.
19. LIMA, J.S.; REIS, C.A.G. Poisoning due to illegal use of carbamates as a rodenticide in Rio de Janeiro. *Clinical Toxicology*, v. 33, n. 6, p. 687-90, 1995.
20. MARRS, T.C.; DEWHURST, I. Toxicology of pesticides. In: BALLANTYNE, B.; MARRS, T.; SYVERSEN, T. *General and applied toxicology*. 2.ed. London: Macmillan, 1999, v. 3, p. 1993-2012.
21. MCENTEE, K.; PONCELET, L.; CLERCX, C.; et al. Acute polymyopathy after carbamate poisoning in a dog. *Veterinary Record*, v. 135. p. 88-90, 1994.
22. MORITZ, F.; DROY, J.M.; DUTHEIL, G.; et al. Acute pancreatitis after carbamate insecticide intoxication. *Intensive Care Medicine*, v. 20, p. 49-50, 1994.
23. NAGAYAMA, M.; AKAHORI, F.; CHIWATA, H.; et al. Effects of selected organophosphate insecticides on serum cholinesterase isoenzyme patterns in the rat. *Veterinary and Human Toxicology*, v. 38, n. 3, p. 196-9, 1996.
24. NELSON, L. S.; PERRONE, J.; DEROOS, F.; et al. Aldicarb poisoning by an illicit rodenticide imported into the United States: tres pasitos. *Clinical Toxicology*, v. 39, n. 5, p. 447-52, 2001.
25. NORSWORTHY, G.D. Toxicose por organofosforados e carbamatos. In: NORSWORTHY, G.D.; CRYSTAL, M.A.; GRACE, S.F.; et al. *O paciente felino. Tópicos essenciais de diagnóstico e tratamento*. 2.ed. Barueri: Manole, 2004, p. 440-3.
26. OEHME, F.W.; RUMBEIHA, W.K. Veterinary toxicology. In: BALLANTYNE, B.; MARRS, T.; SYVERSEN, T. *General and applied toxicology*. 2.ed. London: Macmillan, 1999, v. 2, p. 1509-26.
27. OSWEILER, G.D. Inseticidas e moluscicidas. In: OSWEILER, G.D. *Toxicologia veterinária*. Porto Alegre: Artes Médicas, 1998b, p. 259-66.
28. PAPICH, M.G. *Saunders handbook of veterinary drugs*. Philadelphia: Saunders, 2002. 551p.
29. PETERSON, M.E.; TALCOTT, P.A. *Small animal toxicology*. Philadelphia: Saunders, 2001. 796p.
30. RISHER J.F.; MINK, F.L.; STARA, J.F. The toxicologic effects organofosforados the carbamate insecticide aldicarb in mammals: a review. *Environmental Health Perspectives*, v. 72, p. 267-81, 1987.
31. SANTOS, V.M.R.; DONNICI, C.L.; DACOSTA, J.B.N.; et al. Compostos organofosforados pentavalentes: histórico, métodos sintéticos de preparação e aplicações como inseticidas e agentes antitumorais. *Química Nova*, v. 30, n. 1, p. 159-70, 2007.
32. SOUSA, F.V.; RESENDE, F.A.; WATANABE, G.A.; et al. Intoxicação por compostos organosfosforados e síndrome intermediária. *Revista Médica de Minas Gerais*, v. 19 (2 Supl 3), p. S50-S57, 2009.
33. SPINOSA, H.S.; GÓRNIAK, S.L.; BERNARDI, M.M. *Farmacologia aplicada à Medicina Veterinária*. 6.ed. Rio de Janeiro: Guanabara Koogan, 2017. 950p.
34. TALCOTT, P.A.; DORMAN, D.C. Pesticide exposure in companion animals. *Veterinary Medicine*, v. 92, n. 2, p. 167-81, 1997.
35. VALDES, S.A.C. *Caracterização in vitro dos efeitos de organofosforados e carbamatos sobre colinesterases plasmáticas e cerebrais de aves*. Estudo da relação atividade colinesterásica cerebral: densidade de receptores muscarínicos de acetilcolina em diagnósticos de intoxicação aguda por estes praguicidas. 2001. 140f. Dissertação (Mestrado) – Faculdade de Medicina Veterinária e Zootecnia, Universidade de São Paulo, São Paulo, 2001.
36. WORTHING, C.R.; WALKER, S.B. *The pesticide manual: a world compendium*. 8.ed. Thornton Heath: British Crop Protection Council, 1987. 1081p.
37. XAVIER, F.G. *Intoxicação por aldicarb ("chumbinho") em cães e gatos: estudo das alterações post mortem e diagnóstico toxicológico por meio da cromatografia em camada delgada*. 2004. 191f. Dissertação (Mestrado) – Faculdade de Medicina Veterinária e Zootecnia, Universidade de São Paulo, São Paulo, 2004.

Capítulo 19

Herbicidas, fungicidas e acaricidas

Célia Aparecida Paulino

INTRODUÇÃO

Produtos herbicidas, fungicidas e acaricidas são praguicidas capazes de combater e/ou controlar, respectivamente, ervas ou plantas daninhas, fungos e ácaros que podem comprometer a produtividade na agricultura/agropecuária, bem como interferir na saúde e no bem-estar animal e humano.

Muitos desses praguicidas começaram a ser desenvolvidos por síntese química na década de 1930, mas, com o rápido desenvolvimento da agropecuária, houve a necessidade crescente de compostos cada vez mais eficientes para o controle dessas pragas. Com seu uso cada vez mais frequente e intenso, aumentou a preocupação com o risco de intoxicações animais e humanas, o impacto sobre o meio ambiente, ou mesmo, com os seus resíduos em subprodutos de origem animal e/ou vegetal.

Ressalte-se que o aumento da população animal para fins de produção (bovinos, caprinos, suínos, ovinos etc.), bem como da população de animais criados para fins de companhia e/ou de esporte (cães, gatos, equinos etc.), tem levado ao aparecimento de pragas difíceis de serem controladas, seja pelas condições climáticas de países tropicais, como o Brasil, seja pelo surgimento cada vez maior de pragas resistentes aos produtos de uso rotineiro.

Algumas dessas pragas como certos fungos e ácaros podem causar prejuízos à saúde e ao bem-estar animal e humano, uma vez que alguns deles participam da transmissão de inúmeras doenças animais, incluindo certas doenças zoonóticas, com repercussões para a saúde humana.

Por tudo isso, os praguicidas são destacados como um grupo de substâncias químicas de importância indiscutível para a agropecuária e para a saúde pública animal e humana. Contudo, esses compostos estão cada vez mais incorporados ao nosso meio ambiente como um todo, trazendo consequências inevitáveis para a saúde de todos os seres vivos, com impactos muitas vezes relevantes para todas as cadeias alimentares. Ainda, seu uso contínuo tem produzido resistência progressiva de certas pragas, levando à necessidade do uso de quantidades cada vez maiores ou do desenvolvimento de substâncias mais potentes, aumentando os riscos toxicológicos e os custos para a produção agropecuária.

USOS, FONTES DE EXPOSIÇÃO E IMPACTO AMBIENTAL

Os praguicidas são amplamente utilizados nos ambientes rurais, urbanos e domésticos, e os riscos associados a esses usos variam dependendo da toxicidade do composto, da forma e local de utilização, do grau e tempo de exposição dos diferentes organismos e de possíveis interações com outros produtos químicos.

Na agropecuária, a despeito da sua importância para a produção de alimentos de origem vegetal e animal, o uso intenso desses produtos, e por vezes até indiscriminado, tem sido motivo de amplas discussões técnicas, científicas, políticas e de saúde, em razão do seu potencial de risco para a saúde e o meio ambiente.

A utilização de **herbicidas** apresentou rápido crescimento nas últimas duas décadas do século XX, em parte pelo desenvolvimento das monoculturas agrícolas, para produção de alimentos ou para produção de pastagens, e pela mecanização das práticas agropecuárias, como a substituição da chamada capina mecânica (por meio de enxada) pela capina química (por meio de herbicidas).

Ainda, outras possibilidades de uso dos herbicidas têm contribuído para esse crescimento, tais como: para a remoção de folhagens (como agentes desfolhantes) e plantas aquáticas, a sua utilização em áreas de desmatamento, em margens de córregos ou rios, ao longo de rodovias, áreas industriais, de recreação e de linhas de transmissão de energia elétrica, em acostamento de rodovias, linhas férreas, canais de irrigação, valas, linhas de cerca, jardins, parques e praças públicas, terrenos baldios etc. Em muitos desses usos, há outra finalidade igualmente importante para os herbicidas, que é a destruição de ambientes propícios para o desenvolvimento de outras pragas, além do mato, como as larvas de insetos, os insetos adultos e os roedores, que são importantes do ponto de vista de saúde pública, dentre outros animais, como os peçonhentos (serpentes, escorpiões, aranhas etc.), que podem causar acidentes animais e humanos.

Do ponto de vista ambiental, destaca-se que o impacto dos herbicidas nos ambientes aquáticos, seja pela aplicação direta para controle de plantas aquáticas ou pela contaminação indireta após aplicação em outros ambientes, tem sido alvo de pesquisas e monitoramento dos seus efeitos sobre a qualidade da água dos mananciais e dos sedimentos em caixas d'água, bem como sobre o comprometimento da fauna e flora dependentes dessas fontes de água. De fato, muitos herbicidas têm sido pesquisados e detectados em diferentes mananciais brasileiros, principalmente pela aplicação desses praguicidas em culturas agrícolas, pastagens ou em corpos hídricos para controle de plantas aquáticas, ou mesmo, pela contaminação direta da água no processo de lavagem de equipamentos e embalagens após sua utilização.

Da mesma forma, a rápida evolução da agricultura para fins de produção de mais alimentos também tem propiciado aumento no uso de **fungicidas**, importante grupo de praguicida para a conservação, principalmente de grãos (milho, arroz, feijão, soja etc.), – que são utilizados direta ou indiretamente para consumo humano e animal. A conservação dos grãos pelo uso de fungicidas faz com que os órgãos governamentais possam gerenciar os preços desses produtos agrícolas para consumo interno e externo, exigindo, assim, a manutenção de estoques em armazéns graneleiros.

Por sua vez, os **acaricidas** podem não só colaborar para o fomento da produção agrícola, como também da produção animal, uma vez que os ácaros podem afetar a saúde e o bem-estar animal, requerendo, frequentemente, aplicações diretas sobre a pele dos animais, sejam eles para produção, para companhia ou mesmo para esporte. O controle de ácaros, em geral, com auxílio de produtos acaricidas também pode reduzir a transmissão de doenças zoonóticas (ou zoonoses), com repercussões importantes para a saúde pública.

Os acaricidas de uso estritamente veterinário (na forma de produto de uso veterinário) podem ser pulverizados diretamente sobre a pele dos animais, ou aplicados na forma líquida (como a formulação *pour on* ou *spot on*), ou também na forma de banhos (especialmente para os animais de companhia, como cães e gatos, ou animais de produção de pequeno ou médio porte) e chuveiros ou banheiros (principalmente para os animais de produção de grande porte, como os bovinos). A sua absorção dérmica é a forma mais importante de exposição e pode trazer riscos, sobretudo, em função da temperatura e umidade ambientes, ou ainda, se houver lesão da pele do animal ou pela possibilidade do animal se lamber ou ingerir tais compostos durante o tratamento por via tópica.

Para os animais em geral, as vias oral e respiratória de absorção são mais importantes com relação aos herbicidas, fungicidas e acaricidas de uso essencialmente agrícola, uma vez que os animais podem consumir, diretamente, alimentos (como pastagens) ou água (de rios, riachos ou aguadas) contaminados por esses compostos, ou ingerir ração (não comercial) preparada com grãos ou restos de culturas agrícolas que apresentam resíduos desses compostos, ou até, de forma inesperada, lamber restos de embalagens abandonados em terrenos baldios ou mesmo no campo.

Embora em menor proporção, também há que se contar com a absorção dérmica quando da exposição dos animais à pulverização direta de diferentes culturas agrícolas, incluindo as pastagens, os depósitos de grãos, a pulverização aérea (por meio da aviação agrícola), além do uso urbano para controle de certas zoonoses, entre outras finalidades.

Com relação à solubilidade, os compostos mais lipossolúveis são os que requerem mais esforço do organismo para sua biotransformação e posterior eliminação. Dessa forma, quanto mais lipossolúvel for o agente tóxico, maior sua chance de sofrer bioacumulação em certos tecidos. No caso de animais de produção, muitos desses tecidos poderão ser utilizados, no futuro, como fonte de alimentos para consumo humano e/ou animal e, com isso, conter resíduos de produtos químicos, que podem trazer consequências para a saúde pública.

No que diz respeito à eliminação, o leite é uma das principais fontes *in natura* de resíduos tóxicos de herbicidas, fungicidas e acaricidas e esse alimento de origem animal pode ser consumido tanto pela população humana quanto animal.

Por todos esses aspectos toxicocinéticos associados à toxicodinâmica desses compostos, é obrigatório o cumprimento do chamado **período de carência** ou

intervalo de segurança (intervalo entre a última aplicação do composto e a colheita ou comercialização dos vegetais ou dos subprodutos de origem animal) para todos os praguicidas, com o objetivo de reduzir as concentrações residuais desses compostos no organismo animal até níveis considerados toxicologicamente aceitáveis e sem risco para os consumidores em geral.

O **impacto ambiental** provocado pelos herbicidas, fungicidas e acaricidas pode ser ainda mais amplo, pela contaminação direta ou indireta do solo, da água e do ar, que também pode afetar a saúde e a sobrevivência de animais silvestres, bem como a saúde de outros animais, como pássaros, abelhas, peixes e outros seres vivos de toda cadeia alimentar. Além disso, os resíduos de herbicidas, fungicidas e acaricidas utilizados em culturas vegetais e/ou em animais (no caso dos acaricidas) podem estar presentes em todo meio ambiente, incluindo as coleções de água, os organismos aquáticos, os microrganismos de solo e os alimentos em geral (de origem animal e vegetal), e são fontes importantes de exposição animal e humana (Figura 19.1). A persistência desses compostos no meio ambiente depende da eficiência dos processos físicos e biológicos (evaporação, absorção/degradação por organismos, lixiviação, erosão), das características ambientais (temperatura, conteúdo de matéria orgânica, acidez, umidade) e das características do composto (como a sua taxa de degradação). Nesse sentido, estudos de toxicidade e de impacto ambiental dos praguicidas, em geral, são muito importantes para a previsão dos seus efeitos sobre a saúde e o ecossistema.

Apesar de tudo isso, ainda há muitas lacunas no conhecimento sobre o mecanismo de ação e o quadro tóxico produzido pelos diferentes agentes herbicidas, fungicidas e acaricidas em animais, quando se compara com outros tipos de praguicidas, em particular os inseticidas. Por essa razão, muitas das informações descritas neste capítulo referem-se à ação e aos efeitos tóxicos dos principais compostos dos grupos mais conhecidos de herbicidas, fungicidas e acaricidas no organismo de mamíferos em geral, incluindo, muitas vezes, o homem.

CLASSIFICAÇÃO GERAL

Existem diferentes formas de classificar os herbicidas, fungicidas e acaricidas, e todas normalmente estão relacionadas com a classificação química desses compostos.

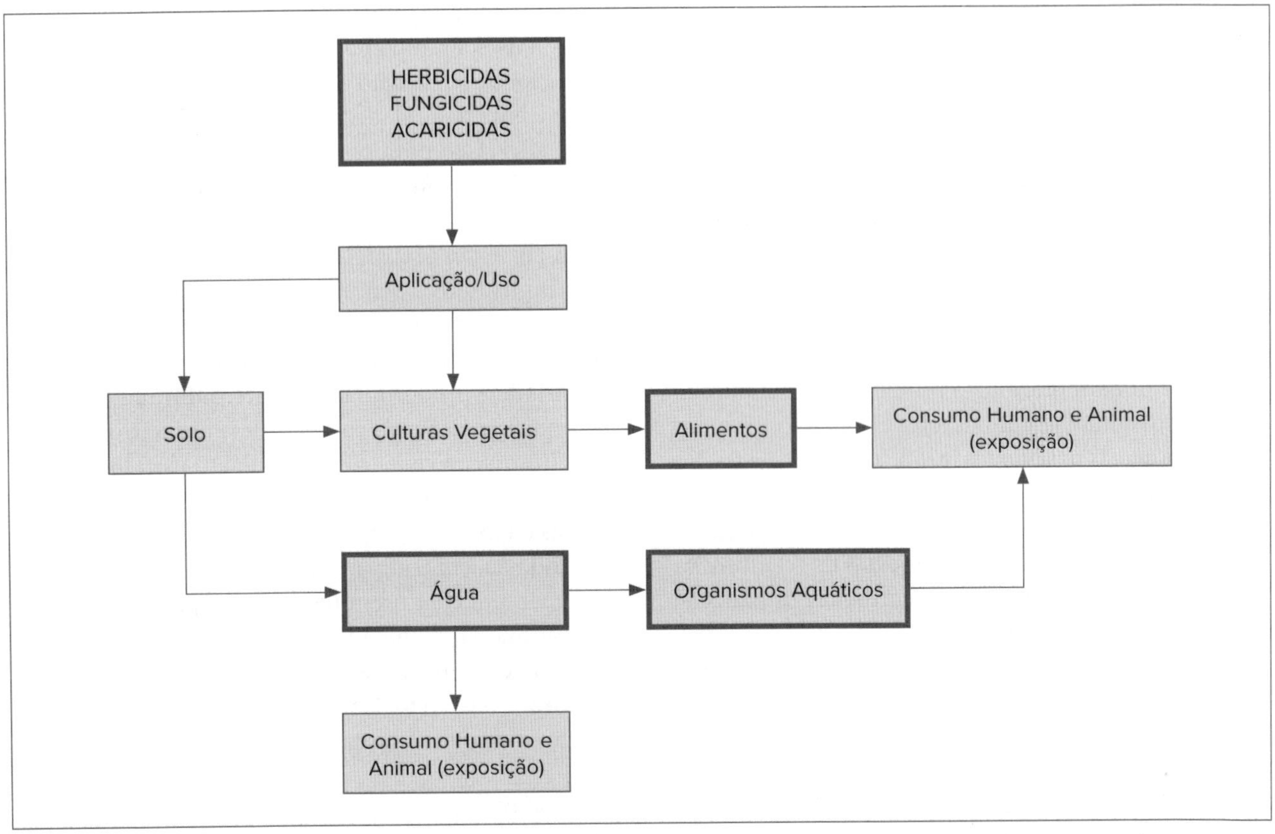

FIGURA 19.1. Exposição humana e animal a resíduos de herbicidas, fungicidas e acaricidas presentes na água, nos alimentos e em organismos aquáticos.

Larini (1997) classificou os herbicidas como: compostos quaternários de amônio, fenoxiácidos, compostos derivados da ureia, compostos triazínicos, dinitrofenóis e pentaclorofenol. E os fungicidas, como: ditiocarbamatos, organomercuriais e organofosforados. Em 1999, o autor reclassificou os herbicidas e fungicidas em diversos subgrupos e indicou os principais acaricidas, os quais também podem apresentar ação inseticida e fungicida.

Uma das classificações mais completas foi realizada por Osweiler (1998), dividindo os herbicidas em inorgânicos (muitos deles estão banidos ou praticamente em desuso) e orgânicos sintéticos (os mais utilizados atualmente), como: bipiridilas, dinitroanilinas, fenóxis, triazinas e outros. O autor também citou diferentes tipos de fungicidas, sendo os mais comumente usados: ditiocarbamatos, benzimidazóis, ftalimidas, cobre e enxofre, clorotalonil e dinocap, dentre outros. E, ainda, classificou os acaricidas juntamente com os inseticidas, não fazendo distinção entre esses dois grupos de praguicidas.

Do ponto de vista agronômico, os herbicidas podem ser classificados como: herbicidas pré-plantios, quando aplicados no solo antes do plantio das sementes ou das mudas; herbicidas pré-emergentes, quando aplicados no solo antes da vegetação daninha aparecer; e herbicidas pós-emergentes, quando aplicados no solo ou nas folhas após a germinação das sementes ou das mudas plantadas. Com relação à sua ação sobre o vegetal, os herbicidas podem ser classificados como: herbicidas seletivos, que atuam seletivamente sobre algumas espécies vegetais; herbicidas de contato, que atuam quando em contato com as folhagens do vegetal; e herbicidas por translocação, que atuam após sua absorção por meio do solo ou das folhagens.

Ainda, sob o ponto de vista agronômico, os fungicidas, que podem ter função protetora e curativa, são classificados como: fungicidas foliares, quando aplicados nas partes aéreas das plantas, produzindo uma barreira protetora contra os fungos; fungicidas de solo, que normalmente agem sobre os fungos pela liberação de vapores ou por via sistêmica; e fungicidas de revestimento, quando utilizados principalmente sobre os grãos de cereais, para fins de estocagem.

Dessa forma, pela complexidade do tema aqui abordado e a dificuldade de se obter uma classificação unânime desses compostos, não são abordadas neste capítulo as respectivas estruturas químicas de cada grupo e subgrupo dos praguicidas aqui apresentados.

Além disso, do ponto de vista toxicológico, muitos compostos representantes de cada um desses grupos e subgrupos ainda não apresentam dados completos e totalmente esclarecidos a respeito das suas respectivas ações tóxicas e, consequentemente, do quadro tóxico que desencadeiam, do possível tratamento no caso de intoxicações e das formas de diagnóstico e prevenção.

Em função das diferentes classificações aqui apresentadas e da diversidade de compostos herbicidas, fungicidas e acaricidas, são abordados neste capítulo apenas aqueles mais comumente utilizados em nosso meio e toxicologicamente mais importantes para os animais, sobretudo os de produção, conforme descrição resumida no Quadro 19.1. É importante destacar que muitos desses compostos podem apresentar mais de uma propriedade, em especial os herbicidas e fungicidas, que possuem outras tantas finalidades, ou mesmo certos acaricidas, que também podem ter propriedades inseticidas e fungicidas.

HERBICIDAS

Bipiridílios ou Dipiridílios (Paraquat e Diquat)

Toxicocinética

De todos os herbicidas, o paraquat tem causado maior número de intoxicações humanas graves, muitas delas fatais, sobretudo por acidentes durante a exposição ocupacional, ou mesmo pelas tentativas de suicídio. Pela sua extrema toxicidade, este herbicida também representa alto risco para os animais em geral, tanto pelo contato direto como pela exposição indireta a tal composto.

A absorção oral, dérmica e respiratória dos herbicidas bipiridílios é pequena, mas a presença de solventes e outras substâncias que facilitam sua absorção pode elevar o risco toxicológico. No caso do paraquat, sua toxicidade é predominantemente pulmonar, local de maior acumulação em comparação com outros tecidos. Sua eliminação renal é extensa e, em estudos experimentais, o paraquat foi detectado na urina mesmo após 21 dias da exposição oral a esse herbicida.

Todavia, em comparação com outros herbicidas, o paraquat tem efeito residual pequeno, pode ser degradado com mais facilidade em contato com o solo e seu período de carência é relativamente menor. Assim, para minimizar o risco toxicológico é importante evitar-se o contato direto dos animais com esse composto.

Toxicodinâmica

Há descrição de vários possíveis mecanismos de ação para os herbicidas bipiridílios. Entretanto, o mais

QUADRO 19.1. Principais grupos de herbicidas, fungicidas e acaricidas mais utilizados e de importância toxicológica para os animais

HERBICIDAS	FUNGICIDAS	ACARICIDAS
BIPIRIDÍLIOS (ou DIPIRIDÍLIOS) • Paraquat • Diquat	**DITIOCARBAMATOS** • Maneb • Zineb • Mancozeb	**FORMAMIDINAS** • Amitraz
DERIVADOS DO ÁCIDO FENOXIACÉTICO • 2,4-D • 2,4,5-T	**FTALIMÍDICOS** • Captan • Captafol	**AVERMECTINAS**
CLOROFENÓIS • Pentaclorofenol	**IMIDAZÓLICOS** • Tiabendazol • Benomil	**CLORDIMEFORM**
DINITROFENÓIS • Dinoseb • Dinocap	**CLOROTALONIL**	**CLOROFENÓIS** • Pentaclorofenol
DINITROBENZENAMÍNICOS • Trifluralina	**COBRE**	**DINITROFENÓIS** • Dinoseb • Dinocap
TRIAZÍNICOS • Atrazina • Simazina • Cianazina	**ENXOFRE**	**ORGANOFOSFORADOS**
DERIVADOS DA UREIA • Diuron • Tebutiuron • Linuron	**CLOROFENÓIS** • Pentaclorofenol	**CARBAMATOS**
DERIVADOS DA GLICINA • Glifosato	**DINITROFENÓIS** • Dinoseb • Dinocap	**PIRETROIDES**
AMINOPIRIDÍNICOS • Picloram (normalmente associado ao 2,4-D)	**DERIVADOS MERCURIAIS ORGÂNICOS**	
ACETANILÍDICOS • Alaclor • Acetaclor	**AVERMECTINAS**	------
DERIVADOS MERCURIAIS ORGÂNICOS	------	------

importante deles é sua capacidade de aumentar a produção de radicais livres de oxigênio (radicais superóxido e peróxido de hidrogênio) nos pulmões, onde esse herbicida atinge alta concentração. Esses radicais livres produzem excessiva peroxidação lipídica (lipoperoxidação) nas células pulmonares, que perdem a integridade das suas membranas, resultando em degeneração, necrose e morte celular. Esse processo leva à substituição das áreas do tecido pulmonar lesado por áreas de tecido conjuntivo, ou seja, ocorre fibrose pulmonar, que pode se instalar a partir do 10º dia de exposição. A excessiva lipoperoxidação também promove depleção do peptídeo glutationa (GSH), especialmente no fígado, no qual esse peptídeo aparece em maior concentração. A glutationa está envolvida em várias reações biológicas do organismo, incluindo aquelas relacionadas com a metabolização de substâncias endógenas e/ou a biotransformação de substâncias exógenas.

Sinais clínicos da intoxicação

Nas intoxicações pelos herbicidas bipiridílios podem ser observados: náuseas, vômitos, diarreia com fezes fétidas, dores abdominais, disfagia, ulceração e necrose da cavidade bucal e esôfago (principalmente se a exposição for por via oral), dispneia, estertores pulmonares, edema pulmonar, hipóxia, cianose, hemorragia progressiva e, com frequência, morte por insuficiência respiratória, que geralmente ocorre ao redor de 1 a 4 semanas após exposição intensa. Pode haver fibrose pulmonar se o organismo sobreviver à fase aguda da intoxicação. Esse quadro pode vir acompanhado de insuficiência renal e circulatória, com uremia, oligúria, proteinúria e hematúria, além de insuficiência hepática e icterícia. Pode haver irritação da pele, com dermatite (eritema, bolhas e edema) e deformação, descoloração e queda de unhas (e cascos), além de irritação e até queimaduras oculares, principalmente se a exposição foi tópica, isto é, envolvendo a pele e as mucosas. Também podem ocorrer sinais clínicos gastrintestinais e relacionados ao sistema nervoso central.

Há relato de cães intoxicados que apresentaram inicialmente vômito e inapetência, letargia, mucosas congestionadas, taquicardia leve, desidratação, estomatite ulcerativa e taquipneia leve. Houve piora clínica ao longo de 1 a 6 dias, com sinais de taquipneia, dispneia e hipoxemia progressivas. Como não houve resposta aos tratamentos realizados, e em razão do prognóstico grave da intoxicação, os cães foram submetidos à eutanásia.

Achados de necropsia

Na necropsia podem ser detectados, de forma bastante característica: congestão, hemorragia, edema e áreas de fibrose pulmonar. Se a exposição for por via oral, podem ser observadas ulcerações e necrose na cavidade oral e faringe, além de hemorragias na mucosa estomacal (ou ruminal).

Os principais achados da necropsia de cães intoxicados acidentalmente foram: lesões ulcerativas severas na língua, pulmões escurecidos e com hemorragia, congestão visceral moderada, esplenomegalia, hidrotórax e hidropericárdio com líquido serosanguinolento e lesões de irritação gastrintestinal. Microscopicamente, foram observados: congestão capilar alveolar, edema e colapso com distensão dos ductos alveolares e bronquíolos terminais (pulmões com aparência atípica de favo de mel), necrose das células epiteliais bronquiolares com descamação no lúmen, fibrose alveolar e hiperplasia das células epiteliais bronquiolares.

Derivados do Ácido Fenoxiacético (2,4-D e 2,4,5-T)

Toxicocinética

O 2,4-D (ácido 2,4-diclorofenoxiacético) é um dos herbicidas mais utilizados em nosso meio e no mundo todo, inclusive em pastagens e, em certas situações, pode ser misturado a fertilizantes para controlar o crescimento de ervas daninhas ao redor de determinadas culturas agrícolas.

A intoxicação por herbicidas derivados do ácido fenoxiacético pode ocorrer, sobretudo, pela ingestão direta ou indireta (via oral), pois as demais vias de exposição são menos importantes para os animais.

Em comparação com o 2,4-D, o herbicida 2,4,5-T (ácido 2,4,5-triclorofenoxiacético) representa maior risco de intoxicação, já que é muito mais lipossolúvel e sua meia-vida plasmática é cerca de três vezes maior, em função da sua maior reabsorção renal e consequente menor eliminação urinária.

Estudos experimentais envolvendo a exposição oral de bovinos a diferentes doses do herbicida 2,4-D mostraram que as alterações nos achados clínicos e nas dosagens de parâmetros bioquímicos coincidiram com os níveis séricos elevados desse herbicida na circulação desses animais. Tais resultados foram dose dependentes e desapareceram com o tempo, quando esses níveis séricos do herbicida alcançaram um valor mínimo. Tais dados coincidem com outros descritos na literatura, revelando pouco efeito cumulativo do 2,4-D nos tecidos animais, mesmo após exposição oral repetida a doses abaixo da dose oral tóxica.

Toxicodinâmica

O mecanismo de ação dos herbicidas derivados do ácido fenoxiacético ainda não foi completamente elucidado. Existem diferentes mecanismos de ação propostos, incluindo o dano dose-dependente das membranas celulares, o desacoplamento da fosforilação oxidativa, como consequência do ou após o dano da membrana celular, e a interrupção do metabolismo da acetilcoenzima-A (acetil-CoA) com interferência nas vias metabólicas celulares.

Sinais clínicos da intoxicação

Nas intoxicações por esses herbicidas é comum ocorrer a alteração no metabolismo de carboidratos e na função muscular esquelética, causando um quadro diabetiforme transitório, miopatia e neuropatia periférica. Além disso, podem ser observados anorexia, náuseas, vômitos, disfagia, redução da motilidade gastrintestinal (ou até atonia ruminal), irritação da pele e mucosas, diabetes transitório (às vezes), depressão do sistema nervoso central, fraqueza muscular principalmente dos membros posteriores, letargia, apatia progressiva, paresia, rigidez muscular, ataxia e claudicação.

Um dos maiores riscos toxicológicos associados aos derivados do ácido fenoxiacético é a possibilidade de apresentarem certas impurezas de fabricação (ou contaminantes) chamadas de **dioxinas**, que são substâncias extremamente tóxicas para o organismo e que podem causar grande contaminação ambiental. Esses contaminantes podem aparecer durante o processo de produção industrial do composto, se a temperatura do processo de síntese não for rigidamente controlada.

Um dos fatos históricos sobre esse assunto remonta à Guerra do Vietnã, quando a utilização do chamado "agente laranja" (uma mistura contendo 2,4-D e 2,4,5-T contaminada com a 2,3,7,8-tetraclorodibenzo-p-dioxina ou TCDD) levou à descoberta da grave toxicidade desse tipo de impureza (DL50 oral aguda para ratos ao redor de 25-50 μg/kg), da sua alta estabilidade no organismo (meia-vida biológica de cerca de 24 dias) e no meio ambiente, e da sua baixa degradabilidade microbiológica (meia-vida no solo ao redor de um ano).

Estudos experimentais em animais demonstraram que a TCDD altera o sistema hematopoiético, variando de acordo com a dose e a espécie animal envolvida. Pode ocorrer principalmente leucocitose, linfopenia e trombocitopenia moderadas, além de redução da celularidade da medula óssea. Todavia, em seres humanos expostos a essa impureza, esses achados não são cientificamente consistentes até o momento.

Em diferentes espécies animais foram detectados efeitos embriotóxicos e fetotóxicos causados principalmente pela contaminação com a dioxina, e, também, estudos experimentais em animais demonstraram seu potencial imunotóxico, mutagênico, embriotóxico, teratogênico e carcinogênico. Nesse sentido, essa impureza é classificada como um dos mais importantes agentes desreguladores endócrinos de origem ambiental e, portanto, capaz de produzir alterações reprodutivas e do desenvolvimento em várias espécies animais.

Os **desreguladores endócrinos** são substâncias exógenas que alteram uma ou várias funções do sistema endócrino e produzem, consequentemente, efeitos adversos sobre a saúde num organismo intacto, na sua descendência, ou nas subpopulações. O mecanismo dessa ação desreguladora é em grande parte ainda desconhecido, mas parece ser mediado pela ligação a sistemas enzimáticos, ou a receptores nucleares ou de membrana, esteroides e não esteroides, incluindo neurotransmissores.

É descrito que as dioxinas atuam como desreguladores endócrinos por seu efeito antagonista dos estrogênios, sendo capazes de produzir transtornos reprodutivos graves e alterações do desenvolvimento em várias espécies animais, além da sua carcinogenicidade. A dioxina também pode causar danos reprodutivos, neurológicos e lesões dérmicas, como hiperplasia e hiperqueratose do epitélio folicular (quadro tópico semelhante à chamada dermatite acneiforme ou eczematosa, comumente observada em seres humanos expostos à tal impureza).

É extremamente difícil a avaliação das reais consequências à saúde animal e humana da exposição aos agentes desreguladores endócrinos. Porém, atualmente, considera-se que são substâncias determinantes para muitas doenças, ou então, são amplificadoras das suas manifestações. Os organismos mais jovens são considerados os mais críticos, uma vez que a exposição muito precoce aos desreguladores endócrinos traz risco mais elevado, pela imaturidade de todos os sistemas fisiológicos envolvidos no neurodesenvolvimento.

A taxa de absorção da dioxina não é conhecida, mas essa impureza pode se acumular no tecido adiposo por um período de anos, com meia-vida de aproximadamente 7 anos nesse tecido. Ressalte-se que a dioxina pode ser eliminada pelo leite materno, elevando bastante o risco de contaminação dos animais lactentes e até da população humana consumidora desse alimento de origem animal.

Todos os danos tóxicos fizeram aumentar o rigor e a importância do controle de qualidade após a fabricação desse grupo de herbicidas, no sentido de evitar possíveis contaminações pelas dioxinas. Os estudos mostram que o herbicida 2,4,5-T é o mais frequentemente incriminado nessa contaminação, quando se compara com o 2,4-D.

Também é descrito que os herbicidas derivados do ácido fenoxiacético, em especial o 2,4-D (mais utilizado em pastagens), podem aumentar a toxicidade de algumas plantas no campo, o conteúdo de nitritos de plantas que já apresentam tal característica ou ainda a palatabilidade de certas plantas tóxicas pouco palatáveis. Tais fatos complicam a questão do uso de herbicidas na agropecuária e exigem maior rigor com relação ao período de carência de cada composto desse grupo.

Clorofenóis (pentaclorofenol)

Toxicocinética

O pentaclorofenol (ou pentaclorofenato de sódio), conhecido popularmente como "pó da china", tem sido utilizado como conservante ou preservante de madeira, além de apresentar propriedades herbicida, fungicida, acaricida, inseticida, moluscicida e algicida, muitas das quais não são usuais em função da acentuada toxicidade desse composto.

O risco de intoxicação pelo pentaclorofenol é grande, uma vez que sua absorção pelas vias oral, dérmica e respiratória é muito rápida e sua meia-vida é de cerca de 20 dias – embora seja muito influenciada pelo pH urinário, sendo que o pH alcalino favorece sua eliminação renal (por exemplo, em bovinos, sua meia-vida pode ser de 2 dias).

Toxicodinâmica

O mecanismo de ação tóxica mais aceito para o pentaclorofenol é o rápido desacoplamento da fosforilação oxidativa nas mitocôndrias de muitos tecidos, provocando um aumento do metabolismo basal.

Isso justifica, principalmente, o aumento de temperatura corporal, o colapso e a morte em caso de intoxicação grave (de forma muito semelhante aos herbicidas dinitrofenóis, que são abordados a seguir). O órgão-alvo principal da toxicidade do pentaclorofenol é o fígado, mas também pode afetar os rins e a medula óssea.

Sinais clínicos da intoxicação

Nas intoxicações pelos herbicidas clorofenóis podem ser observados anorexia, náuseas, vômitos, perda de peso, aumento da temperatura corporal, sede intensa, sudorese excessiva, desidratação, dor abdominal, dispneia, taquicardia e taquipneia e, nos casos mais graves, inquietação, convulsões, colapso e morte, acompanhada de uma temperatura corporal bastante elevada. No fígado, podem ocorrer alterações do nível das enzimas citocromo P450 e outras enzimas hepáticas, do glicogênio, alterações do peso e aparência do fígado, além de hiperplasia, fibrose, vacuolização, degeneração e necrose hepáticas.

A exposição mais prolongada ao pentaclorofenol pode causar irritação da pele e mucosas, e um quadro semelhante ao da dermatite acneiforme ou eczematosa observada em seres humanos expostos à impureza dioxina.

Como outros compostos, o pentaclorofenol também pode apresentar vários tipos de impurezas (ou contaminantes), tais como: dibenzodioxinas, dibenzofuranos, difenilclorados e diidroxibifenis clorados. Dentre as dibenzodioxinas, a TCDD é a mais importante e a que causa maior impacto sobre o organismo e o meio ambiente (como já descrito para os herbicidas derivados do ácido fenoxiacético).

Há relatos de estudos experimentais em roedores mostrando que o pentaclorofenol provoca efeitos teratogênicos e fetotóxicos, embora existam controvérsias, uma vez que esses efeitos parecem estar diretamente ligados à dose envolvida na exposição a esse herbicida. Os estudos de carcinogênese em ratos associaram a exposição ao pentaclorofenol com o aparecimento de mesoteliomas; porém, o mecanismo envolvido nessa alteração necessita de melhor compreensão.

Achados de necropsia

Na necropsia de animais intoxicados por esse composto e que vieram a óbito, normalmente podem ser observadas, e de forma característica, a presença de sangue com aspecto espumoso nas narinas, boca e traqueia, além de rigidez cadavérica muito mais rápida, quando comparada à de animais não intoxicados.

Dinitrofenóis (Dinoseb)

Toxicocinética

Os herbicidas dinitrofenóis são praticamente insolúveis em água e solúveis na maioria dos solventes orgânicos. A absorção desses compostos pelas vias oral e respiratória é mais importante que pela via dérmica. A sua eliminação renal é bastante lenta, podendo ser detectados na circulação durante um período muito longo.

Toxicodinâmica

O mecanismo de ação tóxica mais provável para os herbicidas dinitrofenóis é o rápido desacoplamento da fosforilação oxidativa, com aumento do metabolismo basal. Nesse caso, ocorre aumento do consumo de oxigênio e diminuição da formação de ATP (trifosfato de adenosina), com consequente aumento da temperatura corporal (hipertermia), como reflexo da perda de energia, o que pode levar ao colapso e até à morte (de modo muito semelhante ao pentaclorofenol).

Sinais clínicos da intoxicação

Nas intoxicações por herbicidas dinitrofenóis podem ocorrer náuseas, vômitos, cólicas abdominais, irritação da pele, aparecimento de cor amarelada na pele, na urina e na esclerótica, aumento da temperatura corporal, sudorese intensa, desidratação, fraqueza, respiração rápida e profunda, agitação, tremores musculares, convulsões, inconsciência, alterações hepáticas e renais, colapso e morte por insuficiência cardiorrespiratória (em casos agudos graves, a morte pode ocorrer em 24 a 48 horas após a exposição).

Dinitrobenzenamínicos (trifluralina)

Toxicocinética

Esses herbicidas são praticamente insolúveis em água e solúveis na maioria dos solventes orgânicos. A trifluralina, em particular, é um herbicida pouco absorvido pelas vias oral e dérmica em mamíferos, sendo eliminada pelas fezes em grande proporção após ingestão direta ou indireta; dessa forma, a toxicidade aguda para mamíferos é relativamente baixa. Entretanto, o maior risco está na presença de solventes utilizados na formulação desses herbicidas, o que pode aumentar sua absorção, sobretudo pela via dérmica e, com isso, elevar a toxicidade.

Os herbicidas dinitrobenzenamínicos são bastante estáveis durante o seu armazenamento e apresenta capacidade moderada de persistência no solo.

Toxicodinâmica

O mecanismo de ação da trifluralina envolve a indução de meta-hemoglobinemia, ou seja, esse herbicida é capaz de desencadear a formação intensa (além do normal) de meta-hemoglobina no organismo, que é uma forma de hemoglobina na qual o íon ferroso (Fe^{2+}) da molécula heme foi oxidado a íon férrico (Fe^{3+}), ficando assim incapaz de carrear oxigênio. Esse processo resulta em anemia funcional, que restringe a oxigenação dos tecidos e resulta em hipóxia celular.

Sinais clínicos da intoxicação

Nas intoxicações pela trifluralina, podem ser observadas principalmente anorexia e alterações hematológicas, como anemia, leucopenia, meta-hemoglobinemia e, nos casos mais graves, aplasia medular. Com o aumento da concentração de meta-hemoglobina, podem surgir taquicardia, hipertensão arterial, dispneia, náuseas, vômitos e dor abdominal. Nos casos mais graves, pode haver agitação, convulsões, arritmia cardíaca, cianose, choque, coma e até morte.

Além disso, a trifluralina pode apresentar traços da impureza **nitrosamina**, uma substância sabidamente mutagênica e carcinogênica, o que reforça a necessidade de um rígido controle de qualidade na produção desse herbicida. Essa impureza também é classificada como um agente desregulador endócrino e, portanto, capaz de produzir alterações na reprodução e no desenvolvimento.

Triazínicos (atrazina, simazina, cianazina)

Toxicocinética

Esses herbicidas são bastante utilizados em nosso meio, até mesmo no controle de plantas daninhas em coleções de água e podem causar impactos mais relevantes sobre o meio aquático, como já citado anteriormente neste capítulo. Tais compostos são absorvidos pelas vias oral, dérmica e respiratória, mas apresentam baixa toxicidade aguda, quando comparada com a de outros herbicidas.

Os herbicidas triazínicos são classificados como pré-emergentes, e, em especial, a atrazina não tem boa adsorção (retenção) no solo, o que facilita a sua mobilização, contaminando especialmente o meio aquático. Nesse sentido, a atrazina tem sido apontada como o herbicida do grupo dos triazínicos com maior número de relatos como contaminante de água no mundo. Apesar da sua menor solubilidade em água, alguns herbicidas triazínicos, como a simazina, podem frequentemente deixar resíduos nesse meio, podendo elevar o risco de contaminação dos animais quando da ingestão dessa água.

Toxicodinâmica

O mecanismo de ação tóxica dos herbicidas triazínicos ainda não foi devidamente esclarecido.

Em estudos experimentais com ratos, a atrazina revelou-se um agente desregulador endócrino e foi capaz de produzir adenocarcinomas mamários. Esse herbicida parece agir no sistema nervoso central reduzindo a liberação de gonadotrofinas hipotalâmicas e, consequentemente, diminuindo a taxa de hormônio luteinizante (LH) e de prolactina, o que interrompe o ciclo ovariano e leva à manutenção da fase de estro, com uma maior exposição do tecido mamário ao estrógeno (esse efeito parece ser dependente da espécie animal envolvida na exposição).

Contudo, resultados obtidos com trabalhadores expostos aos herbicidas triazínicos, principalmente a atrazina, mostraram que os dados obtidos até o momento não são suficientes para sua comprovação como substâncias carcinógenas para a espécie humana.

Ainda, estudos experimentais realizados em camundongos revelaram que a exposição oral à simazina induziu imunossupressão nesses animais, embora o mecanismo exato dessa alteração ainda não tenha sido completamente elucidado.

Sinais clínicos da intoxicação

O quadro tóxico desenvolvido pelos animais expostos aos herbicidas triazínicos não é muito característico, mas podem ser observados: anorexia, sialorreia, estimulação do sistema nervoso central, tremores musculares, fraqueza muscular, ataxia, apatia, decúbito e alteração nas funções hepática e renal (em um quadro agudo). Dermatite e trombocitopenia foram relatadas em quadro clínico mais crônico. Ocasionalmente, pode correr diarreia.

Derivados da ureia (diuron, tebutiuron, linuron)

Toxicocinética

Esses herbicidas também são muito utilizados no meio veterinário e podem ser associados a outros, como o paraquat e o glifosato, o que modifica bastante a sua toxicidade aguda, que normalmente é baixa, quando comparada a de outros herbicidas.

Os herbicidas derivados da ureia são facilmente absorvidos pelas vias oral e respiratória, mas pouco absorvidos pela via dérmica. São moderadamente persistentes no meio ambiente, e sua decomposição gera subprodutos derivados da anilina. Esses compostos são indutores do sistema citocromo P450 e de outros sistemas enzimáticos, responsáveis pela biotransformação de inúmeros outros agentes químicos.

Toxicodinâmica

O mecanismo de ação tóxica dos herbicidas derivados da ureia ainda não foi totalmente elucidado.

No homem, a biotransformação hepática desses herbicidas pode levar à produção de subprodutos derivados da hidroxicloroanilina, agentes capazes de causar meta-hemoglobinemia (como acontece com outros herbicidas). É bem possível que esse processo também ocorra em animais.

Sinais clínicos da intoxicação

O quadro clínico das intoxicações pelos herbicidas derivados da ureia é muito vago, podendo surgir anorexia, depressão e ataxia. Na ocorrência de meta-hemoglobinemia, os sinais clínicos são semelhantes àqueles descritos anteriormente para a trifluralina.

O maior risco desses herbicidas é a possibilidade da presença da impureza **3,4-dicloroanilina**, agente com ação meta-hemoglobinizante. Pode ocorrer, ainda, a contaminação (durante o seu processo de síntese) por impurezas derivadas de benzeno, as quais são estruturalmente semelhantes à dioxina TCDD, cujo risco toxicológico já foi comentado anteriormente.

Derivados da glicina (glifosato)

Toxicocinética

O glifosato é um dos herbicidas mais utilizados em nosso meio. Seu efeito residual é muito curto, o que o classifica como um herbicida ecologicamente seguro, pois esse composto é degradado rapidamente quando em contato com o solo.

A absorção do glifosato pelas vias oral, dérmica e respiratória é pequena, sendo eliminado de forma intacta e em maior quantidade pelas fezes, após a ingestão direta ou indireta. Seu poder de bioacumulação é mínimo e, nos solos, pode ser degradado em cerca de 90 dias. Estudos experimentais em animais indicam que esse herbicida não gera subprodutos tóxicos, como outros compostos citados neste capítulo.

Toxicodinâmica

O mecanismo de ação do herbicida glifosato ainda não é conclusivo, mas acredita-se que esteja relacionado ao desacoplamento da fosforilação oxidativa mitocondrial.

A toxicidade do glifosato é considerada baixa para os animais mamíferos (incluindo o ser humano) e, também, para os peixes. Provavelmente seu efeito tóxico, mesmo que pequeno, seja muito mais pelo componente surfactante bioativo (polioxietilenamina) da sua formulação e, ainda assim, é considerado um herbicida de ampla margem de segurança, incluindo a sua formulação comercial.

Sinais clínicos da intoxicação

Os sinais observados em uma intoxicação leve pelo glifosato são inespecíficos, tais como: náuseas, vômitos, diarreia, anorexia, fraqueza muscular e letargia, podendo ter em animais uma duração de 2 a 24 horas. O produto formulado pode induzir dermatite de contato e irritação ocular e da mucosa gastrintestinal. Em uma intoxicação mais grave, os sinais são mais intensos e podem ser representados principalmente por hipotensão, choque vascular, convulsões, coma e morte.

Na intoxicação do ser humano por glifosato, observou-se alteração no eletrocardiograma (ECG), caracterizada por prolongamento do intervalo QTc e arritmias cardíacas, as quais podem ser a causa de óbito. Efeitos semelhantes, ou seja, alterações eletrofisiológicas cardíacas, bloqueio da condução elétrica no coração e arritmias foram relatados em ratos e coelhos.

Foi bem estabelecida a relação dose-efeito na exposição ao glifosato em seres humanos e parece que o surfactante polioxietilenamina está diretamente envolvido nessa relação.

Aminopiridínicos (picloram)

Toxicocinética

O picloram é um herbicida bastante utilizado em culturas agrícolas, em pastagens e na manutenção das áreas de extensão das ferrovias e das linhas de alta tensão.

É um composto quimicamente compatível com vários outros herbicidas e, portanto, é normalmente formulado em mistura com outros herbicidas, como é o caso da mistura com o 2,4-D (muito comum no Brasil) e com diuron, tebutiuron, atrazina, simazina e outros.

O herbicida picloram é facilmente absorvido pela via oral e muito pouco absorvido pela via dérmica; a eliminação renal é rápida e total em cerca de 48 horas. A maior parte do que foi absorvido pela via oral é eliminada pela via renal e pouco pelas fezes.

Toxicodinâmica

O mecanismo de ação tóxica do picloram ainda não está devidamente esclarecido.

Sinais clínicos da intoxicação

A toxicidade desses herbicidas é muito baixa para os mamíferos, mas, ainda assim, podem ser observadas anorexia, debilidade, depressão, ataxia e prostração. Vale lembrar que normalmente o picloram está associado ao herbicida 2,4-D, o que pode aumentar a toxicidade da formulação comercial e os animais passarem a apresentar outros tipos de sinais tóxicos.

Em estudos experimentais envolvendo a administração oral da mistura de 2,4-D e picloram para ratos, não foi claramente demonstrada a possível toxicidade para o desenvolvimento animal (redução do peso fetal e aumento das anormalidades fetais) observada em estudos prévios realizados em camundongos.

Acetanilídicos (alaclor, acetaclor)

Toxicocinética

Os herbicidas acetanilídicos são rapidamente absorvidos pelas vias oral e dérmica e sua toxicidade varia bastante de acordo com o composto pertencente a este grupo. A biotransformação ocorre de forma rápida nas primeiras 10 horas e só se completa no período de 5 a 16 dias. A eliminação ocorre em parte pela urina (cerca de 40 a 50%) e também pelas fezes, mas essa característica pode variar em função de cada composto do grupo.

Toxicodinâmica

O mecanismo de ação tóxica desses compostos ainda não foi totalmente elucidado.

Sinais clínicos da intoxicação

A toxicidade aguda dos herbicidas acetanilídicos é baixa, mas pode apresentar impurezas, tais como a 3,4-dicloroanilina, um contaminante capaz de produzir meta-hemoglobinemia (sinais clínicos já referidos neste capítulo) e depressão do sistema nervoso central. Além disso, essa impureza pode dar origem a contaminantes derivados de benzeno que, por sua vez, são estruturalmente semelhantes à dioxina TCDD (citada anteriormente).

O alaclor é considerado um agente desregulador endócrino e, portanto, capaz de produzir alterações na reprodução e no desenvolvimento em animais. Esse composto também é classificado como um provável carcinógeno, já que, em estudo experimental, promoveu o aparecimento de tumores no estômago, na tireoide e nos pulmões, o que reforça a necessidade de maior cuidado no uso desse composto.

Derivados mercuriais orgânicos

Toxicocinética

Os herbicidas mercuriais são compostos lipossolúveis e, por isso, são bem absorvidos pelas vias oral, dérmica e respiratória, além de apresentarem alto poder de acumulação no organismo (e no meio ambiente). São capazes de atravessar a barreira placentária, acumulando-se no cérebro fetal, e podem ser eliminados pelo leite materno. Sua meia-vida é de cerca de 70 dias, podendo variar bastante de acordo com o composto, a exposição e o organismo exposto.

Toxicodinâmica

O mecanismo de ação desses herbicidas se deve à ligação covalente do mercúrio com grupamentos sulfidrilas de enzimas, a qual interfere no metabolismo e na função celular. Há também relato de que o mercúrio pode elevar os níveis séricos de catecolaminas (adrenalina, noradrenalina e dopamina). Outros detalhes sobre os compostos mercuriais podem ser encontrados no Capítulo 33.

Sinais clínicos da intoxicação

O alvo principal da ação dos herbicidas mercuriais orgânicos é o sistema nervoso central (especialmente o córtex e o cerebelo). Por isso, na intoxicação, podem ser observados cegueira, tremores musculares, parestesia, ataxia, convulsões e dermatite.

Embora estejam citados neste capítulo, o uso desses compostos como praguicidas (com função herbicida e fungicida) está proibido em nosso país, seja pela sua alta toxicidade, seja pelo seu alto poder cumulativo no meio ambiente, produzindo contaminação e alto risco de desequilíbrio ambiental. O mercúrio também é classificado como um agente desregulador endócrino e, portanto, capaz de produzir alterações na reprodução e no desenvolvimento em animais.

FUNGICIDAS

Ditiocarbamatos (maneb, zineb, mancozeb)

Toxicocinética

Os fungicidas ditiocarbamatos podem ser absorvidos pelas vias oral, dérmica e respiratória, sendo eliminados em grande proporção pelas fezes. São compostos muito pouco solúveis em água e solúveis em solventes orgânicos. São relativamente estáveis em condições normais de armazenamento. Entretanto, sobretudo na presença de oxigênio e umidade, podem se decompor e formar impurezas, dentre elas a **etileno-tioureia (ETU)**, com uma meia-vida no solo e nos vegetais ao redor de 7 dias. Todavia, a meia-vida dos ditiocarbamatos no ambiente varia de 30 a 60 dias, o que favorece a recontaminação dos produtos vegetais com a impureza ETU.

Toxicodinâmica

O mecanismo de ação desses fungicidas ainda não está totalmente elucidado. No entanto, sua toxicidade aguda é relativamente baixa quando comparada com a de outros fungicidas.

Um dos grandes riscos da exposição a esses fungicidas (especialmente o maneb e o zineb) decorre da sua degradação no meio ambiente e no organismo de mamíferos em um subproduto: a etileno-tioureia (ETU), sabidamente mutagênica, teratogênica e carcinogênica, além do seu potente efeito antitireoide (interrompe a função tireoideana e induz câncer de tireoide).

Há descrição também da possibilidade dos ditiocarbamatos, em geral, conterem a impureza nitrosamina, de forma semelhante a alguns herbicidas. A nitrosamina é também classificada como um dos agentes desreguladores endócrinos e, portanto, capaz de produzir alterações na reprodução e no desenvolvimento em animais.

Sinais clínicos da intoxicação

Na intoxicação por fungicidas ditiocarbamatos, podem ser observadas anorexia, diarreia aquosa, dermatite, rinite, conjuntivite, faringite, bronquite, excitação seguida de depressão, diminuição do tônus muscular, ataxia, convulsões e disfunções hepática e renal.

Os fungicidas ditiocarbamatos apresentam grande potencial neurotóxico em altas doses. Em seres humanos, foi descrita uma possível relação entre a exposição crônica ao maneb e o aparecimento de sintomas da doença de Parkinson (com disfunções cognitivas e psicomotoras), provavelmente pela neurodegeneração dopaminérgica induzida por inibição da função mitocondrial causada por esse fungicida, alteração essa reproduzida experimentalmente em ratos e camundongos.

Contudo, outros praguicidas já foram associados com disfunções e doenças neurológicas, principalmente os inseticidas organofosforados, carbamatos e organoclorados, além de certos fumigantes, que são apontados como capazes de aumentar o risco de desenvolvimento da doença de Parkinson. Nesse sentido, são descritos na literatura casos dessa doença em indivíduos expostos aos inseticidas organofosforados, aos herbicidas glifosato, paraquat e diquat e aos fungicidas maneb e outros ditiocarbamatos.

Ressalte-se que outras doenças neurodegenerativas têm sido igualmente associadas à contaminação por praguicidas em seres humanos, como o alto risco para a doença de Alzheimer. Entretanto, esses dados requerem estudos complementares de toxicidade crônica que comprovem a relação causal com a doença, excluindo outras variáveis, como a susceptibilidade genética dos organismos, entre outras.

Além disso, dentre os efeitos mais tardios provocados por alguns ditiocarbamatos, estão a redução do crescimento e da maturidade de espermatozoides e a embriotoxicidade. Também foi descrita, em seres humanos, a ocorrência de abortos provocados pela exposição ao mancozeb.

Um dos efeitos crônicos mais críticos desencadeados pela impureza ETU é a hiperplasia de tireoide, que evolui para tumor nessa glândula, além de produzir tumor pulmonar e anomalias congênitas. Essa impureza tem meia-vida de aproximadamente 7 dias no solo e em produtos vegetais, e sua eliminação pela urina dos animais expostos é alta nas primeiras 60 horas, decrescendo progressivamente até 3 semanas.

Ftalimídicos (captan, captafol)

Toxicocinética

Os fungicidas ftalimídicos são bem absorvidos pela via oral, e no caso do captan há eliminação pela urina (cerca de 50%) e pelas fezes (cerca de 20%) nas primeiras 24 horas após exposição oral. Tais fungicidas são pouco solúveis em água e solúveis em solventes orgânicos. Apresentam poder residual relativamente pequeno e que pode durar apenas alguns dias, na dependência de cada composto do grupo.

Toxicodinâmica

O mecanismo de ação tóxica desse grupo de fungicidas não está completamente estabelecido. Entretanto, sua toxicidade aguda é relativamente baixa, quando comparada com a de outros grupos de fungicidas.

Sinais clínicos da intoxicação

Dentre os sinais da intoxicação aguda pelos fungicidas ftalimídicos, podem ser citadas: anorexia, respiração rápida, depressão, ascite e gastrenterite.

Há também relatos do potencial imunotóxico, mutagênico, teratogênico e carcinogênico desses fungicidas. Estudos experimentais realizados com o captan revelaram sua capacidade de induzir tumores gastrintestinais em camundongos e pólipos no estômago de ratos.

Os riscos do uso dos fungicidas ftalimídicos são controversos, em especial porque suas estruturas químicas são semelhantes à da talidomida, mundialmente reconhecida pelo seu alto potencial teratogênico.

Imidazólicos (tiabendazol, benomil)

Toxicocinética

Os fungicidas imidazólicos são pouco ou lentamente absorvidos pelas vias oral e dérmica. A principal via de eliminação é a renal (quase 90%), sendo quase que completa em 72 horas. As fezes representam cerca de 10% da eliminação total. A maior parte do que foi absorvido é eliminada pela urina em cerca de 24 horas e, em especial, o benomil é pouco absorvido pelo organismo animal.

Toxicodinâmica

O mecanismo de ação desses fungicidas não é conclusivo. Entretanto, sua toxicidade aguda é baixa quando comparada com a de outros grupos de fungicidas.

Sinais clínicos da intoxicação

Em animais intoxicados pelo tiabendazol podem ocorrer anorexia, sialorreia, fraqueza muscular, depressão e, em casos mais severos, dispneia e ataxia.

Nas intoxicações mais graves pelo benomil podem ser observadas disfunção hepática e cirrose. Há descrição de que o benomil seja teratogênico e, em estudos de toxicidade crônica, foi capaz de causar alterações testiculares, com atrofia dos túbulos seminíferos e oclusão dos dutos eferentes. Esse composto também é classificado como um importante agente desregulador endócrino e, portanto, capaz de produzir alterações na reprodução e no desenvolvimento em animais.

Outros fungicidas

Cobre

É o mais antigo fungicida em uso regular no momento, sendo sua toxicidade aguda considerada muito baixa. Em casos de intoxicações graves, pode causar diarreia, desidratação e prostração. Todavia, há relato de que os fungicidas que contêm cobre são mais tóxicos para organismos não alvos que qualquer outro fungicida mais moderno, e sua persistência no solo é descrita como danosa para o meio ambiente. Apesar disso, vários casos de intoxicação de ovinos (animais mais sensíveis) por cobre têm sido relatados, por ingestão de rações e/ou sal mineral contendo altos níveis de cobre. Também foram descritos casos fatais por intoxicação crônica de ovinos, com diferentes idades, por ingestão de bagaço de uva tratado com fungicida à base de cobre, os quais apresentaram sinais clínicos de hemoglobinúria e apatia, e com achados anatomopatológicos compatíveis com lesões principalmente no fígado e nos rins; foram detectados altos níveis de cobre em fragmentos de fígado e a troca da dieta interrompeu o problema na criação.

Enxofre

A toxicidade aguda do enxofre é muito baixa, mas podem ocorrer gastrenterite, cólicas, irritação de pele e prurido em casos de intoxicações graves.

Clorotalonil

A toxicidade aguda do clorotalonil é muito baixa, mas podem ocorrer anorexia e perda de massa corporal. Na necropsia pode ser observado aumento do peso do fígado, rins e tireoide.

Clorofenóis e dinitrofenóis

Já foram referidos anteriormente por possuírem também atividade herbicida.

Derivados mercuriais orgânicos

Já foram referidos anteriormente por possuírem também atividade herbicida.

Avermectinas

Embora também sejam consideradas úteis no controle dos fungos, esses compostos são descritos no grupo dos acaricidas, nos quais apresentam utilização mais importante.

ACARICIDAS

Formamidinas (amitraz)

Toxicocinética

O amitraz é um acaricida utilizado para o controle de ectoparasitas em animais, além do uso como inseticida. É um composto moderadamente solúvel em água e bastante solúvel em solventes orgânicos, sendo facilmente absorvido pelas vias oral, dérmica e respiratória. Sua biotransformação é relativamente rápida e a eliminação ocorre em cerca de 4 dias; a excreção renal é mais extensa (ao redor de 80%) que a fecal (cerca de 10%). Não há relatos de contaminação ambiental pelo amitraz, nem de resíduos em alimentos de origem animal, pela rápida transformação desse composto tanto no meio ambiente como no organismo dos animais.

Toxicodinâmica

O mecanismo de ação do amitraz envolve a inibição da enzima monoamino oxidase (MAO), responsável pela metabolização das monoaminas cerebrais, e também a estimulação de receptores alfa-2-adrenérgicos (ação agonista alfa-2 adrenérgica). Entretanto, outras ações também são sugeridas para esse acaricida, como o bloqueio da síntese de prostaglandinas E2 e a atividade anestésica local.

A toxicidade do amitraz é moderada, mas o subproduto da sua biotransformação, a N-3,5-dimetilfenil-N-metilformamida, apresenta toxicidade muitas vezes maior que a do composto propriamente dito, podendo levar ao colapso cardiovascular e à parada respiratória em casos clínicos mais graves.

Sinais clínicos da intoxicação

Na intoxicação aguda, o amitraz pode causar depressão do sistema nervoso central, levando o animal a um estado de letargia associada com períodos de hiperexcitabilidade; parece que esse efeito depressor ou estimulante central está relacionado com a dose e as espécies animais expostas a esse composto. Também ocorre hipotensão, bradicardia, hipotermia, hiperglicemia e, em algumas espécies animais, alterações no balanço hídrico (com hemoconcentração).

Outros sinais da intoxicação podem ser observados, como ataxia, midríase, secreção nasal, tremores musculares, irritação ocular, dispneia e, nos casos mais graves, cianose e coma. Também pode haver redução da atividade da musculatura lisa, sobretudo do trato digestório.

O uso do amitraz em gatos e em equinos é contraindicado, pela maior sensibilidade desses animais aos efeitos desse acaricida. Em equinos, pode ocorrer cólica grave, além de depressão central e ataxia. Estudo experimental realizado em cavalos mostrou que o amitraz foi capaz de induzir efeito sedativo potente e de longa duração, quando comparado à xilazina, um agonista alfa-2 adrenérgico, comumente utilizado como agente pré-anestésico em animais.

Avermectinas

Toxicocinética

As avermectinas são lactonas macrocíclicas destacadas pelas suas propriedades acaricida e inseticida, além de fungicida e bactericida. São utilizadas em medicina veterinária como ectoparasiticida e endoparasiticida, razão pela qual estão mais detalhadamente citadas no Capítulo12.

A mais conhecida das avermectinas é a ivermectina, que possui amplo espectro de ação antiparasitária. Outras avermectinas são igualmente importantes como acaricidas em animais, tais como: abamectina, doramectina, milbemicina, moxidectina, selamectina e eprinomectina.

São compostos pouco solúveis em água e solúveis em solventes orgânicos. São pouco absorvidos pela via oral e quase não absorvidos pela via dérmica; todavia, para facilitar sua absorção, são acrescidos solventes orgânicos às suas formulações comerciais. Pelo seu caráter lipofílico, as avermectinas podem ser bioacumuladas nos tecidos, principalmente hepático e adiposo. Esses compostos são eliminados em maior proporção pelas fezes e muito pouco pela urina e pelo leite.

Contudo, deve ser ressaltado que as características toxicocinéticas das avermectinas podem variar na dependência da espécie animal envolvida e da via de exposição.

Toxicodinâmica

Os estudos indicam que o mecanismo de ação das avermectinas em mamíferos envolve o aumento da transmissão gabaérgica no sistema nervoso central e no sistema neuromuscular, o que leva à repolarização neuronal e consequente inibição da transmissão nervosa. Em alguns animais essa ação se restringe ao sistema neuromotor, uma vez que pode haver uma proteção do sistema nervoso central exercida pela barreira hematoencefálica.

Sinais clínicos da intoxicação

Todas as avermectinas possuem ampla margem de segurança para os animais, com exceção dos gatos e dos cães das raças Collie e Sheepdogs, que podem se intoxicar mais facilmente com a ivermectina e a milbemicina, que desencadeiam um quadro neurotóxico caracterizado por sialorreia, vômitos, letargia, tremores musculares, ataxia, midríase, convulsões, depressão e, às vezes, morte. O mecanismo dessa neurotoxicidade parece estar relacionado com a maior permeabilidade da barreira hematoencefálica nesses animais.

Em geral, a toxicidade das avermectinas para os demais animais é relativamente baixa e, quando ocorre intoxicação, pode ocorrer ataxia e, eventualmente, nos casos muito graves, morte por depressão respiratória.

Clordimeform

Toxicocinética

O clordimeform é um acaricida facilmente absorvido pelas vias oral, dérmica e respiratória, e sua eliminação é completa durante o período de 24 horas.

Toxicodinâmica

O mecanismo de ação tóxica desse composto ainda não é conhecido.

Sinais clínicos da intoxicação

Na intoxicação, podem ser observados sinais indicativos de estimulação do sistema nervoso central, representados por agitação, hiper-reflexia e tremores musculares, que aumentam de intensidade com o decorrer do tempo.

Outros acaricidas

Clorofenóis e dinitrofenóis

Esses compostos já foram referidos anteriormente, pois também possuem atividades herbicida e fungicida.

Piretroides, organofosforados e carbamatos

Esses grupos de praguicidas também apresentam propriedades inseticidas e, por isso, estão apresentados de forma mais detalhada nos Capítulos 17 e 18.

Outras substâncias

Estudos experimentais têm apontado a possibilidade do controle ecológico de carrapatos com o uso de repelentes ou acaricidas de origem vegetal, entre outras medidas de controle biológico ou práticas de manejo integrado de pragas, com o objetivo de reduzir o risco toxicológico e o impacto ambiental pelo uso de agentes químicos.

Vários produtos de origem vegetal têm sido alvos de investigação para o possível controle de carrapatos, com destaque para: citronela (*Cymbopogon nardus*), nim (*Azadirachta indica*), andiroba (*Carapa guianensis*), fumo (*Nicotiana tabacum*), capim-limão (*Cymbopogon citratus*) e eucalipto (*Eucalyptus spp. e Corymbia*). Contudo, o uso dessas substâncias, apesar de promissor, ainda é um desafio e demanda mais estudos, sobretudo os de viabilidade dessas práticas nas criações animais.

DIAGNÓSTICO DAS INTOXICAÇÕES POR HERBICIDAS, FUNGICIDAS E ACARICIDAS

A toxicologia dos herbicidas, fungicidas e acaricidas em animais ainda carece de mais estudos e novos conhecimentos a respeito do mecanismo de ação e da fisiopatologia dos quadros tóxicos que podem desencadear, a exemplo de outros tipos de praguicidas, como os inseticidas.

Essa carência de dados leva à maior dificuldade no diagnóstico clínico das intoxicações por esses compostos, pois muitos dos sinais dessas intoxicações podem ser confundidos com aqueles relacionados a doenças infecciosas, parasitárias, ou mesmo com intoxicações por outros tipos de agentes tóxicos, prejudicando ou limitando, assim, o diagnóstico e o tratamento dos animais intoxicados por herbicidas, fungicidas ou acaricidas.

Com relação ao diagnóstico laboratorial, que normalmente deve ser rápido e simples, na prática, tem contribuído pouco para o tratamento das intoxicações por esses praguicidas, visto que, a terapia inicial nos quadros tóxicos deve ser iniciada rapidamente, os resultados dos exames toxicológicos nem sempre influenciam nessa terapia e, muitas vezes, podem até ser questionáveis.

De toda forma, para se alcançar um diagnóstico correto e preciso é necessário considerar, inicialmente, que toda doença inexplicável pode ser um caso de intoxicação e, ademais, é necessário acumular dados clínicos, circunstanciais e analíticos, antes de se chegar a uma decisão final a respeito do caso clínico tóxico em questão.

Um dos aspectos relevantes a serem considerados no diagnóstico é o fato de que nenhum caso de intoxicação pode ser explicado até que a fonte do agente tóxico seja descoberta, mesmo que o diagnóstico tenha sido comprovado por análises químicas do material proveniente de animais intoxicados e/ou mortos por agentes praguicidas.

Outro ponto a ser destacado é que a gravidade clínica dos casos de intoxicações por herbicidas, fungicidas e acaricidas pode não ser devida especificamente a um determinado composto, mas a diferentes componentes das formulações comerciais, que, muitas vezes, elevam o risco toxicológico e complicam os sinais clínicos das intoxicações (como alguns tipos de solventes orgânicos e surfactantes, entre outros). Sobre esse aspecto, é importante enfatizar que os produtos comerciais são misturas ou preparações contendo um ou mais princípio ativo, e outros componentes, como: solventes, aditivos, coadjuvantes, impurezas e outros, que podem ser tão ou mais tóxicos que o princípio ativo principal.

Além disso, também deve ser considerada a possibilidade da presença de impurezas químicas, sobretudo em certos grupos de herbicidas e fungicidas. Tais substâncias são frequentemente mais tóxicas que o composto principal da formulação, e não existem análises laboratoriais rotineiras para sua detecção, entre outros aspectos, o que dificulta a sua investigação diante de casos clínicos de intoxicações animais.

Assim, o diagnóstico de intoxicações por praguicidas, em geral, incluindo os herbicidas, fungicidas e acaricidas, é um procedimento complexo, oneroso e requer, quase sempre, o apoio de um laboratório toxicológico de qualidade, bem equipado e com pessoal especializado e devidamente treinado para execução das diferentes técnicas analíticas a serem empregadas para cada grupo de praguicidas. Todas essas características normalmente inviabilizam o diagnóstico laboratorial das intoxicações por praguicidas em animais e tornam ainda mais desafiadora a clínica das intoxicações animais por esses produtos.

TRATAMENTO E PREVENÇÃO DAS INTOXICAÇÕES POR HERBICIDAS, FUNGICIDAS E ACARICIDAS

Da mesma forma que o diagnóstico, o tratamento medicamentoso específico das intoxicações animais por herbicidas, fungicidas e acaricidas é restrito, pois não existem antagonistas específicos para cada composto herbicida, fungicida ou acaricida.

Diante de um quadro de intoxicação aguda por qualquer um desses compostos, a conduta terapêutica passa por avaliação inicial rápida das condições clínicas do animal, no sentido de identificar e corrigir risco iminente à vida. Para isso, é importante a intervenção clínica de urgência para desobstrução de vias aéreas, reversão de parada respiratória ou cardiorrespiratória, contenção de hemorragias e correção de déficits neurológicos, concomitantemente à realização das medidas de descontaminação para limitar a exposição e reduzir a absorção do agente tóxico (para detalhes, veja Capítulo 11).

Em geral, quando é possível intervir numa intoxicação animal, o tratamento sintomático é a medida mais efetiva para se tentar evitar a morte do animal.

Além do tratamento sintomático, e dentro dos princípios gerais do tratamento das intoxicações, podem ser utilizados alguns procedimentos para minimizar ou impedir a absorção, a partir da exposição oral a esses praguicidas, tais como:

- Lavagem gástrica (ou ruminal) com água, soro fisiológico ou com água contendo carvão ativado; esse procedimento deve ser precedido da intubação endotraqueal do animal intoxicado, para evitar a aspiração do conteúdo gástrico.
- Indução de êmese com o uso, por exemplo, do xarope de ipeca, sendo que esse procedimento é contraindicado nos casos de inconsciência ou coma, de convulsões e de ingestão de substâncias irritantes (por exemplo, ingestão de herbicidas bipiridílios).
- Uso de substâncias adsorventes, como o carvão ativado administrado na forma de suspensão aquosa por via oral, após (ou não) a êmese ou lavagem gástrica.

Quando a exposição aos praguicidas for pela via dérmica ou pelo contato com a mucosa ocular, faz-se necessária a rápida lavagem da pele e mucosa com água corrente e, se necessário, a tricotomia do animal, para auxiliar na descontaminação da pele.

No caso de exposição pela via respiratória, é fundamental retirar o animal do local de ocorrência da contaminação, para facilitar a oxigenação e evitar a inalação do praguicida. De modo geral, é importante, também, manter as vias aéreas desobstruídas e, se necessário, utilizar oxigenioterapia, exceto nos casos de intoxicação pelos herbicidas bipiridílios (paraquat e diquat), para os quais a oxigenação está contraindicada, uma vez que o oxigênio pode agravar o quadro tóxico.

Todas as medidas indicadas nos casos de exposição oral, dérmica e respiratória requerem urgência para que os procedimentos aqui indicados alcancem a eficácia desejada.

Outras medidas para tratamento geral das intoxicações podem ser associadas às demais condutas terapêuticas, medicamentosas ou não, de acordo com o praguicida, o quadro tóxico e o animal envolvido. Algumas medidas relevantes são aqui citadas:

- Correção de distúrbios hidroeletrolíticos com fluidoterapia, especialmente quando da ocorrência de vômitos, diarreia, insuficiência hepática e renal, ou mesmo em casos de choque.
- Tratamento de vômitos prolongados com antieméticos (como metoclopramida ou domperidona).
- Tratamento de gastrites ou úlceras gástricas com anti-histamínicos do tipo H2 (como cimetidina ou ranitidina), ou inibidores de bomba de prótons (como omeprazol ou pantoprazol).
- Tratamento de diarreia prolongada com antidiarreicos (como loperamida).
- Tratamento de convulsões com benzodiazepínicos, barbitúricos ou outros anticonvulsivantes.
- Tratamento da insuficiência renal aguda grave com hemodiálise ou diálise peritoneal (nem sempre muito fáceis e práticas de serem realizadas em animais).
- Estimulação da diurese com diuréticos (como furosemida ou manitol), apesar de ser uma conduta de eficácia limitada e de alto risco em certos casos.
- Utilização de laxantes (como sulfato de magnésio ou manitol), para facilitar a eliminação fecal.

- Mudança do pH urinário com administração de bicarbonato de sódio para a alcalinização da urina ou de cloreto de amônia para acidificação da urina. Esse procedimento facilita a eliminação renal de agentes tóxicos de caráter ácido ou básico, respectivamente. Todavia, essa conduta é relativamente perigosa e depende da espécie animal envolvida e do seu respectivo pH urinário.
- Correção das arritmias cardíacas com uso de medicamentos antiarrítmicos, escolhidos na dependência do tipo de arritmia instalada.
- Emprego de métodos físicos para diminuir a temperatura corporal, tais como bolsas de gelo, compressas frias ou mesmo banhos com água corrente.

As condutas terapêuticas medicamentosas (ou não) indicadas para tratamento das intoxicações animais por praguicidas devem seguir aquelas descritas na farmacologia veterinária clássica.

Com relação a alguns compostos em particular, podem ser preconizados tratamentos mais específicos. No caso dos herbicidas e fungicidas mercuriais orgânicos, o uso de substâncias quelantes de metais, como BAL (ou Dimercaprol), EDTA ou D-penicilamina. No caso dos praguicidas com ação meta-hemoglobinizante, o uso de solução de azul de metileno a 1% em infusão venosa lenta e muito cuidadosa. E, no caso dos herbicidas bipiridílios, a falta de um tratamento específico e efetivo torna o prognóstico da intoxicação muito ruim, como acontece, por exemplo, nas intoxicações graves por paraquat, exigindo condutas urgentes para redução da absorção gastrintestinal, aumento da diurese para facilitar a eliminação e o uso de intensa terapia antioxidante (por exemplo, com vitamina C), para evitar danos oxidativos graves provocados por esse composto.

Ademais, existe muita carência de dados estatísticos sobre intoxicações animais no Brasil, sobretudo com relação aos compostos herbicidas, fungicidas e acaricidas, de uso essencialmente agropecuário. Essa carência pode ser resultado de falhas ou deficiências no diagnóstico clínico e/ou laboratorial dessas intoxicações, e/ou até reflexo da subnotificação de casos clínicos. Diante disso, há muita dificuldade de sugestão e/ou de adoção de medidas preventivas e de controle das intoxicações por herbicidas, fungicidas e acaricidas.

Não obstante, existem inúmeras medidas de segurança que são padronizadas e indicadas para todos os praguicidas e que, se adotadas também para os herbicidas, fungicidas e acaricidas, podem minimizar o risco de intoxicações animais (e humanas), de contaminação ambiental e de contaminação de alimentos de origens animal e vegetal em níveis residuais acima daqueles permitidos pela legislação.

BIBLIOGRAFIA

1. ALVES, W.V.; LORENZETTI, E.R.; GONÇALVES, F.C. Utilização de acaricidas a base de plantas no controle de *Rhipicephalus (boophilus) microplus*: uma contribuição para a produção e desenvolvimento sustentável. *Revista Brasileira de Agropecuária Sustentável*, v. 2, n. 2, p.14-25, 2012.
2. ANDRADE FILHO, A.; CAMPOS, L.C. Herbicidas. In: ANDRADE FILHO, A.; CAMPOLINA, D.; DIAS, M.B. (Eds.). *Toxicologia na prática clínica*. Belo Horizonte: Folium, 2001, p. 179-86.
3. ANDRADE FILHO, A.; CHARNIZON, D. Paraquat. In: ANDRADE FILHO, A.; CAMPOLINA, D.; DIAS, M.B. (Eds.). *Toxicologia na prática clínica*. Belo Horizonte: Folium, 2001, p. 257-62.
4. AWADALLA, E.A. Efficacy of vitamin C against liver and kidney damage induced by paraquat toxicity. *Experimental and Toxicologic Pathology*, v. 64, n. 5, p. 431-4, 2012.
5. BENELLI, G.; PAVELA, R.; CANALE, A.; MEHLHORN, H. Tick repellents and acaricides of botanical origin: a green roadmap to control tick-borne diseases? *Parasitology Research*, v. 115, n. 7, p. 2545-60, 2016.
6. BERNARD, B.K.; GORDON, E.B. An evaluation of the common mechanism approach to the food quality protection act: captan and four related fungicides, a practical example. *International Journal of Toxicology*, v. 19, p. 43-61, 2000.
7. BLAGBURN, B.L.; LINDSAY, D.S. Ectoparasiticidas. In: ADAMS, H.R. (Ed.). *Farmacologia e terapêutica em veterinária*. Rio de Janeiro: Guanabara Koogan, 2003, p. 851-70.
8. BRADBERRY, S.M.; WATT, B.E.; PROUDFOOT, A.T.; et al. Mechanisms of toxicity, clinical features, and management of acute chlorophenoxy herbicide poisoning: a review. *Clinical Toxicology*, v. 38, n. 2, p. 111-22, 2000.
9. CASTRO-CORREIA, C.; FONTOURA, M. A influência da exposição ambiental a disruptores endócrinos no crescimento e desenvolvimento de crianças e adolescentes. *Revista Portuguesa de Endocrinologia, Diabetes e Metabolismo*, v. 10, n. 2, p. 186-92, 2015.
10. CEQUINEL, J.C.; RODRIGO, L.C.P. (Orgs.). *Intoxicações agudas por agrotóxicos: atendimento inicial do paciente intoxicado*. Paraná: Secretaria Estadual da Saúde, 2018. 120p.
11. CHOI, S.M.; YOO, S.D.; LEE, B.M. Toxicological characteristics of endocrine-disrupting chemicals: developmental toxicity, carcinogenicity, and mutagenicity. *Journal of Toxicological and Environmental Health, Part B*, v. 7, p. 1-32, 2004.
12. DIAS, M.B.; PEREIRA, H.C. Metemoglobinizantes. In: ANDRADE FILHO, A.; CAMPOLINA, D.; DIAS, M.B. (Eds.). *Toxicologia na prática clínica*. Belo Horizonte: Folium, 2001, p. 215-8.
13. DUNCAN, J.M. Breeding to tackle blight without copper or GM. *Nature*, v. 425, p. 15, 2003.
14. GARRY, V.F.; HARKINS, M.; LYUBIMOV, A.; et al. Reproductive outcomes in the women of the red river valley of the north. I. The spouses of pesticide applicators: pregnancy loss, age at menarche, and exposures to pesticides. *Journal of Toxicology and Environmental Health, Part A*, v. 65, p. 769-86, 2002.
15. GREENLEE, A.R.; ELLIS, T.M.; BERG, R.L. Low-dose agrochemicals and lawn-care pesticides induce developmental toxicity in murine preimplantation embryos. *Environmental Health Perspectives*, v. 112, n. 6, p. 703-9, 2004.
16. GRESS, S.; LEMOINE, S.; SÉRALINI, G.E.; et al. Glyphosate-based herbicides potently affect cardiovascular system in mammals:

review of the literature. *Cardiovascular Toxicology*, v. 15, n. 2, p. 117-26, 2015.
17. KAMEL, F.; HOPPIN, J.A. Association of pesticide exposure with neurologic dysfunction and disease. *Environmental Health Perspectives*, v. 112, n. 9, p. 950-8, 2004.
18. KIM, K.-R.; SON, E.-W.; HEE-UM, S.; et al. Immune alterations in mice exposed to the herbicide simazine. *Journal of Toxicology and Environmental Health, Part A*, v. 66, p. 1159-73, 2003.
19. LARINI, L. Fungicidas. In: LARINI, L. (Ed.). *Toxicologia*. São Paulo: Manole, 1997, p. 191-212 e p. 213-9.
20. LARINI, L. *Toxicologia dos praguicidas*. São Paulo: Manole, 1999. 230p.
21. MacLENNAN, P.A.; DELZELL, E.; SATHIAKUMAR, N.; et al. Mortality among triazine herbicide manufacturing workers. *Journal of Toxicology and Environmental Health, Part A*, v. 66, p. 501-7, 2003.
22. MICHALEK, J.E.; AKHTAR, F.Z.; LONGNECKER, M.P.; et al. E. Relation of serum 2,3,7,8-tetrachlorodibenzo-*p*-dioxina (TCDD) level to hematological examination results in veterans of operation ranch hand. *Archives of Environmental Health*, v. 56, n. 5, p. 396-405, 2001.
23. MOURA, M.A.M.; FRANCO, D.A.S.; MATALLO, M.B. Impacto de herbicidas sobre os recursos hídricos. *Revista Tecnologia & Inovação Agropecuária*, v. 1, p. 142-51, 2008.
24. OAKES, D.J.; WEBSTER, W.S.; BROWN-WOODMAN, P.D.C.; et al. A study of the potential for a herbicide formulation containing 2,4-D and picloram to cause male-mediated developmental toxicity in rats. *Toxicological Sciences*, v. 68, p. 200-206, 2002.
25. OEHME, F.; PICKRELL, J.A. Household and industrial products: dipyridyl herbicides. In: PLUMLEE, K.H. (Ed.). ***Clinical veterinary toxicology***. Saint Louis: Mosby, 2004, p. 146-9.
26. OSWEILER, G.D. *Toxicologia veterinária*. Porto Alegre: Artes Médicas, 1998. 526p.
27. PAULINO, C.A.; PALERMO-NETO, J. Effects of acute 2,4-dichlorophenoxyacetic acid on cattle serum components and enzyme activities. *Veterinary and Human Toxicology*, v. 37, n. 4, p. 329-32, 1995.
28. PAVELA, R.; CANALE, A.; MEHLHORN, H.; et al. Application of ethnobotanical repellents and acaricides in prevention, control and management of livestock ticks: a review. *Research in Veterinary Science*, v. 109, n. 1, p. 1-9, 2016.
29. PIGNATI, W.A.; SOUZA E LIMA, F.A.N.; LARA, S.S.; et al. Distribuição espacial do uso de agrotóxicos no Brasil: uma ferramenta para a vigilância em saúde. *Ciência & Saúde Coletiva*, v. 22, n. 10, p. 3281-93, 2017.
30. QUEIROZ-NETO, A.; ZAMUR, G.; GONÇALVES, S. C.; et al. Characterization of the antinociceptive and sedative effect of amitraz in horses. *Journal of Veterinary Pharmacology & Therapeutics*, v. 21, n. 5, p. 400-5, 1998.
31. REIS, M.O.; MELLO, L.S.; CRUZ, R.A.S.; et al. Intoxicação crônica por cobre em ovinos alimentados com bagaço de uva. *Acta Scientiae Veterinariae*, v. 43, suppl. 1, p. 108-11, 2015.
32. RENÉE, T. Pesticides and Parkinson disease. *Environmental Health Perspectives*, v. 112, n. 10, p. A548, 2004.
33. ROY, B.A. Rounding up the costs and benefits of herbicide use. *Proceedings of the National Academy of Sciences of the United States of America*, v. 101, n. 39, p. 13974-5, 2004.
34. SANTOS, E.A.; CORREIA, N.M.; BOTELHO, R.G. Resíduos de herbicidas em corpos hídricos – uma revisão. *Revista Brasileira de Herbicidas*, v. 12, n. 2, p.188-201, 2013.
35. SPINOSA, H.S.; GÓRNIAK, S.L.; BERNARDI, M.M. *Farmacologia aplicada à medicina veterinária*. Rio de Janeiro: Guanabara Koogan, 2017. 950p.
36. WELCH, S. Household and industrial products: glyphosate herbicides. In: PLUMLEE, K.H. (Ed.). *Clinical veterinary toxicology*. Saint Louis: Mosby, 2004, p. 162-3.
37. WILLIAMS, J.H.; WHITEHEAD, Z.; VAN WILPE, E. Paraquat intoxication and associated pathological findings in three dogs in South Africa. *Journal of the South African Veterinary Association*, v. 87, n. 1, p. e1-e9, 2016.
38. ZHANG, J.; FITSANAKIS, V.A.; GU, G.; et al. Manganese ethylene-bis-dithiocarbamate and selective dopaminergic neurodegeneration in rat: a link through mitochondrial dysfunction. *Journal of Neurochemistry*, v. 84, n. 2, p. 336-46, 2003.

Capítulo 20

Avicidas e intoxicações por praguicidas em aves

Tânia de Freitas Raso

INTRODUÇÃO

Avicidas são quaisquer substâncias químicas que podem ser utilizadas para matar aves. São empregadas em situações nas quais as aves são consideradas pragas urbanas ou agrícolas. Em geral são de ação rápida e a via de exposição pode ser oral, por contato ou inalação. A maioria dos avicidas tem ação sobre o sistema nervoso central, outros sobre o sistema gastrointestinal ou renal. Há ainda aqueles quimioesterilizantes, que afetam a eclodibilidade dos embriões. Contudo, independente do produto, os avicidas são pouco utilizados, visto que os métodos de controle físico são menos impactantes para a população e para o meio ambiente, além de apresentarem melhores resultados em longo prazo no controle de populações de aves consideradas pragas.

Em alguns países o uso de avicidas é permitido, em outros, proibido. Nos Estados Unidos três produtos são registrados na Agência de Proteção Ambiental (*Environmental Protection Agency* – EPA) para uso em aves consideradas pragas urbanas, desde que os riscos sejam mitigados de acordo com as recomendações de uso feitas pelo órgão. Portanto, são de uso restrito ao Serviço de Inspeção de Saúde Animal e Vegetal (Aphis) do Departamento de Agricultura dos Estados Unidos (USDA).

Na Europa, há um número restrito de produtos avicidas registrados por causa da legislação que proíbe ou limita a utilização de métodos de controle de aves. Essa legislação visa proteger não apenas a vida selvagem que não é alvo da intoxicação, como também a saúde pública. França e Reino Unido têm apenas um produto registrado para uso como avicida. Alemanha, Áustria, Dinamarca e Finlândia não permitem a utilização de produto biocida para controle populacional de aves. Itália e Suécia permitem o uso de avicidas, embora não seja de uso regular.

No Brasil, segundo o banco de informações on-line do Sistema de Agrotóxicos Fitossanitários (Agrofit) do Ministério da Agricultura, Pecuária e Abastecimento (Mapa), não há produto avicida registrado para uso no país. Apesar disso, eventualmente algumas espécies de aves silvestres são intoxicadas intencionalmente por serem consideradas pragas. Em outras situações, a intoxicação ocorre acidentalmente por descuido com o uso de produtos perigosos ou pelo desconhecimento sobre a dosagem adequada, tempo de carência e cuidados adicionais. Há também uma grande utilização de produtos de origem ilegal no país.

No Brasil, a Lei federal n. 9.605, de 12 de fevereiro de 1998, dos Crimes Ambientais, especifica no art. 32 que praticar abuso, maus-tratos, ferir ou mutilar animais é crime com pena de detenção e multa. Ainda, a recente Resolução n. 1.236, de 26 de outubro de 2018, do Conselho Federal de Medicina Veterinária, define e caracteriza crueldade, abuso e maus-tratos contra animais vertebrados. Essa resolução, em seu art. 5°, considera maus-tratos executar medidas de depopulação por métodos não aprovados pelos órgãos oficiais. Sendo assim, a intoxicação intencional é considerada crime no Brasil, uma vez que os animais expostos intencionalmente às substâncias tóxicas são vítimas de um método cruel de morte.

No presente capítulo são abordados os produtos avicidas de uso permitido em alguns países, bem como os praguicidas que produzem intoxicações criminosas ou acidentais em aves selvagens.

USO DE AVICIDAS EM AVES DE VIDA LIVRE

Apesar de toda a rejeição pública, produtos avicidas são utilizados de forma legal ou ilegal para o controle de aves de vida livre consideradas pragas agrícolas ou urbanas em alguns países. Nesse contexto, os principais avicidas comerciais são a 4-aminopiridina (Avitrol®), o cloridrato de 3-cloro-p-toluidina (DRC-1339®, Starlicide®) e a alfacloralose ($C_8H_{11}Cl_3O_6$). Eventualmente, alguns organofosforados também são usados como avicidas.

4-aminopiridina (4-AP)

A 4-aminopiridina (4-AP), uma das mais conhecidas e altamente tóxica, é utilizada apenas em algumas cidades dos Estados Unidos para o controle de populações de aves consideradas pragas locais, como corvos, melros, estorninhos europeus e pombos. É encontrada em duas formulações: em grãos, contendo grãos não tratados misturados a iscas tóxicas (toxicidade Classe III), e em pó concentrado (toxicidade Classe I). Segundo a bula do fabricante, o objetivo do produto é repelir as aves, uma vez que o indivíduo que o ingere apresenta voo errático, vocalização alterada, hiperatividade e alterações neurológicas, tais como tremores e convulsões violentas, assustando, assim, o bando do local. As aves mostram os sinais clínicos entre 5 e 15 minutos após a exposição, com sinais graves por 30 a 60 minutos. A dose letal 50% (DL50) oral aguda varia entre 1,4 e 8,1 mg/kg entre as diversas espécies de aves.

A 4-aminopiridina apresenta efeito inibidor de dessensibilização de receptores nicotínicos da placa terminal e promove grande aumento de acetilcolina. Esse aumento é resultante de duas ações distintas na membrana das terminações nervosas: a inibição dos canais de potássio, que produz aumento na duração do potencial de ação, e o maior influxo de íons cálcio para as terminações nervosas motoras durante a despolarização da membrana. O fabricante do produto afirma que ele não causa dor à ave, sendo apenas um repelente. Por outro lado, os sinais clínicos evidenciam que há sofrimento para as aves, que podem se machucar ao colidir com edificações durante um voo descoordenado ou durante um episódio convulsivo. É importante ressaltar que as aves afugentadas nessas circunstâncias retornam rapidamente ao local e mantêm o potencial reprodutivo.

Em altas doses o 4-AP é letal para as aves-alvo, sendo igualmente perigoso para outras espécies de aves, mamíferos e peixes. Aves carnívoras ou pequenos predadores podem se intoxicar secundariamente após se alimentarem de aves contaminadas com esse produto. Em mamíferos o 4-AP causa convulsões epileptiformes. A *American Society for the Prevention of Cruelty to Animals* (ASPCA), em Nova York, identificou 29 casos de intoxicação de pequenos animais pelo avicida, sendo 86% cães e 10% felinos, com cinco pacientes sobreviventes após tratamento. Ainda, o 4-AP pode causar sinais clínicos em seres humanos expostos, tais como náusea, fraqueza, dispneia, tremores e convulsões. A exposição dérmica pode resultar em intoxicação sistêmica. O diagnóstico desse tipo de intoxicação, independente da espécie, está baseado no histórico de exposição, sinais clínicos, alterações patológicas e detecção da substância no conteúdo gástrico ou nos tecidos.

O 4-AP não é a solução definitiva para um problema com aves, não produzindo bons resultados quando utilizado de forma isolada, sendo, assim, cruel e ineficaz. Em 2014, o aeroporto de Houston usou intencionalmente o produto para eliminar aves da área, o que chocou os funcionários ao se depararem com centenas de aves mortas espalhadas pelo terreno do aeroporto. Outro exemplo dessa situação ocorreu em uma região com enorme concentração de produção de girassol nos Estados Unidos e, por conseguinte, uma alta incidência de depredação do girassol pelo melro-preto, Passeriforme da família Icteridae. Inúmeros agentes químicos e físicos têm sido utilizados há décadas na região, incluindo o 4-AP, contudo, não foram eficazes em virtude da dinâmica da população dos melros, a mobilidade das aves e a antipatia pública quanto às ações de controle.

Cloridrato de 3-cloro-p-toluidina

O cloridrato de 3-cloro-p-toluidina e suas versões 3-cloro-4-metilanilina, 3-cloro-4-metilbenzenamina e 2-cloro-4-aminotolueno é outro avicida de uso nos Estados Unidos, sendo a primeira versão a mais conhecida. O avicida comercial com esse princípio ativo foi desenvolvido para matar o estorninho-comum europeu, Passeriforme da família Sturnidae.

Apesar de seu mecanismo de ação não ser conhecido, acredita-se que o local de ação seja nos rins, pois induz a morte lenta por falência renal e necrose. A DL50 oral aguda é de 3,8 mg/kg para a espécie. O efeito do produto parece ser cumulativo. Estudos demonstraram que a DL50 para estorninhos foi de 4,7 ppm durante 30 dias, mas apenas de 1,0 ppm quando alimentados por 90 dias. É importante notar que outras espécies de aves granívoras são igualmente susceptíveis a esse avicida.

Alfacloralose

O alfacloralose é registrado para uso na Nova Zelândia e Tasmânia, embora seu uso seja altamente regulado neste último. É um produto de condensação de hidrato de cloral e glicose, sendo utilizado como raticida e avicida. O pó é misturado diretamente com a isca ou aderido aos grãos que são fornecidos às aves.

É um agente depressor do sistema nervoso central (sedativo, anestésico) que induz inicialmente um estado de dissociação, com um nível superficial de anestesia por um período prolongado. A cloralose exerce ações semelhantes aos barbituratos na transmissão sináptica em neurônios do encéfalo, incluindo efeitos potentes nos receptores inibitórios do ácido gama-aminobutírico tipo A ($Gaba_A$). Os sinais clínicos apresentados são ataxia, prostração, redução da frequência cardíaca, redução da frequência respiratória, com consequente hipotermia e óbito. A DL50 para aves aquáticas varia de 30 a 60 mg/kg, enquanto em gatos e cães é de cerca de 500 mg/kg.

Organofosforados

O organofosforado fentiona é a formulação de avicida usada na África do Sul para controlar tentilhões-de-bico-vermelho (*Quelea quelea*). Os tentilhões têm suas colônias de reprodução e áreas de repouso ao longo das margens de rios pulverizadas ou atingidas com explosões do produto. Em 2013, um estudo laboratorial realizado com amostras de campo estimou em 47 dias a meia-vida do produto, entretanto, após o uso dos *sprays*, a fentiona persistiu no solo por até 188 dias, indicando lixiviação e representando uma séria ameaça à saúde de todo o ambiente local.

Com auxílio de outros países, a partir de 2016 alternativas para o uso da fentiona têm sido pesquisadas para o controle dos tentilhões na África. Até o momento, a alternativa avicida encontrada é outro organofosforado, o cianofós. O produto não é registrado nos Estados Unidos ou na União Europeia, contudo, é um avicida registrado na África do Sul. Tem sido utilizado no controle de tentilhões em diversos países africanos, apresentando toxicidade ligeiramente inferior à fentiona para os tentilhões (cianofós DL50 3 mg/kg; fentiona DL50 6-10 mg/Kg). Infelizmente, aparenta ser tão danoso quanto a fentiona. Sua principal desvantagem é em relação ao maior tempo para ocasionar o óbito da ave, o que resulta em maior quantidade de intoxicação secundária de organismos não alvo. O mecanismo de ação tóxico dos organofosforados está descrito em detalhes no Capítulo 18.

Esses casos demonstram que medidas de controles de aves devem ser realizadas de forma contínua e monitorada, com o auxílio de métodos diversos e estratégias bem definidas para mitigar o impacto das populações aviárias em determinado local, minimizar o sofrimento das aves-alvo, bem como minimizar o impacto dessas medidas para as espécies não alvo, para o ser humano e para o meio ambiente.

INTOXICAÇÕES ACIDENTAIS EM AVES DE VIDA LIVRE

As aves selvagens representam um dos grupos de animais mais frequentemente impactados por acidentes toxicológicos em todo o mundo. Diversos agentes estão envolvidos nas intoxicações em aves de vida livre, destacando-se os organoclorados, principalmente no passado quando era permitido seu uso em vários países, os anticolinesterásicos (organofosforados, carbamatos), os raticidas anticoagulantes e, mais recentemente, os neonicotinoides.

Acidentes ambientais com agentes químicos como os praguicidas usados na agricultura são tão danosos para as espécies em vida livre quanto à intoxicação aguda fatal causada por um avicida específico. As aves, mesmo não sendo o organismo-alvo, são afetadas de forma secundária por estarem no ambiente pulverizado, ingerindo grãos, frutas, verduras ou água contaminados ou, no caso das aves carnívoras, em decorrência da ingestão de presas contaminadas. O impacto será dependente da dieta e posição trófica da espécie de ave na cadeia alimentar. Alguns casos são mais difíceis de serem identificados pela cronicidade resultante de exposição recorrente. Aplicação de um único agente tóxico, como um praguicida, terá sua persistência baseada na meia-vida do produto e, desse modo, em áreas de intensa produção agrícola, as aves podem ser expostas ao produto de forma contínua.

No Brasil, os casos de intoxicação em aves são raramente diagnosticados, sendo provavelmente negligenciados, pois não há descrição do número de ocorrências. Os riscos de intoxicação fatal a que as aves estão susceptíveis dependem de vários fatores, ressaltando a espécie, nicho ecológico e a substância tóxica.

Organoclorados

Nas décadas de 1950 e 1960 o uso de inseticidas **organoclorados** afetou severamente populações de diversas espécies de aves ao redor do mundo, resultando em eventos com elevada mortalidade de aves por intoxicação aguda. Os organoclorados estimulam ou deprimem o sistema nervoso central das aves, causando ataxia, tremores, prostração, convulsões e óbito, não sendo observadas lesões macroscópicas específicas. Efeitos subletais do organoclorado DDE, um metabólito do DDT, foram responsáveis por afetar a reprodução de aves adultas, causando adelgaçamento da casca do ovo, diminuindo a eclodibilidade dos ovos e a sobrevivência dos ninhegos (ver também o Capítulo 17).

Aves de rapina (águias, gaviões, corujas, abutres) são predadores que estão no topo da cadeia alimentar, representando um importante papel como sentinelas da saúde do ecossistema onde estão inseridas. Pelo seu hábito alimentar, os rapinantes são susceptíveis à biomagnificação de substâncias nocivas e consequente intoxicação secundária. No passado, populações silvestres do falcão-peregrino (*Falco peregrinus*) e da águia-americana (*Haliaeetus leucocephalus*) foram severamente afetadas pela bioacumulação de praguicidas organoclorados na América do Norte. Algumas populações de aves apresentaram declínio grande o suficiente para colocar espécies na lista de ameaçadas de extinção. Desde então, diversas ordens de aves foram e continuam sendo impactadas indiretamente por praguicidas, como aves das ordens Charadriiformes, Gruiformes, Passeriformes, Columbiformes, Coraciformes, Falconiformes, entre outras.

Assim, poluentes persistentes, como os compostos organoclorados, têm se destacado como uma causa do declínio de aves predadoras em todo o mundo. Em 2018, diversos estudos foram realizados em diferentes países avaliando o acúmulo e a persistência de contaminantes clorados. Na Espanha, uma análise das concentrações de poluentes clorados demonstrou elevados níveis dessas substâncias nos tecidos adiposos de gaivotas, sendo alguns compostos detectados em cerca de 66% das amostras. Estudos similares foram realizados na Coreia, Turquia, Canadá, Estados Unidos e Peru, avaliando-se tecidos, sangue, ovos, penas, bem como o sucesso reprodutivo das aves afetadas. Na Índia, surpreendentemente, a produção de DDT ainda está em curso, colocando o país entre os maiores no consumo de praguicidas e representando uma séria ameaça ao ambiente e às populações silvestres. Na África do Sul, também em 2018, um estudo com adultos e filhotes de uma espécie de gavião endêmica ameaçada de extinção demonstrou a presença de componentes organoclorados em 79 (PCB) e 84% (DDT) das 113 amostras de sangue analisadas.

Esses dados reforçam a necessidade urgente de estudos de biomonitoramento e avaliação da saúde ambiental e da vida selvagem. Ainda, a incorreta destinação das embalagens dos praguicidas fazem com que estas também permaneçam como fonte de contaminação no ambiente por longos anos. É importante notar que no Brasil a ausência de aplicação das boas práticas no uso de praguicidas, evidenciada pela falta de qualificação e treinamento para o uso dos produtos na dosagem e descarte adequados, constitui um grave problema de saúde pública.

Raticidas anticoagulantes e fosforeto de zinco

Os raticidas anticoagulantes estão também entre as causas mais frequentes de intoxicação acidental em aves. São amplamente utilizados na América do Norte e Austrália para controlar infestações de roedores. No entanto, podem causar mortalidade direta ou efeitos não letais quando ingeridos de forma secundária pelas aves de rapina, principalmente pelas espécies que tem preferência alimentar por roedores. Nos Estados Unidos, em 2018, raticidas anticoagulantes foram detectados em 33% das amostras de fígado obtidas de carcaças de corujas de vida livre. Os componentes mais comumente detectados foram brodifacum, cumacloro e bromadiolona, sendo o primeiro detectado em 88% das aves positivas para os raticidas.

Recentemente, um estudo realizado na Austrália demonstrou que 72,6% das corujas encontradas moribundas ou mortas apresentavam resíduos de raticidas anticoagulantes. Em 38,4% das amostras de fígado foram detectados múltiplos raticidas e a análise espacial correlacionou a exposição com áreas periurbanas.

As pesquisas ressaltam ainda que os raticidas de segunda geração são altamente persistentes e apresentam grande potencial para causar intoxicação secundária em aves predadoras.

Por mais de uma década nos Estados Unidos várias espécies de gansos morreram em consequência de intoxicação acidental com o raticida fosforeto de zinco (Zn_3P_2). A substância pode ser absorvida pela pele, por ingestão ou por inalação. As aves eram encontradas mortas próximas à margem da água, ocasionalmente apresentavam sinais clínicos neurológicos prévios, como a incapacidade de elevar ou controlar a cabeça. Nesse caso, a orientação correta aos fazendeiros e o reforço nas regulamentações auxiliaram na redução da mortalidade das aves desde 2009.

Neonicotinoides

Derivados da nicotina, os neonicotinoides representam a ameaça mais recente às aves. Utilizados como inseticidas, os neonicotinoides mais comuns são a imidaloprida, tiametoxam e clotiamidina.

Seu uso inicial como praguicida ocorreu na década de 1990, entretanto, a partir de 2004 diversos países intensificaram os estudos e ficou evidente sua correlação com o desaparecimento de colônias de abelhas na França e Alemanha. Assim, em 2013, a Comunidade Europeia, por meio da *European Food Safety Authority*, e outros países realizaram uma análise com mais de 1.500 artigos científicos e, então, proibiram o uso de alguns dos compostos em razão do risco inaceitavelmente alto para as abelhas. Nesse mesmo ano a *American Bird Conservancy* publicou uma revisão de 200 estudos sobre os neonicotinoides solicitando a proibição do seu uso no tratamento de sementes em decorrência de sua toxicidade para as aves, invertebrados aquáticos e outros animais selvagens. Desde 2017, os neonicotinoides estão em revisão no Canadá com proposta de proibição de uso da imidacloprida no país. Nos Estados Unidos, os regulamentos sobre o uso da imidacloprida estão atualmente em revisão.

No Brasil, os neonicotinoides são de uso permitido, no entanto, o relatório da Agência Nacional de Vigilância Sanitária (Anvisa) de 2016, com base no Programa de Análise de Resíduos de Agrotóxicos, demonstrou que traços desses compostos estiveram entre os mais encontrados nos alimentos, com níveis irregulares da substância em cerca de 14% das amostras. Ainda, foi detectada a presença do composto em gêneros alimentícios para os quais o uso da substância não é autorizado.

Assim, os neonicotinoides, conhecidos por causarem queda acentuada nas populações de abelhas, estão agora envolvidos em mortalidades de aves. Entre os mais tóxicos para as aves estão a imidacloprida e acetamiprida (de 1ª geração) e a tiaclouprida (2ª geração).

Um estudo no Canadá, em 2018, avaliou a exposição de abelhas, flores, pólen e também de beija-flores aos principais inseticidas neonicotinoides, detectando diferentes componentes e concentrações nas diversas amostras pesquisadas. Ainda no Canadá, perus de vida livre foram avaliados, e resíduos neonicotinoides foram detectados em 22,5% das aves.

Na África do Sul, a intoxicação por imidacloprida foi relatada recentemente em frangolins (família Phasianidae). As aves apresentaram incoordenação motora e caíram durante o voo, e à necropsia apresentaram congestão e hemorragia. Essa espécie é granívora e se intoxicou pela ingestão de sementes de cevada tratadas com o imidacloprida.

Outro estudo realizado na Europa avaliou o impacto dos neonicotinoides em uma espécie de gavião migratória, sendo detectados resíduos em todas as amostras de sangue de adultos e filhotes, bem como nas amostras de ninho testadas. Houve uma correlação dos resíduos nas aves com a distribuição espacial dos campos de plantação de sementes onde os produtos são utilizados.

Estudos sobre a intoxicação letal ou não letal de neonicotinoides em aves ainda são incipientes, contudo, demonstram o amplo e perigoso impacto que podem causar. Um exemplo de intoxicação não letal recentemente avaliado é o efeito negativo na atividade migratória das aves. Em um estudo experimental, pardais-de-coroa-branca (*Zonotrichia leucophrys*) receberam imidacloprida e foram testados em ensaios de orientação migratória, pós-exposição e durante a recuperação. As aves apresentaram redução significativa nos depósitos de gordura e massa corporal e não conseguiram se orientar corretamente, alterando, assim, o fluxo migratório da espécie, consequentemente, afetando sua capacidade reprodutiva. Foi avaliado também o clorpirifós (organofosforado), que prejudicou significativamente a orientação das aves na atividade migratória. A inibição da colinesterase no cérebro pode comprometer as habilidades cognitivas tanto quanto a orientação migratória e o tempo de voo nas espécies aviárias.

Outro estudo recente realizado na Holanda revelou uma redução anual de até 3,5% na população de algumas espécies de Passeriformes relacionada às altas concentrações de imidacloprida. Os efeitos indiretos incluem a eliminação dos insetos como recurso alimentar, afetando os índices reprodutivos das aves. Os neonicotinoides são praguicidas sistêmicos, sendo absorvidos por todas as partes da planta, afetando não apenas as espécies de aves insetívoras ou granívoras, mas causando efeitos em cascata em todo o ecossistema.

Não existe um praguicida de uso completamente seguro. Muitos dos incidentes observados em aves e outras espécies, inclusive seres humanos, são resultantes do mau uso do produto, invariavelmente, por negligência e uso incorreto das instruções dos fabricantes.

INTOXICAÇÕES INTENCIONAIS CRIMINOSAS EM AVES DE VIDA LIVRE

Os **carbamatos** (aldicarbe, carbaril, carbofurano, metomil, metiocarbe) são amplamente utilizados no Brasil para o controle de pragas agrícolas, como inseticida e nematicida. Desde 2012, o Mapa cancelou o registro do produto de uso agrícola contendo aldicarbe, que era comercializado, clandestinamente, na forma de grânulos enegrecidos, popularmente conhecidos como "chumbinho" (para detalhes, ver Capítulo 18).

Entre os carbamatos, o carbofurano é o mais utilizado como inseticida nematicida e acaricida em alguns países do mundo, a maioria do terceiro mundo. Em virtude do seu mecanismo de ação (anticolinesterásico), promove uma intoxicação aguda que geralmente leva à morte, seja por ingestão, inalação ou contato. O carbofurano, de uso proibido em mais de 25 países, esteve entre os praguicidas mais frequentemente envolvidos em intoxicações acidentais em aves ao redor do mundo, sendo responsável por mortalidade de aves aquáticas, como diversas espécies de patos, gansos, gaivotas e Passeriformes.

Apesar das restrições de uso, a mortalidade da avifauna continua, uma vez que o carbofurano é um dos mais utilizados de forma proposital e ilegal para intoxicar pássaros e outros animais. No Brasil, é de uso comum e, eventualmente, observam-se episódios isolados de mortalidade de aves decorrentes do uso intencional ilegal. Em 2013, uma intoxicação criminosa afetando 31 Passeriformes foi relatada em uma escola no Espírito Santo. As análises do conteúdo gástrico, fígados e rins das aves revelaram intoxicação por carbamato. No mesmo período, em São Paulo, uma intoxicação criminosa foi letal para dezenas de pombos que viviam em uma praça pública. O exame necroscópico revelou conteúdo alimentar utilizado como isca contaminado, além de congestão e hemorragia sistêmicos. Amostras do conteúdo gástrico das aves testadas no Laboratório de Diagnóstico Toxicológico (Ladtox) da Faculdade de Medicina Veterinária e Zootecnia da Universidade de São Paulo (FMVZ-USP) foram positivas para carbamato.

Poucos são os relatos científicos de intoxicações criminosas no país. Isso se deve à dificuldade de obtenção de material adequado para análise laboratorial, bem como o elevado custo dos exames comprobatórios. No entanto, é possível observar na internet dezenas de relatos de mortalidade de aves de vida livre em diversos estados do país, sendo vários altamente indicativos de intoxicações, porém, a maioria sem diagnóstico confirmatório.

CONSIDERAÇÕES FINAIS

Para o diagnóstico de uma intoxicação em aves é necessária uma anamnese detalhada, com histórico da evolução do quadro clínico e avaliação ambiental em busca de resíduos que possam indicar algum componente tóxico. Contudo, frequentemente isso é impossível em virtude de: rápida predação das carcaças no ambiente natural; quantidade de indivíduos afetados; e dificuldade de coleta de amostras biológicas de qualidade e que estejam em quantidades adequadas para os exames diagnósticos.

Em muitos casos, a mortalidade de aves de pequeno porte, como os Passeriformes, pode passar desapercebida. Logo, a obtenção do diagnóstico conclusivo do agente tóxico responsável pela mortalidade das aves em vida livre pode ser um grande desafio. Além disso, é essencial realizar um diagnóstico diferencial em relação a outras causas, particularmente, aqueles agentes infecciosos que podem causar mortalidade em massa. Frequentemente, a determinação do(s) elemento(s) químico(s) é dificultada pela falta de evidência clínica, ausência de informações de base, coleta inadequada das amostras para análise laboratorial e custos dos exames de diagnóstico.

O diagnóstico e a divulgação de dados epidemiológicos de casos de intoxicação acidental ou criminosa em aves silvestres são fundamentais para o conhecimento e para a busca de soluções que tenham menor impacto à biodiversidade e à saúde humana. Infelizmente, estudos sobre os impactos dos praguicidas de uso agrícola no Brasil são ainda incipientes, mas devem ser estimulados de forma prioritária. Atividades de vigilância toxicológica coordenadas serão essenciais para avaliar a real situação no país.

A intoxicação de aves não é a solução para reduzir populações de aves consideradas inconvenientes para o ser humano, sendo praticamente impossível evitar o impacto dos avicidas para as espécies não alvos da ação. O uso de avicidas é um tema polêmico em todo o mundo, entretanto, é importante ressaltar que existem alternativas humanitárias e mais eficazes em longo prazo para evitar o seu uso, tais como uso de barreiras físicas, vedação de espaços, uso de objetos e sons repelentes, manejo de resíduos orgânicos, limpeza dos locais infestados, remoção de locais de nidificação, captura por armadilhas, entre outros.

BIBLIOGRAFIA

1. ALARCÓN, P.A.E.; LAMBERTUCCI, S.A. Pesticides thwart condor conservation. *Science*, v. 360, n. 6389, p. 612, 2018.
2. ARIKAN, K.; ÖZKAN L.; ARIKAN Z.Y.; et al. The association between reproductive success with persistent organochlorine pollutants residue in feathers of spur-winged lapwing (Vanellus spinosus). *Environ Sci Pollut Res In*, v. 25, n. 26, p. 26423-32, 2018.
3. BARGHI, M.; JIN, X.; LEE, S.; et al. Accumulation and exposure assessment of persistent chlorinated and fluorinated contaminants in Korean birds. *Sci Total Environ*, v. 645, p. 220-8, 2018.
4. Bildfell, R.J.; RUMBEIHA, W.K.; SCHULER, K.L.; et al. A review of episodes of zinc phosphide toxicosis in wild geese (*Branta spp.*) in Oregon (2004-2011). *J Vet Diag Invest*, v. 25, n. 1, p. 162-7, 2013.
5. BISCHOFF, K.; MORGAN, S.; CHELSVIG, J.; et al. 4-aminopyridine poisoning of crows in the Chicago area. *Vet Hum Toxicol*, v. 43, n. 6, p. 350-2, 2001.
6. BISHOP, C.A.; MORAN, A.J.; TOSHACK, M.C.; et al. Hummingbirds and bumble bees exposed to neonicotinoid and organophosphate insecticides in the Fraser Valley, British Columbia, Canada. *Environ Toxicol Chem*, v. 37, n. 8, p. 2143-52.
7. BOMBARDI, L.M. *Geografia do uso de agrotóxicos no Brasil e conexões com a União Europeia*. São Paulo: FFLCH-USP, 2017. 296p.
8. BOTHA, C.J.; DU PLESSIS, E.C.; COETSER, H.; et al. Analytical confirmation of imidacloprid poisoning in granivorous Cape

spurfowl (*Pternistis capensis*). *J South Afr Vet Assoc*, v. 89, n. 0, p. e1-e5, 2018.

9. BOWMAN, W.C.; HARVEY, A.L.; MARSHALL, I.G. The actions of aminopyridines on avian muscle. *Naunyn Schmiedebergs Arch Pharmacol*, v. 297, p. 99-103, 1997.
10. BRASEL, J.M.; COLLIER, A.C.; PRITSOS, C.A. Differential toxic effects of carbofuran and diazinon on time of flight in pigeons (*Columba livia*): potential for pesticide effects on migration. *Toxicol Appl Pharmacol*, v. 219, p. 241-6, 2007.
11. BRASIL. Decreto Nº 4.074, de 4 de janeiro de 2002, que regulamenta a Lei no 7.802, de 11 de julho de 1989. Disponível em: <http://www.planalt02/.htm>. Acesso em: 25 jul. 2018.
12. ______. Lei Federal Nº 9.605, de 12 de fevereiro de 1998. Dispõe sobre as sanções penais e administrativas derivadas de condutas e atividades lesivas ao meio ambiente, e dá outras providências. Disponível em: <http://www.planalto.gov.br/ccivil_03/leis/L9605.htm>. Acesso em: 15 set. 2018.
13. ______. Ministério da Agricultura, Pecuária e Abastecimento. AGROFIT. Disponível em: <http://agrofit.agricultura.gov.br/agrofit_cons/principal_agrofit_cons>. Acesso em: 27 jul. 2018.
14. BRAZIL, O.V.; FONTANA, M.D.; PAVANI, N.J. Effect of 4-aminopyridine on end-plate receptor desensitization caused by carbachol. *Eur J Pharmacol*, v. 86, p. 199-205, 1982.
15. ______. Effect of 4-aminopyridine on the postsynaptic action of polymyxin B. *Eur J Pharmacol*, v. 159, p. 47-51, 1989.
16. BROWN, T.P.; JULIAN, R.J. Other toxins and poisons. In: SAIF, Y.M.; FADLY, A.M.; GLISSON, J.R.; et al. *Diseases of Poultry*. 11.ed. EUA: Iowa State University Press, 2033, p. 1133-59.
17. BYHOLM, P. First evidence of neonicotinoid residues in a long-distance migratory raptor, the European honey buzzard (*Pernis apivorus*). *Sci Total Environ*, v. 15, n. 639, p. 929-33, 2018.
18. CALAIS JÚNIOR, A.; MORAIS, G.C.; NUNES, L.C. Intoxicação criminal por carbamato em aves da fauna silvestre. *Arch Vet Sci*, v. 18, n. 3, p. 459-61, 2013.
19. [CFMV] CONSELHO FEDERAL DE MEDICINA VETERINÁRIA. Resolução Nº 1.236, de 26 de outubro de 2018. Define e caracteriza crueldade, abuso e maus tratos contra animais vertebrados, dispõe sobre a conduta de médicos veterinários e zootecnistas e dá outras providências. Disponível em: <http://portal.cfmv.gov.br/lei/index/id/903>. Acesso em: 30 out. 2018.
20. CHEKE, R.A.; ADRANYI, E.; COX, J.R.; et al. Soil contamination and persistence of pollutants following organophosphate sprays and explosions to control red-billed quelea (*Quelea quelea*). *Pest Manag Sci*, v. 69, n. 3, p. 386-96, 2013.
21. ENG, M.M.; STUTCHBURY, B.J.M.; MORRISSEY, C.A. Imidacloprid and chlorpyrifos insecticides impair migratory ability in a seed-eating songbird. *Scientific Reports*, v. 7, art. 15176, 2017.
22. FRIEND, M.; FRANSON, J.C. Miscellaneous chemical toxins. In: ______. *Field Manual of Wildlife Diseases*. USGS, p. 351-3, 1999.
23. ______. Organophosphorus and Carbamate Pesticides. In: ______. *Field Manual of Wildlife Diseases*. USGS, p. 387-93, 1999.
24. GARCIA-HERAS, M.S.; ARROYO, B.; SIMMONS, R.E.; et al. Blood concentrations of PCBs and DDTs in an avian predator endemic to southern Africa: Associations with habitat, electrical transformers and diet. *Environ Pollut*, v. 232, p. 440-9, 2018.
25. GONÇALVES-JR, V. et al. Casuística do Laboratório de Diagnóstico Toxicológico (LADTOX) no período de 2003-2017: detecção de praguicidas carbamatos. *Semana Científica VPT*, 2017.
26. GUPTA, R.C. Avitrol. In: GUPTA, R.C. (Ed.) *Veterinary Toxicology:* Basic and Clinical Principles. New York: Elsevier, 2007, p. 561-3.
27. HALLMANN, C.A.; FOPPEN, R.P.B.; VAN TURNHOUT, C.A.M.; et al. Declines in insectivorous birds are associated with high neonicotinoid concentrations. *Nature*, v. 511, p. 341-3, 2014.
28. HARVEY, A.L.; MARSHALL, I.G. The facilitatory actions of aminopyridines and tetraethylammonium on neuromuscular transmission and muscle contractility in avian muscle. *Naunyn Schmiedebergs Arch Pharmacol*, v. 299, p. 53-60, 1977.
29. HERNÁNDEZ, M.; COLOMER, M.A.; PIZARRO, M.; et al. Changes in eggshell thickness and ultrastructure in the Bearded Vulture (*Gypaetus barbatus*) Pyrenean population: A long-term analysis. *Sci Total Environ*, v. 15, n. 624, p. 713-21, 2018.
30. JACOB, J.; LEUKERS, A. Preference of birds for zinc phosphide bait formulations. *Pest Management Sci*, v. 64, p. 74-80, 2008.
31. LINZ, G.M.; KNUTSEN, G.A.; HOMAN, H.J.; et al. Attractiveness of brown rice baits to non-target birds in harvested corn and soybean fields. *Pest Manag Sci*, v. 60, n. 11, p. 1143-8, 2004.
32. LINZ, G.M.; HOMAN, H.J.; SCOTT, J.W.; et al. Assessment of Bird-management Strategies to Protect Sunflowers. *BioScience*, v. 61, n. 12, p. 960-70, 2011.
33. LOHR, M.T. Anticoagulant rodenticide exposure in an Australian predatory bird increases with proximity to developed habitat. *Sci Total Environ*, v. 634, p. 134-44, 2018.
34. LOHR, M.T.; DAVIS, R.A. Anticoagulant rodenticide use, non-target impacts and regulation: A case study from Australia. *Sci Total Environ*, v. 634, p. 1372-84, 2018.
35. MACDONALD, A.M. Neonicotinoid detection in wild turkeys (*Meleagris gallopavo silvestris*) in Ontario, Canada. *Environ Sci Pollut Res Int*, v. 25, n. 16, p. 16254-60, 2018.
36. MALIK, A.; DHARAIYA, N.; ESPÍN, S. Is current information on organochlorine exposure sufficient to conserve birds in India? *Ecotoxicology*, v. 27, n. 8, p. 1137-49, 2018.
37. MCLEAN, M.K.; KHAN, S. A review of 29 incidents involving 4-aminopyridine in non-target species reported to the ASPCA Animal Poison Control Center. *J Med Toxicol*, v. 9, n. 4, p. 418-21, 2013.
38. MINEAU, P.; PALMER, C. The impact of the Nation's most widely used insecticides on birds (PDF). Neonicotinoid Insecticides and Birds. American Bird Conservancy, 2013. Disponível em: <http://abcbirds.org/wp-content/uploads/2015/05/Neonic_FINAL.pdf>. Acesso em: 4 fev. 2019.
39. MINEAU, P.; WHITESIDE, M. Pesticide Acute Toxicity Is a Better Correlate of U.S. Grassland Bird Declines than Agricultural Intensification. *Plos One*, v. 8, n. 2, e57457, 2013.
40. MORTENSEN, S.R. Toxicity of Organophosphorus and Carbamate insecticides using birds as sentinels for terrestrial vertebrate wildlife. In: GUPTA, R.C. (Ed.). *Toxicology of Organophosphate and Carbamate Compounds*. Academic Press, 2006, p. 673-8.
41. MURRAY, M. Anticoagulant rodenticide exposure and toxicosis in four species of birds of prey in Massachusetts, USA, 2012-2016, in relation to use of rodenticides by pest management professionals. *Ecotoxicology*, v. 26, n. 8, p. 1041-50, 2017.
42. NAMBIRAJAN, K.; MURALIDHARAN, S.; MANONMANI, S.; et al. Incidences of mortality of Indian peafowl *Pavo cristatus* due to pesticide poisoning in India and accumulation pattern of chlorinated pesticides in tissues of the same species collected from Ahmedabad and Coimbatore. *Environ Sci Pollut Res Int*, v. 25, n. 16, p. 15568-76, 2018.
43. PARSONS, K.C.; MINEAU, P.; RENFREW, R.B. Effects of Pesticide Use in Rice Fields on Birds. Waterbirds: The International Journal of Waterbird Biology, v. 33, Special Publication 1: Ecology and Conservation of Birds in Rice Fields: A Global Review, p. 193-218, 2010.
44. POPPENGA, R.H. Avian Toxicology. In: GUPTA, R.C. *Veterinary Toxicology: Basic and Clinical Principle*,. 1.ed. Nova York: Elsevier, 2007, p. 663-88.
45. QUINN, L.P.; DE VOS, B.J.; FERNANDES-WHALEY, M.; et al. Pesticide use in South Africa: one of the largest importers of pesticides in Africa. In: ______ *Pesticides in the Modern World – Pesticides use and management*. Stoytcheva, M. (Ed.), 2011.

46. RATTNER, B.A.; LAZARUS, R.S.; ELLIOTT, J.E.; et al. Adverse outcome pathway and risks of anticoagulant rodenticides to predatory wildlife. *Environ Sci Technol*, v. 48, n. 15, p. 8433-45, 2014.
47. REDIG, P.T.; ARENT, L.R. Raptor Toxicology. *Vet Clin Exot An*, v. 11, p. 261-82, 2008.
48. RICHARDSON, J.A.; MURPHY, L.A.; KHAN, S.A.; et al. Managing pet bird toxicosis. *Exotic DVM*, v. 3, p. 23-7, 2001.
49. ROLLAND, M.; DESCHAMPS, P. *Supplement to the methodology for risk evaluation of biocides emission scenario document for biocides used as avicides (product type 15)*, 2003. 63p. Disponível em: <https://echa.europa.eu/documents/10162/16908203/pt15_avicides_en.pdf/6e9dca51-905d-4122-a040-51e859eb0a93>. Acesso em: 4 fev. 2019.
50. ROUX, D.; JOOSTE, S.; TRUTER, E.; et al. An aquatic toxicological evaluation of fenthion in the context of finch control in South Africa. *Ecotoxicol Environ Saf*, v. 31, n. 2, p. 164-72, 1995.
51. SÁ-ROCHA, L.C. Intoxicações. In: CUBAS, Z.S.; SILVA, J.C.R.; CATÃO-DIAS, J.L. *Tratado de Animais Selvagens – Medicina Veterinária*. São Paulo: Roca, 2006, p. 826-37.
52. SCHMITT, C.J. Organochlorine chemical residues in Northern Cardinal (*Cardinalis cardinalis*) eggs from Greater Washington, DC USA. *Bull Environ Contam Toxicol*, v. 100, n. 6, p. 741-7, 2018.
53. [SINITOX] SISTEMA NACIONAL DE INFORMAÇÕES TÓXICO-FARMACOLÓGICAS. Disponível em: <https://sinitox.icict.fiocruz.br/>. Acesso em: 29 jul. 2018.
54. SLANKARD, K.G.; GLASKILL, C.L.; CASSONE, L.M.; et al. Changes in Detected Anticoagulant Rodenticide Exposure in Barn Owls (*Tyto alba*) in Kentucky, USA, in 2012-16. *J Wildl Dis*, 5 out. 2018.
55. STEYN, L.; BOUWMAN, H. MAINA, J.N. Associations between DDT and egg parameters of the House Sparrow Passer domesticus from the Thohoyandou area of South Africa. *Chemosphere*, v. 198, p. 249-56, 2018.
56. TSYGANKOV, V.Y.; LUKYANOVA, O.N.; MARGARITA, D.B. Organochlorine pesticide accumulation in seabirds and marine mammals from the Northwest Pacific. *Mar Pollut Bull*, v. 128, p. 208-13, 2018.
57. VALDES, S.A.C. Avaliação da exposição a agrotóxicos em aves silvestres de vida livre. In: VON MATTER, S.; ACORDI, I.; STRAUBE, F. et al. (Org.). *Ornitologia e Conservação: Ciência Aplicada, Técnicas de Pesquisa e Levantamento*. 1ed. Rio de Janeiro: Technical Books Editora, 2010, p. 427-39.
58. VIZUETE, J.; HERNÁNDEZ-MORENO, D.; FIDALGO, L.E.; et al. Concentrations of chlorinated pollutants in adipose tissue of yellow-legged gulls (*Larus michahellis*) from Spain: Role of gender and age. *Environ Saf*, v. 164, p. 493-9, 2018.
59. YANG, F.; XIE, S.;LIU, J.; et al. Arsenic concentrations and speciation in wild birds from an abandoned realgar mine in China. *Chemosphere*, v. 193, p. 777-84, 2018.

Capítulo 21

Raticidas

Silvana Lima Górniak

INTRODUÇÃO

Desde os tempos mais remotos já há descrições de que os roedores, isto é, ratos e camundongos, conviviam com o homem. Estes roedores são denominados sinantrópicos, ou seja, aqueles animais que têm convivência indesejável com o ser humano.

Comparativamente aos insetos, o combate dos roedores é bem mais difícil, pois além desses últimos também poderem desenvolver resistência aos praguicidas, os roedores têm a capacidade de "aprender", por exemplo, que uma isca pode causar a morte; portanto, esses animais podem passar a evitá-la, mesmo que esta seja veiculada a um alimento bastante atrativo.

O grande interesse no combate aos roedores se deve, basicamente, aos prejuízos econômicos e ao potencial risco que esses animais têm de transmitir doenças ao ser humano e/ou animais domésticos:

- Perdas econômicas produzidas por roedores: podem ocorrer tanto no campo como nas cidades.
No campo: os prejuízos econômicos podem ocorrer já nas plantações, pois esses roedores destroem sementes recém-plantadas e atacam os cereais, tanto na espigagem como depois de colhidos e armazenados. Estima-se que 1/5 da produção mundial de cereais seja perdida por causa dessa praga.
Considerando-se a pecuária, os roedores infestam quase todas as propriedades que criam animais em regime de confinamento. O melhor exemplo são as granjas de aves e suínos, onde a perda pode ocorrer não só por compartilharem da ração dos animais de criação, mas também por consumirem o produto de comercialização. Assim, por exemplo, em granjas de poedeiras, podem fazer dos ovos parte de sua refeição diária e quando não se alimentam destes os sujam, fazendo com que se tornem impróprios para o consumo. Podem também se tornar carnívoros, atacando, por exemplo, os pinteiros.
Nas cidades: a Organização Mundial de Saúde (OMS) estima que cada rato produza um prejuízo de 10 dólares/ano. Assim, partindo-se desse dado e tomando-se um levantamento de que em grandes metrópoles como São Paulo, com uma população ao redor de 17 milhões, existam três roedores por habitante, calculando-se que, anualmente, nessa cidade haja um prejuízo aproximado de 500 milhões de dólares.
Nas cidades, os roedores podem promover danos estruturais em materiais, em razão do hábito de roer. Calcula-se que cerca de 25% dos incêndios são provocados por ratos. Também, no armazenamento e na estocagem de alimentos, há uma considerável perda. Nesse sentido, calcula-se que o rato consuma, em média, 10% de seu peso por dia. Além disso, deve-se considerar a contaminação dos alimentos com fezes e urina, fazendo-se que sejam condenadas toneladas de alimentos, pois se estima que por meio da contaminação das excretas dos roedores perca-se cinco vezes mais alimento do que estes consumiriam.
- Transmissão de doenças: a OMS estima em 200 o número de doenças transmitidas por roedores, entre as quais destacam-se a leptospiorse, o tifo, a peste bubônica, a febre da mordida do rato, a salmonelose, as sarnas e micoses e a hantavirose. Os ratos urinam, aproximadamente, quarenta vezes por dia, portanto, podem formar vários focos de propagação de doenças.

CARACTERÍSTICAS GERAIS DOS ROEDORES

Os roedores de maior importância para o combate são os ratos da espécie *Rattus rattus*, conhecida como rato preto ou rato de telhado e, principalmente, o *Rattus norvergicus*, conhecido como ratazana e, também, os camundongos (*Mus musculus*).

Esses animais têm as seguintes características: o tempo médio de vida do rato preto é de um ano e meio, enquanto as ratazanas podem viver dois anos. Os camundongos vivem, aproximadamente, um ano. O número de filhotes, por gestação, de ratos está entre 7 e 12, enquanto as fêmeas de camundongos parem de 3 a 8. Assim, considerando-se que o tempo de gestação de ratas é de 21 dias, pode-se estimar que uma fêmea pode originar, aproximadamente, 120 filhotes por ano.

Outra característica interessante é que camundongos formam casais permanentes, portanto, se houver a morte de um deles, o seu parceiro não se reproduz mais. Por outro lado, com os ratos isso não ocorre. Uma outra diferença entre o comportamento de camundongos e ratos é que enquanto os primeiros são extremamente curiosos em explorar qualquer objeto novo colocado no território (neofilia), os ratos são muitos desconfiados (neofobia).

Por ocasião do desmame, os filhotes já passaram por diversas experiências de aprendizado, especialmente com relação ao alimento. Assim, se a fêmea evita certos alimentos, certamente os filhotes também os evitarão; assim, por exemplo, se a mãe evita uma isca, certamente seus filhotes também a evitará.

Em relação aos sentidos, os roedores enxergam mal, não distinguem cor. Por outro lado, o olfato, audição, tato e equilíbrio são extremamente desenvolvidos.

Quanto aos seus hábitos alimentares, os ratos e camundongos são onívoros. Preferem os cereais, especialmente grãos quebrados. Suas preferências alimentares são bastante variadas e, por essa razão, parece não existir isca universalmente aceita. Em certas situações há a necessidade de se produzir isca especialmente para uma determinada situação.

Particularmente, entre os ratos há uma hierarquia a ser seguida; nesse sentido, os dominantes ocupam os melhores sítios e territórios, enquanto os dominados somente se alimentam quando não houver dominantes presentes. Por outro lado, em situações em que surge um novo tipo de alimento no território (por exemplo, uma isca raticida), o dominante não a ingere sem que o rato dominado a tenha feito previamente.

LEGISLAÇÃO BRASILEIRA SOBRE RATICIDAS

Os raticidas, também denominados de rodenticidas, são considerados saneantes domissanitários. Segundo a Agência Nacional de Vigilância Sanitária (Anvisa), os raticidas são preparações destinadas ao combate a ratos, camundongos e outros roedores, em domicílios, embarcações, recintos e lugares de uso público, contendo substâncias ativas, isoladas ou em associação, que não oferecem risco à vida ou à saúde do homem e dos animais úteis de sangue quente, quando aplicados em conformidade com as recomendações contidas em sua apresentação.

Segundo a legislação brasileira, atualmente todos os raticidas devem obrigatoriamente estar registrados na Gerência Geral de Saneantes (GGSAN), vinculada à Anvisa. Assim, nenhum raticida pode ser produzido, comercializado e/ou utilizado em território brasileiro sem estar registrado e liberado por esse órgão oficial.

Ainda, seguindo-se essa legislação, existem duas classes de raticidas, a de "uso profissional", da qual somente profissionais do ramo (ou seja, técnicos que pertençam a órgãos públicos ou empresas aplicadoras de produtos sanitários) têm acesso; e os raticidas de "uso livre", o qual qualquer indivíduo pode adquirir. No Brasil, os rodenticidas, quer sejam de uso livre, quer sejam aqueles manipulados por profissionais, são somente os do tipo anticoagulante de efeito crônico. Essa decisão se baseia basicamente, em três pontos:

- Nas intoxicações acidentais (homem e animais não alvo) deve haver tempo hábil para o tratamento, portanto, descartam-se aqueles rodenticidas de efeito agudo.
- Necessidade de que o raticida tenha um antídoto específico para se realizar o tratamento de maneira adequada.
- Por razões humanitárias, o rodenticida não deve causar morte violenta nos animais-alvo.

Embora seja permitido somente o uso dos anticoagulantes como ingrediente ativo nas formulações raticidas, têm sido relatados vários casos de intoxicação, no homem e nos animais domésticos/selvagens, por substâncias de uso proibido no Brasil. Assim, neste capítulo são apresentadas tanto as características das intoxicações com rodenticidas anticoagulantes como aquelas produzidas por rodenticidas de uso ilegal, como o monofluoracetato de sódio (composto 1080), alfa-naftil-tioureia (ANTU), estricnina, tálio e brometalina.

Mais recentemente, tem sido descrito o aumento no número de casos de intoxicação, tanto no homem como nos animais, provocados por um praguicida empregado na agricultura e que ilegalmente é usado como raticida: o aldicarb (conhecido como "chumbinho"), este é um praguicida do grupo dos anticolinesterásicos que é abordado em detalhes no Capítulo 18.

RATICIDAS DE USO LEGAL

Anticoagulantes

As formas de apresentação deste tipo de raticida podem ser:

- Pós de contato: são de uso exclusivamente profissional. É um raticida formulado com pó finíssimo para ser polvilhado nas passagens dos roedores, pois essa substância se adere a pele e pelos; como os roedores têm o hábito de se limpar, acabam lambendo esse raticida e ingerindo-o.
- Iscas: podem ser simples, blocos (parafinados ou resinados), granulados e *pellets*. A isca é a principal forma de apresentação dos raticidas anticoagulantes e deve ter como característica a capacidade de atrair o roedor, tanto pelo olfato como pelo paladar. Deve ser tão atraente que o roedor deixa de ingerir o que está habituado, trocando-o pelo rodenticida. Deve ser salientado que o roedor não gosta de mastigar pós ou farinhas; o ideal é confeccionar uma isca com cereais quebrados. A coloração da isca não importa, já que não distinguem cores.
- Premix: são usados em situações quando a oferta de alimento é tão grande e de tão boa qualidade que dificilmente o rato vai deixar de ingerir esse alimento para ingerir as iscas. Essa situação ocorre, por exemplo, em granjas de aves e suínos, onde o premix é misturado às rações balanceadas, colocando-se essa mistura próxima às tocas dos ratos.

Não são permitidas formulações líquidas, em pasta, pós solúveis, pós molháveis e iscas em pó.

Os rodenticidas anticoagulantes podem pertencer a dois grandes grupos: os derivados da cumarína (chamados de cumarínicos ou "warfarínicos") e os derivados da idantiona. Atualmente, os mais amplamente utilizados são aqueles derivados da cumarina.

Esses compostos podem, ainda, ser divididos em rodenticidas de primeira (dose múltipla) ou de segunda geração (dose única):

- Dose múltipla: tanto os raticidas cumarínicos como os idantiônicos são de primeira geração. Os principais representantes deste grupo são: dicumarol, warfarina, pindona, clorfaciona e valone. Têm como vantagem o fato de o roedor não associar a morte com a ingestão da isca; portanto, não há a ocorrência do chamado "medo das iscas". Além disso, a dose é bastante baixa, tornando-os bem mais seguros no que se refere à intoxicação acidental. Por outro lado, têm como desvantagens a necessidade de os roedores terem de ingerir as iscas em um intervalo de até dois dias, além de ser necessário sempre renovar as iscas.
- Dose única: esses rodenticidas têm basicamente as mesmas estruturas químicas dos cumarínicos ou idantiônicos, contudo algumas partes da molécula foram alteradas, procurando-se aumentar a toxicidade. São os principais representantes deste grupo: o brodifacum, a bromadiolona e a difaciona. A vantagem desses produtos é, basicamente, a redução dos custos relacionados à mão de obra e da própria isca. Por outro lado, apresentam as desvantagens de serem mais tóxicos e há um prazo maior para que as mortes ocorram.

Os rodenticidas anticoagulantes são bem absorvidos por via oral. Após sua absorção têm alta porcentagem de ligação com proteínas plasmáticas (aproximadamente 95%). A meia-vida varia grandemente, dependendo da espécie animal; no entanto, de maneira geral, considera-se que a duração do warfarin seja, aproximadamente, de 14 dias, enquanto aqueles rodenticidas de segunda geração têm duração ao redor de 30 dias.

Mecanismo de ação: visando facilitar o entendimento do mecanismo de ação desses raticidas, é descrito sucintamente, a seguir, o processo da coagulação sanguínea. A coagulação é a passagem do sangue do estado líquido para o estado gel, como resultado da transformação de uma proteína solúvel, o fibrinogênio, para uma proteína insolúvel, a fibrina. Para que haja a passagem de fibrinogênio para fibrina é necessária a formação da trombina. Por sua vez, a trombina (fator II) e os fatores VII, IX e X (todos os quatro são proenzimas diferentes sintetizadas no fígado) apresentam várias características em comum, sendo por essa razão denominado de "complexo pró-trombínico". A característica mais específica é a presença de radicais carboxiglutâmicos na extremidade aminada das cadeias peptídicas, sendo que estas se formam por fixação de um segundo grupo carboxílico sobre os ácidos glutâmicos da cadeia peptídica ao nível do hepatócito, sob a influência da vitamina K. Os raticidas anticoagulantes competem com a vitamina K pelas enzimas epóxi-redutase e vitamina K redutase; a primeira é responsável pela reativação da vitamina K. Deve ser salientado que a inibição da epóxido-redutase tem maior importância no quadro da intoxicação, uma vez que a vitamina K proveniente da alimentação (fonte exógena) não é suficiente para rever esse quadro. A Figura 21.1 ilustra o mecanismo de inibição do rodenticida anticoagulante.

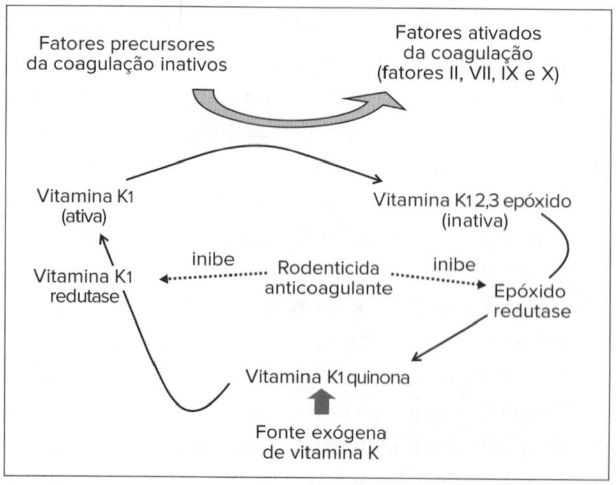

FIGURA 21.1. Mecanismo de ação dos raticidas anticoagulantes.

Sinais clínicos: as alterações produzidas por essa toxicose podem variar muito, conforme o volume e o local da perda sanguínea. O sinal clínico mais frequente é o súbito aparecimento de depressão, palidez, dispneia, tosse e hematomas. Podem ser observados hematemese, epistaxis, fezes melênicas, ataxia, paresia, convulsão e morte súbita. A presença de petéquias e equimoses na pele e mucosas não é comum nessa intoxicação. Um dado de grande auxílio na anamnese é o relato do proprietário sobre a coloração azul ou rosa das fezes, e isso se deve ao corante utilizado nos raticidas, o qual não é digerível.

Diagnóstico: o diagnóstico inicial é frequentemente difícil se feito somente por meio da observação dos sinais clínicos, já que outras patologias, como doenças hepáticas, trombocitopenia e síndrome da má observação de vitamina K podem apresentar a mesma sintomatologia. O tempo de protrombina é o teste considerado de escolha para esse diagnóstico. Pode-se também fazer o teste do tempo de tromboplastina parcial ativado. Além desses, a radiografia e a toracocentese podem ser de grande auxílio diagnóstico.

A análise química, pós-morte, é feita pesquisando-se a presença do anticoagulante no fígado. A amostra desse órgão deve ser colhida e congelada para o envio para análise laboratorial.

Tratamento: a terapia depende, basicamente, do tempo decorrido entre a ingestão e o atendimento clínico, da intensidade dos sinais clínicos e do tipo do produto (de dose múltipla ou única).

Se a exposição ocorreu em um período inferior a 24h, o uso de eméticos, carvão ativado e catártico é indicado. Mas se há sinais de hemorragia, a intoxicação progride rapidamente, portanto, é necessário tomar medidas mais agressivas para manter o animal vivo. São prioridades corrigir a hipovolemia, a coagulopatia e a disfunção do órgão afetado (geralmente o pulmão).

A síntese dos fatores de coagulação leva, aproximadamente, 12h, portanto, é necessário prevenir as consequências da perda elevada de sangue, principalmente naqueles animais gravemente afetados. Nessa situação deve-se realizar inicialmente a administração intravenosa (IV) de fluidos e transfusão de sangue ou plasma; no entanto, se for realizar a transfusão sanguínea deve-se ter alguns cuidados, como, por exemplo, não ultrapassar 20 mL/kg para evitar o risco de se causar hipervolemia.

O tratamento específico consiste na administração da vitamina K_1, na dose inicial de 2,5 a 5,0 mg/kg por via subcutânea (SC). A manutenção deve ser feita por via oral, na dose de 2,5 a 5,0 mg/kg, a cada 8 ou 12 horas. A duração do tratamento depende do tipo de raticida anticoagulante que produziu a intoxicação. Assim, se for o de dose múltipla, deve-se administrar a vitamina K_1 por cinco a sete dias e, por outro lado, se o rodenticida for aquele de dose única, é necessário prolongar o tratamento por 21 a 28 dias. Se não se conhece o tipo de raticida anticoagulante utilizado (dose única ou múltiplo), deve-se realizar o tratamento com a vitamina K_1 por dez dias, depois aguardar 36h e realizar o teste do tempo de protrombina; se este estiver dentro da normalidade, pode-se suspender o tratamento. No entanto, se ainda se constatar um tempo de protrombina elevado, é necessário repetir o tratamento por mais uma semana e, novamente, fazer a avaliação do tempo de protrombina até que se verifique que este esteja dentro do tempo normal. É importante atentar ao fato de que a administração da vitamina K_1 não deve ser feita por via IV, mesmo naqueles animais em estado adiantado de intoxicação, pois a administração por esta via pode desencadear anafilaxia, além do que a administração por via IV não acelera o processo de síntese dos fatores de coagulação. Deve-se também evitar a administração de vitamina K_1 por via intramuscular (IM), porque os pacientes têm grande possibilidade de desenvolver dolorosos hematomas.

É importante também realizar alguns procedimentos gerais, tais como usar tranquilizantes (em geral benzodiazepínicos), visando impedir que o animal se movimente muito e, com isso, propiciar traumatismos. Como a vitamina K_1 é lipossolúvel, o acréscimo na dieta de um pouco mais de gordura ajuda bastante na absorção dessa vitamina. O uso de agulhas de fino calibre também é recomendado.

Deve-se evitar o uso de corticosteroides, pois esse anti-inflamatório esteroidal pode interferir com o tratamento com a vitamina K. Deve-se evitar também o uso de anti-inflamatórios não esteroidais, bem como o emprego de medicamentos tais como cloranfenicol, sulfas, trimetoprim, metronidazol, neomicina e cimetidina, pois podem aumentar a toxicidade, bem como prolongar a atividade dos rodenticidas anticoagulantes.

RATICIDAS DE USO ILEGAL

Ácido monofluoracético (também chamado de fluoracetato ou composto 1080)

O fluoracetato tem ocorrência natural em algumas plantas tóxicas como a planta sul-africana *Dichapetalum cymosum* ou aquelas encontradas na Austrália pertencentes ao gênero *Gastrolobium* e *Oxylobium*. No Brasil, esse princípio ativo está presente em uma das principais plantas tóxicas, a *Palicourea marcgravii* (ver Capítulo 23).

Essa substância química foi sintetizada nos Estados Unidos, nos anos de 1940, tendo como principal objetivo proteger o exército contra o ataque dos roedores; como não tem odor e nem sabor podia ser adicionada a qualquer tipo de isca, tendo grande vantagem em relação aos outros raticidas.

No Brasil, seu uso foi introduzido em 1965. No entanto, por causa do grande número de acidentes fatais, foi retirada do mercado em 1980, sendo, então, permitido o seu emprego apenas em campanhas públicas. Mesmo com essa limitação, ainda ocorriam vários acidentes fatais e em 1982 foi totalmente proibida a sua produção, importação, formulação e a comercialização em todo o território nacional. Embora haja essa proibição, ainda hoje vêm sendo descritos casos de intoxicação, tanto no homem como em animais domésticos e silvestres, produzidos por esse rodenticida. Em outros países, como os Estados Unidos e a Austrália, essa substância é ainda utilizada em alguns estados, na forma de colares de proteção na criação (por exemplo, contra coiotes), particularmente em ovinos e caprinos.

A toxicidade do ácido monofluoracético varia grandemente entre as diferentes espécies animais, porém, de maneira geral, os vertebrados de sangue frio são menos sensíveis aos efeitos tóxicos quando comparados àqueles animais de sangue quente. A Tabela 21.1 apresenta a DL_{50} dessa substância em algumas espécies animais.

O ácido monofluoracético é rapidamente absorvido pelo trato gastrintestinal, pele lesada e mucosas; por outro lado, muito pouco pode ser absorvido através da pele íntegra.

TABELA 21.1. Valores da dose letal 50% (DL_{50}), do ácido monofluoracético, em algumas espécies animais e no ser humano (valor estimado), por via oral

Espécies	DL_{50} (mg/kg)
Homem	0,7-2,0
Suíno	1,0
Cão	0,06
Gato	0,2
Camundongo	5,0-10,0
Rato	5,0
Equino	1,0
Bovinos adultos	0,39

Mecanismo de ação: o ácido monofluoracético, ao adentrar à célula, reage com a acetil coenzima A (acetil CoA), na presença de adenosina-5′-trifosfato (ATP), para formar fluoroacetil CoA, que, por sua vez, reage com o oxalacetato e a água, formando o fluorcitrato. Este último é o responsável pela inibição da enzima aconitase, que é responsável pela oxidação do ácido cítrico, resultando em bloqueio do ciclo dos ácidos tricarboxílicos (ciclo de Krebs), com consequente depleção de energia, acúmulo de citrato e lactato e queda do pH sanguíneo. O citrato acumulado se combina com o cálcio, levando à hipocalcemia. Como o efeito tóxico não é produzido diretamente pelo ácido monofluoracético, e sim pela formação de um metabólito (o fluorcitrato), essa intoxicação é denominada de "síntese letal". A representação do processo de formação do fluorcitrato e o consequente bloqueio do ciclo dos ácidos tricarboxílicos são mostrados na Figura 21.2.

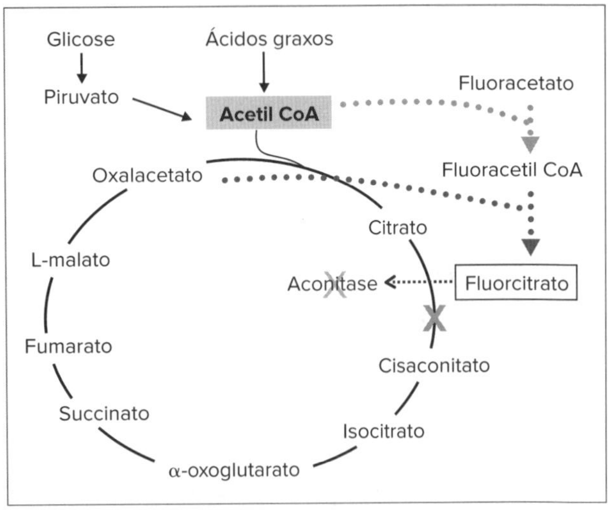

FIGURA 21.2. Mecanismo de ação do ácido monofluoracético.

Sinais clínicos: as manifestações clínicas podem aparecer dentro de 30 minutos até 2,5h após a ingestão, dependendo da dose ingerida, do conteúdo gástrico e da espécie animal. Há uma grande variação na sintomatologia apresentada pelas diferentes espécies animais. Assim, de maneira geral, os herbívoros mostram falência cardíaca, enquanto os carnívoros apresentam distúrbios nervosos e do trato gastrintestinal. Cães e outros carnívoros apresentam ansiedade, hiperatividade, alucinações e finalmente convulsões do tipo tônico-clônica; os distúrbios do trato gastrintestinal se traduzem por vômitos, aumento da salivação e da defecação.

Em ruminantes e outros herbívoros, as alterações cardíacas predominam, observando-se marcada arritmia, pulso fraco e rápido e, na fase terminal, fibrilação. No estágio mais avançado da intoxicação os animais apresentam tremores e, posteriormente, convulsões não muito intensas.

Diagnóstico: é feito baseando-se nas alterações clínicas, alterações na patologia clínica, que incluem hiperglicemia (os níveis de glicose podem estar aumentados em até duas vezes mais), aumento dos níveis séricos de citrato, hipocalcemia e acidose. A análise química se faz pesquisando-se a presença do agente nas iscas, no vômito ou no conteúdo estomacal, usando-se, para tal, a técnica do eletrodo específico de íon fluoreto.

Tratamento: não há antídoto para o ácido monofluoracético; assim, o tratamento (sintomático) geralmente é malsucedido, mesmo porque muitas vezes o animal pode vir a óbito rapidamente, em menos de 1 hora após a ingestão do agente tóxico.

Há descrição na literatura de sucesso no tratamento da intoxicação pelo ácido monofluoracético em cães utilizando-se acetamida a 10% associado a 5% de dextrose. Essa solução deve ser administrada, por via IV, na dose de 7 a 10 mL/kg em um período de 30 minutos e depois administra-se a cada 4 h, por 24 ou 48 h. Outro protocolo utilizado com sucesso, também em cães, é aquele no qual se administra, inicialmente, o pentobarbital sódico numa dose suficiente para produzir leve anestesia; a seguir, administra-se, por via IV, uma solução a 8,4% de bicarbonato de sódio em solução salina, na dose de 300 mg/kg, por um período de 15 a 30 minutos.

Estricnina

A estricnina é um alcaloide extraído de uma planta, a *Strychnos nux vomica*. Esse alcaloide é usado como rodenticida desde o século XVI na Alemanha.

A estricnina é relativamente estável, podendo persistir no alimento ou no ambiente por um período relativamente longo.

Após a ingestão, esse agente tóxico é rapidamente absorvido do trato gastrintestinal, sendo amplamente distribuído pelos tecidos; portanto, diminutas quantidades da estricnina podem ser detectadas no sangue. A absorção desse alcaloide pode também ocorrer na mucosa nasal e por exposição dérmica. Ele sofre biotransformação no fígado, sendo prontamente excretado pelos rins. A meia-vida de eliminação da estricnina é de 10h.

De maneira geral, a estricnina é altamente tóxica para os animais domésticos, conforme mostra a Tabela 21.2. A intoxicação secundária, por ingestão de roedores que ingeriram a estricnina, pode ocorrer, sendo essa forma de intoxicação mais relatada em cães.

Mecanismo de ação: a estricnina possui estrutura semelhante à da glicina, principal neurotransmissor da medula espinhal. Dessa forma, a estricnina bloqueia competitivamente os receptores pós-sinápticos da glicina, no neurônio motor da medula ventral, reduzindo a ligação da glicina com seus receptores e desencadeando excitação da medula espinal e tronco cerebral.

Sinais clínicos: as alterações clínicas produzidas por essa intoxicação ocorrem, geralmente, de 10 minutos a 2h após a ingestão da isca. Os sinais iniciais são de ansiedade, aumento da frequência respiratória e intensa sialorreia. A seguir, os animais podem apresentar ataxia, espasmos da musculatura, que se iniciam, geralmente, pelos músculos da face, se disseminando para a musculatura dos membros, seguindo-se as convulsões tônico-clônica e opistótono. À medida que o curso clínico progride, as convulsões tornam-se menos frequentes. A síndrome, se não tratada, leva o animal a óbito dentro de 1 a 2h. Durante as convulsões, ocorre dilatação da pupila e cianose. É frequente se verificar o músculo do pescoço arqueado e trisma de mandíbula. Qualquer estímulo externo (toque, som, luz) exacerba a sintomatologia. A morte do animal ocorre por

TABELA 21.2. Valores da dose letal 50% (DL_{50}) da estricnina, em algumas espécies de animais domésticas, por via oral

Espécies	DL_{50} (mg/kg)
Suíno	0,5
Cão	0,75
Gato	2,0
Rato	3,0
Equino	0,5

parada respiratória, pelo comprometimento do músculo diafragmático.

Diagnóstico: é feito associando-se os sinais da intoxicação e a análise química, pesquisando-se a presença de estricnina nas amostras biológicas ou iscas. São vários os métodos analíticos utilizados para a detecção de estricnina, como, por exemplo, a cromatografia em camada delgada (CCD), a cromatografia líquida de alta performance (HPLC) e a cromatografia a gás associado ao espectrômetro de massa. Alguns órgãos, como o fígado e o rim, podem ser colhidos para a análise química, no entanto, o melhor material é o conteúdo gástrico. A estricnina pode também ser detectada em soro, plasma e urina.

Tratamento: a principal preocupação do médico veterinário quando se depara com esse tipo de intoxicação é o controle do quadro convulsivo. Assim, pode-se utilizar, em cães e gatos, para essa finalidade, a guaifenesina (110 mg/kg, por via IV), o diazepam (2,5 a 20,0 mg, por via IV ou oral), o pentobarbital sódico ou, ainda, o metocarbamol (22 a 55 mg/kg, por via IV). Pode ser usado o bicarbonato de sódio caso o animal apresente acidose. É altamente recomendável que os animais intoxicados com a estricnina sejam deixados em um local com pouca luminosidade e silencioso.

Sulfato de tálio

O tálio é um metal pesado que se apresenta na tabela periódica dos elementos químicos entre o mercúrio e o chumbo. Foi descoberto em 1861 e foi usado durante anos com a finalidade de tratar doenças infecciosas e, posteriormente, foi empregado até mesmo como agente depilatório.

O tálio é rapidamente absorvido pelo trato gastrintestinal, respiratório e pele. Essa substância se distribui de maneira uniforme no organismo, concentrando-se, principalmente nos rins, fígado, músculo, baço e pulmão. Atravessa a barreira hematoencefálica. Sua principal via de excreção é a urinária, sendo também excretado pelas fezes. O tálio pode se acumular no organismo, assim, a exposição a pequenas doses, em períodos prolongados, pode produzir a toxicose.

Mecanismo de ação: o mecanismo de ação do tálio é semelhante àquele do chumbo e arsênio (Capítulo 33); liga-se aos grupos sulfidrila, principalmente nas mitocôndrias, interferindo em reações de fosforilação oxidativa, impedindo a respiração celular e, consequentemente, a produção de energia pela célula. O tálio inibe também o fluxo de potássio através da membrana celular. Além disso, promove alteração na síntese do heme e na produção de proteínas.

Sinais clínicos: quando da intoxicação aguda, as alterações são caracterizadas por distúrbios gastrintestinais, os quais vão se manifestar entre 3 e 4h após a exposição ao agente tóxico. Os animais apresentam dor abdominal, anorexia e diarreias sanguinolentas. O sistema nervoso central também é afetado, no entanto, as alterações nesse sistema vão ser observadas de 12 a 24h a após a ingestão, sendo observado desorientação, delírio, letargia, sonolência, ataxia e convulsões. É também relatada alteração do sistema nervoso autônomo; assim, os animais podem apresentar taquicardia, hipertensão arterial, salivação e sudorese. Alguns dos sinais podem aparecer alguns dias após as alterações iniciais e entre esses estão constipação, polineurite e a alopecia.

Na intoxicação crônica, o sistema nervoso e o digestivo são ligeiramente afetados. A pele se apresenta seca e escamosa e há perda de pelos bastante pronunciada.

Diagnóstico: é feito pelos sinais clínicos, avaliação da função hepática e exame de urina, que podem se apresentar alterados nessa intoxicação. A detecção do tálio pode ser feita na urina, nos pelos e no sangue, no entanto, não são utilizados rotineiramente.

Tratamento: se a ingestão do tálio foi recente, devem ser utilizados eméticos ou lavagem gástrica e a administração de carvão ativado em doses seriadas para diminuir a absorção dessa substância.

Se já houver manifestação clínica, pode-se tentar utilizar a difeniltiocarbazona (ditiazona), a qual se mostrou eficaz em animais de laboratório, porém há escassez de dados sobre sua eficácia em animais domésticos e no homem. O azul da Prússia impede a circulação êntero-hepática sendo, portanto, muito útil. Não se aconselha o uso do cloreto de potássio como quelante, pois pode promover aumento dos níveis sanguíneos de tálio e, consequentemente, da toxicidade.

Pode-se utilizar os benzodiazepínicos para o controle do quadro convulsivo.

Alfa-naftil-tioureia

A alfa-nafitil-tioureia (ANTU) é bem absorvida por vias cutânea, respiratória e digestiva.

Os roedores, particularmente os ratos, são muito sensíveis à ANTU. A toxicidade da ANTU varia em virtude de alguns fatores, entre os principais está a espécie animal, sendo cães e gatos os mais sensíveis aos efeitos tóxicos, enquanto os ruminantes são bastante resistentes. O tamanho da partícula do ANTU também influencia a toxicidade: quanto maior a partícula, maior a toxicidade; já a repleção gástrica minora os efeitos tóxicos e, considerando-se a idade, os animais idosos são aqueles mais sensíveis.

Mecanismo de ação: o ANTU causa aumento da permeabilidade dos capilares pulmonares, levando ao edema pulmonar; o animal se "afoga" em seus próprios fluidos.

Sinais clínicos: as alterações observadas são de dispneia, cianose, edema pulmonar e aumento da secreção brônquica.

Diagnóstico: deve-se fazer o diagnóstico baseando-se na anamnese e nos sinais clínicos, procurando-se diferenciar da intoxicação por organofosforados e carbamatos. A análise química tem limitações, devendo ser realizada até 24 h após a ingestão de quantidades relativamente grandes de ANTU.

Tratamento: não há antídoto específico; o tratamento é sintomático e de suporte. O comprometimento pulmonar grave exige a intubação endotraqueal e suporte ventilatório mecânico. Alguns estudos mostram que o uso de compostos que possuem grupos sulfidrilas diminui a mortalidade.

Brometalina

Embora de uso proibido no Brasil, a brometalina vem sendo amplamente usada em outros países, como, por exemplo, nos Estados Unidos, visando controlar aqueles ratos resistentes à varfarina. As formulações encontradas são, geralmente, em *pellets* ou na forma de barras, na concentração de 0,01%.

Após a ingestão da bromelina, a absorção ocorre rapidamente, com pico de concentração alcançado aproximadamente em 4h. A brometalina é biotransformada, no fígado, pelas oxidases de função mista ao um metabólito mais tóxico, a demetil-brometalina. Tanto a brometalina quanto o seu metabólito são amplamente distribuídos pelo organismo, inclusive atingindo o sistema nervoso central. A brometalina é altamente lipofílica, sendo o tecido adiposo e o cérebro os locais de maior concentração desse raticida. A excreção se faz de maneira bastante lenta, sendo sua meia-vida ao redor de seis dias. A eliminação pela bile é a principal via de excreção da brometalina.

Mecanismo de ação: a brometalina parece entrar nas células, interferindo com a fosforilação oxidativa (há o desacoplamento), reduzindo drasticamente, dessa maneira, a produção de energia celular, o que é crítico, principalmente para o funcionamento dos neurônios. Assim, como resultado, o ATP celular e tecidual está diminuído e as bombas do canal iônico sódio-potássio são afetadas. Esse processo leva a desequilíbrios eletrolíticos, bem como à mudança de fluido para áreas mielinizadas do cérebro e da medula espinal. A peroxidação lipídica cerebral também pode ocorrer, o que danifica organelas e membranas celulares. Uma reação em cadeia de dano celular progressivo e irreversível e necrose pode então se desenvolver.

Sinais clínicos: o tempo para o aparecimento dos sinais da intoxicação está relacionado à quantidade de brometalina ingerida. Assim, em doses elevadas desse raticida, as alterações já podem se manifestar ao redor de 4h; por outro lado, em doses menores, essas alterações podem ser verificadas depois de até sete dias da ingestão da brometalina.

As alterações clínicas produzidas pela brometalina são normalmente dose-dependente e pode-se diferenciar essa toxicose em duas síndromes. Assim, as alterações apresentadas por animais que consumiram elevadas concentrações do raticida manifestam-se na denominada "síndrome convulsiva", que se caracteriza por tremores musculares intensos, hiperexcitabilidade, hiperestesia, convulsão focal motora ou generalizada, vocalização e hipertermia. Quando há exposição a baixas doses de brometalina, o animal apresenta um quadro denominado de "síndrome paralítica", que é a forma mais comum de intoxicação por esse rodenticida, observando-se ataxia e paresia do trem posterior, sendo que a paralisia ocorre dias depois das alterações iniciais. Além disso, pode-se observar, ainda, depressão do sistema nervoso central, que pode evoluir para o semicoma. Pode-se verificar piora do quadro clínico até duas semanas após a ingestão da brometalina.

Diagnóstico: no animal vivo o diagnóstico é feito utilizando-se os dados de anamnese e sinais clínicos, uma vez que não é possível a detecção da brometalina em amostras de sangue e urina. Muitas vezes o proprietário desconhece o contato do animal com as iscas de brometalina, no entanto, uma boa indicação na anamnese é o relato de observação de fezes de coloração normalmente verde. Em animais que vieram a óbito, a detecção de brometalina pode ser feita em amostras de rins, fígado, gordura e cérebro, utilizando-se para tal a cromatografia gasosa.

Tratamento: o uso de eméticos deve ser realizado em até 2 h da ingestão da brometalina e imediatamente a seguir utiliza-se o carvão ativado. Não há antídoto específico para essa intoxicação; portanto, o tratamento é sintomático, utilizando-se o manitol (250 mg/kg, por via IV, a cada 6h) e a dexametazona (2 mg/kg por via IV, a cada 6h), na tentativa de se controlar o edema cerebral. Pode-se também utilizar o diazepam (1 a 2 mg/kg, por via IV) ou o fenobarbital (5 a 15 mg/kg, por via IV), na tentativa de se controlar as convulsões.

Em situações nas quais os animais já manifestam o quadro de intoxicação, é difícil haver sucesso no tratamento, especialmente se o paciente está manifestando claramente a alteração no SNC; entretanto, se a sintomatologia for mais branda, com a manifestação apenas com depressão e ataxia, alguns animais podem se recuperar totalmente em um período de 2 a 4 semanas.

COLICALCIFEROL (VITAMINA D)

Embora o colicalciferol (vitamina D), da mesma maneira que o ácido monofluoracético e a brometalina, tenha também seu uso, como rodenticida, proibido no Brasil, esse composto vem sendo usado em vários países, inclusive nos Estados Unidos, o que propicia que haja o tráfico do colicalciferol e, consequentemente, o uso ilegal em nosso país.

Mecanismo de ação: Para se compreender melhor o mecanismo pelo qual ocorre a intoxicação pelo colicalciferol, brevemente será comentado sobre a formação dessa vitamina e suas funções fisiológicas. A vitamina D_3 é necessária no organismo e é adquirida pelos mamíferos como parte da dieta, ou por exposição dérmica aos raios ultravioleta (UV). No fígado, o colicalciferol é biotransformado em calcifediol (também conhecido como calcidiol, 25-hidróxi-colecalciferol ou 25-hidróxi-vitamina D). Portanto, uma grande ingestão de colicalciferol irá levar diretamente a um significante aumento de calcifediol, o qual é então biotransformado nos rins, formando um composto denominado de calcitriol (1,25 dihidrocolicalciferol, vitamina D_3), que é o metabólito ativo. Quando há o aumento das concentrações sanguíneas de calcitriol, verifica-se um mecanismo de *feedback* negativo, ou seja, há a interrupção da produção de calcitriol pelos rins; entretanto, esse processo de *feedback* não ocorre na produção de calcifediol, que continua a ser produzido e, embora não seja tão ativo quanto o 1,25 di-hidrocolicalciferol, leva aos efeitos clínicos tóxicos.

Os metabólitos do colicalciferol atuam aumentando a absorção intestinal de cálcio, estimulam a transferência de cálcio e fósforo do tecido ósseo para o plasma e aumentam a reabsorção tubular de cálcio. A elevação prolongada de cálcio e fósforo sérico pode levar à mineralização dos tecidos; se tal efeito ocorrer nos rins poderá haver o desenvolvimento de insuficiência renal aguda. Outro desdobramento dessa intoxicação é a diminuição do funcionamento do trato gastrintestinal, músculo esquelético e cardíaco, dos vasos sanguíneos e dos ligamentos, em decorrência da mineralização.

Sinais clínicos: os efeitos da intoxicação geralmente ocorrem dentro de 12 a 36h após a ingestão do colicalciferol. Os sinais mais comuns da intoxicação incluem vômitos, anorexia, depressão, poliúria e polidipsia. A insuficiência renal aguda pode se desenvolver dentro de 24 a 72h. Se o animal sobreviver aos sinais clínicos iniciais, é muito frequente verificar os efeitos relacionados à mineralização de seus tecidos e órgãos, os quais persistem por longo prazo

Diagnóstico: normalmente o diagnóstico da intoxicação é feito por meio do histórico da ingestão da isca, associada à sintomatologia clínica apresentada pelo animal. É comum o proprietário relatar a presença da isca nas fezes.

Os testes laboratoriais para a confirmação do diagnóstico incluem níveis séricos de fósforo, cálcio (total e ionizado), nitrogênio ureico no sangue (BUN) e creatinina sérica. Um exame de urina pode mostrar isostenúria (alteração da função renal, indicando a perda da capacidade de concentração renal, acarretando em eliminação de urina com densidades baixas). Em casos de ingestão aguda de colicalciferol, normalmente a elevação do fósforo sérica é a primeira alteração laboratorial a ser verificada (7 a 8 mg/dL), a qual é seguida pelo aumento de cálcio sérico (13 a 20 mg/dL). A radiografia ou a ultrassonografia podem ajudar no diagnóstico da mineralização dos tecidos moles em animais sintomáticos. Embora seja possível a realização da detecção de calcitriol e outros análogos da vitamina D_3, estes não são simples de serem realizados e são caros.

O diagnóstico *post-mortem* é normalmente mais difícil. Basicamente, o diagnóstico é realizado por meio dos achados de necropsia e de histopatologia. À avaliação macroscópica, pode ser observada ulceração gástrica e hemorragia, os rins se apresentam com aparência normal ou com aspecto manchado. Os pulmões podem estar hemorrágicos e edematosos. À histopatologia, é possível se verificar mineralização de tecido mole no coração, rins, trato gastrintestinal, músculo esquelético, ligamentos e tendões.

Tratamento: se o animal foi exposto nas últimas 4h, deve-se administrar emético; se ocorreu em um período superior a 4h, administrar-se carvão ativado se o animal não estiver apresentando êmese. É importante considerar que o colicalciferol apresenta recirculação êntero-hepática; assim, é necessário realizar doses repetidas de carvão ativado. Pode-se empregar a colestiramina (medicamento empregado para redução dos níveis séricos elevados de colesterol em pacientes com hipercolesterolemia), como um tratamento adjuvante, em cães, na dose de 0,3 a 1 g/kg por via oral, três vezes ao dia durante quatro dias. Isso pode ser administrado entre doses de carvão ativado (por exemplo, carvão ativado, em seguida dar colestiramina em 4h, repetir o carvão em 8h, em seguida, dar colestiramina em 4h). Diariamente, por quatro dias, deve-se realizar a avaliação dos níveis séricos de cálcio total, cálcio ionizado, fósforo e ureia; se na última avaliação esses níveis estiverem normais, não há mais necessidade de tratamento.

Em animais que apresentam os sinais da intoxicação, deve-se instituir o tratamento visando corrigir a hipercalcemia. Muitas vezes esses animais apresentam vômitos e anorexia; portanto, deve-se reidratá-los e proceder à diurese. Inicialmente, a diurese é com cloreto de sódio a 0,9% (os íons de sódio aumentam a excreção de cálcio reduzindo a reabsorção tubular de cálcio e aumentando a calciurese). Posteriormente, empregam-se diuréticos de alça; a furosemida aumenta a excreção renal de cálcio, diminuindo a reabsorção de sódio e cloreto através da alça de Henle. Pode-se também empregar corticoides; a predinisona auxilia na supressão da reabsorção óssea, também reduz a absorção de cálcio pelos intestinos e aumenta a excreção urinária de cálcio, reduzindo a absorção pelos túbulos distais. Se o paciente estiver acidótico, o bicarbonato de sódio pode diminuir os níveis de cálcio, à medida que os íons cálcio se ligam às proteínas plasmáticas e ao bicarbonato.

Pacientes que são severamente afetados pela intoxicação, ou cujos níveis de cálcio continuam a aumentar apesar da terapia, necessitarão de tratamento mais agressivo. O medicamento preferido para uso é o pamidroato dissódico, que é um bisfosfonato, cujo mecanismo de ação é a inibição da reabsorção óssea. Esse medicamento deve ser administrado lentamente, por via IV, em cloreto de sódio a 0,9%. O pamidroato dissódico pode inibir a reabsorção óssea por um longo período, mas em alguns casos os animais necessitarão receber uma segunda infusão do medicamento. Se não houver a disponibilidade do pamidroato dissódico. Outra opção é a calcitonina, mas é menos eficaz; além disso, apresenta meia-vida muito curta (2 a 4 h) e deve ser administrada por via intramuscular, várias vezes ao dia, durante várias semanas. O mecanismo da calcitonina se faz por meio da redução da atividade e formação de osteoclastos, promovendo uma rápida diminuição dos níveis séricos de cálcio.

BIBLIOGRAFIA

1. BRADBERRY, S.; VALE, A. Warfarin and anticoagulant rodenticides. *Medicine*, v. 40, p. 164, 2011.
2. CARVALHO-NETO, C. *Manual prático da biologia e controle dos roedores*. São Paulo: Ciba-Geigy, 1982. 61p.
3. CHENOWETH, M.B. Monofluoracetic acid and related compounds. *Pharmacological Review*, v.1, p. 383-424, 1949.
4. DORMAN, D.C. Toxicology of selected pesticides, drugs, and chemicals. Anticoagulant, cholecalciferol, and bromethalin-based rodenticidas. *Veterinary Clinics of North America - Small Animal Practice*, v. 20, p. 339-94, 1990.
5. DE CLEMENTI, C.; SOBCZAK, B.R. Common rodenticide toxicoses in small animals. *Veterinary Clinics of North America - Small Animal Practice*, v. 42, p. 349-60, 2012
6. DORMAN, D.C.; SIMON, J.; HARLIN, K.A.; et al. Diagnosis of bromethalin toxicosis in the dog. *Journal of Veterinary Diagnostic Investigation*, v. 2, p. 123-8, 1990.
7. EASON, C. Sodium monofluoracetate (1080) risk assessment and risk communication. *Toxicology*, v. 181-2, p. 523-30, 2002.
8. EGEKEZE, J.O.; OEHEME, F.W. Sodium monofluoracetate (SMFA, compound 1080): a literature review. *Veterinary and Human Toxicology*, v. 21, p. 411-6, 1979.
9. GREENE, R.; MEATHERALL, R. Dermal exposure to strychnine. *Journal of Analytical Toxicology*, v. 25, n. 5, p. 344-7, 2001.
10. KING, N.; TRAN, M.H. Long-Acting Anticoagulant Rodenticide (Superwarfarin) Poisoning: A Review of Its Historical Development, Epidemiology, and Clinical Management. *Transfus Med Rev*, v. 29, p. 250-8, 2015.
11. MULKEY, J.P.; OHEME, F.W. A review of thallium toxicity. *Veterinary and Human Toxicology*, v. 35, p. 445-53, 1993.
12. MURPHY, M. Rodenticides. *Veterinary Clinics of North America - Small animal practice*, v. 32, p. 469-84, 2002.
13. PRESCOTT, C.V.; BUCKLE, A.P. Blood-clotting response tests for resistance to diphacinone and chlorophacinone in the Norway rat (*Rattus norvegicus*). *Crop Protection*, v. 19, p. 291-6, 2000.
14. PETTERINO, C.; PAOLO, B. Toxicology of various anticoagulant rodencides in animals. *Veterinary and Human Toxicology*, v. 43, p. 353-9, 2001.
15. REN, P.; STARK, P.Y.; JOHSNON, R.L. Mechanism of anticoagulants. *Journal of Pharmacology and Experimental Therapeutics*, v. 201, p. 541-6, 1977.
16. SHEAFOR, S.; COUTO, C.G. Clinical approach to a dog with anticoagulant rodenticida poisoning. *Veterinary Medicine*, p. 466-71, 1999.
17. TALCOTT, P.A.; DORMAN, D.C. Pesticide exposures in companion animals. *Veterinary Medicine*, p. 167-81, 1999.
18. WILSON, J.R. Thallotoxicosis. *Journal of American Veterinary Medical Association*, v. 139, p. 116, 1961.

Seção 4

Plantas tóxicas

Capítulo 22

Considerações gerais sobre as plantas tóxicas em medicina veterinária

Silvana Lima Górniak
Mitsue Haraguchi

INTRODUÇÃO

Segundo Stahl (1888) "o mundo animal que cerca as plantas influencia profundamente não somente a morfologia, mas também sua química". De fato, quando uma planta é atacada por um predador, por exemplo, um inseto, esta não pode correr nem se defender fisicamente. Assim, as plantas têm desenvolvido maneiras sutis para proteger-se. Um outro estudioso desse assunto, Rhoades (1973) sugere que existem três maneiras pelas quais as plantas podem se defender, as quais são apresentadas a seguir:

- Tolerância: essa forma de defesa permite que estruturas menos nobres sejam atacadas. A tolerância ocorre quando o ataque às plantas é de pequena intensidade.
- Escape: nessa maneira, a planta lança estratégias para escapar temporariamente ao ataque; por exemplo, o vegetal se camufla ou varia o tempo de aparecimento de estruturas atacadas, principalmente brotos e frutos.
- Defesa: nessa forma, a planta desenvolve métodos capazes de deter, repelir ou interferir no desenvolvimento ou na reprodução de predadores. As barreiras mecânicas são capazes de promover a inibição contra o ataque dos animais, como os espinhos de roseiras e cactos, folhagens fibrosas ou cobertas por resinas e pelos glandulares de algumas plantas. Outros vegetais desenvolvem a produção de substâncias que agem como redutores de digestibilidade, como a celulose, pectina, ligninas, cutinas, taninos.

A defesa dos vegetais pode, ainda, ocorrer de maneira mais eficaz pela produção de substâncias químicas, denominadas de metabólitos secundários ou aleloquímicos, a qual é derivada da palavra grega *alello*, que significa relação recíproca.

Os aleloquímicos, como os alcaloides, terpenoides, glicosídeos cianogênicos, entre outros, são definidos como compostos químicos, sintetizados por um organismo, e que podem afetar um outro organismo, tanto estimulando como inibindo. Dessa forma, além do metabolismo primário, responsável pela produção de celulose, lignina, proteína e outras substâncias, que realizam funções vitais da planta, há o metabolismo secundário, gerando esses compostos que não participam dos processos metabólicos básicos do vegetal; entretanto, reconhece-se uma série de diferentes funções desses compostos. Dessa maneira, os aleloquímicos podem beneficiar tanto a planta quanto o animal, como o néctar das flores, que atrai os insetos e aves que vão polinizá-las; por sua vez o vegetal lhes oferece o alimento.

No entanto, a produção dos metabólitos secundários pelos vegetais pode ter como finalidade o combate, sendo os insetos, por ser seus principais predadores, o principal alvo. De fato, embora os insetos herbívoros ocupem destacada posição na natureza, já que em uma escala de biomassa comparativa a biomassa total de insetos nas florestas tropicais é, aproximadamente, sete vezes maior que a dos vertebrados. Isso representa um alto potencial para produzir impacto severo nas diferentes espécies de planta para satisfazer suas necessidades nutricionais; porém, estima-se que esses animais consumam somente 10% do ecossistema natural e apenas 13% das plantas cultivadas. Acrescenta-se, ainda, o fato de que, embora os insetos sejam os maiores predadores de plantas, somente 9 entre 29 ordens de insetos existentes usam os vegetais como fonte alimentar. Ressalta-se, também, que aqueles insetos que se alimentam de plantas são os mais evoluídos. Assim, pode-se inferir que as plantas devam mesmo possuir um mecanismo de defesa inerente que pode provê-la de resistência pelos insetos.

Portanto, apesar de existirem inúmeras discussões entre os vários grupos de pesquisadores que vêm estudando sobre a presença desses metabólitos secundários em vegetais, há evidências claras de que os aleloquímicos produzidos pelas plantas têm, no que se refere à defesa, a finalidade de combater fungos, bactérias e vírus, outras plantas que competem por luz, água e nutrientes e, também, seus principais predadores, que são os insetos, sendo, portanto, a intoxicação, observada no vertebrado herbívoro, acidental.

Considerando-se os herbívoros vertebrados, estes possuem alimentação muito menos seletiva, ou seja, comem indistintamente a planta toda, bem como várias espécies de vegetais no pasto, além de possuírem menor população, menor fecundidade e longa duração de gestação, quando comparado aos insetos. Além disso, foram removidos de seu *habitat*, consequentemente, diminuíram-se as oportunidades para desenvolver mecanismos adaptativos de detoxificação. Assim, por todos esses motivos, pode-se supor que os vertebrados mamíferos estão muito mais expostos à intoxicação por esses aleloquímicos, que a partir de agora serão denominados de **toxinas**.

Entretanto, deve-se considerar que os vertebrados superiores vêm, timidamente, procurando contornar essa situação. Por exemplo, veados possuem uma proteína salivar que se liga a taninos, essa mesma proteína é, também, encontrada em caprinos, mas não em bovinos ou ovinos. Um outro exemplo de mecanismos de detoxificação é o verificado em ruminantes da Austrália, os quais são intoxicados pela mimosina, uma toxina encontrada na planta *Leucaena leucocephala*, enquanto que animais das mesmas espécies só que criados na Indonésia ou Havaí não apresentam sinais de toxicidade. Isso se deve à presença de microrganismos, particularmente uma bactéria já bem caracterizada, denominada *Synergistes jonesii*, que degradam a mimosina, no rúmen de ruminantes na Indonésia e no Havaí.

Uma outra e principal maneira pela qual os animais superiores podem livrar-se da toxicidade de uma determinada planta é aquela que se faz por meio da sua biotransformação no fígado. Nos hepatócitos, o citocromo P-450 tem uma vasta especificidade por substratos (ver Capítulo 2), permitindo que o animal possa detoxificar várias toxinas de plantas. Em razão da indução e transmissão genética, a seleção natural relativa à resistência às toxinas de plantas é observada. Exemplificando, de maneira geral, os bovinos e os equinos, que são animais que se alimentam basicamente de gramíneas forrageiras, têm menor "bateria" enzimática capaz de promover a detoxificação, se comparados aos ovinos e caprinos, que se alimentam basicamente de plantas arbustivas, as quais possuem maior quantidade de metabólitos secundários, ou seja, de toxinas. Assim, nesse processo coevolutivo, essas últimas espécies animais tiveram que desenvolver mecanismos de defesa, pois, de outra maneira, seriam extintos.

IMPORTÂNCIA DO ESTUDO SOBRE PLANTAS TÓXICAS

Considerações sobre o prejuízo econômico na pecuária

As plantas tóxicas no Brasil têm sido problema desde os mais remotos tempos da colonização, quando da introdução das primeiras cabeças de gado pelos portugueses. Embora seja um problema reconhecido de longa data e apesar de toda a evolução no setor agropecuário brasileiro, pouco se sabe sobre os prejuízos advindos desse tipo de intoxicação. Essa situação se deve, entre outros fatores, à diversidade do problema, pois existem diferentes plantas envolvidas, uma grande variedade de efeitos tóxicos e a variação na morbidade e mortalidade de ano a ano. No entanto, um estudo feito nos Estados Unidos, em 1992, um país que possui muito menos plantas tóxicas catalogadas e tendo uma pecuária muito mais controlada que a brasileira, ou seja, basicamente extensiva, calcula-se que são perdidos anualmente, 340 milhões de dólares, considerando-se apenas 17 estados do meio-oeste americano. No Brasil, são muito poucos os dados sobre esse assunto, sendo esses raros levantamentos feitos particularmente em bovinos, os quais as plantas tóxicas são responsáveis pela terceira principal causa de mortalidade, ficando apenas atrás da raiva e do botulismo, secundário à deficiência de fósforo. Deve-se levar em conta que, no Brasil, ao redor de 5% da população bovina (que se estima ser de aproximadamente 226 milhões de cabeças, conforme levantamentos de 2017) morre por diferentes causas. Considerando-se os estudos realizados por alguns laboratórios de diagnóstico de alguns estados brasileiros, que estimam que 10 a 14% dessas mortes se devam à intoxicação por plantas, então pode-se estimar que haja a morte de, aproximadamente, 1,5 milhão de bovinos/ano pela intoxicação por plantas.

Tipos de perdas econômicas por plantas

A morte de animais de produção por plantas, especialmente aquelas que matam agudamente, é a que vem recebendo maior atenção em relação a outros tipos de perda. Esse interesse está relacionado ao fato de que, normalmente, a ocorrência de mortes é muito mais dramática, acometendo vários animais; neste caso há a sensação de maior perda.

No entanto, deve-se considerar que, como são vários os animais mortos, naquele determinado local, fica mais fácil a associação de ingestão de um determinado vegetal e o óbito. Um exemplo de planta que produz esse tipo de intoxicação no Brasil é a *Palicourea marcgravii*, ou plantas que contêm glicosídeos cianogênicos (p. ex., *Manihot* sp.).

Por outro lado, quando as mortes ocorrem de maneira esporádica, em animais que vêm adoecendo ao longo do tempo, o contrário se verifica; ou seja, pouca atenção é dada a essa intoxicação. Esse fato ocorre por causa de alguns fatores, tais como: o pequeno número de mortes, em um dado momento, parece ser pouco importante; a mortalidade de animais em um determinado período parece que já está "computada" nos prejuízos da criação animal e, talvez, principalmente como o animal já vem adoecendo ao longo de um período longo, é muito difícil se associar a ingestão de uma determinada planta, sendo, muitas vezes, realizado o diagnóstico errado. São exemplos de plantas que intoxicam com essas características *a Pteridium aqulinum*, a *Crotalaria* sp. e o *Senecio braziliensis*.

Outro tipo de perda devido a plantas tóxicas e, sem dúvidas, aquele que mais causa prejuízos na pecuária é quando há perdas na performance. Nesse caso, o animal vai apresentando queda de rendimento, como a perda de peso ou diminuição na produção de leite, ovos etc. Caracteristicamente, o animal vai mostrando a queda na performance, mas, de maneira geral, não há morte diretamente relacionada a essa intoxicação. A maioria das plantas tóxicas existentes no Brasil se encaixa nesse grupo, tais como a *Lantana camara,* a *Senna occidentalis* e a *Ipomoea carnea*.

Ainda, com relação às perdas, devem ser consideradas aquelas que promovem alterações na reprodução. Esse tipo de intoxicação tem sido muito pouco estudado no Brasil, por outro lado, nos Estados Unidos existem várias pesquisas e levantamentos mostrando os efeitos indesejáveis produzidos por plantas como o *lupinus* sp., *Veratrum* sp. e *Conium* sp., as quais podem acarretar em abortamento, repetição de ciclo estral e teratogênese. Alguns estudos realizados no Brasil mostram que a *Trifolium subterraneum* possui ação estrogênica, enquanto que a *Strypnodendrom obovatum* e a *Ateleia glazioviana* promovem abortamentos. Existem, ainda, aquelas plantas que podem promover efeitos teratogênicos, como as plantas que contêm alcaloides pirrolizidínicos (*Senecio brasiliensis*, *Crotalaria* sp. etc.) ou a *Leucaena leucocephala*.

Além desses tipos de perdas diretas, deve-se, também, computar os prejuízos advindos de perdas indiretas, como a suplementação de ração, gastos com medicamentos, custos veterinários, manejo etc.

Impactos na saúde humana

A possibilidade de intoxicação indireta, por meio de consumo de produtos de origem animal por toxinas, vem sendo avaliada desde que se verificou, em meados do século passado, que uma toxina produzida por fungos do gênero *Aspergillus*, denominada de aflatoxina M_1 (veja no Capítulo 27), podia ser excretada pelo leite, causando, indiretamente, a intoxicação no ser humano.

Com relação às toxinas de plantas, estudos norte-americanos mostram que a intoxicação do ser humano, por esse meio, pode também ocorrer; sendo encontrados, particularmente no leite, substâncias tóxicas como um glicosídeo, denominado de ptaquilosídeo, contido na *Pteridium aquilinum*, os glucosinolatos da *Brassica* sp., os alcaloides piperidínicos da *Conium maculatum* e os alcaloides pirrolizidínicos do *Senecio jacobea* ou *Crotalaria* sp., entre outros. Portanto, a presença dessas substâncias no leite representa potencial risco de intoxicação aos indivíduos consumidores desse alimento, particularmente as crianças. Deve-se ainda considerar que o animal neonato pode se intoxicar dessa maneira, acarretando, também, em prejuízos econômicos (p. ex, promovendo a morte ou outros efeitos, como queda na taxa de crescimento ou maior susceptibilidade às infecções).

Com relação aos alcaloides pirrolizidínicos, são toxinas que ocorrem em mais de seis mil plantas catalogadas, e por isso são consideradas as toxinas mais amplamente distribuídas, podendo afetar a vida selvagem, a produção animal e os humanos. Por isso vêm sendo tema de grande preocupação pelo *Codex Alimentarius*, que é um programa conjunto da Organização das Nações Unidas para a Agricultura e Alimentação (FAO) e da Organização Mundial de Saúde (OMS), com o objetivo de estabelecer normas internacionais para segurança do consumo de alimento (para maiores detalhes sobre o *Codex Alimentarius*, ver Capítulo 40), criou um grupo de trabalho, preocupado em avaliar o potencial risco à saúde humana, causado pela ingestão dessas toxinas. Está em fase final de elaboração a proposta de um código de práticas para controle de plantas contendo essas toxinas, bem como a prevenção e a redução da contaminação dos alcaloides pirrolizidínicos nos alimentos humanos e em ração de animais.

Classificação das toxinas de plantas segundo a estrutura química

As toxinas naturais ou princípios ativos tóxicos são metabólitos secundários sintetizados a partir de metabólitos primários por diferentes caminhos biossintéticos (via acetato, via chiquimato, via mevalonato) do metabolismo celular conforme está esquematizado na Figura 22.1. Elas estão classificadas de acordo com núcleo químico principal da molécula de onde se originaram.

Alcaloides

Os alcaloides são, em particular, de origem vegetal, sendo estimado a sua ocorrência ao redor de 15 a 20% em plantas vasculares. São moléculas orgânicas que contêm átomo de nitrogênio no anel heterocíclico, além de carbono e hidrogênio, sendo formados a partir dos aminoácidos (ácido aspártico, ornitina, lisina, fenilalanina, tirosina, triptofano, histidina). Em geral, os alcaloides possuem átomo de oxigênio em sua estrutura química e encontram-se em estado cristalino, incolor, inodoro e não volátil. Por outro lado, na ausência de oxigênio, os alcaloides mostram-se em estado líquido, volátil e odorífero (coniina, nicotina) e alguns com porcentagem pequena

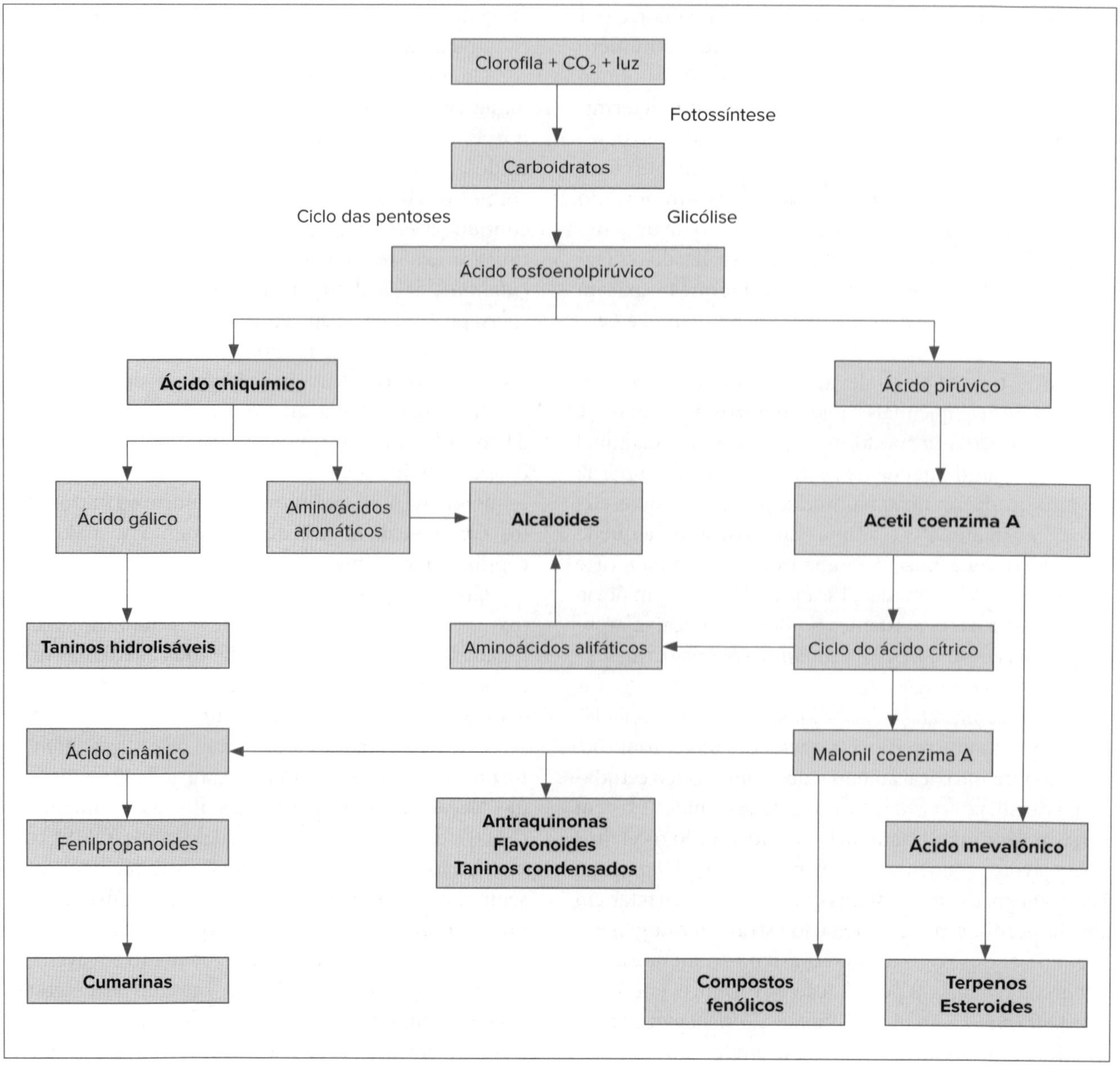

FIGURA 22.1. Ciclo biossintético dos metabólitos secundários.

de oxigênio e baixo peso molecular aparecem no estado líquido ou cristalino. Esses compostos são insolúveis ou pouco solúveis em água, porém seus sais formados com ácidos mostram-se normalmente hidrossolúveis. Os alcaloides normalmente são solúveis em éter, clorofórmio ou outro solvente relativamente não polar. O átomo de nitrogênio, definido pela função química amina, confere as propriedades químicas próprias dos alcaloides, além de possibilitar a formação de sais por meio da combinação com ácidos minerais indicando sua propriedade básica. Outra característica importante dos alcaloides é a ocorrência de precipitação em decorrência da formação de sais duplos com os compostos de mercúrio, platina e outros metais pesados como os reagentes gerais como de Dragendorff (iodeto duplo de bismuto e potássio), de Mayer (iodeto duplo de mercúrio e potássio), de Sonnenschein (ácido fosfomolíbdico) e com ácido pícrico, que dão condições para identificação, isolamento, purificação e dosagem dessas substâncias.

Os alcaloides são normalmente classificados de acordo com estrutura química básica da qual eles derivam, como está apresentada a seguir.

Alcaloides piperidínicos

Os alcaloides piperidínicos apresentam núcleo **piperidina** proveniente do aminoácido lisina. Os principais alcaloides de importância em plantas tóxicas são ricinina, coniina e anabasina encontrados, respectivamente, nas sementes de mamona (*Ricinus communis*, Euphorbiaceae), frutos de cicuta (*Conium maculatum*, Apiaceae) e nas folhas de tabaco (*Nicotiana glauca*, Solanaceae) (Figura 22.2).

Alcaloides piridínicos

Os alcaloides piridínicos possuem na sua estrutura química o núcleo da **piridina**, proveniente do aminoácido fenilalanina. Os exemplos mais conhecidos são nicotina, de elevada toxicidade, e anabasina encontrados nas folhas *Nicotiana* spp. e *N. glauca*, respectivamente (Figura 22.2).

Alcaloides pirrolizidínicos

Os alcaloides pirrolizidínicos apresentam o núcleo bicíclico com nitrogênio terciário, tipo **pirrolizidina** em sua estrutura (Figura 22.3), sendo originados a partir de duas unidades do aminoácido ornitina. São conhecidos ao redor de 150 compostos com estruturas químicas definidas, dentre eles, os hepatotóxicos caracterizam-se pela presença da ligação dupla 1,2 no anel e com esterificação do grupo CH_2OH na cadeia lateral. Em geral, a toxicidade aguda está relacionada com presença ou ausência da ciclização dos diésteres. Assim, os diésteres cíclicos, tais como retrorsina, são mais tóxicos do que os diésteres não cíclicos, com toxicidade intermediária, e os monoésteres são pelo menos tóxicos. As principais plantas tóxicas contendo alcaloides pirrolizidínicos são encontradas nas folhas e sementes de algumas espécies dos gêneros *Senecio* e *Crotalaria*, respectivamente (Quadro 22.1).

Alcaloides indólicos

São conhecidos cerca de dois mil alcaloides indólicos cuja estrutura básica contém o anel **indólico** derivado do aminoácido triptofano. Grande número destes

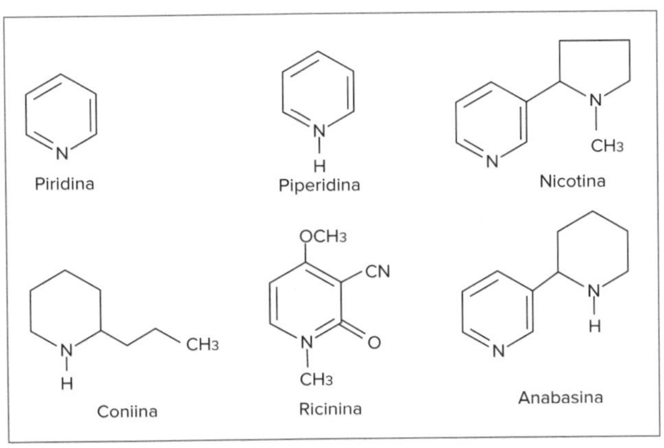

FIGURA 22.2. Principais alcaloides piridínicos e piperidínicos em plantas tóxicas.

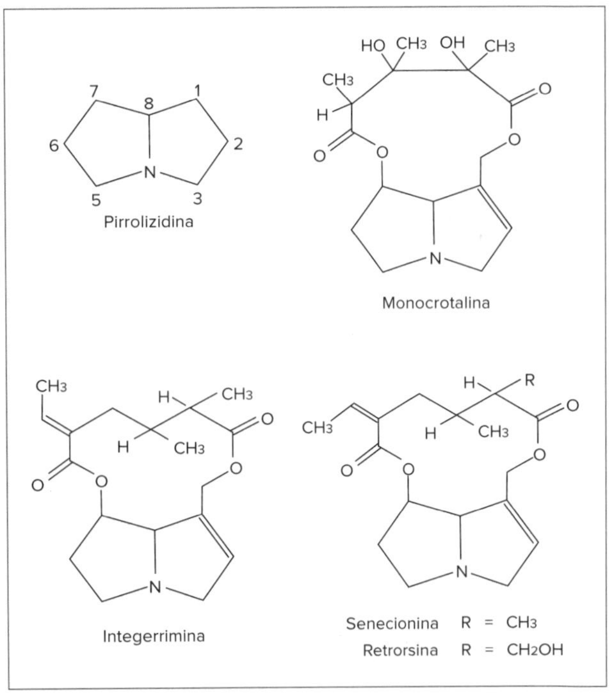

FIGURA 22.3. Principais alcaloides pirrolizidínicos em plantas tóxicas.

QUADRO 22.1. Principais plantas tóxicas brasileiras contendo alcaloides pirrolizidínicos

Família	Nome científico	Princípio(s) tóxico(s)	Nome popular
Compositae	*Senecio braziliensis*	Retrorsina, senecionina e integerrimina	Flor-das-almas, maria-mole, vassoura--mole
	S.selloi	Retrorsina	
	S.cisplatinus	Retrorsina	
	S.oxyphyllus	Retrorsina	
	S.heterotrichius	Integerrimina	
Leguminosae	*Crotalaria spectabilis*	Monocrotalina, espectabilina e retusina	Guizo-de-cascavel, feijão-de-guizo, chocalho-de-cobra
	C. retusa		

é constituído de alcaloides indólicos monoterpênicos e no restante, em menor número e com estruturas diversificadas, estão concentrados os de elevada toxicidade. Dentre esses podem ser citados os seguintes compostos: estricnina isolada da noz-vômica (*Strychnos nux-vomica*, Loganiaceae); fisostigmina de sementes da fava de Calabar (*Physostigma venenosum*, Fabaceae) (Figura 22.4); e alcaloides do esporão-do-centeio produzidos pelos fungo *Claviceps purpurea*, cujas estruturas químicas e suas propriedades biológicas são apresentadas no Capítulo 27.

Alcaloides isoquinolínicos

Os alcaloides dessa classe, apesar de apresentarem estrutura química complexa tendo núcleo isoquinolínico, são derivados do aminoácido fenilalanina ou tirosina. Os representantes mais importantes são morfina, isolada do ópio (látex produzido pela incisão dos frutos capsulados imaturos de *Papaver somniferum*, Papaveraceae), e tubocurarina, obtida das folhas e caules de curare (*Chondendron tomentosum*, Menispermaceae), cujas estruturas estão apresentadas na Figura 22.5.

Alcaloides indolizidínicos

Os alcaloides indolizidínicos são derivados do aminoácido lisina, cujo representante tóxico mais importante, a suainsonina, apresenta propriedade hidrossolúvel. Ocorrem frequentemente nos gêneros Astragalus e *Oxytropsis,* nos Estados Unidos e Austrália. No Brasil, a suainsonina é encontrada nas folhas das espécies *Ipomoea carnea* (sin. *I. fistulosa*, Convolvulaceae) e *Sida carpinifolia* (Malvaceae) (Figura 22.6).

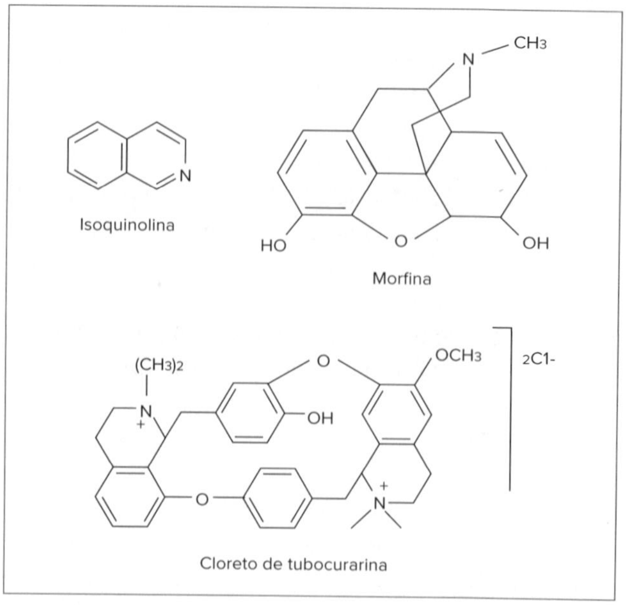

FIGURA 22.5. Estruturas do núcleo isoquinolina, morfina e cloreto de tubocurarina.

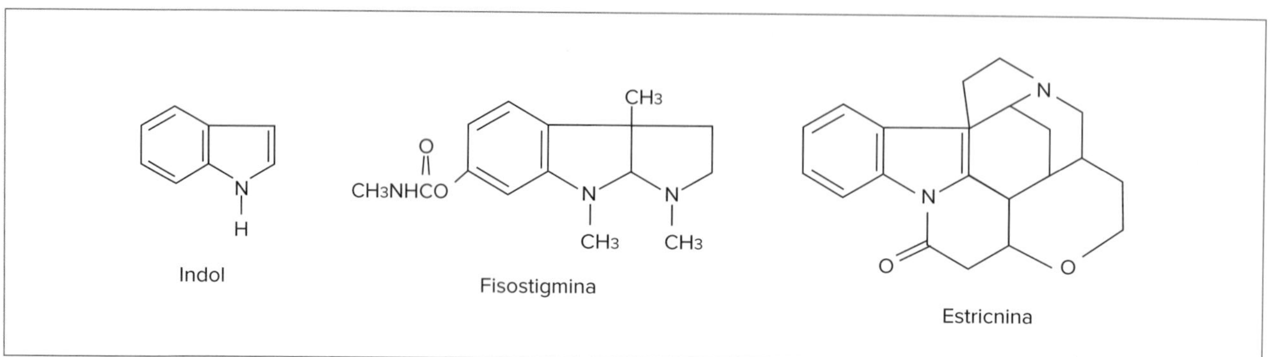

FIGURA 22.4. Principais alcaloides indólicos em plantas tóxicas.

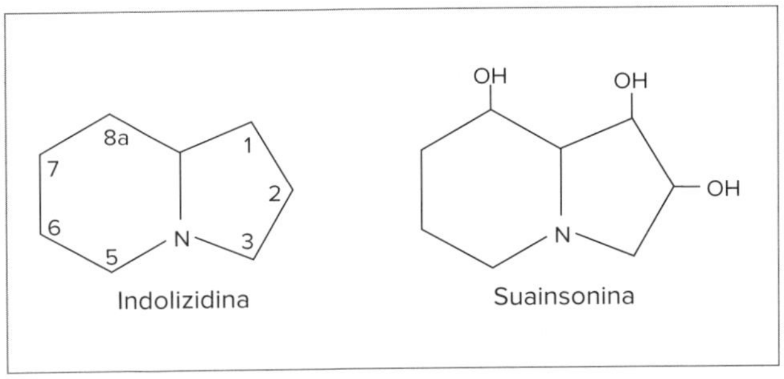

FIGURA 22.6. Estruturas químicas do núcleo indolizidina e da suainsonina.

Alcaloides tropânicos

Os alcaloides tropânicos apresentam estrutura com núcleo bicíclico constituído pela fusão dos núcleos **pirrolidina**, biossintetizado a partir do aminoácido arginina ou ornitina, e **N-metilpiperidina**, proveniente da condensação de duas moléculas de ácido acético ativado ao núcleo pirrolidina. Representam-se usualmente como um derivado do ciclo-heptano com um grupo N-metil entre os carbonos 1 e 5 (Figura 22.7). Frequentemente, os alcaloides tropânicos são hidrossolúveis. Aproximadamente quarenta alcaloides tropânicos são conhecidos sendo distribuídos principalmente na família Solanaceae e em menor número nas famílias Erythroxylaceae e Convolvulaceae. No Quadro 22.2 são apresentadas as principais plantas contendo alcaloides tropânicos.

Alcaloides esteroidais

Os alcaloides dessa classe apresentam esqueleto esteroidal com 27 carbonos, frequentemente em forma de glicosídeos. Eles são derivados biogeneticamente do

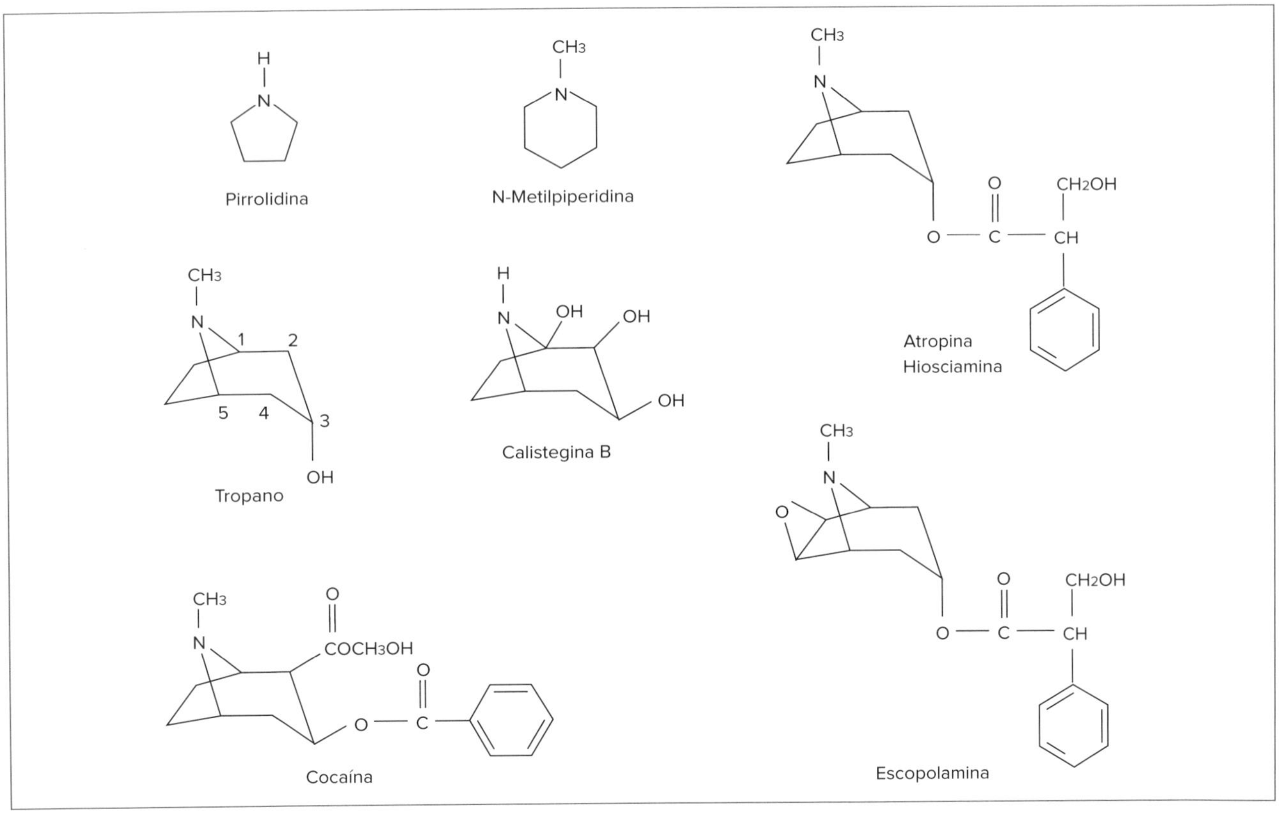

FIGURA 22.7. Estruturas dos núcleos pirrolidina, N-metilpiperidina e tropânico além de alcaloides tropânicos em plantas tóxicas.

QUADRO 22.2. Principais plantas tóxicas brasileiras contendo alcaloides tropânicos

Nome científico	Família	Nome popular	Princípio(s) tóxico(s)
Atropa belladona	Solanacea	Beladona	Atropina, escopolamina e hiosciamina
Datura suaveolens	Solanacea	Estramônio, figueira-do-inferno, figueira-brava, trombeteira	Hiosciamina, atropina e escopolamina
Hyoscyamus niger	Solanacea	Meimendro	Hiosciamina e escopolamina
Erythroxylon coca	Erythroxylaceae	Coca	Cocaína

metabolismo de acetato ativado via isopentenilpirofosfato com formação de colesterol e posterior adição do átomo de nitrogênio nas etapas avançadas da biossíntese. Encontram-se somente nas famílias Solanaceae e Liliaceae, particularmente em abundância nos gêneros *Solanum*, *Lycopersicum* e *Cestrum*. Os alcaloides mais representativos dentro das plantas tóxicas são encontrados nas batatas verdes (*Solanum tuberosum*) como solanina e na espécie de *Veratrum californicum* como veratramina (Figura 22. 8).

Alcaloides amínicos

Nessa classe de alcaloides, o nitrogênio não pertence a um heterocíclico, porém localiza-se em uma cadeia lateral acíclica. Muitos são derivados de triptamina, que, por sua vez, são biossintetizados do aminoácido fenilalanina ou tirosina. A mescalina, primeiro alucinógeno conhecido, isolada do cacto *peyote* (*Lophophora williamsii*, Cactaceae). A efedrina, alcaloide cristalino, hidrossolúvel e solúvel também em solventes como álcool, clorofórmio e éter, é extraída do gênero *Ephedra* (Gnetaceae) (Figura 22. 9).

Glicosídicos

Glicosídeos ou heterosídeos são substâncias que por hidrólise química ou enzimática resultam duas porções: uma porção constituída de um ou mais açúcares, oses ou osídica (carboidratos), e outra porção de compostos de natureza diferente não osídica denominada aglicona ou genina. Nos vegetais, a aglicona é liberada frequentemente por ação enzimática quando a planta sofre alguma agressão física como ação de mastigar, congelar ou pisotear. Classificam-se de acordo com a base da estrutura e/ou propriedade da aglicona. Observa-se pouca homogeneidade nas propriedades dos heterosídeos, em consequência da sua estrutura variada, em particular, determinada pela porção aglicônica da molécula, embora também se manifeste a natureza e o

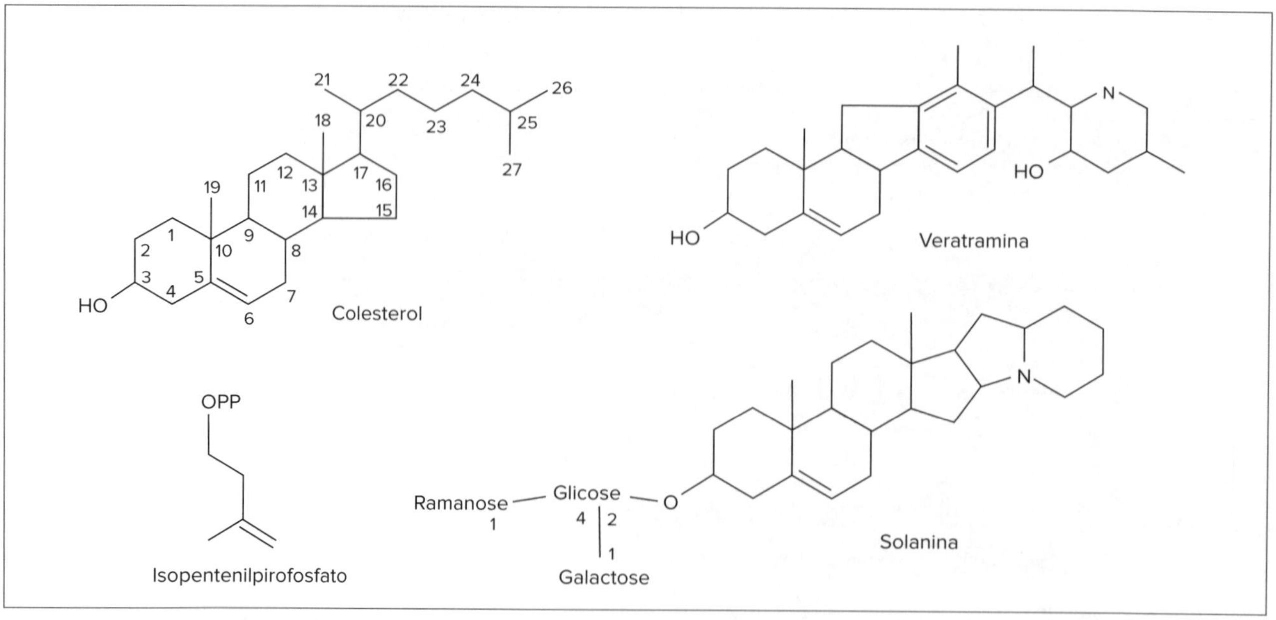

FIGURA 22.8. Estruturas do isopentenilpirofosfato, colesterol, veratramina e solanina.

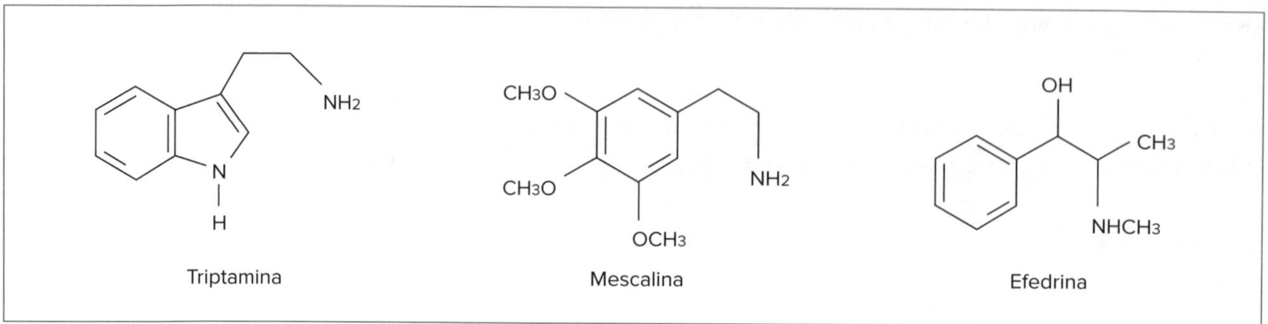

FIGURA 22.9. Principais alcaloides amínicos em plantas tóxicas.

comprimento da cadeia de carboidratos. Geralmente, os glicosídeos são moléculas cristalinas, incolores, inodoras e de sabor amargo. Além disso, apresentam elevada polaridade, justificando, dessa forma, suas solubilidades na água e nos álcoois diluídos, e insolúveis nos solventes apolares (éter, clorofórmio, éter de petróleo). As propriedades químicas e toxicológicas estão na dependência da parte aglicônica das moléculas.

Cianogênicos

Os glicosídeos cianogênicos ocorrem em mais de 2.050 espécies de plantas superiores, distribuídos por meio de 110 diferentes famílias. Todavia, ao redor de duas dezenas são conhecidos e na sua grande maioria derivados dos aminoácidos proteicos fenilalanina, tirosina, leucina, isoleucina e valina. Quando as plantas são mastigadas, congeladas, secas ou esmagadas, as enzimas e os glicosídeos conseguem ser liberados de seus compartimentos das células e reagir causando a cianogênese (hidrólise enzimática) e, portanto, formando ácido cianídrico (HCN) ou ácido prússico, composto termolábil e volátil.

Muitas das plantas empregadas como fonte de alimento para animais domésticos apresentam glicosídeos cianogênicos, conforme apresentado na Figura 22.10 e no Quadro 22.3.

Os glicosídeos dessa classe são solúveis em água e álcool, porém insolúveis em solventes apolares. O método rápido na identificação desses glicosídeos é baseado numa reação do ácido cianídrico, resultante da hidrólise. Esse método é denominado "Processo de identificação rápida (Reação de Guignard), para ácido cianídrico", descrito, a seguir:

- Dissolver 1g de ácido pícrico em 100 mL de água destilada e adicionar 10 g de carbonato de sódio cristalizado. Tiras de papel de filtro com 1 cm de largura são mergulhadas no reagente e secas à temperatura ambiente. As tiras de papel, assim preparadas, podem ser conservadas em frascos bem arrolhados por quatro meses.
- Em um tubo de ensaio, colocar pelo menos 2 g de planta esmagada ou moída, adicionar umas gotas de éter ou clorofórmio e, em seguida, vedar com

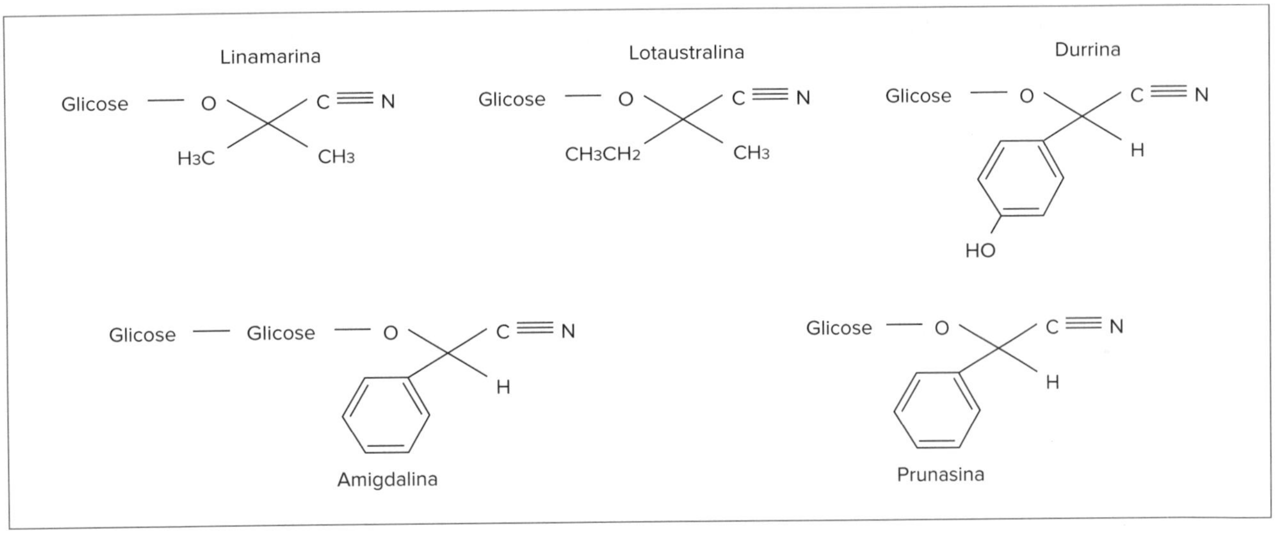

FIGURA 22.10. Principais glicosídeos cianogênicos em plantas tóxicas.

QUADRO 22.3. Principais plantas tóxicas brasileiras contendo glicosídeos cianogênicos

Nome científico	Família	Nome popular	Princípio(s) tóxico(s)
Manihot esculenta	Euphorbiaceae	Mandioca-brava	Linamarina e lotaustralina
Prunus sphaerocarpa	Rosaceae	Pessegueiro-bravo	Prunasina e amidalina
Sorghum vulgare	Poaceae	Sorgo	Durrina
Holocalyx glaziovii	Leguminosae	Alecrim-de-campina	Prunasina
Piptadenia macrocarpa	Leguminosae	Angico-preto	Ainda não identificado
P. veridiflora			

uma rolha da qual se suspende uma tira de papel mergulhada no reagente de modo que fique livre no interior do tubo de ensaio. O aquecimento do tubo de ensaio em banho-maria favorece a hidrólise enzimática e, portanto, o resultado do teste torna-se rápido.

- Na presença do ácido cianídrico, libertado por hidrólise enzimática em virtude da destruição das suas células vegetais, o papel cora-se pelo reagente em laranja, passando para vermelho-escuro. Quando a concentração do ácido cianídrico for elevada, a coloração ocorre dentro de alguns minutos, revelada pela cor vermelha adquirida pelo papel (ácido isopurpúrico). Na ausência da coloração vermelha após 4 horas, significa que o resultado foi negativo.

Tioglicosídeos ou glucosinolatos

Glucosinolatos e a enzima chamada glucosinolase, tioglucosidase ou mirosinase estão presentes nas plantas tais como nabo (*Brassica napus*), repolho (*Brassica oleracea* var.*capitata*) e mostarda (*Brassica Alba*), principalmente da família das crucíferas, as quais são usadas como alimento nutricional.

São conhecidos cerca de 100 glucosinolatos naturais. Eles reagem entre si quando liberados dos seus compartimentos celulares por alguma agressão que a planta sofra, semelhante à situação que ocorrem com os glicosídeos ciangênicos.

Esses compostos sob hidrólise enzimática produzem uma porção osídica e outra porção aglicônica, instável, do tipo íon sulfato, que por rearranjo espontâneo produzem isotiocianato, nitrila, tiocianato ou composto similar, responsáveis pela ação tóxica.

Outro produto de importância é tioxazolidona chamada goitrina proveniente do glucosinolato progoitrina (Figura 22.11). Tanto os glicosídeos como os produtos de degradação hidrolítica apresentam odor marcante e sabor pungente.

Cardiotóxicos

Os glicosídeos cardiotóxicos também conhecidos por glicosídeos cardioativos, cardíacos ou cardiotônicos, são constituídos de porção osídica e uma porção genina de natureza esteroidal contendo esqueleto de 27 carbonos em um sistema tetracíclico e com anel lactônico (lactona-alfa, betainsaturada) na posição C-17. Podem ser classificados em dois tipos conforme a estrutura do anel lactônico: **cardenolídeos** contendo cinco membros, frequente no reino vegetal, e **bufadienolídeos**, com seis membros, encontrados em menor número no reino vegetal e mais no reino animal, como em algumas espécies de anfíbio do gênero *Bufos* (Figura 22.12).

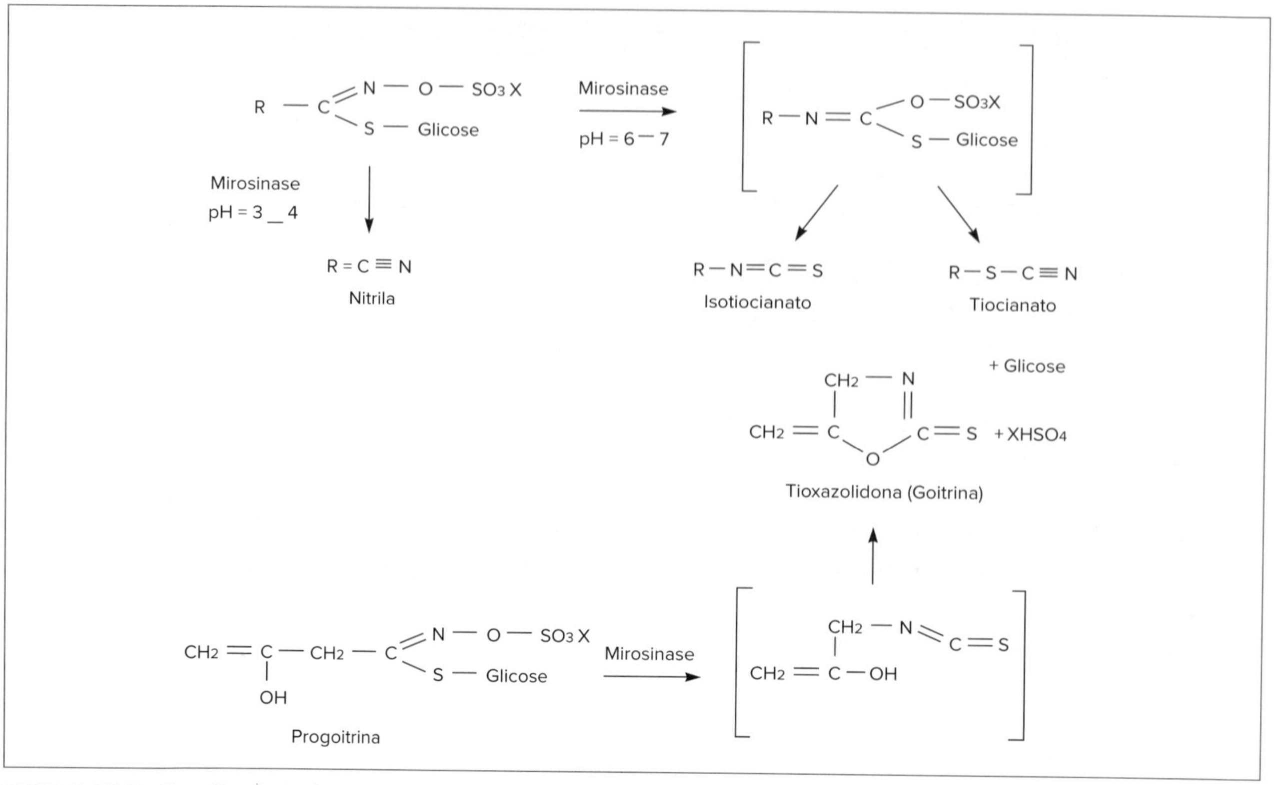

FIGURA 22.11. Reação enzimática de glucosinolatos e progoitrina.

Os glicosídeos cardiotóxicos são geralmente hidrossolúveis e ligeiramente solúveis em etanol e clorofórmio. A polaridade da molécula está na dependência da presença ou ausência de hidroxilas suplementares na porção da genina, que determina o grau de lipofilicidade e a sua farmacocinética. Os principais representantes dessa classe encontram-se nas folhas da dedaleira (*Digitalis purpúrea*, Scrophulariaceae), na espirradeira (*Nerium oleander*, Apocynaceae) e chapéu de napoleão (*Thevetia peruviana*, Apocynaceae) produzindo os seguintes princípios tóxicos, respectivamente: digitoxina, oleandrina e tevetina A (Figura 22.12).

Esteroidais terpênicos, triterpênicos, diterpênicos e sesquiterpênicos

Os esteroides e os compostos terpênicos são substâncias de natureza alifática, normalmente apolares, derivados biogeneticamente do metabolismo de acetato ativado via mevalonato para formar isopentenilpirofosfato e alilpirofosfato (grupo C_5). A junção de dois grupos C_5 forma monoterpenos (C_{10}); três grupos C_5, sesquiterpenos (C_{15}); quatro grupos C_5, diterpenos (C_{20}); seis grupos C_5, triterpenos (C_{30}); e esteroides (C_{27}), conforme apresenta a Figura 22.13. Esses compostos podem ser encontrados na natureza nas formas livre ou glicosídica. São conhecidos cerca de 1.000 monoterpenos, 3.000 sesquiterpenos, 2.000 diterpenos e, por fim, 4.000 triterpenos, esteroides e saponinas, dos quais somente alguns sesquiterpenos, diterpenos, triterpenos, esteroides e saponinas apresentam importância em plantas tóxicas.

Esteroidais ou triterpênicos (saponinas)

Os glicosídeos esteroidais ou triterpênicos, denominados saponinas, são moléculas de elevada polaridade, com peso molecular elevado (600 a 2.000 daltons) e possuem porção hidrofílica (açúcares) e porção lipofílica (**esteroide** ou **triterpeno**). Frequentemente encontram-se nas plantas como misturas complexas cujos constituintes

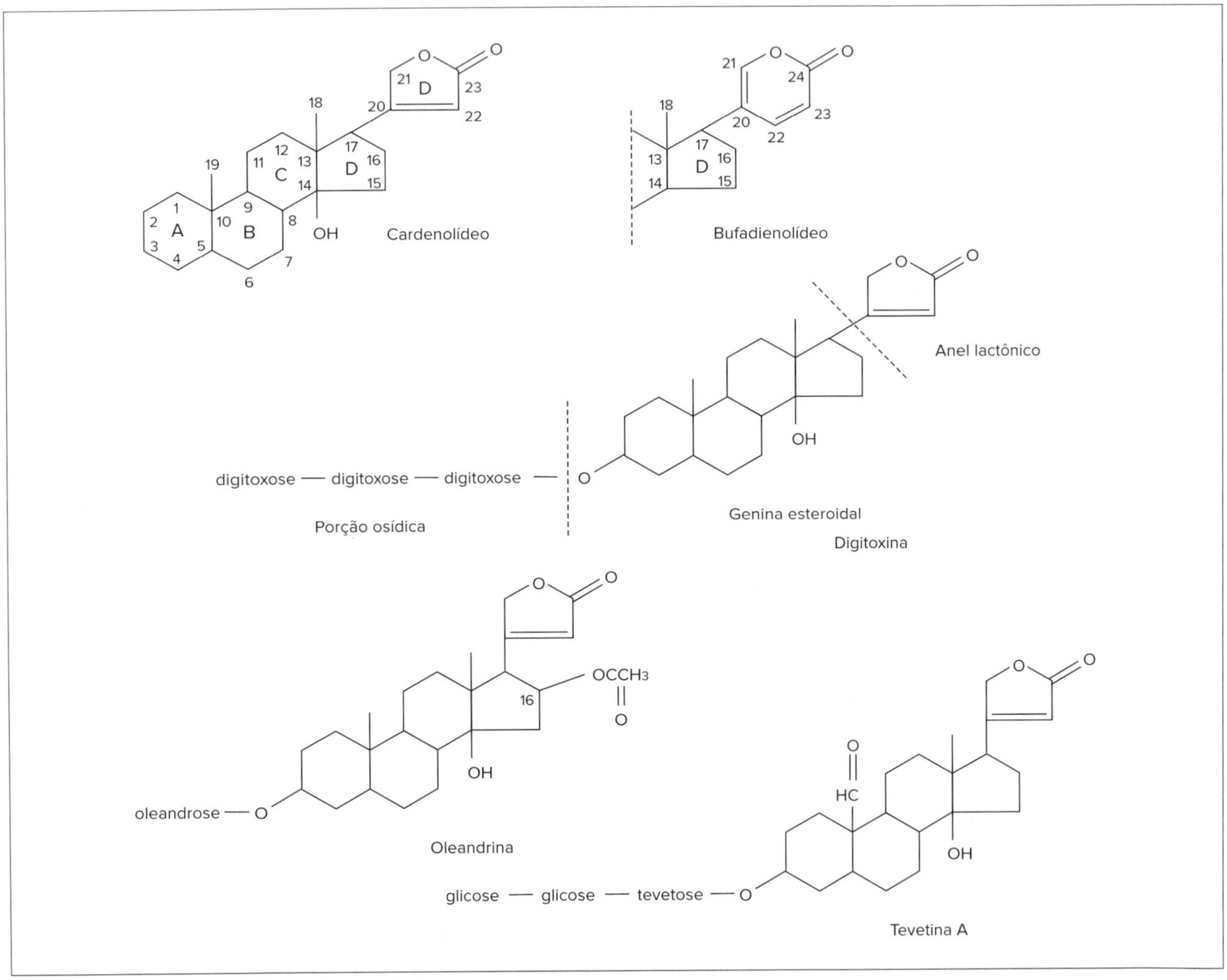

FIGURA 22.12. Principais glicosídeos cardioativos em plantas tóxicas.

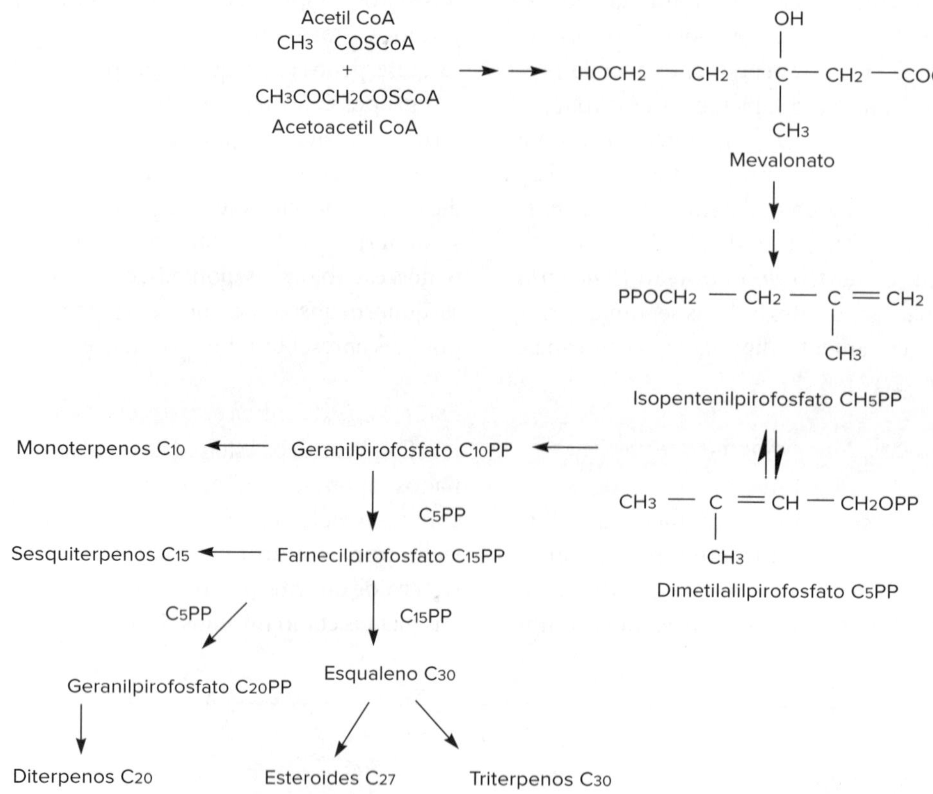

FIGURA 22.13. Biossíntese de compostos terpênicos.

químicos diferenciam-se apenas levemente na porção osídica ou na estrutura da aglicona (Figura 22.14).

As saponinas podem ser classificadas de acordo com o núcleo da aglicona em dois tipos: saponina esteroidal e saponina triterpênica, sendo essa última de ampla distribuição na natureza.

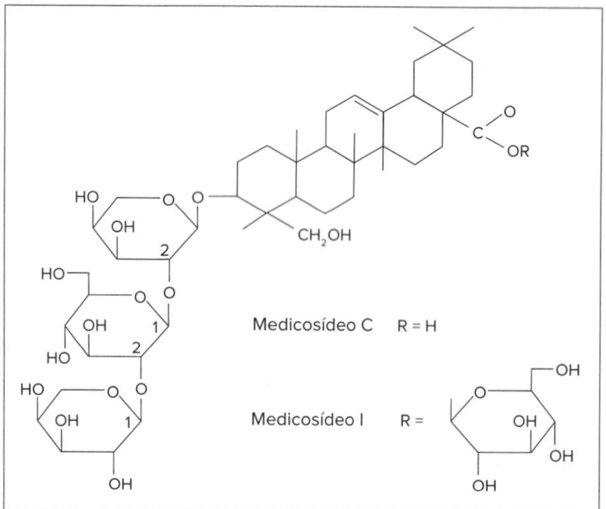

FIGURA 22.14. Estruturas das saponinas triterpênicas medicosídeos C e I de alfafa.

As saponinas esteroidais são formadas de esqueleto de 27 carbonos disposto em um sistema tetracíclico **esteroidal**; e as saponinas triterpênicas, de esqueleto de 30 carbonos de natureza **terpênica** pentacíclica, como as saponinas triterpênicas medicosídeos C e I da alfafa (*Medicago sativa*, com atividade antinutricional) (Figura 22.20).

Em solução aquosa, caracterizam-se por reduzir a tensão superficial da água, atuando como detergente e emulsificante, formando espumas permanentes e abundantes. Em geral, apresentam propriedade hidrossolúvel, atuam sobre as membranas das células sanguíneas (ação hemolítica) e células das brânquias dos peixes (ação ictiotóxica), além de complexar com esteroides (precipitação com colesterol).

Diterpênicos

Glicosídeos diterpênicos são compostos que sob clivagem enzimática fornecem uma porção com unidades de oses e outra de genina de natureza diterpênica. Os diterpenos são formados de 20 carbonos derivados de terpenos (Figura 22.13), alifáticos e solúveis em solventes apolares. O carboxiatractilosídeo (Fig. 22.15) é um exemplo de agente tóxico dessa classe isolado no estado

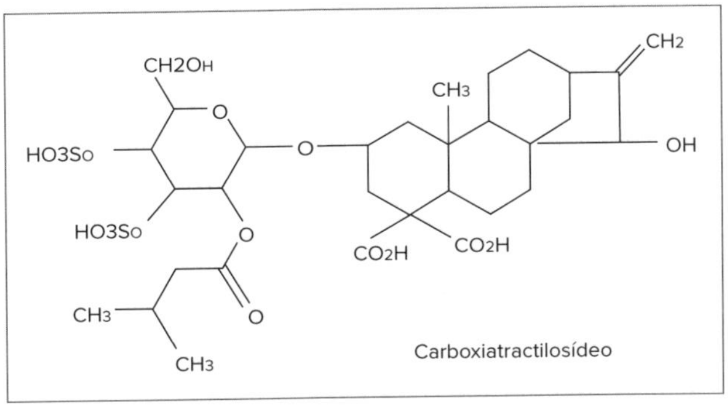

FIGURA 22.15. Estrutura do carboxiatractilosídeo.

germinativo das sementes de uma erva daninha *Xanthium* spp., da família Asteraceae.

Sesquiterpênicos

Glicosídeos sesquiterpênicos são compostos que sob clivagem enzimática apresentam uma porção com unidades de oses e outra de genina representada por sesquiterpeno. Os sesquiterpenos são compostos que possuem 15 carbonos de natureza alifática em seu esqueleto, como foi apresentado na Figura 22.13. O representante mais importante dessa classe é o ptaquilosídeo, glicosídeo carcinogênico encontrado nos brotos de samambaia (*Pteridium aquilinum*). O ptaquilosídeo e sua aglicona ptaquilosina são compostos instáveis em condições ácidas e básicas. Em solução aquosa transforma em produto de natureza aromática denominada pterosina B. Em solução alcalina fraca, é convertido em composto dienona, que é a forma ativada de ptaquilosídeo (Figura 22.16).

Calcinogênicos

Glicosídeos calcinogênicos são compostos hidrossolúveis que por clivagem enzimática produzem uma unidade de glicose e outra unidade de genina, de natureza lipossolúvel, principalmente 1,25-dihidroxicolecalciferol (1,25$(OH)_2D_3$), forma ativa de vitamina D_3 em animais superiores (Figura 20.17). São derivados biogeneticamente do metabolismo de acetato via isopentenilpirofosfato com formação do esqueleto esteroidal e posterior transformações enzimáticas. Tanto o glicosídeo 1,25$(OH)_2D_3$ denominado calcitriol como a sua forma livre são distribuídos nas folhas de algumas espécies de solanáceas, tais como na espichadeira *Solanum malacoxylum* (sin. *Solanum glaucophyllum*), *Nierembergia veitchii* e *Cestrum diurnum*.

Cumarínicos e furanocumarinas

As cumarinas são lactonas do ácido orto-hidroxicinâmico, sendo o representante mais simples a **cumarina**

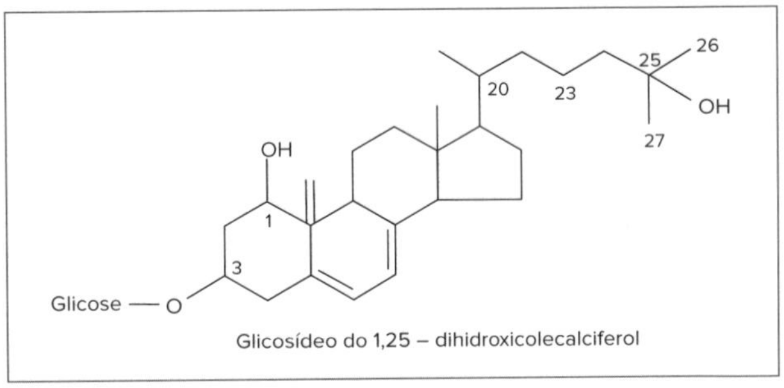

FIGURA 22.17. Estrutura do glicosídeo do 1,25-dihidroxicolecalciferol.

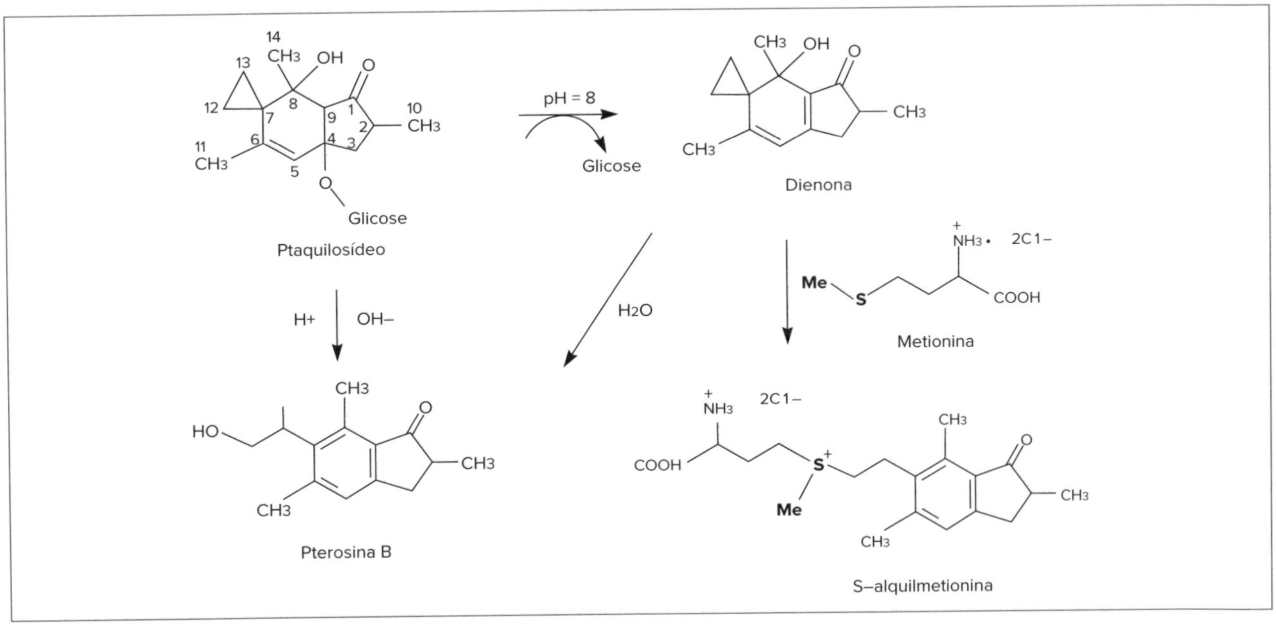

FIGURA 22.16. Formação dos metabólitos do ptaquilosídeo.

(Figura 22.18). Em virtude da estrutura química, muitas vezes são sensíveis a ácidos e bases. A adição de um grupamento prenila no anel benzênico de uma 7-hidroxi-cumarina conduz à formação de **furanocumarinas** (Figura 22.19). Podem ser encontradas em estado livre ou glicosiladas.

O trevo-de-cheiro-amarelo (*Melilotus officinalis*), o trevo-de-cheiro-branco (*Melilotus alba*) e o trevo-azedo (*Melilotus indicus*), todos da família Fabaceae e usados como pastagem, adubo, forragem e silagem, são de interesse como plantas tóxicas por possuírem glicosídeo melilotosídeo, que sob certas condições de fermentação, o glicosídeo transforma-se em dicumarol, produto que interfere no mecanismo da coagulação sanguínea, conduzindo a processos hemorrágicos quando ingerido pelo animal oralmente (Figura 22.18).

As furanocumarinas, como a maioria das cumarinas, são substâncias que absorvem fortemente energia na região do ultravioleta e, portanto, altamente reativas sob a incidência de luz. Os princípios ativos xantotoxina (8-metoxi-psoraleno), bergapteno, imperatorina e isopimpinelina, isolados dos frutos da planta *Ammi majus* da família Apiaceae (Figura 22.19), são os principais exemplos dessa classe em plantas tóxicas.

Compostos fenólicos

Essa classe de compostos, tais como flavonoides, isoflavonoides, taninos, gossipol e quinonas, apresentam em sua estrutura química um ou mais anéis aromáticos com um ou mais substituintes hidroxílicos.

Flavonoides e isoflavonoides

Os flavonoides são compostos de natureza fenólica que ocorrem em forma livre ou glicosilados. Possuem 15 átomos de carbono em seu núcleo fundamental, de natureza aromática, na maior parte em forma tricíclica, formado de três unidades de acetato e uma unidade de ácido cinâmico proveniente via chiquimato (Fig. 22.20). Os derivados flavonoídicos apresentam grupo fenila ligado ao carbono 2 do anel C, geralmente oxigenado e glicosilado. Por outro lado, os derivados isoflavonoídicos mostram grupo fenila ligado ao carbono 3 do anel C, com substituinte em forma de hidroxila (-OH), metoxila (-OCH_3) e metilenodioxila (-OCH_2O-), além de

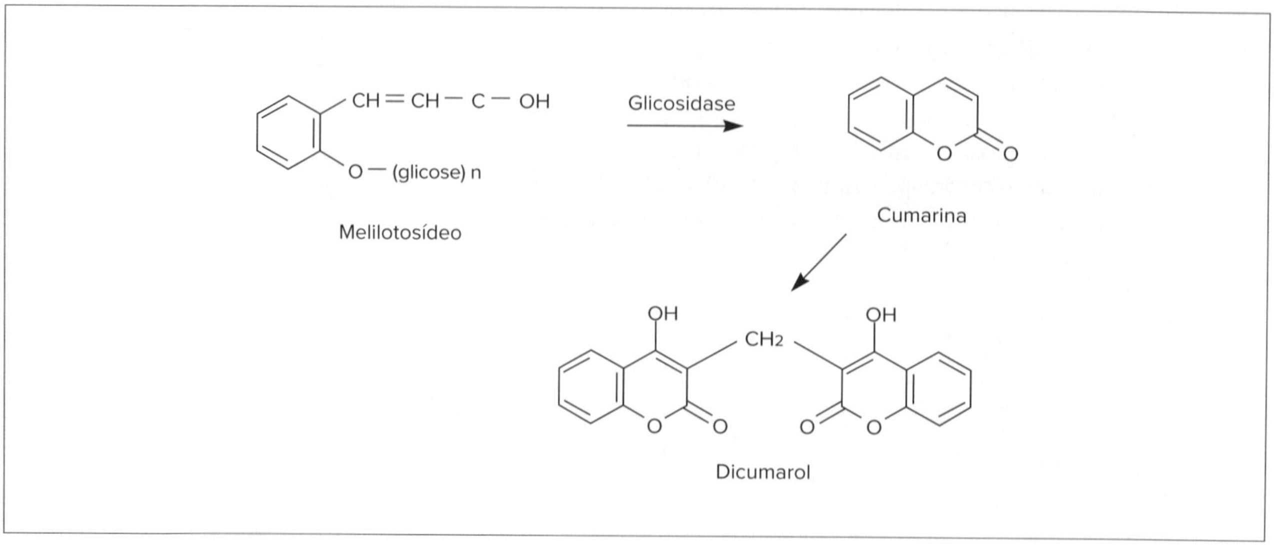

FIGURA 22.18. Metabolismo da formação do dicumarol a partir do glicosídeo melilotosídeo.

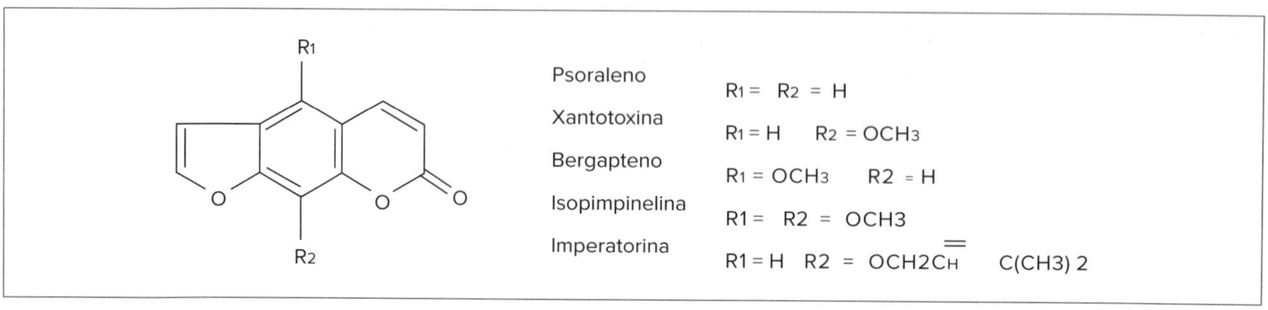

FIGURA 22.19. Principais furanocumarínicos em *Ammi majus*.

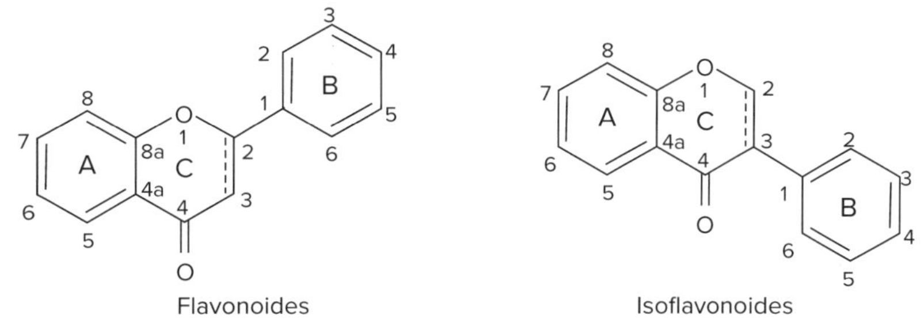

FIGURA 22.20. Núcleos dos flavonoides e isoflavonoides.

poucos representantes glicosídicos. Os isoflavonas glicosídicos caracterizam-se geralmente por serem solúveis em água e álcool, mas insolúveis em solventes orgânicos enquanto as geninas são pouco hidrossolúveis e mais lipossolúveis.

As isoflavonas são distribuídas quase exclusivamente na família Fabaceae, sendo o trevo (*Trifolium subterraneum*) uma das principais plantas tóxicas com atividade estrogênica em razão da presença do isoflavonoide formononetina e seus produtos de metabolisno no rúmen, daidzeina e equol, quando ingerida pelos ruminantes (Figura 22.21).

Taninos

Taninos são substâncias fenólicas, hidrossolúveis, com peso molecular entre 500 e 5.000 daltons, capazes de formar em água complexos insolúveis com alcaloides, gelatina e outras proteínas. São classificados de acordo com sua estrutura química em taninos hidrolisáveis e taninos condensados ou proantocianidinas.

Hidrolisáveis

Os taninos hidrolisáveis podem ser hidrolisados por ácidos ou enzimas, tais como tanase. São formados de várias moléculas de ácidos fenólicos, como ácido gálico, que são unidos por ligações ésteres a uma molécula de glicose cujas moléculas são estáveis à temperatura ambiente (Figura 22.22). Os compostos vescalagina, castalagina, estaquiurina e casuarinina são os princípios tóxicos isolados das folhas de sipaúba ou vaqueta (*Thiloa glaucocarpa*, Combretaceae), planta frequentemente encontrada na região nordeste do Brasil.

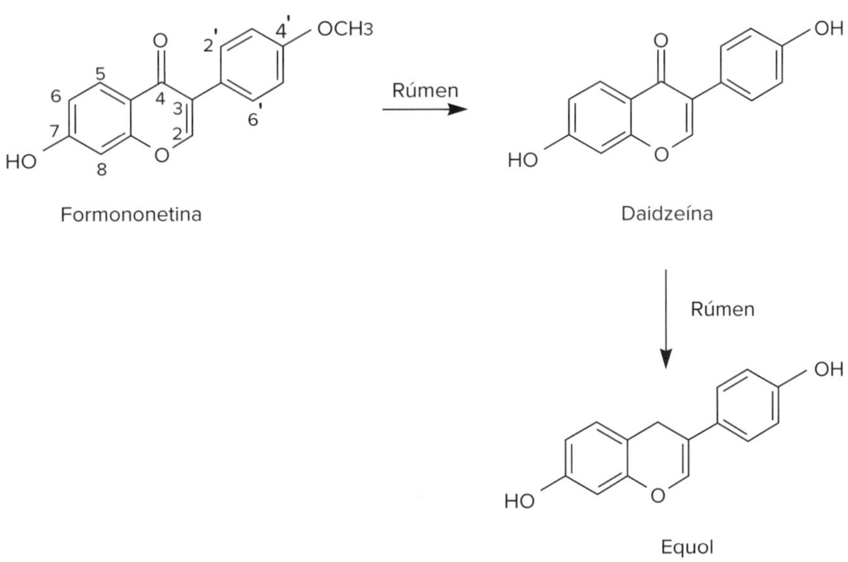

FIGURA 22.21. Metabolismo do isoflavonoide formononetina no rúmen.

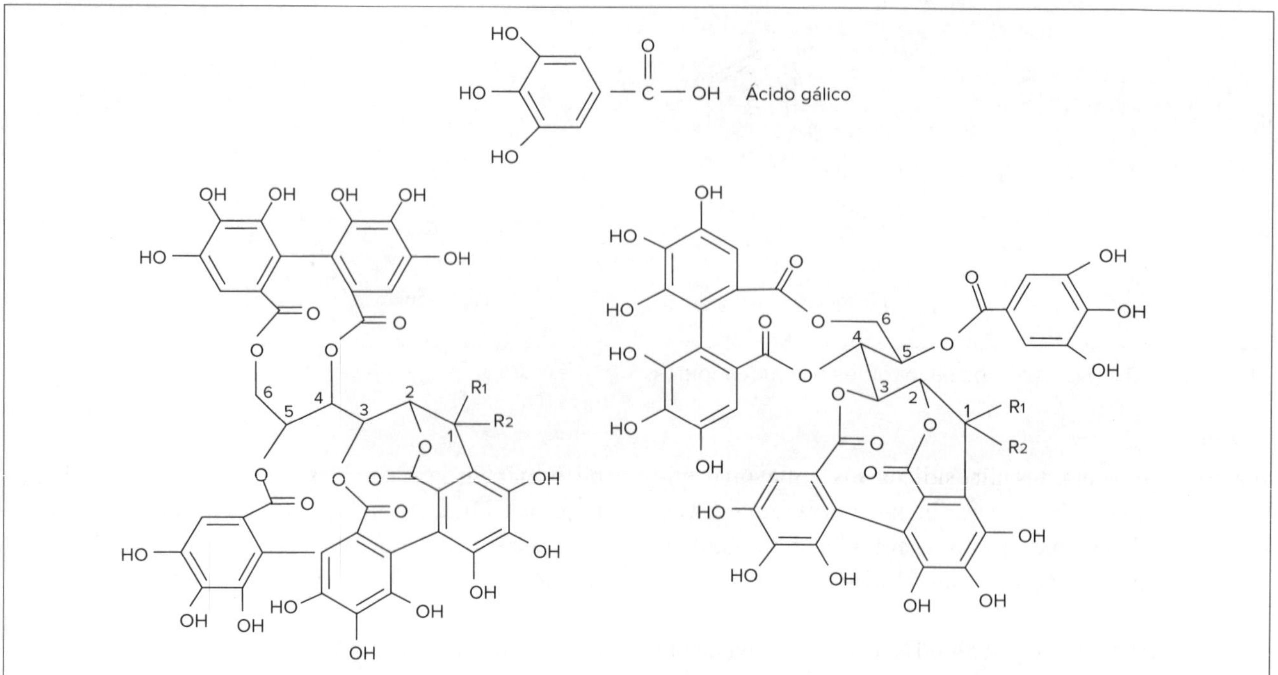

Castalagina R1 = H R2 = H
Vescalagina R1 = H R2 = OH
Estaquiurina R1 = H R2 = OH
Casuarinina R1 = OH R2 = H

FIGURA 22.22. Estrutura do ácido gálico e taninos hidrolisáveis de *Thiloa glaucocarpa*.

Condensados

Os taninos condensados ou proantocianidinas, ao contrário de taninos hidrolisáveis, não são prontamente hidrolisados em moléculas mais simples e não contêm glicose. Eles são formados pela condensação de unidades de flavan-3-ol (núcleo de **catequina**) principalmente por meio das posições 4 e 8, dando forma oligômera ou polimérica. Os oligômeros (solúveis) são constituídos de duas a cinco ou seis unidades de catequinas e os poliméricos (insolúveis), com mais de seis unidades de catequinas. Eles se caracterizam por formar complexos com íons metálicos (ferro, manganês, vanádio, cobre, alumínio, cálcio, entre outros) e com outras macromoléculas, tais como proteínas e polissacarídeos. Diante dessas propriedades, as plantas contendo taninos condensados, quando são ingeridos pelos animais, causam adstringência. Além disso, eles podem agir como antidiarreico e ser empregado como antídoto em intoxicação com metais pesados, alcaloides e glicosídeos. O representante mais simples é procianidina, frequente em plantas comestíveis causando atividade antinutricional (Figura 22.23).

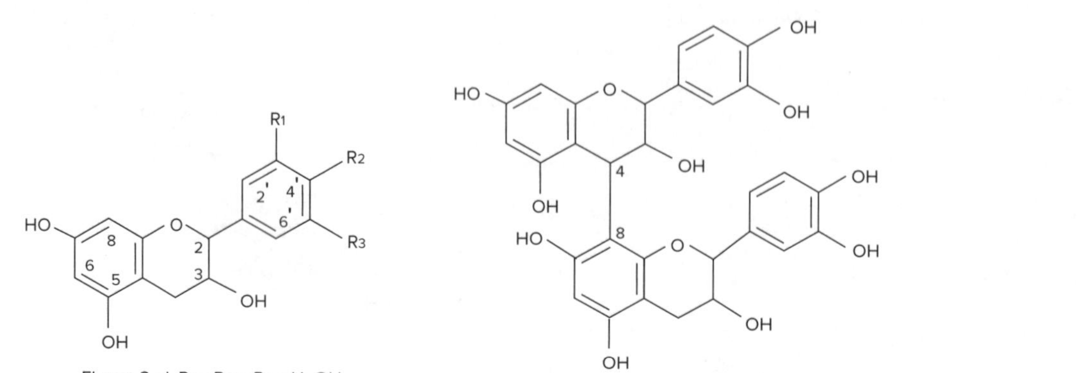

Flavan-3-ol R1 = R2 = R3 = H, OH
Procianidina

FIGURA 22.23. Estruturas do flavan-3-ol e procianidina.

Gossipol

Gossipol é um pigmento de natureza fenólica, derivado de produto de estresse de sesquiterpenos, encontrado nas glândulas pigmentadas dos botões florais e sementes do algodoeiro (*Gossypium* spp.) (Figura 22.24). É quimicamente reativa em razão da presença de grupos hidroxílicos e aldeídicos, assim, reage rapidamente com várias substâncias, incluindo minerais e aminoácidos. Sendo assim, caracteriza-se pela capacidade de ligar a proteína, principalmente, a lisina, arginina e cisteína, formando gossipol ligado. Também o grupo fenólico pode formar ponte de hidrogênio ou ser oxidado a quinonas que reagem com proteínas. Sob o ponto de vista toxicológico, o gossipol ligado, de natureza insolúvel, é inativo, porém reduz o valor biológico da proteína.

Quinonas

As quinonas são originárias de produtos de oxidação de fenóis. Caracterizam-se pela presença de dois grupos carbonílicos que formam sistema conjugado com pelo menos duas duplas ligações C-C. São encontrados em forma livre ou glicosilados em plantas superiores. Podem ser classificados conforme o esqueleto do anel aromático: benzoquinona, naftoquinona e antraquinona (Figura 22.25). Geralmente, apresentam-se cristalinas de cor amarela a vermelha, com alta reatividade e agente oxidante forte. Essas propriedades permitem que as quinonas tenham capacidade de interagirem com sistema redox ou de transferência de elétrons em ambientes biológicos. Na classe das antraquinonas ocorre uma inter-relação entre as formas oxidadas e reduzidas, sendo que em plantas, inicialmente, originam derivados reduzidos em forma glicosídica e posteriormente em forma oxidada, sendo essa mais estável. Os glicosídeos apresentam baixa lipossolubilidade, portanto menor absorção que as correspondentes antraquinonas livres. Dentre as plantas tóxicas, pode ser citada a ocorrência de derivado naftodiantrona, a hipericina, nas folhas de erva-de-são-joão (*Hipericum perforatum*) e derivado de antranóis (diantronas) nas sementes de fedegoso (*Senna occidentalis*, Caesalpiniaceae).

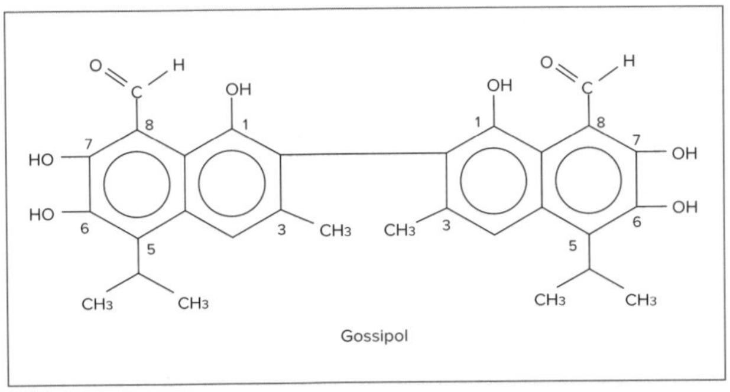

FIGURA 22.24. Estrutura do gossipol.

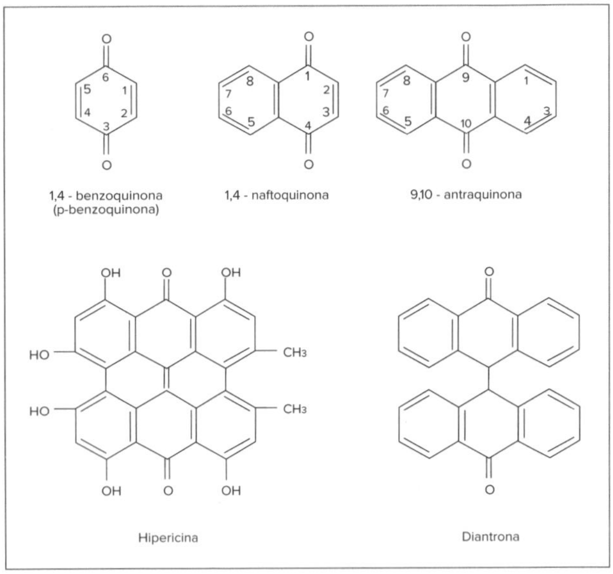

FIGURA 22.25. Estruturas de hipericina e dos derivados de quinonas.

Compostos terpênicos

Os compostos terpênicos são biossintetisados via mevalonato formando unidade isopentenilpirofosfato, composto com 5 carbonos (C_5PP). A ligação de duas, três, quatro e seis unidades de C_5PP forma os monoterpenos, sesquiterpenos, diterpenos e triterpenos, respectivamente, conforme ilustra a Figura 20.13. Os sesquiterpenos, diterpenos e triterpenos são os representantes de interesse em plantas tóxicas.

Sesquiterpenos

Sesquiterpenos são compostos contendo 15 carbonos (C_{15}), de natureza alifática, volátil, insolúvel em água e faz parte dos óleos essenciais. O ácido isocupréssico, isolado de conífera *Pinus cubensis* e *P. ponderosa*, da família Pinaceae, é a substância mais importante dessa classe que apresenta atividade abortiva (Figura 22.26).

Lactona sesquiterpênica

Lactonas sesquiterpênicas são terpenoides com 15 carbonos (C_{15}) possuindo anel lactônico em sua estrutura química (Figura 22.27). Usualmente lactonas sesquiterpênicas estão concentradas em glândulas das folhas, inflorescências, brácteas e flores. Em estado puro, esses compostos são cristalinos, não voláteis, incolores, relativamente estáveis e usualmente de polaridade intermediária. Historicamente, são conhecidos como intensamente amargos e altamente irritantes à membrana

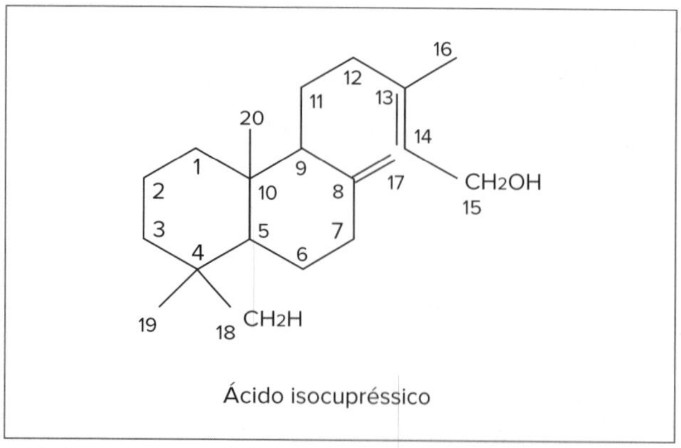

FIGURA 22.26. Estrutura do ácido isocupréssico.

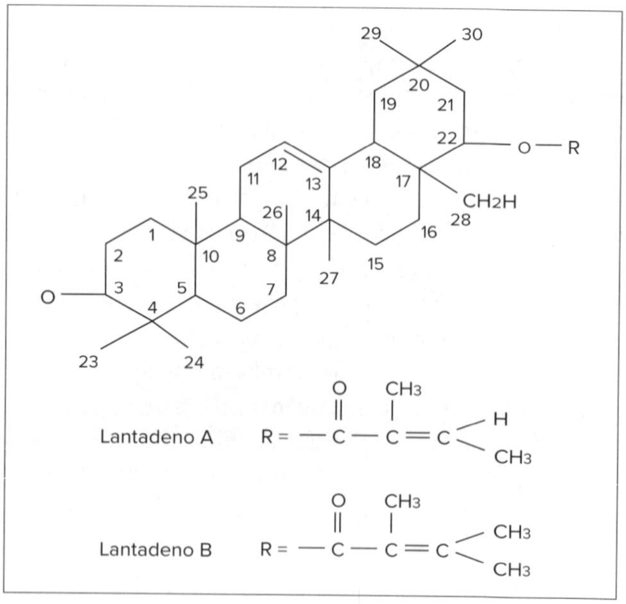

FIGURA 22.28. Principais triterpenos de *Lantana camara*.

da mucosa do nariz, olhos e garganta. Apesar de quase 1.000 compostos naturais identificados, somente ao redor de nove foram registrados como causador de toxicidade aguda em mamíferos. Quando administrado por via oral, é possível que ocorra alguma degradação da lactona no trato digestivo, então diminuindo a magnitude da toxicidade. Himenovina, o maior agente tóxico de *Hymenoxy odorata*, e helenalina, de *Helenium autumnale*, são representantes dessa classe que mostrou ação tóxica para mamíferos nos Estados Unidos. Essas plantas são de importância econômica pois quando servem de alimento para o gado, o leite produzido pode apresentar sabor amargo e não palatável.

Triterpenos

Triterpenos são compostos constituídos de 30 carbonos, de natureza alifática e lipossolúvel. Os representantes principais dessa classe são lantadeno-A e lantadeno-B isolados nas folhas de *Lantana camara*, da família Verbenaceae (Figura 22.28).

Outras classes

Organofluorado (monofluoroacetato)

Monofluoroacetato é derivado do acetato ativado, altamente hidrossolúvel, toxina altamente potente encontrada na planta erva-do-rato (*Palicourea marcgravii*, Rubiaceae), uma das plantas mais tóxicas e considerada a principal causadora de mortes em bovinos por plantas no Brasil (Figura 22.29).

Outros compostos contendo átomo de flúor na cadeia de carbono com números pares são tóxicos também, entretanto, aqueles que tem números ímpares de carbonos perdem a toxicidade. Esse fato pode ser explicado sobre a base no metabolismo da beta-oxidação (Figura 22.29).

Oxalatos solúveis

Ácido oxálico, produto hidrossolúvel, é um agente quelante que liga-se efetivamente ao cálcio formando oxalato de cálcio, produto insolúvel (Figura 22.30). Esses produtos são frequentemente encontrados nas pastagens de *Setaria sphacelata* (Poaceae), *Oxalis* spp. (Oxalidaceae) e *Panicum maximum* (Poaceae).

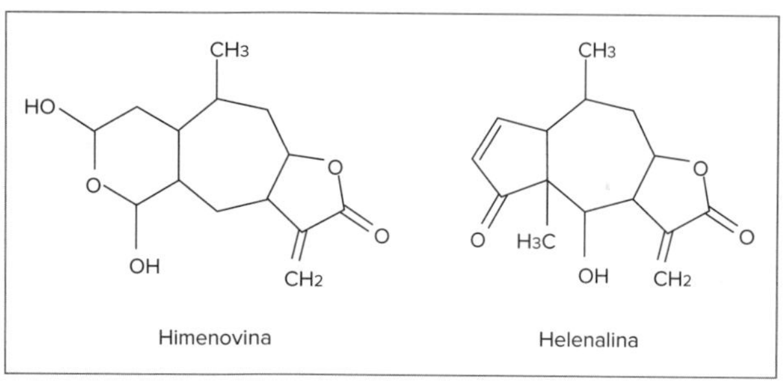

FIGURA 22.27. Principais lactonas sesquiterpênicas em plantas tóxicas.

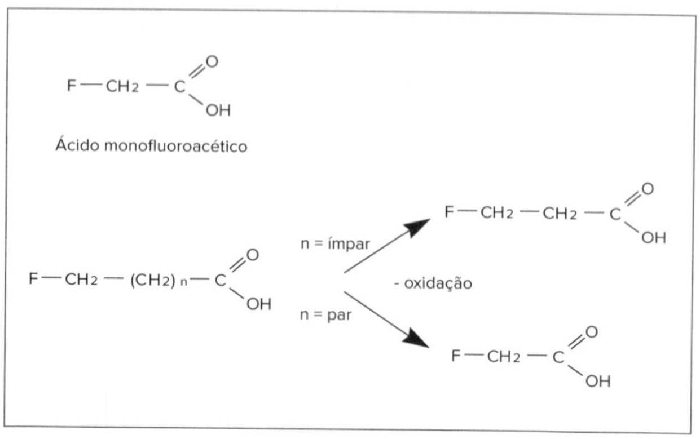

FIGURA 22.29. Estrutura do ácido monofluoroacético e o metabolismo de compostos fluorados orgânicos.

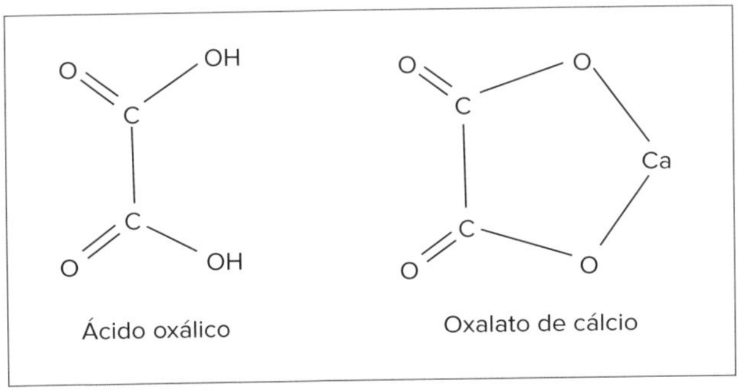

FIGURA 22.30. Estruturas do ácido oxálico e do oxalato de cálcio.

Aminoácidos e proteínas

Aminoácidos

Os aminoácidos têm na sua estrutura geral o grupo amino e o radical R que estão ligados ao alfa (beta, gama ou delta) do átomo de carbono depois do grupo carboxílico (Figura 20.31). Há mais de 600 aminoácidos conhecidos dos quais vinte deles ocorrem em moléculas de proteínas (tipo alfa-aminoácidos), denominados aminoácidos proteicos, e alguns outros apresentam toxicidade para animais domésticos. A mimosina, estruturalmente similar à tirosina, encontrada na leguminosa tropical *Leucena leucocephala*, e outros aminoácidos não proteicos contendo toxicidade estão apresentados no Quadro 22.4 e na Figura 22.31.

Proteínas

Os aminoácidos são ligados entre si formando ligação peptídica conforme apresenta a reação química da

QUADRO 22.4. Principais aminoácidos tóxicos em plantas

Nome científico*	Princípio(s) tóxico(s)
Leucaena leucocephala	Mimosina
Astragalus bisulcatus	Selenocistationa
Lathyrus spp.	Ácido 2-amino-3oxalilaminopropanóico (β-ODAP)
Indigofera spicata	Indospicina

* Todas essas plantas pertencem à família Leguminosae.

Figura 22.32. Em geral, cadeias moleculares de 70 ou mais aminoácidos (peso molecular superiores a 7.500 daltons) são denominadas proteínas (Figura 22.33). Essas são solúveis em água e podem se desnaturar induzidas por quaisquer condições que interrompam as forças estabilizantes, tais como sais, solventes orgânicos, detergentes, pH extremo, aquecimento e congelamento. Entre algumas proteínas com ação tóxica podem ser citadas as seguintes proteínas: enzima tiaminase e ricina encontradas em samambaia (*Pteridium aquilinum*) e na mamona (*Ricinus communis*, Euphorbiacee), respectivamente.

Nitrato e nitritos

Nitratos, sendo nitrato de potássio (KNO_3) o mais comum deles, são relativamente não tóxicos, entretanto, têm importância em caso de intoxicação em animais por serem convertidos para nitritos, produto que tem capacidade de transformar hemoglobina em metemoglobina. O exemplo mais conhecido de planta tóxica contendo altos teores de nitrato é a gramínea *Brachiaria radicans*.

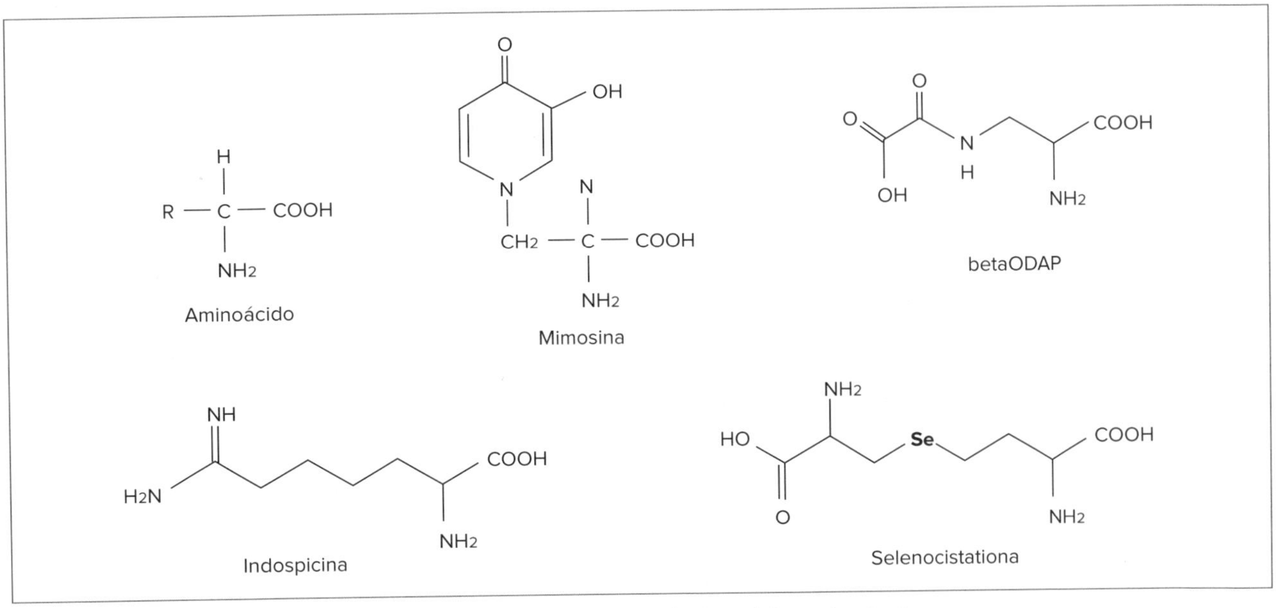

FIGURA 22.31. Estrutura geral do aminoácido e alguns aminoácidos tóxicos de plantas.

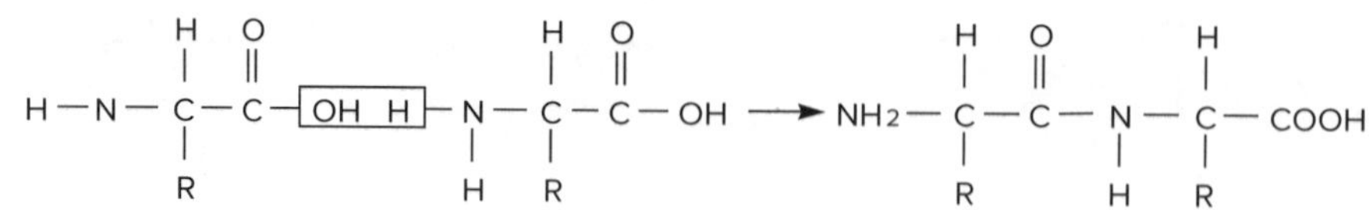

FIGURA 20.32. Formação da ligação peptídica.

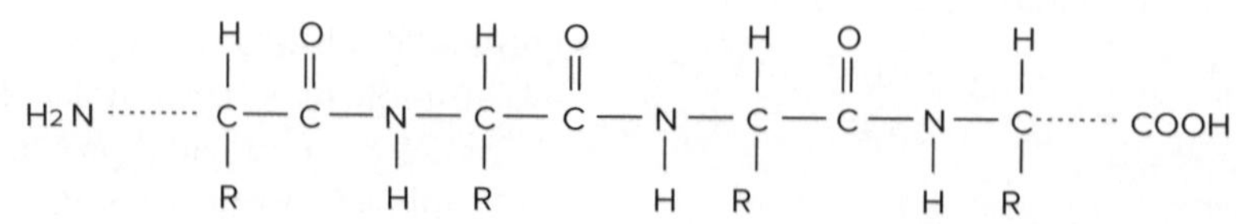

FIGURA 22.33. Estrutura geral de proteínas.

CLASSIFICAÇÃO DAS PLANTAS SEGUNDO SEUS EFEITOS TÓXICOS

Muito se tem pensado, objetivando classificar as plantas tóxicas da maneira mais didática. Tendo em vista isso, alguns propõem a **divisão regional**, na qual a classificação desses vegetais está vinculada às suas presenças em determinadas regiões dos países, ou mesmo de suas distribuições nos diferentes países. Essa divisão pode ser bastante útil em países, como os europeus, onde existem poucas plantas que representam perigo às criações animais.

Há, ainda, propostas para dividirem as plantas conforme o critério **botânico** ou de acordo com as **toxinas** que estas contêm. No entanto, essa divisão é de pouco valor para o veterinário, pois, considerando-se o critério botânico, dentro de uma mesma família há plantas que servem de alimentos e aquelas que causam toxicidade; além disso, há necessidade de que se conheça bem as características botânicas de um determinado vegetal; portanto, seria de pouca praticidade para o médico veterinário.

Quanto à classificação adotando-se como parâmetro a toxina existente na planta, a utilização desse critério é, ainda, mais difícil, haja vista o desconhecimento de princípios ativos tóxicos da grande maioria de plantas tóxicas, principalmente no Brasil.

Uma outra classificação é aquela na qual se considera **o sítio de ação e/ou o efeito**. Essa é a principal classificação usada pelo médico veterinário e será a empregada neste capítulo. No entanto, como uma mesma planta poderá produzir alterações em diferentes órgãos e tecidos e, consequentemente, diferentes manifestações no quadro clínico e anatomopatológico mostrado pelo animal, também será adotada mais uma divisão, classificando-se aquelas plantas que têm importância na criação animal (veja Capítulo 23), quando, então, será ainda considerado a consequência final dessa intoxicação.

Nessa classificação, esses vegetais serão classificados, tomando-se os seguintes critérios: **plantas causadoras de morte**, podendo essa ser ainda dividida em **aguda ou crônica**; plantas que causam **queda na performance** e, ainda, plantas que causam **alterações reprodutivas**. O Quadro 22.5* mostra as principais plantas tóxicas do Brasil de interesse agropecuário e suas respectivas classificações.

Com relação às plantas tóxicas ornamentais (ver Capítulo 24), ou seja, aquelas que representam riscos de causar intoxicação em animais de companhia, como são comparativamente poucas em relação àquelas de interesse agropecuário, essas serão divididas somente levando-se em consideração o efeito produzido por elas, como apresentado no Quadro 22.6

FATORES QUE ALTERAM A TOXICIDADE

Fatores relacionados aos animais

Como qualquer outro xenobiótico, as toxinas de plantas promovem, segundo alguns fatores relacionados

* Neste Quadro são apresentadas as alterações produzidas pelas plantas, tomando-se como base a espécie bovina. As peculiaridades da intoxicação nas diferentes espécies animais de interesse agropecuário vão ser abordadas no Capítulo 23.

QUADRO 22.5. Principais plantas tóxicas de interesse na criação animal

Tipos de plantas	Sítio de ação e/ou efeito
Mortalidade aguda	
▪ *Bacharis coridifolia*	Trato gastrintestinal
▪ *Palicourea marcgravii*	Anóxia histotóxica
▪ Plantas cianogênicas	Anóxia histotóxica
▪ *Ricinus comunis* (folhas)	Neurotoxicidade
Mortalidade crônica	
▪ *Amaranthus* sp.	Nefrotoxicidade
▪ *Ateleia glazioviana*	Cardiotóxica
▪ *Cestrum laevigatum*	Hepatotoxicidade
▪ *Crotalaria* sp.	Hepatotoxicidade, nefrotoxicidade, pneumotoxicidade
▪ *Dimorphandra mollis*	Nefrotoxicidade
▪ *Pteridium aquilinum*	Depressão da medula óssea, carcinogênese
▪ *Senecio braziliensis*	Hepatotoxicidade
▪ *Sessea braziliensis*	Hepatotoxicidade
▪ *Tetrapterys* sp.	Cardiotóxica
▪ *Thiloa glaucocarpa*	Nefrotoxicidade
Alteração na performance	
▪ *Brachiaria decumbens*	Fotossensiblização hepatógena
▪ *Brachiaria radicans*	Anemia hemolítica
▪ *Ipomoea asarifolia*	Neurotoxicidade
▪ *Ipomoea carnea*	Neurotoxicidade
▪ *Lantana camara*	Fotossensiblização hepatógena
▪ *Leucaena leucocephala*	Efeito bociogênico, alopecia, alterações reprodutivas
▪ *Prosopis juliflora*	Neurotoxicidade
▪ *Senna occidentalis*	Miotoxicidade, hepatotoxicidade
▪ *Solanum fastigiatum*	Neurotoxicidade
▪ *Solanum malacoxylum*	Efeito calcinogênico
Alterações reprodutivas	
▪ *Stryphnodendrum obovatum*	Abortamentos
▪ *Tetrapterys* sp.	Abortamentos
▪ *Trifolium* sp.	Ação estrogênica
▪ *Ateleia glazioviana*	Abortamentos

ao indivíduo, maior ou menor efeito tóxico (para detalhes, ver Capítulo 1). A seguir, serão apresentados alguns desses fatores.

Espécie animal

É o principal fator a ser considerado, quando se analisa a diferença de resposta a um determinado toxicante. Nesse caso, diferenças na anatomia e fisiologia

QUADRO 22.6. Principais plantas tóxicas ornamentais

Plantas	Efeito
Amaryllis sp.	Gastroenterite branda
Azalea sp.	
Euphorbia pulcherrima	
Abrus precatorius	
Allamanda cathartica	
Iris sp.	Gastroenterite severa
Jathropa curcas	
Narcisus sp.	
Rhododendrum	
Ricinus comunis	
Tulipa sp.	
Alocasia sp.	Estomatite e glossite
Dieffenbachia picta	
Monstera sp.	
Philodendrum sp.	
Zantedeschia aethiopica	
Atropa belladona	
Cannabis sativa	
Datura sp.	Alterações de comportamento
Hyociamus niger	
Nicotiana tabacum	
Solanum nigrum	
Digitalis purpurea	Alterações cardíacas
Nerium oleander	
Thevetia peruviana	

podem promover substanciais variações de respostas de toxicidade.

Nesse sentido, por exemplo, os poligástricos, por possuírem rúmen e, por isso, produzirem grandes quantidades de vitamina B_1, não sofrem os efeitos de deficiência de tiamina quando da ingestão prolongada de *Pteridium aquilinum*, que encerra entre seus princípios ativos tóxicos uma tiaminase; no entanto, o consumo dessa planta pelos monogástricos pode levar a quadros clínicos, característicos da deficiência dessa vitamina.

Além disso, considerando-se a espécie animal, um importante determinante da toxicidade é a biotransformação das toxinas, ou seja, diferenças na atividade enzimática do fígado, tanto na fase I quanto na fase II (ver Capítulo 2).

Dessa forma, tomando-se como exemplo a susceptibilidade dos alcaloides pirrolizidínicos, sabe-se que bovinos, equinos, aves e suínos são muito sensíveis aos seus efeitos tóxicos; por outro lado, ovinos, caprinos e coelhos são bastante resistentes. Essas diferenças na toxicidade estão diretamente relacionadas à biotransformação e à excreção desses alcaloides pelos animais.

Raça

Animais de raças puras, criados em condições de alimentação controlada, são mais sensíveis à intoxicação por plantas que aqueles mais rústicos, criados no campo. Essa diferença de susceptibilidade parece estar relacionada com a menor capacidade dos animais de raças mais puras, a detoxificar os xenobióticos, já que vêm sendo expostos à alimentação mais controlada.

Dieta

Algumas dietas podem retardar ou potencializar os efeitos das toxinas. Por exemplo, dietas ricas em amido ou carboidratos têm efeito protetor nos casos de intoxicação por plantas cianogênicas, pois retardam a sua liberação. Toxinas ionizáveis em meio ácido são mais rapidamente absorvidas em dietas cujo pH é ácido; por outro lado, dietas alcalinas em pH ácido promovem menor eficiência na absorção dessas toxinas ionizáveis. Esse mesmo tipo de raciocínio se aplica às substâncias ionizáveis em meio alcalino.

Tolerância metabólica

Nesse caso, deve-se considerar a indução de enzimas participantes do metabolismo normal do animal. Por exemplo, animais que ingerem pequenas quantidades de plantas cianogênicas, como a *Manihot esculenta* (mandioca), por um período prolongado, induzem à síntese de uma enzima denominada rodanase, a qual promove a sua biotransformação em uma substância atóxica, denominada tiocianato, a qual é excretada; consequentemente, esses animais tornam-se mais resistentes à intoxicação cianídrica.

Tolerância imunológica

Animais já expostos a determinadas toxinas (em geral proteínas) podem desenvolver a produção de anticorpos, os quais, por sua vez, atuariam contra essa toxina. Como exemplo, cita-se a semente da *Abrus precatorius*, a qual possui um material proteico, denominado de ricina, que induz à imunidade.

Idade e condições de saúde

A grande maioria das toxinas produz efeitos tóxicos mais graves em animais mais jovens ou mais idosos. Isso ocorre porque animais nos extremos da faixa etária apresentam menor capacidade para detoxificar toxinas (para maiores detalhes, ver Capítulo 2).

Animais doentes são mais susceptíveis à intoxicação que aqueles sadios, isso se deve tanto pela queda na resistência do animal como pelo fato de que essas toxinas podem atuar em órgão já comprometidos pela doença.

Exercício físico

Algumas plantas, tais como aquelas que causam morte súbita (como a *Palicourea marcgravii*), têm seus efeitos manifestados mais precocemente naqueles animais submetidos à maior movimentação.

Sexo

Tem significante importância quando se analisam os efeitos daquelas plantas com ação estrogênica (como o *Trifolium* sp.); além disso, considerando-se a biotransformação hepática, sabe-se que machos biotransformam com maior eficiência as diferentes substâncias, por isso, em grande parte das intoxicações por plantas esses são mais resistentes, por outro lado, no caso da biotransformação dos alcaloides pirrolizidínicos, como há a produção de um metabólito tóxico, os machos são mais sensíveis a essa intoxicação.

Fatores relacionados às plantas

A composição das toxinas na planta é influenciada por fatores genéticos, ontogênicos (estágios de crescimento) e pelo meio ambiente, podendo variar tanto qualitativa como quantitativamente. A seguir são abordados com mais detalhes esses fatores, sendo acompanhados de alguns exemplos de plantas tóxicas.

Variação genética

Sabe-se que nem todas as variedades da espécie de lantana (*Lantana camara*) induzem quadros de intoxicação por fotossensibilização em animais ruminantes, isso pode ser explicado pela presença ou ausência dos princípios ativos.

Fase de crescimento

As plantas tóxicas podem acumular um teor elevado de princípios ativos conforme a sua fase de crescimento. Os brotos dos sorgos (*Sorghum* spp.), samambaia (*Pteridum aquilinum*) e *Thiloa glaucocarpa* contém maior toxicidade do que a planta adulta. Por outro lado, o mio-mio (*Baccharis coridifolia*) é mais tóxico na fase de floração e o *Senecio* spp. na fase de crescimento.

Partes do vegetal

Os princípios tóxicos podem estar contidos em todas as partes da planta, porém alguns deles frequentemente estão concentrados em maior quantidade em determinados locais. Em geral, em comparação com outras partes das plantas, sementes possuem maior toxicidade do que as folhas pelo elevado teor de princípio ativo como no fedegoso (*Senna occidentalis*) e no canudo (*Ipomoea carnea*), justificado pela preservação da espécie na natureza. Outras plantas produzem princípios tóxicos diferentes em locais distintos e, portanto, ocorrem distúrbios diferentes quando são ingeridas pelos animais. Nesse caso, pode ser citada a ingestão de sementes de mamona (*Ricinus communis*), que induz intoxicação gástrica, e as suas folhas, intoxicação nervosa.

Agressão mecânica

Em geral, as plantas que apresentam compostos cianogênicos ou glucosinolatos, quando são triturados, dessecados ou outra agressão mecânica que altera o sistema celular, podem perder a toxicidade com o transcorrer do tempo em decorrência da volatilização dos princípios tóxicos.

Variação sazonal

Os princípios tóxicos podem variar conforme as estações do ano, dessa forma, causando maior toxicidade quando ingerida pelos animais. Intoxicações com glicosídeos cianogênicos são mais prováveis que ocorram na primavera ou início do verão quando o conteúdo de HCN está mais elevado.

Fertilização

Os terrenos recém fertilizados com adubos à base de nitrato de potássio e nitrato de amônia, próximos à presença de pastos, podem induzir ao acúmulo de nitratos e nitritos em vegetais. Estes, quando são ingeridos pelos animais, conforme o teor do nitrato, podem desencadear quadro de intoxicação.

Tipos de solo

Os solos com algumas características como temperatura, acidez, deficiências de fósforos, de enxofre ou de molibdênio favorecem a absorção de nitratos pelas plantas. Por exemplo, em épocas de estiagem, os níveis de nitrato estão elevados no solo e são absorvidos pelas plantas com a ocorrência das primeiras chuvas. Dessa forma, com a ingestão dessas plantas contendo teores altos de nitratos pode conduzir casos de intoxicação em animais.

Uso de herbicidas

O emprego de herbicidas como ácido fenoxiacético (2-4D e derivados) pode favorecer maior deposição de nitratos nas plantas nas primeiras fases do crescimento e, assim, quando os animais ingerirem níveis tóxicos desse princípio podem induzir alterações.

Distribuição geográfica

Dentro da mesma espécie de planta, dependendo da região geográfica, alguns tipos de princípios ativos são frequentemente encontrados ou estão ausentes. O gênero *Astragalus* apresenta frequentemente nitrocompostos: ácido 3-nitropropiônico (ANP) e glicosídeo do 3-nitropropanol (GNP). As espécies de Astragalus encontradas na Europa, Ásia e América do Sul normalmente são produtoras de ANP. Por outro lado espécies de Astragalus da América do Norte produzem, de maneira geral, o GNP.

Coleta de material para identificação botânica

Um dos meios que auxiliam consideravelmente no diagnóstico de intoxicação por plantas é a sua identificação botânica. Esse dado será fundamental não só para se fechar o diagnóstico presuntivo, quando se suspeita de uma planta em uma determinada situação, mas também, e principalmente, auxiliará no seu reconhecimento, para que se evite futuras intoxicações causadas por ela.

No entanto, algumas normas devem ser seguidas, para que o botânico possa realizar corretamente a identificação do vegetal. Nesse processo, são levadas em consideração tanto as características morfológicas da parte aérea da planta, bem como a morfologia de suas flores, frutos e sementes. Ressalte-se que, para alguns vegetais, o reconhecimento de uma determinada espécie só é obtido por meio de peculiaridades na inflorescência ou conformação das sementes, e a ausência dessas partes no material colhido inviabiliza a sua identificação.

Assim, como regra geral deve-se procurar seguir os seguintes procedimentos:

- Evitar a coleta desse material em dias chuvosos e durante as manhãs, quando as plantas estão cobertas de orvalho e, portanto, muito úmidas.
- Colher, no caso de plantas de pequeno porte, toda a planta, inclusive a raiz.
- Colher, pelo menos, três exemplares de cada planta.

Os ramos devem ter de 20 a 30 cm de comprimento, com flores e folhas, se possível, frutos. Se na ocasião da coleta não houver flores, deve-se mandar o material com frutos e vice-versa; portanto, o material nunca deve ser estéril, isto é, sem flores e frutos.

Após a coleta, o material deve ser colocado em folhas de jornal e borrifado com álcool comum e prensado. Esse procedimento consiste na colocação de cada amostra do vegetal entre as folhas de jornal (uma ou duas folhas inteiras, dobradas ao meio), alternadas com folhas de papelão ondulado. O conjunto (que pode conter várias camadas de planta intercaladas com jornal e papelão) será, a seguir, colocado entre duas prensas de madeira e amarrado fortemente com cordas. A Figura 22.34 ilustra a elaboração dessa prensa.

Como a confecção desse material se faz mais adequadamente quando há secagem rápida, pode-se utilizar algumas fontes artificias de calor, tais como fogareiro de querosene ou gás, estufas de lâmpadas ou resistências. Na falta desses recursos, as prensas poderão ser colocadas no sol, em local ventilado. Nessa última situação, recomenda-se que se substitua os jornais diariamente, até que o material fique completamente seco.

Após a secagem completa do vegetal, este poderá ficar entre folhas de jornal, devendo sempre estar acompanhado de um rótulo, no qual deverá haver as seguintes informações: local da coleta (município, localidade); descrição do local da coleta (mata, pasto, capoeira, brejo etc.); dados sobre a planta, como o porte (árvore, arbusto, cipó), tamanho, flores (cor e forma), frutos (forma, tamanho, cor), e data da coleta. Como informações complementares pode-se informar o(s) nome(s) vulgar(es) da planta, sintomas apresentados pelos animais e nome da pessoa que realizou a coleta.

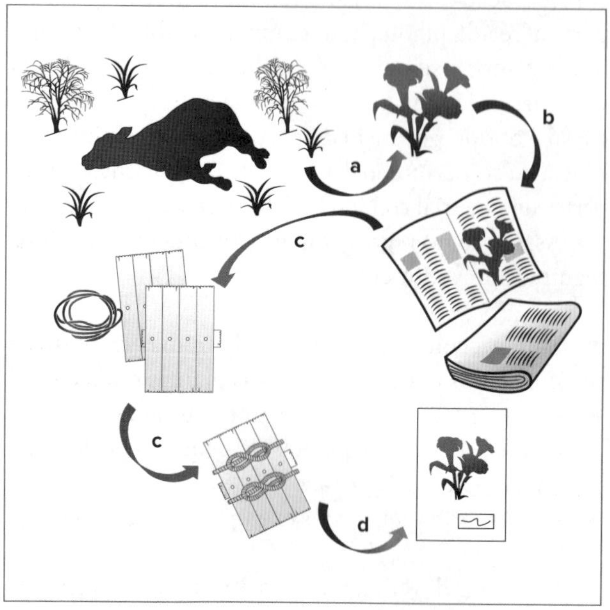

FIGURA 22.34. Esquema geral para o preparo da amostra de planta: a) coleta da amostra da planta; b) colocação da amostra em folhas de papel (jornal); c) prensa do material entre duas tábuas de madeira, unidas com corda; d) depois de alguns dias, constando-se que o material botânico está seco, este poderá ser enviado para a identificação.

BIBLIOGRAFIA

1. ALETOR, V.A. Allelochemicals in plnat foods an feedingstuffs: 1. Nutrional biochemical and physiopathological aspects in animal production. *Veterinary and Human Toxicology*, v. 35, p. 57-67, 1993.
2. BELL, E.A. Nonprotein amino acids of plants: significance in medicine, nutrition, and agriculture. *Journal of Agricultural and Food Chemistry*, v. 51, 2003, p. 2854-65.
3. BICUDO, P.L. Principais plantas tóxicas de interesse veterinário. In: *Curso de toxicologia animal*. Porto Alegre, 1987. Brasília, MEC/ABEAS, s.d.
4. CHEEKE, P.R. Natural toxicants in feeds, forages, and poisonous plants. 2.ed. Illinois: Interstate Publishers, Inc., 1998, p. 479.
5. EVANS, W.C. Trease and Evans Pharmacognosy. 14.ed. Londres: WB Saunders Company Ltd.,1996. 612p.
6. HABERMEHL, G. Poisonous plants of Brazil. *Toxicon*, v. 32, n. 2, 1994, p. 143-56.
7. ______, G. Secondary and terciary metabolites as plant toxin. *Toxicon*, v. 36, n. 11, 1998, p. 1707-19.
8. HARAGUCHI, M. Plantas tóxicas de interesse na pecuária. *Biológico*, v. 65, n. 1/2, p. 37-9, jan./dez., 2003.
9. ITAKURA, Y. HABERMEHL, G.; MEBS, D. Tanins occurring in the toxic Brazilian plant Thiloa glaucocarpa. *Toxicon*, v. 25, n. 12, 1987, p. 1291-1300.
10. IVIE, G.W.; WITZEL, D.A. Sesquiterpene lactones: structure, biological action, and toxicological significance. In: KEELER, R.F.; TU, A. (Eds.). *Handbook of Natural Toxins*. v.1 Plant and Fungal Toxins. New York: Marcel Dekker, 1983, p. 544-78.
11. KEELER, R.F. Naturally occurring teratogens from plants. In: KEELER, Richard F.; TU, A. (Eds.). *Handbook of Natural Toxins*. v.1 Plant and Fungal Toxins. New York: Marcel Dekker, 1983, p.162-89.
12. MANNERS, G.D. Plant toxins: the essences of diversity and challenge to research. In: *Natural toxins II*. SINGH, B.R.; TU, A.T. (Eds.). New York: Plenum Press, 1996, p. 9-35.
13. MORTIMER, P.H.; RONALDSON, H.W. Fungal-toxin-induced photosensitization. In: KEELER, R.F.; TU, A. (Eds.). *Handbook of Natural Toxins*. v.1 Plant and Fungal Toxins. New York: Marcel Dekker, 1983, p. 362-406.
14. POULTON, J.E. Cyanogenic compounds in plants and their effects. In: KEELER, R.F.; TU, A. (Eds.). *Handbook of Natural Toxins*. v.1 Plant and Fungal Toxins. New York: Marcel Dekker, 1983, p.118-46. RHOADES, D.F. Evolution of plant chemical defense against herbivores. *In* GA Rosenthal, DH Janzen (Eds), Herbivores: Their Interactions with Secondary Plant Metabolites. Orlando, Academic Press, 1973, pp 4–55
15. RIET-CORREA, F.; MEDEIROS; R.M.T. Intoxicações por plantas em ruminantes no Brasil e no Uruguai: importância econômica, controle e riscos para o Uruguai: importância econômica, controle e riscos para a saúde pública. *Pesquisa Veterinária Brasileira*, v. 21, n. 1, 2001.
16. RIET-CORREA, F.; PFISTER, J.; SHILD, A.L.; et al. Poisonings by plants, mycotoxins and related substances in Brazilian livestock. Santa Maria: Pallotti, 2009. 246p.
17. RIET-CORREA, F.; SOARES, M.C.; MEDEIROS; R.M.T. A pecuária brasileira e as plantas tóxicas. *Revista da Universidade Federal de Goiás*, n. 13, p. 83-91, 2012.
18. SEIBER, J.N.; LEE, S.M. Cardiac glycosides (cardenolides) in species of Asclepias (Asclepiadaceae). In: KEELER, F.; TU, A.. (Eds.). *Handbook of Natural Toxins*. v.1 Plant and Fungal Toxins. New York: Marcel Dekker, 1983, p. 43-83.
19. SEN, S.; MAKKAR, H.P.S.; BECKER, K. Alfalfa saponins and their implication in animal nutrition. *Journal of Agricultural and Food Chemistry*, v. 46, p.131-40, 1998.

20. SIMÕES, C.M.O. Farmacognosia da planta ao medicamento. Porto Alegre: Editora da Universidade, 1999. 821p.
21. STAHL, E., 1888. Pflanzen und Schnecken. Jenaische Zeitschrift f. Naturwissenschaften 22, 557–684.
22. SUDAKIN, D.L. Trichothecens in the environment: relevance to human health. *Toxicology Letters*, v. 143, p. 97-107, 2003.
23. TOKARNIA, C.H.; BRITO, M. de F.; BARBOSA, J.D.; et al. Plantas tóxicas do Brasil. Rio de Janeiro: Helianthus, 2012. 586p.
24. VAN SOEST, P.J. Plant defensive chemicals. In: NUTRITIONAL ECOLOGY OF THE RUMINANT. 2.ed. Cornell: Cornell University Press, 1994, p.196-212.
25. WINK, M. Evolution of toxins and anti-nutritional factors in plants with special emphasis on leguminosae. In: ACAMOVIC, T.; STEWART, C.S.; PENNYCOTT, T.W. (Eds.). *Poisonous plants and related toxins*. Cambridge: CABI Publishing, 2004. 586 p.

Capítulo 23

Plantas tóxicas de interesse agropecuário

Silvana Lima Górniak

INTRODUÇÃO

Foi Steyn, em 1933, quem primeiro conceituou plantas tóxicas do ponto de vista agropecuário. Esse pesquisador, em seu livro intitulado *The toxicology of plants in South Africa*, propôs a seguinte definição: "Uma planta tóxica ao animal é aquela que quando ingerida naturalmente, por um período curto ou prolongado, causa efeitos nocivos à sua saúde ou mesmo a sua morte". Portanto, para que uma determinada planta seja considerada de interesse para a criação animal, não apenas é necessário que esta contenha as toxinas, mas também que sua toxicidade seja verificada experimentalmente. É imprescindível que esta comprovação seja feita na espécie animal em questão; portanto, a confirmação de toxicidade para uma dada espécie animal não poderá ser extrapolada para outra, já que, como apresentado no capítulo anterior, há diferenças espécie-específicas quanto aos efeitos tóxicos.

Na experimentação, é necessário que a administração sempre se faça pela via oral, pois é a via natural de intoxicação por plantas, sendo também importante que o vegetal seja recém-colhido, uma vez que o armazenamento, em alguns casos, poderá promover a inativação da toxina. Deve-se considerar, ainda, que mesmo que exista a toxina na planta e, experimentalmente haja a intoxicação em uma espécie animal, ainda assim esses fatos não habilitam esse vegetal para ser incluído no rol de plantas tóxicas. É necessário que, em condições naturais (ou seja, quando há ingestão espontânea da planta), os animais tenham desenvolvido a sintomatologia da intoxicação.

Um outro fato que deve ser considerado, com relação ao estudo de plantas tóxicas no Brasil, refere-se às inúmeras crendices sobre elas, que são disseminadas entre os criadores e, até mesmo, entre os médicos veterinários. Segundo Dobereiner (2000), é necessário desmistificar muitas dessas crenças, como as que se seguem:

- "A ingestão de quantidades mínimas de plantas causa a morte do animal". De maneira geral, é necessário que o animal ingira quantidades relativamente grandes de plantas e, na maioria das vezes, durante alguns dias para que haja o desenvolvimento da intoxicação. Não seria a ingestão de algumas poucas folhas de um vegetal que promoveria esse efeito.
- "O instinto dos animais o protegeria contra a intoxicação de plantas". A palatabilidade a uma determinada planta é o que, principalmente, determina o seu consumo. Dessa forma, é provável que o homem do campo, erroneamente, associe a rejeição a uma determinada planta tóxica pelo animal ao instinto deste que o afastaria da planta. No entanto, sabe-se que, em condições de escassez de pasto, não havendo plantas mais palatáveis, o animal irá ingerir aquelas disponíveis, dentre estas, poderiam estar as tóxicas.
- "As plantas sempre causam distúrbios digestivos". Das várias plantas tóxicas existentes no Brasil, apenas uma única, de grande importância para animais de criação, a *Bacharis coridifolia*, tem seus efeitos tóxicos diretamente no trato gastrointestinal.
- "A presença de látex indica a toxicidade da planta". É crendice no Brasil que aquelas plantas lactescentes, ou seja, que contêm látex (vulgarmente denominado de "leite") são tóxicas. No entanto, daquelas mais de 130 plantas consideradas como tóxicas para a pecuária no nosso país, apenas a *Piptadenia macrocarpa* é lactescente e pode causar toxicidade aos animais.
- "Os efeitos produzidos pelas plantas aparecem quase que imediatamente após a ingestão". De maneira

geral, as plantas tóxicas produzem seus efeitos tóxicos depois de exposição prolongada, sendo que os sinais se manifestam após vários dias do início da sua ingestão. No entanto, existem algumas plantas que causam a morte aguda (veja no Capítulo 22, Quadro 22.1), mas até mesmo estas têm, de maneira geral, um período de latência para o desencadeamento dos efeitos de, pelo menos, algumas horas, como ocorre com as plantas cianogênicas ou com a *Palicourea marcgravii*.

Diagnóstico de intoxicação por plantas

De maneira geral há, no meio rural, uma grande tendência de se considerar as plantas tóxicas como aquelas causadoras de doenças e/ou mortalidade, das quais não se consegue fechar o diagnóstico. Isso se deve, basicamente, ao fato de existirem várias plantas tóxicas, que podem produzir diversas sintomatologias, as quais, de maneira geral, se confundem com aquelas que podem ser devido a patologias de origem infecciosas, nutricionais ou mesmo tóxicas de outra origem, que não plantas. Acrescente-se, ainda, o desconhecimento sobre as plantas tóxicas.

Também, deve-se considerar que, mesmo na intoxicação por uma planta tóxica, é fundamental determinar qual planta seria, pois apenas o diagnóstico de intoxicação de plantas não oferece nenhum auxílio para que se evite esse tipo de acidente em situações futuras.

Além disso, deve ser desmistificado o conceito de que ao se coletar o conteúdo estomacal do animal morto, ou mesmo a planta suspeita na pastagem e enviá-la para um laboratório, pode-se, facilmente, chegar ao diagnóstico do tal vegetal tóxico pela análise química.

Portanto, para que o médico veterinário realize o diagnóstico correto é necessário que este reúna o maior número de dados possíveis, como já citado no Capítulo 10. A seguir, estão descritos, suscintamente, os passos que auxiliam, em particular, o diagnóstico da intoxicação por plantas. A sequência se inicia pela história clínica (anamnese). Nessa fase, é necessário realizar um criterioso questionário, levando-se em consideração que, geralmente, o indivíduo que fornece as informações pode ter o seu "diagnóstico" e, por meio de suas respostas, induzir a erros na interpretação dos achados. Vale também lembrar que o informante conhece a planta por um de seus nomes vulgares; embora esse dado seja de pouco valor, já que existem vários nomes vulgares para uma mesma planta tóxica (ou, ao contrário, um nome vulgar para denominar diversas plantas tóxicas).

Das várias causas que podem levar o animal a consumir a planta tóxica, a fome é a principal delas. Outros fatores que devem ser considerados na anamnese são: o "vício", situação na qual os animais podem desenvolver um gosto especial por plantas; a perversão do apetite, quando o animal torna-se pouco seletivo ao alimento (por exemplo, quando ocorre a deficiência de fósforo); e a adaptação, situação na qual animais trazidos de regiões distantes e introduzidos sem um período prévio de adaptação em novas regiões são vítimas mais frequentes desse tipo de intoxicação. Devem-se, ainda, considerar os tratos com a lavoura: nesse caso, a falta de limpeza periódica dos pastos favorece a concentração de plantas tóxicas, o que, consequentemente, acarreta aumento do risco de ingestão destas pelos animais.

A avaliação do quadro clínico e as alterações anatomopatológicas são primordiais. No entanto, como já comentado anteriormente, esses dados, quando analisados isoladamente, não fecham o diagnóstico, já que os sinais clínicos e as alterações morfológicas podem ser comuns a diversas doenças.

A inspeção das pastagens objetivando-se verificar se houve, efetivamente, o consumo de uma planta tóxica que se suspeita é uma medida de grande valor, pois a simples presença de uma determinada planta tóxica no pasto não é motivo para que se feche diagnóstico de intoxicação. É necessário verificar se, de fato, o animal a ingeriu (observando vestígio de mordedura deixados nas plantas da pastagem) e em que quantidade o animal a ingeriu.

A identificação botânica tem também grande relevância, pois por meio desse procedimento o médico veterinário pode dirimir a dúvida se aquela planta suspeita é tóxica e provocou a patologia e/ou a morte dos animais. Os passos para a coleta correta de amostras de planta para a identificação botânica foram apresentados no Capítulo 22.

Classificação das plantas tóxicas de interesse agropecuário

Atualmente, no Brasil, são catalogadas mais de 130 plantas tóxicas de interesse agropecuário. Neste capítulo são apresentadas aquelas mais importantes, tomando-se como parâmetros para a escolha a sua distribuição pelo território nacional e os prováveis prejuízos econômicos advindos da intoxicação. As plantas tóxicas foram divididas segundo os dois parâmetros apresentados no Quadro 22.1 (Capítulo 22), segundo o tipo de efeito e o quadro clínico e anatomopatológico.

PLANTAS QUE CAUSAM MORTALIDADE AGUDA

Palicourea marcgravii

A Figura 23.1 ilustra a *P. marcgravii*.

Nomes vulgares: cafezinho, café-bravo, erva-de-rato, roxinha, vick.

A *Palicourea marcgravii* pertence ao grupo de plantas que causam a morte súbita. Além dela existem outras, como a *Palicourea juruana*, *Palicourea grandiflora*, *Arrabidae bilabiata* e a *Arrabidae japurensis*, no entanto, elas são de interesse regional, não sendo difundidas em todo o país. Portanto, são abordados aqui apenas os aspectos relativos à *Palicourea marcgravii*.

Características gerais: a *P. marcgravii* é a principal planta tóxica do Brasil, isso se deve, basicamente, a três fatores. O primeiro é a sua ampla distribuição geográfica, já que essa planta se distribui em quase todo o país. O segundo é a boa palatabilidade: ao contrário do que normalmente ocorre com outros vegetais tóxicos, o fator fome não é a principal causa da procura da planta pelo animal, pois, nesse caso, a ingestão ocorre mesmo que haja forrageira em quantidade abundante no pasto. O terceiro fator é que a *P. marcgravii* possui alta toxicidade, diferindo, portanto, das características de outras plantas tóxicas, já que ao contrário da maioria, o consumo de uma pequena quantidade da planta (dependendo da região e das condições de crescimento, ao redor de 0,4 g/kg de planta verde) já poderá acarretar morte.

A *P. marcgravii* tem crescimento exuberante em locais sombreados, onde pode alcançar até 4 metros de altura. Cresce bem em beira de matas em capoeiras e pastos recém-formados. Essa planta ocorre sempre em terra firme, nunca em regiões de várzea, isto é, não se desenvolve em locais alagados.

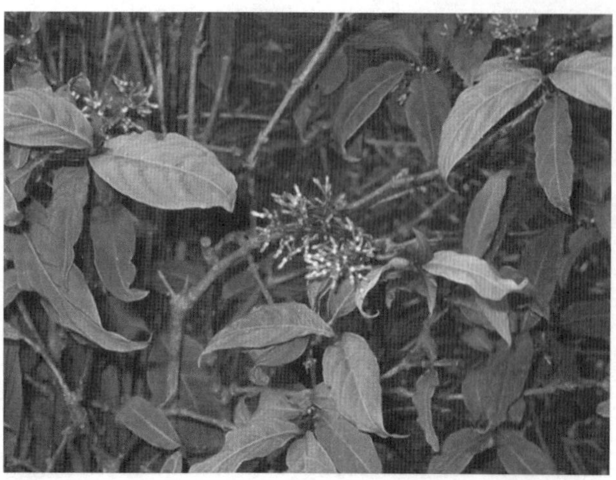

FIGURA 23.1. *Palicourea marcgravii.*

As folhas e os frutos da *P. marcgravii* são tóxicos, sendo que o dessecamento não promove inativação ou atenuação de sua toxicidade. Os casos de intoxicação natural com a *P.marcgravii* têm sido descritos em bovinos. No entanto, experimentalmente, ovinos e caprinos também são bastante sensíveis. Os equinos parecem ser resistentes à intoxicação por essa planta.

Princípio ativo tóxico e mecanismo de ação: o ácido monofluoracético é o princípio ativo tóxico presente na *P. marcgravii*. Essa substância é rapidamente absorvida no trato gastrointestinal, se distribuindo amplamente em qualquer tecido corpóreo, inclusive sistema nervoso central. O ácido monofluoracético é considerado como não tóxico, sendo o fluorcitrato (seu produto do metabolismo) o responsável pela toxicidade. Assim, ao adentrar a célula, o ácido monofluoracético interfere no ciclo de krebs, sendo o primeiro passo a sua união com a acetil coenzima A, originando um composto denominado de fluoracetil CoA, o qual, em seguida, combina-se com o oxalacetato, formando o fluorcitrato. O fluorcitrato se liga, então, com a enzima aconitase, resultando em uma parada drástica do ciclo dos ácidos tricarboxílicos, e, consequentemente, produzindo depleção energética.

A inibição da enzima aconitase interfere com a respiração celular e o metabolismo de carboidratos, gorduras e proteínas. O citrato que se acumula (já que não está sendo utilizado no ciclo de Krebs) liga-se ao cálcio sérico e, além disso, causa acidose metabólica. No Capítulo 21, é mostrado um esquema que ilustra o mecanismo de inibição do ciclo de Krebs pelo ácido monofluoracético (ver Figura 21.2).

Sinais clínicos: em bovinos, a sintomatologia da intoxicação se inicia em poucas horas após ser completada a ingestão da dose letal, sendo a evolução de caráter superagudo. A sintomatologia apresentada por esse quadro de "síndrome de morte súbita" se traduz por relutância em andar, urinar frequente e em pouca quantidade, pulso venoso positivo, desequilíbrio, instabilidade, tremores musculares, o animal cai – normalmente em decúbito esterno-abdominal e lateral – taquipneia, movimentos de pedalagem, cabeça em opistótono, mugidos constantes e convulsão do tipo tônico-clônica, que pode ser uma única e fatal, ou várias, levando, invariavelmente, à morte.

Por causa da rapidez do desenvolvimento dos sintomas de intoxicação e morte, deve-se realizar diagnóstico diferencial da intoxicação pela *P. marcgravii* com outras plantas que causam morte súbita, como aquelas cianogênicas. Também, por alterações no equilíbrio do metabolismo de minerais (por exemplo, deficiência de cálcio e fósforo), que, da mesma maneira que ocorre com esta planta, podem acarretar em mortes superagudas.

Achados de necropsia e histopatologia: os achados de necropsia são de pouco valor, já que não se verifica, macroscopicamente, qualquer alteração no animal. Igualmente, as alterações histopatológicas não contribuem para o diagnóstico, sendo encontrado, em alguns casos, a degeneração hidrópico-vacuolar, nas células dos túbulos contornados distais do rim. Como essa alteração ao nível renal não está presente em todos os casos de intoxicação, a sua ausência não permite descartar a intoxicação pela *P. marcgravii*.

Tratamento e controle: a acetamida, uma substância doadora de acetado, poderia, teoricamente, ser efetiva no tratamento da intoxicação por *P. marcgravii*; no entanto, experimentos com bovinos revelaram que a acetamida não tem valor terapêutico quando os sinais clínicos já estão evidentes.

A melhor maneira de se evitar mortes por intoxicação por *P. marcgravii* é impedindo o consumo da planta pelo animal, já que, como comentado anteriormente, uma pequena quantidade de planta já desencadeia a intoxicação e a morte. Dessa forma, é necessário se reconhecer essa planta e procurar erradicá-la da propriedade. Tal tarefa torna-se difícil quando a *P. marcgravii* não apresenta flores, nesse caso: deve-se espremer as folhas da planta entre os dedos, procurando sentir o cheiro de salicilato de metila (Vick Vaporub®), auxiliando, assim, na sua identificação.

Plantas cianogênicas

Nesse grupo, destacam-se as seguintes plantas com os respectivos nomes vulgares:

- *Manihot esculenta*: mandioca-brava.
- *Sorghum* sp.: sorgo.
- *Cynodon* sp.: capim tifton.
- *Holocalyx glaziovii*: alecrim-de-campina.
- *Piptadenia macrocarpa*: angico-preto.
- *Prunus sphaerocarpa*: pessegueiro-bravo.

Características gerais: todas as plantas produzem cianeto, tornando-o ubíquo nos vegetais, embora essa substância apareça em quantidades diminutas na maioria das plantas. As plantas cianogênicas, portanto, são aquelas nas quais são encontrados altos níveis de cianeto. Para considerar uma planta como pertencente ao grupo daquelas cianogênicas, é necessário que contenha, no mínimo, 10 mg de HCN por kg de planta fresca. Entre as plantas desse grupo, algumas são utilizadas como alimentação animal, como a *Manihot esculenta*, o *Sorghum* sp. e o *Cynodon* sp. Nesse caso, a intoxicação ocorre, em geral, em razão dos erros de manejo. No entanto, outras plantas, tais como a *Piptadenia macrocarpa*, *Holocalyx glaziovii* e *Prunus sphaerocarpa* não têm serventia na alimentação, devendo, portanto, ser evitada a sua presença nas pastagens.

Como já apresentado no Capítulo 22, o cianeto contido nessas plantas está ligado aos glicosídios. Essa ligação é quebrada por ação de enzimas existentes na própria planta ou de microrganismos provenientes do trato gastrointestinal dos animais. Na planta íntegra, a ruptura dessa ligação não ocorre, já que as enzimas responsáveis por essa quebra estão separadas dos glicosídios cianogênicos. No entanto, quando a integridade celular se perde, há o contato das enzimas com o seu substrato (ou seja, o glicosídio), acarretando, consequentemente, a liberação do cianeto livre.

$$\text{Glicosídio cianogênico} \xrightarrow{\text{beta-glicosidase}} \text{Açúcar + aglicona}$$

$$\text{Aglicona} \xrightarrow{\text{hidroxinitrila-liase}} \text{HCN + aldeído ou cetona}$$

Princípio ativo tóxico e mecanismo de ação na toxicidade aguda: após a liberação do cianeto íon CN^-, este íon é rapidamente absorvido pelo trato gastrointestinal (se houver inalação, também pelos pulmões). Uma vez absorvido o cianeto é ampla e prontamente distribuído por todo organismo. A maior parte do cianeto (aproximadamente 80%) é transformado em tiocianato, reação que é catalisada pela enzima rodanase (tiossulfato sulfurtransferase), necessitando de tiossulfato como fonte de enxofre. Pequena parte do cianeto absorvido sofre conjugação com cisteína, formando 2-imino-4-tiazolina-carboxílico e 2-aminotiazolina-4-carboxilico e com hidroxicobalamina (vitamina B_{12}), formando cianocobalamina; ainda, há formação de ácido fórmico, em diminuta quantidade. Além dessas reações, o cianeto irá, em uma pequena parte, ser eliminado, de maneira íntegra, pelos pulmões.

O mecanismo de ação do cianeto se faz pela inibição de enzimas que possuem metais, particularmente o ferro. O ferro trivalente (Fe^{3+}) da enzima citocromo-oxidase reage com o cianeto, formando o complexo citocromo-oxidase-CN. Mantendo-se o ferro na forma trivalente, paralisa-se o sistema de transporte de elétrons da cadeia respiratória, produzindo, assim, a hipóxia e anóxia citotóxica. A maior concentração de citocromo-oxidase está nos tecidos que apresentam elevado metabolismo oxidativo, como o sistema nervoso central e a musculatura cardíaca. A toxicidade aguda ocorre quando a quantidade de cianeto absorvido excede a concentração mínima necessária para inibir a atividade da enzima citocromo-oxidase e é superior àquela suportada pelas enzimas de detoxificação.

Sinais clínicos: os principais sintomas da intoxicação aguda por plantas cianogênicas são sialorreia, paresia, espasmos musculares generalizados e convulsões do tipo tônico-clônica. As membranas se apresentam, inicialmente, vermelho-vivas, depois cianóticas. Com relação ao quadro respiratório, o animal apresenta polipneia e dispneia, podendo evoluir para parada respiratória. Quando a concentração de cianeto absorvido é elevada, a morte ocorre alguns minutos após o início da sintomatologia.

Necropsia e histopatologia: a necropsia, em geral, não revela alterações significantes. Em alguns casos, quando a evolução do quadro é muito rápida, pode-se verificar o sangue venoso de coloração vermelho-vivo (sangue altamente oxigenado). O abomaso e os intestinos também podem apresentar-se congestos, com presença de petéquias. Nos animais que foram a óbito recente (estando, nesse caso, o conteúdo ruminal fresco) pode-se notar o odor característico de cianeto, conhecido como odor de amêndoas amargas. O estudo histopatológico nessa intoxicação não tem valor.

Tratamento e controle: quando feito a tempo, o tratamento é muito eficiente, sendo realizado pela associação de nitrito de sódio (150 mg/mL) com o tiossulfato de sódio (200mg/mL). Para cada 45 kg de animal se administra 1 mL de nitrito de sódio com 3 mL de tiossulfato de sódio. A base dessa terapia consiste no seguinte: tiossulfato se combina com o cianeto livre para formar o tiocianato, enquanto o nitrito induz à formação de meta-hemoglobina, que tem alta afinidade pelo cianeto, deslocando-o da citocromo-oxidase. A administração de tiocianato pode ser repetida posteriormente, embora não deva ser feita com o nitrito, uma vez que há a possibilidade de essa substância produzir muita meta-hemoglobina, o que acarretaria um quadro de cianose.

Pode-se fazer a prevenção de intoxicação de plantas cianogênicas destinadas à alimentação animal, realizando-se o "teste do picrato". Nesse teste, prepara-se o papel reagente, embebendo-se tiras de papel-filtro em uma solução composta de 5 g de carbonato de sódio com 0,5 g de ácido pícrico, em 100 mL de água. A seguir, deixa-se a tira de papel secar. O teste é feito com uma amostra do vegetal que se deseja examinar, sendo introduzida em um pequeno frasco (de 30 a 50 mL), fixando-se a tira de papel anteriormente preparada na borda (não deixando que a fita toque a amostra) e vendando-se o frasco. A seguir, aquecendo-o a 30 a 35ºC por 5 minutos. Se essa tira de papel, que anteriormente se apresentava amarelada, tornar-se vermelho-tijolo, isso indica grande quantidade de cianeto na amostra. Nesse caso, será necessário realizar procedimentos, tais como amassar ou secar a planta para promover a liberação do cianeto, diminuindo, assim, a quantidade de glicosídio cianogênico.

Deve-se ter atenção especial para os animais que nunca ingeriram plantas cianogênicas na alimentação, pois aqueles que já o fizeram podem desenvolver a tolerância, pois há a indução da enzima rodanase. Dessa maneira, quanto maior o tempo de exposição anterior ao cianeto, maior será a tolerância.

Toxicidade crônica produzida por plantas cianogênicas

A intoxicação crônica pelo cianeto já vem sendo descrita há vários anos. Esse tipo de intoxicação se caracteriza por exposições prolongadas, a baixos níveis de cianeto, que, em exposições esporádicas não promovem tal sintomatologia clínica. Em humanos, foi comprovada a responsabilidade da exposição crônica ao cianeto na etiologia de diversos distúrbios neurológicos, como a neuropatia atáxica tropical, o *konzo* a ambiopia pelo tabaco, neurite retrolobular e atrofia ótica de Leber.

Outra doença que vem sendo associada à ingestão crônica de cianeto é o bócio. Nesse caso, o principal produto de biotransformação do cianeto, o tiocianato, é uma substância reconhecidamente bociogênica, uma vez que compete com o iodo na proteína transportadora desse íon, presente na glândula tireoide. Essa competição promove a diminuição da captação do iodo e, consequentemente, inibe a produção dos hormônios tireoidianos. Sabe-se que os hormônios tireoideanos agem no metabolismo energético, no crescimento e na diferenciação celular, e em processos metabólicos celulares. Portanto, todas essas funções ficam comprometidas quando há um quadro de hipotireoidismo. Além disso, alterações no fígado, rins e pâncreas vêm sendo descritas como causa de exposição crônica ao cianeto.

Observações de campo com algumas espécies animais (equinos, bovinos e ovinos) mantidos em pastagens de *Sorghum* sp. têm sido associadas a uma patologia denominada de cistite e ataxia enzoótica, caracterizada pela presença de degeneração walleriana da substância branca da medula espinal e de degeneração de pedúnculos cerebrais e cerebelares.

Ricinus communis

A Figura 23.2 ilustra a *R. communis*.

Nomes vulgares: mamona, carrapateira.

Características gerais: essa planta tem ampla distribuição no território nacional, ocorrendo de maneira natural em solos férteis, ricos em material orgânico, embora a *R. communis* possa também ser cultivada e seus subprodutos serem utilizados para diversas finalidades (por exemplo, o óleo de mamona lubrificante). Aqui é abordado o efeito neurotóxico da planta, causado pelas folhas, sendo esse efeito descrito, em condições naturais, apenas em bovinos. Já as sementes da *R. communis* causam distúrbios gastrointestinais (os quais estão descritos detalhadamente no Capítulo 24).

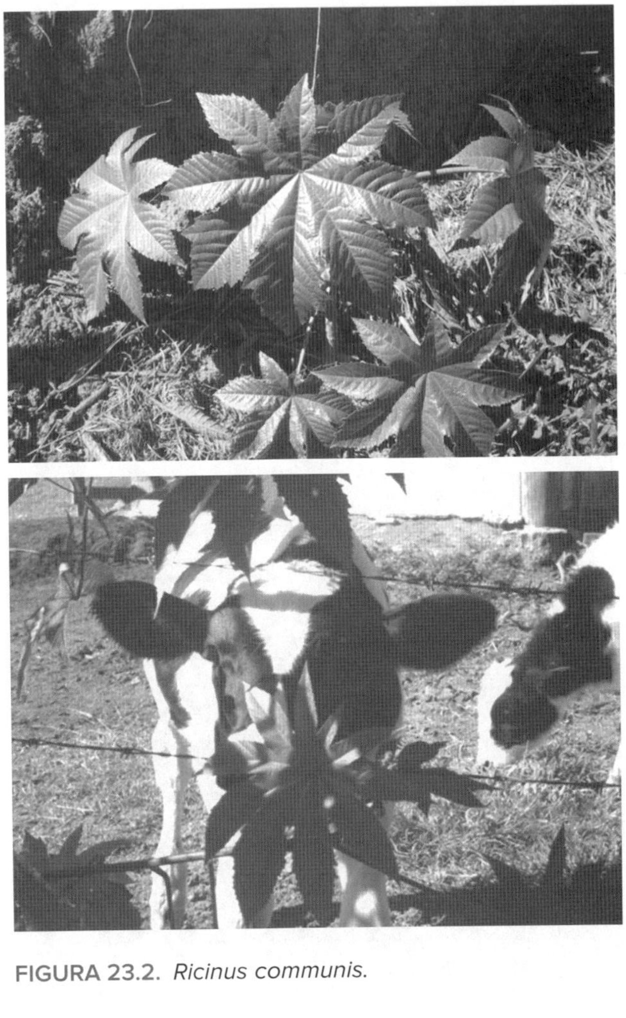

FIGURA 23.2. *Ricinus communis*.

A condição para que se desencadeie a intoxicação pela *R. communis* é, basicamente, a fome. Deve-se considerar que a planta apresenta maiores relatos de intoxicação no período da seca.

Princípio ativo e mecanismo de ação: o princípio ativo tóxico contido nas folhas da *R. communis* e que produz as alterações nervosas, provavelmente, é um alcaloide, a ricinina. Contudo, não se sabe como esse alcaloide promove seus efeitos neurotóxicos.

Sinais clínicos: os sintomas da intoxicação aparecem por volta de cinco horas após a ingestão da planta, tendo evolução bastante rápida, podendo ocorrer o óbito em um período de até quatro horas após o estabelecimento do quadro.

Os sinais são bastante semelhantes à intoxicação por organofosforados ou carbamatos (ver Capítulo 18), como, por exemplo, tremores musculares, sialorreia e erutação excessiva.

Necropsia e histopatologia: não são encontradas alterações, tanto na necropsia como na histopatologia.

Tratamento e profilaxia: não se conhece o tratamento para essa intoxicação. Quanto à profilaxia, deve-se evitar que os animais consumam essa planta, sobretudo quando estão famintos, o que permite a ingestão de elevadas quantidades das folhas, levando-os à morte.

Bacharis coridifolia

Nome vulgar: mio-mio.

Características gerais: embora a *Bacharis coridifolia* seja uma das plantas mais importantes e comuns no sul do Brasil, particularmente no Rio Grande do Sul, essa planta não é amplamente difundida no restante do país, sendo encontrada somente na região e no sul do estado de São Paulo.

As partes tóxicas dessa planta são as flores, as folhas, as sementes, os talos e até mesmo a raiz. Uma característica importante relativa à toxicidade da *B.coridifolia* refere-se à sua grande toxicidade durante o período de floração, que ocorre, normalmente, a partir de março.

Durante a brotação (de maneira geral, no mês de outubro a novembro), a toxicidade da *B. coridifolia* pode ser até quase dez vezes menor que aquela apresentada na floração.

A condição para que haja a intoxicação por essa planta ocorre de maneira peculiar, pois os animais que se intoxicam por *B. coridifolia* são aqueles que não tiveram ainda contato com a planta anteriormente, ou seja, são animais recém-chegados aos pastos onde a planta é nativa. É interessante verificar que animais criados em regiões onde existe a *B. coridifolia*, mesmo em situações de pastagem escassa, com fome, não a ingerem.

Princípio ativo tóxico e mecanismo de ação: os princípios ativos tóxicos da *B.coridifolia* são os tricotecenos macrocíclicos, sendo a roridina A e a roridina B os principais desses tricotecenos tóxicos presentes na planta. Na verdade, essas substâncias são produzidas por um fungo, o *Myrothecium verrucaria*, e não pelo vegetal. Esse fungo se aloja nas raízes da *B. coridifolia*, produzindo os tricotecenos macrocíclicos, que são capazes de serem absorvidos e acumulados pela planta.

O mecanismo de ação tóxico dos tricotecenos ocorre por suas ações cáusticas, causando necrose nas células epiteliais do trato gastrointestinal.

Sinais clínicos: os principais sinais que os animais apresentam nessa intoxicação são de anorexia, timpanismo, instabilidade do trem posterior (pode estar associada a tremores da musculatura) e aparecimento de exudato catarral nos olhos e narinas. Há uma característica irritação e sinais de desconforto; as fezes apresentam-se ressequidas. A evolução da intoxicação por *B. coridifolia* é sempre aguda nos casos em que o êxito é letal. A morte pode ocorrer aproximadamente, entre 4 e 40 horas do início dos sintomas.

Achados de necropsia e histopatologia: os achados de necropsia mais frequentes, independente da espécie animal, são de congestão da mucosa e edema da parede do rúmen e do retículo, congestão e petéquias na mucosa do abomaso e do intestino delgado. O fígado apresenta-se de coloração mais clara que o normal.

Quanto aos achados histopatológicos, eles caracterizam-se por necrose do epitélio, congestão e edema da mucosa do rúmen e do retículo; congestão do baço e edema dos espaços de Disse no fígado. Em grande parte dos casos, pode-se, ainda, encontrar necrose do tecido linfoide, com exceção do timo.

Tratamento e controle: não existe um tratamento eficaz para esse tipo de intoxicação. Pode-se tentar administrar, por via oral, uma mistura de cal apagada e carvão (100 g de cada).

O controle dessa intoxicação pode ser feito pelo cuidado ao se introduzir animais provenientes de regiões livres dessa planta em pastagens com *B. coridifolia*. Empiricamente, alguns criadores procedem ao processo denominado de "fumigação" que consiste na defumação dessa planta, obrigando os animais a inalarem a fumaça proveniente da sua queima.

PLANTAS QUE CAUSAM MORTALIDADE APÓS EXPOSIÇÃO CRÔNICA

Nesse grupo, estão plantas que causam a morte dos animais após o aparecimento, por um período relativamente longo, de sinais de adoecimento. De maneira geral, esses sinais refletem-se na queda de produção e emagrecimento.

Pteridium aquilinum

A Figura 23.3 ilustra a *P. aquilinum*.

Nomes vulgares: samambaia, samambaia-do-campo.

Características gerais: a *P. aquilinum* é uma planta bastante primitiva, tendo ampla distribuição geográfica por todo o mundo. Portanto, é uma planta cosmopolita, não sendo encontrada apenas em regiões desérticas e polares.

É uma planta rizomatosa, que pode chegar até a 180 cm de comprimento. É uma pteridófita, reproduzindo-se, assim, por esporos. A samambaia cresce, preferencialmente, em solos ácidos e arenosos de capoeiras, matas ciliares, solos abandonados (por exemplo, plan-

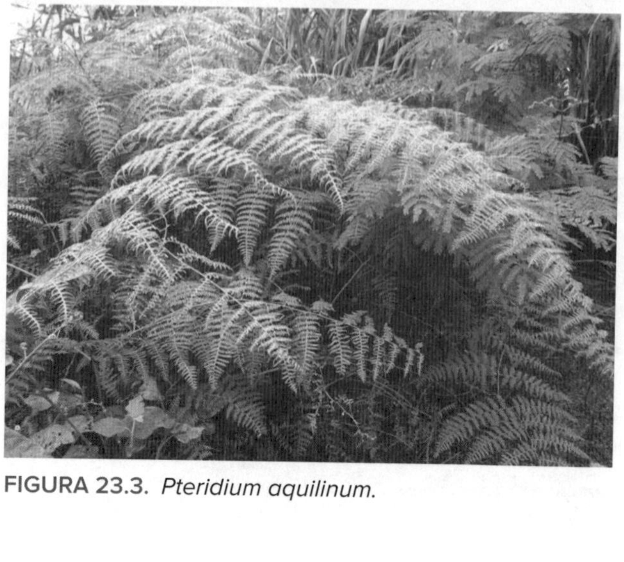

FIGURA 23.3. *Pteridium aquilinum*.

tações abandonadas), campos e pastagens velhas e beiras de matas e de estradas. Uma característica do *P. aquilinum* é manifestar exuberância no crescimento em ambientes onde há pouca competição. Seus esporos são facilmente transportados, em razão de diminutas dimensões, podendo estabelecer novas colônias, uma para cada esporo, a distâncias relativamente longas.

Um dos principais fatores que pode interferir na toxicidade da samambaia refere-se às suas partes que foram ingeridas, pois os brotos e plantas ainda imaturas são mais tóxicos que aqueles totalmente desenvolvidos. Os rizomas não possuem o princípio ativo tóxico mais importante.

A *P. aquilinum* não é uma planta palatável, sendo o principal fator, ou condição que leva os animais a se intoxicarem, a fome. No entanto, há relatos de que em período pós-estiagem, quando os pastos estão abundantes, é comum observar que animais continuam a preferir a *P. aquilinum* (no campo, se costuma dizer que os animais ficam "viciados" pela planta). Além disso, acredita-se que a baixa ingestão de fibras faz com que os animais as ingiram.

Em condições naturais, as espécies animais domésticas sensíveis à intoxicação por *P. aquilinum* são, em ordem decrescente, a bovina, a equina, a ovina e a suína.

Deve-se considerar que os brotos de *P. aquilinum* são também consumidos por humanos, como salada ou cozidos, principalmente no Japão. Por causa do seu efeito carcinogênico, o emprego dos brotos dessa planta deve ser abolido.

Princípio ativo tóxico e mecanismo de ação: os principais compostos tóxicos presentes na *P. aquilinum* são a tiaminase (responsável por distúrbios neurológicos observados somente em monogástricos) e o ptaquilosídeo (glicosídio norsesquiterpênico, que possui atividade carcinogênica, mutagênica e clastogênica). Alguns estudos experimentais em camundongos vêm mostrando que os efeitos imunossupressores da planta são produzidos pelo ptaquilosídeo, o qual promove a redução da citotoxicidade de células *natural killer* (células NK) e a resposta imune celular do tipo tardia (DTH). Verificou-se, ainda, que houve a prevenção desses efeitos quando co-administrou-se a esses animais o selênio.

Deve-se salientar que é possível detectar esse princípio ativo tóxico no leite de vacas que consomem a *P. aquilinum* e, portanto, deve-se considerar a intoxicação, ainda, como uma preocupação na saúde pública. Dessa planta isolou-se, também, um glicosídio cianogênico, a prunasina, em quantidade suficiente para produzir a intoxicação.

Com relação ao mecanismo de ação da tiaminase, essa enzima quebra a tiamina (ou vitamina B_1), inativando-a. A tiamania é um cofator em reações de descarboxilação, como a conversão do piruvato a acetil-CoaA e a oxidação de alfacetoglutarato a succinil-CoA, portanto, a sua inibição compromete o metabolismo de gorduras, carboidratos e proteínas.

Quanto ao ptaquilosídeo, trata-se de um composto instável em solução aquosa na presença de ácido-base ou calor, degradando-se muito rapidamente em pterosina B e D- (+) glicose. Uma característica importante é que em condições alcalinas, o ptaquilosídeo pode dar origem a um conjugado denominado dienona. Pesquisadores japoneses verificaram que o anel ciclopropil da dienona se abre e promove o aparecimento de uma terminação livre (OH) que interage preferencialmente com um átomo de nitrogênio da base adenina do DNA, sendo essa substância aquela considerada, atualmente, o verdadeiro componente tóxico. A dienona é capaz de associar-se quimicamente com uma infinidade de proteínas com terminais amino expostos, como o DNA, já que o ptaquilosídeo atravessa a membrana celular e nuclear das células. No núcleo causa uma alteração permanente e irreparável em determinados genes. Estes genes são os que codificam a ativação de outros genes ou têm função reguladora de outros processos bioquímicos, como o gene p53 (regulador da apoptose e da supressão de tumores). Desse modo, a dienona propicia a formação e multiplicação de um tecido afuncional e canceroso.

Sinais clínicos: os sinais da intoxicação pela *P. aquilinum* variam conforme a espécie animal (monogástricos e poligástricos) e o tempo de ingestão da planta. A seguir, são apresentados detalhadamente os quadros de intoxicação.

Alterações neurológicas: os efeitos produzidos pela tiaminase são observados, como mencionado anteriormente, em monogástricos (poligástricos apresentam grande produção de tiamina pelos microrganismos do rúmen), sendo a espécie equina a mais sensível a esses efeitos. O quadro clínico se inicia com discreta incoordenação motora e evolui para andar incerto e trôpego, membros assumem posições anormais, dorso curvado, tremores musculares e sonolência. Pode ocorrer a morte, precedida por espasmos clônicos e opistótono. Como consequência da deficiência de tiamina, cujos níveis séricos ficam baixos, a concentração sanguínea de piruvato é marcadamente elevada. O diagnóstico diferencial deve ser feito com a raiva, a encefalomielite e com a leucoencefalomalácia equina (ver Capítulo 27), e com uma outra planta que também apresenta a tiaminase, a

Equisetum arvense (que possui o nome vulgar de cavalinha) que, por esse motivo, apresenta síndrome idêntica a essa descrita pela samambaia.

Em ruminantes, particularmente em bovinos, a intoxicação pela samambaia pode ser dividida em três tipos: a diátese hemorrágica, a hematúria enzoótica e os carcinomas do trato digestivo superior.

Diátese hemorrágica: nesse quadro, costuma-se dizer que a *P. aquilinum* apresenta um efeito radiomimético (semelhante ao efeito produzido pelo elemento químico rádio. Não se sabe se o ptaquilosídeo é responsável por essa forma de intoxicação. Os sinais aparecem ao redor de 3 a 8 semanas de ingestão da planta, sendo caracterizados por hemorragias na pele e mucosas, e sangramentos pelos orifícios naturais; em alguns casos, ocorre diarreia com coágulos de sangue. O exame de sangue revela o tempo de coagulação retardado, trombocitopenia, neutropenia, relativa linfocitopenia e anemia.

Hematúria enzoótica: esse quadro tem aparecimento insidioso e acomete bovinos sempre com mais de dois anos de idade. Ocorre em áreas específicas onde há exposição continuada ao *P. aquilinum*. Os animais apresentam caracteristicamente a hematúria intermitente; também anemia e perda de peso. O curso dessa doença dura diversos anos.

Carcinomas do trato digestório superior: tem-se sugerido que há uma interação entre o papiloma vírus e o ptaquilosídeo da *P. aquilinum* para produzir esse quadro. Dessa forma, a planta atuaria promovendo a depressão da resposta imunológica do animal ao vírus produtor desse tumor. Esse tipo de intoxicação pela planta ocorre em bovinos acima de cinco anos de idade e caracteriza-se por formações tumorais no trato digestivo, com nódulos de diferentes tamanhos, que causam obstrução mecânica. A manifestação clínica se traduz por tosse, regurgitamento, timpanismo, diarreia e acentuada perda de peso.

Necropsia e histopatologia: com relação aos animais que apresentam o quadro de diátese hemorrágica, a histopatologia tem grande valor. Nessa avaliação verifica-se a rarefação do tecido hematopoiético da medula óssea.

Nos animais acometidos pela hematúria enzoótica, verifica-se na necropsia formações nodulares na bexiga, que podem variar em tamanho, medindo desde a cabeça de um alfinete até do tamanho de uma couve-flor, tomando toda a bexiga. Na histopatologia, esse tecido revela um processo neoplásico de origem epitelial e mesenquimal, algumas vezes com severa anaplasia. Normalmente verifica-se, também, uma reação linfocítica severa nesse tecido.

Na necropsia, daqueles animais que apresentam o carcinoma no trato digestivo superior, verificam-se formações neoplásicas de coloração amarelo-acinzentada, infiltradas, normalmente, na base da língua, esôfago, cárdia e rúmen. A histopatologia revela carcinoma epidermoide (carcinoma escamoso), com grande formação de queratina.

Tratamento e controle: não há tratamento conhecido para nenhuma dessas formas de intoxicação produzida pela *P. aquilinum* em ruminantes. A remoção dos animais dos pastos invadidos pela planta não reverte nem altera o curso dessa afecção, sendo, portanto, aconselhado o abate do animal, tão logo seja diagnosticada uma dessas formas de intoxicação.

A identificação e a erradicação da planta no pasto é a melhor maneira de se controlar a intoxicação. Pode-se diminuir ou banir a presença da *P. aquilinum* no pasto, por meio da calagem, já que a planta tem predileção por solos ácidos.

PLANTAS QUE CONTÊM ALCALOIDES PIRROLIZIDÍNICOS

As plantas de interesse agropecuário que têm alcaloides pirrolizidínicos são a *Crotalaria* sp. (guizo-de-cascavel, xique-xique) (Figura 23.4) e *Senecio braziliensis* (flor-das-almas, flor de defunto).

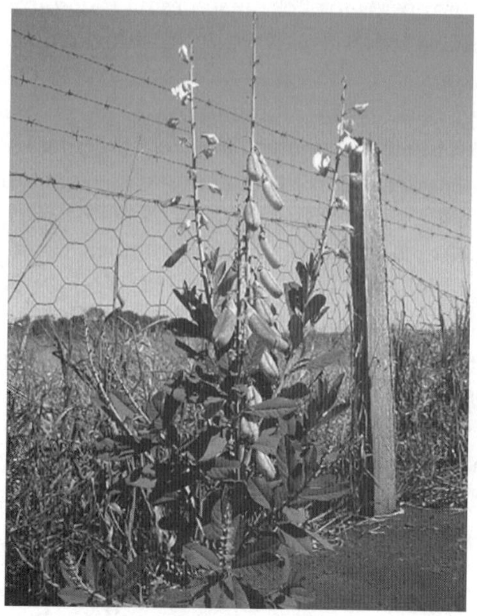

FIGURA 23.4. *Crotalaria* sp.

Características gerais: os alcaloides pirrolizidínicos são compostos encontrados em várias famílias de plantas, como Compositae (*Senecio* sp.) e Leguminosae (*Crotalaria* sp.). No entanto, até o momento, não se sabe exatamente a função dessas substâncias na fisiologia desses vegetais. Vários são os tipos dos alcaloides pirrolizidínicos e uma mesma planta pode possuir um ou mais deles. A *S. braziliensis* contém a retrorsina, senecionina e a interregimina; enquanto a *Crotalaria* sp. contém monocrotalina (principal alcaloide), espectabilina e a retusina. A *C. spectabilis*, em particular, contém as maiores quantidades de monocrotalina, sendo, portanto, a espécie mais tóxica. As estruturas químicas desses alcaloides são apresentadas no Capítulo 22 (Figura 22.3).

Nos seres humanos, a intoxicação por alcaloides pirrolizidínicos pode ocorrer pela ingestão de uma infusão de plantas do gênero *Crotalaria*, em um preparado denominado de *bush tea*, muito popular na Jamaica. Uma outra maneira de intoxicação é o consumo, na forma de chás, de *Symphytum officinalle*, popularmente conhecido no Brasil como confrei, e utilizado com finalidades medicinais. Sabe-se que as folhas dessa planta contêm, pelo menos, oito tipos de alcaloides pirrolizidínicos. A intoxicação por alcaloides pirrolizidínicos, em humanos, pode ocorrer também indiretamente, por exemplo, pelo consumo de mel feito do néctar de plantas que contêm esses compostos, ou, ainda, pelo consumo de leite de vacas que ingeriram plantas contendo os alcaloides pirrolizidínicos. Portanto, essas plantas têm grande importância na saúde pública. Na criação animal, as intoxicações por plantas que contêm alcaloides pirrolizidínicos vêm sendo descritas em bovinos e equinos.

A *S. braziliensis* é uma planta invasora de pastagens. Não é uma planta palatável; dessa forma, caracteristicamente, a intoxicação dos animais ocorre quando há escassez de alimento. Ocasionalmente, também podem ocorrer surtos de intoxicação em decorrência de silagens contaminadas com a planta.

As plantas do gênero *Crotalaria* são amplamente utilizadas como adubação verde, destinadas à recuperação de solos empobrecidos. Além disso, no Brasil, essa leguminosa é encontrada amplamente distribuída em várias regiões como planta nativa, sendo usada muitas vezes como forrageira para o gado.

Princípio ativo tóxico e mecanismo de ação: os princípios ativos tóxicos são os alcaloides pirrolizidínicos. Uma vez no organismo, esses compostos podem se distribuir por vários tecidos ou serem convertidos a metabólitos (tóxicos ou não), no fígado, especialmente na região centrolobular. As principais vias de biotransformação desses compostos nos animais são: a detoxificação por meio da reação de hidrólise por esterases hepáticas, fornecendo uma base e um ácido bastante hidrossolúveis e não tóxicos, e N-oxidação dos ésteres, catalizada por oxidases de função mista. Nessa reação haverá a formação de N-oxidos hidrossolúveis, favorecendo sua excreção renal. Os alcaloides pirrolizidínicos podem ainda sofrer ativação pelas oxidases de função mista, formando metabólitos tóxicos denominados pirróis (ou derivados di-hidropirrolizidínicos). Os pirróis são compostos altamente reativos e agentes alquilantes, podendo, portanto, ligarem-se ao DNA, RNA e proteínas, causando efeitos tóxicos ao nível hepático, tais como edema, necrose centrolobular, megalocitose, proliferação dos ductos biliares, oclusão e perda da função hepática. A Figura 23.5 mostra o processo de biotransformação hepática dos alcaloides pirrolizidínicos.

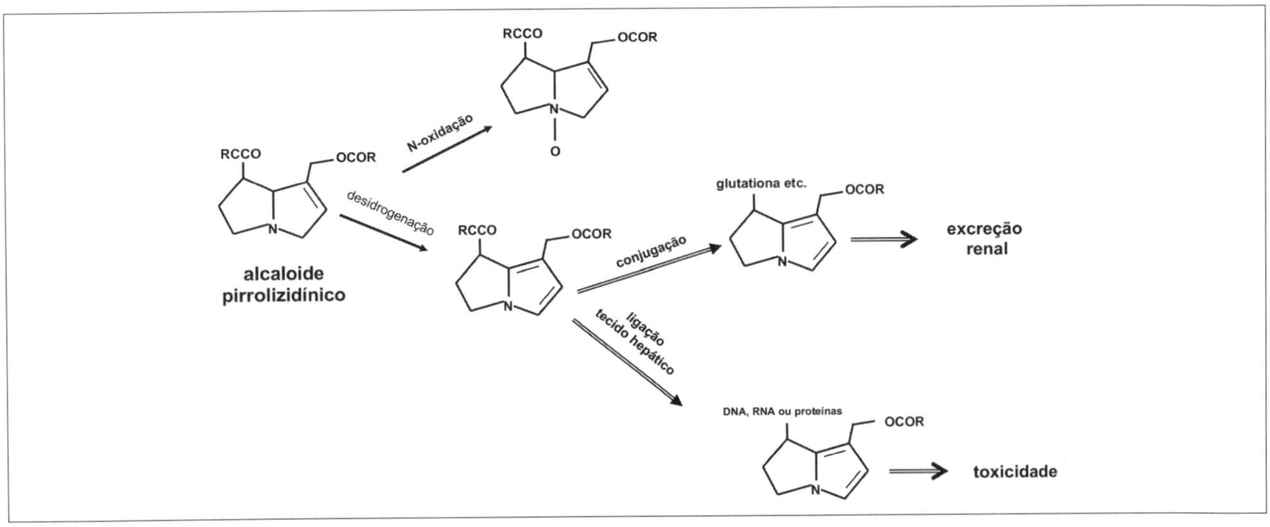

FIGURA 23.5. Esquema da biotransformação hepática dos alcaloides pirrolizidínicos e produção de metabólito tóxico.

Além de danos hepáticos, a monocrotalina, alcaloide pirrolizidínico encontrado na *Crotalaria* sp., atinge a corrente circulatória, podendo chegar nos pulmões e causar um quadro denominado síndrome vascular pulmonar, caracterizada por vasculite proliferativa, hipertensão pumonar e *cor pulmonale*. Esse alcaloide pode também chegar aos rins e lá promover glomerulonefrite e lesões tubulares.

Alguns estudos têm também mostrado efeitos imunotóxicos da monocrotalina, promovendo imunossupressão em linfócitos T e B. No entanto, até o momento não se sabe por qual mecanismo de ação ocorre essa disfunção no sistema imune; por outro lado, esses efeitos foram observados em doses bem menores que aquelas necessárias para produzir alteração no fígado, pulmões e rins.

Sinais clínicos: nos animais intoxicados pelo *S. braziliensis*, os sinais traduzem o comprometimento da função hepática. Dessa forma, como há decréscimo de secreção de bile, observa-se aumento dos níveis de bilirrubina, promovendo a icterícia. Além disso, verifica-se fotossensibilização, ascite, edema de tecidos do trato gastrointestinal, depressão e comportamento anormal. Em equinos, as alterações neurológicas são bem marcadas, o animal apresenta cegueira e caracteristicamente pressionam a cabeça contra objetos sólidos. Essa alteração neurológica é conhecida como encefalopatia hepática e normalmente aparece em estágios finais da intoxicação.

As enzimas que devem ser pesquisadas incluem a gamaglutamil transferase (gama-GT), fosfatase alcalina e glutamato desidrogenase. Outra consequência da intoxicação por alcaloides pirrolizidínicos é a anemia; portanto sugere-se realizar também o hemograma.

Nos animais intoxicados pela *Crotalaria* sp., verifica-se, além dessas alterações descritas anteriormente, sintomas de comprometimento do trato respiratório, como dispneia.

Achados de necropsia e histopatologia: na necropsia pode ser evidenciado o aumento de consistência do fígado, ascite, edema do mesentério e das paredes do abomaso e, ainda, icterícia.

A histopatologia revela necrose hepática periacinar, megalocitose hepatocelular, fibrose hepática, edema de hepatócitos, cariomegalia e proliferação dos ductos biliares. Nos animais expostos à monocrotalina, além dessas alterações, podem ser evidenciados, ao nível pulmonar, edema e hemorragias de intensidade média a moderada, megalocitose do tipo II das células do epitélio alveolar, intumescimento do alvéolo pela presença de macrófagos, alveolite fibrosante difusa com membranas hialinas, congestão, epitelização alveolar e vasculite. Além disso, a monocrotalina pode promover, ao nível renal, glomerulonefrite e lesões tubulares.

Tratamento e controle: existem, experimentalmente, tentativas para o controle da intoxicação por alcaloides pirrolizidínicos pelos animais, alterando-se o processo de biotransformação dos alcaloides pirrolizidínicos. Para tanto, tenta-se o uso de aminoácidos de forma a suprir os radicais sulfidrila para a conjugação com os pirróis. O uso de cisteína vem sendo utilizado com esse objetivo.

Cestrum axillare e *Sessea braziliensis*

A *C. axillare*, anteriormente conhecida como *C. laevigatum* (dama-da-noite, coerana) é um arbusto ou árvore pequena, enquanto a *S. braziliensis* (peroba-d'água, canela-de-veado) é uma árvore de porte médio. Ambas são encontradas em várias regiões do Brasil, particularmente no Sudeste.

A intoxicação por essas plantas ocorre quando da ingestão dos brotos após o corte dos troncos nas limpezas de pasto ou mesmo desmatamento para formação de pastos novos. No caso da *S. braziliensis* a intoxicação também ocorre pelo consumo de frutos e das folhas murchas após o corte das árvores.

Até o momento não se sabe qual(is) seria(m) o(s) princípio(s) ativo(s) tóxico(s) presente(s) na *S. braziliensis*. No entanto, com relação a *C. axillare*, um estudo recente apontou serem os compostos carboxiatractilosídeos responsáveis pela toxicidade. No entanto, até o momento, não foi proposto o mecanismo pelo(s) qual(is) ocorreria a toxicidade. Ambas as plantas produzem um quadro de hepatotoxicidade muito semelhante àqueles produzidos pelos alcaloides pirrolizidínicos.

A profilaxia se faz pela erradicação dessas plantas no pasto.

Thiloa glaucocarpa

Nomes vulgares: sipaúba, vagueta.

Características gerais: a *T. glaucocarpa* cresce particularmente nas regiões de caatinga. A intoxicação pela planta, que popularmente é conhecida como "mal da rama murcha", "popa inchada" ou "venta seca" foi descrita somente em bovinos.

A intoxicação ocorre, em surtos, normalmente no começo da estação chuvosa. Os animais começam a apresentar as alterações entre o 10º e o 25º dia após a primeira chuva. Parece que esse fato ocorre porque os bovinos ingeririam grande quantidade da *T. glaucocarpa*, que é uma planta que brota mais rapidamente, comparativamente às outras, nos dias imediatamente após as chuvas. A incidência dessa afecção varia muito de ano a ano e está diretamente relacionada à maneira como se iniciam as chuvas.

Princípio ativo tóxico e mecanismo de ação: até o momento, não foram identificados os princípios ativos tóxicos da *T. glaucocarpa*, portanto, não se sabe qual o mecanismo de ação.

Sinais e sintomas: a manifestação clínica mais característica são os edemas subcutâneos, particularmente na parte posterior da coxa (de onde vem a denominação popular de "popa inchada"), também períneo, região supramamária, região do prepúcio e escroto, parte inferior do abdômen, podendo se estender até a região inferior da barbela. Em alguns casos de intoxicação, os animais apresentam significantes alterações digestivas, com anorexia, parada da ruminação e as fezes ressequidas ("venta seca"), recobertas por muco. Em fases posteriores da doença, as fezes tornam-se de consistência pastosa, ainda com muco e, algumas vezes, raiadas de sangue. Os bovinos apresentam, ainda, emagrecimento progressivo, depressão, pelo áspero e polidipsia. A urina apresenta-se de coloração normal, mas normalmente se verifica polaciúria. O índice de letalidade nessa intoxicação é bastante elevado, aproximadamente 80%.

O exame laboratorial pode revelar aumento nos níveis séricos de ureia, creatinina e bilirrubina. Presença de albumina, sais biliares e cilindros na urina.

Necropsia e histopatologia: os achados de necropsia se traduzem por edemas subcutâneos, derrames serosos nas cavidades abdominal e torácica, no saco pericárdico e edemas no mesentério. Os rins apresentam-se de coloração pálida com a presença de pontos vermelhos na superfície de corte. Hemorragias nas serosas no epi e endocárdio, nas mucosas da traqueia, abomaso e do intestino delgado e grosso. Algumas vezes, podem-se encontrar na mucosa das narinas, faringe, laringe, traquéia e esôfago extensas áreas de necrose recobertas por fibrina e ulcerações.

As alterações histopatológicas mais significantes nessa afecção são encontradas nos rins, que apresentam nefrose tubular tóxica. As células epiteliais necróticas se transformam em uma massa eosinófila, preenchendo todo o túbulo. Nas alças de Henle pode haver degeneração gordurosa.

Tratamento e profilaxia: não se conhece nenhum tratamento para essa intoxicação. A profilaxia consiste em reconhecer a *T. glaucocarpa* no pasto e retirar o gado de áreas cuja planta esteja presente, na época do início das chuvas.

Amaranthus sp.

Nome popular: caruru.

Características gerais: o *Amaranthus* sp. é um arbusto. Existem várias espécies desse gênero no Brasil, particularmente tendo sido descritas intoxicações com *A. reflexus*, *A. hybridus* e *A. spinosus*. A planta é amplamente distribuída no Brasil, sendo seu habitat os solos férteis, em terrenos baldios ou lavouras anuais. Os surtos de intoxicação pelo *Amaranthus* sp. está associado à escassez de alimento, já tendo sido descrita para suínos, ovinos e bovinos.

Princípio ativo tóxico e mecanismo de ação: acredita-se que sejam os oxalatos, presentes em concentrações elevadas na planta, os responsáveis pela intoxicação; no entanto, são necessários mais estudos fitoquímicos.

Sinais e sintomas: os principais sintomas de intoxicação pela planta aparecem de duas a quatro semanas da sua ingestão continuada, sendo observados depressão (os animais permanecem em decúbito por períodos prolongados), anorexia, corrimento sanguinolento pelas narinas e, em alguns casos, diarreia. Pode haver emagrecimento significativo e polidipsia, sobretudo naqueles casos mais crônicos. Pode-se verificar também, em alguns casos, edemas. Da mesma maneira que ocorre com a *T.glaucocarpa*, o índice de letalidade também é alto nessa intoxicação.

Necropsia e histopatologia: basicamente, verifica-se na necropsia petéquias no tecido subcutâneo e serosas, presença de líquido seroso nas cavidades abdominal e torácica e congestão da mucosa do abomaso, edema perirrenal. Podem ser verificados, em alguns casos dessa intoxicação, edema de mesentério, ascite hidrotórax e hidropericárido. Na histopatologia, a lesão mais importante é a nefrose tubular tóxica.

Tratamento e profilaxia: não se conhece nenhum tratamento para essa intoxicação. A profilaxia é baseada no roçamento daquelas áreas invadidas por *Amaranthus* sp.

Dimorphandra mollis

A Figura 23.6 ilustra a *D. mollis*.

Nome vulgar: faveira.

Características gerais: a faveira é uma árvore de pequeno a médio porte, utilizada nas pastagens para sombreamento. É encontrada nas regiões Sudeste e Centro-Oeste, tendo como habitat o cerrado. Os relatos de intoxicação até o momento são em bovinos e, normalmente, ocorrem quando há escassez de pastagem e as favas da *D. mollis* caem ao chão, quando, então, são avidamente consumidas pelos animais. A introdução de animais em pastagens onde há grande quantidade das favas dessa planta caídas ao chão também pode desencadear a intoxicação.

Princípio ativo tóxico e mecanismo de ação: até o momento, não se sabe qual(is) o(s) princípio(s) ativo(s) tóxico(s) da faveira, consequentemente, não se sabe qual seria o mecanismo de ação.

Sinais clínicos: geralmente, os sintomas aparecem a partir do segundo dia de consumo da planta e são caracterizados por anorexia, emagrecimento progressivo, decúbitos constantes, fezes de consistência pastosa a semilíquida com muco e estrias de sangue. Alguns animais apresentam edemas subcutâneos, particularmente no abdômen. A avaliação do sangue revela aumento de ureia e aspartato transaminase. O exame de urina pode mostrar a presença de cilindros hialinos, albumina e glicose.

Necropsia e histopatologia: na necropsia, os achados mais frequentes são de edema no tecido subcutâneo, aumento de líquido nas cavidades torácica e abdominal, edema do mesentério, hemorragias petequiais na superfície dos rins. A histopatologia revela, como achado mais importante, a necrose de coagulação nos túbulos contornados proximais.

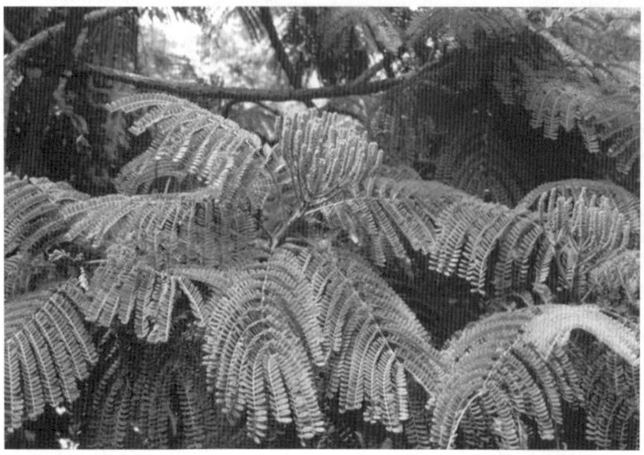

FIGURA 23.6. *Dimorphandra mollis*.

Tratamento e profilaxia: não há tratamento conhecido para essa intoxicação. A profilaxia se baseia em impedir o acesso de bovinos em pastos com grande quantidade de favas da *D. mollis*.

Ateleia glazioviana

Nomes vulgares: timbó, cinamomo-bravo e Maria-preta.

Características gerais: *A. glazioviana* é uma árvore encontrada principalmente na região Sudeste do Brasil. A intoxicação por essa planta foi descrita apenas em bovinos. O consumo da planta ocorre no final do outono, início do inverno, tendo boa palatabilidade.

Principio ativo tóxico e mecanismo de ação: não se conhece o(s) princípio(s) ativo(s) tóxico(s) da planta e, consequentemente, seu mecanismo de ação.

Sinais clínicos: nessa intoxicação, são caracterizados três quadros clínicos. No primeiro, o animal se apresenta caracteristicamente letárgico, sendo que em alguns se verifica edema, particularmente na barbela. Alguns dos animais que adoeceram podem se recuperar; no entanto, em outros há recorrência, observada entre dois e três meses após a recuperação, com acentuado edema de barbela. Geralmente, o êxito, nesse caso, é letal. No outro quadro de intoxicação, já há, logo de início, o aparecimento acentuado de barbela e cansaço (percebe-se claramente que esses animais doentes não conseguem acompanhar o resto do rebanho). No terceiro tipo de intoxicação pela *A. glazioviana*, verifica-se a morte súbita, sem qualquer sinal anterior de adoecimento do animal. É relatada também uma frequência bastante elevada de abortamentos de animais gestantes que consumiram essa planta.

Necropsia e histopatologia: as principais alterações observadas na necroscopia são no coração, no qual se observam áreas pálidas ao corte do miocárdio, particularmente próximo às coronárias. Naqueles bovinos que apresentam edema na barbela, pode-se também verificar edemas subcutâneos do hidrotórax, ascite, edema de mesentério e congestão hepática, que, ao corte, apresenta-se com aspecto de noz-moscada.

Na histopatologia, as alterações são principalmente observadas no miocárdio, caracterizadas por tumefação e necrose de fibras cardíacas, sendo também frequente o aparecimento de vacuolizações. Pode haver fibrose cardíaca, bem como infiltrado de macrófagos multifocal.

Tratamento e profilaxia: não há nenhum tratamento conhecido para essa intoxicação. A profilaxia se baseia em impedir o acesso de bovinos em pastos com *A. glazioviana*. A erradicação da planta na propriedade é bastante difícil, já que o corte das árvores favorece a brotação pelas suas raízes gemíferas, tornando as folhas de mais fácil acesso aos bovinos.

Tetrapterys sp.

Nomes vulgares: cipó-ruão, cipó-preto, cipó-ferro ou cipó-vermelho.

Características gerais: *Tetrapterys* sp. é um cipó típico principalmente da região Sudeste do Brasil. As principais espécies são *T. acutifolia* e *T. multiglandulosa*. Em condições naturais, a intoxicação por essa planta só foi descrita na espécie bovina. Os animais ingerem a planta normalmente na época de seca, quando há brotação.

Princípio ativo tóxico e mecanismo de ação: não se conhece o(s) princípio(s) ativo(s) tóxico(s) da planta e, consequentemente, seu mecanismo de ação.

Sinais clínicos: as alterações observadas nos animais ocorrem de uma a quatro semanas após o início da ingestão da *Tetrapterys* sp., sendo elas: dificuldade de locomoção, cansaço, fraqueza, anorexia, tremores musculares e dispneia branda. Pode-se evidenciar a presença de edema, principalmente na região da barbela. Na auscultação do coração, verificam-se arritmias. O índice de letalidade é elevado. Da mesma maneira que ocorre com a *A. glazioviana*, verificam-se com bastante frequência abortamentos nas diferentes fases da gestação.

Necropsia e histopatologia: as lesões mais significantes são observadas no coração, encontrando-se áreas claras, bastante nítidas, ocupando boa parte do miocárdio, que normalmente encontra-se em consistência rígida. O tecido hepático normalmente também está alterado, verificando-se ao corte o aspecto de noz-moscada. Podem-se também observar edemas e derrames nas cavidades pré-formadas.

Tratamento e profilaxia: não há tratamento conhecido para essa intoxicação. A profilaxia se baseia em impedir o acesso de bovinos em pastos com grande quantidade da planta.

PLANTAS QUE CAUSAM ALTERAÇÃO NO DESEMPENHO

As plantas desse grupo causam intoxicações que, caracteristicamente, promovem queda na eficiência produtiva dos animais. Em geral, as alterações se arrastam por meses, ou até mesmo por anos. Geralmente, não há alterações clínicas significantes e/ou patognomônicas, tornando o diagnóstico dessa intoxicação bastante difícil. Embora possam ocorrer mortes, inclusive aguda, por plantas pertencentes a esse grupo, isso é observado, em forma de surtos, de maneira muito esporádica.

Solanum malacoxylon

Nome vulgar: espichadeira.

Características gerais: *S. malacoxylon* é um arbusto, tendo grande ocorrência no pantanal mato-grossense e, também, no Rio Grande do Sul. A intoxicação ocorre com maior intensidade quando há a ingestão das folhas caducas, isto é, quando estas começam a cair no início do verão até o final do outono. O consumo da *S. malacoxylon* se faz quando as folhas desta se misturam às plantas nativas, provavelmente por não ser uma planta palatável. O princípio ativo tóxico da planta pode persistir por muitos meses, mesmo com o dessecamento da folha.

Princípio ativo tóxico e mecanismo de ação: o princípio ativo tóxico da *S. malacoxylon* é o 1,25 di-hidroxicolicalciferol ou $1,25(OH)_2D_3$ (vitamina D3), a qual se encontra conjugada a um glicosídio de composição ainda não determinada. Portanto, a calcinose ocorre por excesso de consumo de vitamina D3 pelo animal.

O mecanismo de ação da vitamina D3 se faz quando esse hormônio adentra as células do intestino, ligando-se a receptores específicos na cromatina nuclear, na qual estimula a expressão gênica, levando ao aumento da síntese de proteínas dependentes de vitamina D, tais como as *calcium bound protein* (CaBP ou calbidina), específicas de células intestinais. Assim, a capacidade de absorção de cálcio no intestino está diretamente relacionada à quantidade de calbidina presente.

Uma outra função do $1,25(OH)2D_3$ é a mobilização do cálcio ósseo, por meio da absorção óssea, ativando, assim, a proliferação osteoclástica. A vitamina D3 estimula também a absorção de fosfato. Portanto, essa intoxicação ocorrerá em decorrência da excessiva absorção de cálcio e também fósforo, acarretando na calcificação metastática, em decorrência da deposição de sais de cálcio em tecidos moles, tais como fibras musculares de artérias, miocárdio, tendões, musculatura lisa da parede estomacal e intestinal, rins e pulmões.

Sinais clínicos: as manifestações clínicas aparecem em decorrência da redução drástica no peso, cifose, distúrbios de locomoção e depravação de apetite. Como os animais não conseguem flexionar o carpo, associado ao emagrecimento, estes têm um aspecto de terem aumentado de tamanho, "espichados"; portanto, essa doença é também conhecida como "espichamento". Com a evolução da doença os animais não conseguem mais se levantar, permanecendo em decúbito constante. A auscultação do coração revela arritmias. A avaliação sanguínea revela níveis elevados de cálcio e fósforo.

Necropsia e histopatologia: a avaliação, tanto na necropsia quanto na histopatologia, revela calcificação da aorta e artérias maiores, do endocárdio, incluindo-se as válvulas, medular da renal e tendões. Nos pulmões a calcificação é associada ao enfisema. O tecido ósseo se apresenta compacto e pesado (osteopetrose).

Tratamento: não há tratamento para essa afecção. Profilaticamente recomenda-se a erradicação da planta nas pastagens.

Senna occidentalis

A Figura 23.7 ilustra a *S. occidentalis.*

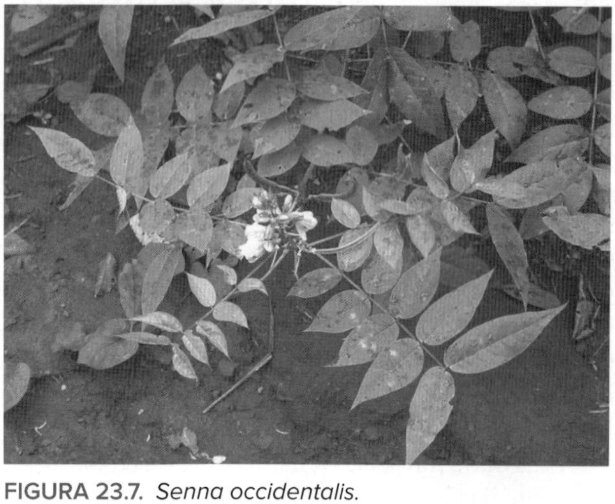

FIGURA 23.7. *Senna occidentalis.*

Nomes vulgares: fedegoso, mata-pasto, mamangá, sene, cigarreira, lava-pratos.

Características gerais: a *S. occidentalis* é um arbusto que pode ser encontrado em quase todo o Brasil, em pastagens e culturas de cereais, como o milho, o sorgo, o trigo e a soja. A intoxicação pode ocorrer por meio da ingestão da planta toda, como ocorre em bovinos. Porém, a forma mais comum de intoxicação se faz pela forma indireta, quando as sementes da *S. occidentalis* não são separadas dos grãos dos cereais. Portanto, essa afecção ocorre também em criações animais confinadas, como na avicultura. Embora a semente da *S. occidentalis* seja a principal causadora de intoxicações mais severas, outras partes dessa planta, como as folhas, caules e vagens são consideradas tóxicas.

Princípio ativo tóxico e mecanismo de ação: o princípio ativo tóxico é a diantrona, uma antraquinona. Propõe-se que essa substância promova alterações mitocondriais, produzindo edema e alterações na estrutura interna dessa organela.

Sinais clínicos: os principais sintomas dessa intoxicação se traduzem por abatimento, tremores musculares, diarreia, principalmente em ruminantes, mioglobinúria e incoordenação motora. Na intoxicação com doses baixas da *S. occidentalis*, as únicas alterações que podem ser verificadas seriam a diminuição no ganho de peso e a queda na produção. Foram encontradas alterações bem consistentes no sistema imune de aves e ratos intoxicados experimentalmente com as sementes da planta, em doses bem inferiores àquelas que causaram alterações físicas. Foram também verificados efeitos teratogênicos, na prole de ratas e cabras tratadas experimentalmente, com as sementes de *S. occidentalis* durante a gestação.

Achados de necropsia e histopatologia: os principais achados de necropsia, nas diferentes espécies animais, são as degenerações do músculo esquelético e cardíaco. Além disso, pode-se também verificar alterações no fígado, músculo e sistema nervoso central.

A histopatologia revela, ao nível da musculatura esquelética, atrofia e edema intersticial. No miocárdio verifica-se degeneração vacuolar, com desorganização da estrutura muscular. O tecido hepático mostra degeneração vacuolar de hepatócitos próximos à veia hepática terminal. No rim, observa-se vacuolização do epitélio dos túbulos contorcidos; enquanto que no sistema nervoso central, pode haver o aparecimento de vacuolizações axonais.

Tratamento e profilaxia: não há tratamento para essa intoxicação. Profilaticamente, é fundamental que se erradique essa planta antes de proceder à colheita dos cereais.

Brachiaria decumbens

Nome vulgar: braquiaria.

Características gerais: a *B. decumbens* foi introduzida pela primeira vez no Brasil em 1952 pelo instituto de Pesquisas Experimentais Agropecuárias do Norte e seu plantio era feito por estolhos. Essa limitação de plantio foi contornada a partir de 1972 pela importação, da Austrália, de sementes de alto poder germinativo. A *B. decumbens* é uma espécie que se adaptou bem, em virtude da tolerância a solos de baixa fertilidade e ácidos, facilidade em estabelecer-se, crescimento rápido e alta produtividade. A aceitação por parte dos pecuaristas foi tal, que não só nas regiões dos cerrados, mas também em outras regiões do Brasil Central, encontram-se mais de 30 milhões de hectares plantados unicamente com essa gramínea. De modo geral, pode atribuir-se o crescente papel que o gênero vem assumindo, nas regiões pecuárias, às seguintes características: são gramíneas de alta produção de matéria seca; adaptaram-se bem a diferentes tipos de solos; não apresentam problemas limitantes de doenças e seu crescimento é bem distribuído durante a maior parte do ano.

Apesar das grandes vantagens de se utilizar a *B. decumbens* como forrageira, a ocorrência da fotossensibilização hepatógena (ou secundária, já que a fotossensibilização ocorre por, primariamente, lesão hepática) tem sido verificada, em rebanhos de animais que consomem essa planta, em diversas partes do mundo. Essa doença ocorre, naturalmente, em ruminantes domésticos (ovinos, caprinos, bovinos e bubalinos) e em equídeos.

Com relação ao princípio ativo tóxico, há ainda controvérsia. Assim, é proposto que a toxicidade promovida pela *B. decumbens* seria decorrente da presença de um fungo, o *Phytomyces chartarum*, encontrado nessa gramínea. Dessa maneira, o *P. chartarum* seria o produtor de uma toxina, denominada esporodesmina (e por isso a doença é também conhecida como esporodesminatoxicose), que causa distúrbios no metabolismo hepático e dermatite. Por outro lado, há ainda uma outra corrente de pesquisadores que atribuem às saponinas esteroides (saponinas esteroidais litogênicas), produzidas pela *B. decumebens*. Nesse sentido, alguns pesquisadores sugerem que o metabolismo ruminal promoveria a produção de sapogeninas, a partir das saponinas, e essas promoveriam, então, a hepatotoxicidade.

Princípio ativo tóxico e mecanismo de ação: como dito anteriormente, a teoria ainda mais aceita atualmente defende que o princípio ativo tóxico principal é a esporodesmina, produzida pelo fungo *P. chartarum*, que produziria a denominada fotossensibilização hepatógena. É também proposto que ambas as toxinas (esporodesmina e as saponinas esteroidas litogênicas) poderiam atuar sinergicamente, causando, assim, a toxicidade. Deve-se salientar que a esporodesmina pode passar pelo leite, promovendo a fotossensibilização também no animal lactante.

A fotossensibilização hepatógena ocorre quando a disfunção hepática ou a obstrução biliar prejudicam a excreção normal da filoeritrina pela bile. A filoeritrina é um agente fotodinâmico derivado da clorofila existente nos vegetais ingeridos e biodegradada pela ação da flora do trato gastrointestinal dos herbívoros. É normalmente excretada com a bile, de modo análogo à bilirrubina. No entanto, quando há a disfunção hepatocelular ou a obstrução biliar, impede-se que haja a excreção normal da filoeritrina, promovendo o acúmulo de elevados níveis dessa substância no sangue e nos tecidos.

As moléculas da filoeritrina absorvem energia luminosa, em um comprimento específico de onda, passando para um estado de alta energia. As moléculas excitadas, geralmente na presença de oxigênio, passam por uma série de reações na derme. Assim, a ação fotossensibilizante da filoeritrina deve-se a reações fotoquímicas, com formação de radicais livres, promovendo a peroxidação de lipídios e o desarranjo das estruturas celulares, resultando em liberação de enzimas hidrolíticas e mediadoras do processo inflamatório, acarretando, então, em dermatite necrótico-purulenta. Dessa maneira, para que haja o desencadeamento dessa patologia, são necessários dois fatores: a radiação solar direta e a pele despigmentada e/ou pouco espessa.

Sinais clínicos: a esporodesminotoxicose pode manifestar-se clinicamente de quatro formas:

- Subclínica: não existem sintomas clínicos, somente perda de peso (de 1 a 2 kg/dia), em bovinos. Em vacas, verifica-se também acentuada queda na produção leiteira. A bioquímica sanguínea revela níveis séricos altos de GGT e AST. Esse quadro representa grande perda no desempenho da pecuária nacional.
- Crônica moderada: os sintomas instalam-se de forma gradativa, com lesões cutâneas pouco intensas

e sem manifestação clínica de icterícia. Há evolução espontânea para cura de 8 a 30 dias. Os níveis séricos de AST e GGT são elevados. A perda de peso é acentuada.

- Crônica grave: também tem início e evolução de forma gradativa; no entanto, verifica-se o aparecimento de icterícia, aproximadamente 3 semanas após o início da dermatite, que persiste por longo período (ao redor de três meses). As alterações cutâneas são observadas na região das orelhas, focinho e a pele da região caudal do úbere nas vacas e a pele dos testículos em machos. Portanto, as áreas da derme mais sujeitas às lesões são aquelas com menor espessura e pouca cobertura de pelos, com pouca ou totalmente desprovidas de pigmentação. Os níveis séricos de AST e GGT estão elevados. A perda de peso é bastante significante, calculando-se que no transcorrer dessa afecção o animal perca, aproximadamente, 30% do peso.
- Aguda: é de mais difícil ocorrência e caracteriza-se por lesões cutâneas superficiais e ausência de icterícia, possivelmente pelo óbito ocorrer antes da instalação da estase biliar. A morte é fulminante, dois a cinco dias após o início dos sintomas, lembrando um quadro de choque. Dois fatores devem ser considerados nesses casos: a predisposição individual e a variação de toxicidade entre as diferentes cepas do fungo.

Achados de necropsia e histopatologia: o aumento de volume do fígado e do rim são os principais achados macroscópicos. O fígado apresenta padrão lobular e consistência friável. No exame microscópico do fígado é observada necrose de hepatócitos e do epitélio biliar; obstrução de pequenos ductos; presença de cristais ou fendas aciculares dentro, ou em torno dos ductos biliares. Os mesmos cristais são vistos dentro dos hepatócitos sinusoides e macrófagos e/ou células de Kupfer. Observam-se, também, fibroplasia e hiperplasia dos ductos biliares. No rim foi observada presença de cristais nos túbulos renais, atrofia tubular, mineralização da medula e glomerulonefrite proliferativa; necrose e dilatação dos túbulos renais com presença de material proteináceo no seu interior.

Tratamento e controle: como os animais apresentam sintomatologia clínica, aproximadamente duas semanas após o início da ingestão, as lesões ao nível hepático já estão bem determinadas, assim, não há tratamento eficaz para essa intoxicação.

No entanto, pode-se controlar essa intoxicação por meio do diagnóstico precoce e da retirada do animal das pastagens "perigosas". Diz-se que a pastagem está perigosa quando há alta umidade relativa do ar e temperatura. Pode-se avaliar o potencial perigo desse pasto ao realizar-se a contagem do número de esporos na câmara hematimétrica. Nesse método, coleta-se uma certa quantidade de folhas da forrageira e coloca-se em um recipiente contendo dez vezes mais água (por exemplo, se forem coletados 10 gramas das folhas, acrescenta-se 100 mL de água). Homogeniza-se bem e coleta-se 2 mL dessa mistura, colocando-se em uma câmara hematimétrica. Cada esporo representa 5.000 esporos por grama da forrageira; se houver 40 esporos (descontar os esporos velhos) na contagem final em um dos lados dessa câmara, devem-se retirar os animais do pasto, ou, alternativamente, proceder ao corte da *B.decumbens*. Evita-se, assim, que as folhas grandes cresçam e se enrolem, propiciando condições ideais de temperatura e umidade para a proliferação do fungo.

Lantana camara

A Figura 23.8 ilustra *a L. camara.*

Nomes vulgares: chumbinho, amendoim-de-grilo.

Características gerais: existem muitas variedades de *L. camara*, que variam na cor das flores, no habitat e em algumas características morfológicas. São plantas cosmopolitas, sendo que no Brasil podem ser encontradas em todas as regiões. A intoxicação ocorre pela ingestão contínua e prolongada da planta. O dessecamento não acarreta perda da toxidez da *L. camara*.

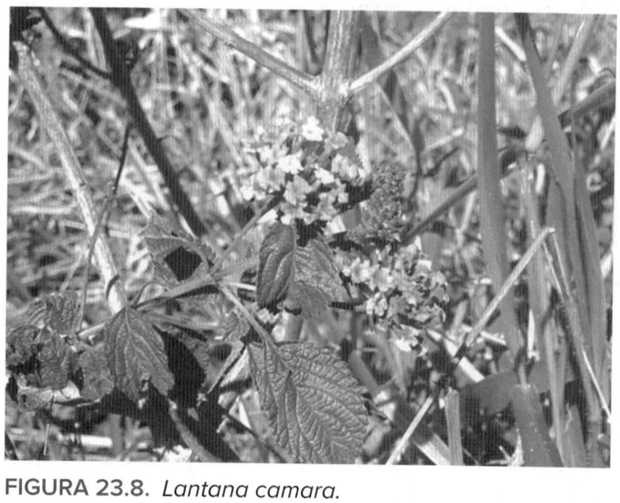

FIGURA 23.8. *Lantana camara.*

Princípio ativo tóxico e mecanismo de ação: os princípios ativos tóxicos da *L. camara* são triterpenos, os lantadenos A e B, sendo o lantadeno A aproximadamente três vezes mais tóxico que o lantadeno B. Esses triterpenos promovem lesão, primariamente, ao nível do fígado, levando à colestase intra-hepática, resultante da inibição da saída da secreção biliar para dentro dos canalículos. Essa alteração acarreta saída da filoeritrina para a corrente circulatória, produzindo aquelas reações químicas já descritas na intoxicação pela B. decumbens, culminando, assim, em dermatite necrótico purulenta.

Sinais clínicos: as principais alterações observadas são de fotossensibilização, icterícia, desidratação, estase ruminal e insuficiência renal na fase terminal, em casos graves dessa intoxicação.

Necropsia e histopatologia: as principais alterações observadas à necropsia são as lesões cutâneas e a icterícia generalizada. Na histopatologia verifica-se, ao nível do fígado, proliferação das células epiteliais dos ductos biliares, em alguns locais verifica-se focos de necrose de hepatócitos. Nos rins, podem-se observar alterações degenerativas e necrose dos túbulos contornados proximais.

Tratamento e profilaxia: não existe tratamento eficaz para essa intoxicação. Quanto à profilaxia, deve-se impedir que os animais sejam soltos em locais onde há grande quantidade da *L. camara*, sobretudo quando há escassez de pastagem.

Ipomoea carnea

A Figura 23.9 ilustra a *I. carnea*.

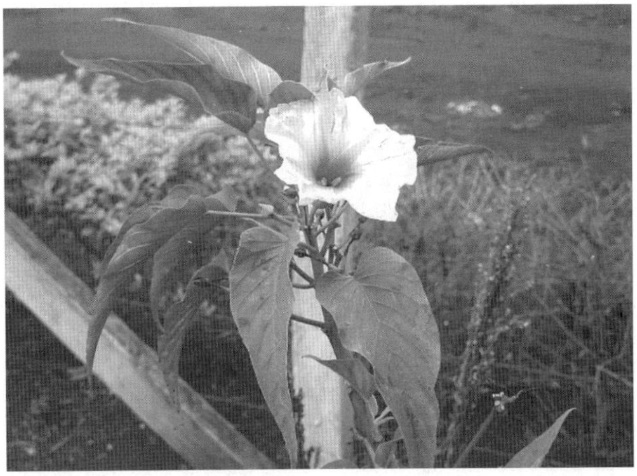

FIGURA 23.9. *Ipomoea carnea*.

Nomes vulgares: canudo, manjorana, algodão-bravo, capa-bode.

Características gerais: a *I. carnea*, anteriormente conhecida como *I. fistulosa*, é uma planta arbustiva, com ampla distribuição geográfica. É encontrada, principalmente, na região Nordeste do país, onde é uma das poucas plantas que se conserva verde durante o período da seca; portanto, a intoxicação produzida por essa planta normalmente ocorre em períodos em que há escassez de forrageira. Seu *habitat* é nas margens dos rios e lagoas ou em regiões inundáveis que ficam cobertas de água durante parte do ano. Em condições naturais, foram descritas intoxicações em bovinos, ovinos e, principalmente, caprinos.

Princípio ativo tóxico e mecanismo de ação: foram detectados os princípios ativos tóxicos suainsonina, um alcaloide indolizidínico e os alcaloides nortropânicos: as calisteginas B1, B2, B3 e C1. A swainsonina é o principal princípio ativo tóxico da *I. carnea*, cujo mecanismo de ação está na inibição da enzima alfamanosidase lisossomal, que resulta no acúmulo de oligossacarídeos não metabolizados no interior de lisossomos. Esse processo permite que haja a formação de vacúolos nas células, promovendo a perda de função celular e, no último estágio, morte celular. Além dessa alteração, a swainsonina também inibe a monosidase II, a qual está envolvida com o processo de formação de glicoproteínas, sendo que essa alteração faz com que haja disfunção na adesão celular de moléculas, hormônios circulantes e vários receptores de membrana. Com relação a calisteginas, poucas são as informações disponíveis sobre a atividade biológica desses alcaloides nortropânicos, sabendo-se apenas que são potentes inibidores da betaglicosidase afetando a alfaglicosidase, como a alfa e betagalactosidase. Portanto, acredita-se que a presença desses alcaloides poderá produzir uma exacerbação da inibição produzida pela swainsonina.

Sinais clínicos: a evolução dessa intoxicação é crônica e resulta em emagrecimento progressivo, tremores dos membros pélvicos, incoordenação motora e ataxia. A retirada da planta permite com que haja a remissão dos sintomas. Estudos em roedores e ruminantes mostram que a *I. carnea*, quando ingerida pela fêmea gestante, produz efeitos teratogênicos.

Necropsia e histoapatologia: não são observadas alterações macroscópicas. Porém, na microscopia, verifica-se a característica vacuolização, particularmente em neurônios do sistema nervoso central e também em células do fígado, do pâncreas, da tireoide e dos rins.

Tratamento e profilaxia: não há tratamento para essa intoxicação. No entanto, com o diagnóstico e a retirada da planta, há recuperação dos animais em alguns dias. Como essa intoxicação ocorre quando há escassez de pastagem, é importante, durante esse período, proceder à retirada da *I. carnea* do pasto.

Solanum fastigiatum

A Figura 23.10 ilustra a *S. fastigiatum*.

Nome vulgar: jurubeba.

Características gerais: a *S. fastigiatum* é encontrada principalmente nas regiões Sul e Sudeste do Brasil. Essa intoxicação foi descrita apenas em bovinos.

Parece que não há condições especiais para que essa planta seja ingerida, ou seja, não é necessário o fator fome para que os animais a ingiram. No entanto, para que haja o desencadeamento da doença, é necessário que os animais ingiram quantidades relativamente elevadas da *S. fastigiatum*; portanto, essa intoxicação também ocorre no período de seca, quando há carência alimentar.

Princípio ativo tóxico e mecanismo de ação: até o momento, não se identificou o princípio ativo tóxico da *S. fastigiatum*. Tem sido especulado que essa substância seria um inibidor enzimático, provavelmente atuando no metabolismo de um glicolipídio, assim promoveria, como a swainsonina presente na *I. carnea*, a vacuolização de células do sistema nervoso central.

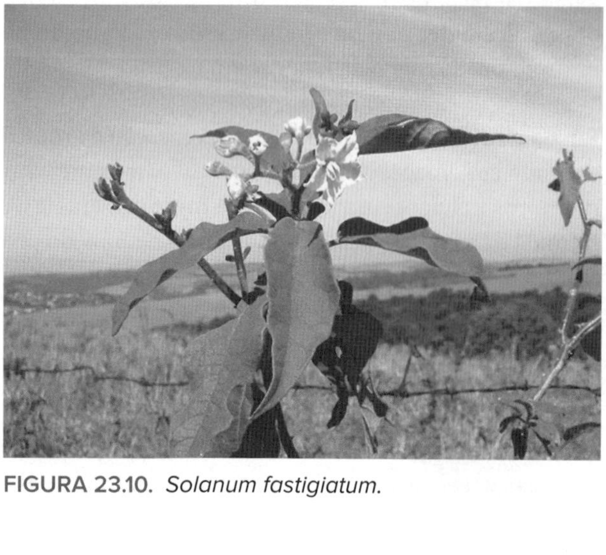

FIGURA 23.10. *Solanum fastigiatum*.

Sinais e sintomas: a evolução dessa intoxicação se estende por vários meses e se caracteriza por crises epileptiformes, que ocorrem principalmente quando os animais são estimulados. Essa alteração é caracterizada por nistagmo, rigidez dos músculos e pescoço e dos membros anteriores, extensão da cabeça, perda do equilíbrio e queda. Quando em marcha, os animais mostram hipermetria, e os mais severamente acometidos pela intoxicação perdem bastante peso e em estágios finais ficam em decúbito permanente. Ao contrário do que acontece na intoxicação pela *I. carnea*, a retirada da *S. fastigiatum* não promove a recuperação dos animais.

Necropsia e histopatologia: na necropsia não são evidenciadas lesões; por outro lado, na histopatologia são observados, ao nível do cerebelo, vacuolização, degeneração e desaparecimento das células de Purkinjie, e a presença bastante significante de esferoides axonais na camada granular da substância branca.

Tratamento e profilaxia: não há tratamento para essa intoxicação. A profilaxia consiste em impedir o acesso de bovinos em pastagens com alta concentração de *S. fastigiatum*, principalmente se houver menor disponibilidade de forrageira.

Ipomoea asarifolia

Nomes vulgares: salsa, batatarana.

Características gerais: a *I. asarifolia* é uma planta herbácea, e pode ser encontrada em várias partes do Brasil, principalmente na região Nordeste. A intoxicação natural pela planta já foi descrita em caprinos, ovinos e bovinos. Durante o período em que há abundante quantidade de forrageira, os animais não a ingerem, pois parece que a planta é pouco palatável; no entanto, da mesma maneira que ocorre com a *I. carnea*, na escassez de pastagem, há o consumo dessa planta e os casos de intoxicação aparecem. Em bovinos, a ingestão da *I. carnea* durante apenas um único dia já é suficiente para promover o aparecimento dos sintomas de intoxicação.

Princípio ativo tóxico e mecanismo de ação: até o momento, não foi (foram) identificado(s) o(s) princípio(s) ativo(s) tóxico(s) dessa planta, portanto, não se sabe como essa(s) substância(s) atuaria(m). Tem sido proposto que o princípio ativo tóxico seria uma lectina.

Sinais clínicos: os sinais da intoxicação são sempre de ordem nervosa e se traduzem, de maneira geral, por sonolência, tremores musculares, principalmente da cabeça e do pescoço, incoordenação, hipermetria. Normalmente, não é necessária a estimulação do animal para que apresente esses sintomas, embora, caso seja movimentado, há o agravamento da sintomatologia. Em caprinos, a retirada da planta não promove a remissão dos sintomas.

Necropsia e histopatologia: tanto na necropsia quanto na histopatologia, não são observadas alterações significantes.

Tratamento e profilaxia: não há tratamento para essa intoxicação. A profilaxia consiste em impedir o acesso de bovinos em pastagens com alta concentração de *I. asarifolia*, principalmente se houver menor disponibilidade de forrageira.

Leucaena leucocephala

A Figura 23.11 ilustra a *L. leucocephala*.

Nomes vulgares: leucena.

Características gerais: a *L. leucocephala* é um arbusto oriundo da América Central e hoje é amplamente difundido nas regiões tropicais e subtropicais. Essa planta é bastante palatável, com algumas características desejáveis na alimentação animal, como boa digestibilidade e altamente nutritiva. No entanto, em razão dos relatos de efeitos tóxicos, tanto em ruminantes como em monogástricos, sobretudo quando ministrada em elevadas quantidades, tem-se limitado seu uso na criação animal. Portanto, se houver o consumo excessivo da *L. leucocephala*, as alterações aparecerão em 100% do rebanho, entre um a dois meses de consumo.

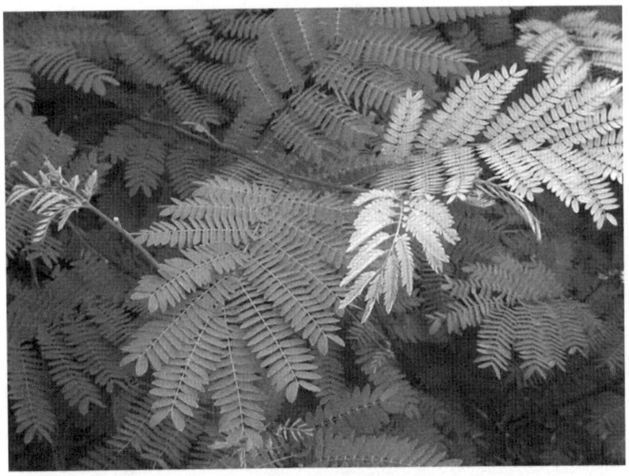

FIGURA 23.11. *Leucaena leucocephala*.

Princípio ativo tóxico e mecanismo de ação: um aminoácido não proteico, a mimosina, é o princípio ativo tóxico da *L. leucocephala*. A mimosina ocorre em maior concentração na ponta dos brotos, quando há crescimento ativo da planta, bem como nas favas novas e sementes.

A mimosina promove um efeito depilatório, atuando na fase de crescimento do pelo (fase anagênea). Esse efeito é principalmente observado em monogástricos.

A *L. leucocephala* produz também queda no desempenho e retardo no crescimento, sendo que se propõe que esse efeito se deva ao antagonismo da mimosina com a tirosina, inibindo a síntese proteica ao nível hepático.

Em ruminantes, a mimosina, ao nível do rúmen, é transformada em um metabólito denominado de 3,4 di-hidroxipiridina (3,4 DHP). Embora em condições naturais o bócio tenha sido descrito em ruminantes, estudos recentes em ratos mostram que a mimosina também produz bócio nesses animais. Portanto pode-se sugerir que, da mesma maneira que a flora ruminal transforma o princípio ativo em 3,4 DHP, a flora do intestino de monogástricos realiza o mesmo papel.

O 3,4 DHP interfere na ligação do iodo com os hormônios tireoideanos, promovendo o bócio. Vale ressaltar que o efeito bociogênico não está relacionado à absorção do iodo, portanto não adianta suplementar com esse elemento. Essa alteração tem uma característica interessante, existem países como a Austrália em que ocorrem cotidianamente casos de intoxicação com a *L. leucocephala*; por outro lado, outros locais, como a Indonésia, não há relatos de intoxicação por essa planta, embora seja abundantemente encontrada nas pastagens. Esse fato propiciou uma pesquisa em que se verificou que naqueles locais em que os poligástricos possuem uma bactéria, denominada de *Synergistes jonesii*, a intoxicação não ocorre, justamente porque esse microrganismo consegue degradar o 3,4 DHP.

A ingestão de elevados níveis de *L. leucocephala* na dieta tem sido também associada a reabsorção fetal, teratogênese e abortos, no entanto, não se sabe quais seriam os mecanismos envolvidos nesses efeitos.

Sinais clínicos: os principais sinais dessa intoxicação são alopecia, anorexia e salivação. Em ruminantes, pode-se observar tireoide aumentada e o exame de sangue revela níveis baixos de tiroxina. Recém-nascidos e animais lactantes podem também apresentar os efeitos bociogênicos.

Necropsia e histopatologia: as únicas observações, tanto na necropsia quanto na patologia, são as alterações verificadas ao nível da tireoide.

Tratamento e profilaxia: não há tratamento; com relação à profilaxia, recomenda-se não fornecer exclusivamente a leucena. Na Austrália (país onde há alta incidência de intoxicação por *L. leucocephala*), dietas com menos de 30% de leucena são tidas como seguras para ruminantes. No entanto, a administração de até 40% dessa planta por, no máiximo, quatro meses, permite uma engorda rápida, sem aparecimento dos sinais de intoxicação.

Prosops julifora

Nomes vulgares: algaroba, algarobeira.

Características gerais: a *P. julifora* é uma árvore cujas favas são uma importante fonte de alimentação para os animais de criação no nordeste brasileiro, particularmente na região semi-árida, a qual foi introduzida a partir de sementes oriundas do Peru. Por outro lado, a partir da década de 1990, foram relatados surtos em diferentes estados do Nordeste. A planta é bastante palatável e, caracteristicamente, a intoxicação se desenvolve somente quando há o oferecimento exclusivo das favas de *P. julifora*. Portanto, essa doença não ocorrerá quando outros alimentos são oferecidos juntos com a planta. Essa intoxicação já foi descrita em bovinos e caprinos, mas parece que os bovinos apresentam maior sensibilidade à intoxicação.

Princípio ativo tóxico e mecanismo de ação: até o momento não se sabe qual(is) é(são) e como atuaria(m) o(s) princípio(s) ativo(s) tóxico(s) presente(s) na planta. Foram identificados alguns alcaloides piperidínicos nas favas da *P. juliflora*, no entanto, ainda não se poderia afirmar se esses alcaloides teriam algum papel nessa intoxicação. Especula-se, ainda, que a ingestão prolongada da algorobeira resultaria em uma dieta totalmente desbalanceada, assim, promovendo os sintomas. Portanto, propõe-se que não haveria princípios ativos tóxicos associados com essa afecção.

Sinais e sintomas: a doença é conhecida como cara torta e se manifesta somente depois de um longo período de ingestão de *P. juliflora*, em alta concentração ou caso os animais sejam alimentados exclusivamente com essas favas. Os animais apresentam inclinação lateral da cabeça com tremores musculares, movimentação involuntária de abrir e fechar a boca com relaxamento da mandíbula, atonia ruminal e disfagia. Pode-se verificar, em alguns animais, sialorreia constante. Há dificuldade de os animais ingerirem os alimentos e, por isso, haverá emagrecimento progressivo, sendo que podem perder até 50% de seu peso.

Necropsia e histopatologia: tanto na necropsia quanto na histopatologia, verifica-se emaciação e atrofia muscular severa dos músculos temporais e masseter. A histopatologia indica, ainda, espongiose e gliose do sistema nervoso central. Em caprinos, pode-se verificar também lesões no núcleo trigêmeo.

Tratamento e profilaxia: não há tratamento para essa intoxicação. A profilaxia consiste em realizar o diagnóstico o mais precoce possível, alterando rapidamente a alimentação, procurando diminuir o quanto possível a quantidade de *P. julifora* na dieta.

PLANTAS QUE PRODUZEM ALTERAÇÕES REPRODUTIVAS

A importância do impacto das fitotoxinas na reprodução vem sendo estudada em diversos países, principalmente nos Estados Unidos e Austrália, onde já foram identificadas dezenas de plantas que produzem efeitos como queda da eficiência reprodutiva, tanto em machos quanto em fêmeas, além de abortamentos e efeitos teratogênicos. No entanto, no Brasil, o estudo de plantas que promovam efeitos tóxicos na esfera reprodutiva é bastante incipiente. A seguir, é mencionado apenas um pequeno grupo dessas plantas, que são divididas conforme seu efeito tóxico: as de ação estrogênicas e aquelas com ação abortiva.

Plantas com ação estrogênica

A principal representante desse grupo de plantas é a *Trifolium subterraneum*, cujo nome vulgar é trevo subterrâneo. Essa planta tem grande importância porque tem ampla distribuição no país, além de alto potencial estrogênico, podendo conter acima de 5% de isoflavonas, que é o principal fitoestrógeno encontrado nesse gênero. A ingestão de *T. pratense* (trevo vermelho) também vem sendo associada à produção de distúrbios reprodutivos.

As alterações estrogênicas ocorrem, em geral, quando a alimentação consiste, basicamente, por um tempo relativamente prolongado de *T. subterraneum*. Vale ressaltar que o efeito estrogênico é bastante pronunciado quando a planta se apresenta verde, no entanto, o dessecamento e a fenação promovem a inativação do fitoestrógeno.

Alguns fatores devem ser considerados, com relação ao maior efeito fitoestrógeno do *T. subterraneum*. Sabe-se, por exemplo, que quando esse vegetal é infectado por alguns tipos de fungo (como a *Pseudopeziza trifolii*) há um aumento bastante significante na concentração das isoflavonas. Sabe-se também que solos deficientes em fósforo promovem o aumento de fitoestrógeno na planta.

Os fitoestrógenos possuem certas similaridades estruturais com o 17-betaestradiol, e provavelmente por isso permite interagir com os receptores nucleares para compostos estrogênicos, em órgãos-alvo e, assim, desencadeando mecanismos dependentes de estrógeno. Portanto, as consequências dessa ingestão continuada de plantas com ação estrogênicas, em fêmeas, são a redução da taxa de ovulação, provavelmente pela liberação diminuída de LH, bem como a redução das taxas de concepção pela contínua contratilidade uterina, pela presença desses fitoestrógenos. Além disso, pode também haver prolapso e morfologia anormal da vagina, ciclos estrogênicos irregulares ou anestro total, ninfomania, descarga de muco cervical e espessamento do tecido uterino. Nos machos castrados pode-se verificar ginecomastia.

A reversão dos sintomas pode ser obtida em um tempo relativamente rápido. Portanto, é fundamental que se faça o mais rapidamente possível o diagnóstico e a retirada dos animais do pasto com grande quantidade dessa planta. Como profilaxia, deve-se evitar a administração de plantas com alto teor estrogênico como alimentação predominante ou única.

Plantas abortivas

No Brasil, as principais representantes desse grupo são *Ateleia glazioviana*, *Tetrapterys* sp. e *Stryphnodendron obovatum*. As duas primeiras plantas já foram mencionadas neste mesmo capítulo, pois além de alterações reprodutivas, tanto *A. glazioviana* quanto *Tetrapterys* sp., causam alterações cardíacas.

Embora as alterações abortivas tenham sido verificadas, tanto ao nível de campo quanto experimentalmente, até o momento não é possível propor o mecanismo de ação abortivo dessas três plantas.

BIBLIOGRAFIA

1. BARBOSA-FERREIRA, M.; DAGLI, M.L.Z.; MAIORKA, P.C.; et al. Sub-acute intoxication by Senna occidentalis seeds in rats. *Food Chem Toxicol*, v. 43, n. 4, p. 497-503, 2005.
2. BARROS, C.S.L.; PILATI, C.; ANDUJAR, M.B.; et al. Intoxicação por Cassia occidentalis (Leg Caesalpinoideae) em bovinos. *Pesquisa Veterinária Brasileira*, v. 10, p. 47-58, 1991.
3. BICUDO, P.L. *Curso de toxicologia animal. Módulo I: Principais plantas tóxicas de interesse veterinário*. 1987. Curso de Especialização por tutoria à distância (Ciências Agrárias nos Trópicos Brasileiros). MEC-Abeas, Universidade Federal de Viçosa, Viçosa.
4. CALDAS, S. A.; PEIXOTO, T.C.[I]; NOGUEIRA, V.A.; FRANÇA, T.N.[I]; TOKARNIA, C.H; PEIXOTO, P.V. Aborto em bovinos devido à intoxicação por Tetrapterys acutifolia (Malpighiaceae). Pesquisa. Veterinária. *Brasileira*, v.31, n.9, 2011.
5. CHEEKE, P.R. *Natural toxicants in feeds forages and poisonous plants*. Illinois: Interestate Publishers, 1998. 479p.
6. ______. Toxicity and metabolism of pyrrolizidine alkaloids. *Journal of Animal Science*, v. 66, p. 2343-2350, 1988.
7. COLEGATE, S.M.; DORLING, P.R. *Plant-associated toxins: agricultural, photochemical and ecological aspects*. Oxon: CAB International, 1994. 581p.
8. DE BALOGH, K.I.M.; DIMANDE, A.P.; VAN DER LUGT, J.J.; et al. A lysosomal storage disease induced by *Ipomoea carnea* in goats in Mozambique. *Journal of Veterinary Diagnostic Investigation*, v. 11, p. 266-73, 1999.
9. FAGLIARI, J.J.; PASSIPIERI, M.; OLIVEIRA, J.A. Sintomas de fotossensibilização em bezerros alimentados com leite materno. *Arquivos Brasileiros de Medicina Veterinária e Zootecnia*, v. 35, p. 479-84, 1983.
10. FRANZOLIN NETO, R.; VELLOSO, L. Aspectos tóxicos da *Leucaena leucocephala* (Lam.) de Wit. *Comunicações Científicas da Faculdade de Medicina Veterinária e Zootecnia da Universidade de São Paulo*, v. 11, p. 37-47, 1987.
11. GAVA, A.; BARROS, C.S.L.; PILATI, C.; et al. Intoxicação por Ateleia glazioviana, (Leg. Papilionoideae) em bovinos. *Pesquisa Veterinária Brasileira*, v. 21, p. 49-59, 2001.
12. GÓRNIAK, S.L.; DAGLI, M.L.Z.; MAIORCA, P.C.; et al. Evaluation in rabbits of the fetal effects of maternal ingestion of *Solanum malacoxylon*. *Veterinary Research Communications*, v. 23, p. 307-16, 1999.
13. GOTARDO, A.T; PFISTER, J.A; FERREIRA M.B.; GÓRNIAK, S.L. Effects of prepartum ingestion of *Ipomoea carnea* on postpartum maternal and neonate behavior in goats. Birth Defects Research Part B: Developmental and Reproductive Toxicology, v.92, p. 131-138, 2011.
14. GOTARDO, A.T; SHUMAHER, B.H.; PFISTER, J.A; TRALDI, A.S.; MAIORKA, P.C.; SPINOSA, H.S. GÓRNIAK, S.L. The Use of Ultrasonography to Study Teratogenicity in Ruminants: Evaluation of *Ipomoea carnea* in Goats. Birth Defects Research Part B: Developmental and Reproductive Toxicology, v. 95, p.289-295, 2012.
15. GÓRNIAK, S.L.; PALERMO-NETO, J.; SPINOSA, H. Effects of acetamide on experimentally induced Palicourea Marcgravii (St Hill) poisoning in rats. *Veterinary and Human Toxicololgy*, v. 36, p.101-2, 1994.
16. HAFEZ, E.S.E.; HAFEZ, B. Fatores farmacotoxicológicos e reprodução In: ______. *Reprodução animal*, 7.ed. Barueri: Manole, 2004, p. 333-41.
17. HARAGUCHI, M.; GÓRNIAK, S.L.; CALORE, E.E.; et al. Muscle degeneration in chickens caused by Senna occidentalis seeds. *Avian Pathology*, v. 27, p. 346-51, 1998.
18. HIRONO, I.; AIXO, S.; YAMAJI, T.; et al. Carcinogenicity in rats of ptaquiloside isolated from bracken. *Gann*, v. 75, p. 833-6, 1984.
19. HOEHNE, F.C. *Plantas e substâncias vegetais tóxicas e medicinais*. São Paulo: O Estado de São Paulo, 1939.
20. JAMES, L.F.; PANTER, K.E. NIELSEN, D.B.; et al. The effect of natural toxins on reproduction in livestock. *Journal of animal Science*, v. 70, p. 1573-9, 1992.

21. JONES, R.J. Leucaena toxicity and the ruminal degradation of mimosine. In: SEAWRIGHT A.A.; HEGARTY, M.P.; JAMES L.F.; et al. (Ed.). *Plant toxicology*, Brisbane, p. 111-9, 1985.
22. KEELER, R.F.; VAN KAMPEN, K.R.; JAMES, L.F. *Effects of poisonous plants on livestock*. Nova York: Academic Press, 1978, p. 600.
23. LATORRE, A.O; FURLAN, M.S; SAKAI, M.S; FUKUMASU, H; HUEZA, I.M.; HARAGUCHI, M.; GÓRNIAK, S.L. Immunomodulatory effects of Pteridium aquilinum on natural killer cell activity and select aspects of the cellular immune response of mice. *Journal of immunotoxicology*, v. 6, p. 104-114, 2009.
24. LATORRE, A. O; CANICEIRO, B.D.; FUKUMASU,H.; GARDNER, D.R.; LOPES, F.M.; WYSOCHI, H.L.; DA SILVA, T.; HARAGUCHI, M.; BRESSAN, F.; GÓRNIAK, S.L. Ptaquiloside reduces NK cell activities by enhancing metallothionein expression, which is prevented by selenium. *Toxicology*, v.304, p.100-108, 2013.
25. LIPPI, L. L.; CUNHA, L. C.; HUEZA, I.M. ; Górniak, S. L. . Evaluation of effects of perinatal exposure to Ipomoea carnea in Wistar rats. Birth Defects Research Part A: Clinical and Molecular Teratology, v. 91, p. 363, 2011.
26. MATTOCKS, A.R. Toxicology of pyrrolizidine alkaloids in animal. In: ______. *Chemistry and toxicology of pyrrolizidine alkaloids*. Nova York: Academic Press, 1986, p. 191-219.
27. NASCIMENTO, N.C.F.; AIRES, L.D.A.; PFISTER, J.A.; et al. Plantas cardiotóxicas para ruminantes no Brasil. *Pesquisa Veterinária Bras*, v. 38, n. 7, p. 1239-1249, 2018.
28. PENRITH, M-L.; BOTHA, C.; TUSTIN, R.C. Plant poisonings in livestock in Brazil and South Africa. *J S Afr Vet Assoc*, v. 86, n. 1, p. 2-4, 2015.
29. PESSOA, C.R.M.; MEDEIROS, R.M.T.; RIET-CORREA, F. Importância econômica, epidemiologia e controle das intoxicações por plantas no Brasil. *Pesquisa Veteterinária Brasileira*, v. 33, n. 6, p. 752-8, 2013. POULTON, J.E. Cyanogenic compounds in plants and their toxic effects. In: KEELER, R.F.; TU, A.T. (Ed.). *Handbook of Natural Toxins*. Nova York: Marcel Dekker, 1983, p. 117-57.
30. RIET-CORREA, F.; MÉNDEZ, M.C.; SCHILD, A.L. *Intoxicação por Plantas e Micotoxicoses em Animais Domésticos*. Montevideo: Editoreal Agropecuaria Hemisferio Sur, 1993. 340p.
31. RIET-CORREA, F.; SOARES, M.C.; MARIA, R.; et al. A pecuária brasileira e as plantas tóxicas. *Revsta da Universidade Federal de Goiás*, v. XIII, n. 13, p. 83-91, 2012.
32. RIET-CORREA, F.; MEDEIROS, R.M.; SCHILD, A.L. A review of poisonous plants that cause reproductive failure and malformations in the ruminants of Brazil. *J Appl Toxicol*, v. 32, n. 4, p. 245-54, abr. 2012.
33. TOKARNIA, C.H.; DÖBEREINER, J.; PEIXOTO, P.V. *Plantas Tóxicas do Brasil*. Rio de Janeiro: Helianthus, 2000. 320p.
34. ______. Poisonous plants affecting livestock in Brazil. *Toxicon*, v. 40, p.1635-60, 2002.
35. TOKARNIA C.H.; BRITO M.F.; BARBOSA J.D.; et al. *Plantas Tóxicas do Brasil para Animais de Produção*. 2.ed. Rio de Janeiro: Helianthus, 2012, p. 1-464.
36. WAY J.L. Cyanide intoxication and its mechanism of antagonism. *Annual Review of Pharmacology and Toxicology*, v. 24, p. 451-81, 1984.

Capítulo 24

Plantas tóxicas ornamentais

Silvana Lima Górniak

INTRODUÇÃO

A intoxicação por plantas ornamentais tem importância na clínica de animais de companhia, pois, sem dúvidas, esse tipo de intoxicação é menos frequente que a incidência de doenças infecciosas. No entanto, como os sinais clínicos da intoxicação não são *patognomônicos* e, muitas vezes, se confundem com alterações produzidas por doenças infecciosas, parasitárias ou por outro tipo de intoxicação, o médico veterinário pode encontrar maior dificuldade no seu diagnóstico.

Portanto, o diagnóstico de intoxicação por plantas raramente pode ser feito apenas pelos sinais apresentados e, como regra geral, é necessário que essas alterações clínicas venham acompanhadas do histórico de exposição à planta para que se possa fechar o diagnóstico.

Existem algumas situações que predispõem o animal a ingerir a planta tóxica e, consequentemente, a intoxicação. São elas:

- Idade: cães e gatos jovens são, por natureza, curiosos, e essa exploração se faz por meio da boca. Por exemplo, a irritação da gengiva causada pela erupção da nova dentição pode levar o animal a mordiscar diferentes objetos e, assim, ingerir algumas substâncias tóxicas, como as plantas. Nesse sentido, se os proprietários possuem uma grande diversidade de vegetais em sua residência e também possuem filhotes, não é necessário banir essas plantas; no entanto, estes devem ser orientados sobre essa particularidade dos animais jovens, impedindo que eles tenham acesso às plantas.
- Fastio: tanto animais jovens como adultos podem sofrer de fastio. Os cães, em particular, têm esse problema quando não possuem área livre suficiente. Portanto, se esses animais não tiverem atividades para se entreter, podem vir a ingerir plantas que estão à sua volta.
- Mudanças à sua volta: são duas as situações que podem ser entendidas por mudanças à sua volta. A primeira se refere a alterações físicas no ambiente do animal; por exemplo, novos objetos, como plantas são colocadas no seu espaço, ou quando os proprietários viajam para um novo local, com novos objetos. Essa "novidade" propicia a curiosidade e a investigação pelo animal. Uma outra situação na qual se entende por mudanças à volta do animal, é quando este, que é o centro das atenções da família, perde essa condição, por exemplo, com a chegada de um bebê. Nessa nova situação, o animal se sente negligenciado e, nessas circunstâncias, pode desenvolver a perversão do apetite (pica).

Na medicina humana, há relatos frequentes de pediatras sobre a intoxicação em crianças, particularmente em idade pré-escolar. Os animais de companhia estão, de maneira geral, expostos às mesmas substâncias tóxicas que as crianças; portanto, embora ainda não haja no Brasil um centro de controle de intoxicação que relate especificamente intoxicações ocorridas em animais, pode-se supor que os agentes tóxicos, nesse caso as plantas, que promovem patologias em humanos (como dito, particularmente em crianças), são basicamente os mesmos que causam toxicidade nos animais de companhia.

A seguir são apresentadas as principais plantas tóxicas ornamentais*, responsáveis por intoxicações em seres humanos e, muito provavelmente, em animais de companhia.

---

* As plantas tóxicas apresentadas neste capítulo são aquelas, em geral, contidas na lista apresentada pelo Sistema Nacional de Informação Tóxico-Farmacológico (Sinitox).

PLANTAS QUE AFETAM O SISTEMA GASTROENTÉRICO

Estas plantas podem ser subdivididas em dois grupos: aquelas que causam sintomatologia mais branda, ou seja, embora possam promover sinais de intoxicação, elas não põem em risco a vida do animal; e plantas que causam sintomatologia com quadros graves, isto é, podem levar o animal a óbito se não for prontamente atendido.

Plantas que causam sintomatologia mais branda

São elas a *Azalea* sp. (Figura 24.1) e *Rhododendrum* sp. (família Ericaceae); *Tulipa* sp. (família Liliaceae); *Narcisus* sp., *Amarylis* sp. e *Iris* sp. (família Amaryllidaceae); e *Euphorbia pulcherrima* (família Euphorbiaceae) (Figura 24.2).

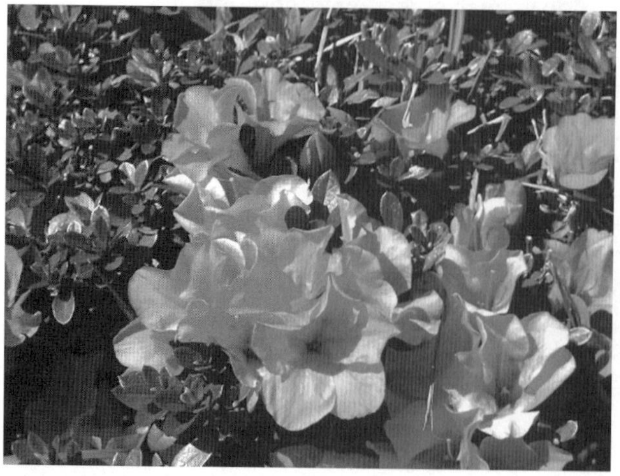

FIGURA 24.1. *Azalea* sp.

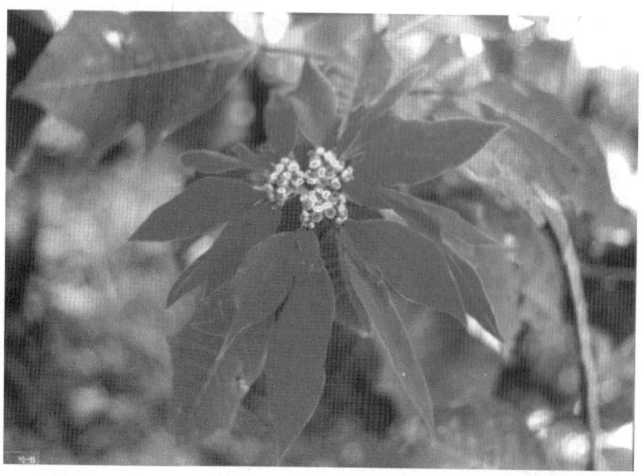

FIGURA 24.2. *Euphorbia pulcherrima*.

Características gerais: apesar de a sintomatologia dessa intoxicação não ser severa, sabe-se que pequenas quantidades dessas plantas já podem causar intoxicação. Assim, por exemplo, a ingestão correspondente a 0,2% do peso corporal do animal de *Azalea* sp. já pode desencadear a sintomatolgia.

Quanto aos princípios ativos tóxicos, conhece-se apenas aqueles contidos em plantas da família Ericaceae: um glicosídeo denominado andrometotoxina (graianotoxina).

Sinais clínicos: as alterações aparecem dentro de, aproximadamente, seis horas após a ingestão da planta e são caracterizadas por anorexia, sialorreia, deglutições repetidas, depressão, fácies de náusea e vômitos. As alterações gastroentéricas podem levar à cólica com tenesmo. Há aumento da frequência de defecação, no entanto as fezes não têm a consistência alterada.

Nos animais intoxicados com plantas da família Ericacea, pode haver, associados aos efeitos gastrointestinais, alterações nervosas, como tonturas, fraqueza, parestesias. Além disso, também pode-se verificar hipotensão. Esse quadro é bem caracterizado em humanos, que ingerem o denominado "mel da loucura" (em inglês, *mad honey*). Esse mel é produzido por abelhas que retiram o néctar de plantas, como o Rhododendrum e a Azalea.

Com relação ao mecanismo de ação, as graianotoxinas interferem na transmissão do potencial de ação por bloqueio de canais de sódio dependentes de voltagem na membrana citoplasmática. A molécula liga-se ao canal de sódio do lado citoplasmático, alterando a sua conformação, o que impede a sua inativação.

Tratamento: não há um tratamento específico para a intoxicação por plantas desse grupo. Deve-se realizar o tratamento sintomático, especialmente, procurando corrigir os prováveis distúrbios eletrolíticos. Em casos graves de intoxicação por plantas da família Ericacea, pode-se recorrer à administração de aropina, 0,5 mg, uma ou duas vezes.

Plantas que causam sintomatologia mais grave

As principais representantes deste grupo são *Abrus precatorius* (olho de cabra, olho de pombo, jequiriti) e *Ricinus communis* (mamona, carrapateira). *Jatropa curcas* (pinhão-paraguaio, pinhão-de-purga, figo-do-inferno, purgante-de-cavalo) também está catalogado nesse grupo, entretanto o mecanismo de ação é diferente dos dois anteriores.

Abrus precatorius e Ricinus communis

Características gerais: ambas as plantas possuem lectinas, isto é, proteínas com alta afinidade por moléculas de açucares. A lectina encontrada na *A. precatorius* é a abrina, enquanto na *R. communis* é a ricina. A abrina é bem mais potente que a ricina; assim, estima-se que menos que o conteúdo de apenas uma semente é capaz de produzir a morte em um ser humano adulto e calcula-se que 1 kg de abrina pode matar aproximadamente 3,5 milhões de pessoas. A abrina é considerada a mais potente fitotoxina que se conhece. A Figura 24.3 apresenta a estrutura esquemática dessas proteínas.

Essas lectinas são encontradas somente nas sementes dessas plantas (vale ressaltar que nas folhas da *R. communis*, o princípio ativo é um alcaloide, que produz alterações nervosas, como descrito no Capítulo 23).

Para que haja a liberação das lectinas é necessário que essas sementes sejam mastigadas. Uma vez liberadas, essas fitotoxinas são pobremente absorvidas no trato gastrointestinal, contudo se ligam às células da parede intestinal. Essas lectinas são compostas por duas cadeias de glicoproteínas: a cadeia A e a cadeia B. Esta última se liga à galactose de membrana presente na superfície celular, permitindo, assim, a endocitose da toxina. Uma vez dentro da célula, algumas lectinas são transportadas para os lisossomos ou então levadas de volta à superfície celular; nesses locais essas fitotoxinas não produzem danos.

Algumas das moléculas de lectina, entretanto, são translocadas do citosol, atingindo o retículo endoplasmático; nesse local, a cadeia A retira um resíduo de adenina da porção 28 S do RNAm, inibindo, dessa maneira, a síntese proteica e, consequentemente, levando à morte celular. A ricina, além disso, causa distúrbio na homeostase do sistema cardiovascular, promovendo um decréscimo da captação do cálcio no retículo sarcoplasmático.

Sinais clínicos: é necessário um período latente para o aparecimento dos efeitos, de cerca de 24 horas após a ingestão dessas fitotoxinas. Nas fases iniciais, observa-se depressão moderada e característica elevação da temperatura corpórea. Os animais apresentam-se com sede e evidência de cólica. Com a evolução da intoxicação, verificam-se vômitos e uma profusa diarreia catarral hemorrágica. Na fase terminal, podem ser observadas, em algumas situações, convulsões.

Tratamento: não há tratamento específico para essas intoxicações. O tratamento de suporte e sintomático é o indicado. Se for feito o diagnóstico rapidamente e após algumas poucas horas da ingestão da planta, é indicado o uso de carvão ativado e catártico.

Se já houver a manifestação de gastroenterite, deve-se utilizar protetores gástricos (por exemplo, pectina, sucralfato). Além disso, é fundamental que se corrija o distúrbio eletrolítico, utilizando-se soluções balanceadas de eletrólitos. Como podem ser observadas convulsões, principalmente em animais que se intoxicaram com a ricina, deve-se administrar, nessa situação, benzodiazepínicos, por via intravenosa.

Jatropha curcas

Características gerais: as sementes também são as partes mais tóxicas dessa planta. Suspeita-se que a *J. curcas* tenha como um dos princípios ativos tóxicos as lectinas. No entanto, parece que além dessa glicoproteína (cursina), a planta possui também como princípios tóxicos um complexo resinoso, alcaloides e glicosídeos. O complexo resino-lipoide seria aquele responsável pela produção de dermatite produzida pela planta; enquanto os glicosídeos e alcaloides, encontrados na casca da semente, teriam ação depressora sobre os sistemas respiratório e cardiovascular e ação estimulante sobre a musculatura

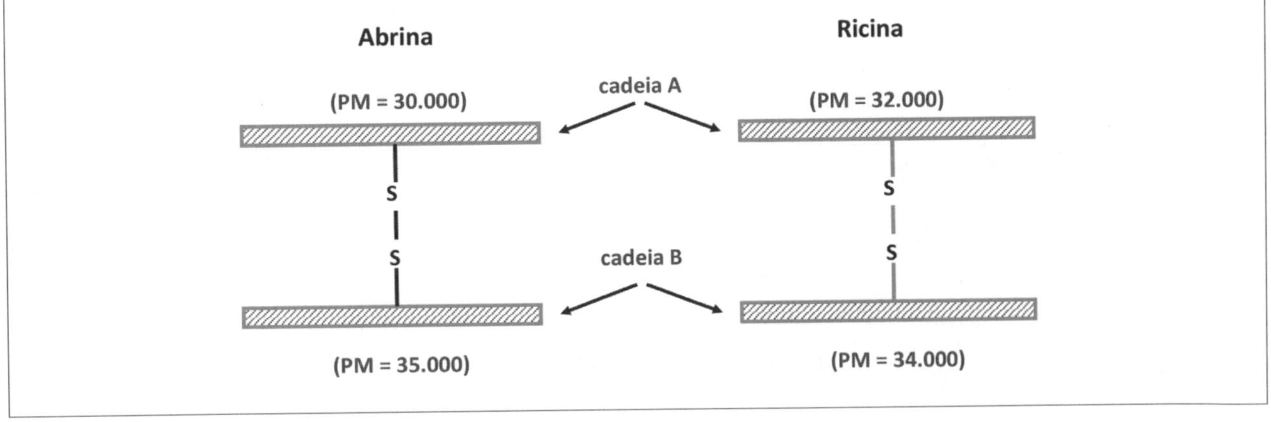

FIGURA 24.3. Representação esquemática da estrutura da abrina e da ricina.

gastrointestinal. As sementes possuem também grande quantidade de óleo purgativo (ao redor de 40%).

Sinais clínicos: em seres humanos, os efeitos tóxicos aparecem quando do consumo de 3 ou mais sementes da *J. curcas*. As principais alterações são observadas no trato gastrointestinal, cerca de 1 hora após a ingestão das sementes.

Os animais manifestam dor abdominal, sendo que os seres humanos relatam também uma sensação de queimação na garganta; seguem-se náuseas, vômitos e diarreia aquosa profusa. Em intoxicações severas, esses sinais progridem até gastroenterite hemorrágica e profunda desidratação. Pode haver alterações cardíacas e do sistema nervoso central. Há, ainda, relatos de que os animais apresentam espasmo de musculatura esquelética.

Tratamento: o tratamento para essa intoxicação é o mesmo que aquele indicado nos casos de intoxicação por sementes de *A. precatorius e R. comunis*.

PLANTAS QUE CAUSAM ESTOMATITE E GLOSSITE

Várias são as plantas da família Araceae que produzem sintomatologia tóxica semelhante, entre estas destacam-se a *Dieffenbachia picta* (comigo-ninguém-pode) (Figura 24.4), *Philodendrum* sp. (filodendro) (Figura 24.5), *Alocasia* sp. (orelha-de-elefante), *Monstera* sp. (dragão-fedorento) (Figura 24.6) e *Zantedeschia aethiopica* (copo-de-leite, caládio). Dentre essas plantas, a *D. picta* é a mais tóxica.

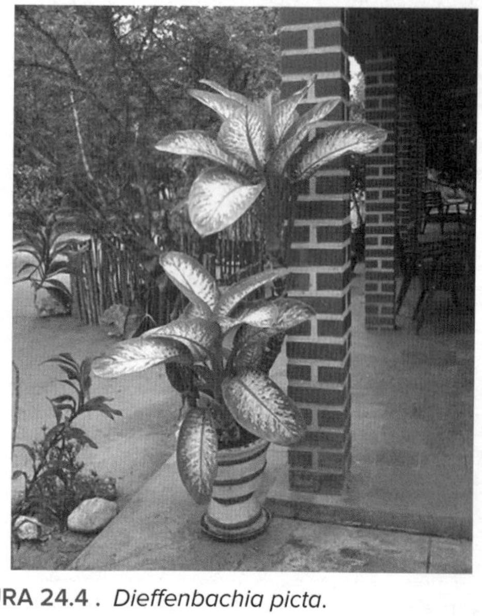

FIGURA 24.4 . *Dieffenbachia picta.*

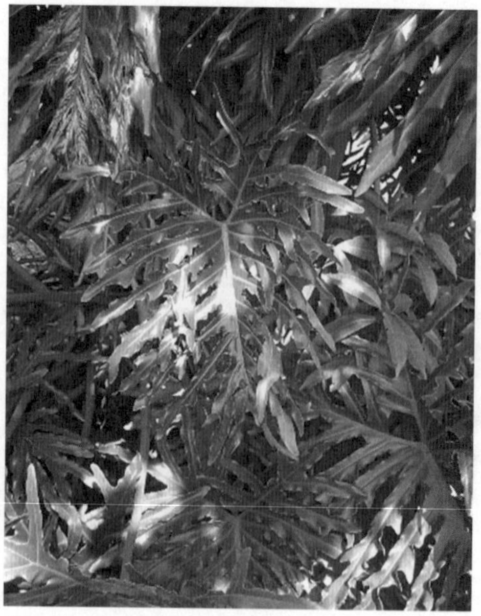

FIGURA 24.5. *Philodendrum* sp.

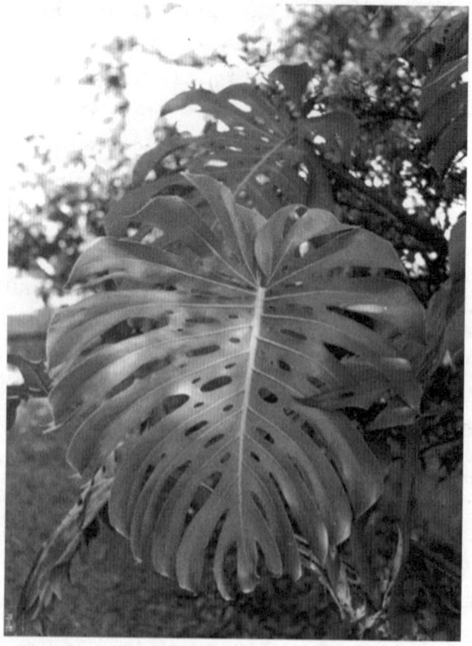

FIGURA 24.6. *Monstera* sp.

Características gerais: muita confusão ocorre com relação ao princípio ativo tóxico dessas plantas. Antigamente, acreditava-se tratar do oxalato de cálcio. Entretanto, verificou-se que não seria este o principal promotor de estomatite/glossite; o oxalato apenas aumenta ou potencializa a ação de um outro princípio ativo. Posteriormente, sugeriu-se uma substância proteica que promoveria a liberação de histamina dos mastócitos, sendo esta trocada mais recentemente por um lipídio.

Sinais clínicos: os sinais dessa intoxicação são alarmantes e, frequentemente, necessitam de uma resposta imediata por parte do médico veterinário. Poucos minutos após o animal morder o material vegetal há sinais claros de dor e irritação. O animal manifesta meneios de cabeça indo procurar água, visando, dessa maneira, aliviar a dor. Há salivação profusa, edema intenso da mucosa da faringe e cordas vocais. Por esse processo inflamatório exuberante o animal apresenta dispneia severa e, em casos mais graves, pode haver obstrução completa de faringe.

Tratamento: o tratamento consiste, basicamente, no uso de anti-histamínicos H_1. Não se deve usar, em nenhuma hipótese, eméticos. Recomenda-se, ainda, o uso de demulcentes, como, por exemplo, leite e hidróxido de alumínio. O uso de protetores de mucosa, como o sucralfato também é indicado. Se o animal manifestar dor, recomenda-se a administração de hipnoanalgésicos, como o butorfanol (em cães e gatos: 0,1 mg/kg por via intravenosa ou 0,4 mg/kg por vias intramuscular ou subcutânea).

PLANTAS QUE ATUAM NO SISTEMA NERVOSO CENTRAL

Nicotiana tabacum

A intoxicação pelas folhas de *N. tabacum* (tabaco, fumo) pode ocorrer em animais de companhia. No entanto, a intoxicação desses animais pelo tabaco ocorre principalmente quando estes ingerem cigarros, charutos, cigarrilhas etc.

Caracterísiticas gerais: a intoxicação por essa planta promove, por meio de seu princípio ativo, a nicotina, a estimulação do sistema colinérgico. Um cigarro pode conter de 20 a 30 mg de nicotina, enquanto os charutos podem conter até 120 mg desse alcaloide. Portanto, pode-se supor que a intoxicação resultante da ingestão de charutos é bem mais grave. Para se ter uma ideia da potência da nicotina, a ingestão de quantidades diminutas de nicotina (ao redor de 4 mg) pode promover sinais de alteração nervosa em seres humanos não tabagistas, calcula-se que 60 mg do alcaloide pode promover a morte desse indivíduo.

Sinais clínicos: os sinais podem se desenvolver rapidamente (ao redor de 15 minutos após a ingestão); da mesma maneira, a morte pode ocorrer em poucos minutos após o início dos sinais ou demorar dias.

Os primeiros sinais são de náusea e salivação, acompanhados de vômitos e diarreia. A sintomatologia nervosa traduz-se por tremores, fasciculações, andar cambaleante, fraqueza e prostração. A nicotina promove, inicialmente, estimulação e, posteriormente, a depressão do gânglio autonômico. Portanto, os sinais iniciais são de estimulação e depois depressão. As alterações cardíacas e respiratórias são observadas durante o curso da intoxicação; a morte ocorre, de maneira geral, por insuficiência respiratória, consequente à paralisia muscular (parada respiratória secundária).

Tratamento: nos estágios iniciais da intoxicação, isto é, na fase de estimulação, pode-se administrar bloqueador ganglionar do tipo não despolarizante (por exemplo, mecamilamina). Se o animal já estiver deprimido, deve-se proceder à entubação endotraqueal, com pressão positiva.

Datura suaveolens

Todas as espécies de *Datura* (Figura 24.7) são tóxicas; no entanto, aquelas normalmente utilizadas como ornamentais são *D. stramonium*, *D. metaloides*, *D. arborea* e *D. suaveolens* (trombeteira, saia branca, cartucheira), sendo esta última espécie a mais comumente encontrada no Brasil.

Características gerais: os princípios ativos presentes nas plantas do gênero *Datura* são os alcaloides tropânicos – atropina (ou hiosciamina) e escopolamina (ou hioscina). As folhas podem conter até 0,7% em alcaloides tropânicos. No entanto, são nas sementes que esses alcaloides se encontram em muito maior concentração, podendo atingir a concentração de 2,8%, sendo, por isso, muitas vezes usadas ilicitamente para produzir efeitos alucinógenos.

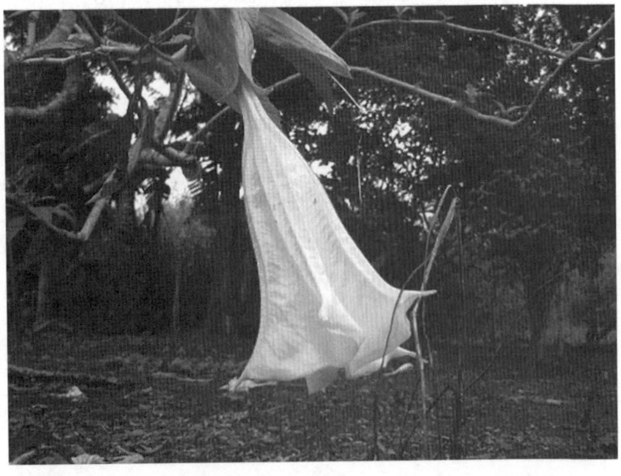

FIGURA 24.7. *Datura* sp.

Sinais clínicos: as alterações podem ocorrer minutos após a ingestão da planta, ou podem demorar horas. Inicialmente, o animal apresenta sede intensa e distúrbios de visão, pela midríase intensa provocada pelos alcaloides tropânicos. Pode-se observar também secura da pele e das mucosas, membranas com coloração avermelhada, aumento da temperatura corpórea e irregularidades cardíacas (em geral, taquicardia). As alterações centrais observadas são de delírio e hiperirritabilidade. Pode haver convulsões violentas, progredindo até o coma.

Tratamento: visando sobrepor os efeitos antagonistas colinérgicos produzido pelos alcaloides tropânicos, podem ser utilizados medicamentos parassimpatomiméticos, como a neostigmina. No entanto, esse tratamento deve ser reservado apenas para animais com sintomatologia grave. A hipertermia deve ser tratada com medidas físicas, como bolsas de gelo e compressas úmidas, pois os analgésicos são ineficazes nessa situação.

Cannabis sativa

Embora a *C. sativa* (maconha, marijuana, haxixe) não seja utilizada como planta ornamental, mesmo porque seu cultivo é ilegal (já que é considerada uma droga de abuso), ela está incluída neste capítulo porque é comumente relatada a intoxicação pela maconha em animais de companhia. No Capítulo 15 (Drogas ilícitas) são apresentados também dados a respeito da intoxicação por maconha em outras espécies animais.

Nos Estados Unidos, uma pesquisa mostrou que é hábito entre os consumidores de maconha, particularmente os adolescentes, estimular seus animais de companhia a partilharem desse hábito, fazendo com que inalem a fumaça produzida pela queima desse vegetal. Mais recentemente, com a legalização do uso da maconha em alguns estados daquele país, há um crescimento muito significante de casos de intoxicações em animais de companhia, principalmente cães, com a maconha.

Características gerais: o princípio ativo da maconha é o tetraidrocanabinol (THC), substância que tem, como principal ação farmacológica, a depressão do sistema nervoso central e a alteração do comportamento.

A concentração de THC na planta varia de maneira significante, pois existem variáveis como temperatura, altitude, tipo de solo, variedade e maturidade da planta, que são determinantes para a maior ou menor quantidade desse princípio ativo. A maior concentração do THC é encontrada na planta fêmea, na floração.

Sinais clínicos: as alterações clínicas mais significantes (especialmente quando houver superdosagem) incluem depressão, alucinações visuais e alterações na percepção sensorial. Os animais geralmente apresentam nervosismo e hiperexcitabilidade. No entanto, no cão, o sinal clínico mais consistente é a depressão. Pode-se verificar ainda, nessa espécie animal, midríase e nistagmo, êmese, salivação, ataxia, tremores musculares e hipertermia.

Tratamento: não há tratamento específico para essa intoxicação. Se a maconha tiver sido ingerida, deve-se tentar retirá-la do trato gastrointestinal. Podem-se utilizar estimulantes centrais, como o doxapram, se houver depressão severa do sistema nervoso central. Geralmente o animal se apresenta anoréxico por vários dias, nesses casos recomenda-se fluidoterapia de suporte.

PLANTAS COM AÇÃO NO CORAÇÃO

Neste grupo de plantas ornamentais tóxicas, destacam-se a *Nerium oleander* (espirradeira) (Figura 24.8), *Thevetia peruviana* (chapéu-de-napoleão) (Figura 24.9), *Digitalis purpurea* (dedaleira) e *Asclepias curassavica* (oficial-de-sala) (Figura 24.10).

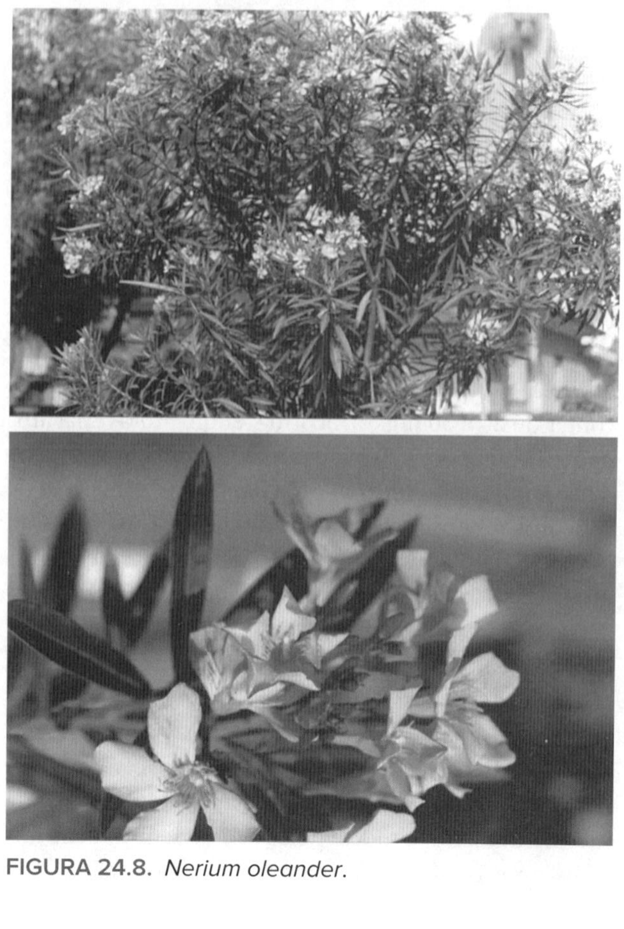

FIGURA 24.8. *Nerium oleander.*

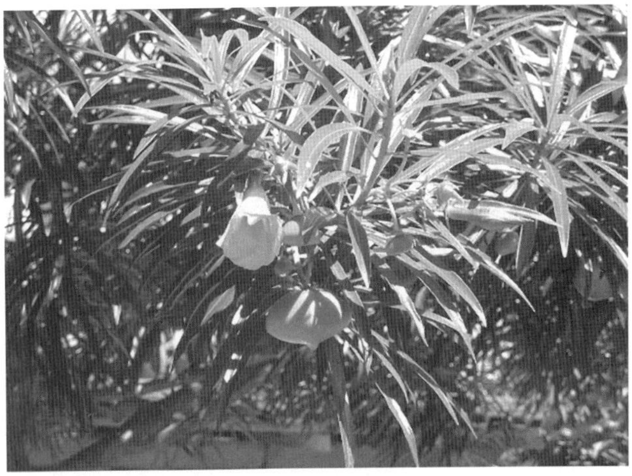

FIGURA 24.9. *Thevetia peruviana.*

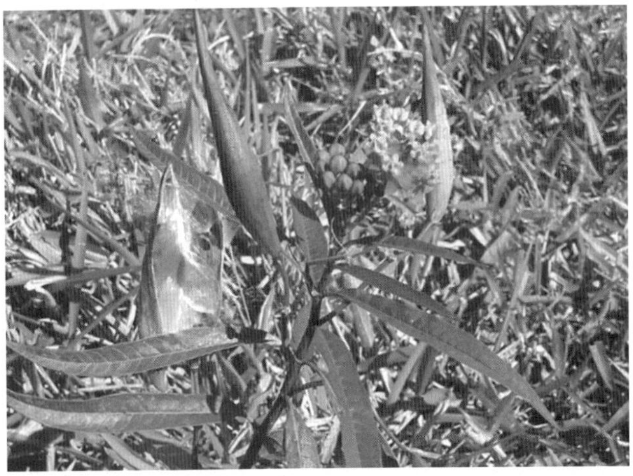

FIGURA 24.10. *Asclepia curassavica.*

Características gerais: embora essas plantas pertençam a diferentes famílias, elas têm em comum a mesma natureza química dos princípios ativos tóxicos: os glicosídeos cardiativos. Vale ressaltar que até hoje a *D. purpurea* é cultivada, visando-se extrair de suas folhas os glicosídeos cardioativos, digitoxina e digoxina, com aplicações clínicas importantes, como na insuficiência cardíaca congestiva.

Sabe-se que a oleandrina presente na *N. oleander* tem ação bastante semelhante à digoxina. No entanto, seu efeito é mais persistente, sendo, portanto, mais tóxica. Com relação à *Thevetia peruviana*, foram detectados cinco tipos de glicosídeos cardioativos: tevetina A e B, tevetoxina, peruvosídeo, ruvosídeo e neriifolia. No entanto, são escassos os dados relativos às suas toxicidades; sabe-se apenas que as tevetinas A e B parecem ser as mais ativas e de efeitos semelhantes à digoxina.

Todas as partes dessas plantas são tóxicas, sendo relatados casos de intoxicação graves simplesmente pela ingestão de água contaminada com flores ou folhas dessas plantas. Esses vegetais também são utilizados em tentativas de homicídio ou suicídio. De maneira geral, a intoxicação por essas plantas é bastante grave, exigindo a internação do animal.

Sinais clínicos: os sinais da intoxicação podem aparecer dentro de algumas horas após a ingestão, o que muitas vezes dificulta o diagnóstico. Os primeiros sinais caracterizam-se por náusea e vômitos. A diarreia com tenesmo é uma característica comum observada nos animais intoxicados. Geralmente, o proprietário leva o animal ao médico veterinário para tratar os sinais observados ao nível do trato gastrointestinal, mas as alterações mais consistentes e potencialmente letais são aquelas verificadas no coração. O pulso pode-se apresentar rápido e fraco ou lento e forte, dependendo do estágio da intoxicação. À auscultação pode-se verificar vários tipos de bloqueios cardíacos, taquicardia, bradicardia e, nos estágios terminais, fibrilações atriais e ventriculares. A respiração está aumentada, tanto na frequência quanto na profundidade. Há anóxia e, nesse contexto, as extremidades apresentam-se frequentemente frias e a temperatura corpórea pode baixar. Nos estágios terminais pode haver convulsões.

Na intoxicação produzida pela *N. oleander* geralmente observa-se também um quadro de gastroenterite catarral e/ou hemorrágica.

Tratamento: como mencionado anteriormente, em geral, essas plantas que contêm os glicosídeos cardioativos promovem intoxicação grave mesmo com a ingestão de uma pequena quantidade; assim, é fundamental que se retire todo o material vegetal do estômago do animal, evitando que mais princípio ativo seja absorvido.

O tratamento consiste em administração de cloreto de potássio, na taxa de 10 mEq/h, por via intravenosa. Deve-se monitorizar o quadro cardíaco pelo eletrocardiograma. Pode-se tentar o uso de procainamida, na dose de 100 a 500 mg/animal, por via intravenosa, no entanto a chance de sucesso é pequena. Além disso, deve-se manter o balanço eletrolítico, depletado pelo vômito e diarreia.

BIBLIOGRAFIA

1. ARENA, J.M. Pretty poisonous plants. *Veterinary and Human Toxicology*, v. 21, p. 108-11, 1979.
2. BURROWS, G.E. Poisonous plant teaching in colleges of veterinary medicine in the United States. *Veterinary and Human Toxicology*, v. 24, p. 424-6, 1982.
3. FOWLER, M.E. *Plant poisoning in small animal companion.* Saint Louis: Ralston Purina Company, 1980. 51p.
4. HANNA, G. Plant poisoning in canines and felines. *Veterinary and Human Toxicology*, v. 28, p. 38-40, 1986.

5. JANSEN S.A; KLEEREKOOPER I; HOFMAN Z.L; KAPPEN I.F; STARY-WEINZINGER A; VAN DER HEYDEN M.A. Grayanotoxin poisoning: 'mad honey disease' and beyond. Cardiovascular Toxicology, v. 12, p. 208-215, 2012.
6. KINIGHT, M.W.; DORMAN, D.C. Selected poisonous plant concerns in small animals. *Veterinary Medicine*, p. 260-72, 1997.
7. LADEIRA, A.M.; ANDRADE, S.O.; SAWAYA, P. Studies on Dieffenbachia picta Schott: Toxic effects in guinea pigs. *Toxicology and Applied Pharmacology*, v. 34, p.363-73, 1975.
8. OLSNES, S.; KOZLOV, J. Ricin. *Toxicon*, v. 39, p. 1723-8, 2001.
9. OLSNES, S.; KARIN, R.; PIHL, A. Mechanism of action of the toxic lectins abrin and ricin. *Nature*, v. 249, p.627-31, 1974.
10. SCHVARTSMAN, S. *Plantas venenosas e animais peçonhentos*. São Paulo: Sarvier, 1992. 288p.
11. TASAKA, A.C. *Avaliação inflamatória da intoxicação experimental pela Dieffenbachia picta Schott*. 1995. 109p. Dissertação (Mestrado em Medicina Veterinária) – Faculdade de Medicina Veterinária e Zootecnia, Universidade de São Paulo, São Paulo.

Capítulo 25

Toxicologia das plantas medicinais e fitoterápicos

Silvana Lima Górniak

INTRODUÇÃO

A utilização de plantas com fins medicinais se confunde com a própria evolução da humanidade. Nesse sentido, sabe-se que o uso de plantas medicinais é a mais antiga forma de cuidado com a saúde pela humanidade. A primeira citação de utilização de plantas com finalidade médica foi realizada pelos Sumérios, ao redor de 4000 a.C., quando se descreveu o emprego da papoula (*Papaver sonniferum*) para o alívio da dor. Além disso, vários são os relatos descritos em diferentes obras do mundo antigo, como o livro de Pen Tsao Ching , na China (2700 a.C.), em papiros egípcios (1500 a.C.) e ainda na própria Bíblia escrita pelos Hebreus, na qual encontram-se milhares de citações sobre o emprego de plantas medicinais e preparações à base de ervas.

Assim, ao longo de toda a história da humanidade, as pessoas coletavam plantas silvestres e as cultivavam próximo delas com a intenção de manter ou restabelecer a saúde, combater infecções e até com finalidade reprodutiva, entre outros usos. A ligação entre plantas e medicina atravessa a história, sendo observado em todas as civilizações. Portanto, apesar de haver um grande avanço na medicina moderna nas últimas décadas, as plantas representam ainda uma grande contribuição para a saúde humana. De fato, a Organização Mundial de Saúde (OMS) divulgou uma pesquisa no final do século passado, na qual aponta que de 65 a 80% da população dos países em desenvolvimento dependiam das plantas como única forma de acesso aos cuidados básicos de saúde, haja vista que a grande maioria desses produtos tem um valor muito menor, senão sem custo, quando comparado aos medicamentos convencionais. Atualmente, calcula-se que 25% da terapia empregada na medicina moderna é derivada, direta ou indiretamente, de plantas.

Além disso, surgiu um fenômeno a partir do final do século XX, no qual se verifica que mais e mais pessoas vêm procurando utilizar plantas medicinais e os fitoterápicos como uma forma de tratamento. Assim, avalia-se que 80% da população mundial emprega essas substâncias como forma de tratamento inicial. Com relação ao Brasil, uma estimativa apresentada pela Associação Brasileira de Indústrias de Fitoterápicos (Abifito) assinala um crescimento nesse setor ao redor de 15% ao ano.

Outro fator relacionado, e talvez a principal causa para esse expressivo aumento do consumo de plantas medicinais e fitoterápicos, é a forte crença popular de que os fitoterápicos não causam efeitos colaterais indesejáveis, sendo, assim, mais "seguros ou confiáveis". Ainda, com relação à confiança da população no uso medicinal desses produtos, outro ponto a ser considerado é a certeza de que medicamentos, ditos naturais, têm efeito benéfico no tratamento de determinadas doenças nas quais a medicina alopática convencional não se mostrou eficaz; esse fato é particularmente verificado para aquelas enfermidades crônicas ou incuráveis, como câncer e diabetes, ou afecções de evolução aguda, tratáveis em casa, como gripe.

Embora aparentemente haja várias vantagens no uso de plantas medicinais e de fitoterápicos, sabe-se, atualmente, por meio de diversos estudos que evidenciam explicitamente que estas podem causar reações adversas e intoxicações, podendo levar até à morte. Deve-se ter em mente que as plantas medicinais e fitoterápicos podem estar associados a riscos diretos à saúde. Seus constituintes bioativos são capazes de produzir os mesmos tipos de reações adversas que aqueles produzidos por medicamentos sintéticos, uma vez que os receptores no organismo humano não diferenciam se a molécula vem do reino vegetal ou do laboratório; da mesma maneira, a farmacocinética/toxicocinética de um princípio ativo de um vegetal não terá um caminho diferente de uma substância química sintetizada no laboratório.

Basicamente, os efeitos indesejáveis e intoxicações advindos da exposição aos vegetais medicinais se devem principalmente aos seguintes fatores:

- As plantas medicinais e os fitoterápicos são comumente uma mistura de vários constituintes e, na grande maioria das vezes, os princípios ativos não são conhecidos.
- Muitas espécies de plantas podem ser confundidas pela semelhança física; portanto, ocorre erro na identificação de determinado vegetal com finalidade medicinal. Assim, essas plantas podem encerrar princípios ativos completamente distintos, alguns deles muito tóxicos. Adicionalmente a esse problema, há a falta de padronização do nome da planta e, com isso, permitirá várias maneiras para se referir a um determinado fitoterápico ou planta medicinal, tal como a denominação popular e, nesse caso, várias plantas (que pode compreender aquelas medicinais, bem como as tóxicas) podem ter esse mesmo nome em comum. Outro fator que contribui para o erro na escolha da planta é quando ela é de origem estrangeira, propiciando haver erro na tradução. Deve-se acrescentar que, particularmente no Brasil, as plantas medicinais da flora nativa são consumidas com pouca ou nenhuma comprovação de suas propriedades farmacológicas propagadas por usuários ou comerciantes. As pesquisas no Brasil para a avaliação do uso seguro de plantas medicinais e fitoterápicos são ainda incipientes; acrescente-se a isso a falta de fiscalização por órgãos oficiais em feiras livres, mercados públicos e lojas de produtos naturais.
- O material proveniente dos vegetais é química e naturalmente variável, havendo normalmente diferença na concentração das substâncias químicas (princípios ativos) em variedades e cultivares de uma mesma espécie de planta. Além disso, deve-se ponderar que se considerando uma mesma variedade de uma determinada planta, esta pode apresentar grande variação na concentração dos princípios contidos em virtude de local, solo, clima, entre outros tantos fatores ambientais. De fato, há uma imensa variação na concentração de princípios ativos em condições de cultivo com alterações na temperatura, exposição à luz, teor hídrico, idade e fase de coleta, bem como as partes da planta coletada.
- Os métodos de colheita, secagem, armazenamento, transporte e processamento podem alterar completamente as características da planta/fitoterápico.
- Adição intencional de medicamentos, ou seja, adulteração do produto, particularmente aqueles denominados de preparações herbais chinesas, nas quais há a mistura com medicamentos. No Brasil, várias foram as apreensões de produtos herbais adulterados, sendo inúmeros os exemplos, entre eles citam-se: preparações para tratamento de artrose/artrite, nas quais já foram encontrados corticoides como a prednisolona e a dexametazona. Para tratamento de dor, detectaram-se preparações herbais associadas ao paracetamol e outros anti-inflamatórios não esteroidais. Para a produção de relaxamento muscular, preparações nas quais foi adicionado o diazepam, um tranquilizante menor, sujeito a controle especial, o qual não poderia ser comercializado livremente. Outros medicamentos que vêm sendo encontrados em adulterações de plantas medicinais são: efedrina, clorfeniramina, teofilina, metiltestosterona, fenilbutazona, diclofenaco, indometacina, entre outros. Deve-se considerar que a adulteração em medicina veterinária poderá ter consequências mais graves que em seres humanos, pois muitos dos medicamentos adicionados às preparações herbais ilicitamente, como o paracetamol, podem ser extremamente tóxicos para felinos, bem como o diclofenaco, para felinos e cães.
- Pode haver contaminação ambiental de produtos. Nesse sentido, existem vários estudos, em diferentes países, inclusive no Brasil, mostrando que as preparações herbais podem estar não intencionalmente contaminadas. Pela importância da contaminação de preparações herbais, este tópico é abordado com maiores detalhes, posteriormente, neste mesmo capítulo.
- Outra forma bastante comum de intoxicação com preparações herbais é a interação de plantas medicinais e fitoterápicos com medicamentos convencionais, haja vista que essa interação pode promover alterações da farmacocinética e/ou farmacodinâmica dos medicamentos (esse assunto também é retomado, com maiores detalhes, adiante, neste mesmo capítulo). Essa interação muitas vezes tem a anuência do médico ou médico veterinário, por também acreditar que não há maiores problemas ou, então, a ocultação da informação pelo proprietário do animal de estar administrando, por conta própria, plantas medicinais ou fitoterápicos.

Portanto, pelo aqui exposto, pode-se afirmar que o fato de que alguma coisa é natural, não significa, de maneira alguma, ser considerada atóxica e mais eficaz que os medicamentos tradicionais. Deve-se atentar que os ingredientes ativos de plantas são substâncias químicas similares (e muitas vezes as mesmas) àquelas encontradas em medicamentos elaborados pela indústria farmacêutica; portanto, são passíveis de causar efeitos tóxicos, muitas vezes graves, e até mesmo a morte. É fundamental saber que o potencial tóxico de uma planta medicinal ou fitoterápico não depende de sua origem vegetal, mas, sim, de suas características farmacológicas e dos níveis de seus constituintes bioativos.

Outro ponto que deve ser considerado com relação à toxicidade de preparações de plantas e fitoterápicos refere-se à exposição dessas substâncias por gestantes e por lactantes. Em gestantes, muitos princípios ativos podem promover efeitos embriotóxicos e teratogênicos, e em lactantes muitas das substâncias contidas na planta podem ser veiculadas pelo leite, podendo causar grande risco à saúde do lactente. Ainda, devem ser consideradas as administrações de preparações herbais a neonatos e idosos. A maior possibilidade de toxicidade por produtos herbais nesses grupos justamente se deve ao fato de se acreditar que, como são produtos naturais e, consequentemente, desprovidos de toxicidade, apresentam maior segurança para se administrar nesses indivíduos.

Além disso, deve-se ponderar que esses produtos são, na grande maioria das vezes, empregados como automedicação e consumidos usualmente de maneira crônica, nesse caso, fica difícil associar o consumo prolongado de uma determinada preparação herbal aos efeitos tóxicos, tais como efeitos mutagênicos, teratogênicos e carcinogenicidade.

USOS DE FITOTERÁPICOS E PLANTAS MEDICINAIS EM MEDICINA VETERINÁRIA

O uso de preparações herbais nos animais, do mesmo modo que ocorre em seres humanos, vem crescendo de maneira vertiginosa, particularmente naqueles animais de companhia. A adesão do uso dessas preparações pelos seres humanos, como dito anteriormente neste capítulo, identifica como principais causas as sociais, as econômicas e as filosóficas (por uma vida mais "natural"). Por outro lado, com relação ao uso em animais, são inexistentes os levantamentos que buscam encontrar os motivos pelos quais os proprietários dos animais fazem tal escolha; entretanto, é muito provável que estes devam ser exatamente os mesmos.

O principal e mais preocupante entrave que o clínico veterinário encontra diante da solicitação dos proprietários para a prescrição de plantas medicinais e fitoterápicos para os seus animais é a diferença na movimentação de princípios ativos no interior do organismo vivo (ou seja, a farmacocinética) e ação dessas substâncias químicas no organismo (a farmacodinâmica). Portanto, da mesma maneira que ocorre com os medicamentos tradicionais, os princípios ativos contidos nas preparações herbais podem ser bastante seguros quando administrados para uma determinada espécie (por exemplo, no ser humano); entretanto, esses mesmos princípios podem causar efeitos tóxicos muito graves e mesmo a morte quando consumido por um animal de outra espécie. Assim, quando do emprego de fitoterápicos e plantas medicinais nas diferentes espécies animais, deve-se considerar não somente os efeitos indesejáveis que podem advir de alguns fatores gerais, como já comentado anteriormente, mas também devem ser analisadas as características da farmacocinética/toxicocinética, bem como da farmacodinâmica/toxicodinâmica inerente a cada espécie animal.

Acrescente-se ainda como mais um motivo que deve preocupar o clínico veterinário no momento da prescrição de uma preparação herbal o fato de que são muito poucos os dados disponíveis na literatura referentes à segurança e incompatibilidade de uso e eficácia (mesmo considerando-se apenas cães e gatos), da imensa maioria de preparações herbais disponíveis no comércio para as diferentes espécies animais. O objetivo deste capítulo não é o de "demonizar" o uso de medicamentos herbais na clínica veterinária, mas, sim, o de fazer um alerta e esclarecer sobre os riscos de se empregar preparações herbais.

RISCOS DE TOXICIDADE DE ALGUMAS PLANTAS E FITOTERÁPICOS COMUMENTE USADOS

Como são inúmeras as plantas medicinais e fitoterápicos empregados, não seria possível apresentar neste capítulo uma ampla cobertura sobre a grande maioria dessas preparações herbais com finalidades medicinais, assim, o objetivo principal é o de chamar a atenção sobre o potencial risco de intoxicação ou, quando não houver dados disponíveis, a sinalização da inexistência de estudos de segurança para uma determinada planta ou dessas preparações (por exemplo, falta de informações sobre a avaliação de toxicidade quando do uso na gestação). Portanto, aqui são apenas relacionados alguns poucos exemplos, dentro de uma quantidade abundante de plantas medicinais e fitoterápicos que vêm sendo usados no Brasil, pelo fato de que os critérios que serviram de base para a escolha foram os dados mais consistentes encontrados na literatura referente à toxicidade (fundamentalmente, em seres humanos), associando-se ao amplo uso no país.

Muitas das plantas usadas com finalidades medicinais são também catalogadas como plantas tóxicas, muitas delas ornamentais, como, por exemplo, *Datura* sp. (saia-branca, trombeteira) e a *Symphtytum officinale* (confrei); assim, normalmente os casos de intoxicação são descritos principalmente em crianças e animais de companhia. Há também vegetais empregados como medicinais, mas que são encontrados em pastagens, podendo causar intoxicação em animais de produção, tais como a *Equisetum arvense* (cavalinha) e *Senna* sp. (sene). As características e toxicidade dessas plantas são apresentadas com maiores detalhes nos Capítulos 23 e 24.

Também, deve-se considerar que os efeitos tóxicos descritos, a seguir, são extraídos principalmente de estudos em seres humanos, exceto quando foram encontrados dados científicos referentes à avaliação realizada em alguma espécie animal, haja vista que, como já aqui comentado, muito poucos estudos são encontrados quanto aos efeitos tóxicos (e mesmo benéficos) das preparações herbais medicinais em animais.

Echinacea purpurea (equinácea)

A planta é originária do leste e centro da América do Norte, sendo a mais estudada das várias espécies de *Echinacea* conhecidas. Essa planta vem sendo empregada para o tratamento de gripes e resfriados; é também empregada para o tratamento de lesões na pele, em queimaduras e em picadas de insetos e cobras. Em cães, além do uso como imunoestimulante, preparações contendo equinácea também têm sido empregadas para o tratamento da síndrome de má-absorção e parasitoses entéricas. Essas propriedades medicinais descritas para a equinácea são imputadas em virtude de suas ações imunomodulatórias e anti-inflamatórias. São vários os diferentes grupos de princípios ativos aos quais se atribui seus efeitos medicinais: derivados do ácido cafeico, alcamidas, melaninas, polissacarídeos, lipopolissacarídeos e lipoproteínas.

Com relação à toxicidade, vários estudos mostram que a planta, empregada na dosagem e forma corretas, é bastante segura, sendo que estudos com animais de laboratório mostraram que a planta apresenta baixa toxicidade; entretanto, em seres humanos foram descritas graves reações alérgicas. Além disso, as preparações à base de equinácea são contraindicadas em pacientes com doenças sistêmicas progressivas, como tuberculose, leucemia, distúrbios do colágeno, esclerose múltipla e outras doenças autoimunes, justamente por seus efeitos no sistema imune, não havendo estudos clínicos que possam demonstrar segurança. São incipientes e inconclusivos os estudos disponíveis com relação ao uso da equinácea na gestação e lactação, portanto, recomenda-se que essa planta não seja empregada nessas condições.

Hypericum perforatum (erva-de-são-joão)

A erva-de-são-joão é uma planta herbácea, nativa da Europa e Ásia, e vem sendo empregada popularmente como medicinal há muito tempo, desde a Grécia antiga, como "calmante dos nervos" e para tratar disfunções nervosas. Além disso, a planta também é empregada no tratamento de cortes e queimaduras. Em seres humanos, o emprego da erva-de-são-joão é, sobretudo, para o tratamento de depressão, de leve à moderada.

A preparação herbal mais amplamente empregada é um extrato no qual existem no mínimo dez compostos. Portanto, vários metabólitos biologicamente ativos têm sido isolados do extrato do *H. perforatum*, incluindo antraquinonas/naftodiantronas (principalmente hipericina e pseudo-hipericina), derivados de floroglucinol (hiperforina e ad-hiperforina), flavonoides (como rutina, quercetina, quercitrina, isoquercitrina, luteolina miricetina e canferol), biflavonas (I3,II8-biapigenina e amentoflavona), xantonas e óleos voláteis; além da presença de alguns aminoácidos, vitamina C, cumarinas, taninos e carotenoides. O efeito antidepressivo se faz principalmente pela presença de hiperforina e hipericina, embora venha sido sugerido que outros compostos como os flavonoides possuam efeito sinérgico.

Diversos estudos em seres humanos mostram que a *H. perforatum*, quando empregada em doses recomendadas, se apresenta como bastante segura, entretanto, em doses elevadas e/ou uso crônico, tem sido descrita fotossensibilização. Outros efeitos relatados com o uso principalmente prolongado da erva-de-são-joão são de irritação gastrintestinal, reações alérgicas e inquietação, no entanto, esses efeitos têm incidência muito pequena. Quanto à avaliação de toxicidade dessa planta, os dados são muito limitados no que se refere à toxicidade aguda, toxicidade reprodutiva (incluindo gestação e lactação), administração prolongada e carcinogenicidade.

Larrea tridentata (chaparral)

A planta é originária da América do Norte, a partir do deserto de Sonoran, no México, até os estados do oeste dos Estados Unidos. A planta vem sendo empregada para o tratamento de várias afecções, principalmente em infecções do trato respiratório superior, reumatismo, artrite, infertilidade, diabetes, pedra no rim e na vesícula biliar, mordida de cobra e cânceres. É também atribuído efeito antienvelhecimento. O componente ativo, ao qual se atribui os efeitos benéficos, é o ácido nordi-hidroguaiarético. A esse mesmo princípio ativo vêm sendo também imputados os efeitos tóxicos, entretanto, mais estudos são necessários para melhor se concluir sobre a toxicidade do chaparral.

Em seres humanos, foram descritos diversos casos, associando-se o consumo, usualmente prolongado da planta (ao redor de dois meses; no entanto, foram descritos casos de intoxicação após o consumo entre três a 52 semanas), e a hepatotoxicidade. Embora a maioria dos casos evolua para a reversão da toxicidade, há também várias descrições nas quais se relata a evolução para a cirrose hepática, inclusive requerendo transplante de fígado.

Panax ginseng (ginseng)

Existem aproximadamente 13 espécies de ginseng identificadas, sendo a mais comumente empregada com finalidade terapêutica o *Panax ginseng* (conhecido como ginseng chinês, ginseng coreano ou simplesmente ginseng). Vale ainda ressaltar que com relação à nomenclatura, esta pode causar muita confusão se apenas levar em consideração a denominação de "ginseng", haja vista que além das outras 12 espécies de Panax, existem outras preparações herbais, de espécies completamente diferentes, como *Eleutherococcus senticosus* (ginseng siberiano) e *Pfaffia paniculate* (ginseng brasileiro), os quais podem apresentar composições químicas completamente diferentes. O *Panax ginseng* é uma planta arbustiva, perene, oriunda de algumas regiões da China e Coreia. A coleta para fins medicinais ocorre a partir do sexto ano de vida da planta. O ginseng é uma das plantas com finalidades medicinais mais estudadas e conhecidas na atualidade. Existem vários componentes químicos identificados na raiz do ginseng, que é a parte da planta empregada para finalidade medicinal. Os principais componentes são: saponinas triterpênicas (principal constituinte químico, sendo denominados de "ginsenosídeos), poliacetilenos, sesquiterpenos, polissacarídeos, peptidoglicanos, ácidos graxos, carboidratos e compostos fenólicos.

A principal utilização do ginseng é para diminuição do estresse e melhora da atividade física e mental. Ainda, é empregado como estimulante do trato respiratório e gastrintestinal, bem como no tratamento de úlceras e como agente que propicia a diminuição do colesterol.

Embora o consumo da planta tenha se mostrado bastante seguro, em seres humanos o consumo em doses elevadas pode promover um efeito tóxico denominado de "síndrome do abuso do ginseng", no qual os pacientes apresentam hiperatividade, erupções cutâneas e diarreia matinal. Além disso, vêm também sendo descritos insônia, taquiarritmias, sangramentos vaginais, mastalgia (esses dois últimos efeitos atribuídos à ação estrogênica do ginseng) e cefaleia. Outro fato que deve ser considerado em relação ao ginseng é que, como é um produto relativamente caro, é muito comum se observar adulteração ou a substituição por outros produtos de menor custo, os quais podem causar efeitos tóxicos diversos.

Piper methysticum (kava kava)

A kava kava é um arbusto perene, nativo de algumas ilhas do Pacífico Sul. Esse nome popular "kava" deriva da palavra polinésia "awa" que significa amargo, referindo-se ao sabor da planta quando ingerida na forma de chá pelos nativos, os quais a empregavam em cerimoniais religiosos. A planta tem seu emprego com finalidade medicinal para o tratamento de ansiedade e depressão, já que a essa planta se atribuem os efeitos sedativos, ansiolíticos e também anestésicos, relaxante muscular e anticonvulsivante. A kava kava é também usada em desordens do trato gênito-urinário, no tratamento da gonorreia, sífilis e cistite. A bioatividade do extrato da kava kava é atribuída à presença de lactonas, ou "kavalactonas" (também conhecidas como "kavapironas"). São várias as kavalactonas isoladas da planta, tais como iangonina, desmetoxiiangonina, kavaína, dihidrokavaína, metisticina e di-hidrometisticina.

Em seres humanos, são vários os relatos, associando-se o consumo da planta com toxicidade hepática, inclusive hepatotoxicidade fulminante. Em algumas situações, foi necessário o transplante de fígado e em outras relataram-se mortes. O uso prolongado de kava kava também está associado ao aparecimento de descoloração, descamação e secura da pele e vermelhidão dos olhos. O uso da planta na gestação e lactação é totalmente contraindicado.

Ainda muito pouco se conhece sobre a toxicidade e o(s) possível(is) princípio(os) ativo(s) responsáveis; entretanto, em razão dos inúmeros e bem documentados estudos reportados na literatura, principalmente relativo aos graves efeitos no fígado, a distribuição e comercialização da kava kava foi impedida em países como Canadá, na Comunidade Europeia e na Austrália.

Ruta graveolens (arruda)

A arruda é um arbusto perene, com um odor desagradável característico; a planta é nativa do sudoeste da

Europa, mas foi introduzida também no sul europeu e, atualmente, é cultivada em todo o mundo.

O emprego da planta com finalidade medicinal é evidenciado desde os tempos pré-históricos, e até hoje vem sendo amplamente empregada em todo o mundo para o tratamento de amenorreia e dismenorreia, como anti-hemorrágica (na insuficiência venosa), anti-inflamatória e antiespasmódica (nas afecções reumáticas e osteoarticulares). É também utilizada em algumas afecções dermatológicas, como a psoríase, e em medicina veterinária vem sendo empregada em ectoparasitoses. Quando administrada oralmente, se faz sob forma de infusão e são utilizadas as partes aéreas da planta (folha e flores). Os princípios ativos encontrados na planta pertencem a quatro classes maiores de substâncias: os alcaloides da quinolina (graveolina), furoquinolina (dictamina γ- fagarina), piranoquinolina (rutalinío) e acridona (furacridona); os cumarínicos como a cumarina, dicumarinas e furanocumarinas, piranocumarinas e os compostos cumarino-naftoquinona; os flavonoides (rutina e rutosídeo); e os óleos essenciais (2-nonanone, 2-nonilacetato, 2-undecil acetado).

Os principais efeitos tóxicos descritos para a *R. graveolens* são em fêmeas gestantes, e se referem aos efeitos embriotóxicos, verificando-se abortos e teratogenicidade. Além disso, têm sido associados também hemorragias, inflamações epidérmicas, vômitos, gastroenterites, sonolência e convulsões.

Trigonella foenum-graecum (feno grego)

O feno grego é uma das mais antigas plantas medicinais que se tem conhecimento. A planta é nativa do oeste europeu e parte da Ásia, entretanto, atualmente é cultivada em quase todo o mundo em razão de suas propriedades medicinais e também pelo seu uso como condimento.

Ao feno grego são atribuídas várias finalidades medicinais; dessa maneira, a planta vem sendo empregada (particularmente as sementes e folhas) como galactogoga, ou seja, para aumentar a produção de leite da mulher lactante. Além disso, é empregada como carminativa, demulcente, estomáquico (isto é, favorece a digestão gástrica), laxante, expectorante, hipocolesterêmico, hepatoprotetor, antidiabetogênico, antipirético, anti-inflamatório, antibacteriano e antifúngico.

Os constituintes biologicamente ativos isolados do feno grego são: alcaloides (trigonelina, colina e carpaína); aminoácidos (lisina, histidina, 4-didroxi-isoleucina, triptofano, tirosina, cistina e arginina); cumarínicos (metil-cumarina, trigocumarina, trimetil cumarina); flavonoides (naringenina, lilina, campferol, vecenina-1, tricina 7-O-D glicopiranosídeo, saponaretina, isovitexina, isorientina, orientina, vitexina, luteolina e quercetina); saponinas (fenugrina, foenugracina, glicosídeo, yamogenina, trigonoesídeos, smilagenina, gitogenina, sarsasapogenina, yucagenina, hederagina, diosgenina, tigonerina, neotigogenina. Além desses constituintes ativos, também são incluídos outros compostos, como vitamina A, ácido fólico, ácido ascórbico, tiamina, riboflavina, biotina, ácido nicotínico e goma.

O principal e mais preocupante efeito da planta é a teratogenicidade, com vários estudos em seres humanos e animais bem documentados sobre esses efeitos. Assim, o sistema nervoso central em desenvolvimento parece ser particularmente sensível aos efeitos tóxicos do feno grego, sendo associado, em vários países, o consumo da planta com o nascimento de crianças com hidrocefalia, anencefalia e espinha bífida. Estudos experimentais em animais de laboratório revelam que a planta causa inibição da proliferação de células na medula óssea e parada de crescimento fetal. Outros efeitos tóxicos atribuídos ao consumo da planta são alergias, diarreia, dor abdominal e flatulência. O uso prolongado do feno grego tem sido associado à alteração de glicose sanguínea (hipoglicemia), sendo por esse motivo contraindicado o uso dessa planta em fêmeas lactantes.

CONTAMINANTES

Adicionalmente aos problemas de toxicidade causados por princípios ativos presentes na própria planta, ou seja, um efeito direto, outra preocupação suplementar e relevante quando da prescrição de plantas medicinais ou fitoterápicos são as contaminações desses produtos, que podem acarretar em potenciais riscos de intoxicação; portanto, mesmo aquelas plantas medicinais, as quais foram amplamente estudadas e não se encontrando qualquer princípio ativo que possa levar à toxicidade, estas podem ainda assim representar um grande risco, pois podem estar carreando substâncias altamente nocivas à saúde. Portanto, aditivamente às intoxicações diretamente relacionadas às preparações herbais que podem levar à intoxicação, já comentadas no início deste capítulo (por exemplo, o emprego de plantas classificadas erroneamente e o desconhecimento sobre sua composição química), outros riscos pela presença de outros agentes tóxicos no produto vegetal podem ocorrer durante o cultivo, no armazenamento, no transporte e na comercialização, representando um risco complementar quando do consumo de um produto herbal medicinal.

Vale lembrar que no Brasil a Agência Nacional de Vigilância Sanitária (Anvisa) havia estabelecido que os fabricantes de fitoterápicos teriam até o início do ano de 2018 para apresentar a análise de resíduos de praguicidas e micotoxinas (ocratoxinas, fumonisinas e tricotecenos) para os seus produtos (com relação à análise de aflatoxinas, estes já são exigidos por essa Agência como parte do relatório de controle de qualidade de fitoterápicos). Entretanto, a Anvisa suspendeu, por tempo indeterminado, a exigência de apresentação pelas empresas dos resultados das análises relativas aos níveis de resíduos de praguicidas (incluindo-se os metais pesados) e micotoxinas em suas preparações herbais, haja vista que esses testes são de difícil implantação e possuem custos elevados.

A seguir, são apresentados os contaminantes mais relevantes que podem estar presentes em preparações de plantas medicinais e em fitoterápicos.

Microrganismos

A contaminação por microrganismos nas preparações herbais pode ocorrer na plantação, no transporte e, principalmente, na armazenagem. São diversos os estudos em diferentes países que mostram que as plantas medicinais apresentam alta carga microbiana, com microrganismos provenientes do solo e presentes na superfície dos vegetais, ou decorrentes de más condições de manipulação e armazenamento.

Os microrganismos podem contaminar os vegetais durante as etapas pré e pós-colheita. Na pré-colheita, os principais focos de contaminação são o solo, os adubos não compostados de forma adequada, a água de irrigação contaminada, a poeira, os insetos, os animais domésticos e silvestres e a manipulação humana. As fontes de contaminação pós-colheita são: manipulação humana, limpeza inadequada ou insuficiente de equipamentos de colheita, embalagens de transporte sujas e contaminadas, animais, insetos, poeira, água de lavagem contaminada, veículos de transporte e contaminação de equipamentos utilizados nos processamentos pós-colheita, secagem e armazenamento realizados de forma inadequada sem qualquer tipo de higiene. Outro grande problema de contaminação microbiana é durante o processo de comercialização. Diversos estudos realizados no Brasil mostraram que plantas medicinais comercializadas por raizeiros encontravam-se muito próximas a fontes de contaminação como poeira e esgoto. Ainda, grande parte desses produtos para a venda já se encontravam mofados.

Particularmente, com relação aos microrganismos, destacam-se a contaminação por fungos, os quais podem ser toxigênicos, produzindo as denominadas micotoxinas. Entre as micotoxinas de maior importância, em termos de contaminações herbais no mundo destacam-se as aflatoxinas e a ocratoxina A. De fato, os vários estudos realizados no Brasil verificaram que os principais microrganismos presentes nas preparações herbais são os fungos, com porcentagem de até 77% de contaminação fúngica, e dentre os fungos há predominante incidência de *Aspergillus flavus* e *Aspergillus parasiticus*, agentes que produzem micotoxinas com ações hepatotóxicas, mutagênicas, carcinogênicas e teratogênicas (para detalhes sobre fungos toxigênicos e efeitos tóxicos, ver Capítulo 27). Além de fungos, levantamentos nacionais e internacionais também mostraram incidência relativamente alta das bactérias *Staphylococcus aureus*, algumas cepas de *Escherichia coli*, *Salmonella* sp., *Shigella* sp., *Bacillus cereus* e *Pseudomonas aeruginosa*.

Metais pesados

A contaminação por metais pesados nas plantas medicinais representa, atualmente, uma das principais preocupações, tanto pelo fato dos vários levantamentos apontarem frequentemente a presença nas preparações herbais, quanto pela potencial toxicidade dessas substâncias. Dentre os metais pesados mais citados na literatura estão o mercúrio, o chumbo, o arsênio e o cádmio. A toxicidade dessas substâncias está detalhadamente descrita no Capítulo 33.

A contaminação de vegetais com os metais pesados pode ser acidental; particularmente no Brasil, algumas condições propiciam para que ela ocorra. Por exemplo, o local de colheita nem sempre é criterioso, estando as plantações localizadas em beiras de estradas, expostas constantemente a particulados poluídos, oriundos dos canos de descarga dos veículos automotores, tornando as plantas inadequadas para o uso medicinal. Plantações que ocorrem próximas a áreas de mineração também podem conter altos níveis de metais pesados. Outro fato que contribui para a presença de elevados níveis de metais de maneira acidental em preparações herbais no Brasil é o descaso com a qualidade do solo e da água. Acrescente-se que o uso de fertilizantes e praguicidas, sem os devidos cuidados, pode contribuir para a presença de níveis elevados de metais pesados no meio ambiente e, consequentemente, nas plantas.

Outra maneira de serem encontrados metais pesados em plantas medicinais e fitoterápicos é por meio da contaminação proposital. Nesse sentido, representa grande risco para a população aqueles fitoterápicos importados de países asiáticos, uma vez que as formulações contêm vários metais pesados em concentrações que, muitas vezes, ultrapassam os valores seguros para consumo. Estudos oriundos da Índia mostraram que as formulações aiurvédicas, quase que na sua totalidade, excederam consideravelmente os limites legais de concentrações de metais pesados. Entre os principais metais pesados encontrados nas formulações aiuvérdicas citam-se cobre, estanho, chumbo, mercúrio, ferro, prata e zinco. Da mesma maneira, numerosos casos de intoxicação por metais pesados associados ao uso da medicina tradicional chinesa têm sido publicados nos últimos anos, sendo o chumbo um dos principais responsáveis por intoxicações. Outros metais pesados, como mercúrio, arsênio, cádmio, cobre e tálio também têm sido encontrados em fitoterápicos da medicina tradicional chinesa.

Estudos apontaram que os riscos de contaminação com metais pesados em formulações contendo extratos de plantas medicinais orientais têm aumentado expressivamente com a possibilidade de aquisição de medicamentos via internet.

Praguicidas e fumigantes

Da mesma maneira que os praguicidas são amplamente empregados em diversas plantações para a produção de alimentos, visando ao controle de pragas, verifica-se que esse uso também está se ampliando no cultivo de plantas medicinais, em particular, em plantações destinadas a produção de fitoterápicos. Estudos em todo o mundo vêm mostrando a ocorrência relativamente comum desse tipo de contaminação em preparações herbais.

Entre os praguicidas relatados na literatura estão os organoclorados, cujo uso está proibido em todo o mundo há várias décadas; são ainda encontrados resíduos em plantas medicinais, inclusive no Brasil. Os organofosforados também têm sido encontrados em preparações herbais. Os efeitos tóxicos desses praguicidas são descritos, respectivamente, nos Capítulos 17 e 18.

As preparações herbais podem ficar muitas vezes estocadas até a sua comercialização e, nessa situação, para impedir a contaminação microbiana e repelir insetos, se faz uso de fumigantes. Há alguns estudos que relataram a presença de resíduos de fumigantes em preparações herbais, os quais podem causar sérios quadros de intoxicação, bem descritos em seres humanos. Entre esses agentes fumigantes citam-se o óxido de etileno, a fosfina e o brometo de metila. Deve ser salientado que não há dados que possam auxiliar na determinação de níveis seguros dessas substâncias em produtos herbais.

INTERAÇÃO COM MEDICAMENTOS CONVENCIONAIS

Outro grande fator complicador relativo à crença de que as preparações de origem vegetal não causam toxicidade à saúde é a associação dessas substâncias de origem vegetal com medicamentos tradicionais. Assim, como vem sendo reiteradamente dito ao longo deste capítulo, as plantas medicinais e os fitoterápicos são constituídos por misturas complexas de vários compostos químicos que podem ser responsáveis por diversas ações, como efeitos antagônicos e/ou sinérgicos com outros medicamentos. Portanto, deve-se estar consciente de que numerosas interações medicamentosas podem ocorrer em caso de uso de produtos de origem vegetal concomitantemente com outros medicamentos e, de maneira geral, com ações completamente imprevisíveis, o que pode levar a sérios danos ao paciente, com o comprometimento da recuperação da saúde.

As interações entre os medicamentos convencionais e produtos herbais podem causar efeitos farmacológicos ou toxicológicos, podendo ser classificadas em dois grupos: interações fármaco/toxicodinâmicas, que levam à ampliação ou redução do efeito esperado do medicamento em virtude de sinergismo ou antagonismo, respectivamente; e interações fármaco/toxicocinéticas, que produzem alterações nos parâmetros que descrevem os processos de absorção e disponibilidade do medicamento no organismo, gerando perfis de concentração plasmática da substância original e/ou seus metabólitos alterados, que podem resultar em efeitos farmacológicos ampliados ou reduzidos.

As interações farmacocinéticas entre o produto herbal e o medicamento convencional podem ocorrer nos processos de absorção, distribuição, metabolismo e excreção. Interações no processo de absorção podem causar a redução ou aumento da quantidade de substância ativa absorvida, ou da velocidade de absorção, resultando na diminuição ou aumento da intensidade do efeito farmacológico verificado. Os compostos fitoquímicos também podem interagir com transportadores de proteínas ATP-dependentes, como a glicoproteína-P intestinal e outras proteínas que facilitam o efluxo do medicamento, alterando sua biodisponibilidade. No entanto, considerando-se o aspecto farmacocinético, a interação entre os princípios ativos herbais e aqueles do medicamento convencional de relato mais comum na literatura refere-se à alteração na biotransformação do medicamento convencional, uma vez que os vários princípios ativos presentes na planta podem causar indução ou inibição das enzimas responsáveis pelo metabolismo oxidativo pertencente ao citrocromo P450 (CYP), principal sistema utilizado para eliminação de substâncias químicas do organismo (para detalhes sobre biotransformação e eliminação, ver Capítulo 2).

Como resultado tanto da interação no aspecto farmacodinâmico quanto do farmacocinético, podem-se observar a exacerbação dos efeitos farmacológicos do medicamento tradicional e o surgimento de efeitos adversos normalmente não manifestados quando este é administrado isoladamente.

No Quadro 25.1 são apresentadas as mais comuns associações entre plantas medicinais e fitoterápicos que podem causar efeitos adversos, os quais já foram bem documentados na literatura. Em particular, considerando a diversidade de efeitos bem documentados das interações da erva-de-são-joão (*Hypericum perforatum*) com diversos medicamentos, estes são apresentados no Quadro 25.2. Vale reiterar a lembrança de que os dados apresentados nesses quadros foram obtidos, principalmente, a partir de estudos realizados em seres humanos e/ou animais de laboratório, sendo praticamente inexistentes as informações de interações medicamentosas em animais domésticos. Portanto, deve-se considerar que os efeitos nos animais domésticos podem ser de maior ou menor intensidade que aqueles descritos para os seres humanos, ou ainda que essas interações possam apresentar outras reações adversas que não estão aqui descritas.

QUADRO 25.1. Principais plantas medicinais empregadas no Brasil e suas interações com medicamentos convencionais que possam resultar em efeitos adversos

Nome científico (nome popular)	Principais finalidades de uso	Interação com medicamentos e efeitos adversos
Allium sativum L. (alho)	Coadjuvante no tratamento de hiperlipedemia e hipertensão arterial leve; auxilia na prevenção da aterosclerose	Anticoagulantes orais (p.ex. varfarina): aumento do tempo de sangramento
		Hipoglicemiantes (p.ex. insulina e glipizida): diminuição excessiva dos níveis de açúcar no sangue (hipoglicemia)
Cynara scolymus (alcachofra)	Colerética, hepatoprotetor, tratamento de hiperlipidemia, promoção de diurese, diabetes, hipertensão, tratamento de úlcera	Diuréticos como os de alça (furosemida) e os tiazidicos (clortalidona, hidroclorotiazida, indapamida) poderão diminuir drasticamente o volume sanguíneo, levando a uma queda da pressão arterial por hipovolemia, e como ocorre também a perda de potássio, há a possibilidade de ocorrer a hipocalemia
Echinacea purpurea (equinácea)	Imunoestimulante	Esteroides anabolizantes, metotrexato, cetoconazol e amiodarona, aumento do risco de hepatotoxicidade. O uso contínuo, pois, poderá causar danos hepáticos
		Não ser administrada em doenças como tuberculose, esclerose múltipla, síndrome da imunodeficiência adquirida, infecções oportunistas em síndrome da imunodeficiência adquirida e doenças autoimunes
Ginkgo biloba L. (ginkgo biloba)	Vertigens e zumbidos (tinidos) resultantes de distúrbios circulatórios gerais e distúrbios circulatórios periféricos e insuficiência vascular cerebral, demência, asma, degeneração macular, deficiência cognitiva, disfunção sexual induzida por antidepressivos	Ácido acetilsalicílico, varfarina, heparina, clopidogrel, ibuprofeno, naproxeno ou outros medicamentos que promovem o aumento do tempo de coagulação: riscos de sangramentos
		Anticonvulsivantes (p.ex.fenitoína): diminuição da ação
		Antidepressivos (p.ex. inibidores da monoamino oxidase), intensifica a ação farmacológica desses medicamentos e, também, dos efeitos colaterais como cefaleia, tremores e surtos maníacos
		Vasodilatadores (nifedipina): aumento dos níveis plasmáticos
Matricaria recutita (camomila)	Antiespasmódico, anti-inflamatório tópico, distúrbios digestivos e insônia leve	Anticoagulantes (p.ex varfarina): aumento do tempo de sangramento
		Barbitúricos (p.ex. fenobarbital) e outros sedativos: intensifica ou prolonga a ação depressora do sistema nervoso central
		Reduz a absorção de ferro ingerido
Panax ginseng (ginseng)	Estado de fadiga física e mental, adaptógeno	Ácido acetilsalicílico, varfarina, heparina, clopidogrel, ibuprofeno, naproxeno ou outros medicamentos que promovem o aumento do tempo de coagulação
		Estrogênios: aumento da atividade estrogênica
		Hipoglicemiantes (p.ex. insulina): hipoglicemia

(continua)

QUADRO 25.1. Principais plantas medicinais empregadas no Brasil e suas interações com medicamentos convencionais que possam resultar em efeitos adversos *(continuação)*

Nome científico (nome popular)	Principais finalidades de uso	Interação com medicamentos e efeitos adversos
Piper methysticum (kava kava)	Ansiedade, insônia, tensão nervosa e agitação	Benzodiazepínicos (p.ex. diazepam) e barbitúricos (p.ex. fenobarbital): potenciação de ação, podendo levar a estado semicomatoso
		Agonistas dopaminérgicos (p.ex. levodopa): inibição do efeito, pois antagoniza o efeito da dopamina
Rhamnus purshiana (cáscara sagrada)	Constipação	Diuréticos tiazídicos: excessiva perda de potássio, resultando em quadro de hipocalemia
		Glicosídeos cardiotônicos: promove desequilíbio de eletrólitos, com potencialização de efeitos
Senna sp. (sene)	Laxativo	Glicosídeos cardiotônicos: potencializa efeito, em decorrência da perda de potássio
		Diuréticos tiazídicos ou adrenocorticosteróides: exacerbação de distúrbios eletrolíticos
Zingiber officinale Rosc. (gengibre)	Profilaxia de náuseas causada por movimento (cinetose) e pós-cirúrgicas	Antiácidos (p.ex. sucralfato, ranitidina ou lansoprazol): há evidências de que estimulam a produção de ácido clorídrico estomacal, portanto, inibe o efeito dos antiácidos
		Ácido acetilsalicílico, varfarina, heparina, clopidogrel, ibuprofeno, naproxeno ou outros medicamentos que promovem o aumento do tempo de coagulação: sangramento estomacal
		Medicamentos para o coração (p.ex. betabloqueadores e digoxina): alteração da contração cardíaca

QUADRO 25.2. Efeitos adversos resultantes da interação entre a erva-de-são-joão (*Hypericum perforatum*) e medicamentos convencionais

Medicamentos	Efeitos adversos	Mecanismo de ação
Sistema nervoso central		
Aminotriptilina	Redução dos níveis plasmáticos do medicamento e seu principal metabólito ativo	Indução da CYP3A4
Midazolam	Redução dos níveis plasmáticos	Indução da CYP3A4
Nefazodona	Síndrome serotoninérgica: tremores, mioclonia, alteração da consciência, irritabilidade	Efeito aditivo à inibição de recaptação de serotonina pelos neurônios
Nortriptilina	Redução de mais da metade dos níveis plasmáticos	Indução da CYP3A4
Paroxetina	Aumento dos efeitos sedativos e hipnóticos (fraqueza, fadiga, movimentos letárgicos	Efeitos combinados de medicamentos inibindo a recaptação de neurotransmissores
Quazepam	Redução dos níveis plasmáticos	Indução da CYP3A4
Sertralina	Síndrome serotoninérgica	Mesmo mecanismo que a paroxetina
Sistema imune		
Ciclosporina	Queda dos níveis plasmáticos, rejeição aos transplantes	Indução da CYP3A4
Tacrolimus	Queda dos níveis plasmáticos, rejeição aos transplantes	Indução da CYP3A4
Sistema cardiovascular e sangue		
Digoxina	Queda dos níveis plasmáticos	Indução da glicoproteína-P intestinal, promovendo excreção da digoxina
Nifedipina	Queda dos níveis plasmáticos	Indução da CYP3A4
Sinvastatina	Queda dos níveis plasmáticos, aumento dos níveis de colesterol sanguíneo	Indução da CYP3A4
Varfarina	Queda dos níveis plasmáticos, diminuição do efeito anticoagulante	Indução CYP1A2, inibição da absorção intestinal
Sistema respiratório		
Teofilina	Queda dos níveis plasmáticos	Indução da CYP1A2

BIBLIOGRAFIA

1. ASHIQ, S.; HUSSAIN, M.; AHMAD, B. Natural occurrence of mycotoxins in medicinal plants: A review. *Fungal Genet Biol*, v. 66, p. 1-10, 2014.
2. AZAM, A.G.; SEPAHI, S.; ZANJANI, B.R.; et al. Plant toxins and acute medicinal plant poisoning in children : A systematic literature review. *Journal of Research in Medical Sciences: The Official Journal of Isfahan University of Medical Sciences*, p. 1-9, 2018.
3. BAIME, M.J. Review: St. John's wort, ginkgo, saw palmetto, and kava may be effective for some conditions. *ACP J Club*, v. 137, n. 1, p. 25, 2002.
4. BRESSLER R. Herb-drug interactions. Interactions between saw palmetto and prescription medications. *Geriatrics*, v. 60, n. 8, p. 50-2, 2005
5. BRUNO, L.O.; SIMOES, R.S.; DE JESUS SIMOES, M.; et al. Pregnancy and herbal medicines: An unnecessary risk for women's health – A narrative review. *Phyther Res*. v. 32, n. 5, p. 796-810, 2018.
6. CAMPOS, S.C.; SILVA, C.G.; CAMPANA, P.R.V.; et al. Toxicidade de especies vegetais. *Rev Bras Plantas Med*, v. 18, n. 1, p. 373-82, 2016.
7. CARNEIRO, A.L.C.; COMARELLA, L. Principais interações entre plantas medicinais e medicamentos. *Rev Saúde e Desenvolv*, v. 9, n. 5, p. 1-16, 2016.
8. CHAN, P.C.; FU, P.P. Toxicity of Panax ginseng – an herbal medicine and dietary supplement . *J Food Drug Anal*, v. 15, n. 4, p. 416-27, 2007.
9. DA SILVEIRA, P.F.; BANDEIRA, M.A.M.; ARRAIS, P.S.D. Farmacovigilância e reações adversas às plantas medicinais e fitoterápicos: Uma realidade. *Brazilian J Pharmacogn*, 2008, v. 18,n. 4, p. 618-26, 2008. DOI:10.1590/S0102-695X2008000400021.
10. DE BOER, Y.S.; SHERKER, A.H. Herbal and Dietary Supplement–Induced Liver Injury. *Clin Liver Dis*, v. 21, n. 1, p. 135-49, 2017. DOI:10.1016/j.cld.2016.08.010.
11. DE OLIVEIRA, A.E.; DALLA COSTA, T. Interações farmacocinéticas entre as plantas medicinais Hypericum perforatum, Gingko biloba e Panax gingseng e fármacos tradicionais. *Acta Farm Bonaer*, v. 23, n. 4, p. 567-78, 2004.
12. DUTRA, R.C.; CAMPOS, M.M.; SANTOS, A.R.S.; et al. Medicinal plants in Brazil: Pharmacological studies, drug discovery, challenges and perspectives. *Pharmacol Res*, v. 112, p. 4-29, 2016.
13. ELVIN-LEWIS, M. Should we be concerned about herbal remedies. *J Ethnopharmacol*, v. 75, p. 141-64, 2001.
14. ERNST, E.; PITTLER, M. Risks Associated With Herbal Medicinal Products. *Wiener Medizinische Wochenschrift*, v. 152, p. 183-9, 2002.
15. ______. Risks of herbal medicinal products. *Pharmacoepidemiol Drug Saf*, p. 767-71, set. 2004.
16. FARIA, S.D.M.; NÓBREGA, N.; ANGÉLICA, J.; et al. Evaluation of the microbiological contamination in herbal medicines. v. 71, n. 3, p. 549-56, 2012.
17. FIRENZUOLI, F.; GORI, L. Toxicity of Hypericum perforatum. *Forsch Komplementarmed*, v. 6, n. 5, p. 271, 1999.
18. FREIRE M de FI. Metais pesados e plantas medicinais. *Rev Científica Eletrônica Agron*. 2005;4(8):1-14.
19. FUGH-BERMAN, A. Herb-drug interactions. *Lancet*, v. 355, n. 9198, p. 134-8, 2000.
20. FUKUMASU, H.; LATORRE, A.O.; BRACCI N.; et al. Fitoterápicos e potenciais interações medicamentosas na terapia do câncer. *Rev Bras Toxicol*, v. 21, n. 2, p. 49, 2008.
21. FURBEE, R.B.; BARLOTTA, K.S.; ALLEN, M.K. et al. Hepatotoxicity associated with herbal products. *Clin Lab Med*, v. 26, n. 1, p. 227-41, 2006.
22. GRAVEOLENS, R. Committee for Veterinary Medicinal Products. *Eur Agency Eval Med Prod*, p. 98-101, mar. 1999.
23. GREESON, J.M.; SANFORD, B.; MONTI, D.A. St. John's wort (Hypericum perforatum): A review of the current pharmacological, toxicological, and clinical literature. *Psychopharmacology (Berl)*, v. 153, n. 4, p. 402-14,2001.
24. GURIB-FAKIM, A. Medicinal plants: Traditions of yesterday and drugs of tomorrow. *Mol Aspects Med*, v. 27, n. 1, p. 1-93, 2006.
25. [HMPC] COMMITTEE ON HERBAL MEDICINAL PRODUCTS. Assessment report on Hypericum perforatum. *Eur Med agency Eval Med Hum Use*, London, p. 1-77, nov. 2009.
26. HUSSIN, A.H. Adverse Effects of Herbs and Drug-Herbal Interactions. *Malaysian Journal of Pharmacy*, v. 1, n. 2, p. 39-44, 2001.
27. JURGENS, T.M. Potential Toxicities of Herbal Therapies in the Developing Fetus. *Birth Defects Res Part B – Dev Reprod Toxicol*, v. 68, n. 6, p. 496-8, 2003.
28. MANCUSO, C.; SANTANGELO, R. Panax ginseng and Panax quinquefolius: from pharmacology to toxicology. *Food Chem Toxicol*, v. 107, p. 362-72, 2017.
29. Medicines A. and Prescription Medications. *Geriatrics*, v. 60, n. 8, p. 50-2, 2005.
30. NICOLETTI, M.A.; CARVALHO, K.C.; OLIVEIRA JR, M.A.; et al. Uso popular de medicamentos contendo drogas de origem vegetal e / ou plantas medicinais : principais interações decorrentes. *Rev Saúde*, v. 4, n. 1, p. 25-39, 2010.
31. RUSSO, R.; AUTORE, G.; SEVERINO, L. NPC Natural Product Communications Pharmaco-Toxicological Aspects of Herbal Drugs Used in. dez 2009.
32. SAGANUWAN, S.A. Toxicity studies of drugs and chemicals in animals: An overview. *Bulg J Vet Med*, v. 20, n. 4, p. 291-318, 2017. DOI:10.15547/bjvm.983.
33. SEVERINO, L.; RUSSO, R.; Autore, G.; et al. Use of phytotherapics in dogs and cats. *Newsletter*, v. 21, p. 12-21, 2008.
34. SMITH-SCHALKWIJK, M.J. Veterinary phytotherapy : An overview. *Can Vet J*, v. 40, n. 12, p. 891-2, dez. 1999.
35. TACHJIAN, A.; MARIA, V.J.A. Use of herbal products and potential interactions in patients with cardiovascular diseases. *J Am Coll Cardiol*, v. 55, n. 6, p. 515-25, 2011.
36. TOVAR, R.T.; PETZEL, R.M. Herbal Toxicity. *Disease-a-Month*, v. 55, n. 10, p. 592-641, 2009.
37. ______. Clinical approach to clinical herbal toxicity. *Semin Diagn Pathol*, v. 26, n. 1, p. 28-37, 2009.
38. TRIPATHY, V.; BASAK, B.B.; VARGHESE, T.S.; et al. Residues and contaminants in medicinal herbs – A review. *Phytochem Lett*, v. 14, p. 67-78, 2015. DOI:10.1016/j.phytol.2015.09.003.
39. VENTURA, S. et al. A Arruda (Ruta graveolens L), mar. 2012.
40. WILLIAMSON, E.M. Interactions between herbal and conventional medicines. *Expert Opin Drug Saf*, v. 4, n. 2, p. 355-78, 2005.
41. YARNELL, E.; ABASCAL, K. Hepatotoxicity of Botanicals. *Altern Complement Ther*, v. 20, n. 3, p. 136-44, 2014.

Seção 5

Toxicologia dos alimentos

Capítulo 26

Alimentos tóxicos para animais

Helenice de Souza Spinosa
Silvana Lima Górniak

INTRODUÇÃO

Há alguns alimentos consumidos pelos seres humanos que podem causar intoxicações em animais, uma vez que há diferenças na toxicodinâmica e, principalmente, na toxicocinética, particularmente nos processos de biotransformação que ocorrem no fígado e em outros tecidos entre as várias espécies animais, acrescidos da sensibilidade individual. Além disso, deve ser salientado que alimentos potencialmente tóxicos para os animais estão disponíveis no seu ambiente e em quantidade passível de causar toxicose, sendo essas situações comuns quando há uma proximidade de convívio entre os seres humanos e os animais, como frequentemente acontece nos dias de hoje.

Dentre os animais de companhia, os cães são mais suscetíveis que os gatos à intoxicação por alimentos, uma vez que esses últimos são mais seletivos e exigentes quanto aos hábitos alimentares.

Os alimentos que mais causam intoxicação em cães são: chocolate, café, macadâmia, alimentos que contenham xilitol, cebola, alho, uva e passas.

Em gatos, os alimentos mais comuns na causa de toxicose são: cebola, alho, chocolate, uva e passas.

A seguir são apresentados os alimentos mais comumente associados a quadros de intoxicação em animais, em particular, cães e gatos.

ALHO E CEBOLA

O alho e a cebola pertencem à família *Alliaceae*, que possui 15 gêneros e cerca de 800 espécies. O gênero *Allium* apresenta várias espécies silvestres e domesticadas, as quais já eram conhecidas pelos povos da Antiguidade, que as usavam para fins culinários e etnomedicinais, além de outras espécies consideradas atualmente invasoras.

As espécies domesticadas comumente envolvidas em toxicoses são: *Allium cepa* (cebola), *Allium porrum* (alho-poró), *Allium sativum* (alho) e *Allium schoenoprasum* (cebolinha). Essas plantas contêm componentes tóxicos que podem causar dano aos eritrócitos e provocar anemia hemolítica, acompanhada pela formação de corpúsculo de Heinz em eritrócitos em cães e gatos, bem como também em bovinos, búfalos, ovelhas e equinos.

Fonte de exposição

Considerando que as plantas do gênero *Allium* estão presentes na culinária do ser humano, há o risco de os animais terem fácil acesso a elas. No caso de cães e gatos, os animais podem se intoxicar ao ingerir sobras da alimentação humana, contendo, por exemplo, cebola crua, cozida ou desidratada (sopa de cebola). Em equinos e ruminantes a intoxicação ocorre quando esses animais invadem lavouras ou quando têm acesso a locais onde existem essas plantas.

Toxicidade

Vários fatores estão implicados na ampla variação na suscetibilidade das espécies animais à toxicose causada por essas plantas, incluindo diferenças na estrutura da hemoglobina e nos sistemas enzimáticos protetores.

Relata-se que alterações hematológicas clinicamente importantes são observadas em gatos que consomem 5 g/kg de cebola e em cães que ingerem de 15 a 30 g/kg.

A intoxicação por cebola tem sido observada em animais que ingeriram esses alimentos em quantidade superior a 0,5% de seu peso corpóreo. Uma quantidade relativamente alta (600 a 800 g) em uma única refeição ou dividida em alguns dias pode causar danos em eritrócitos e levar à anemia hemolítica, acompanhada da formação de corpúsculo de Heinz nessas células.

O cozimento ou a deterioração dessas plantas não reduzem o seu potencial de toxicidade.

Os seres humanos estão entre as espécies mais resistentes à toxicose causada por essas plantas. Por outro lado, observou-se maior suscetibilidade de certos grupos étnicos à intoxicação em razão da deficiência genética de glicose-6-fosfato desidrogenase (G6PD).

Mecanismo de ação

As espécies de *Allium* contêm uma ampla variedade de compostos, sulfóxidos e sulfetos alifáticos, e seus metabólitos, os quais são responsáveis pelos odores, sabores e efeitos farmacológicos dessas plantas. O alilpropil dissulfeto tem sido considerado o principal constituinte do óleo de cebola responsável pelo dano oxidativo dos eritrócitos, enquanto a alicina contém alil dissulfeto, composto semelhante que está presente no óleo de alho. Esses princípios ativos são oxidantes que transformam a hemoglobina em meta-hemoglobina.

Acredita-se que o alilpropil dissulfeto ou o alil dissulfeto reduzam a atividade da glicose-6-fosfato desidrogenase (G6PD) dos eritrócitos, interferindo na regeneração da glutationa reduzida, necessária para evitar a desnaturação oxidativa da hemoglobina. A hemoglobina desnaturada precipita-se na superfície dos eritrócitos, formando o corpúsculo de Heinz, e desencadeia a hemólise extravascular e intravascular.

O quadro de anemia é decorrente da presença do corpúsculo de Heinz, que é reconhecido pelo sistema fagocítico mononuclear, e os eritrócitos passam a ser retirados da circulação, principalmente pelo baço e fígado, fenômeno chamado de hemólise extravascular. Ocorre também opsonização do corpúsculo de Heinz pela imunoglobulina G (IgG) e complemento, porém de maneira pouco eficiente, podendo causar a ruptura de alguns eritrócitos na circulação, responsável pela hemólise intravascular e a meta-hemoglobinúria.

Os gatos são mais propensos à oxidação eritrocitária, por sua hemoglobina possuir oito grupos sulfidrila, em vez de dois grupos, como em outros mamíferos; além disso, o baço dos gatos é menos eficiente em reter os eritrócitos danificados presentes no sangue que nas demais espécies animais. Por isso, os gatos são mais susceptíveis à intoxicação por esses alimentos.

Sinais clínicos

A intoxicação espontânea por cebola está associada a duas manifestações clínicas que têm início entre 1 e 2 dias após a ingestão: uma aguda e outra um pouco mais crônica. A condição aguda é caracterizada por meta-hemoglobinemia grave, que causa cianose e morte. A condição um pouco mais crônica é decorrente de anemia hemolítica com formação de corpúsculos de Heinz.

Os animais que ingerem grande quantidade da planta de uma única vez desenvolvem meta-hemoglobinemia, tornando-se apáticos, hipotérmicos e cianóticos. Animais que não morrem ou que ingerem pequenas quantidades da planta por vários dias desencadeiam um quadro hemolítico, tornando-se também apáticos e apresentando mucosas hipocoradas, meta-hemoglobinúria, taquicardia, taquipneia, dificuldade para respirar e letargia.

A anemia hemolítica causada pela ingestão de cebola foi relatada em bovinos, ovinos, equinos, cães e gatos.

Tratamento

Não há um tratamento específico; devem ser realizados os tratamentos sintomático e de suporte. Se a ingestão da planta for recente, pode-se fazer a descontaminação do trato gastrointestinal. No caso da presença da anemia hemolítica, podem ser necessários a transfusão de sangue, a fluidoterapia para evitar a lesão renal em decorrência da hemoglobinúria, a oxigenioterapia e o uso de antioxidantes, como a N-acetilcisteína, a vitamina E e o ácido ascórbico.

CHOCOLATE, CAFÉ E CHÁ

O chocolate, o café e o chá são alimentos ricos em metilxantinas, bem como o guaraná e as bebidas à base de cola. As metilxantinas mais abundantes são a cafeína, a teofilina e a teobromina.

O chocolate é obtido a partir das sementes do cacau (*Theobroma cacao*), que possui cerca de 1 a 2% de teobromina e 0,05 a 0,3% de cafeína. O café é obtido a partir das sementes da *Coffea arábica*, cujo teor de cafeína varia entre 1 e 2,5% e de 0,1 a 0,2% de teobromina. O chá de folhas da erva-mate (*Ilex paraguaiensis*) tem cerca de 1 a 2,2% de cafeína e traços de teobromina e teofilina; o chá-preto (*Camellia sinensis*) possui teofilina e cafeína. As sementes do guaraná (*Paullinia cupana*) possuem cerca de 3 a 5% de cafeína, enquanto a noz-de-cola (*Cola nitida*) possui cerca de 1,5 a 2,5% de cafeína e traços de teobromina.

As principais propriedades farmacológicas das metilxantinas são estimulação do sistema nervoso central, relaxamento da musculatura lisa (principalmente a brônquica) e promoção da diurese.

O quadro de toxicose é descrito em cães e gatos.

Fonte de exposição

Os efeitos tóxicos dependem do teor de metilxantinas presentes no alimento: por exemplo, o chocolate ao leite possui menor teor de cacau que o chocolate meio-amargo e, consequentemente, é menos tóxico. Vale salientar que as metilxantinas podem estar presentes também em medicamentos, os quais devem ser mantidos fora do alcance dos animais.

Toxicidade

As metilxantinas são absorvidas no trato gastrointestinal e são biotransformadas no fígado por meio de reações de conjugação. Os cães são mais sensíveis à intoxicação por metilxantinas por apresentarem lenta eliminação em comparação às outras espécies animais (meia-vida plasmática de cerca de 17 h).

A dose letal 50% (DL50) oral de cafeína para cães é de 140 mg/kg, sendo que a dose letal pode variar de 110 a 200 mg/kg. A DL50 oral de cafeína para gatos é de 80 a 150 mg/kg, porém a intoxicação é menos frequente, provavelmente pelo fato de os gatos possuírem hábitos alimentares mais seletivos.

A DL50 oral de teobromina para cães é de 250 a 500 mg/kg, sendo que a dose letal pode variar de 100 a 250 mg/kg. Considerando que 100 g de chocolate ao leite pode conter cerca de 150 a 200 mg de teobromina, justifica-se o motivo pelo qual é comum a toxicose de cães por chocolate. A DL50 oral de teobromina para gatos é de 200 mg/kg.

Mecanismo de ação

As metilxantinas são inibidores competitivos de receptores de adenosina, que causam estimulação do sistema nervoso central, diurese e taquicardia. Sugere-se ainda que as metilxantinas alteram o transporte de cálcio intracelular, resultando em aumento da contratilidade muscular esquelética e cardíaca. Além disso, podem promover inibição competitiva da fosfodiesterase nucleotídio-cíclica, enzima que catalisa a conversão de 3'5'-adenosina monofosfato cíclico (AMPc) a adenosina monofosfato (5'-AMP). Essa inibição resulta no aumento da concentração de 3'5'-AMPc, que estimula uma proteinaquinase, e esta, por sua vez, fosforila (inibindo) uma enzima denominada quinase da cadeia leve da miosina, a qual promove a contração da musculatura lisa.

Sinais clínicos

São descritos vômito, hematêmese, poliúria, hiperatividade, ataxia, taquicardia e vocalização. Nos casos graves observa-se rigidez muscular, taquipneia, hipertermia, convulsões, arritmias cardíacas e morte. Foi relatado que quando o chocolate possui alto teor de gordura pode ser observada a ocorrência de pancreatite em animais suscetíveis.

Tratamento

Não há um tratamento específico; devem ser realizados os tratamentos sintomático e de suporte. Se a ingestão da planta for recente, pode-se fazer a descontaminação do trato gastrointestinal e o uso de adsorvente como o carvão ativado. Se houver êmese após a descontaminação gástrica, deve-se fazer uso de antieméticos. Nos casos de arritmias cardíacas, é indicado metoprolol nas taquiarritmias, atropina nas bradiarritmias e lidocaína nas taquiarritmias ventriculares refratárias. Para o controle de tremores e/ou convulsões leves, indica-se metocarbamol ou diazepam; no caso de convulsões graves é indicado o uso de barbitúricos. Deve-se atentar para o controle da temperatura e correção do desequilíbrio ácido-base.

ABACATE

O abacate é o fruto do abacateiro (*Persia americana*), uma árvore da família da *Lauraceae*, originária da América tropical (México e demais países da América Central, bem como da América do Sul) e hoje cultivada em várias regiões tropicais e subtropicais. A palavra "abacate" tem origem asteca que significa testículo, em função do formato dos frutos, os quais podem ser ovoides ou piriformes. *Avocado* é o termo em inglês para abacate, e *aguacate* e *palta* em espanhol.

Fonte de exposição e toxicidade

O abacate foi descrito como potencialmente tóxico para várias espécies animais, como bovinos, caprinos, ovinos, equinos, cães, gatos, coelhos, pássaros e peixes. Os frutos, sementes e folhas de certas variedades de abacateiros podem desencadear a toxicidade. As doses letais são desconhecidas e os efeitos tóxicos podem variar dependendo da espécie animal.

Mecanismo de ação

O mecanismo de ação ainda é desconhecido, mas acredita-se que a persina [(Z,Z)-1-(acetiloxi)-2-hidroxi-12,15-heneicosadieno-4-one], uma fitotoxina fungicida e com atividade citotóxica presente nos frutos e nas folhas do abacateiro seja responsável pela toxicidade.

Sinais clínicos

Os sinais clínicos observados são irritação do trato gastrointestinal, êmese, diarreia, desconforto respiratório, congestão, acúmulo de líquido no pericárdio e morte. As aves parecem ser mais sensíveis à toxicose e os sinais são taquicardia, dano ao tecido miocárdico, respiração ofegante, plumagem desalinhada, agitação, fraqueza e apatia. Altas doses podem causar uma síndrome respiratória aguda (asfixia), com morte em aproximadamente 12 a 24 h após a ingestão.

Em coelhas e em ratas lactantes foram observadas mastite não infecciosa e agalaxia após o consumo de folhas ou cascas da planta. Em coelhos, foram relatados ocorrência de arritmia cardíaca, edema submandibular e morte após o consumo de folhas.

Em vacas, éguas e cabras foi observada mastite não infecciosa e agalaxia após consumo de folhas ou cascas da planta. Esse quadro é associado com necrose de coagulação extensa do epitélio secretório acinar, edema intersticial e hemorragia.

Em ovinos e caprinos, bem como em cães que adquiriram o hábito de comer abacate, foi diagnosticada uma síndrome de insuficiência cardíaca, sendo observada necrose de fibras miocárdicas.

Em cães foram descritos dispneia, abaulamento abdominal, ascite, anasarca, efusão pleural e pericárdica com edema pulmonar, bem como irritação do trato gastrointestinal, com vômito e diarreia, em até 24 h após a ingestão dos frutos. Além disso, a ingestão de alta quantidade de abacate pode levar à pancreatite, pelo fato de o fruto ser rico em gordura.

Tratamento

O tratamento da intoxicação por abacate é sintomático, sendo indicado, dependendo do quadro clínico, o uso de diuréticos, medicações antiarrítmicas, entre outros medicamentos. Os anti-inflamatórios não esteroidais e os analgésicos são recomendados para animais com processo inflamatório na glândula mamária.

MACADÂMIA

A noz de macadâmia é obtida de árvores das espécies *Macadamia integrifolia* e *M. tetraphylla*. As nozes comercializadas são muito populares como petiscos e ingredientes de biscoitos e doces. Os relatos de intoxicação por essas nozes são descritos somente em cães.

Mecanismo de ação

O mecanismo de toxicidade ainda é desconhecido, e pode estar relacionado a algum componente das nozes, contaminantes do processo, alguma micotoxina ou outras causas não determinadas. Certos estudos mostram que a intoxicação nos cães ocorre já a partir de 2,4 g/kg de nozes.

Sinais clínicos

Os sinais clínicos geralmente se tornam aparentes entre 6 e 24 h após a ingestão. Inicialmente os cães manifestam fraqueza e depressão, seguido de vômitos, ataxia e tremores. A hipertermia pode ou não estar presente. A macadâmia pode ser identificada no vômito e fezes. De maneira geral, os sinais da intoxicação se revertem até 48 h do início da sintomatologia.

É importante diferenciar a intoxicação de macadâmia por agentes hipotensivos e por etilenoglicol, bem como por doenças infecciosas, como as enterites virais.

Tratamento

Não há um tratamento específico. A administração de carvão ativado (2 g/kg, por via oral) com uma solução catártica, como o sorbitol a 70% (3 mL/kg por via oral), pode auxiliar na rapidez da passagem das nozes de macadâmia pelo trato gastrointestinal, impedindo a absorção.

UVAS E PASSAS

Os relatos de intoxicação de cães por uvas (*Vitis* sp.) e passas têm aumentado nos últimos anos, inclusive casos fatais de cães com insuficiência renal que consumiram os frutos entre 10 e 57 g/kg de peso corpóreo. Há relatos inclusive de intoxicação de cães que consumiram uvas e/ou passas cozidas presentes em bolos de frutas e em outros produtos de panificação, bem como do resíduo da uva após a prensagem (bagaço).

Mecanismo de ação

O mecanismo de ação ainda é desconhecido, sendo propostas várias hipóteses como: intolerância de cães aos taninos presentes na fruta; contaminação dos frutos por micotoxinas, praguicidas ou metais pesados; sobrecarga de açúcar, levando os animais ao choque; reações idiossincráticas por diferenças na bateria enzimática do animal; e excesso de vitamina D.

Embora exista uma relação entre o aumento da toxicidade com o aumento da ingestão de uvas, há grande variabilidade na tolerância dos cães a essa fruta, que independe do sexo, da idade ou da raça, uma vez que alguns cães vão a óbito após ingestão de pouca quantidade de uva, e outros permaneceram assintomáticos, mesmo após ingerir grande quantidade (cerca de 1 kg da fruta).

Sinais clínicos

Os sinais clínicos geralmente se tornam aparentes entre 6 e 24 h após a ingestão. Os primeiros sinais são êmese, diarreia, anorexia, dor abdominal, fraqueza, desidratação, tremores musculares e letargia. Os frutos podem estar presentes no conteúdo de vômito, das fezes ou da lavagem gástrica. Pode ser observado também polidipsia. A insuficiência renal (oligúria ou anúria) se desenvolve entre 24 e 72 h depois da exposição. Uma vez instalada a anúria, a maioria dos cães vai a óbito.

A urinálise pode revelar proteinúria, glicosúria, hematúria microscópica e, raramente, cristalúria.

Tratamento

Não há um tratamento específico, e como a mortalidade fica em torno de 50 a 70%, o animal deve ser mantido sob cuidados intensivos. O tratamento é sintomático e de suporte. Se a ingestão dos frutos for recente, pode-se fazer a descontaminação do trato gastrointestinal e o uso de adsorvente, como o carvão ativado. Se houver êmese após a descontaminação gástrica, deve-se fazer uso de antieméticos. Dentre as principais recomendações terapêuticas está a fluidoterapia intravenosa intensa nas primeiras 48 h, a fim de reidratar e manter a função renal, em particular, nos animais que apresentarem êmese e/ou diarreia espontânea nas primeiras 12 h após a ingestão das uvas e/ou passas. O monitoramento da função renal e do balanço eletrolítico deve ser feito durante a fluidoterapia nas primeiras 72 h após ingestão da fruta.

XILITOL

Xilitol é um adoçante encontrado em muitas frutas, vegetais e cogumelos, porém, em quantidades inferiores a 900 mg/100 g; é empregado como edulcorante (substância orgânica, não glicídica, capaz de conferir sabor doce aos alimentos) em diversos produtos industrializados, como balas, gomas de mascar, confeitos, compotas, caramelos, chocolates, geleias, pudins, entre outros, em decorrência do sabor adocicado com baixo valor energético. O xilitol também pode ser adquirido como um pó granulado para uso culinário. Por sua atividade antibacteriana e palatabilidade, o xilitol é empregado ainda em produtos médicos e odontológicos de uso humano.

Fonte de exposição

O cão é a espécie animal mais suscetível à intoxicação por xilitol, uma vez que aprecia o sabor doce – diferentemente do gato, que é muito pouco sensível ao sabor doce. O xilitol é empregado como adoçante em diversos produtos industrializados, aos quais o cão pode ter fácil acesso.

Toxicidade

Há alguns relatos de cães intoxicados por xilitol e em um deles o animal da raça Labrador Retriever de 9 meses de idade ingeriu cerca de 100 unidades de gomas de mascar sem açúcar, contendo 70% de xilitol, cuja dose tóxica calculada é de cerca de 3 g/kg. A dose tóxica descrita em cães é entre 0,15 e 16 g/kg, sendo que a dose superior 0,5 g/kg é considerada potencialmente capaz de causar hepatotoxicidade.

A ingestão de produtos contendo xilitol pode provocar uma rápida hipoglicemia desencadeada pela liberação de insulina em cães, podendo levar à morte. Por outro lado, em seres humanos o xilitol não provoca alterações dos níveis de insulina ou de glicose sanguínea.

Mecanismo de ação

O mecanismo de toxicidade do xilitol ainda é desconhecido. Sabe-se que a ingestão de xilitol pelos cães resulta em uma grave crise hipoglicêmica pela grande liberação de insulina pelo pâncreas. Em seres humanos, a ingestão de xilitol não causa quaisquer alterações significativas nos níveis de insulina e nem na glicose sérica.

Sinais clínicos

São descritos em cães êmese, depressão, ataxia, tremores, convulsões e coma em 30 minutos após a ingestão do xilitol. Esses efeitos são consequência da queda repentina no nível de açúcar no sangue. Alguns cães intoxicados podem apresentar petequeias generalizadas, equimoses e hemorragias do trato gastrointestinal. O xilitol pode causar danos ao fígado e morte.

Além da grave hipoglicemia, são observados nos exames complementares hipocalemia e disfunção hepática, bem como hiperfosfatemia, hiperbilirribinemia, tempo de coagulação prolongado e trombocitopenia.

Tratamento

A indução do vômito é recomendada apenas quando os sinais clínicos ainda não se manifestaram. Pode ser oferecida dieta contendo açúcar ou um suplemento oral de açúcar em cães que ainda não apresentaram sinais clínicos.

Após o aparecimento de sinais clínicos, a glicose intravenosa deve ser usada para controlar a hipoglicemia, sendo mantido esse tratamento até que os níveis de glicose no sangue retornem aos níveis normais. Se necessário, deve-se também tratar a hipocalemia.

CONSIDERAÇÕES FINAIS

Neste capítulo foram apresentados os alimentos mais frequentemente associados com quadros de intoxicação em animais, em particular, em cães e gatos. Outros alimentos consumidos pelos seres humanos também podem causar toxicoses nos animais. Em cães são citadas bebidas alcoólicas e alimentos contendo sal responsáveis por toxicose. Em gatos, casos de intoxicação foram relatados após ingestão de alguns vegetais como tomate verde, batata verde ou crua, dentre outros. Portanto, os proprietários de animais devem ser alertados sobre o perigo da toxicose causada por alguns alimentos, e permitir o acesso dos animais apenas a alimentos que sabidamente façam parte de sua dieta em condições naturais ou que foram desenvolvidos especialmente para aquela dada espécie animal.

BIBLIOGRAFIA

1. ALBRETSEN, J.A. Methylxanthines. In: PLUMBLEE, K.H. *Clinical Veterinary Toxicology*. Missouri: Mosby, 2004, p. 323-6.
2. ASLANI, M.R.; MOHRI, Ć.M.; MOVASSAGHI, Ć.A.R. Heinz body anaemia associated with onion (*Allium cepa*) toxicosis in a flock of sheep. *Comparative Clinical Pathology*, v. 14, p. 118-20, 2005.
3. BATES, N.; RAWSON-HARRIS, P.; EDWARDS, N. Common questions in veterinary toxicology. *Journal of Small Animal Practice*, v. 56, p. 56, 298-306, 2015.
4. BUORO, I.B.J.; NYAMWANGE, S.B.; CHAI, D.; et al. Putative avocado toxicity in two dogs. *Onderstepoort Journal of Veterinary Research*, v. 61, p. 107-9, 1994.
5. CAMPBELL, A. Grapes, raisins and sultanas, and other foods toxic to dogs. *Companion Animal*, v. 12, n. 1, p. 1-3, 2007.
6. CAMPBELL, A.; BATES, N. Raisin poisoning in dogs. *Veterinary Record*, v. 152, n. 12, p. 376, 2003.
7. ______. Xylitol toxicity in dogs. *The Veterinary Record*, v. 162, n. 8, p. 254, 2008.
8. CARBERY, J.T. A case of onion poisoning in a cow. *New Zealand Veterinary Journal*, v. 47, n. 5, p. 184, 1999.
9. CARSON, T.L. Methylxanthines. In: PETERSON, M.E.; TALCOTT, P.A. *Small animal toxicology*. Philadelphia: Saunders, 2001, p. 563-70.
10. COPE, R.B. A screening study of xylitol binding *in vitro* to activated charcoal. *Veterinary and Human Toxicology*, v. 46, n. 6, p. 336-7, 2004.
11. ______. Allium species poisoning in dogs and cats. *Veterinary Medicine*, v. 100, n. 8, p. 562-6, 2005.
12. CORTINOVIS, C.; CALONI, F. Household food items toxic to dogs and cats. *Frontiers in Veterinary Science*, v. 3, p. 1-6 (art. 26), 2016.
13. DONADIO, E.C. *Abacate para exportação:* aspectos técnicos da produção. 2.ed. Brasília: Embrapa, 1995. 53p.
14. DUNAYER, E.K. Hypoglycemia following canine ingestion of xylitol-containing gum. *Veterinary and Human Toxicology*, v. 46, p. 87-8, 2004.
15. EUBIG, P.A.; BRADY, M.S.; GWALTNEY-BRANT, S.M.; et al. Acute renal failure in dogs after the ingestion of grapes or raisins: a retrospective evaluation of 43 dogs (1992-2002). *Journal of Veterinary Internal Medicine*, v. 19, n. 5, p. 663-74, 2005.
16. FERRER-PEREIRA, H. Aportes al conocimiento taxonómico del género Persea (Lauraceae) en Venezuela. *Hoehnea*, v. 39, n. 3, p. 435-78, 2012.
17. FIGHERA, R.A.; SOUZA, T.M.; LANGOHR, I.; et al. Intoxicação experimental por cebola, *Allium cepa* (Liliaceae), em gatos. *Pesquisa Veterinária Brasileira*, v. 22, n. 2, p. 79-84, 2002.
18. GIANNICO, A.T.; PONCZEK, C.A.C.; 1, JESUS, A.S.; et al. Alimentos tóxicos para cães e gatos. *Colloquium Agrariae*, v. 10, n. 1, p. 69-86, 2014.
19. HUTCHINSOM, T.W.S. Onion as a cause of Heinz body anemia and death in cattle. *The Canadian Veterinary Journal*, v. 18, p. 358-60, 1977.
20. KAPLAN, A.J. Onion powder in baby food may induce anemia in cats. *Journal of the American Veterinary Medical Association*, v. 207, p. 1405, 1995.
21. KOVALKOVIČOVÁ, N.; ŠUTIAKOVÁ, I.; PISTL, J.; et al. Some food toxic for pets. *Interdisciplinary Toxicology*, v. 2, n. 3, p. 169-76, 2009.
22. MCKENZIE, R.A.; BROWN, O.P. Avocado (Persea americana) poisoning of horses. *Australian Veterinary Journal*, v. 68, n. 2, p. 77-8, 1991.
23. MORROW, C.M.K.; VALLI, V.E.; VOLMER, P.A.; et al. Canine renal pathology associated with grape or raisin ingestion: 10 cases. *Journal of Veterinary Diagnostic Investigation*, v. 17, n. 3, p. 223-31, 2005.
24. MURPHY, L.A.; COLEMAN, A.E. Xylitol toxicosis in dogs. *Veterinary Clinics of North America: Small Animal Practice*, v. 42, n. 2, p. 307-12, 2012.

25. MUSSATTO, S.I.; ROBERTO, I.C. Xilitol: edulcorante com efeitos benéficos para a saúde humana. *Brazilian Journal of Pharmaceutical Sciences*, v. 38, n. 4, p. 401-13, 2002.
26. SAKATE, M.; KITAMURA, E.A. Intoxicação por plantas ornamentais. In: JERICÓ, M.M.; ANDRADE-NETO, J.P.; KOGIKA, M.M. *Tratado de medicina interna de cães e gatos*. Rio de Janeiro: Gen/Roca, 2015, p. 661-3.
27. SALGADO, B.S.; MONTEIRO, L.N.; ROCHA, N.S. Allium species poisoning in dogs and cats. *The Journal of Venomous Animals and Toxins including Tropical Diseases*, v. 17, n. 1, p. 4-11, 2011.
28. SUTTON, N.M.; BATES, N.; CAMPBELL, A. Factors influencing outcome of *Vitis vinifera* (grapes, raisins, currants and sultanas) intoxication in dogs. *Veterinary Record*, v. 164, p. 430-1, 2009.
29. VAN KAMPEN, K.R.; JAMES L.F.; JOHNSON M.S. Hemolytic anemia in sheep fed wild onion (*Allium validum*). *Journal of the American Veterinary Medical Association*, v. 156, p. 328-32, 1970.
30. WALLER, S.B.; CLEFF, M.B.; MELLO, J.R.B. Intoxicações em cães e gatos por alimentos humanos: o que não fornecer aos animais? *Veterinária em Foco*, v. 11, n. 1, p. 59-74, 2013.

Capítulo 27

Micotoxinas e micotoxicoses

Maria José Moreira Batatinha
Mariana Borges Botura
Silvana Lima Górniak

INTRODUÇÃO

Micotoxinas são metabólitos secundários produzidos por fungos toxigênicos, principalmente pertencentes aos gêneros *Aspergillus, Penicillium, Fusarium, Claviceps* e *Alternaria*. O termo é originário das palavras grega *mykes* e latina *toxicum*, que significam respectivamente fungo e toxina.

Diversos fatores podem influenciar o crescimento de fungos e a consequente produção de micotoxinas em alimentos, especialmente a umidade e a temperatura ambiental, condições da integridade dos grãos, teor de umidade e atividade de água do substrato. A atividade da água (Aw, do inglês *activity of water*) é um parâmetro que mede a disponibilidade de água de um determinado alimento e corresponde à umidade relativa de equilíbrio no qual o alimento não perde nem ganha água para o ambiente. Esse parâmetro permite determinar a capacidade de conservação e propagação microbiana no alimento, e varia entre 0 e 1.

Diversos cultivos vegetais, incluindo produtos *commodities* como cereais, castanhas, frutas forragens e produtos derivados, são frequentemente contaminados por esses compostos, os quais também podem ser encontrados em produtos de origem animal, como carne, leite e ovos de animais que consumiram alimento contaminado por essas toxinas. Estima-se que aproximadamente 25% dos cultivos vegetais no mundo estejam contaminados por micotoxinas, resultando em perdas econômicas de bilhões de dólares. Essas perdas são refletidas não somente em redução da safra, mas também em receitas comerciais e efeitos adversos à saúde animal e humana.

A enfermidade causada pela ingestão de alimento contaminado por essas toxinas é denominada **micotoxicose**. Embora registros de surtos de micotoxicoses datem desde a antiguidade, o estudo das micotoxinas só passou a ser intensificado a partir de 1960, quando uma enfermidade conhecida como "doença X dos perus" ocasionou a morte de milhares de aves na Inglaterra, e a causa foi atribuída à presença de aflatoxinas produzidas pelo fungo *Aspergillus flavus*. A partir desse episódio, o estudo dessas toxinas recebeu maior importância científica, quando verificou-se que as aflatoxinas eram potentes agentes hepatocarcinogênicos, encontrados como contaminantes naturais de alimentos e rações.

Atualmente, são relatadas mais de 400 micotoxinas, mas somente algumas, incluindo aflatoxinas, fumonisinas, ocratoxinas, tricotecenos (deoxinivalenol-DON, Toxina T-2, Toxina HT-2), patulina e zearalenona, são mais frequentemente encontradas na agricultura e em alimentos em geral ou destacadas como relevantes sobre o ponto de vista econômico e de segurança alimentar.

Os principais efeitos adversos das micotoxicoses na saúde animal são variáveis com a toxina envolvida. São exemplos o carcinoma hepatocelular, associado às aflatoxinas; hiperestrogenismo em mamíferos, especialmente em suínos expostos à zearalenona; a nefropatia induzida por ocratoxinas; a leucoencefalomalácia em equinos; e o edema pulmonar em suínos expostos a fumonisinas, as quais também têm sido implicadas como fator de risco para câncer esofágico em seres humanos. De forma geral, as micotoxinas são conhecidas por causarem alterações no sistema imune, principalmente em decorrência de alterações na síntese proteica.

Nos últimos anos, relatos sobre a contaminação de produtos agrícolas utilizados nos processos de produção de alimentos destinados a animais de companhia vêm crescendo, e acarretando riscos à saúde desses animais, incluindo surtos de micotoxicoses.

Resultados de estudos epidemiológicos utilizando biomarcadores em populações humanas expostas à alimentos contaminados com micotoxinas, particularmente aflatoxinas, também têm crescido consideravelmente na última década, sugerindo maior atenção dos órgãos competentes aos efeitos deletérios dessas toxinas para os seres humanos. O desenvolvimento de biomarcadores tem facilitado a mensuração da exposição individual às aflatoxinas e a sua relação com os efeitos adversos, contribuindo com os estudos epidemiológicas de populações expostas.

O diagnóstico das micotoxicoses nos animais e no ser humano, especialmente em casos de exposição por períodos prolongados, ainda é dificultado por fatores que incluem:

- A inespecificidade do quadro clínico das micotoxicoses em animais, especialmente na sua forma subaguda ou crônica. Por causa de alterações de algumas micotoxinas sobre o sistema imunológico pode ocorrer aumento na suscetibilidade a diversas enfermidades oportunistas.
- A coocorrência de micotoxinas. Duas ou mais micotoxinas podem ser encontradas em um mesmo alimento, aumentando os níveis totais de micotoxinas presentes, implicando negativamente sobre a saúde humana e animal.
- As interações entre as diferentes micotoxinas têm sido pouco estudadas. Além disso, não há conhecimento sobre as diferenças entre os efeitos da toxina produzida em condições ambientais e a de laboratório.
- A ocorrência das micotoxinas é sazonal e diferenciada geograficamente, o que dificulta o planejamento de um programa de pesquisa.
- O importante princípio toxicológico relativo à "dose X resposta" tem sido difícil de ser aplicado às micotoxicoses. Isso decorre basicamente das suas formas de ocorrência, frequentemente crônica, e da possível interação com outras micotoxinas; fatores nutricionais e de manejo também devem ser considerados.
- A amostragem pode interferir no resultado da análise do alimento para a presença de micotoxinas, uma vez que a distribuição dessas toxinas no alimento é irregular.
- Métodos econômicos e factíveis para a detecção de diferentes micotoxinas têm sido pesquisados e desenvolvidos, no entanto, alguns problemas como risco de reações cruzadas com outros componentes químicos presentes nas rações e outros desafios ainda são encontrados. As tendências futuras se concentram no desenvolvimento de ensaios rápidos e sensíveis, e ferramentas que analisem as múltiplas toxinas em uma matriz única.
- A coocorrência de micotoxinas livres e na sua forma modificada "micotoxinas ocultas ou mascaradas". Estas últimas podem ser produzidas pelos fungos toxigênicos, pela planta infectada, como mecanismo de defesa à infecção fúngica ou serem formadas durante o processamento de alimentos a partir de matérias-primas contaminadas, e não são detectadas por métodos tradicionais de análise. Em alguns casos, nos quais a sua concentração excede o nível da forma livre em alimentos processados, poderá haver dificuldade na correlação do resultado de análise das micotoxinas no alimento e o grau de toxicidade no animal acometido pela micotoxicose, uma vez que as micotoxinas modificadas podem estar presentes, sem, no entanto, terem sido detectadas.
- Novas micotoxinas têm sido detectadas, no entanto, os seus efeitos biológicos ainda não estão bem definidos.

Não há tratamento específico para as micotoxicoses. Além do tratamento de suporte recomenda-se a suspensão do alimento contaminado e introdução de nova dieta. É de fundamental importância que a enfermidade seja o mais rapidamente diagnosticada, para que os métodos de controle possam ser rapidamente instituídos.

Embora já tenham sido identificadas mais de 400 micotoxinas, a micotoxicose correspondente a cada uma dessas toxinas ainda não foi caracterizada, em sua grande maioria; portanto, neste capítulo são apresentadas apenas as principais e mais estudadas micotoxicoses de interesse em medicina veterinária.

AFLATOXINAS

Aflatoxinas são metabólitos tóxicos produzidos por fungos do gênero *Aspergillus*. As espécies de *Aspergillus* aflatoxigênicos encontram-se inseridas em três seções denominadas *Flavi*, *Ochraceorosei* e *Nidulantes*, sendo que as principais espécies produtoras, *A. flavus*, *A. parasiticus* e *A. nomius*. *A. pseudotamarii*, *A. bombycis*, *A. ochraceoroseus*, *A. tamarii* e *Emericella astellata*, também produzem essas toxinas em alimentos, mas são pouco abundantes na natureza e menos frequentemente encontradas na agricultura. Outras espécies de *Aspergillus* toxigênicos encontram-se descritas no Quadro 27.1. Os *A. parasiticus* e *A. nomius* são produtores de aflatoxinas da série B e G, enquanto os *A. flavus* e *A. pseudotamarii* produzem a série B. Especialmente os *A. flavus* e *A.*

QUADRO 27.1. Espécies de *Aspergillus* identificadas como produtoras de aflatoxinas

Espécie[a]	Local de ocorrência	Micotoxinas[b]
A. bombycis (F)	Japão, Indonésia	AFB, AFG, KA
A. flavus (F)	Ubíquo	AFB1, AFB2, KA, CPA, outros
A. nomius (F)	Estados Unidos, Tailândia, América do Sul	AFB, AFG, KA, outros
A. parasiticus (F)	Ubíquo	AFB, AFG, KA, outros
A. parvisclerotigenus (F)	África	AFB, AFG, CPA, KA
A. minisclerotigenes (F)	Estados Unidos, África, Austrália, América do Sul	AFB, AFG, KA, CPA, outros
A. arachidicola (F)	América do Sul	AFB, AFG, KA, CPA, outros
A. pseudotamarii (F)	Japão, América do Sul	AFB1, KA CPA
A. ochraceoroseus (O)	África	AFB1, AFB2, ST, outros
A. rambellii (O)	África	AFB1, AFB2, ST, outros
E. astellata (N)	Ámerica do Sul	AFB1, ST, outros
E. olivicola (N)	Sul da Europa	AFB1, ST, outros
E. venezuelensis (N)	América do Sul	AFB1, ST, outros

[a] F = Flavi; O = Ochraceorosei; N = Nidulantes.
[b] AFB= aflatoxina B; AFG= aflatoxina G; KA = ácido kójico; CPA= ácido ciclopiazônico; ST = esterigmatocistina.

parasiticus infectam uma variedade de grãos e cereais no campo, durante a colheita, estocagem, transporte e processamento. Produtos *commodities* como milho, amendoim, pistache, castanha-do-Brasil e coco são altamente suscetíveis à contaminação por aflatoxinas, mas muitos outros, como aveia, cevada, arroz, soja e sorgo, também podem ser contaminados, embora em menor frequência. Essas toxinas também podem estar presentes em produtos de origem animal como leite, carne e derivados, causando riscos à saúde pública. Em 2008, essas toxinas foram incluídas no Sistema Rápido de Alerta para Alimentos e Rações (RASFF - *Rapid Alert System for Food and Feed*) da União Europeia, em função dos seus efeitos deletérios.

O termo aflatoxinas origina-se do fato de essas toxinas terem sido primeiramente identificadas como metabólitos do *Aspergillus flavus*. Destacam-se como as mais importantes as micotoxinas presentes em alimentos destinados ao ser humano e animais, particularmente em países em desenvolvimento. Relatos sugerem que as aflatoxicoses em animais domésticos estejam sendo subidentificadas e que os efeitos a curto e longo prazo sobre a saúde humana também sejam subestimados. Afere-se que quatro a cinco bilhões de pessoas no mundo estejam cronicamente expostas ao risco da exposição crônica a essas toxinas.

A ingestão de produtos contaminados por essas toxinas pode resultar em um quadro de intoxicação conhecido como **aflatoxicose**. O primeiro relato dessa toxicose, como mencionado anteriormente, foi descrito em 1960 na Inglaterra, onde uma enfermidade conhecida como "doença X dos perus" (*Turkey X disease)* ocasionou a morte de milhares de aves (perus) e a causa foi atribuída à presença dessas toxinas no farelo de amendoim proveniente do Brasil. A partir desse episódio, os estudos das micotoxinas foram intensificados e receberam maior importância científica, quando se verificou que as aflatoxinas eram potentes agentes hepatocarcinogênicos, encontrados como contaminantes naturais de alimentos e rações. Essas micotoxinas têm sido as mais investigadas e apresentam-se como fonte de risco para a saúde humana e animal, em virtude de suas ações tóxicas como hepatotoxicidade, teratogenicidade e imunotoxicidade, além de causarem grandes perdas econômicas.

A biossíntese de aflatoxinas por fungos toxigênicos requer condições de umidade relativa do ar superior a 80% e temperatura entre 13 e 42°C, embora 25 a 37°C sejam consideradas temperaturas ótimas para a produção dessas toxinas. Percentuais de umidade acima de 12% em grãos de cereais armazenados, e 8 a 9% para sementes oleaginosas, acrescido de Aw no mínimo de 0,85, favorecem o crescimento desses fungos. Estes geralmente ocorrem em regiões de clima tropicais e subtropicais, e embora as aflatoxinas possam entrar na cadeia alimentar de regiões com temperaturas moderadas, por meio da importação de matéria-prima alimentar, como grãos e subprodutos exportados de regiões mais suscetíveis.

Propriedades físico-químicas

As aflatoxinas (AF) são compostos heterocíclicos derivados de difuranocumarina com anel pentanona (AFB_1, AFB_2, AFB_{2a}, AFM_1, AFM_2, AFM_{2a} e aflatoxicol) e anel 6-lactona (AFG_1 e AFG_2). As AFB_1, AFB_2, AFG_1 e AFG_2 estão primariamente relacionadas à contaminação de alimentos e os resultados de análise química são expressos em valores individuais e pela soma dessas quatro toxinas. Diferenciam-se cromatograficamente em série B, com fluorescência azul (do inglês b*lue*), e série G com fluorescência verde (do inglês *green*), quando submetidas à radiação ultravioleta de comprimento de onda longo.

Já foram identificadas mais de 20 aflatoxinas, sendo as B_1, B_2, G_1 e G_2 as mais frequentemente encontradas em produtos agrícolas. A maioria dessas toxinas resulta do metabolismo fúngico, entretanto, algumas são produtos da biotransformação hepática, como aflatoxicol, AFB_{2a}, AFM_1, AFM_2, AFP_1 e AFQ_1. As AFM_1 e AFM_2 são geralmente excretadas no leite de animais expostos a aflatoxinas, embora fungos aflatoxigênicos também possam produzir esses compostos. As estruturas químicas das principais aflatoxinas são apresentadas na Figura 27.1.

Essas moléculas apresentam baixo peso molecular e são solúveis em solventes de polaridade intermediária, como clorofórmio, metanol e dimetilsulfóxido. São resistentes a elevadas temperaturas, como ocorre nos processos de cozimento e extrusão, implicando sérios problemas de contaminação de alimentos processados, como castanhas assadas e outros produtos. As principais características físico-químicas das aflatoxinas encontram-se no Quadro 27.2.

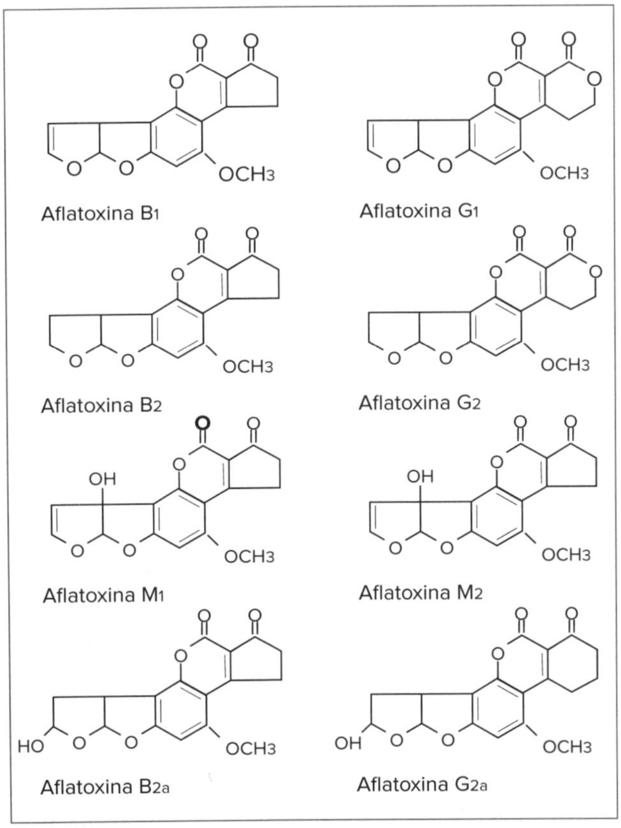

FIGURA 27.1. Estrutura química das principais aflatoxinas.

Toxicocinética e toxicodinâmica

As aflatoxinas são lipossolúveis e, por isso, facilmente absorvidas por difusão passiva no trato gastrointestinal. Distribuem-se aos diferentes órgãos, como músculos, rins, tecido adiposo e, principalmente, fígado, no qual as maiores concentrações podem ser encontradas. O fígado é o principal órgão de biotransformação dessas toxinas, embora esse processo também possa ocorrer em outros órgãos, como rins e trato gastrointestinal. Animais mais jovens absorvem essas toxinas de forma mais eficiente.

A biotransformação hepática das aflatoxinas é mediada principalmente por enzimas microssomais da superfamília do citocromo P450 (CYP). As principais reações de fase I da biotransformação da AFB_1 são epoxidação, redução, hidroxilação e *O*-desmetilação, que resultam na formação de moléculas mais hidrossolúveis. Essas reações levam à formação de compostos altamente tóxicos, como o AFB_1-8,9-epóxido e AFM_1, ou relativamente pouco tóxicos, como AFP_1, AFQ_1 e AFB_{2a} (Figura 27.2). A variedade no tipo de enzimas que catalisam as reações de bioativação e detoxificação nos animais é um importante fator para as diferenças de suscetibilidade entre espécies.

A AFB_1 é um pró-cancerígeno, cuja ativação por meio da reação de epoxidação resulta na formação do composto eletrofílico reativo AFB_1-*exo*-8,9-epóxido, que reage com ácidos nucleicos e proteínas. A interação desse metabólito com o DNA envolve a intercalação do epóxido entre os pares de bases, facilitando a rápida formação de aduto com N7 da base guanina, o 8,9-dii-

QUADRO 27.2. Características físico-químicas das principais aflatoxinas

Aflatoxina	Fórmula química	Massa molecular	Temperatura de fusão (ºC)	Emissão de fluorescência (nm) e cor*
B_1	$C_{17}H_{12}O_6$	312	269	425 – azul
B_2	$C_{17}H_{14}O_6$	314	286-289	425 – azul
G_1	$C_{17}H_{12}O_7$	328	244-246	450 – verde
G_2	$C_{17}H_{14}O_7$	330	237-240	450 – verde
M_1	$C_{17}H_{12}O_7$	328	299	425 – azul-violeta
M_2	$C_{17}H_{14}O_7$	330	293	425 – violeta
Aflatoxicol	$C_{17}H_{14}O_8$	314	230-234	425

*Sob luz ultravioleta.

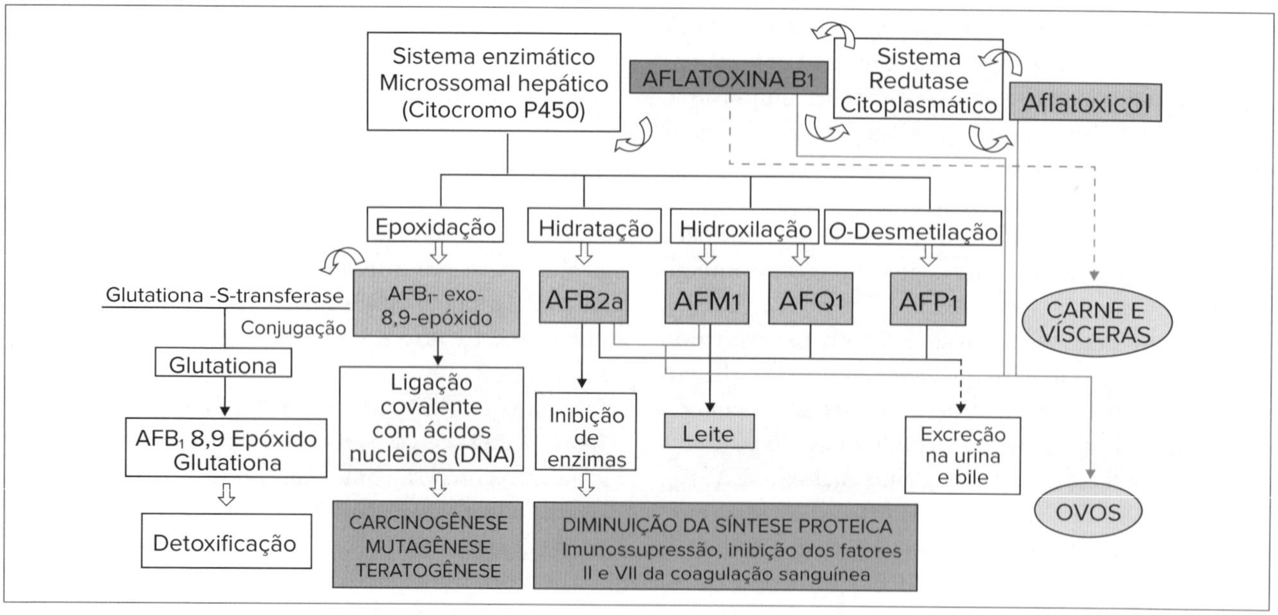

FIGURA 27.2. Biotransformação da aflatoxina B_1 (para detalhes, veja o texto).

dro-8-(N7-guanil)-9-hidroxiaflatoxina (AFB_1-N7-Gua). Esse aduto é relativamente resistente aos processos de reparo do DNA, resultando em efeitos mutagênicos e carcinogênicos. A concentração do aduto na urina pode ser empregada como biomarcador de exposição a AFB_1.

A toxicidade aguda das aflatoxinas tem sido relacionada com a hidrólise da AFB_1 e da AFB_1 8,9-epóxido, que originam, respectivamente, a aflatoxina B_{2a} (AFB_{2a}) e a aflatoxina B_1 8,9 diidro-8,9diidroxi (AFB_1-diol). Esses metabólitos podem interagir com grupos amino primário de proteínas, produzindo bases de Schiff, resultando na redução da síntese de proteínas e atividades enzimáticas. A interferência na síntese de RNA e proteínas pode ser um dos mecanismos dos efeitos imunossupressores da AFB_1.

Outro metabólito da AFB_1 é o aflatoxicol (AFL), originado da reação de redução mediada pelo sistema redutase citoplasmático NADPH-dependente. Embora esse composto apresente menor toxicidade, atua como reservatório da AFB_1, em razão da sua característica de reversibilidade dessa reação, prolongando a exposição aos efeitos tóxicos da aflatoxina. Resultados de pesquisas mais recentes sugerem que o aflatoxicol não deve ser considerado como um produto de detoxificação da AFB_1, uma vez que também vem sendo associado à ação mutagênica.

As reações de hidroxilação resultam na formação de compostos mais hidrossolúveis como as aflatoxinas M_1 (AFM_1) e Q_1 (AFQ_1), enquanto a reação de O-desmetilação produz a aflatoxina P_1 (AFP_1). Resultados de estudos em bovinos tratados com alimento contaminado com AFB_1 revelaram que a AFM_1 também pode ser formada no rúmen por ação da microflora ruminal.

Apesar de a AFM_1 ser menos tóxica que a AFB_1, também apresenta propriedades genotóxicas e carcinogênicas. Essa micotoxina apresenta estrutura química análoga ao seu precursor (AFB_1), sugerindo semelhanças na biotransformação de ambas as toxinas. A formação do AFM_1-epóxido tem sido relacionada aos seus efeitos mutagênicos; entretanto, estudos com microssomos hepáticos humanos e de ratos demonstram limitada capacidade de catalisação desse tipo de reação nessas espécies. O AFM_1-epóxido parece não ser essencial para o desenvolvimento dos efeitos tóxicos agudos da AFM_1, uma vez que a atividade citotóxica *in vitro* dessa toxina pode ocorrer independentemente da sua bioativação enzimática.

Nas reações de fase II, os metabólitos da AFB_1 são conjugados com moléculas nucleofílicas (glutationa, ácido glicurônico, sulfatos), facilitando a excreção. A conjugação da AFB_1-8,9-epóxido com a glutationa é considerada como a mais importante via de detoxificação. A resistência de camundongos aos efeitos carcinogênicos das aflatoxinas tem sido relacionada à sua maior atividade catalítica enzimática da glutationa-S-transferase, em comparação com outras espécies sensíveis, como ratos. No ser humano, essa atividade enzimática é baixa, sugerindo menor capacidade de detoxificação desse metabólito.

As aflatoxinas podem ser excretadas no leite, ovos, sêmen e bile, mas principalmente pelas vias fecal e urinária. A taxa de excreção da AFM_1 no leite de vacas varia entre 0,3 e 6,2%. A excreção de níveis constantes da AFM_1 no leite ocorre após 3 a 6 dias de ingestão contínua de AFB_1, enquanto a AFM_1 não é detectada após 2 a 4 dias da retirada do alimento contaminado.

A formação de compostos hidrossolúveis durante a biotransformação da AFB_1 contribui para sua rápida excreção do organismo. Em aves, a maior quantidade de AFB_1 ingerida é excretada dentro de 48 h, sendo que a parte retida é encontrada principalmente no fígado.

Toxicidade

A AFB_1 é considerada como a mais tóxica, seguida de AFM_1, AFG_1, AFB_2 e AFG_2. De acordo com os critérios de avaliação da carcinogenicidade de agentes químicos para animais de experimentação e seres humanos estabelecidos pela Agência Internacional para Pesquisa em Câncer (Iarc – International Agency for Research on Cancer), a AFB_1 foi classificada no grupo 1 como carcinogênico para o ser humano. No entanto, evidências sobre a ocorrência de carcinogenicidade em animais experimentais e no ser humano com as aflatoxinas, incluindo as AFB_1, AFG_1 e AFM_1, também têm sugerido a classificação destas no grupo 1. A AFM_1 é o maior metabólito carcinogênico encontrado no leite de animais e mulheres expostas à AFB_1, constituindo fonte de risco, especialmente para lactentes.

A toxicidade crônica é a forma mais comum da aflatoxicose e é causada pela ingestão de quantidades relativamente pequenas de aflatoxinas por período prolongado; está mais relacionada aos efeitos imunossupressor e carcinogênico. Surtos de intoxicação aguda em decorrência da ingestão de alimento contaminado com aflatoxinas são pouco frequentes, especialmente em seres humanos, embora já tenham sido descritos tanto em animais como no ser humano, com níveis variados de mortalidade e em diversos países, incluindo Índia, Quênia, Romênia, Sérvia, Croácia, Turquia e Brasil. Geralmente, tal ocorrência está ligada à presença de alimento contaminado com altas concentrações dessas toxinas.

A toxicidade das aflatoxinas é variável com a espécie animal, idade, sexo, estado nutricional, tempo de exposição e quantidade de toxinas ingerida, sendo os animais mais jovens, mais suscetíveis. As diferenças de suscetibilidade às aflatoxinas entre as diversas espécies animais estão relacionadas às variações na toxicocinética, especialmente distribuição, biotransformação e eliminação dessas toxinas no organismo dessas espécies. Perus, patos, truta arco-íris e suínos são mais sensíveis. Frangos de corte são mais resistentes em comparação a essas espécies, mas são mais sensíveis que galinhas poedeiras. Os ruminantes se mostram mais resistentes aos efeitos tóxicos das micotoxinas quando comparados aos animais monogástricos, sendo esse fato atribuído à detoxificação dessas toxinas pela microbiota ruminal. Os valores de dose letal 50% (DL50) de aflatoxinas para algumas espécies animais são descritos no Quadro 27.3.

A aflatoxicose é causada pela ingestão de aflatoxinas, as quais podem provocar uma variedade de ações tóxicas em diversas espécies animais, incluindo animais de produção e de companhia, aves e seres humanos. Dentre os efeitos tóxicos dessas micotoxinas, destacam-se hepatotoxicidade, imunossupressão, carcinogenicidade, mutagenicidade e efeitos teratogênicos. Em decorrência da ação imunossupressora, a resposta imune induzida por vacinas em animais domésticos pode ser reduzida. Outras alterações sobre a esfera reprodutiva e de produção, como redução no crescimento e eficiência reprodutiva, também podem ser observadas.

A manifestação clínica pode ocorrer de forma aguda ou crônica e, geralmente, caracteriza-se por alta morbidade e baixa letalidade. O quadro clínico está diretamente relacionado ao grau de contaminação e quantidade ingerida do alimento, duração da exposição, idade e estado nutricional do animal.

Sinais e sintomas da intoxicação aguda em mamíferos incluem letargia, inapetência, ataxia, pelos ásperos, palidez, icterícia e coagulopatia. Alterações de parâmetros clínicos, hematológicos e bioquímicos também são observadas. Há aumento da atividade de enzimas hepáticas no soro, incluindo gama glutamil transferase (GGT), aspartato aminotransferase (AST), fosfatase alcalina (FA), sorbitol desidrogenase (SDH) e ornitina carbamil transferase (OCT), embora as GGT, AST e SDH correspondem àquelas que se encontram mais elevadas. O tempo de protrombina pode estar aumentado, com presença de hemorragias. As alterações nos parâmetros hematológicos geralmente são decorrentes da hemoconcentração e perda de sangue.

Na exposição crônica podem ser observados, dentre outros, anorexia, icterícia, redução da eficiência alimentar, do crescimento e da produção de leite. A redução no crescimento é relacionada com a alteração no metabolismo das proteínas e carboidratos. Diferenças na sensibilidade aos efeitos tóxicos das aflatoxinas são no entanto, observadas nas diferentes espécies animais.

Aves

Patos e perus jovens são muito sensíveis à ação tóxica das aflatoxinas, enquanto codornas apresentam sensibilidade intermediária e frangos se mostram mais resistentes.

QUADRO 27.3. Valores de dose letal 50% (DL_{50}) de aflatoxinas em várias espécies animais

Aflatoxinas	Espécie animal	Sexo	Idade ou peso	Vias de administração	DL_{50} (mg/kg)
AFB_1	Pato	M	1 dia	Oral	0,37
AFB_1	Pato	M/F	1 dia	Oral	0,33-0,36
AFB_1	Rato	M/F	1 dia	Oral	1,0
AFB_1	Rato	M	21 dias	Oral	5,5
AFB_1	Rato	F	21 dias	Oral	7,4
AFB_1	Rato	M	100 g	Oral	6,0
AFB_1	Rato	F	150 g	Oral	17,9
AFB_1	Rato fisher	M/F	0-4 dias	IP	1,1-1,36
AFB_1	Rato fisher	M/F	70 dias	IP	0,75-1,3
AFB_1	Rato fisher	M/F	12 dias	IP	12-15
AFB_1	Rato fisher	M/F	21 dias	IP	8,0
AFB_1	Rato fisher	M/F	42 dias	IP	4,0-5,0
AFB_1	Camundongo (CFW Swiss)	M	30 dias	IP	>150,0
AFB_1	Camundongo (CFW Swiss)	M	58 dias	IP	40,0
AFB_1	Camundongo (CFW Swiss)	M	100 dias	IP	12,0
AFB_1	Hamster	M	30 dias	Oral	10,2
AFB_1	Cão	M/F	Adulto*	IP	1,0
AFB_1	Cão	M/F	Adulto*	Oral	0,5-1,0
AFB_1	Gato	M/F	Adulto*	Oral	0,55
AFB_1	Truta	M/F	9 meses	IP	0,81
AFB_1	Coelho	M/F	3 meses	Oral ou IP	0,30
AFB_1	Porcos	M	Lactante*	Oral	0,62
AFB_1	Porquinho-da-índia	M	250 g	IP	1,4
AFB_1	Ovino	M	2 anos	Oral	2,0
AFB_1	Macaco	M	2 anos	Oral	2,2
AFB_1	Macaco	F	38-44 meses	Oral	7,8
AFB_1	Pinto	(-)	(-)	Oral	6,5-16,5
AFG_1	Pato	M/F	1 dia	Oral	0,79
AFG_2	Pato	M/F	1 dia	Oral	172,5
AFM_1	Pato	M/F	1 dia	Oral	16,6

(-) = Não determinados; F = fêmeas; IP = intraperitoneal; M = machos.

A intoxicação aguda caracteriza-se por sinais clínicos como anorexia, icterícia e hemorragias. A ingestão de aflatoxinas por períodos prolongados pode resultar em anorexia, redução do consumo e conversão alimentar, redução do crescimento e peso corporal, diminuição de ganho de peso, palidez de mucosas, crista, barbela e patas, redução na massa de penas, queda na produção de ovos e hemorragia generalizada. As lesões anatomopatológicas mais significativas incluem aumento do peso do fígado e rins, coloração amarelo pálido do fígado, que se apresenta com áreas de degeneração ou necrose, hiperplasia de ducto biliar e áreas de congestão multifocal nos rins. Lesões nas microvilosidades intestinais podem estar relacionadas com a redução da absorção de nutrientes e consequente redução do ganho de peso em animais intoxicados.

As alterações hematológicas e bioquímicas são refletidas pela redução do número de eritrócitos e hemoglobina, aumento da atividade das enzimas AST, ALT, FA, GGT, ácido úrico e creatinina, e pela redução dos níveis séricos de proteína total, albumina e globulina.

Dentre os efeitos imunossupressores, destacam-se aplasia do timo e da bursa de Fabricius, redução do número e da atividade das células T e supressão da atividade fagocitária. Em consequência das alterações no sistema imune, pode ocorrer aumento na suscetibilidade a diversas enfermidades e redução da resposta imune à vacinação. Correlação entre surtos de Newcastler e rações de aves contaminadas com aflatoxinas tem sido observada.

Cães e gatos

Cães e gatos são muito sensíveis à ação das aflatoxinas. A maior suscetibilidade de cães a essas toxinas está relacionada à sua baixa concentração de glutatio-na-S-transferase nos hepatócitos, principal enzima detoxificante das aflatoxinas.

Aumento no número de registro sobre contaminação por aflatoxinas em alimentos destinados a cães tem sido observado nos últimos anos, embora a aflatoxicose nessa espécie ainda seja pouco relatada.

A aflatoxicose em cães foi primeiramente descrita, em 1952, como "hepatite X" e, em 1955, foi reproduzida experimentalmente. O curso dessa toxicose pode ocorrer de forma aguda, subaguda ou crônica, embora a toxicidade aguda e subaguda seja mais frequente. Os sinais e sintomas clínicos podem ocorrer semanas ou meses após o início da exposição a alimentos contaminados. Em alguns animais, o óbito pode ocorrer em poucos dias, mas geralmente a toxicose pode se prolongar por até duas semanas. Inicialmente ocorre anorexia, fraqueza, obnubilação, vômitos e diarreia; em seguida, os cães podem apresentar icterícia, melena, hematêmese, petéquias e epistaxe.

A concentração total de aflatoxinas no alimento ingerido e que está relacionada com a aflatoxicose em cães é 60 ppb. A análise bioquímica do soro pode revelar aumento dos níveis de bilirrubina total e da atividade de enzimas hepáticas, como ALT, AST e GGT. O tempo de protrombina e o de tromboplastina parcial ativada também se encontram aumentados em decorrência da redução na síntese dos fatores de coagulação, enquanto as concentrações de albumina sérica, proteína C, antitrombina III e colesterol estão reduzidas.

As principais alterações anatomopatológicas caracterizam-se por icterícia, hepatomegalia com lipólise, hemorragia gastrointestinal e petéquias multifocais. As alterações histológicas mais importantes são encontradas no fígado, e são variáveis em função da extensão do curso da intoxicação. Incluem degeneração gordurosa dos hepatócitos, necrose centrolobular, fibrose e nódulos regenerativos, estase biliar, hiperplasia e proliferação dos ductos biliares. Outras lesões, como hemorragias multifocais nos rins, nefrose e necrose dos túbulos renais proximais, endocardite, edema pulmonar e hemorragias do trato gastrointestinal e pulmões, também podem ser verificadas.

Estudo sugerindo a possível associação entre a presença de aflatoxina em rações comercializadas para cães e a incidência de câncer de mama em animais fêmeas aponta para o risco da exposição crônica às aflatoxinas.

O diagnóstico diferencial deve ser realizado com a intoxicação por cobre e alguns medicamentos anticonvulsivantes que causam lesões semelhantes às observadas na aflatoxicose, leptospirose, parvovirose e rodenticidas anticoagulantes.

Suínos

Os sinais clínicos da aflatoxicose aguda em suínos são iniciados em aproximadamente seis horas após a ingestão do alimento contaminado e caracterizam-se por grave depressão, que evolui rapidamente para o óbito ou apresentam curso mais lento, com a presença de anorexia, apatia, inapetência, sangue nas fezes, tremores musculares, incoordenação motora e temperatura elevada, podendo ocorrer o óbito entre 12 e 24 h. Nos casos subagudos, a evolução é mais lenta, podendo-se observar anorexia, letargia e depressão, icterícia e perda progressiva de peso e cerdas eriçadas.

O quadro crônico caracteriza-se por redução no ganho de peso e conversão alimentar, inapetência, icterícia e às vezes diarreia. Nos estágios finais podem ser observados sinais de ataxia e convulsões. Fotossensibilização, caracterizada pela dermatite necrótica com áreas de hiperqueratose em decorrência das lesões hepáticas, pode ocorrer.

A aflatoxicose subclínica é a forma que está mais relacionada ao baixo desempenho produtivo e ocorrência de enfermidades, em decorrência da ação imunossupressora das aflatoxinas, resultando em grandes prejuízos econômicos. Resultados de estudos recentes sugerem que a exposição de suínos fêmeas à aflatoxina B_1 pode provocar alterações na maturação de oocistos.

Dentre as alterações bioquímicas, destacam-se aumento do tempo de protrombina e atividade de ALT, AST, GGT, OCT, FA e redução do nível de proteínas plasmáticas. Redução no número de leucócitos, níveis de hematócrito e hemoglobina também podem ser observados.

Os achados de necropsia mais significativos estão relacionados à presença de icterícia, líquido amarelado nas cavidades abdominal e pericárdica, fígado de coloração amarelo-alaranjado, com áreas de hemorragias petequeais e edema da vesícula biliar. Os principais achados histológicos são observados no fígado e consistem, dentre outros, de tumefação e degeneração moderada difusa de hepatócitos e congestão moderada. Ocorre ainda necrose de hepatócitos, proliferação de ductos biliares e colestase.

Ruminantes

Os ruminantes são menos sensíveis que os animais monogástricos à ação das micotoxinas, e isso decorre da ação da microbiota ruminal sobre essas toxinas, produzindo compostos menos tóxicos como o aflatoxicol. No entanto, em virtude da condição de manejo alimentar em pastagens ou sistema de confinamento, esses animais são frequentemente expostos a essas toxinas por meio de alimento contaminado. A aflatoxicose é associada à quantidade de toxina que não foi degradada pela microbiota ruminal.

Relatos dessa toxicose em caprinos e ovinos são escassos. Embora ovinos se mostrem resistentes, altas concentrações (2.000 ppb) estão associadas à redução do ganho de peso.

Animais jovens são mais sensíveis e, em bovinos, essa intoxicação é mais comum em bezerros e gado de leite. Surtos de intoxicação aguda são pouco frequentes, e só ocorrem quando há ingestão de altas doses da toxina (0,02 a 0,08 mg de AFB_1 por quilo de peso corporal/dia). Os animais podem apresentar anorexia, depressão, icterícia, fotodermatite, edema submandibular e diarreia, às vezes sanguinolenta; sintomas nervosos associados a encefalopatia hepática e aborto também podem ocorrer.

Geralmente, a aflatoxicose se apresenta de forma crônica ou subaguda, após exposição às aflatoxinas por várias semanas ou meses. A inespecificidade de sinais e sintomas contribui para a dificuldade de diagnóstico, uma vez que ocorre aumento da suscetibilidade a enfermidades infecciosas e redução da eficiência produtiva. Essa forma subclínica é mais frequentemente observada e caracteriza-se por emagrecimento, redução na produção de leite e ganho de peso, depressão imunológica, aumento da frequência de diarreia, doenças respiratórias e mastite.

Aumento da atividade enzimática de FA e GGT são bons indicadores das lesões hepáticas causadas pelas aflatoxinas.

As principais lesões macroscópicas incluem alterações na coloração, tamanho e consistência do fígado e dilatação da vesícula biliar. Pode ocorrer edema do mesentério e da parede do abomaso e, em casos agudos, há presença de ascite, hidrotórax, icterícia e sangramento do tecido subcutâneo, músculos esqueléticos, linfonodos, pericárdio e trato gastrointestinal. Dentre as alterações histológicas, destacam-se fibrose periportal, proliferação de células do ducto biliar, megalocitose e vacuolização ou necrose de hepatócitos.

O diagnóstico diferencial deve ser realizado com as intoxicações por plantas hepatotóxicas, especialmente aquelas que contêm alcaloides pirrolizidínicos. Outras enfermidades que também possam produzir efeitos negativos sobre a imunidade e eficiência produtiva também são importantes nos casos de aflatoxicose subclínica.

Equinos

A ocorrência de surtos de aflatoxicose em equinos é pouco frequente. Assim como em outras espécies, os maiores efeitos deletérios ocorrem no fígado. Concentrações de 500 a 1.000 ppb de aflatoxinas na dieta têm sido associadas à indução de alterações clínicas e lesões hepáticas. À necropsia podem ser observados fígado com coloração amarelo-amarronzado, com necrose centrolobular, proliferação do ducto biliar, icterícia, hemorragia, exsudatos traqueais, palidez dos rins e urina de coloração marrom.

Peixes

O primeiro relato de aflatoxicose em peixes ocorreu após um surto que atingiu trutas arco-íris cultivadas em Idaho, Estados Unidos, no qual os animais apresentavam hepatocarcinomas e hepatomegalia, sendo a causa associada à semente de algodão contaminada por aflatoxina e utilizada como componente da ração. Esse fato contribuiu para o reconhecimento das aflatoxinas como agente carcinogênico.

Os efeitos dessas toxinas em peixes também são variáveis em função da sua concentração no alimento, duração da exposição e suscetibilidade da espécie, dentre as quais a truta arco-íris apresenta maior sensibilidade. Na aflatoxicose aguda pode haver morte súbita sem a manifestação de sintomas ou caracterizar-se pela inclusão de sinais e sintomas, como lentidão de movimentos e perda do equilíbrio, anemia, palidez das guelras, redução no valor de hematócrito, edema, hemorragias, alterações no metabolismo de nutrientes, lesões hepáticas, opacidade ocular que pode evoluir para cegueira, icterícia, anorexia, convulsões e óbito.

A forma subaguda caracteriza-se pela presença de lesões hepáticas mais graves, icterícia, sinais de alterações no processo de coagulação sanguínea, anemia, redução da conversão alimentar e resposta imunológica, além de lesões renais.

A intoxicação crônica apresenta-se de forma subclínica, o que dificulta o diagnóstico. No entanto, os principais sinais clínicos estão relacionados às lesões hepáticas e incluem redução do ganho de peso, aumento da suscetibilidade a doenças infecciosas, necrose e desenvolvimento de tumor no fígado e outros órgãos. Podem ainda ser observados lentidão dos movimentos, ascite e emagrecimento, opacidade ocular, exoftalmia, aumento da atividade enzimática de ALT, AST e FA e redução de proteínas plasmáticas.

Diagnóstico

O diagnóstico da aflatoxicose é realizado por meio da história e sintomatologia clínica, achados anátomo-histopatológicos e análise laboratorial para a determinação de aflatoxinas no alimento suspeito. Na interpretação desses resultados, é importante avaliar se a amostra analisada foi coletada corretamente, uma vez que a distribuição das micotoxinas é irregular no alimento, e se este corresponde àquele consumido durante períodos prévios (semanas ou meses), principalmente em casos de exposição por períodos prolongados ao alimento contaminado. A determinação de aflatoxinas e seus metabólitos no fígado também pode contribuir para a confirmação do diagnóstico.

Os métodos de análise química quantitativa dessas toxinas em alimentos e tecidos biológicos incluem: métodos cromatográficos (cromatografia em camada delgada – CCD; cromatografia líquida de alta eficiência – Clae – com detector de fluorescência e espectrometria de massas – MS); ensaios imunoenzimáticos (Elisa – *Enzyme Linked Immuno-Sorbent Assay*); colunas de imunoafinidade com leitura por fluorimetria; e eletroforese capilar.

Tratamento e prevenção

O tratamento da aflatoxicose é sintomático e de suporte, incluindo hidratação e correção do equilíbrio eletrolítico, suplementação com vitaminas do complexo B, vitamina K, dextrose e protetores hepáticos. A remoção do alimento suspeito de contaminação deve ser realizada o mais breve possível e uma dieta rica em proteína de boa qualidade deve ser implementada.

Medidas preventivas relacionadas ao impedimento da contaminação do alimento podem ser adotadas, como manter o controle das condições que favorecem o crescimento de fungos e consequente produção de aflatoxinas, uma vez que a após a sua produção, dificilmente essas toxinas podem ser completamente degradadas. São incluídas nessas medidas a adoção de boas práticas agrícolas, antes, durante e após a colheita de grãos, controle da temperatura e umidade dos locais de armazenamento e teor de umidade do alimento. Da mesma forma, a contaminação de forragens ensiladas pode ser minimizada com medidas preventivas ao crescimento fúngico antes e depois da ensilagem. O monitoramento periódico da qualidade dos alimentos (grãos, rações etc.) para a presença de aflatoxinas também é útil como medida preventiva da aflatoxicose.

Quando os produtos alimentícios já estão contaminados por aflatoxinas, podem-se empregar medidas para eliminar ou diminuir essa contaminação. Diversos métodos físicos, químicos e biológicos de descontaminação têm sido propostos, no entanto, sua aplicação em larga escala é limitada, em decorrência de problemas de segurança alimentar e ambiental, perda da qualidade nutricional, baixa eficácia e custo do procedimento. Dentre esses métodos incluem-se: métodos físicos, métodos químicos e métodos biológicos.

Métodos físicos

- Separação de grãos que apresentam alterações na superfície, como descoloração, fluorescência, diferenças de densidade ou a presença de mofos.
- Extração de aflatoxinas em sementes oleaginosas, utilizando-se solventes, como hexano-metanol, metanol-água, acetonitrila-água, acetona-água e isopropanol. As limitações dessa técnica incluem o alto custo do emprego em larga escala em razão do descarte dos resíduos tóxicos e inadequação para consumo humano.
- Inativação térmica, incluindo aquecimento (237 a 306°C), extrusão, micro-ondas e irradiação (gama, UV, raio X e feixe de elétrons). A eficiência desses métodos pode variar em função de fatores como temperatura, tempo de exposição, nível de contaminação, composição e umidade do substrato.
- Adsorventes (aditivos antimicotoxinas). Esses produtos se ligam às aflatoxinas, impedindo sua absorção no trato gastrointestinal, sendo excretados nas fezes. Os principais adsorventes utilizados para aflatoxinas são os aluminossilicatos, aluminossilicatos cálcicos e sódicos hidratados (HSCAS), bentonita, argilas e zeólitas. Nos últimos anos tem se observado maior crescimento de pesquisas utilizando aditivos orgânicos oriundos do *Saccharomyces cerevisiae*.

Métodos químicos

- Agentes hidrolíticos (ácidos, bases e aldeídos), ozônio, peróxido de hidrogênio e amônia. O ozônio e a amônia são mais eficientes na degradação da toxina, apresentam menor custo e facilidade de operação, podendo, no entanto, causar poluição ambiental e impactos negativos no alimento.

Métodos biológicos

- Microrganismos e/ou suas enzimas, como leveduras, fungos filamentosos, bactérias e algas. Atuam por meio de competição por nutrientes, interações e antibiose. Bactérias ácido-láticas (BAL) têm sido investigadas, apresentando resultados promissores quanto à capacidade de remoção de aflatoxinas em alimentos por meio de mecanismos relacionados com adsorção e degradação por fermentação. Extratos e óleos de plantas para o controle fúngico e inativação de aflatoxinas também têm sido objeto de pesquisas.

Resíduos

Resíduos de aflatoxinas, principalmente AFM_1, podem ocorrer em produtos de origem animal. Os alimentos de maior risco à saúde pública são o leite e seus derivados, fígado e rim.

Leite

Resíduos de AFM_1 podem ser encontrados no leite de diferentes espécies animais, como vaca, ovelha, cabra, búfala e no leite humano. Existe uma relação linear entre a concentração de AFM_1 no leite e a taxa de ingestão de AFB_1 pelo animal lactante. Entretanto, a taxa de transmissão pode variar entre espécies e animais da mesma espécie, período da lactação, horário da ordenha e estação do ano. Maiores níveis de contaminação são observados durante o inverno, quando há um maior consumo de ração.

A AFM_1 é relativamente termoestável e não pode ser completamente inativada por diferentes processamentos do leite, como pasteurização, esterilização, congelamento e preparação de vários produtos lácteos. Essa toxina tem sido detectada em diversos derivados lácteos, incluindo manteiga, iogurte e queijos. Apresenta alta afinidade pela proteína do leite, principalmente caseína e, portanto, sua concentração no queijo é geralmente maior em relação ao leite.

Carne e ovo

As aflatoxinas geralmente são encontradas no fígado, rins e em partes comestíveis do trato gastrointestinal e, geralmente, não se acumulam na gordura corporal. Em aves, resíduos de AFB_1 têm sido detectados em fígado, músculos, moela, rins e ovos, observando maior contaminação no fígado.

Maiores níveis dessas toxinas nesses tecidos são encontrados em animais mais jovens, possivelmente em decorrência do processo de biotransformação mais eficiente com o aumento da idade. O período de eliminação das aflatoxinas após a retirada da alimentação contaminada ocorre em aproximadamente quatro dias. A taxa de transferência de AFB_1 do alimento contaminado para ovos é de 5.000:1. Metabólitos dessa toxina, como AFM_1, AFB_{2a} e aflatoxicol, também são detectados em ovos. Em bovinos, resíduos de AFB_1 e AFM_1 também são identificados no fígado, rins, músculo, coração, pulmão e rúmen.

Legislação sobre a presença no alimento

Alimentos para consumo animal

A legislação brasileira estabelecia o nível máximo de 50 μg/kg de aflatoxinas (B_1+B_2+G_1+G_2) para qualquer matéria-prima a ser utilizada diretamente ou como componente para rações destinadas ao consumo animal (Portaria n. 07 de 09/11/1988 do Ministério da Agricultura). Essa portaria foi revogada pela Instrução Normativa de 2009 do Ministério da Agricultura Pecuária e Abastecimento (Mapa), na qual foram estabelecidos apenas os padrões mínimos das matérias-primas empregadas na alimentação animal, sem, no entanto, definir os limites para as micotoxinas. Em 2006, o Mapa criou o Grupo de Trabalho sobre Micotoxinas, que recomendou os limites máximos tolerados (LMT) para micotoxinas em ração animal. Baseado nessa recomendação, o limite para aflatoxinas foi reduzido para 20 μg/kg.

A regulamentação da União Europeia dos níveis máximos de AFB_1 em alimentos para animais determina valores diferenciados a depender da espécie, variando entre 5 a 20 μg/kg (Quadro 27.4).

Alimentos para consumo humano

A Agência Nacional de Vigilância Sanitária (Anvisa), por meio da Resolução RDC n. 007/2011, estabelece os LMT para aflatoxinas em diferentes alimentos destinados ao consumo humano. Essa resolução representou um avanço na legislação nacional no controle de micotoxinas em alimentos, no entanto, ainda são observadas diferenças dos valores de LMT em relação à União Europeia, a exemplo do leite, para o qual o valor determinado no Brasil (0,5 μg/kg) é dez vezes superior ao da União Europeia (0,05 μg/kg).

FUMONISINAS

As fumonisinas são um grupo de micotoxinas produzidas por fungos dos gêneros *Fusarium* e *Alternaria*, principalmente *Fusarium verticillioides* e *F. proliferatum*. O fungo *Aspergillus niger* também tem sido associado com a produção de fumonisinas B_2 e B_4.

As fumonisinas foram isoladas e caracterizadas em 1988, sendo consideradas agente causal da leucoencefalomalácia em equinos, edema pulmonar em suínos, neoplasias em ratos e relacionadas epidemiologicamente ao câncer esofágico em seres humanos.

Os fungos do gênero *Fusarium* apresentam ampla distribuição no mundo e são contaminantes naturais de cereais, principalmente de milho e seus subprodutos, sendo também encontrados em arroz, sorgo, cevada,

QUADRO 27.4. Regulamentação e recomendação da União Europeia para as aflatoxinas fumonisinas, ocratoxinas, deoxinivalenol, zearalenona, toxina T-2 e toxina HT-2 em produtos destinados à alimentação animal (alimento com umidade de 12%)

Micotoxinas	Alimento/espécie	Nível máximo permitido (mg/kg)	Nível máximo aceitável (mg/kg)
Aflatoxina B_1[a]	Matérias-primas de alimentos	0,02	
	Alimentos complementares e completos para animais com exceção de:	0,01	
	• Alimentos para bovinos leiteiros e vitelos, ovinos leiteiros e cordeiros, caprinos leiteiros e cabritos, leitões e aves jovens.	0,005	
	• Alimentos para bovinos, ovinos, caprinos, suínos e aves.	0,02	
Fumonisinas (FB_1 + FB_2)[b]	Matérias-primas de alimentos: milho e seus produtos		60
	Alimentos completos e complementares para:		
	• Cavalos e outros equídeos, suínos, coelhos e animais de companhia.		5
	• Peixes.		10
	• Cordeiro, cabrito, bezerro (< 4 meses), aves de criação.		20
	• Ruminantes (adulto).		50
Ocratoxinas[b]	Matérias-primas de alimentos: cereais e seus produtos		0,25
	Alimentos completos e complementares para:		
	• Suínos.		0,05
	• Aves.		0,1
Deoxinivalenol[b]	Matérias-primas de alimentos:		
	• Cereais e seus produtos (exceto subprodutos de milho).		8
	• Subprodutos de milho.		12
	Alimentos completos e complementares com exceção de:		5
	• Alimentos completos e complementares para suínos.		0,9
	• Alimentos completos e complementares para bovinos (< 4 meses), cordeiro, cabrito.		2
Zearalenona[b]	Matérias-primas de alimentos:		
	• Cereais e seus produtos (exceto subprodutos de milho).		2
	• Subprodutos de milho.		3
	Alimentos completos e complementares para:		
	• Leitões e marrãs (porcas jovens).		0,1
	• Porcas e suínos de engorda.		0,25
	• Bezerros, bovinos leiteiros, ovelhas (incluindo cordeiro, cabras e cabritos).		0,5
T-2 e TH-2[c]	Cereais para alimentação e matérias-primas de alimentos:		
	• Produtos de moagem de aveia.		2
	• Outros produtos de cereais.		0,5
	• Ingredientes de alimentos (exceto alimentos destinados a gatos).		0,25

[a]European Commission (2011); [b]European Commission (2006); [c]European Commission (2013).

aveia, trigo e silagens. A temperatura ótima para a biossíntese dessas toxinas encontra-se entre 20 e 30°C (*F. verticillioides*) e 15 e 26°C (*F. proliferatum*), enquanto os valores de atividade de água ideais são de 0,97 a 0,98. Assim como a maioria dos fungos, necessita de umidade relativa do ar superior a 80% para a produção das toxinas.

Propriedades físico-químicas

As fumonisinas são moléculas estruturalmente relacionadas, constituídas por uma longa cadeia de hidrocarbonetos hidroxilados ligados a ácido tricarbalílico, radicais metil e amino, sendo o grupamento amino importante para suas atividades biológicas. Até o momento já foram caracterizados 28 tipos de fumonisinas, divididas em quatro grupos: A, B, C e P. A série B é mais comumente encontrada na natureza, sendo a FB_1 a mais frequentemente detectada em alimentos, representando 70 a 80% da concentração total de fumonisinas, seguida pela FB_2 (15 a 25%) e a FB_3 (3 a 8%). As fumonisinas apresentam similaridade estrutural com a esfinganina e esfingosina, que são intermediários da biossíntese de esfingolipídios (Figura 27.3).

Essas micotoxinas são compostos altamente polares, solúveis em água, metanol ou água-acetonitrila, e insolúveis em solventes orgânicos, apresentando a FB_1 peso molecular de 721,84 g/mol. Não possuem nenhum cromóforo de fácil detecção analítica e são estáveis ao aquecimento.

Toxicocinética e toxicodinâmica

As fumonisinas apresentam baixa taxa de absorção por via gastrointestinal e são rapidamente excretadas, principalmente pelas fezes e, em menor quantidade, na urina. A FB_1 é eliminada pela bile e, apesar da baixa absorção, pode sofrer reabsorção êntero-hepática e se acumular no fígado e rins.

Em bovinos, a FB_1 também apresenta reduzida absorção no trato gastrointestinal e baixa taxa de biodegradação ruminal e hepática. Nessa espécie, a distribuição e excreção da FB_1 ocorrem rapidamente, não sendo carreada extensivamente para os tecidos, podendo permanecer no plasma até 120 minutos após a administração oral. Pode atravessar a barreira mamária e ser veiculada no leite de vacas; contudo, por sua baixa biodisponibilidade, raramente pode ser detectada no leite, representando baixo risco à saúde humana. O percentual de transferência da FB_1 para o leite pode variar entre zero e 0,05%.

Os efeitos tóxicos das fumonisinas têm sido associados com a sua capacidade de interferir no metabolismo dos esfingolipídios. Essas moléculas de lipídios são encontradas nas membranas celulares e desempenham importante papel em sistemas vitais para o funcionamento das células, como na manutenção da integridade celular, na regulação de receptores de crescimento celular, no processo de apoptose e de diferenciação celular.

As fumonisinas inibem de forma competitiva a enzima N-acetiltransferase (ceramida sintetase), por sua similaridade com percussores dos esfingolipídios (esfinganina e esfingosina). A N-acetiltransferase catalisa a reação de acetilação da esfinganina na via biossintética dos esfingolipídios e atua na conversão da esfingosina para ceramida (Figura 27.4). A consequência dessa alteração metabólica reflete em um aumento nos níveis de esfinganina e às vezes de esfingosina, associado a uma diminuição de esfingolipídios complexos no soro e tecidos de animais.

Toxicidade

As fumonisinas podem causar efeitos tóxicos em diferentes espécies animais, principalmente em equi-

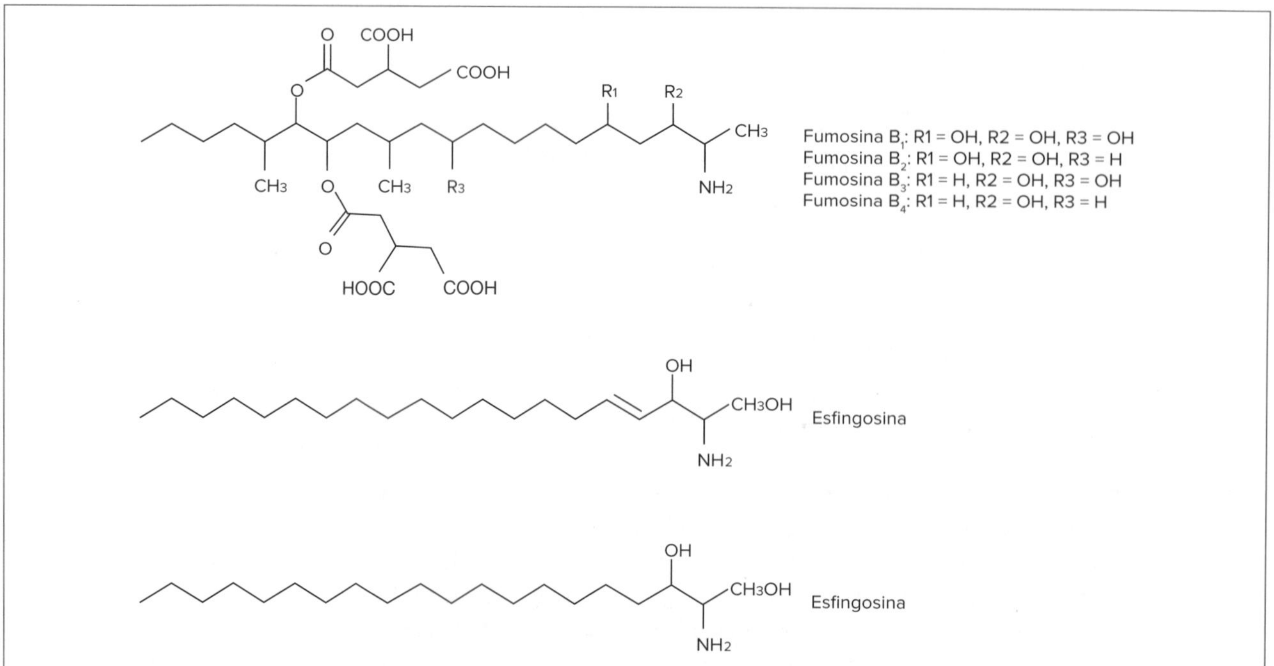

FIGURA 27.3. Estrutura química das principais fumonisinas e dos precursores dos esfingolipídeos (esfingosina e esfinganina).

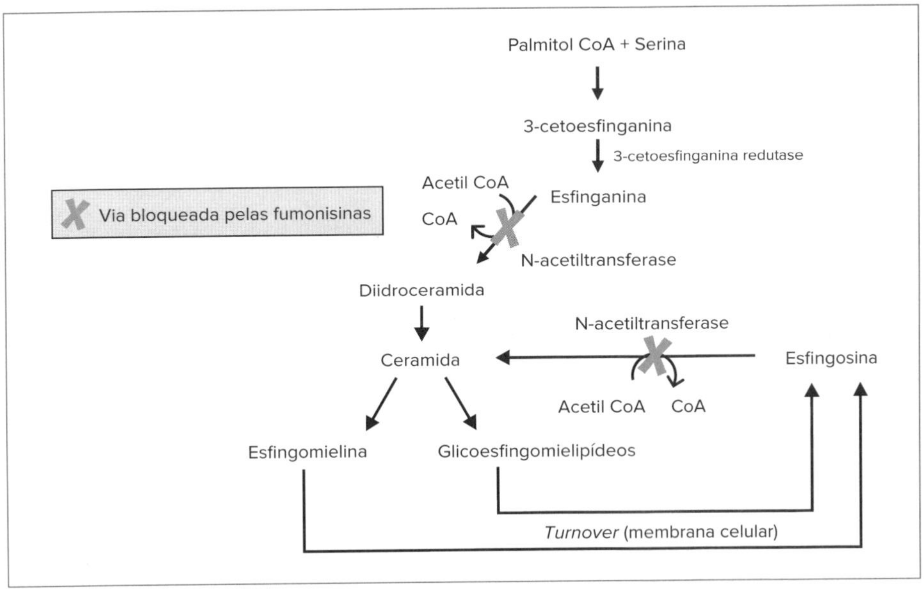

FIGURA 27.4. Mecanismo de ação da fumonisina B_1.

nos e suínos, sendo a FB_1 referida como a mais tóxica. Segundo a Iarc, essa toxina foi classificada no grupo toxicológico 2B referente a substâncias possivelmente carcinogênicas para o ser humano. A FB_1 causa câncer hepático em ratos, atuando nas fases de iniciação e promoção do câncer. Os mecanismos propostos da ação carcinogênica da FB_1 são promoção de danos oxidativos, alterações no metabolismo de lipídios, interferência na integridade da membrana celular e na atividade dos fatores reguladores do crescimento celular.

Em seres humanos, o elevado consumo de alimentos contaminados com fumonisinas tem sido associado com alta ocorrência de câncer esofágico e alterações na formação do tubo neural de embriões. Em ratos, a exposição à FB_1 no início da gestação também pode resultar em defeitos no tubo neural de fetos. Seu mecanismo de teratogênese está relacionado com interferência no transporte de folato em virtude da inibição da síntese de esfingolipídios.

Doses mínimas tóxicas para induzir toxicose foram determinadas em diferentes espécies animais. Em frangos, 75 mg de FB_1/kg de alimento já pode induzir intoxicação, enquanto quantidades acima de 10 mg/kg e de 5 mg/kg de alimento são tóxicas, respectivamente, para suínos e equinos. Ruminantes são menos sensíveis aos efeitos adversos da FB_1, possivelmente pelas diferenças no mecanismo de ação nesses animais, uma vez que é pouco degradada pela microbiota ruminal.

Os sinais clínicos e achados anatomopatológicos da intoxicação são variáveis, dependendo da espécie animal acometida.

Equinos

Os equinos são mais sensíveis aos efeitos tóxicos das fumonisinas, e o principal órgão-alvo nessa espécie é o sistema nervoso central, entretanto podem ainda ocorrer alterações hepáticas e cardíacas. As fumonisinas provocam um quadro de leucoencefalomalácia equina (Leme) caracterizado por anorexia, fraqueza, incapacidade de deglutição, ataxia, hiperexcitabilidade, cegueira, paralisia dos membros posteriores, andar em círculos, desorientação e pressão da cabeça contra objetos, evoluindo para decúbito lateral, convulsões tônico-clônicas e morte. Essa síndrome apresenta alta taxa de mortalidade e o animal geralmente vem a óbito após evolução clínica de 4 a 72 h. Quadros de morte súbita sem sinais clínicos prévios também podem ocorrer. A principal lesão macroscópica evidenciada no exame *post-mortem* é a necrose liquefativa da substância branca cerebral, caracterizada por descoloração amarelada, cavitação e amolecimento do tecido. À microscopia, os principais achados são necrose com influxo de macrófagos (células Gitter), edema e hemorragia.

As principais alterações hepáticas causadas pelas fumonisinas são icterícia, aumento da bilirrubina sérica e atividade de enzimas hepáticas (AST, SDH e GGT). Alterações hematológicas não específicas, incluindo aumento na concentração de hemoglobina, volume celular e hematócrito, também podem ser encontradas. À macroscopia, o fígado apresenta-se geralmente firme, de tamanho reduzido com acentuação do padrão lobular. Microscopicamente, podem ser verificadas necrose centrolobular e fibrose periportal.

Efeitos cardiotóxicos observados em quadro clínico experimental de Leme caracterizam-se por redução da frequência cardíaca, contratilidade ventricular e da pressão do pulso arterial, além do aumento da resistência vascular sistêmica.

Suínos

Em suínos, a intoxicação por fumonisinas induz a uma síndrome específica denominada edema pulmonar suíno (EPS). Essa síndrome geralmente é decorrente da ingestão de altas doses de fumonisinas por curtos períodos, e os sinais clínicos incluem inapetência ou anorexia, letargia, pelos arrepiados, salivação espumosa, cianose na pele e mucosas, dispneia, aumento da frequência respiratória com respiração superficial, ofegante e estertor úmido, ataxia dos membros posteriores, decúbito lateral e morte. Os animais geralmente vêm a óbito poucas horas após o início das alterações respiratórias.

Toxicidade hepática pode ocorrer em dose menor à necessária para causar edema pulmonar. Pode-se observar alterações bioquímicas caracterizadas pelo aumento dos níveis séricos de colesterol e bilirrubina, e da atividade das enzimas AST, ALT, gama glutamil transpeptidase (GGTP), FA e arginase.

Os principais achados de necropsia são hidrotórax e pronunciado edema pulmonar. As lesões microscópicas incluem edema dos tecidos conectivo perivascular, interlobular e peribronquiolar, e alargamento dos septos alveolares com fluido do edema. Alterações na morfologia intestinal, com redução da altura das vilosidades e alterações hepáticas caracterizadas por necrose hepatocelular, desorganização nos cordões de hepatócitos, apoptose e aumento da proliferação celular também podem ser evidenciadas.

A formação do edema pulmonar é atribuída a uma falha no ventrículo esquerdo do coração, causada pelo aumento das concentrações plasmática e miocárdica de esfinganina e esfingosina. Esta atua como segundo mensageiro intracelular que inibe os canais de cálcio tipo L em células miocárdicas. Com aumento da esfingosina, ocorre diminuição dos níveis de Ca^{+2} no retículo sarcoplasmático e, consequentemente, redução da contratilidade cardíaca. Esse efeito resulta em insuficiência ventricular esquerda e edema pulmonar (Figura 27.5).

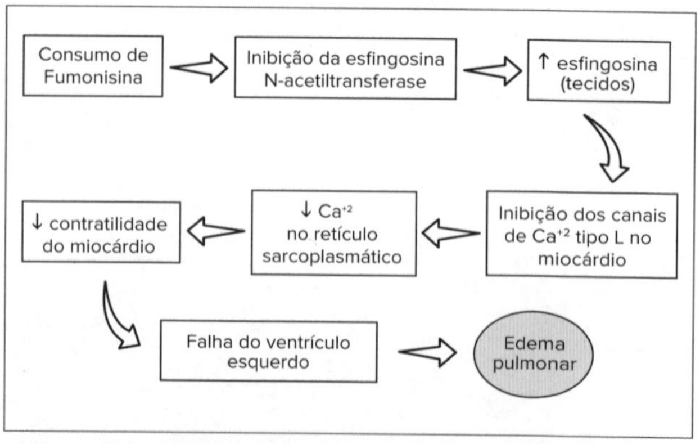

FIGURA 27.5. Mecanismo de toxicidade proposto para a indução do edema pulmonar em suínos.

Outras espécies

Os efeitos tóxicos das fumonisinas em frangos e patos caracterizam-se por redução do ganho de peso e consumo de ração, diarreia e hepatotoxicidade. Podem ser observadas alterações na bioquímica sérica, refletidas em aumento de proteínas, colesterol, atividade das enzimas ALT, LDH, GGT e taxa de esfinganina/esfingosina, além do aumento de peso do fígado. As lesões histopatológicas consistem em necrose hepática, hiperplasia do ducto biliar e hiperplasia hepatocelular moderada e difusa.

Os ruminantes são mais resistentes aos efeitos das fumonisinas em comparação aos equinos e suínos. Entretanto, alterações hepáticas e renais têm sido descritas em bovinos e pequenos ruminantes expostos a altas concentrações de fumonisinas. Os sinais clínicos da intoxicação nessas espécies, geralmente restringem-se a anorexia, diarreia e letargia. A bioquímica sérica revela alterações na atividade de AST, GGT, lactato desidrogenase (LDH), SDH, FA, bilirrubina total e colesterol. Os principais distúrbios renais relatados nesses animais são alterações na densidade urinária, concentração de proteína e taxa de creatinina. Na análise microscópica do fígado podem ser observadas apoptose, cariomegalia e proliferação das células do epitélio do ducto biliar. As lesões renais são sugestivas de nefrose tubular, com a presença de células apoptóticas e mitóticas. Os níveis de esfinganina e esfingosina podem estar alterados em diversos órgãos, sendo as maiores alterações observadas no fígado e rins.

Em peixes, as fumonisinas causam redução do peso e crescimento, alterações hematológicas e neurológicas. A sensibilidade desses animais aos efeitos dessas micotoxinas depende da espécie, peso, idade e tempo de exposição.

Diagnóstico

O diagnóstico da intoxicação por fumonisinas baseia-se na observação dos sinais clínicos e alterações anátomo-histopatológicas associado com a pesquisa dessas toxinas no alimento. Geralmente, o histórico da introdução de uma nova fonte de alimento está associado ao quadro de intoxicação. Nos casos de Leme, a identificação de lesões de malácia na substância branca do encéfalo é de grande utilidade. O diagnóstico clínico diferencial com a raiva, encefalomielite viral equina e outras enfermidades neurológicas deve ser realizado.

Os principais métodos utilizados para detecção de fumonisinas em alimentos são cromatografia líquida de alta eficiência (Clae) e métodos de imunoensaio (Elisa). Geralmente, a detecção de fumonisinas em alimentos em níveis de 10 ppm (equino) e 50 ppm (suíno) é sugestiva de intoxicação.

Um importante biomarcador de exposição a fumonisinas é a determinação do nível de esfinganina/esfingosina no soro e tecidos de animais. No entanto, esse tipo de análise não se encontra disponível na maioria dos laboratórios de diagnóstico.

Tratamento e prevenção

Não existe tratamento específico para a intoxicação por fumonisinas. Deve-se afastar os animais acometidos da fonte alimentar suspeita o mais breve possível, e iniciar o tratamento sintomático e de suporte.

O prognóstico dessa intoxicação em equinos e suínos é ruim, porém a identificação e remoção do alimento contaminado podem prevenir o surgimento de novos casos.

Os métodos propostos para a descontaminação de alimentos com fumonisinas são semelhantes àqueles já descritos para aflatoxinas, no entanto, nenhum desses métodos têm se mostrado eficientes para essa micotoxina.

Legislação sobre a presença no alimento

No Brasil não há legislação para a presença de fumonisinas em produtos destinados a alimentação animal. A recomendação da União Europeia para fumonisinas em alimentos destinados aos animais está descrita no Quadro 27.4.

Os LMT estabelecidos pela Anvisa para a presença de fumonisinas em alimentos destinados ao consumo humano encontram-se disponíveis na Resolução RDC n. 007/2011. O nível de ingestão diária máxima tolerável provisória para fumonisinas (FB_1, FB_2 e FB_3 – isoladas ou em associação) é de 2 μg/kg/dia, a qual foi determinada pelo Joint FAO/WHO Expert Committee on Food Additives (JECFA/FAO/WHO)

ZEARALENONA

A micotoxicose estrogênica em suínos foi primeiramente relatada nos Estados Unidos, em 1927, sendo essa toxicose observada em marrãs. Uma associação entre o consumo de milho mofado e a tumefação da vulva foi reportada na ocasião. No entanto, somente décadas mais tarde é que se verificou que o fungo responsável por essa afecção é o *Fusarium roseum* (antigamente conhecido como *F. graminearum*), que produz uma micotoxina, a zearalenona, uma lactona ácido resorcíclica, fenólica, que, posteriormente, se verificou que além do *F. graminearum*, pode também ser produzida por outras várias espécies do gênero *Fusarium*, como *F. culmorum*, *F. cerealis*, *F. equiseti* e *F. semitectum*. Esses fungos crescem em plantações em zonas de clima temperado. A indução de enzimas responsáveis pela produção da zearalenona ocorre em temperaturas baixas (12°C a 14°C), havendo um ótimo para a produção em 20 a 25°C, e umidade do substrato acima de 23%, com um ótimo para a produção em torno de 45%.

A zearalenona se acumula em grãos, principalmente na pré-colheita, mas também na pós-colheita, sobretudo quando não há condições adequadas de estocagem. Após ter sido produzida, a zearalenona é bastante estável durante tanto o processo de estocagem e moagem como no processamento e cozimento. Por essas características, essa micotoxina pode ser encontrada em pães, alimentos infantis, cerveja e outros tantos produtos acabados.

O nome zearalenona (também conhecido como toxina F-2) deriva dos seguintes termos: "Zea" de *Zea mays* (milho, o principal cereal hospedeiro do fungo), "ral" correspondente às iniciais da língua inglesa para denominar lactona ácida resorcíclica (*resorcyclic acid lactone*), "en" referente à dupla ligação no C-1 e C-2, e "ona" em virtude da molécula de cetona no C-6 (Figura 27.6). Além do milho, a zearalenona pode também ser detectada no trigo, no sorgo, na cevada, na aveia, no arroz e outros grãos.

Toxicocinética e toxicodinâmica

Vários estudos mostram que há rápida e extensa absorção de zearalenona no trato gastrointestinal, entretanto,

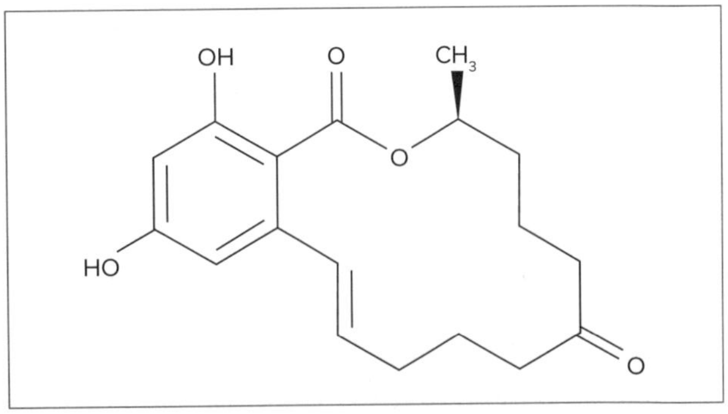

FIGURA 27.6. Estrutura química da zearalenona.

a biodisponibilidade por via oral varia muito entre espécies. Assim, em suínos a biodisponibilidade da zearalenona é ao redor de 80 a 85%, enquanto em frangos e em ratos é ao redor de 10%, e essa variação está relacionada ao extenso metabolismo pré-sistêmico. A zearalenona se distribuiu em vários tecidos como rins, fígado, tecido adiposo, bem como em tecidos alvo da ação estrogênica, como útero, folículos ovarianos e testículos.

São propostas basicamente duas vias de biotransformação para a zearalenona: a hidroxilação, resultando na formação de alfazearalenol e betazearalenol, sendo esse processo catalizado pela 3alfa- e 3beta-hidroxi-esteroide desidrogenases; ou a conjugação da zearalenona e seus metabólitos reduzidos (alfazearalenol e betazearalenol) com o ácido glicurônico, catalizado pela uridina difosfato glicuronil transferase (UDPGT). Há uma rota de biotransformação mais curta, a qual envolve o citocromo P450, que por meio de oxidação produz um metabólito alifático e aromático da zearalenona.

A zearalenona e seus metabólitos sofrem o ciclo êntero-hepático, o que leva ao aumento de sua meia-vida plasmática e, consequentemente, ao prolongamento de seu efeito estrogênico. Em suínos, o ciclo êntero-hepático da zearalenona é considerável, o que pode contribuir com a maior suscetibilidade dessa espécie a essa intoxicação.

A principal via de excreção também varia entre espécies. Assim, em ratos é principalmente pelas fezes, enquanto em suínos essa se faz pela urina. Em vacas lactantes, o principal composto excretado na urina é a betazearalenona, enquanto em suínos são a zearalenona e a alfazearalenona as principais substâncias excretadas. A zearalenona e seus metabólitos podem também ser excretados no leite, em baixas quantidades (ao redor de 1%).

A zearalenona pode atravessar a membrana celular e ligar-se aos receptores citosólicos do 17betaestradiol (E2), formando, assim, o complexo ZEA-E2R. Esse complexo é, então, transferido para o núcleo da célula, ligando-se aos receptores nucleares E2 específicos, ativando o gene responsável pela síntese do RNAm. Esses efeitos mimetizando o estrogênio promovem atividade anabólica e interferem na reprodução.

Toxicidade

Os efeitos produzidos por essa micotoxina são aqueles da exposição excessiva ao estradiol. Além disso, a zearalenona age também no hipotálamo e na pituitária de maneira semelhante ao estrogênio. O metabólito alfazearalenol promove o aumento da potência estrogênica (até quatro vezes maior que a zearalenona), enquanto o metabólito betazearalenol possui baixa atividade estrogênica. A formação desses metabólitos influencia diretamente na sensibilidade espécie-específica na intoxicação pela zearalenona. Além disso, a glicuronidação (ligação com o ácido glicurônico), como inativa à zearalenona, também contribui para a sensibilidade da espécie animal à intoxicação a essa micotoxina. Comparativamente com outras espécies, a suína, tendo maior capacidade de produzir alfazearalenol, associada à baixa capacidade de glicuronidação, é a mais sensível aos efeitos tóxicos dessa micotoxina.

Suínos

Os suínos de todas as idades podem ser afetados, no entanto, porcas na fase pré-púbere (marrãs) são muito mais sensíveis. A zearalenona produz hiperestrogenismo, o qual é caracterizado por tumefação da vulva (inchaço causado pelo edema) e metaplasia escamosa da cérvix e da vagina, sendo observada ainda a presença de exudato catarral saindo pela vulva. Tem sido também reportado espessamento uterino em razão do edema e da proliferação celular, e hipertrofia de todas as camadas uterinas. Relata-se, ainda, desenvolvimento precoce de mama, com galactorreia, e prolapso de vagina e do reto (respectivamente, 30% e de 5 a 10% dos animais afetados). Em porcas adultas, verifica-se infertilidade, anestro e ninfomania. Nessas fêmeas exibindo ninfomania, verifica-se que os ovários estão atróficos e inexistência de corpo lúteo e folículos terciários, o que indica atresia folicular. O consumo da toxina por gestantes pode produzir altas taxas de abortos, mortalidade neonatal e redução significante do tamanho da prole. Têm sido ainda relatadas malformações como artrogripose e paresia de trem posterior dos filhotes, bem como pseudoprenhez. A manifestação da intoxicação é de três a seis dias após a ingestão da ração mofada e desaparece rapidamente depois da remoção da ração contaminada. No entanto, a mortalidade é alta em decorrência de efeitos secundários, tais como o aparecimento de cistite, uremia e septicemia.

Em machos a zearalenona pode induzir feminilização, queda da libido, decréscimo de espermatogênese, do peso testicular e da concentração de testosterona.

Ruminantes

Bovinos e ovinos são muito menos sensíveis que suínos aos efeitos do estrogenismo produzidos pela zearalenona. Normalmente, essa toxicose aparece em animais mais jovens; assim, verificou-se que bezerros ingerindo de 5 a 74 ppm de zearalenona no alimento já produzem os sinais do hiperestrogenismo, que se manifestam principalmente por desenvolvimento precoce do úbere e queda da fertilidade.

Equinos

A toxicose por zearalenona é raramente descrita em equinos; entretanto, recente estudo *in vitro* mostrou que essa micotoxina pode ter um importante papel nos distúrbios reprodutivos nessa espécie animal.

Diagnóstico

O diagnóstico dessa toxicose está baseado principalmente na sintomatologia clínica, pela observação, sobretudo nas marrãs, de alterações e edema da vulva. À necropsia, são observadas alterações características de hiperestrogenismo. Esses achados consistem em alteração do peso do ovário, com decréscimo de corpo lúteo, edema e vaginite de fêmeas; em machos ocorre atrofia testicular. Assim, a pesquisa da toxina no alimento é fundamental.

Tratamento e prevenção

Não há tratamento específico. Há completa recuperação dos animais após a retirada do alimento contaminado com a micotoxina. Dependendo da extensão do prolapso vaginal e retal, é necessária a realização de cirurgia para a reparação da área prolapsada.

Legislação sobre a presença no alimento

No Brasil não há legislação para zearalenona em produtos destinados à alimentação animal. A recomendação da União Europeia para zearalenona em alimentos para animais está descrita no Quadro 27.4.

Os LMT estabelecidos pela Anvisa para a presença de zearalenona em alimentos prontos para o consumo humano encontram-se disponíveis na Resolução RDC n. 007/2011. Assim, essas concentrações variam de 20 μg/kg (para alimentos à base de cereais para alimentação infantil) até 600 μg/kg (farelo de arroz).

TRICOTECENOS

Os tricotecenos são um grande grupo de substâncias sesquiterpenoides, as quais são caracterizadas por um anel 12-13 tetracíclico. São aproximadamente 170 tricotecenos já identificados, sendo divididos em quatro grupos, de acordo com as características químicas, de A até D. Entretanto, os mais importantes em termos de intoxicação para o ser humano e os animais são os grupos A, no qual estão incluídas as toxinas T-2 e HT-2 e o diacetoxiscirpenol (DAS), e aqueles que compõem o grupo B, do qual fazem parte o 4-deoxinivalenol (DON), também conhecido como vomitotoxina, e o nivalenol (NIV) (Figura 27.7).

Os tricotecenos são, de maneira geral, compostos muito estáveis, tanto no armazenamento e moagem quanto no processamento e cozimento do alimento, não sendo degradados por altas temperatura.

Os tricotecenos dos grupos A e B são produzidos principalmente por várias espécies de *Fusarium*, mas também por algumas espécies de *Trichoderma*. Assim, em relação às toxinas T-2 e HT-2, os fungos produtores são *F. sporotrichioides, F. langsethiae, F. acuminatum* e *F. poae*. Os principais produtores de DON são *F. graminearum, F. culmorum* e *F. cerealis*. Todos esses fungos são de solo e representam importantes patógenos de plantas que crescem nas plantações. Os principais cereais contaminados por fungos produtores de tricotecenos são trigo, cevada, aveia e milho.

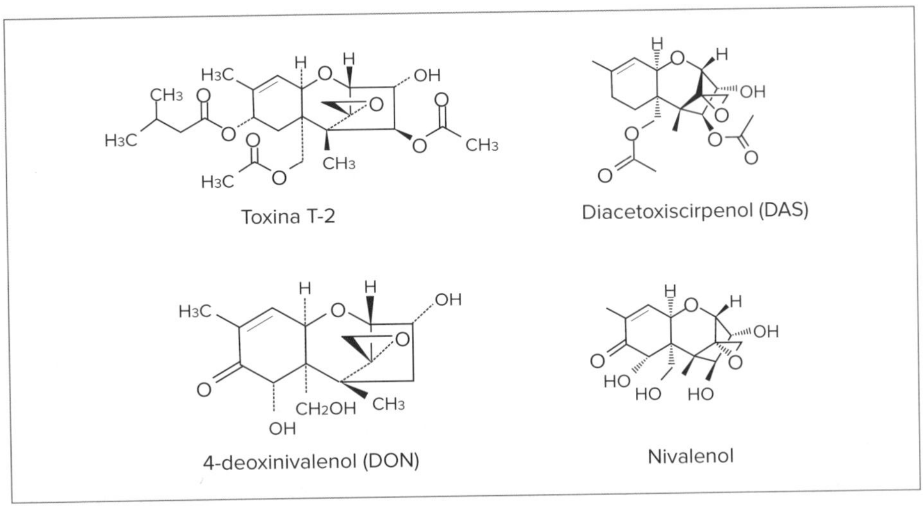

FIGURA 27.7. Estrutura química de alguns tricotecenos.

A produção dessas toxinas está relacionada a grãos colhidos tardiamente ou aqueles que permanecem no campo durante o inverno. Os fungos do gênero *Fusarium* produzem essas toxinas em temperaturas baixas (0 a 15°C).

Vários surtos de micotoxicoses causados por tricotecenos foram descritos, como a aleucia tóxica alimentar (ATA) ocorrida em seres humanos, na Rússia, durante a segunda guerra mundial. Os cereais cobertos por espessa camada de gelo foram infestados pelos fungos *F. sporotrichoides* e *F. poae*, os quais originaram metabólitos tóxicos, produzindo a ATA, cujos efeitos iniciais consistiram em inflamação das mucosas, oral e gastrointestinal, evoluindo para um quadro de alteração sanguínea com diminuição do número de leucócitos, alterações da medula óssea e petéquias na pele. Além disso, foram também observados distúrbios do sistema nervoso central e autônomo.

A esse grupo de substâncias atribui-se também o seu emprego na "guerra química", como produtor de hemorragias difusas e lesões disseminadas que levam os indivíduos rapidamente à morte. Assim, sabe-se que na década de 1970 o Afeganistão e outros países foram bombardeados pela denominada chuva amarela, a qual se tratava de tricotecenos.

Toxicocinética e toxicodinâmica

Essas micotoxinas são moléculas pequenas e anfipáticas (ou seja, apresentam uma região solúvel em meio aquoso e uma outra insolúvel em água, no entanto, são solúveis em lipídios). Assim, os tricotecenos são rapidamente absorvidos pelo tegumento, bem como pelo sistema gastrointestinal, permitindo a disseminação em tecidos que apresentam rápida proliferação. De maneira geral, essas toxinas são rapidamente biotransformadas e excretadas como metabólicos pela bile e urina, no período de dois a três dias após a ingestão.

Em relação ao mecanismo de ação dos tricotecenos, já está bem estabelecido que essas micotoxinas atuam inibindo a síntese proteica de células eucarióticas, por se ligarem à subunidade 60S do ribossomo, interagindo com a enzima peptidiltransferase. Essa interação leva a vários graus de inibição da formação de peptídios, sendo essa diferença na eficácia da ligação dependente da estrutura química específica do tricoteceno. O efeito final da interação com a enzima é a inibição do início da formação, bem como do alongamento do polipeptídio, embora, dependendo do tricoteceno, esse pode também comprometer a finalização do polipeptídio. Mais recentemente, estudos vêm mostrando que os tricotecenos podem também inibir a síntese proteica e interagir com grupos sulfidrílicos. Além disso, a atividade dessas micotoxinas pode também eventualmente promover níveis danosos de estresse oxidativo, por meio da geração de radicais livres.

Sinais clínicos

Os efeitos produzidos pelos tricotecenos são bastante amplos, envolvendo um grande espectro de desordens clínicas. No entanto, os efeitos comuns às diferentes espécies animais são: náusea, vômitos e recusa do alimento, sendo mais observados quando da intoxicação por DON, que embora não seja tão tóxico quanto outros tricotecenos, como toxina T-2 ou HT-2, é um dos mais comuns contaminantes dos cereais no mundo. Os suínos são particularmente sensíveis à intoxicação por DON, sendo que nessa espécie animal, além dos sinais descritos, pode haver também neurotoxicidade, a qual causa a síndrome anorexígena.

A toxina T-2, em suínos, também causa decréscimo de consumo de alimento e queda no ganho de peso, bem como o aparecimento de lesões orais. Outro efeito bem descrito para suínos é a imunossupressão. Em bovinos de leite, a T-2 causa queda na produção de leite, gastroenterite e sangramento intestinal e, em alguns casos, morte. Também tem sido descrito efeito imunossupressor da toxina T-2 nessa espécie animal.

A aplicação direta da toxina T-2 na pele causa inflamação, hemorragia subepidérmica e necrose. O mecanismo pelo qual os tricotecenos causam a epitélio-necrose não está ainda totalmente elucidado; sugere-se que essas toxinas possam aumentar a permeabilidade capilar ou romper mastócitos e, consequentemente, liberar histamina e serotonina, levando à alteração na integridade vascular.

Os tricotecenos podem também causar alterações hematológicas, que incluem diátese hemorrágica, queda da hematopoiese, resultando em leucopenia e eritropenia, e trombocitopenia. Acredita-se que esses efeitos sejam em virtude da ação inibitória dos tricotecenos sobre a síntese proteica. Também, têm sido descritas alterações nervosas, que incluem ataxia, comprometimento do reflexo de endireitamento e convulsões.

A intensidade desses efeitos tóxicos produzidos pelos tricotecenos é bastante variável entre as espécies animais, sendo que animais jovens são muito mais sensíveis a esses efeitos do que os adultos.

Diagnóstico

Recomenda-se como procedimento para o estabelecimento do diagnóstico de intoxicação por tricotecenos, os métodos analíticos para a detecção desses compostos nos alimentos. Em alguns países, como nos Estados Unidos, há *kits* de imunoensaio (RIA e Elisa) para detecção e quantificação de DON e toxina T-2. O uso de cromatografia a gás e líquida é indicado para detecção de níveis bastante baixos dessas micotoxinas.

Prevenção

De maneira geral, os tricotecenos são bastante estáveis tanto no meio ambiente como quando submetidos ao processamento de alimentos. Portanto, é de fundamental importância que se evite a colheita de cereais tardiamente, sobretudo nos períodos do ano em que a temperatura se apresenta baixa.

Legislação sobre a presença no alimento

No Brasil não há legislação para DON e toxina T-2 em produtos destinados a alimentação animal. A recomendação da União Europeia para os tricotecenos em alimentos para animais está descrita no Quadro 27.4.

Os LMT estabelecidos pela Anvisa para a presença de DON em alimentos prontos para o consumo humano encontram-se disponíveis na Resolução RDC n. 007/2011, sendo que as concentrações de DON permitidas variam de 750 (para arroz beneficiado e derivados) até 2.000 μg/kg (como, por exemplo, para trigo integral e grão de cevada).

OCRATOXINAS

As ocratoxinas são uma família de isocumarinas derivadas do aminoácido fenilalanina. Atualmente, já foram identificados nove tipos de ocratoxina, no entanto, somente a ocratoxina A (OTA) é produzida sob condições naturais (Figura 27.8).

A OTA foi isolada inicialmente do *Aspergillus ochraceus* (ou *A. alutaceus*), de onde originou-se seu nome. Posteriormente, essa micotoxina foi isolada de outras várias espécies de *Aspergillus e Penicillium*. O mais importante fungo produtor de OTA é o *A. ochraceus*. Essa micotoxina é um contaminante natural de alimentos de animais de criação em todo o mundo. A preocupação com a toxicidade da OTA não se refere somente à sanidade desses animais, mas também pelo fato de haver risco de exposição humana, indiretamente a essa toxina, por ingestão de produtos de origem animal, já que há vários relatos da presença da OTA no leite e em derivados lácteos e outros produtos, como carne. Uma adicional preocupação com a intoxicação pela OTA se refere ao fato de que, até o momento, não há meios para predizer e evitar a presença da micotoxina nos alimentos.

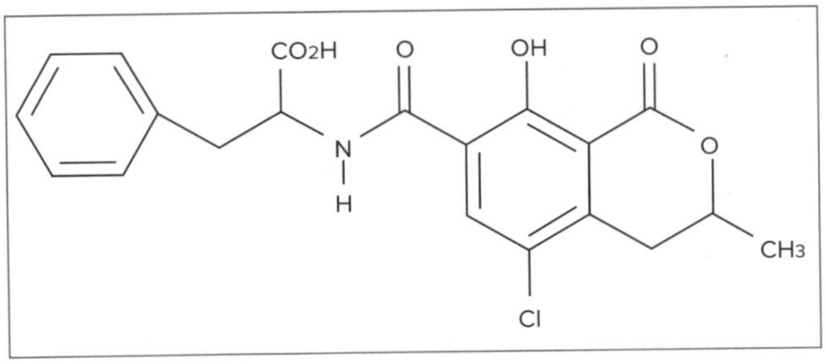

FIGURA 27.8. Estrutura química da ocratoxina A (OTA).

São várias as fontes de contaminação pela OTA, como, por exemplo, a maioria dos cereais, grãos e outros derivados de alimentos. Dentre os cereais, a micotoxina é encontrada principalmente no milho, cevada e trigo. No Brasil, um estudo apontou que a maior fonte de OTA é o milho, os grãos para produção de cerveja e os alimentos prontos para consumo.

O perfil toxicológico da OTA inclui nefrotoxicidade, hepatotoxicidade, teratogenicidade e imunotoxicidade. Alguns estudos mostraram que essa toxina produziu efeito carcinogênico em animais de laboratório e, por isso, a OTA é classificada pelo Iarc como carcinogênica do grupo 2B.

Toxicocinética e toxicodinâmica

A OTA é absorvida por difusão passiva no trato gastrointestinal. A absorção estomacal é maior por causa da acidez desse compartimento. O alimento também influencia na absorção dessa micotoxina. Nesse sentido, em herbívoros, a OTA é mais bem absorvida quando a alimentação é maior em concentrados, por causa da redução do pH estomacal, do que em alimento volumoso, como as forrageiras.

Em razão da alta afinidade da OTA pela albumina, após a absorção, essa toxina liga-se a essas proteínas, contribuindo, assim, para o prolongamento da sua meia-vida sérica. A correlação positiva entre a sua ligação com a proteína plasmática proporciona uma grande diferença entre a meia-vida de eliminação nas diversas espécies animais. Nesse sentido, entre as espécies de animais de produção, os suínos são os mais sensíveis à toxicidade da OTA, justamente pela acumulação nos tecidos, em decorrência de sua longa meia-vida. De maneira geral, verifica-se que aves parecem eliminar OTA mais rapidamente do que mamíferos; assim, comparando-se frangos e suínos, verifica-se que nessa última espécie animal a meia-vida sérica é até 30 vezes maior que a de frangos.

A biotransformação da OTA é realizada principalmente no fígado, mas também ocorre nos rins e intestino, sendo sua principal via de biotransformação a hidrólise, formando como principal metabólito a OTAα, tanto em seres humanos e animais, como também por microrganismos. Como consequência da hidrólise, ocorre a perda da molécula de fenilalanina, o que torna a OTAα, bem como seus outros metabólitos, menos tóxica. A eliminação, tanto da OTA como de seus metabólitos, faz-se principalmente pelas fezes e urina.

Pela capacidade de protozoários ruminais promoverem a degradação da OTA a OTAα, os ruminantes são menos suscetíveis aos efeitos tóxicos produzidos por essa micotoxina, uma vez que esse processo ao nível ruminal permite que a grande parte absorvida seja de metabólitos, que, como já comentado, apresentam menor atividade tóxica. Entretanto, deve-se considerar que vacas, no período de transição que compreende o final da gestação e início de lactação, são particularmente suscetíveis à intoxicação pela OTA, em decorrência da dramática alteração metabólica que ocorre nesse período. Fora do período de transição, as vacas podem também se tornar vulneráveis à toxicidade da micotoxina, em virtude de alterações na composição do alimento. Assim, a alta porcentagem de proteína no concentrado administrado às vacas modifica a capacidade de clivagem da OTA pela microbiota ruminal, levando à absorção de grande quantidade dessa micotoxina, inclusive resultando em excreção de OTA no leite.

O modo de ação da OTA ainda não está claramente elucidado e parece ser bastante complexo. Têm sido propostos alguns mecanismos de toxicidade:

- Inibição da síntese proteica. Inicialmente, havia sido levantada a hipótese de que esse efeito seria em decorrência da inibição da atividade da fenilalanina RNA-t sintetase. Entretanto, vários estudos subsequentes mostram que a estrutura isocumarínica é mais importante nessa interação que a molécula de fenilalanina. Além disso, propõe-se ainda que a OTA pode influenciar a transcrição de várias proteínas, resultando em um efeito intracelular específico.
- A OTA apresenta um alto efeito negativo na geração de energia celular (ATP). A disfunção mitocondrial é um sinal precoce de toxicidade, resultando, como um todo, no decréscimo da síntese proteica. Parece que algumas enzimas-chave para a gliconeogênese, como a fosfoenolpiruvato-carboxiquinase, mostram-se bastante comprometidas em sua atividade na presença dessa micotoxina. Tem sido proposto que a OTA tanto interfere na atividade como na produção da fosfoenolpiruvato-carboxiquinase. Além disso, a OTA penetra na mitocôndria e muito provavelmente liga-se às proteínas envolvidas na manutenção da fosforilação oxidativa da membrana, sendo que esse efeito seria por meio da interferência do transporte do fosfato e pela inibição do transporte de elétrons.
- Estudos recentes sugerem que a OTA induz o estresse oxidativo, resultando na produção excessiva de radicais livres. Assim, muitos autores evidenciaram claramente o aumento da produção de espécies reativas de oxigênio (EROs) (veja detalhes sobre a produção de EROs no Capítulo 4).
- Vários experimentos sugerem que a OTA tem efeitos genotóxicos. Após a bioativação, produtos eletrofílicos são formados a partir da toxina, que pode se ligar covalentemente ao DNA causando mutações e subsequente formação de tumores malignos.
- Muitos estudos têm comprovado que a OTA pode causar morte celular apoptótica e necrótica. Mesmo em concentração nanomolar, marcadores de apoptose puderam ser observados, como, por exemplo, fragmentação de DNA, condensação da cromatina e aumento da atividade da caspase-3. A expressão alterada de diferentes genes pode ser uma causa potencial de apoptose; foram observadas alterações transcricionais acentuadas de muitos genes que estão envolvidos na resposta ao dano no DNA e na apoptose (por exemplo, GADD153, GADD45, clusterina e p53).
- Embora vários pesquisadores considerem que a OTA seja um agente não mutagênico, sem efeito direto sobre o DNA, é um agente carcinogênico, sendo que esse efeito é explicado pelo fato de essa micotoxina causar rupturas de mitose e instabilidade cromossômica. Nas células renais humanas, foi observado o bloqueio da transição metáfase/anáfase, formações mitóticas aberrantes e células gigantes. A desorganização do sistema microtubular e a inibição das enzimas histona acetil transferase (HAT) também foram verificados. Como as HATs são responsáveis pela regulação da expressão gênica, no reparo do DNA e no controle do ciclo celular, sua inibição pode levar à ruptura da mitose, proliferação celular e instabilidade genética.
- A OTA induz à parada no ciclo celular. Nesse sentido, vários estudos evidenciam os efeitos negativos da OTA no ciclo celular em células renais e fibroblastos pulmonares. A parada seletiva da fase G2 foi observada em células epiteliais gástricas tratadas com OTA.

Sinais clínicos

No quadro clínico de intoxicação aguda pela OTA, verifica-se gastroenterite, diarreia, êmese, desidratação e depressão. Em exposições a pequenas quantidades pode-se verificar apenas alterações sutis do comprometimento da função renal, como, por exemplo, poliúria. Além disso, observa-se queda no ganho de peso e da produção.

Diagnóstico

Testes de imunoensaio (Elisa) e análises químicas cromatográficas da OTA (Clae) estão disponíveis para a detecção dessa micotoxina em alimentos ou tecidos orgânicos, como fígado e rim. Na urina e leite deve-se pesquisar a presença do metabólito da OTA (OTAα), preferencialmente, a essa micotoxina.

Prevenção

As principais formas de prevenção das micotoxicoses consistem no emprego de métodos que induzam à inibição do crescimento do fungo e a consequente produção das micotoxinas.

Legislação sobre a presença em alimentos

No Brasil não há legislação para OTA em produtos destinados à alimentação animal. A recomendação da União Europeia para ocratoxinas em alimentos para animais está descrita no Quadro 27.4.

Os LMT estabelecidos pela Anvisa para a presença de OTA para alimentos prontos para o consumo humano encontram-se disponíveis na Resolução RDC n. 007/2011, sendo que as concentrações OTA vão de 20 μg/kg (cereais para posterior processamento, incluindo grão de cevada) até 3.000 μg/kg (trigo e milho em grãos para posterior processamento).

BIBLIOGRAFIA

1. ABDOLSHAHI, A.; YAZDI, F.T.; SHABANI, A.A.; et al. Aflatoxin binding efficiency of *Saccharomyces cerevisiae* mannoprotein in contaminated pistachio nuts. *Food Control*, v. 87, p. 17-21, 2018.
2. ADEYEMO, B.T.; TIAMIYU, L.O.; AYUBA, V.O.; et al. Effects of dietary fumonisin B_1 on haematology and growth performance of the clariid fish Heterobranchus longifilis. *Journal of Agriculture and Veterinary Science*, v. 9, n. 8, p. 26-33, 2016.
3. AIKO, V.; MEHTA, A. Occurrence, detection and detoxification of mycotoxins. Occurrence, detection and detoxification of mycotoxins. *Journal of Biosciences*, v. 40, n. 5, p. 943-54, 2015.
4. ALIZADEH, A.M.; ROSHANDEL, G.; ROUDBARMOHAMMADI, S. et al. Fumonisin B_1 contamination of cereals and risk of esophageal cancer in a high risk area in northeastern Iran. *Asian Pacific Journal of Cancer Prevention*, v. 13, p. 2625-8, 2012.
5. ALLCROFT, R.; LEWIS, G. Groundnut toxicity in cattle: experimental poisoning of calves and a report on clinical effects in older cattle. VETERINARY RECORD, v. 75, p. 487-93, 1963.
6. AMAIKE, S.; KELLER, N.P. Aspergillus flavus. *Annual Review of Phytopathology*, n. 49, p. 107-33, 2011.
7. ANATER, A.; MANYES, L.; MECA, G.; et al. Mycotoxins and their consequences in aquaculture: A review. *Aquaculture*, v. 451, p. 1-10, 2016.
8. ARNOT, L.F.; DUNCAN, N.M.; COETZER, H.; et al. An outbreak of canine aflatoxicosis in gauteng province, South Africa. *Journal of South African Veterinary Association*, v. 83, n. 1, p. 1-4, 2012.
9. BAILLY, J.D.; BENARD, G.; HOUGLAR, J.Y.; et al. Toxicity of Fusarium moniliforme culture material containing known levels of fumonisin B_1 in ducks. *Toxicology*, v. 163, p. 11-22, 2001.
10. BAKER, D.C.; ROTTINGHAUS, G.E. Chronic experimental fumonisin intoxication of calves. *Journal of Veterinary Diagnostics Investigations*, v. 11, p. 289-92, 1999.
11. BAKIRCI, I. A study on the occurrence of aflatoxin M_1 in milk and milk products produced in Van province of Turkey. *Food Control*, v. 12, p. 47-51, 2001.
12. BATINA, P.N.; LOPES, S.T.A.; SANTURIO, J.M.; et al. Efeitos da Adição de Montmorilonita Sódica na Dieta Sobre o Perfil Bioquímico de Frangos de Corte Intoxicados com Aflatoxina. *Ciência Rural*, v. 35, n. 4, p. 823-31, 2005.
13. BEGUM, F.; REHMAN, A.; MALIHA, G.; et al. Distribution of aflatoxin B_1 from poultry feed to different body tissues of broilers. *Pakistan Veterinary Journal*, v. 21, p. 121-3, 2001.
14. BENNETT, J.W.; KLICH, M. Mycotoxins. *Clinical Microbiology Reviews*, v. 16, n. 3, p. 497-516, 2003.
15. BEZUIDENHOUT, S.C.; GELDERBLOM, W.C.A.; GORST-ALLMAN, C.P.; et al. Structure elucidation of the fumonisins, mycotoxins from Fusarium moniliforme. *Journal of the Chemical Society-Chemical Communications*, v. 11, p. 743-5, 1988.
16. BILANDŽIĆ, N.; VARENINA, I.; KOLANOVIĆ, B.S.; et al. Occurrence of aflatoxin M_1 in raw cow, goat and sheep milk during spring and autumn in Croatia during 2016. *Toxin Reviews*, v. 36, n. 4, p. 290-6, 2017.
17. BISCHOFF, K.; RUMBEIHA, W.K. Pet Food Recalls and Pet Food Contaminants in Small Animals. *The Veterinary Clinics of North America: Small Animal Practice*, v. 42, p. 237-50, 2012.
18. BOERMANS, H.J.; LEUNG, M.C.K. Mycotoxins and the pet food industry: toxicological evidence and risk assessment. *International Journal of Food Microbiology*, v. 119, p. 95-102, 2007.
19. BOGALHO, F.; DUARTE, S.; CARDOSO, M.; et al. Exposure assessment of Portuguese infants to Aflatoxin M_1 in breast milk and maternal social-demographical and food consumption determinants. *Food Control*, v. 90, p. 140-5, 2018.
20. BRASIL. Instrução Normativa nº 30, 5 de agosto de 2009. O Ministério da Agricultura, Pecuária e Abastecimento estabelece critérios e procedimentos para o registro de produtos, para rotulagem e propaganda e para isenção da obrigatoriedade de registro de produtos destinados à alimentação de animais de companhia. Diário Oficial da União da República Federativa do Brasil, Brasília, Distrito Federal, 07 de ago. de 2009, Seção 1, p. 13.
21. ______. Portaria MA/SNAD/SFA nº 07, 09 de novembro de 1988. O Ministério da Agricultura, Pecuária e Abastecimento estabelece os padrões mínimos das diversas matérias primas empregadas na alimentação animal. Diário Oficial da União da República Federativa do Brasil, Brasília, Distrito Federal, 14 nov. 1988. Seção I, p. 21968.
22. ______. Portaria nº 130, 24 de maio de 2006. O Ministério da Agricultura, Pecuária e Abastecimento institui o Grupo de Trabalho sobre Micotoxinas em produtos destinados à alimentação

animal. Diário Oficial da União da República Federativa do Brasil, Brasília, Distrito Federal, 25 de maio. 2006, Seção 2, p. 5.
23. ______. Resolução RDC nº 7, 18 de fevereiro de 2011. A Agência Nacional de Vigilância Sanitária aprova o regulamento técnico sobre limites máximos tolerados para micotoxinas em alimentos. Diário Oficial da União da República Federativa do Brasil, Brasília, Distrito Federal, 22 de fev. de 2011, Seção 1, p. 72.
24. BRUCHIM, Y.; SEGEV, G.; SELA, U.; et al. Accidental fatal aflatoxicosis due to contaminated commercial diet in 50 dogs. *Research in Veterinary Science*, v. 93, p. 279-87, 2012.
25. BULLERMAN, L.B.; BIANCHINI, A. Stability of mycotoxins during food processing. *International Journal of Food Microbiology*, v. 119, p. 140-6, 2007.
26. BURGER, H.M; ABEL, S.; GELDERBLOM, W.C.A. Modulation of key lipid raft constituents in primary rat hepatocytes by fumonisin B_1 – Implications for cancer promotion in the liver. *Food and Chemical Toxicology*, v. 115, p. 34-41, 2018.
27. CALONI, F.; CORTINOVIS, C. Toxicological effects of aflatoxins in horses. *The Veterinarian Journal*, v. 188, n. 3, p. 270-3, 2011.
28. CALONI, F.; SPOTTI, M.; AUERBACH, H. et al. In vitro metabolism of Fumonisin B_1 by ruminal microflora. *Veterinary Research Communications*, v. 24, p. 379-87, 2000.
29. CÂMARA, A.C.L.; AFONSO, J.A.B.; RIET-CORREA, F. et al. Leucoencefalomalácia em equídeos no estado de Pernambuco. *Ciência Animal Brasileira*, v. 9, n. 2, p. 470-9, 2008.
30. [CAST] COUNCIL OF AGRICULTURAL SCIENCE AND TECHNOLOGY. Mycotoxins: risks in plant, animal and human systems. *Task Force Report*, n. 139, 2003.
31. CASTRO, I.C.; OLIVEIRA, H.F.; MELLO, H.H.C.; et al. Micotoxinas na produção de suínos. *Revista Portuguesa de Ciências Veterinárias*, v. 110, n. 593-4, p. 6-13, 2015.
32. CENDOYA, E.; CHIOTTA, M.L.; ZACHETTI, V.; et al. Fumonisins and fumonisin-producing *Fusarium* occurrence in wheat and wheat by products: a review. *Journal of Cereal Science*, v. 80, p. 158-66, 2018.
33. CENTER, S.A.; WARNER, K.L.; ERB, H.N. Liver glutathione concentration in dogs and cats with naturally occurring liver disease. *American Journal of Veterinary Research*, v. 63, n. 8, p. 1187-97, 2002.
34. CHEEKE, P.R.; SHULL, L.R. *Natural toxicants in feeds and poisonous plants*. Connecticut: Avi Publishing Company, 1985.
35. CHELI, F.; CAMPAGNOLI, A.; DELL'ORTO, V. Fungal populations and mycotoxins in silages. *Animal Feed Science and Technology*, v. 183, p.1-16, 2013.
36. CHEN, C., PEARSON, A.M., COLEMAN, T.H.; et al. Tissue deposition and clearance of aflatoxins from broiler chickens fed a contaminated diet. Food and Chemical Toxicology, v. 22, p. 447-51, 1984.
37. COOK, W.O.; ALSTINE, W.G. V.; OSWEILER, G.D. Aflatoxicosis in Iowa swine: Eight cases (1983-1985). *Journal American Veterinary Medical Association*, v. 194, p. 554-8, 1989.
38. COPPOCK, R.W.; CHRISTIAN, R.R.G.; JACOBSEN, B.J. Aflatoxins. In: GUPTA, R.C. (Ed). *Veterinary toxicology: Basic and clinical principles*. Cambridge, Massachusetts: Academic Press, 2012.
39. DEL FAVA, C.; LARA, M.C.C.S.H.; VILLALOBOS, E.M.C.; et al. Ocorrência de leucoencefalomalácia (LEME) em equídeos no estado de São Paulo, Brasil: achados anatomopatológicos. *Brazilian Journal of Veterinary Research and Animal Science*, v. 47, n. 6, p. 488-94, 2010.
40. DERESZYNSKI, D.M.; CENTER, S.A.; RANDOLPH, J.F.; et al. Clinical and clinicopathologic features of dogs that consumed foodborne hepatotoxic aflatoxins: 72 cases (2005-2006). *Journal of the American Veterinary Medical Association*, v. 232, n. 9, p. 1329-37, 2008.
41. DI GREGORIO, M.C.; DE NEEFF, D.V.; JAGER, A.V. Mineral adsorbents for prevention of mycotoxins in animal feeds. *Toxin Reviews*, v. 33, n. 3, p. 125-35, 2014.
42. DIAZ, D.E.; WHITLOW, L.W.; HAGLER JR, W.M. Mycotoxins and mycotoxicosis. *Feedstuffs*, v. 5, p. 9-23, 2017.
43. DIAZ, G.J.; CALABRESE, E.; BLAIN, R. Aflatoxicosis in Chickens (Gallus gallus): An Example of Hormesis? *Poultry Science*, v. 87, n. 4, p. 727-32, 2008.
44. DIAZ, G.L.; MURCIA, H.W. Biotransformation of aflatoxin B_1 and its relationship with the differential toxicological response to aflatoxin in commercial poultry species. In: GUEVARA-GONZALEZ, R.G. (Ed.). Aflatoxins – Biochemistry and Molecular Biology. *InTech*, 2011. Disponível em: http://www.intechopen.com/books/aflatoxins-biochemistry-and-molecular-biology/biotransformation-ofaflatoxin-b1-and-its-relationship-with-the-differential toxicological-response. Acesso em: 4 fev. 2019.
45. DIEKMAN, M.A.; GREEN, M.L. Mycotoxins and reproduction in domestic livestock. *Journal of Animal Science*, v. 70, n. 5, p. 1615-27, 1992.
46. DILKIN, P.; HASSEGAWA, R.; REIS, T.A.; et al. Intoxicação experimental de suínos por fumonisinas. *Ciência Rural*, v. 34, n. 1, p. 175-81, 2004.
47. DOHNAL, V.; WU, Q.; KUČA, K. Metabolism of aflatoxins: key enzymes and interindividual as well as interspecies differences. Archives of Toxicology, v. 88, p. 1635-44, 2014.
48. DUTTON, M.F. Fumonisins, mycotoxins of increasing importance: their nature and their effects. Pharmacology & Therapeutics, v. 70, n. 2, p. 137-61, 1996.
49. EDRINGTON, T.S.; KAMPS-HOLTZAPPLE, C.A.; HARVEY, R.B.; et al. Acute hepatic and renal toxicity in lambs dosed with fumonisin containing culture material. *Journal of Animal Science*, v. 73, p. 508-15, 1995.
50. EL-SAYED, Y.S.; KHALIL, R.H. Toxicity, biochemical effects and residue of aflatoxin B1 in marine water-reared sea bass (*Dicentrarchus labrax L.*). *Food and Chemical Toxicology*, v. 47, p. 1606-9, 2009.
51. EUROPEAN COMMISSION. Commission Recommendation of 17 August 2006 on the presence of deoxynivalenol, zearalenone, ochratoxin A, T-2 and HT-2 and fumonisins in products intended for animal feeding. *Official Journal of the European Union*, L 229/7-L229/9, 2006.
52. ______. Commission Recommendation of 27 March 2013 on the presence of T-2 and HT-2 toxin in cereals and cereal products. *Official Journal of the European Union*, L91/12-L91/15, 2006.
53. ______. Commission Regulation (EU) n. 165/2010 of 26 February 2010 amending Regulation (EC) n. 1881/2006 setting maximum levels for certain contaminants in foodstuffs as regards aflatoxin. *Official Journal of the European Union*, L50/8-l50/12, 2010.
54. ______. Commission Regulation of 16 June 2011 on undesirable substances in animal feed, 574/2011. *Official Journal of the European Union*, L159/7-L159/24, 2011.
55. ______. *The Rapid Alert System for Food and Feed (RASFF) Annual Report 2008*. Luxembourg: European Communities, 2009.
56. FERNANDEZ, A.; HERNANDEZ, M.; VERDE, M.T.; et al. Effect of aflatoxin on performance, hematology, and clinical immunology in lambs. *Canadian Journal of Veterinary Research*, v. 64, n. 1, p. 53-8, 2000.
57. FINK-GREMMELS, J. Mycotoxins in cattle feeds and carryover to dairy milk: a review. *Food Additives and Contaminants*, v. 25, n. 2, p. 172-80, 2001.
58. ______. The role of mycotoxins in the health and performance of dairy cows. *The Veterinary Journal*, v. 176, n. 1, p. 84-92, 2008.
59. FREHSE, M.S.; MARTINS, M.I.M.; ONO, E.Y.S. Aflatoxins ingestion and canine mammary tumors: There is an association? *Food and Chemical Toxicology*, v. 84, p. 74-8, 2015.
60. FREIRE, L.; SANT'ANA, A.S. Modified mycotoxins: An updated review on their formation, detection, occurrence, and toxic effects. *Food and Chemical Toxicology*, v. 111, p. 189-205, 2018.

61. FU, J.C.; CHEN, Q.; DU, J.; et al. Effectiveness of maifanite in reducing the detrimental effects of aflatoxin B1 on hematology, aflatoxin B1 residues, and antioxidante enzymes activities of weanling piglets. *Livestock Science*, v. 157, p. 218-24, 2013.
62. GELDERBLOM, W.C.A.; ABEL, S.; SMUTS, C.M.; et al. Fumonisin-induced hepatocarcinogenesis: mechanisms related to cancer initiation and promotion. *Environmental Health Perspectives*, v. 109, suppl. 2, p. 291-300, 2001.
63. GELDERBLOM, W.C.A.; JASKIEWICZ, K.; MARASAS, W.F.O.; et al. Fumonisins – novel mycotoxins with cancer-promoting activity produced by Fusarium moniliforme. *Applied and Environmental Microbi*ology, v. 54, 1988, p. 1806-11.
64. GELDERBLOM, W.C.A.; MARASAS, W.F.O.; VLEGGAAR, R. et al. Fumonisins: isolation, chemical characterization and biological effects. *Mycopathologia*, v. 117, p. 11-6, 1992.
65. GELDERBOM, A.C.; MARASAS, W.F.O.; LEBEPE-MAZUR, S.; et al. Cancer initiating properties of fumonisin B_1 in a short-term rat liver carcinogenesis assay. *Toxicology*, v. 250, p. 89-95, 2008.
66. GELINEAU-VAN WAES, J.; STARR, L.; MADDOX, J.; et al. Maternal fumonisin exposure and risk for neural tube defects: mechanisms in an *in vivo* mouse model. *Birth Defects Research (Part A)*, v. 73, p. 487-97, 2005.
67. GIANNITTI, F.; DIAB, S.S.; PACIN, A.M.; et al. Equine leukoencephalomalacia (ELEM) due to fumonisins B_1 and B_2 in Argentina. *Pesquisa Veterinária Brasileira*, v. 31, n. 5, p. 407-12, 2011.
68. GOMES, A.R.; MARCOLONGO-PEREIRA, C.; SALLIS, E.S.V.; et al. Aflatoxicose em cães na região Sul do Rio Grande do Sul. *Pesquisa Veterinária Brasileira*, v. 34, n. 2, p. 162-6, 2014.
69. GONÇALEZ, E.; PINTO, M.M.; MANGINELLI, S.; et al. Intoxicação de vacas leiteiras por farelo de algodão naturalmente contaminado com aflatoxinas. *Ciência Rural*, v. 34, n. 1, p.171-4, 2004.
70. GONG, Y.Y.; WATSON, S.; ROUTLEDGE, M.N. Aflatoxin Exposure and Associated Human Health Effects, a Review of Epidemiological Studies. *Food Safety*, v. 4, n. 1, p. 14-27, 2016.
71. GROOPMAN, J.D.; WILD, C.R.; HASLER, J. Molecular epidemiology of aflatoxin exposures: validation of aflatoxin- N7-guanine levels in urine as a biomarker in experimental rat models and humans. *Environmental Health Perspectives*, v. 99, p. 107-13, 1993.
72. GUARISCO, J.A.; HALL, J.O.; COULOMBE JR., R.A. Butylated hydroxytoluene chemoprevention of aflatoxicosis – Effects on aflatoxin B1 bioavailability, hepatic DNA adduct formation, and biliary excretion. *Food and Chemical Toxicology*, v. 46, p. 3727–31, 2008.
73. GUENGERICH, F.P.; ARNESON, K.O.; WILLIAMS, K.M.; et al. Reaction of aflatoxin B_1 oxidation products with lysine. *Chemical Research in Toxicology*, v. 15, p. 780-92, 2002.
74. GUMPRECHT, L.A.; BEASLEY, V.R.; WEIGEL, R.M. et al. Development of fumonisin-induced hepatotoxicity and pulmonary edema in orally dosed swine: morphological and biochemical alterations. *Toxicologic Pathology*, v. 26, n. 6, p. 777-88, 1998.
75. GURUNG, N.K.; RANKINS, D.L.; SHELBY, R.A; et al. Effects of fumonisin B_1-contaminated feeds on weanling angora goats. *Journal of Animal Science*, v. 76, p. 2863-70, 1998.
76. HASHEM, M.A.; MOHAMED, M.H. Haemato-biochemical and pathological studies on aflatoxicosis and treatment of broiler chicks in Egypt. *Veterinaria Italiana*, v. 45, n. 2, p. 323-37, 2009.
77. HASSAN, Z.U.; THANI, R.A.; ATIA, F.A.; et al. Evidence of low levels of aflatoxin M_1 in milk and dairy products marketed in Qatar. *Food Control*, v. 92, p. 25-9, 2018.
78. HAYNES, J.S.; WADE, P.R. Hepatopathy associated with excessive hepatic copper in a Siamese cat. *Veterinary Patholology*, v. 32, n. 4, p. 427-9, 1995.
79. HUSSAIN, Z.; KHAN, M.Z.; KHAN, A.; et al. Residues of aflatoxin B1 in broiler meat: effect of age and dietary aflatoxin B_1 levels. *Food and Chemical Toxicology*, v. 48, p. 3304-7, 2010.
80. HUSSEIN, H.S.; BRASEL, J.M. Toxicity, metabolism, and impact of mycotoxins on humans and animals. *Toxicology*, v. 167, n. 2, p. 101-34, 2001.
81. IAMANAKA, B.T.; OLIVEIRA, I.S.; TANIWAKI, M.H. Micotoxinas em alimentos. *Anais da Academia Pernambucana de Ciência Agronômica*, v. 7, p. 138-61, 2010.
82. [IARC] INTERNATIONAL AGENCY FOR CANCER RESEARCH. *Monographs on the evaluation of carcinogenic risks to humans: chemical agents and related occupations. A review of human carcinogens.* Lyon, France: International Agency for Research on Cancer 100F, p. 224-48, 2012.
83. ______. Fumonisin B_1. In: IARC Monographs on the Evaluation of Carcinogenic Risks to Humans, Some Traditional Herbal Medicines, Some Mycotoxins, Naphthalene and Styrene, v. 82. *International Agency for Research on Cancer*, Lyon, France, p. 301-66, 2002.
84. ______. *Some naturally occurring substances: Food items and constituents, heterocyclic aromatic amines and mycotoxins*, v. 56, 1993.
85. IHA, M.A.; BARBOSA, C.B.; OKADA, I.A.; et al. Aflatoxin M_1 in milk and distribution and stability of aflatoxin M_1 during production and storage of yoghurt and cheese. *Food Control*, v. 29, n. 1, p. 1-6, 2013.
86. IQBAL, S.Z.; NISAR, S.; ASI, M.R.; et al. Natural incidence of aflatoxins, ochratoxin A and zearalenone in chicken meat and eggs. *Food Control*, v. 43, p. 98-103, 2014.
87. ISMAIL, A.; AKHTAR, S.; LEVIN, R.E.; et al. Aflatoxin M_1: prevalence and decontamination strategies in milk and milk products. *Critical Reviews in Microbiology, Early Online*, p. 1-10, 2015.
88. ______. Aflatoxin in foodstuffs: Occurrence and recent advances in decontamination. *Food Research International*, v. 113, p. 74-85, 2018.
89. ITO, Y.; PETERSON, S.W.; WICKLOW, D.T.; et al. *Aspergillus pseudotamarii*, a new aflatoxin producing species in Aspergillus section Flavi. *Mycological Research*, v. 105, p. 233-9, 2001.
90. JI, C.; FAN, Y.; ZHAO, L. Review on biological degradation of mycotoxins. *Animal Nutrition*, v. 2, p. 127-33, 2016.
91. JOHNSON, W.W.; GUENGERICH, F.P. Reaction of aflatoxin B_1 exo-8,9-epoxide with DNA: kinetic analysis of covalent binding and DNA-induced hydrolysis. *Proceedings of the National Academy of Sciences*, v. 94, p. 6121-5, 1997.
92. JURADO, M.; MARÍN, P.; CALLEJAS, C.; et al. Genetic variability and fumonisin production by *Fusarium proliferatum*. *Food Microbiology*, v. 27, p. 50-7, 2010.
93. KALEIBAR, M.T.; HELAN J.A. A field outbreak of aflatoxicosis with high fatality rate in feedlot calves in Iran. *Comparative Clinical Pathology*, v. 22, n. 6, p. 1155-63, 2013.
94. KALLI, V.; KOLLIA, E.; ROIDAKI, A.; et al. *Cistus incanus* L. extract inhibits aflatoxin B_1 production by *Aspergillus parasiticus* in macadamia nuts. *Industrial Crops & Products*, v. 111, p. 63-8, 2018.
95. KAMKAR, A.; YAZDANKHAH, S.; NAFCHI, A.M.; et al. Aflatoxin M_1 in raw cow and buffalo milk in Shush city of Iran. *Food Additives & Contaminants: Part B*, v. 7, n. 1, p. 21-4, 2014.
96. KHLANGWISET, P.; WU, F. Costs and efficacy of public health interventions to reduce aflatoxin-induced human disease. *Food Additives & Contaminants Part A Chemistry, Analysis, Control, Exposure & Risk Assessment*, v. 27, n. 7, p. 998-1014, 2010.
97. KLEIN, P.J.; VAN VLEET, T.R.; HALL, J.O.; et al. Biochemical factors underlying the age-related sensitivity of turkeys to aflatoxin B_1. *Comparative Biochemistry and Physiology Part C*, v. 132, p. 193-201, 2002.
98. KOVACIĆ, S.; PEPELJNJAK, S.; PETRINEC, Z.; et al. Fumonisin B_1 neurotoxicity in young carp (*Cyprinus carpio* L.). *Arhiv za Higijenu Rada i Toksikologiju*, v. 60, n. 4, p.419-26, 2009.

99. KOVÁCS, M.; PÓSA, R.; TUBOLY, T.; et al. Feed exposure to FB_1 can aggravate pneumonic damages in pigs provoked by P. multocida. *Research in Veterinary Science*, v. 108, p. 38-46, 2016.
100. KUMAR, P.; MAHATO, D.K.; KAMLE, M.; et al. Aflatoxins: A Global Concern for Food Safety, Human Health and Their Management. *Frontiers in Microbiology*, v. 7, p. 1-10, 2017.
101. LEDOUX, D.R.; BROWN, T.P.; WEIBKING, T.S.; et al. Fumonisin toxicity in broiler chicks. *Journal of Veterinary Diagnostic Investigation*, v. 4, p. 330-3, 1992.
102. LI, S.; LUO, J.; FAN, J.; et al. Aflatoxin B1 removal by multifunctional membrane nased on polydopamine intermediate layer. *Separation and Purification Technology*, v. 199, n. 30, p. 311-9, 2018.
103. LIU, J.; WANG, Q.C.; HAN, J.; et al. Aflatoxin B1 is toxic to porcine oocyte maturation. *Mutagenesis*, v. 30, p. 527-35, 2015.
104. LUO, Y.; LIU, X.; LI, J.U. Updating techniques on controlling mycotoxins – A review. *Food Control*, n. 89, p. 123-32, 2018.
105. LÜTHY, J.; ZWEIFEL, U.; SCHLATTER, C.H. Metabolism and tissue distribution of [^{14}C] aflatoxin B_1 in pigs. *Food and Cosmetics Toxicology*, v. 18, p. 253-6, 1980.
106. MALLMANN, C.A.; DILKIN, P. Desempenho e plumagem de frangos de corte intoxicados por aflatoxinas. *Ciência Rural (UFSM. Impresso)*, v. 36, p. 234-9, 2006.
107. MALMMAN, C.A.; SANTURIO, J.M.; WENTZ, I. Aflatoxinas-Aspectos clínicos e toxicológicos em suinos. *Ciência Rural*, v. 24, n. 3, p. 635-43, 1994.
108. MANNING, B.B.; ABBAS, H.K. The effect of Fusarium mycotoxins deoxynivalenol, fumonisin, and moniliformin from contaminated moldy grains on aquaculture fish. *Toxin Reviews*, v. 31, n. 1-2, p. 11-5, 2012.
109. MARASAS, W.F.O.; KELLERMAN, T.S.; GELDERBLOM, W.C.A.; et al. Leukoencephalomalacia in a horse induced by fumonisin B_1 isolated from *Fusarium moniliforme*. *Onderstepoort Journal of Veterinary Research*, v. 55, p. 197-203, 1988.
110. MARASAS, W.F.O.; RILEY, R.T.; HENDRICKS, K.A.; et al. Fumonisins disrupt sphingolipid metabolism, folate transport, and neural tube development in embryo culture and in vivo: a potential risk factor for human neural tube defects among populations consuming fumonisin-contaminated maize. *The Journal of Nutrition*, v. 134, p.711-6, 2004.
111. MARIN, S.; RAMOS, A.J.; CANO-SANCHO, G.; et al. Mycotoxins: Occurrence, toxicology, and exposure assessment. *Food and Chemical Toxicology*, v. 60, p. 218-37, 2013.
112. MASSI, F.P.; SARTORI, D.; FERRANTI, L.S.; et al. Prospecting for the incidence of genes involved in ochratoxin and fumonisin biosynthesis in Brazilian strains of *Aspergillus niger* and *Aspergillus welwitschiae*. *International Journal of Food Microbiology*, v. 221, p.19-28, 2016.
113. MATHUR, S.; CONSTABLE, P.D.; EPPLEY, R.M.; et al. Fumonisin B_1 is hepatotoxic and nephrotoxic in milk-fed calves. Toxicological Sciences, v. 60, 2001, p. 385-96.
114. Mcdonough, P. M.; Yasui, K.; Betto, R. et al. Control of cardiac Ca2+ levels: inhibitory actions on sphingosine on Ca2+ transients and L-type Ca2+ channel conductance. *Circulation Research*, v. 75, p. 981-9, 1994.
115. MERRILL, A.F.; SULLARDS, M.C.; WANG, E. Sphingolipid metabolism: roles in signal transduction and disruption by fumonisins. *Environmental Health Perspectives*, v. 109, n. 2, p. 283-9, 2001.
116. MILLER, D.M.; CROWELL, W.A.; STUART, B.P. Acute aflatoxicosis in swine: clinical pathology, histopathology, and electron microscopy. *American Journal of Veterinary Research*, v. 43, n. 2, p. 273-7, 1982.
117. MOGENSEN, J.M.; FRISVAD, J.C.; THRANE, U.; et al. Production of Fumonisin B_2 and B_4 by *Aspergillus niger* on grapes and raisins. *Journal of Agricultural and Food Chemistry*, v. 58, p. 954-8, 2010.
118. MOHSENZADEH, M.S.; HEDAYATI, N.; ZANJANI, B.R.; et al. Immunosuppression following dietary aflatoxin B_1 exposure: a review of the existing evidence. *Toxin Reviews, Early Online*, p. 1-7, 2016.
119. MONSON, M.S.; COULOMBE, R.A.; REED, K.M. Aflatoxicosis: lessons from toxicity and responses to aflatoxin B_1 in poultry. *Agriculture*, v. 5, p. 742-77, 2015.
120. MOSTROM, M.S.; JACOBSEN, B.J. Ruminant Mycotoxicosis. *Veterinary Clinics of North America: Food Animal Practice*, v. 27, n. 2, p. 315-44, 2011.
121. MOTELIN, G.K.; HASCHEK, W.M.; NESS, D.K.; et al. Temporal and dose-response features in swine feed corn screenings contaminated with fumonisin mycotoxins. *Mycopathologia*, v. 126, p. 27-40, 1994.
122. NDUBE, N.; WESTHUIZEN, L.; SHEPHARD, G.S. Determination of fumonisins in maize by HPLC with ultraviolet detection of o-phthaldialdehyde derivatives. *Mycotoxin Research*, v. 25, p. 225-8, 2009.
123. NEAL, G.E.; EATON, D.L.; JUDAH, D.J.; et al. Metabolism and toxicity of aflatoxins M_1 and B_1 in human-derived in vitro systems. *Toxicology and Applied Pharmacology*, v. 151, p. 152-8, 1998.
124. NEWBERN, P.M.; BUTLER, W.H. Acute and chronic effects of aflatoxin on the liver of domestic and laboratory animals: a review. *Cancer Research*, v. 29, n. 1, p. 236-50, 1969.
125. NEWBERNE, P.M. Chronic aflatoxicosis. *Journal of the American Veterinary Medical Association*, v. 163. n. 11, p. 1262-7, 1973.
126. NEWMAN, S.J.; SMITH, J.R.; STENSKE, K.A.; et al. Aflatoxicosis in nine dogs after exposure to contaminated comercial dog food. *Journal of Veterinary Diagnostic Investigation*, v. 19, n. 2, p. 168-75, 2007.
127. OBIOHA, W.I.; STAHR, H.M.; KRAFT, A.A. Distribution and effects of aflatoxin in chicken tissues after feeding radiolabeled (^{14}C) aflatoxin B_1. *Journal of Food Protection*, v. 49, n. 10, p. 799-805, 1986.
128. OGUNADE, I.M.; MARTINEZ-TUPPIA, C.; QUEIROZ, O.C.M.; et al. Silage review: Mycotoxins in silage: Occurrence, effects, prevention, and mitigation. *Journal of Dairy Sciences*, v. 101, n. 5, p. 4034-59, 2018.
129. OLIVEIRA, C.A.F.; PEDROSO, D.D.L.; OGIDO, R.; et al. The carry-over of aflatoxin B_1 and fumonisin B_1 residues from feeds to eggs of laying quails. *Brazilian Journal of Food Technology*, n. 3, p. 60-4, 2006.
130. OLIVEIRA, C.A.F.; KOBASHIGAWA, E.; REIS, T.A.; et al. Aflatoxin B_1 residues in eggs of laying hens fed a diet containing different levels of the mycotoxin. *Food Additives & Contaminants*, v. 17, n. 6, p. 459-62, 2000.
131. [OMS] ORGANIZACÍON MUNDIAL DE LA SALUD. *Critérios de salud ambiental 11: Micotoxinas*. México: OMS, 1983. 131p.
132. ORUC, H.H.; CIBIK, R.; YILMAZ, E.; et al. Distribution and stability of aflatoxin M_1 during processing and ripening of traditional white pickled cheese. *Food Additives & Contaminants*, v. 23, p. 190-5, 2006.
133. OSTRY, V.; MALIR, F.; TOMAN, J.; et al. Mycotoxins as human carcinogens – the IARC Monographs classification. *Mycotoxin Research*, v. 33, n. 1, p. 65-73, 2017.
134. OSWEILER, G.D.; ROSS, P.F.; WILSON T.M.; et al. Characterization of an epizootic of pulmonary edema in swine associated with fumonisin in corn screenings. *Journal of Veterinary Diagnostic Investigation*, v. 4, n. 1, p. 53-9, 1992.
135. PANKAJ, S.K.; SHI, H.; KEENER, K.M. A review of novel physical and chemical decontamination technologies for aflatoxin in food. *Trends in Food Science & Technology*, v. 71, p.73-83, 2018.
136. PICOT, A.; BARREAU, C.; PINSON-GADAIS, L.; et al. Factors of the *Fusarium verticillioides*-maize environment modulating fumonisin production. *Critical Reviews in Microbiology*, p. 1-11, 2010.

137. PIEREZAN, F.; OLIVEIRA FILHO, J.C.; CARMO, P.M.; et al. Surto de aflatoxicose em bezerros no Rio Grande do Sul [Outbreak of aflatoxicosis in calves in southern Brazil]. *Pesquisa Veterinária Brasileira*, v. 30, n. 5, p. 418-22, 2010.
138. ______. Intoxicação experimental por aflatoxina em bezerros. *Pesquisa Veterinária Brasileira*, v. 32, n. 7, p. 607-18, 2012.
139. PRELUSKY, D.B.; TRENHOLM, H.L.; ROTTER, B.A.; et al. Biological fate of fumonisin B_1 in food-producing animals. *Advances in Experimental Medicine and Biology*, v. 392, p. 265-78, 1996.
140. QURESHI, M.A.; BRAKE, J.; HAMILTON, P.B.; et al. Dietary exposure of broiler breeders to aflatoxin results in immune dysfunction in progeny chicks. *Poultry Science*, v. 77, n. 6, p. 812-9, 1998.
141. RAUBER, R.H.; OLIVEIRA, M.S.; MALLMANN, A.O.; et al. Effects of fumonisin B_1 on selected biological responses and performance of broiler chickens. *Pesquisa Veterinária Brasileira*, v. 33, n. 9, p. 1081-6, 2013.
142. RHEEDER, J.P.; MARASAS, W.F.O.; VISMER, H.F. Production of fumonisin analogs by *Fusarium* species. *Applied and Environmental Microbiology*, v. 68, n. 5, p. 2101-5, 2002.
143. RICHARD, J. L. Discovery of aflatoxins and significant historical features. *Toxin Reviews*, v. 27 n. 3-4, p. 171-208, 2008.
144. RICHARD, J.L.; PIER, A.C.; STUBBLEFIELD, R.D.; et al. Effect of feeding corn naturally contaminated with aflatoxin on feed efficiency, on physiologic, immunologic, and pathologic changes, and on tissue residues in steers. *American Journal of Veterinary Research*, v. 44, p. 1294-9, 1983.
145. RIET-CORREA, F.; RIVERO, R.; ODRIOZOLA, E.; et al. Mycotoxicoses of ruminants and horses. *Journal of Veterinary Diagnostic Investigation*, v. 25, n. 6, p. 692-708, 2013.
146. ROSS, P.F.; LEDET, A.E.; OWENS, D.L.; et al. Experimental equine leukoencephalomalacia, toxic hepatosis, and encephalopathy caused by corn naturally contaminated with fumonisins. *Journal of Veterinary Diagnostic Investigation*, v. 5, p. 69-74, 1993.
147. RUSTEMEYER, S.M.; LAMBERSON, W.R.; LEDOUX, D.R.; et al. Effects of dietary aflatoxin on the health and performance of growing barrows. *Journal of Animal Science*, v. 88, n. 11, p. 3624-30, 2010.
148. SABINO, M. Micotoxinas em alimentos. In: OGA, S.; CAMARGO, M.M.; BATISTUZZO, J.A. (Eds.). *Fundamentos de toxicologia*. São Paulo: Ateneu, 2014, p. 535-42.
149. SAMAPUNDO, S.; DEVLIEHGERE, F.; MEULENAER, B.; et al. Effect of water activity and temperature on growth and the relationship between fumonisin production and the radial growth of Fusarium verticillioides and Fusarium proliferatum on corn. *Journal of Food Protection*, v. 68, n. 5, p. 1054-9, 2005.
150. SAMUEL, N.; EZRI, Y.; FARAH, R.; et al. Acute Aflatoxicosis Resulting in Fulminant Hepatic Failure and Rhabdomyolysis. *Gastroenterology Research*, v. 2, n.1, p. 48-50, 2009.
151. SANTACROCE, M.P.; CONVERSANO, M.C.; CASALINO, E.; et al. Aflatoxins in aquatic species: metabolism, toxicityand perspectives. *Reviews in Fish Biology and Fisheries*, v. 18, p. 99-130, 2008.
152. SANTURIO, J.M. Micotoxinas e Micotoxicoses na Avicultura. *Revista Brasileira de Ciência Avícola*, v. 2, n. 1, p. 1-12, 2000.
153. SANTURIO, J.M.; DOTTO, F.L.; BARROS, C.S.L.; et al. Intoxicação espontânea e experimental por fumonisina em suínos no Brasil. *Acta Scientiae Veterinariae*, v. 30, n. 3, p. 191-5, 2002.
154. SANTÚRIO, J.M. Micotoxinas e Micotoxicoses na Avicultura. *Revista Brasileira de Ciência Avícola*, v. 2, p. 1-12, 2000.
155. SCHOENTAL, R. Aflatoxins. *Annual Review of Pharmacology*, v. 7, p. 343-56, 1967.
156. SCOTT, P.M. Recent research on fumonisins: a review. *Food Additives and Contaminants*, v. 29, n. 2, p. 242-8, 2012.
157. SHEPHARD, G.S.; VAN DER WESTHUIZEN, L.; SEWRAM, V. Biomarkers of exposure to fumonisin mycotoxins: a review. *Food Additives and Contaminants*, v. 24, n. 10, p. 1196-1201, 2007.
158. SHI, H.; LI, S.; BAI, Y.; et al. Mycotoxin contamination of food and feed in China: Occurrence, detection techniques, toxicological effects and advances in mitigation Technologies. *Food Control*, v. 91, p. 202-15, 2018.
159. SHOENAU, L.S.F.; VARASCHIN, M.; SALLES, M.W.S.; et al. Aflatoxicose em suinos. *Ciência Rural*, v. 2, p. 349-54, 1994.
160. SHUAIB, F.M.; EHIRI J.; ABDULLAHI A.; et al. Reproductive health effects of aflatoxins: a review of the literature. *Reproductive Toxicology*, v. 29, n. 3, p. 262-70, 2010a.
161. SHUAIB, F.M.; JOLLY, P.E.; EHIRI, J.E.; et al. Association between birth outcomes and aflatoxin B1 biomarker blood levels in pregnant women in Kumasi, Ghana. *Tropical Medicine & International Health*, v. 15, n. 2, p. 160-7, 2010b.
162. SINGH, S.D.; ABDUL, N.S.; PHULUKDAREE, A.; et al. Toxicity assessment of mycotoxins extracted from contaminated comercial dog pelleted feed on canine blood mononuclear cells. *Food and Chemical Toxicology*, v. 114, p. 112-8, 2018.
163. SMITH, G. W. Fumonisins. In: GUPTA, R.C. (Ed.). *Veterinary Toxicology – Basic and Clinical Principles*. New York: Elsevier, 2018, p. 1003-18.
164. SMITH, G.W.; CONSTABLE, P.D.; EPPLEY, R.M.; et al. Purified fumonisin B_1 decreases cardiovascular function but does not alter pulmonary capillary permeablity in swine. *Toxicological Sciences*, v. 56, p. 240-9, 2000.
165. SMITH, G.W.; CONSTABLE, P.D.; FOREMAN, J.H.; et al. Cardiovascular changes associated with intravenous administration of fumonisin B_1 in horses. *American Journal of Veterinary Research*, v. 63, p. 538-45, 2002.
166. SPOTTI, M.; CALONI, F.; FRACCHIOLLA, L.; et al. Fumonisin B_1 carry-over into milk in the isolated perfused bovine udder. *Veterinary and Human Toxicology*, v. 43, n. 2, p. 109-11, 2001b.
167. SPOTTI, M.; POMPA, G.; CALONI, F. Fumonisin B_1 metabolism by bovine liver microsomes. *Veterinary Research* Communications, v. 25, p. 511-6, 2001a.
168. STOCKMANN-JUVALA, H.; SAVOLAINEN, K. A review of the toxic effects and mechanisms of action of fumonisin B1. *Human & Experimental Toxicology*, v. 27, p. 799-809, 2008.
169. SUN, G.; WANG, S.; HU, X.; et al. Fumonisin B_1 contamination of home-grown corn in high-risk areas for esophageal and liver cancer in China. *Food Additives and Contaminants*, v. 24, n. 2, p. 181-5, 2007.
170. SUR, E.; CELIK, I. Effects of aflatoxin b1 on the development of chicken thymus and blood lymphocyte alpha-naphthyl acetate esterase activity. *Vlaams Diergeneeskundig Tijdschrift*, v. 74, n. 6, p. 432-9, 2005.
171. TARDIEU, D.; TRAN, S.T.; AUVERGNE, A.; et al. Effects of fumonisins on liver and kidney sphinganine and the sphinganine to sphingosine ratio during chronic exposure in ducks. *Chemico-Biological Interactions*, v. 160, p. 51-60, 2006.
172. TEJADA-CASTANÊDA, Z.I.; VILA-GONZALEZ, E.A.; CASAUBON-HUGUENIN, M.T. Metabolism and nutrition, Biodetoxification of aflatoxin-contaminated chick feed. *Poultry Science*, v. 87, p. 1569-76, 2008.
173. THEUMER, M.G.; HENNEB, Y.; KHOURY, L. et al. Genotoxicity of aflatoxins and their precursors in human cells. *Toxicology Letters*, v. 287, p. 100-7, 2018.
174. TSUJI, K.; GOPALANA, P.; LEHMANNA, K.; et al. Species and sex differences of aflatoxin B_1-induced glutathione S-transferase placental form in single hepatocytes. CANCER LETTERS, v. 66, p. 249-54, 1992.
175. TURNER, N.W.; SUBRAHMANYAM, S.; PILETSKY, S.A. Analytical methods for determination of mycotoxins: A review. *Analytica Chimica Acta*, v. 632, p. 168-80, 2009.

176. UHLINGER, C. Leukoencephalomalacia. *Veterinary Clinics of North America: Equine Practice*, v. 13, n. 1, p. 13-9, 1997.
177. UPADHAYA, S.D.; PARK, M.A.; HA, J.K. Mycotoxins and their biotransformation in the rumen: A review. *Asian-Australasian Journal of Animal Sciences*, v. 23, n. 9, p. 1250-60, 2010.
178. Ural, K.; Ulutas, B.; Tunca, R. et al. Aflatoxicosis in reotweillers after eating moldy bread: clinicopathological features and effective tetrasulphate therapy. Veterinarski Arhiv, v. 83, n. 4, 2013, p. 403-412.
179. URIAH, N.; IBEH, I.N.; OLUWAFEMI, F.A. Study on the Impact of Aflatoxin on Human Reproduction. *African Journal of Reproductive Health*, v. 5, n. 1, p. 106-10, 2001.
180. VARGA, J.; FRISVAD, J.; SAMSON, R.A. A reappraisal of fungi producing aflatoxins. *World Mycotoxin Journal*, v. 2, n. 3, p. 263-77, 2009.
181. VENDRUSCOLO, C.P.; FRIAS, N.C.; DE CARVALHO, C.B.; et al. Leukoencephalomalacia outbreak in horses due to consumption of contaminated hay. *Journal Veterinary Internal Medicine*, v. 30, p. 1879-81, 2016.
182. VERMA, R.J. Aflatoxin cause DNA damage. *International Journal of Human Genetics*, v. 4, n. 4, p. 231-6, 2004.
183. VOSS, K.A.; SMITH, G.W.; HASCHEK, W.M. Fumonisins: toxicokinetics, mechanism of action and toxicity. *Animal Feed Science and Technology*, v. 137, p. 299-325, 2007.
184. WALTE, H.G.; SCHWAKE-ANDUSCHUS, C.; GEISEN, R.; et al. Aflatoxin: food chain transfer from feed to milk. *Journal of Consumer Protection and Food Safety*, v. 11, n. 4, p. 295-7, 2016.
185. WANG, E.; NORRED, W.P.; BACON, C.W.; et al. Inhibition of sphingolipid biosynthesis by fumonisins. Implications for diseases associated with Fusarium moniliforme. *Journal of Biological Chemistry*, v. 266, n. 22, p.14486-90, 1991.
186. WEIBKING, T.S.; LEDOUX, D.R.; BERMUDEZ, A.J.; et al. Effects of feeding *Fusarium moniliforme* culture material, containing known levels of fumonisin B1, on the young broiler chick. *Poultry Science*, v. 72, p. 56-466, 1993.
187. WILLIAMS, J.H.; PHILLIPS, T.D.; JOLLY, P.E.; et al. Human aflatoxicosis in developing countries: a review of toxicology, exposure, potential health consequences, and interventions. *The American Journal of Clinical Nutrition*, v. 80, n. 5, p. 1106-22, 2004.
188. [WHO] WORLD HEALTH ORGANIZATION. Safety Evaluation of Certain Mycotoxins in Food (WHO Food Additives Series 47). International Programme on Chemical Safety. Genebra: World Health Organization, 2001, p. 1-279.
189. WOUTERS, A.T.B.; CASAGRANDE, R.A.; WOUTERS, F.; et al. An outbreak of aflatoxin poisoning in dogs associated with aflatoxin B1-contaminated maize products. *Journal of Veterinary Diagnostic Investigation*, v. 25, n. 2, p. 282-7, 2013.
190. WU, Q.; JEZKOVA, A.; YUAN, Z. Biological degradation of aflatoxins. *Drug Metabolism Reviews*, v. 41, n. 1, p. 1-7, 2009.
191. YUNUS, A.W.; NASIR, M.K.; AZIZ, T.; et al. Prevalence of poultry diseases in district Chakwal and their interactrion with mycotoxicosis: 2. Effects of season and feed. *Journal of Animal and Plant Sciences*, v. 19, n. 1, p. 1-5, 2009.
192. YUNUS, A.W.; NASIR, M.K.; FAROOQ, U.; et al. Prevalence of poultry diseases in district Chakwal and their interaction with mycotoxicosis: 1. Effects of age and flock size. *Journal of Animal and Plant Sciences*, v. 18, n. 4, p. 107-13, 2008.
193. ZACHARIASOVA, M.; DZUMANA, Z.; VEPRIKOVA, Z.; et al. Occurrence of multiple mycotoxins in European feedingstuffs, assessment of dietary intake by farm animals. *Animal Feed Science and Technology*, v. 193, p. 124-40, 2014.
194. ZHU, Y.; HASSAN, Y.I.; WATTS, C.; et al. Innovative technologies for the mitigation of mycotoxins in animal feed and ingredients – A review of recent patents. *Animal Feed Science and Technology*, v. 216, p. 19-29, 2016.
195. ZLOTOWSKI, P.; CORRÊA, A.M.R.; ROZZA, D.B.; et al. Surto de aflatoxicose em suínos no Estado do Rio Grande do Sul. *Pesquisa Veterinária* Brasileira, v. 24, n. 4, p. 207-10, 2004.

Capítulo 28

Micotoxinas produzidas por fungos endofíticos

Benito Soto Blanco

INTRODUÇÃO

Fungos endofíticos são aqueles que desenvolvem todo seu ciclo biológico no espaço intercelular de tecidos vegetais. Desse modo, ocorre um relacionamento simbiótico entre a planta e o fungo. A planta fornece nutrientes e proteção ao fungo, enquanto as micotoxinas produzidas protegem o vegetal contra herbívoros, principalmente contra insetos.

Neste capítulo, são abordadas as micotoxicoses causadas por *Claviceps purpurea*, *Claviceps paspali* e *Diplodia maydis*. Apesar de apresentarem parte de seu ciclo no solo, as micotoxicoses produzidas por esses fungos estão aqui classificadas como micotoxinas produzidas pelos fungos endofíticos.

Um fungo semelhante ao *C. purpurea*, denominado *Claviceps africana*, infecta o sorgo, especialmente o *Sorghum bicolor*, e está presente em diversos países, incluindo o Brasil. A ingestão dos escleródios de *C. africana* pode causar intoxicação de bovinos e suínos, caracterizada por drástica redução ou mesmo interrupção na produção leiteira e aversão ao alimento contaminado. Essa intoxicação ainda não foi descrita no Brasil.

Foram identificados, entre os anos de 2010 e 2014 no estado de Santa Catarina, surtos de uma forma de ergotismo em bovinos atribuída ao consumo da pastagem de capim-mourão [*Sporobolus indicus* (L.) R.Br.], que apresentava grande quantidade de inflorescências com coloração enegrecida. Essas inflorescências estavam contaminadas pelo fungo *Bipolaris* sp., possivelmente da espécie *B. australis*; a doença foi reproduzida experimentalmente com a administração das inflorescências contaminadas. Os sinais clínicos observados nos bovinos intoxicados incluíram hipertermia, diarreia e gangrena de extremidades.

ERGOTISMO

Claviceps purpurea (Fr.) Tul., fungo ascomiceto da classe Sordariomycetes, ordem Hypocreales, forma escleródios que lembram o esporão do galo nas sementes de suas plantas hospedeiras, sendo denominados *ergot*, termo francês para esporão. Dessa forma, o quadro de intoxicação pelas toxinas do *C. purpurea* é conhecido como ergotismo.

O ergotismo esteve envolvido em muitos fatos da história da humanidade, sendo os mais significantes apresentados aqui.

Há cerca de 2.500 anos, o centeio infectado pelo *ergot* era utilizado medicinalmente para o controle da hemorragia no pós-parto, sendo, dessa forma, conhecido como "erva obstétrica". Durante a Idade Média, entre os séculos XI e XVI, ocorreram epidemias de ergotismo que afligiram centenas de milhares de pessoas na França. Essa micotoxicose era causada pela ingestão de pães fabricados com farinha de centeio contaminado pelo *C. purpurea*, e era caracterizada por vasoconstrição periférica intensamente dolorosa, responsável por gangrena seca das extremidades e distúrbios nervosos.

Naquela época, o ergotismo era conhecido como Fogo de Santo Antônio, pois as pessoas afetadas que seguiam em romaria para o santuário de Santo Antônio de Pádua, localizado em uma região da Itália onde o *ergot* não se desenvolve, frequentemente se recuperavam durante a viagem. Essa recuperação era considerada um milagre atribuído a Santo Antônio de Pádua.

Também durante a Idade Média, diversos relatos de feitiçaria provavelmente foram resultado de alucinações promovidas pelo *ergot*, sendo o episódio mais famoso o ocorrido em Avalon. No mesmo sentido, há relatos sugerindo que a exaltação apresentada por camponeses que culminaram com a Revolução Francesa se devia a alucinações e delírios induzidos por alcaloides do *ergot* presentes em pão produzido com centeio contaminado.

Atualmente, alcaloides produzidos pelo *C. purpurea* e, principalmente, variações sintéticas são utilizados terapeuticamente. Os usos incluem o controle de hemorragias no parto, a supressão da lactação e o tratamento da doença de Parkinson. Outro desses alcaloides é a dietilamida do ácido lisérgico (LSD), importante agente psicotrópico.

Cerca de 600 espécies de plantas foram identificadas como hospedeiras do fungo *C. purpurea* em todo o mundo, entre os quais estão os pequenos grãos como o centeio, a cevada, o trigo e a aveia, além de diversas espécies de gramíneas.

No Brasil, as espécies de gramíneas identificadas como hospedeiras do fungo são *Chaetotropis chilensis* Kunth, *Holcus lanatus* L. (capim-lanudo), *Festuca* spp., *Lolium multiflorum* Lam. (azevém), *Poa pratensis* L. (grama-azul) e *Setaria geniculata* Lam. (setaria).

Ao infectar a planta, o *C. purpurea* forma, nas sementes, um escleródio de coloração negra ou marrom-escura, de consistência dura e tamanho maior que as sementes. No solo, os escleródios podem persistir por alguns meses. Em condições de temperatura e umidade adequadas, são liberadas ascosporas, que promovem invasão do ovário e do estigma da planta. Em alguns dias, o *C. purpurea* forma conídias na superfície do ovário e libera um líquido semelhante ao mel. Finalmente, os escleródios maduros são formados e substituem a semente. Assim como ocorre com a maioria dos fungos, elevações da umidade e da temperatura também favorecem o crescimento do fungo.

Princípios tóxicos

Os escleródios de *C. purpurea* apresentam pelo menos cem diferentes substâncias químicas, especialmente aminas, aminoácidos, glicosídeos, pigmentos, enzimas e ácidos graxos. No entanto, as substâncias responsáveis pela toxicidade do *ergot* são alcaloides conhecidos genericamente como ergoalcaloides ou alcaloides do *ergot*, com estrutura química tetracíclica derivada do indol denominada ergolina.

Já foram identificados mais de 40 alcaloides do *ergot*, divididos em três grupos: derivados do ácido lisérgico, derivados da clavina e os alcaloides peptídicos. Os principais derivados do ácido lisérgico são a **ergotamina**, a **ergonovina** (também conhecida como ergometrina) e a **ergotoxina** (que, por sua vez, é composta pela associação dos alcaloides ergocornina, ergocristina e ergocriptina). A estrutura química de alguns alcaloides do *ergot* está apresentada na Figura 28.1. A concentração

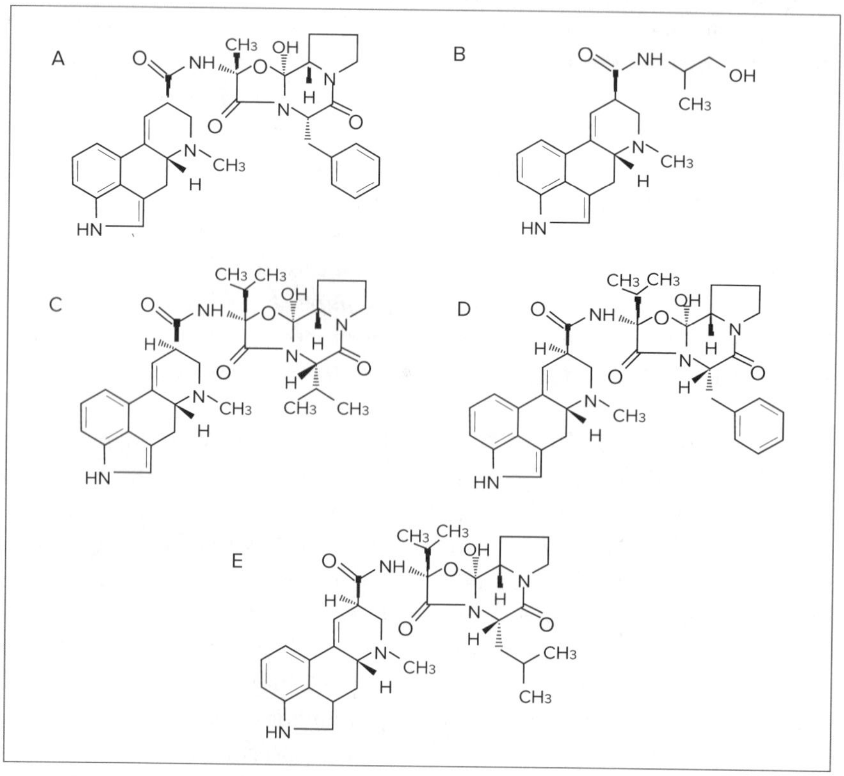

FIGURA 28.1. Estrutura química dos alcaloides do ergot: A) ergotamina; B) ergonovina; C) ergocornina; D) ergocristina; E) ergocriptina.

de alcaloides nos escleródios varia de 0 a 1,2% do peso seco, o que claramente influencia em sua toxicidade.

Toxicocinética e mecanismo de ação

A absorção dos alcaloides do *ergot* por via oral é rápida. A ação da ergometrina sobre o útero inicia-se em 4 a 8 minutos, enquanto a duração desse efeito é de 3 a 6 h. A biotransformação é hepática, promovida por enzimas do citocromo P450. Foram detectados resíduos de ergoalcaloides na gordura da carne de bovinos expostos a essa substância. No entanto, não há passagem dos ergoalcaloides pelo leite de vacas.

Os alcaloides do *ergot* são agonistas parciais de receptores alfa$_1$-adrenérgicos, mas não promovem inibição dos receptores beta-adrenérgicos. A ergotamina e a ergometrina também são agonistas parciais de receptores serotoninérgicos. Além disso, a ergometrina também é agonista parcial de receptores dopaminérgicos.

Os alcaloides do *ergot* promovem contração dos músculos lisos dos vasos sanguíneos, gerada pela ação sobre os receptores alfa-adrenérgicos da musculatura uterina e influxo de íons cálcio, provavelmente por abertura dos canais desse íon. A vasoconstrição é responsável pelo aumento da pressão sanguínea, além de isquemia e gangrena.

Os alcaloides do *ergot* também promovem ação ocitócica, sendo a ergometrina considerada a responsável por essa ação. Desse modo, a ergometrina, também por ação em receptores alfa-adrenérgicos, estimula a contração do miométrio, produzindo aumento do tônus uterino ou da força das contrações. No entanto, os alcaloides do *ergot* parecem não afetar o peristaltismo intestinal.

Outra ação dessas micotoxinas ocorre no eixo hipotalâmico-hipofisário, reduzindo a concentração de prolactina circulante. Dessa forma, a hipoprolactenemia, com consequente queda na produção leiteira, é normalmente associada à intoxicação por alcaloides do *ergot*.

Sinais clínicos

As alterações produzidas pelos alcaloides do *ergot* nas diferentes espécies animais podem manifestar-se por diferentes quadros clínicos, tais como a forma gangrenosa, a redução do crescimento e queda na produção, a síndrome distérmica, a forma reprodutiva e a forma nervosa.

Forma gangrenosa

Causada pela constrição de arteríolas, ocorre predominantemente no inverno, e é caracterizada pela formação de gangrena seca nas extremidades, geralmente dos membros posteriores. As espécies naturalmente afetadas são a bovina e a ovina. Inicialmente, os animais afetados apresentam claudicações, associadas ao edema e à hiperemia da pele do rodete coronário, da quartela e do boleto. Além disso, vacas leiteiras também apresentam diminuição na produção de leite.

Após cerca de dez dias de exposição a esses agentes, a claudicação apresenta-se menos severa, provavelmente em decorrência da perda da sensibilidade das patas. Posteriormente, a pele torna-se gangrenosa e com rachaduras, sendo que, em alguns casos, verifica-se a presença de exsudato, que pode ser purulento, e separação da muralha, especialmente na região dos talões. Com a evolução do quadro, é formada uma linha entre o rodete coronário e o terço distal do boleto, permitindo visualizar as regiões normais e necrosadas da pele.

Em alguns casos, há gangrena na extremidade de cauda, orelhas e tetos. Em intoxicações mais graves, pode haver ruptura de tendões e perda do casco. É possível observar, em algumas situações, a pele com necrose, que se assemelha às lesões causadas pela fotossensibilização. Em frangos e galinhas, pode haver gangrena da crista. O estado geral dos animais afetados normalmente é pouco prejudicado; no entanto, em alguns casos, pode haver inflamação e sangramento intestinais, e constipação ou diarreia.

A histopatologia da pele e do tecido subcutâneo nesses animais revela necrose de coagulação com infiltração por macrófagos e neutrófilos. Também pode estar presente proliferação de tecido de granulação no tecido subcutâneo. A túnica muscular arterial na derme encontra-se aumentada, o que também pode ocorrer nos pulmões, nos rins, no intestino delgado, no baço, no miocárdio e no cérebro.

Redução do crescimento e queda na produção

Animais jovens, em fase de crescimento, podem apresentar diminuição no consumo de alimentos e no ganho de peso ou, até mesmo, perda de peso. Além disso, em galinhas poedeiras, a quantidade e qualidade dos ovos é desfavoravelmente afetada. As lesões histopatológicas apontadas como responsáveis por esse efeito são inflamação, hemorragias e, às vezes, necrose no trato gastrointestinal. Como consequência dessas lesões gastrointestinais, é possível verificar, em alguns casos, diarreia eventualmente sanguinolenta.

Síndrome distérmica

Ocorre após a ingestão dos escleródios por duas semanas a três meses. É caracterizada por aumento da temperatura corpórea (entre 40 e 42°C, mas pode chegar a 43°C). Em razão de uma acentuada dispneia, alguns animais mantêm a boca aberta e a língua exteriorizada. Outras manifestações que podem estar presentes são salivação, pelos alongados sem brilho, redução no consumo de alimentos, aumento do consumo de água e poliúria. Normalmente, os animais afetados procuram por sombras ou permanecem dentro da água, objetivando aliviar a sensação térmica. A produção leiteira e o ganho de peso estão diminuídos. Os sinais clínicos tornam-se mais evidentes quando a temperatura ambiente está mais elevada, podendo haver mortes quando a temperatura ambiente estiver superior a 30°C. Apesar das manifestações clínicas, geralmente não são encontradas lesões macro ou microscópicas nos bovinos afetados, mas já foi descrita a ocorrência de enfisema pulmonar e hipertrofia da musculatura bronquiolar. Ainda, alguns animais podem apresentar, concomitantemente, sinais brandos da forma gangrenosa. Cessando o consumo do alimento contaminado, pode haver completa recuperação clínica em duas a três semanas.

Forma reprodutiva

Podem ocorrer abortamentos, particularmente induzidos pelo alcaloide ergonovina, pois este possui significante potência uterotrópica. Outros efeitos atribuídos ao *ergot* incluem agalactia, morte embrionária e anestro. Os distúrbios na reprodução são as únicas consequências verificadas na intoxicação pelos alcaloides do *ergot* em equinos. No entanto, essa forma também pode ser observada em suínos, bovinos, ovinos e caprinos.

Em equinos, as fêmeas prenhes liberam prematuramente o corioalantoide, e a placenta apresenta-se mais espessa, engrossada e fibrosa, sendo necessário realizar o rompimento manual. Também pode haver prolongamento da gestação, distocias, menor dilatação e redução na intensidade das contrações e acentuada fraqueza da égua após o parto. Os filhotes geralmente nascem fracos, e a redução na produção leiteira contribui para a elevada mortalidade dos neonatos.

Em cabras prenhes, a administração experimental promoveu morte fetal e abortamentos. Os efeitos observados nos fetos provavelmente decorreram de lesão placentária promovida por dano endotelial em arteríolas terminais, bloqueando a circulação sanguínea dos cotilédones uterinos.

Forma nervosa

A forma nervosa é rara em animais, mas já foi descrita em bovinos, carnívoros, equinos e ovinos; no entanto, é questionado se o *C. purpura* realmente promoveria esse tipo de intoxicação. É caracterizada por fasciculações, incoordenação motora, hiperexcitabilidade, hipermetria, cegueira aparente, opistótomo, tremores musculares, paralisia do trem posterior e decúbito. É erroneamente denominada forma convulsiva, já que não há realmente convulsões, pois os animais não perdem a consciência.

Diagnóstico

O diagnóstico pode ser realizado por meio da associação dos sinais observados com os achados da patologia. Além disso, tem grande valor a observação da presença dos escleródios de *C. purpurea* no alimento. O número de escleródios é diretamente proporcional à concentração de alcaloides do *ergot* nos grãos, exceto quando a concentração dos alcaloides é baixa (inferior a 350 μg/kg). Entretanto, a visualização desses escleródios pode ser dificultada quando o alimento é constituído de grãos moídos ou ração. Nessas situações, pode-se tentar a observação microscópica dos escleródios, a detecção química dos alcaloides do *ergot* (por meio de cromatografia em camada delgada, cromatografia em fase gasosa, espectrometria de massa) ou a administração do alimento a animais de laboratório.

Nos casos em que se manifesta a forma gangrenosa, deve-se fazer o diagnóstico diferencial com outras causas de claudicação, como, por exemplo, a intoxicação pelo fungo *Ramaria flavo-brunnescens* e a pododermatite infecciosa.

Controle e prevenção

Infelizmente, não há tratamento específico para o ergotismo. Os animais afetados devem ser retirados da exposição aos escleródios de *C. purpurea*, e deve ser iniciado o tratamento sintomático. Em diversos casos, especialmente da forma gangrenosa, é necessária a administração de antimicrobiano para controle de infeção bacteriana secundária.

Em alguns bovinos, a forma gangrenosa pode persistir por mais de um ano após o término da exposição ou, até mesmo, ser irreversível. Portanto, para os casos graves, recomenda-se o abate. A recuperação clínica da síndrome distérmica dos bovinos é lenta, sendo que os sinais podem ser percebidos mesmo depois de seis semanas após a retirada do alimento contaminado com essas toxinas. No entanto, os sinais clínicos da forma nervosa dos bovinos regridem logo após o término da exposição. Em relação aos efeitos reprodutivos observados em equinos, estes têm sua frequência diminuída quando é cessada a exposição ao *C. purpurea*. Quanto aos efeitos na lactação, esta se reinicia geralmente de cinco a sete dias após a remoção do *ergot* da dieta.

Para a prevenção, diversas medidas são recomendadas, entre elas está a análise dos grãos antes de fornecê-los a animais para se avaliar a presença de escleródios de *ergot*. Foi estabelecido como limite máximo, sem manifestação de sintomatologia de intoxicação, 300 mg de escleródios por kg de ração para machos e fêmeas não prenhas. No entanto, alimentos destinados às fêmeas gestantes devem ser isentos de escleródio.

Procurando evitar o desenvolvimento do *ergot* nos alimentos, o plantio de gramíneas forrageiras suscetíveis deve ser feito com sementes isentas de *C. purpurea*, e deve-se alternar o plantio destas com outras espécies não suscetíveis por, pelo menos, um ano. Além disso, é necessário proceder à limpeza da área ao redor das plantações ou pastagens, limitando, assim, a disseminação do fungo. Recomenda-se, ainda, o plantio de plantas suscetíveis apenas em áreas livres de azevém. No caso de plantações de trigo em áreas com elevada concentração de azevém, podem-se utilizar herbicidas seletivos, como o diclofope metílico. É importante salientar que o uso de herbicidas deve ser racional, pois quando inadequadamente empregado pode aumentar a suscetibilidade das plantas ao *C. purpurea*.

No caso de pastagens ou de plantações de gramíneas para fenação ou ensilagem, o pastoreio ou a colheita devem ser realizados antes de as plantas formarem sementes. No entanto, o uso de fungicidas para o controle direto de *C. purpurea* não é viável. Como podem ser produzidos anticorpos contra os ergoalcaloides, é possível que no futuro sejam desenvolvidos tratamentos imunológicos visando impedir o ergotismo.

INTOXICAÇÃO POR *CLAVICEPS PASPALI*

O fungo *Claviceps paspali* (Stev. et Hall) (ascomiceto da classe Sordariomycetes, ordem Hypocreales) infecta diversas espécies de gramíneas do gênero *Paspalum*, incluindo *P. dilatatum* Poir. (capim-melador, capim-mimoso, sanduva), *P. notatum* Flüggé (grama-forquilha, grama-batatais) e *P. vaginatum* Sw. (grama-boiadeira).

O ciclo biológico do *C. paspali* apresenta duas etapas, uma assexuada e outra sexuada. A primeira etapa ocorre no *Paspalum*, quando os ovários das flores são infectados por ascosporas desse fungo, os quais formam um núcleo com conidióforos contendo pequenos conídeos. Nessa fase, é produzido um líquido de aparência semelhante à do mel. Em seguida, esse núcleo torna-se uma massa dura, rugosa e pálida, apresentando tamanho de três a quatro vezes o da semente da planta, de coloração

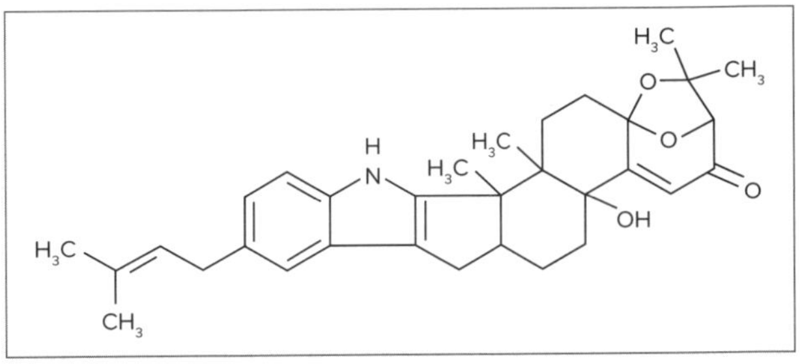

FIGURA 28.2. Estrutura química do paspalitremo A.

cinza-amarelada ou marrom, denominada escleródio. Entretanto, a etapa sexuada do ciclo biológico ocorre no solo.

No Brasil, a intoxicação tem sido descrita exclusivamente na região Sul, nos estados do Rio Grande do Sul e Santa Catarina. A frequência dessa intoxicação apresenta sazonalidade, com maior frequência nos meses de abril e maio, época da sementação de *Paspalum*. Também se verificou que há aumento na quantidade de surtos em anos em que há períodos de estiagem no outono.

Princípios tóxicos e mecanismo de ação

Os princípios responsáveis pela intoxicação por *C. paspali* são micotoxinas tremorgênicas de estrutura semelhante à dos peritrenos, denominadas paspalitremos (A e B; Figura 28.2) e 3-hidroxi-3-metilbutenil paspalanina. Paspalitremos (A e C) também são produzidos por outro fungo endofítico, *Phomopsis* sp., que se desenvolve na casca de *Cavendishia pubens*, planta presente na Colômbia. Entre outros alcaloides, também estão presentes nos escleródios de *C. paspali* o ácido lisérgico e o alfa-hidroxietilamida-ácido lisérgico, mas provavelmente não estão envolvidos na toxicidade desse fungo. Assim como ocorre com o *ergot*, o clima úmido e quente favorece a produção dessas micotoxinas.

Com relação ao mecanismo de ação, as micotoxinas tremorgênicas produzem inibição dos receptores do aminoácido inibitório ácido gama-aminobutírico (GABA) do tipo A (receptores $GABA_A$). Entretanto, a região do receptor onde ocorre a ligação dessa toxina ainda é desconhecida.

Sinais clínicos

A única espécie afetada naturalmente no Brasil é a bovina, mas a intoxicação pelo *C. paspali* em outros países também já foi descrita em ovinos, equinos e bubalinos. São afetados animais de todas as idades e categorias produtivas. A morbidade é variável (de 1 a 50%), enquanto a mortalidade é caracteristicamente baixa (inferior a 10%).

As alterações clínicas em bovinos podem ser observadas 24 h após a administração oral de 3,0 a 4,0 g de escleródios por kg de peso vivo. Já a ingestão de 1,0 a 2,0 g/kg/dia promove sinais após três a seis dias do início da exposição. Os ovinos são mais resistentes que os bovinos, sendo necessárias doses duas a três vezes maiores para a ocorrência de manifestações clínicas.

A evolução da intoxicação é subaguda. De acordo com a dose diária, os sinais clínicos podem manifestar-se desde 48 h até vários dias após o início da exposição. Além disso, a dose única elevada pode promover sinais de intoxicação, podendo persistir por vários dias.

Essa intoxicação é clinicamente caracterizada como doença tremorgênica, na qual os animais apresentam hiperexcitabilidade e tremores musculares, principalmente no pescoço e nas extremidades. Os animais permanecem em atitude de alerta, com as orelhas eretas. Também podem ser observados ataxia e dismetria com hipermetria, opistótono e convulsões. Os sinais podem ser sutis ou, até mesmo, ausentes quando os animais estão em repouso, mas tornam-se exacerbados ou evidentes quando são movimentados. Pode haver quedas em diversas posições: com os membros estendidos, sentados sobre os membros posteriores ou em decúbito lateral. Quando o gado é reunido, é possível observar que os animais afetados caem pelo caminho. Os bovinos tornam a levantar-se alguns minutos após a queda, mas ainda apresentam tremores e ataxia.

Os bovinos afetados não apresentam anorexia. Para manter o equilíbrio enquanto pastejam, procuram manter-se em posição de cavalete, com os membros rígidos e afastados. Também podem ser observadas perdas de peso (apesar de se alimentarem), salivação excessiva e, às vezes, diarreia. A morte pode ocorrer nos animais em decúbito permanente como consequência à tetania constante, interferindo na respiração por afetar a musculatura respiratória. Animais que caírem dentro da água podem afogar-se. A morte também pode ocorrer em decorrência de traumatismos acarretados pelas quedas.

Achados patológicos

O único achado constante na necropsia é o aumento de volume do líquido cefalorraquidiano. Também já foram encontradas hemorragias subdurais na medula espinhal, possivelmente causadas pelas quedas. Na histopatologia, podem ser observadas degeneração de células de Purkinje e presença de balões axonais na camada granular e na substância branca cerebelares. Também já foi descrita degeneração neuronal no córtex cerebral.

Diagnóstico

O diagnóstico é obtido pelos achados clínicos e patológicos associados à exposição a *Paspalum* spp. infectado por *C. paspali*. Além disso, a administração a camundongos do alimento suspeito suspenso em solução salina pode auxiliar no diagnóstico.

Os sinais dessa intoxicação são semelhantes àqueles produzidos por outras toxinas tremorgênicas, oriundas de plantas (por exemplo, *Cynodon dactylon*, *Ipomoea asariflora*, *Lolium perenne*, *Phalaris angusta*) e fungos (*Aspergillus* e *Penicillium*), com os quais se deve fazer o diagnóstico diferencial. Também se deve fazer diagnóstico diferencial com hipomagnesemia e com intoxicação pela planta *Solanum fastigiatum* var. *fastigiatum* (jurubeba), que causam doença de armazenamento lisossomal; outras plantas que causam essa doença, como *Ipomoea carnea* e *Sida carpinifolia*, não são importantes na região Sul do país.

Na Argentina e no Chile, ocorre uma micotoxicose em equinos, conhecida como "mal seco", causada pela festuca argentina (*Festuca argentina*) infectada por *Acremonium chlamydosporioides*. Trata-se de um distúrbio neurotóxico invariavelmente fatal com manifestações clínicas semelhantes àquelas produzidas pelo *C. purpurea*.

Controle e prevenção

Não há tratamento eficaz para esse tipo de intoxicação. Entretanto, os animais recuperam-se rapidamente quando retirados da exposição ao *C. paspali*; geralmente em até 15 dias há ausência dos sinais clínicos. Entretanto, em casos graves, os sinais clínicos podem persistir por até três semanas. Desse modo, deve-se transferir os animais das pastagens de *Paspalum* contaminadas para locais livres do *C. paspali*, evitando-se colocá-los em locais onde o terreno seja irregular, por causa dos riscos de queda.

A principal medida possível para se prevenir esse tipo de intoxicação é a minimização da frutificação do *Paspalum* spp. nas pastagens, objetivo esse que pode ser alcançado por meio de pastoreio intensivo ou por roçagem, especialmente nos meses de fevereiro e março. O *P. dilatatum* deve ser cortado para uma altura máxima de 40 cm, enquanto as demais espécies para apenas 20 cm. Mesmo assim, esse procedimento pode não ser eficiente para espécies como *P. notatum*, já que é possível que esse capim frutifique com altura inferior a 20 cm.

Ainda como medida de prevenção, a redução na lotação das pastagens durante os períodos em que o *Paspalum* esteja com sementes pode reduzir a incidência de intoxicações, pela diminuição do consumo de sementes pelos animais, que preferem ingerir as folhas da planta.

DIPLODIOSE

Stenocarpella maydis (Berk.) B. Sutton, anteriormente *Diplodia maydis*, é um fungo ascomiceto, da classe Dothideomycetes, ordem Dothideales, comumente envolvido na putrefação do milho. Inicialmente, esse fungo infecta a base da espiga, formando uma espessa massa de micélios. Com a maturação do milho, são produzidos corpos de frutificação ou picnídios, de coloração negra e tamanho igual ao da cabeça de um alfinete, permanecendo nessa forma em resíduos de milho por todo o inverno. Posteriormente, as conídias são liberadas dos picnídios e disseminadas pelo ar ou por insetos. A intoxicação ocorre quando há o acesso dos animais a restos de plantações de milho nas quais se encontram espigas infectadas pelo fungo durante períodos do ano em que há maior precipitação pluviométrica.

Apesar de a *S. maydis* ser encontrada em qualquer local onde existam plantações de milho, os casos de diplodiose ocorrem principalmente na África do Sul, mas foram descritos alguns casos no Brasil (todos no estado do Rio Grande do Sul) e na Austrália. A ausência de diplodiose nos muitos países onde a *S. maydis* se desenvolve se deve, possivelmente, a diferenças genéticas entre as cepas, além de variações nas condições climáticas e agronômicas.

Com relação ao princípio tóxico, foi isolado de *S. maydis* um composto denominado diplodiotoxina. Entretanto, não se sabe ao certo se essa substância é realmente a responsável pela micotoxicose.

A espécie bovina é a principal afetada, mas a diplodiose também ocorre em ovinos e caprinos. Os primeiros sinais clínicos da diplodiose aparecem entre sete e dez dias após o início do consumo do milho infectado. As principais alterações clínicas em animais com diplodiose consistem em lacrimejamento, sialorreia, tremores musculares, ataxia, dismetria e hipermetria. Os animais podem permanecer em posição de cavalete, com flexão do dorso e cabeça pendente. Esse quadro evolui para paralisia, paresia e morte. Quando estão em decúbito, os animais também podem apresentar opistótomo e extenção dos membros.

Alguns casos de ingestão *S. maydis* por períodos prolongados revelaram espongiose laminar subcortical no cérebro e cerebelo, quadro conhecido como *status spongiosis*, uma forma clínica ainda não relatada no Brasil.

A *S. maydis* é responsável por fetotoxicidade em bovinos e ovinos, caracterizada por parto de filhotes natimortos ou fracos que sobrevivem por pouco tempo. Tanto os fetos quanto os filhotes apresentam *status spongiosis*, independentemente de a mãe apresentar ou não sinais de toxicidade.

A administração experimental de culturas de *S. maydis* a macacos *Cercopithecus aethiops* produziu desmielinização axonal, atrofia, degeneração e necrose de fibras musculares e hepatite. Portanto, supõe-se que o ser humano também possa ser suscetível à intoxicação por toxinas de *D. maydis*.

O diagnóstico é obtido pelo conjunto das manifestações clínicas, dos achados histopatológicos, dos dados epidemiológicos e da alimentação dos animais com restos de lavouras de milho infectados por *S. maydis*. É recomendável a realização da reprodução experimental da diplodiose com cepas de *S. maydis* da propriedade afetada. O diagnóstico diferencial deve ser feito com outras intoxicações tremorgênicas produzidas pelas toxinas de *Aspergillus* spp. *Claviceps paspali*, *Cynodon dactylon* e *Phalaris* spp.

Os animais intoxicados devem ser retirados imediatamente do contato com os restos do milho infectado com *S. maydis*. Apesar de a diploidiose causar elevada mortalidade, o prognóstico é favorável se os animais deixarem de ingerir o alimento contaminado logo após a manifestação dos primeiros sinais clínicos. A recuperação ocorre em sete a dez dias após o término da exposição.

A prevenção da diplodiose é feita por meio da avaliação diária dos animais que forem mantidos nos restos de plantações de milho. Também pode ser feita a inspeção das espigas, que apresentam mofo branco entre os grãos nas contaminações graves.

BIBLIOGRAFIA

1. BAKAU, W.J.K.; BRYDEN, W.L. Ergotism and feed aversion in poultry. In: GARLAND, T.; BARR, A.C. *Toxic Plants and Other Natural Toxicants*. Oxon: CAB International, 1998, p. 493-6.
2. BELSER-EHRLICH, S.; HARPER, A.; HUSSEY, J.; et al. Human and cattle ergotism since 1900: symptoms, outbreaks, and regulations. *Toxicology and Industrial Health*, v. 29, n. 4, p. 307-16, 2013.
3. BILLS, G.E.; GIACOBBE, R.A.; LEE, S.H.; et al. Tremorgenic mycotoxins paspalitrem A and C from a tropical *Phomopsis*. *Mycological Research*, v. 96, n. 11, p. 977-83, 1992.
4. BLANCHET, P.J. Rationale for use of dopamine agonists in Parkinson's disease: review of ergot derivatives. *Canadian Journal of Neurological Sciences*, v. 26, suppl. 2, p. S21-S26, 1999.

5. BLANEY, B.J.; MCKENZIE, R.A.; WALTERS, J.R.; et al. Sorghum ergot (*Claviceps africana*) associated with agalactia and feed refusal in pigs and dairy cattle. *Australian Veterinary Journal*, v. 78, n. 2, p. 102-7, 2000.
6. BOURKE, C.A. Evidence that enforced sunlight exposure can cause hyperthermia in cattle ingesting low levels of ergot of rye (*Claviceps purpurea*), when air temperature and humidity conditions are only moderate. *Australian Veterinary Journal*, v. 81, n. 9, p. 553-8, 2003.
7. CHEEKE, P.R. *Natural Toxicants in Feeds, Forages, and Poisonous Plants*. 2.ed. Danville: Interstate Publishers, 1998. 479p.
8. COPETTIM M.V.; SANTURIO, J.M.; BOECK, A.A.P.; et al. Agalactia in mares fed with grain contamined with *Claviceps purpurea*. *Mycopathologia*, v. 154, n. 4, p. 199-200, 2002.
9. DE GROOT, A.N.; VAN DONGEN, P.W.; VREE, T.B.; et al. Ergot alkaloids. Current status and review of clinical pharmacology and therapeutic use compared with other oxytocics in obstetrics and gynaecology. *Drugs*, v. 56, n. 4, p. 523-35, 1998.
10. ELDEFRAWI, M.; GANT, D.B.; ELDEFRAWI, A.T. The GABA receptor and the action of tremorgenic mycotoxins. In: POHLAND, A.E.; DOWELL JR, V.R.; RICHARD, J.L. (Eds.). *Microbial Toxins in Foods and Feeds – Cellular and Molecular Modes of Action*. New York: Plenum Press, 1990 p. 291-5.
11. FILIPOV, N.M.; THOMPSON, F.N.; HILL, N.S.; et al. Vaccination against ergot alkaloids and the effect of endophyte-infected fescue seed-based diets on rabbits. *Journal of Animal Science*, v. 76, n. 9, p. 2456-63, 1998.
12. FINCHAM, J.E.; HEWLETT, R.; GRAAF, A.S. de; et al. Mycotoxic peripheral myelinopathy, myopathy, and hepatitis caused by *Diplodia maydis* in vervet monkeys. *Journal of Medical Primatology*, v. 20, n. 5, p. 240-50, 1991.
13. GRUSIE, T.; COWAN, V.; SINGH, J.; et al. Correlation and variability between weighing, counting and analytical methods to determine ergot (*Claviceps purpurea*) contamination of grain. *World Mycotoxin Journal*, v. 10, n. 3, p. 209-18, 2017.
14. HEMCKMEIER, D. Caviceps purpurea e Bipolaris australis como causa de ergotismo em bovinos no estado de Santa Catarina. 2015. 75p. Dissertação (Mestrado). Programa de Pós-Graduação em Ciência Animal, Universidade do Estado de Santa Catarina, Lages.
15. HINTZ, H. F. Molds, mycotoxins, and mycotoxicosis. *Veterinary Clinics of North America – Equine Practice*, v. 6, n. 2, p. 419-31, 1990.
16. ILHA, M.R.S.; RIET-CORREA, F.; BARROS, C.S.L. Síndrome distérmica (hipertermia) em bovinos associada à intoxicação por Claviceps purpurea. *Pesquisa Veterinária Brasileira*, v. 21, n. 2, p. 81-6, 2001.
17. ILHA, M.R.S.; LORETTI, A.P.; BARROS, C.S.L. Hyperthermic syndrome in dairy cattle associated with consumption of ergots of Claviceps purpurea in southern Brazil. *Veterinary and Human Toxicology*, v. 45, n. 3, p. 140-5, 2003.
18. KELLERMAN, T.S.; PROZESKY, L.; SCHULTZ, R.A.; et al. Perinatal mortality in lambs of ewes exposed to cultures of Diplodia maydis (= Stenocarpella maydis) during gestation. *Onderstepoort Journal of Veterinary Research*, v. 58, p. 4, p. 297-308, 1991.
19. KELLERMAN, T.S.; RABIE, C.J.; VAN DER WESTHUIZEN, G.C.A.; et al. Induction of diplodiosis, a neurotoxicosis, in domestic ruminants with cultures of indigenous and exotic isolates of Diplodia maydis. *Onderstepoort Journal of Veterinary Research*, v. 52, n. 1, p. 35-42, 1985.
20. LORENZ, K. Ergot on cereal grains. *Critical Reviews in Food Science and Nutrition*, v. 11, p. 311-35, 1979.
21. MARASAS, W.F.O.; NELSON, P.E. Ergotism. In: *Mycotoxicology*. Pennsilvania: Pennsylvania State University Press, 1987, p. 19-24.
22. NICHOLSON, S.S. Tremorgenic syndromes in livestock. *Veterinary Clinics of North America, Food Animal Practice*, v. 5, n. 2, p. 291-300, 1989.
23. PLUMLEE, K.H.; GALEY, F.D. Neurotoxic mycotoxins: a review of fungal toxins that cause neurological disease in large animals. *Journal of Veterinary Internal Medicine*, v. 8, n. 1, p. 49-54, 1994.
24. RIET-CORREA, F.; MÉNDEZ, M.C.; SCHILD, A.L.; et al. Intoxicação por Claviceps paspali em bovinos no Rio Grande do Sul. *Pesquisa Veterinária Brasileira*, v. 3, n. 2, p. 59-63, 1983.
25. ______. Agalactica, reproductive problems and neonatal mortality in horses associated with the ingestion of Claviceps purpurea. *Australian Veterinary Journal*, v. 65, n. 6, p. 192-3, 1988.
26. RIET-CORREA, F.; MÉNDEZ, M.C.; SCHILD, A.L. *Intoxicação por Plantas e Micotoxicoses em Animais Domésticos*. Montevideo: Editorial Agropecuaria Hemisferio Sur, 1993. 340p.
27. SNYMAN, L.D.; KELLERMAN, T.S.; VLEGGAAR, R.; et al. Diplonine, a neurotoxin isolated from cultures of the fungus Stenocarpella maydis (Berk.) Sacc. that induces diplodiosis. *Journal of Agricultural and Food Chemistry*, v. 59, n. 16, p. 9039-44, 2011.
28. TOKARNIA, C.H.; BRITO, M.F.; BARBOSA, J.D.; et al. Plantas que causam perturbações nervosas. In: *Plantas Tóxicas do Brasil*. 2.ed. Rio de Janeiro: Helianthus, 2012, p. 287-92, 439-42.
29. VOGT ENGELAND, I.; ANDERSEN, Ø.; ROPSTAD, E.; et al. Effect of fungal alkaloids on the development of pregnancy and endocrine foetal-placental function in the goat. *Animal Reproduction Science*, v. 52, n. 4, p. 289-302, 1998.

Capítulo 29

Gossipol e fatores antinutricionais da soja

Benito Soto Blanco

INTRODUÇÃO

A soja (*Glycine max*) é a principal fonte de proteínas para a alimentação animal, representando cerca de 63% da produção mundial de farelos proteicos. Isso se deve ao fato de os grãos de soja apresentarem um conteúdo de até 49% de proteína total, além de serem ricos em quase todos os aminoácidos essenciais e possuírem até 22% de óleo. No entanto, pelo fato do caroço de algodão (*Gossypium* spp.) e seus subprodutos apresentarem menor custo que a soja, sendo bastante acessível em regiões produtoras, este vem sendo empregado como substituto à fonte de proteínas na ração animal.

Entretanto, ambos os cereais apresentam, em sua composição, substâncias com potencial tóxico. Nesse sentido, sabe-se que os inibidores da protease (inibidores da tripsina Kunitz e Bowman-Birk) e a lecitina (aglutinina) são encontrados na soja; enquanto o gossipol e os ácidos graxos ciclopropenoides podem estar presentes no algodão.

Os grãos de soja também apresentam substâncias bociogênicas, antivitaminas, saponinas, fitoestrógenos, fatores de flatulência, lisinoalanina, alergênicos e fitato.

TOXINAS DO ALGODÃO

Além do gossipol, as sementes de algodão apresentam dois ácidos graxos ciclopropenoides (AGCs) com potencial tóxico: o ácido estercúlico e o ácido malválico.

Gossipol

O gossipol, um pigmento fenólico de coloração amarela, é produzido pelas glândulas de pigmento encontradas nas raízes, nos talos, nas folhas e nas sementes do algodoeiro. Essa substância foi isolada pela primeira vez em 1899, e seu nome foi concebido pela associação entre o nome científico do gênero do algodão (*Gossypium*) com a terminação "ol" oriunda de fenol (Figura 29.1).

Há pelo menos outros 15 compostos fenólicos nas glândulas de pigmento do algodão, mas tais compostos são de pouca importância toxicológica, pois estão presentes em concentrações muito inferiores àquelas apresentadas pelo gossipol.

Na década de 1950 houve uma drástica redução na taxa de natalidade humana em diversas áreas rurais da China, nas quais a população consumia óleo de algodão (rico em gossipol) em sua dieta como substituto da soja. Esse fato permitiu a associação entre o consumo de óleo de algodão e a ocorrência de infertilidade masculina.

Nesse sentido, o gossipol já foi utilizado experimentalmente como medicamento anticoncepcional masculino, e novos experimentos vêm sendo conduzidos, especialmente na China, procurando desenvolver um medicamento anticoncepcional que, além de eficaz, seja comercialmente viável.

Como o gossipol altera a coloração e a qualidade do óleo de sementes de algodão, os processamentos

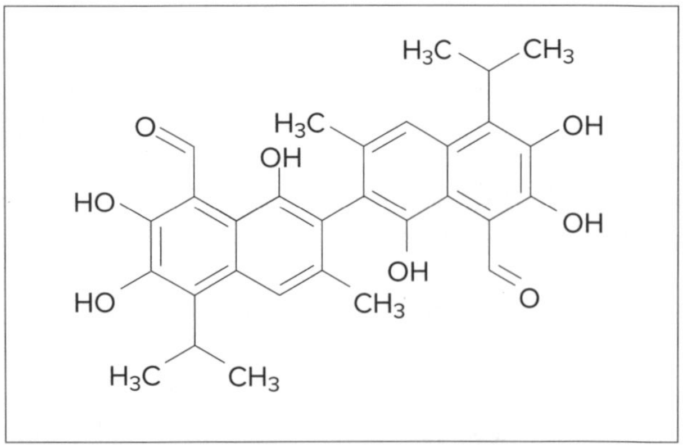

FIGURA 29.1. Estrutura química do gossipol.

industriais para a obtenção desse óleo procuram manter essa toxina nas sementes. Uma forma de obtê-la é por meio do processamento térmico, fazendo o gossipol ligar-se a aminoácidos constituintes de proteínas do algodão, especialmente à lisina.

O grupamento formil da molécula do gossipol se liga aos grupamentos amino epsilon da lisina e da arginina, reação conhecida como *browing* ou reação de Maillard. Pode haver também ligação do gossipol com o grupamento tiol da cisteína. Essa ligação é de grande importância, pois o gossipol conjugado não apresenta significância toxicológica, sendo considerado fisiologicamente inativo, enquanto o gossipol livre, não conjugado, é ativo, podendo promover os efeitos tóxicos.

O conteúdo de gossipol livre nas sementes íntegras de algodão varia de 0,02 a 6,64%. No entanto, esse conteúdo pode ser bem menor (até 0,6%) quando é feita a extração do óleo por solventes. Já nos processos mecânicos de extração envolvendo pressão e tratamento térmico, há uma redução ainda maior do gossipol (cerca de 0,06%). Além disso, quando se realiza a extrusão ou expansão antes da extração por solventes, também é possível produzir farelos com baixas concentrações de gossipol livre (0,06%).

Vários são os fatores que influenciam a concentração do gossipol na planta; entre os principais estão as condições climáticas, havendo correlação positiva com a taxa de precipitação pluviométrica e negativa com a temperatura. Outro fator conhecido é a variação entre as espécies de algodão, sendo que a *Gossypium barbadense* apresenta maiores concentrações do que a *Gossypium hirsutum*. No entanto, o armazenamento do algodão tem pouca influência sobre o conteúdo de gossipol.

Características físico-químicas

A fórmula química geral do gossipol é $C_{30}H_{30}O_8$, com peso molecular de 518,6 daltons e fórmula química estrutural (2,2'-binaftaleno)-8,8'-dicarboxaldehído-1,1',6,6',7,7'-hexahidroxi-5,5'-diisopropol-3,3'-dimetil. Há duas formas isoméricas nas quais o gossipol pode ser encontrado: positivo e negativo. O isômero negativo é considerado o mais tóxico. Foi constatado que há variação na proporção entre essas duas formas nas diferentes variedades de algodoeiro, sendo essa variação determinada geneticamente.

Toxicocinética e mecanismo de ação

A absorção do gossipol livre por ruminantes depende da capacidade de *by-pass* rumenal do alimento ingerido. Observou-se que vacas leiteiras alimentadas com 15% de farelo de algodão apresentaram níveis plasmáticos de gossipol variando de 1,5 a 3,5 mg/mL. Níveis de até 5,0 mg/mL são considerados seguros.

No rúmen, a atividade microbiana conjuga parte do gossipol livre a aminoácidos. Como já mencionado anteriormente, ao contrário da forma livre, o gossipol conjugado é considerado fisiologicamente inativo, embora haja indícios de que possa ser transformado para a forma livre no trato intestinal.

Após ser absorvido, há acúmulo do gossipol no fígado e nos rins. A principal forma de excreção do gossipol é pela bile após a conjugação com glicuronídeos e sulfatos, sendo eliminado juntamente com as fezes. Em menor quantidade, o gossipol também pode ser excretado pela urina e pelo ar expirado. No entanto, parece não haver passagem significante do gossipol pelo leite.

O gossipol é um composto altamente reativo, que se liga rapidamente a diferentes substâncias, incluindo minerais e aminoácidos. Entre os minerais com os quais pode ocorrer a ligação, o principal é o ferro, dando origem ao complexo gossipol-ferro. Assim, a taxa de absorção do gossipol é inversamente proporcional à concentração do ferro na dieta. Como o ferro presente nesse complexo não é fisiologicamente disponível, desenvolve-se uma deficiência desse metal, afetando principalmente a hematopoiese. Além disso, a formação desse complexo na gema de ovos estocados determina a formação de coloração esverdeada nessa gema, uma característica que acarreta repulsa do produto pelos consumidores.

Além disso, o gossipol é um agente oxidante que induz a formação de espécies reativas do oxigênio que causam efeito citotóxico.

Sinais clínicos

A intoxicação natural pelo gossipol ocorre em decorrência da ingestão prolongada, uma vez que os níveis dessa substância no algodão não se elevam suficientemente para promover intoxicação aguda. Dessa forma, os efeitos do gossipol são cumulativos, e podem surgir abruptamente após um período variável de ingestão.

Nos casos clínicos de intoxicação, o efeito cardiotóxico é considerado o mais nocivo, mas também há importante efeito hepatotóxico. Os sinais clínicos mais observados são dificuldade respiratória, fraqueza, apatia, anorexia e redução no ganho ou perda de peso, com morte após alguns dias por falência cardíaca.

O exame patológico pode revelar necrose hepática centrobular, degeneração renal e cardíaca, bem como edema em diversos tecidos. Pode haver degeneração e atrofia do epitélio folicular das tireoides.

Outro importante efeito é a redução na fertilidade de machos e fêmeas. Também é possível observar anemia decorrente da formação do complexo entre o ferro e o gossipol e do aumento da fragilidade eritrocitária.

Por haver diferenças entre espécies na sintomatologia da intoxicação, esta será melhor considerada separadamente de acordo com a espécie afetada.

Aves

O consumo de algodão por aves é responsável por dispneia, fraqueza e anorexia, que são sinais clínicos resultantes da insuficiência cardíaca. Aves poedeiras podem ter redução na produção e no peso dos ovos; a completa interrupção da postura foi observada em galinhas que recebiam 0,1% de gossipol livre na dieta. Como comentado anteriormente, a gema dos ovos estocados torna-se esverdeada. Além disso, há redução na taxa de eclosão dos ovos incubados, com menor nascimento de pintos viáveis.

Suínos

Clinicamente, os suínos apresentam dispneia, tosse, insuficiência cardíaca, intolerância ao exercício, anorexia e redução no ganho de peso. Os achados *post-mortem* incluem acúmulo de fluidos nas cavidades corpóreas, edema e congestão hepática, pulmonar e esplênica, dilatação e hipertrofia cardíaca com degeneração das fibras musculares. Também foi verificado em suínos alimentados com farelo de algodão o aumento da consistência da gordura da carcaça, mas esse efeito é produzido pelos ácidos graxos ciclopropenoides.

Ruminantes

Os ruminantes adultos apresentam menor sensibilidade ao gossipol do que os jovens por haver ligação dessa substância com proteínas no fluido ruminal. Desse modo, os ruminantes jovens são bastante sensíveis aos efeitos do gossipol. Nos adultos, a ingestão de gossipol em quantidades superiores à capacidade de detoxificação ruminal permite a absorção de gossipol livre.

Vacas intoxicadas apresentam taquipneia e anemia com aumento da fragilidade eritrocitária e hemoglobinúria. Ocasionalmente, ocorrem mortes. Os achados patológicos incluem edema pulmonar, presença de líquido amarelado nas cavidades torácica e peritoneal, gastroenterite, necrose hepática centrolobular e fibras cardíacas hipertróficas e degeneradas.

Por serem da raça mais sensível à intoxicação pelo cobre, vacas da raça Jersey apresentam maior sensibilidade à deficiência de cobre quando são alimentadas com farelo de algodão, provavelmente por causa da lesão hepática (a injúria no fígado afetaria o armazenamento do cobre no organismo).

Em bezerros, as principais alterações são ascite, edema visceral, necrose aguda de hepatócitos centrolobulares e lesões cardiovasculares e renais. A ingestão de 800 ppm de gossipol pode ser letal para os bezerros.

Foi observada maior incidência de pneumonia e mastite em bovinos e ovinos alimentados com algodão, por causa do efeito imunossupressor do gossipol, aumentando a susceptibilidade a infecções secundárias. Nessas mesmas espécies, a produção de anticorpos contra *Brucella* após a inoculação de cepa lisa atenuada de *Brucella abortus* foi afetada negativamente pelo consumo do algodão. O efeito imunossupressor do gossipol é caracterizado pela redução na quantidade dos linfócitos nos órgãos linfoides, em virtude da inibição da proliferação e da indução da apoptose dessas células.

Efeitos na reprodução

Em machos, independentemente da espécie animal, o gossipol inibe a espermatogênese, reduzindo a concentração, motilidade e viabilidade dos espermatozoides e aumentando a frequência de defeitos espermáticos. Esses efeitos resultam da ação direta do gossipol, que promove danos às mitocôndrias na cauda dos espermatozoides e nas células germinativas, mas não ocorre nenhuma interferência no DNA espermático. Apesar desse efeito, não há alteração nos níveis de testosterona nem na morfologia testicular, e o efeito é reversível.

Nas fêmeas, a exposição ao gossipol é responsável por atresia dos folículos ovarianos em todas as fases do desenvolvimento, incluindo os folículos primordiais. Também são afetadas a expansão das células do cumulus e a maturação nuclear. Assim, o gossipol prejudica a maturação folicular e, consequentemente, a fertilidade. Outro efeito atribuído ao gossipol é a irregularidade no ciclo estral, em razão da interferência na atividade esteroidogênica das células ovarianas. Há, ainda, perda embrionária por meio da embrioletalidade direta e do impedimento da implantação.

Diagnóstico

O diagnóstico é difícil tomando como parâmetro apenas os sinais clínicos, pois vários dos sinais apresentados são semelhantes aos promovidos por doenças tóxicas, nutricionais, infecciosas ou parasitárias. O hemograma pode ser útil nos casos em que há anemia microcítica, hipocrômica e aumento no tempo de coagulação. Além disso, pode haver hemoglobinúria e aumento na fragilidade capilar. O tempo de protrombina pode apresentar-se prolongado em coelhos e suínos. Também em suínos, o aumento nas atividades séricas de alanina aminotransferase (ALT) e aspartato aminotransferase (AST) auxilia o diagnóstico dessa intoxicação, por ser indicativo de lesão hepática.

Prevenção

A administração de dieta contendo algodão é segura quando os níveis de gossipol livre na dieta não são superiores a 20 ppm para alimentação de galinhas poedeiras e leitões, 60 ppm para coelhos e suínos, 100 ppm para bezerros e frangos de corte e 500 ppm para bovinos, caprinos e ovinos. A ingestão diária de gossipol por vacas de raças leiteiras adultas não deve ser superior a 24 g. No entanto, os bovinos de corte adultos podem receber, de forma segura, suplementação proteica exclusivamente com farelo de algodão, pois o volume total consumido não é tão elevado quanto para raças leiteiras.

Os processos mais utilizados para diminuir a quantidade de gossipol livre nos alimentos são o tratamento térmico e a extrusão, que promovem a formação da forma conjugada. A peletização também pode reduzir o conteúdo de gossipol livre em sementes ou nos produtos de algodão, mas essa redução depende das condições em que ela ocorre (calor, mistura etc.). O aumento da quantidade de proteínas na dieta também promove efeito protetor, especialmente em rações peletizadas. Essa proteção ocorre por ligação das proteínas com o composto livre, mas há indícios de que o gossipol possa ser parcialmente liberado do conjugado durante a digestão do alimento. Além disso, recomenda-se a suplementação da dieta com lisina, visando à reposição da sua perda causada pela conjugação.

Para reduzir os níveis de gossipol no alimento, pode-se suplementar a dieta com sulfato férrico, que se liga a grupamentos reativos dessa substância. Recomenda-se a suplementação na proporção de 1 mol de ferro para cada mol de gossipol. Quando se realiza essa suplementação, os níveis máximos toleráveis de gossipol livre na dieta podem aumentar de 100 ppm para 400 ppm para suínos e aves de corte, e de 50 para 150 ppm, para aves de postura.

Outros nutrientes que reduzem a toxicidade do gossipol são o selênio e a vitamina E. Ovinos suplementados com 1 mg de selenito por dia apresentaram menor interferência do gossipol na qualidade do sêmen em comparação com os animais que não receberam o selenito. Da mesma forma, touros alimentados com farelo de algodão suplementados diariamente com 4.000 UI de vitamina E apresentaram melhor qualidade do sêmen do que os não suplementados.

Experimentalmente foi verificado que os níveis de gossipol livre nos subprodutos do algodão podem ser reduzidos pela ação de algumas espécies de fungos, incluindo *Aspergillus niger*, *Aspergillus oryzae*, *Candida tropicalis*, *Geotrichum candidum* e *Saccharomyces cerevisiae*. A presença desses fungos no alimento após o processamento parece não oferecer riscos aos animais que os consumam. Também experimentalmente, as radiações gama e por feixe de elétrons foram capazes de eliminar grande proporção da forma livre nos alimentos.

A produção do gossipol pelas glândulas de pigmento está relacionada à resistência da planta contra o ataque de insetos. Dessa forma, variedades de algodão isentas dessas glândulas apresentam maior susceptibilidade à predação por insetos. Uma vez que o algodão é plantado objetivando a produção de fibras, e a extração do óleo é um subproduto, o uso do farelo de algodão na alimentação animal é uma terceira forma de aproveitamento comercial da planta, sendo, por isso, a menos importante. Portanto, as variedades de algodão desprovidas das glândulas de pigmento não apresentam grande importância agronômica.

Uma possibilidade futura para prevenção da intoxicação está no desenvolvimento de uma variedade que possua glândulas em toda a planta, exceto nas sementes, sendo capaz de manter seu poder inseticida, porém sem deixar níveis residuais significantes no farelo a ser utilizado na alimentação animal.

Ácidos graxos ciclopropenoides

As sementes de algodão apresentam dois ácidos graxos ciclopropenoides (AGCs): o ácido estercúlico e o ácido malválico. Esses ácidos estão presentes nos lipídios das sementes, sendo encontrados em níveis de 1 a 2% no óleo cru de algodão e níveis residuais no farelo. O ácido estercúlico possui maior atividade biológica que o ácido malválico.

A maioria das espécies é capaz de promover a dessaturação de alguns ácidos graxos, como a conversão do ácido esteárico em linoleico. Os AGCs reduzem essa dessaturação por meio da inibição da atividade da enzima delta^9-dessaturase, resultando em maior concentração de ácidos graxos saturados no tecido adiposo. Dessa forma, em suínos alimentados com farelo de algodão, foi verificado o aumento da consistência da gordura da carcaça, com elevação da temperatura de fusão dessa gordura. Em ruminantes, não há interferência na composição lipídica da carcaça, mas foi observado que o leite de vacas apresenta maior teor de ácido esteárico e menor de ácido linoleico.

A formação de fosfolipídios de membranas também pode ser reduzida pela inibição da dessaturação de ácidos graxos promovida por AGC que se incorporaram às membranas. Em coelhos, promovem-se hipercolesterolemia e aterosclerose.

O retardo na maturidade sexual e a infertilidade foram associados à ingestão de AGC. Nesse sentido, verificou-se que o ácido estercúlico inibe a conversão de pregnenolona em progesterona no corpo lúteo. Além disso, alguns trabalhos têm revelado que esses ácidos graxos são agentes co-oncogênicos e possuem capacidade de inibir oxidases de função mista.

TOXINAS DA SOJA

As substâncias com potencial tóxico encontradas na soja são os inibidores da protease e a lecitina. Os grãos de soja também apresentam alérgenos, fitato e outras substâncias.

Inibidores das proteases

A capacidade de extratos de soja em inibir as proteases é conhecida desde 1938. Os inibidores das proteases são importantes fatores responsáveis pela limitação do uso da soja crua para a alimentação humana e animal. Eles também são frequentemente denominados inibidores da tripsina, embora essa denominação seja inadequada. Podem inibir, além da tripsina, a quimotripsina, a elastase e diversas outras enzimas que contêm a serina como local ativo. Esses inibidores não são afetados pelas secreções gástricas, permitindo atingir os intestinos sem serem inativados. Dessa forma, sua ação tóxica ocorre por meio do bloqueio da digestão de proteínas no trato gastrointestinal. Nas plantas, os inibidores das proteases parecem atuar como defesa contra bactérias e insetos, pois poderiam inibir as suas proteases, além de regularem proteases endógenas das plantas.

Existem pelo menos cinco inibidores das proteases, sendo os principais o inibidor de Kunitz e o de Bowman-Birk. O inibidor de Kunitz, descoberto em 1945, é formado por uma molécula com peso de 21,5 kDa, 181 aminoácidos e duas pontes de dissulfeto. Possui atividade específica para a tripsina, à qual se liga na proporção molecular de 1:1, em reação forte e quase instantânea. A ligação da tripsina ao inibidor de Kunitz parece ser semelhante à que ocorre com as proteínas digeridas pela enzima. No sítio ativo da tripsina, várias pontes não covalentes são formadas, gerando um complexo ligante irreversível, interferindo na digestibilidade das proteínas.

O inibidor de Bowman-Birk, parcialmente purificado em 1944, constitui-se de uma cadeia polipeptídica simples de 71 aminoácidos com peso molecular de 6 a 10 kDa e sete pontes de dissulfeto. São conhecidos cinco inibidores relacionados ao Bowman-Birk, denominados de PI-I a PI-V. Esses tipos de inibidores possuem ação sobre a tripsina e a quimotripsina em dois diferentes sítios de ligação. Comparativamente, o inibidor de Bowman-Birk é mais potente que o de Kunitz.

As espécies animais mais afetadas são as não ruminantes, especialmente as aves e os suínos. Nessas espécies, os inibidores das proteases promovem redução no crescimento, enfraquecimento de pelos ou penas e distúrbios digestivos. Em aves, há hipertrofia e aumento na secreção pancreática, provavelmente em decorrência de aumento na taxa de produção de enzimas, uma vez que o pâncreas é sensível a estímulos para aumento na síntese e secreção de tripsina.

Com a redução na quantidade de tripsina livre em razão da ligação com os inibidores, produz-se uma consequente redução na inibição da secreção de enzimas pancreáticas produzida pela própria tripsina, de forma que há aumento dessa secreção. Sendo assim, ocorre hipertrofia e hiperplasia do pâncreas, com hipersecreção das enzimas, compensando a porção perdida com a ligação aos inibidores. Esse efeito permite que não haja o comprometimento da digestão das proteínas. Entretanto, há aumento nos requerimentos dietéticos de aminoácidos sulfurados, acarretando a sua deficiência. Além disso, há também aumento nos níveis séricos de insulina, possivelmente um efeito indireto da estimulação pancreática.

Em suínos, cães e bezerros, a redução no crescimento deve-se à menor digestão das proteínas dietéticas.

Foi verificado experimentalmente em ratos que a ingestão prolongada de inibidores das proteases da soja também produz, além de hipertrofia e hiperplasia, nódulos hiperplásticos e adenomas no pâncreas. Entretanto, essas lesões não ocorrem em camundongos e hamsters.

Apesar de apresentarem ação carcinogênica potencial, os inibidores da tripsina, especialmente o inibidor de Bowman-Birk, provavelmente possuem efeito supressor do câncer. Além disso, outros compostos presentes na soja, os fitoestrógenos isoflavonas, também apresentam ação anticancerígena.

Os inibidores das proteases podem ser destruídos pelo tratamento com calor e umidade – mais de 95% da atividade desses inibidores é destruída a 100°C por 15 minutos. Para uso na alimentação de animais de produção, a extrusão da soja crua é a técnica mais adequada para a inativação dos inibidores. A necessidade dessa inativação pode ser analisada pelo teste da urease, uma vez que essa enzima também está presente na soja crua, sendo inativada pelo mesmo tratamento térmico que o utilizado para os inibidores das proteases.

Nesse teste, à amostra de soja são adicionados ureia e um indicador de pH. Quando se forma amônia, que é observada pelo aumento do pH, pode-se concluir que essa amostra contém urease, indicando que os inibidores das proteases provavelmente também estão presentes. Apesar do efeito protetor, é importante lembrar que o calor necessário para a destruição dos inibidores também desnatura proteínas.

Há variedades de soja isentas do inibidor de Kunitz. Entretanto, estas também podem afetar o crescimento animal quando não sofrem o tratamento térmico, já que elas contêm o inibidor de Bowman-Birk, além de outros fatores antinutricionais. Outro fator que deve ser considerado é que essas variedades são mais susceptíveis ao ataque de insetos, pois, como já mencionado anteriormente, esses inibidores promovem proteção contra a predação. Desse modo, o uso de variedades de soja isentas do inibidor de Kunitz não seria viável economicamente. Além disso, seria necessária a realização do tratamento térmico de qualquer maneira.

Lecitina de soja

Lecitinas são proteínas que se ligam a moléculas que contêm carboidratos, havendo elevada especificidade de cada lecitina por determinado tipo de carboidrato. Por haver interação com locais de ligação múltiplos de receptores glicoconjugados, específicos na superfície da membrana celular de eritrócitos, uma capacidade característica das lecitinas é a de promover hemaglutinação, por isso também são conhecidas como aglutininas ou hemaglutininas.

A lecitina de soja é uma glicoproteína tetramérica com peso molecular de cerca de 120 kDa. Possui afinidade pela N-acetilgalactosamina, pelos glicosídeos e pelos oligossacarídeos, nos quais esse carboidrato se apresenta como uma unidade terminal não reduzida.

Ao ligar-se a carboidratos específicos na superfície epitelial do intestino, principalmente duodeno e jejuno, a lecitina de soja promove destruição e atrofia das microvilosidades e diminuição da viabilidade das células epiteliais. Além disso, há hiperplasia das células da cripta de Lieberkühn. Nesse processo, parece haver acúmulo de poliaminas, principalmente espermidina, estimulando a proliferação celular.

Parte da lecitina ingerida é absorvida, chegando à circulação sanguínea e estimulando a produção de anticorpos antilecitina. Há aumento no tamanho do pâncreas, provavelmente por acúmulo de espermidina e/ou outras poliaminas. Outros efeitos incluem a redução nos níveis séricos de insulina, inibição intestinal de dissacaridases e proteases, alterações degenerativas em fígado e rins, e interferência na absorção de ferro e lipídios dos alimentos.

O tratamento térmico também é útil para que a lecitina seja destruída nos grãos de soja. A lecitina da soja é inativada pelo calor úmido, mas é resistente ao calor seco. Portanto, a extrusão é o melhor tratamento para a soja crua, destruindo essa proteína e também os inibidores das proteases.

Há variedades de soja com menor concentração de lecitina (1.000 a 10.000 vezes inferior) que a maioria das variedades frequentemente empregadas, mas que também são capazes de, quando cruas, reduzir o ganho de peso e a taxa de eficiência proteica, comparadas às variedades comuns que sofreram o tratamento térmico para sua inativação. Desse modo, mesmo as variedades com menor teor de lecitina também necessitam sofrer o tratamento térmico para desnaturação da lecitina de soja.

A determinação dos níveis de lecitina na soja pode ser realizada por meio de diversas técnicas, sendo as principais a hemaglutinação, a aglutinação em látex e o ensaio imunenzimático (Elisa).

Alérgenos

As proteínas de estocagem da soja, glicinina e betaconglicinina não são digeridas e podem ser absorvidas pela mucosa intestinal de animais jovens. Essas proteínas possuem efeitos antigênicos, propiciando, assim, o desencadeamento de reação imune. A exposição ocorre por meio do uso da soja como substituto do leite e como ração para animais na fase de desmame.

Nas placas de Peyer, a glicinina e a betaconglicinina desencadeiam a produção das imunoglobulinas IgA e IgM, promovendo processo inflamatório com lesões nas vilosidades e microvilosidades do epitélio intestinal. Dessa forma, há atrofia das vilosidades e hiperplasia das criptas de Lieberkühn. O animal apresenta redução na absorção de nutrientes, aumento do peristaltismo intestinal, infecção por microrganismos oportunistas e diarreia. O crescimento é prejudicado e, em alguns casos, pode haver morte.

Os alérgenos não são degradados pelo processamento térmico utilizado para a inativação dos inibidores das proteases e da lecitina de soja. Podem ser extraídos com solução aquosa de etanol quente ou inativados pelo tratamento alcalino com hidróxido de sódio ou ácido. A melhor medida de prevenção, no entanto, está no desenvolvimento de tolerância imune, obtida pela administração de grande quantidade de soja, como o uso de ração contendo 15 a 22% de farelo de soja.

Fitato

Responsável pela redução na biodisponibilidade de alguns minerais da dieta, o fitato é um composto cíclico, inositol, contendo seis grupamentos fosfatos. Trata-se de uma forma de estoque do fósforo nas sementes, sendo que esse elemento corresponde entre 40 e 60% do peso da molécula do fitato. No entanto, o fósforo dessa molécula está pouco disponível como nutriente para aves e suínos. O fitato está presente nos grãos e na maioria dos produtos derivados da soja, na concentração de 1 a 1,5% de matéria seca.

Essa substância atrai para si minerais bi e trivalentes, tais como o cálcio, o magnésio, o zinco e o ferro, formando compostos pouco solúveis e de baixa absorção pelo intestino. Também interage, de forma inespecífica, com resíduos alcalinos de proteínas. Foi observado que o fitato promove inibição *in vitro* de diversas enzimas digestivas como a pepsina, a tripsina e a alfa-amilase. Assim, o fitato afeta o metabolismo mineral e o crescimento de espécies monogástricas. Por outro lado, os ruminantes são pouco sensíveis, pois a microbiota ruminal sintetiza a enzima fitase, que inativa esse composto.

O fitato é relativamente estável ao tratamento térmico. O controle do pH, da concentração de cloreto de sódio e da temperatura durante a extrusão auxiliam na redução de seus níveis na soja. A hidrólise pode ser obtida por meio da adição da enzima fitase, que pode ser obtida a partir do filtrado de cultura de *Aspergillus ficcum* e do farelo de trigo. A fitase isolada está disponível comercialmente para ser adicionada à ração contendo soja. Com a destruição do fitato pela fitase, há aumento na disponibilidade dos minerais da dieta para aves e suínos, melhorando, assim, o desempenho produtivo.

Outros compostos presentes na soja

Lipoxidase

O efeito antivitamínico presente na soja é dado pela redução na atividade da vitamina A. Esse efeito é promovido pela enzima lipoxidase – esta catalisa a reação de oxidação de lipídios que contêm *cis-cis*-1,-4-pentadieno, com formação de hidroperóxidos. A consequente oxidação e rancificação da gordura resulta no sabor característico de produtos derivados da soja. Pela ação da lipoxidase, há destruição de caroteno e xantofilas no alimento, o que resulta em redução na atividade da vitamina A. A lipoxidase é desnaturada pelo tratamento térmico, a 80°C.

Rafinose e estaquiose

Os fatores de flatulência são oligossacarídeos (polímeros de carboidratos de cadeia curta) rafinose e estaquiose. Por não serem digeridas pelas enzimas pancreáticas, a rafinose e a estaquiose passam pelo intestino delgado e chegam ao intestino grosso, onde são utilizadas pelas bactérias em processos fermentativos com formação de gases. Em seres humanos, os gases produzidos geram flatos, náuseas e diarreia. Em suínos e aves, o efeito promovido pelos oligossacarídeos é a redução nos níveis de energia digestíveis na dieta.

Proteínas tóxicas

Foram identificadas três proteínas tóxicas nos grãos de soja, denominadas soyatoxina, *G. max*-toxina (*Gm*-TX) e toxina da soja (SBTX). As duas primeiras são proteínas de cadeia única de 21 e 28 kDa, respectivamente, enquanto a última apresenta duas cadeias ligadas por ponte de dissulfeto, com massa de 44 kDa. As três proteínas apresentam ação inseticida, e a SBTX também possui atividade antifúngica. A administração intraperitoneal de cada uma das toxinas em camundongos promoveu bradicardia, dispneia severa, convulsões tônico-clônicas e morte. No entanto, uma única administração oral de doses até 15 vezes maiores que aquelas letais, quando administradas por via intraperitoneal, demonstram não serem letais. Desse modo, as três proteínas tóxicas não devem apresentar significância toxicológica.

Lisinoalanina

A lisinoalanina (*N*-epsilon-(DL-2-amino-2-carboxietil)-L-lisina) pode ser gerada na soja tratada para extração de proteínas. Sob condições alcalinas, é formado um resíduo dehidroalanil a partir da cisteína e/ou serina, que se liga a um grupamento amino-epsilon da lisina. Com a conversão da lisina a lisinoalanina, há redução na digestibilidade proteica, bem como na biodisponibilidade da lisina. Além disso, foi verificado em ratos que a lisinoalanina causa lesão renal, a nefrocitomegalia, provavelmente por causa da sua ligação com íons cobre presentes nas células epiteliais dos túbulos contornados proximais.

Apesar desses dados, a importância toxicológica e nutricional dessa substância ainda não está bem determinada, tornando necessária a condução de experimentos que visem esclarecer seus efeitos, especialmente os relacionados com a produção animal e seus possíveis efeitos para os seres humanos.

Isoflavonas, compostos bociogênicos e saponinas

Os fitoestrógenos presentes na soja são isoflavonas com atividade estrogênica, principalmente a genisteína e a daidzeína. Também estão presentes em grãos de soja os compostos bociogênicos e saponinas. Entretanto, todos esses compostos provavelmente não apresentam significância toxicológica para animais de produção.

BIBLIOGRAFIA

1. AFERRI, G.; LEME, P.R.; PEREIRA, A.S.C.; et al. Fatty acid composition of the longissimus dorsi muscle in crossbred steers fed different sources of fatty acids. *Revista Brasileira de Zootecnia*, v. 41, n. 7, p. 1706-12, 2012.
2. BECKER-RITT, A.B.; MULINARI, F.; VASCONCELOS, I.M.; et al. Antinutritional and/or toxic factors in soybean (Glycine max (L) Merril) seeds: comparison of different cultivars adapted to the southern region of Brazil. *Journal of the Science of Food and Agriculture*, v. 84, n. 3, p. 263-70, 2004.
3. BRAGA, A.P.; MACIEL, A.V.; GUERRA, D.G.F.; et al. Extruded--expelled cottonseed meal decreases lymphocyte counts in male sheep. *Revue de Médecine Vétérinaire*, v. 163, n. 3, p. 147-52, 2012.
4. CÂMARA, A.C.L.; GADELHA, I.C.N.; BORGES, P.A.C.; et al. Toxicity of gossypol from cottonseed cake to sheep ovarian follicles. *Plos One*, v. 10, art. e0143708, 2015.
5. CHEEKE, P.R. *Natural Toxicants in Feeds, Forages, and Poisonous Plants*. 2.ed. Danville: Interstate Publishers, 1998. 479p.
6. CORTE, R.R.; AFERRI, G.; PEREIRA, A.S.C.; et al. Performance, carcass traits and meat quality of crossbred lambs fed whole cottonseed levels. *Italian Journal of Animal Science*, v. 14, n. 4, p. 723-6, 2015.
7. EAGLE, E.; BIALER, H.F. Effect of single and repeated doses of gossypol ok the rat. *Journal of Food Science*, v. 15, n. 3, p. 232-6, 1950.
8. FLAVIN, D.F. The effects of soybean trypsin inhibitors on the pancreas of animals and man: a review. *Veterinary and Human Toxicology*, v. 24, n. 1, p. 25-8, 1982.
9. GADELHA, I.C.N.; FONSECA, N.B.S.; OLORIS, S.C.S.; et al. Gossypol toxicity from cottonseed products. *Scientific World Journal*, v. 2014, art. 231635, 2014.
10. GADELHA, I.C.N.; MACEDO, M.F.; OLORIS, S.C.S.; et al. Gossypol promotes degeneration of ovarian follicles in rats. *Scientific World Journal*, v. 2014, art. 986184, 2014.
11. GUMBMANN, M.R.; DUGAN, G.M.; SPANGLER, W.L.; et al. Pancreatic response in rats and mice to trypsin inhibitors from soy and potatoes after short- and long-term dietary exposure. *Journal of Nutrition*, v. 119, n. 11, p. 1598-1609, 1989.
12. KOVACIC, P. Mechanism of drug and toxic actions of gossypol: focus on reactive oxygen species and electron transfer. *Current Medical Chemistry*, v. 10, n. 24, p. 2711-8, 2003.
13. LIENER, I.E. Implications of antinutritional components in soybean foods. *Critical Reviews in Food Science and Nutrition*, v. 34, n. 1, p. 31-67, 1994.
14. LIMA, C.B.; COSTA, F.G.P.; LUDKE, J.V.; et al. Fatores antinutricionais e processamento do grão de soja para alimentação animal. *Agropecuária Científica no Semiárido*, v. 10, n. 4, p. 24-33, 2014.
15. LUZ, V.B.; GADELHA, I.C.N.; CORDEIRO, L.A.V.; et al. In vitro study of gossypol's ovarian toxicity to rodents and goats. *Toxicon*, v. 145, p. 56-60, 2018.
16. MCGINNESS, E.E.; MORGAN, R.G.H.; LEVISON, D.A.; et al. The effects of long-term feeding of soya flour on the rat pancreas. *Scandinavian Journal of Gastroenterology*, v.15, n. 4, p. 497-502, 1980.
17. MORAIS, J.K.S.; BADER, O.; WEIG, M.; et al. Soybean Toxin (SBTX) impairs fungal growth by interfering with molecular transport, carbohydrate/amino acid metabolism and drug/stress responses. *PLoS One*, v. 8, n. 7, art. e70425, 2013.
18. OLIVEIRA, H.D.; SOUSA, D.O.B.; OLIVEIRA, J.T.A.; et al. Gm-TX, a new toxic protein from soybean (*Glycine max*) seeds with potential for controlling insect pests. *Process Biochemistry*, v. 45, n. 5, p. 634-40, 2010.
19. PATTON, C.S.; LEGENDRE, A.M.; GOMPF, R.E.; et al. Heart failure caused by gossypol poisoning in two dogs. *Journal of American Veterinary Medical Association*, v. 187, n. 6, p. 625-7, 1985.
20. RANDEL, R.D.; CHASE JR, C.C.; WYSE, S.J. Effects of gossypol and cottonseed products on reproduction of mammals. *Journal of Animal Science*, v. 70, n. 5, p. 1628-38, 1992.
21. VAGADIA, B.H.; VANGA, S.K.; RAGHAVAN, V. Inactivation methods of soybean trypsin inhibitor – a review. *Trends in Food Science & Technology*, v. 65, p. 115-25, 2017.
22. VASCONCELOS, I.M.; SIEBRA, E.A.; MAIA, A.A.B.; et al. Composition, toxic and antinutritional factors of newly developed cultivars of Brazilian soybean (Glycine max). *Journal of the Science of Food and Agriculture*, v. 75, n. 4, p. 419-26, 1997.
23. ______. Nutritional study of two Brazilian soybean (Glycine max) cultivars differing in the contents of antinutritional and toxic proteins. *Journal of Nutritional Biochemistry*, v. 12, n. 1, p. 55-62, 2001.
24. YANG, A.; LARSEN, T.W.; SMITH, S.B.; et al. Δ^9 desaturase activity in bovine subcutaneous adipose tissue of different fatty acid composition. *Lipids*, v. 34, n. 9, p. 971-8, 1999.

Capítulo 30

Intoxicação pela amônia (ureia)

Enrico Lippi Ortolani
Alexandre Coutinho Antonelli

INTRODUÇÃO

A ingestão de altas quantidades de ureia dietética por ruminantes, adaptados ou não a esse nutriente, pode gerar elevados teores de amônia no rúmen. Ao serem absorvidas, elas provocarão graves transtornos nervosos, caracterizados pelo surgimento de tremores musculares e quadro convulsivo. Tais transtornos frequentemente levam os animais à morte, mas podem ser devidamente tratados com administração de ácidos fracos, fluidoterapia e diurético.

Embora muitos autores denominem o quadro como intoxicação pela ureia, na realidade o agente causal é a amônia, produto intermediário da hidrólise da ureia no rúmen. Ela é rapidamente absorvida e penetra principalmente nas células nervosas, gerando, assim, uma complexa sintomatologia nervosa.

FONTE DE EXPOSIÇÃO

Proteína é um nutriente essencial para os ruminantes, sendo importante tanto para o hospedeiro como para a microbiota ruminal. As gramíneas tropicais contêm menores concentrações de proteína bruta que aquelas de áreas temperadas, em especial no período seco, quando se torna o principal fator limitante para a produtividade de ruminantes.

Para superar esse déficit, recomenda-se uma suplementação dietética com fontes ricas em proteína de origem vegetal, tais como os farelos de soja, de algodão, glúten de milho etc. Contudo, em razão do alto preço desses alimentos desde a década de 1950, tem sido recomendada a substituição parcial deles por fontes de nitrogênio não proteico (NNP), tal como a ureia e o biureto e compostos amoniacais.

Entre os compostos de NNP, a ureia é sem dúvida a mais empregada na alimentação animal, por ser cerca de sete vezes mais barata por tonelada de nitrogênio que as fontes de proteína vegetal e apresenta alta disponibilidade, já que é um subproduto do petróleo. Estima-se hoje que cerca de 60 milhões de ruminantes brasileiros, na maioria bovinos, consumam anualmente cerca de 300 mil toneladas por ano, em forma de sal mineral proteinado, cana-de-açúcar/ureia, melaço/ureia e em rações já prontas.

Embora o uso da ureia possa ser economicamente muito vantajoso e, na maioria das vezes, seguro, poderão ocorrer graves transtornos, que culminam em surtos de intoxicação superaguda, caso esse composto não seja adequadamente utilizado. Esses surtos ocorrem ocasionalmente e, na maior parte desses casos, mais de 30% dos animais do rebanho são severamente acometidos. Quando de seu surgimento, o quadro é drástico, rápido e na maioria das vezes fatal, levando ruminantes à morte em cerca de 60 minutos após a ingestão da ureia. O coeficiente de letalidade pode ser bem elevado, acima de 50%, levando o criador a perdas econômicas substanciais. Estima-se que anualmente mais de 6.500 ruminantes sejam acometidos por essa intoxicação superaguda no Brasil.

METABOLISMO DA UREIA E COMPOSTOS AMONIACAIS

Normalmente, a ureia ingerida na dieta é hidrolisada no rúmen em dois compostos amoniacais – amônio (NH_4^+) e amônia (NH_3) – numa reação catalisada pela enzima urease, sintetizada pelos microrganismos ruminais.

A velocidade da reação será mais rápida quanto maior for a quantidade de urease presente no meio e quanto

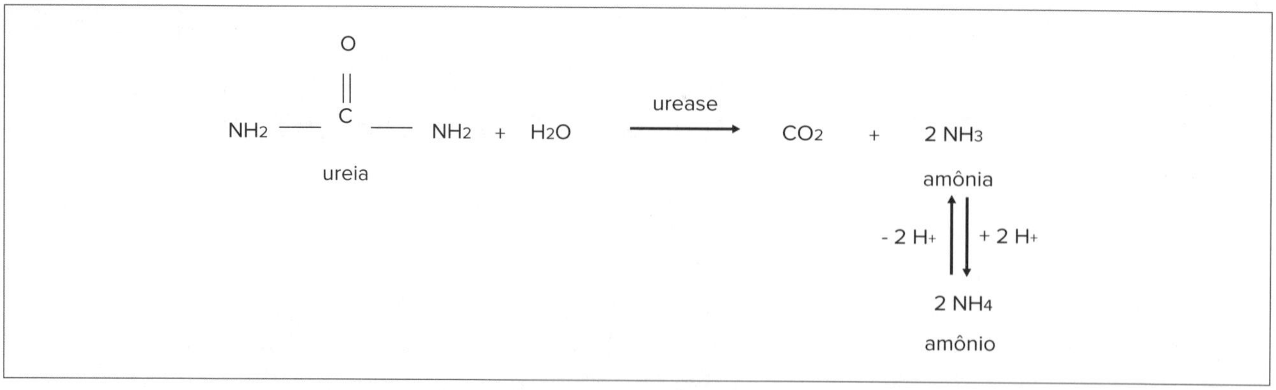

FIGURA 30.1. Hidrólise da ureia e formação de compostos amoniacais.

mais alto for o pH do fluido ruminal. Quanto menor for o teor de proteína bruta na dieta prévia à ingestão de ureia dietética, maior será a quantidade de urease produzida pelos microrganismos. Por isso, recomenda-se que ruminantes não acostumados à ureia e que recebam uma dieta pobre em proteína sejam adaptados gradativamente a ela. Alguns tipos de feijões, a soja e, em menor grau, o seu farelo, contêm urease, não sendo recomendados oferecê-los em alta quantidade com a ureia.

Embora o pH ideal de atuação da urease se situe entre 8,17 e 8,35, a hidrólise da ureia também acontece rapidamente e dentro da primeira hora de ingestão se o pH ruminal for superior a 7,0. Dessa forma, condições ruminais que possibilitam um alto pH (dieta pobre em energia e rica em forragem ou tamponada com bicarbonato) proporcionarão uma maior rapidez da hidrólise da ureia, predispondo ao surgimento do quadro tóxico, caso sejam ingeridas altas quantidades de ureia.

Normalmente, a maioria da ureia é transformada no rúmen em amônio. Além disso, quanto mais alto for o pH do fluido ruminal, maior será a quantidade de amônia formada, aumentando o risco de intoxicação. Embora a diferença estrutural entre amônia e amônio seja pequena (apenas um simples próton a mais no amônio), as propriedades químicas desses compostos são muito diferentes. Enquanto a amônia é um gás, com um pH ligeiramente alcalino, conferindo-lhe um caráter lipossolúvel e pouco ou nada aproveitada pelos microrganismos ruminais, o amônio é um sal, com pH ácido que o torna hidrossolúvel, sendo muito aproveitado pelos microrganismos. Semelhante a outras bases fracas e por ser lipossolúvel, apenas a amônia pode ser altamente absorvida pela parede ruminal.

Em condições normais, pequenas quantidades de amônia são absorvidas nas primeiras duas horas após a ingestão de alimentos. Quanto mais alto for o pH do fluido ruminal, maior será a quantidade de amônia formada no rúmen e sua absorção. Na maioria dos casos de intoxicação, o pH do fluido ruminal é igual ou superior a 7,4, mas foram descritos casos de intoxicação quando o pH é tão baixo como 6,9, principalmente quando os teores de amônia no rúmen estão muito altos.

Normalmente, após ser absorvida, cerca de 90% da amônia é convertida em ureia no interior dos hepatócitos, no chamado "ciclo da ureia" ou ciclo de Krebs-Henseleit. Segundo estimativas, a amônia é 40 vezes menos tóxica que a ureia. Para cada mol de ureia produzido, são gastos três moles de ATP, fornecidos pelo ciclo de Krebs, um mol de aspartato e um de gás carbônico. Participam do ciclo da ureia os seguintes aminoácidos: citrulina, aspartato, arginino-succinato, arginina e ornitina. Embora não haja gasto nem de citrulina, nem arginina e de ornitina durante a conversão de amônia em ureia, sabe-se que a terapia com esses aminoácidos durante um quadro de intoxicação por amônia aumenta significativamente a produção de ureia, em especial a arginina, que é um cofator desse ciclo da ureia.

O ciclo da ureia é menos eficiente em ruminantes que recebem dietas pobres em proteína bruta e/ou em NNP. De acordo com o aumento desses compostos na dieta, ocorre, concomitantemente, uma maior atividade desse ciclo. Por isso a necessidade de se adaptar gradativamente os animais às crescentes quantidades de ureia, a fim de diminuir o risco de intoxicação. Animais com grave insuficiência hepática podem sucumbir após doses aparentemente normais de ureia na dieta.

Uma pequena quantidade de amônia pode ser eliminada pelos rins, através dos túbulos contornados proximais. Essa excreção é maior quanto menor for o pH urinário ou maior a quantidade de glutamina, já que a amônia se liga a esse aminoácido para ser eliminada pelos túbulos renais.

Foi demonstrado que existe uma variabilidade marcante na capacidade individual de excretar amônia pela urina no decorrer de uma hiperamoniemia. Isso torna alguns bovinos mais resistentes, sendo eles capazes de suportar quantidades até seis vezes maiores de amônia que animais mais susceptíveis.

USO DE UREIA NA DIETA

Os compêndios de nutrição recomendam que a ureia seja utilizada na dieta de ruminantes em quantidades que não excedam 1,3% do total de matéria seca oferecida, 3% do concentrado, 1,5% da matéria seca da forragem ou até 50% da mistura mineral. A ureia pode ser suplementada até 46,5% da proteína total da dieta. Via de regra, a quantidade de ureia total oferecida na dieta não deve ultrapassar 0,22 g ureia/kg de peso vivo por dia.

Conforme já comentado, ruminantes que nunca ingeriram ureia devem ser adaptados a esse nutriente. Deve-se oferecer, portanto, na primeira semana, 1/3 da quantidade total; na segunda semana 2/3; e no início da terceira semana atinge-se a meta proposta. Recomenda-se que os animais já adaptados e que deixarem de consumir ureia por pelo menos 30 dias sejam adaptados novamente seguindo esse mesmo esquema, diferentemente da sugestão tradicional que a partir de três dias de privação de ureia deva se prover novo período de adaptação.

FATORES DETERMINANTES NA INTOXICAÇÃO

Várias condições nutricionais e de manejo podem provocar o surgimento de intoxicação superaguda pela amônia em ruminantes. A mais comum delas é o oferecimento de altas doses de ureia dietética para animais pouco ou nada adaptados e criados de maneira extensiva, principalmente quando a dose oferecida ultrapassar em duas a três vezes aquela recomendada. Alguns animais não adaptados que recebam a dose total correspondente ao fim do período de adaptação (0,22 g de ureia/kg de peso vivo) de uma só vez podem morrer ou ter uma intoxicação de grau mediano ou moderado, recuperando-se sem quaisquer tratamentos.

Embora a ureia não seja muito palatável, algumas situações podem favorecer a sua alta ingestão, por exemplo, quando ela é misturada ao sal mineral contendo cloreto de sódio. Animais carentes em sódio podem ingerir até 10 vezes mais dessa mistura que o normal nos primeiros dois dias de oferecimento desse suplemento. São citados também surtos de intoxicação quando a ureia é misturada unicamente a concentrados energéticos altamente palatáveis. Não é recomendado, também, oferecer altas doses de ureia para animais famintos.

Embora a adaptação favoreça muito o grau de resistência de ruminantes à intoxicação por amônia, descreveu-se um surto de intoxicação em cabras devidamente adaptadas que receberam inadvertidamente uma dose 4,2 vezes maior que a usual de ureia misturada à ração comercial, por erro de mistura desse nutriente na ração.

Pelo fato de a ureia ser altamente higroscópica, existem relatos de campo referentes à intoxicação após a ingestão de água, proveniente da chuva, retida em cochos de sal mineral descobertos contendo ureia.

PATOGENIA

Quando a quantidade de amônia absorvida ultrapassar muito a capacidade do ciclo da ureia e da excreção renal, pode advir a intoxicação superaguda. Em decorrência da sua característica lipossolúvel, a amônia tem uma grande capacidade de migrar para o interior das células, em especial do sistema nervoso central (SNC) e em menor grau do periférico. Durante a intoxicação, os teores de amônia obtidos no sangue colhido através da carótida são sempre 50% menores que aqueles obtidos a partir da jugular, indicando uma enorme retenção dessa substância no SNC. No interior das células, a amônia inibe, inicialmente, a atividade do ciclo de Krebs, diminuindo drasticamente a geração de energia. Essa queda na produção de energia estimula a glicólise anaeróbica, com produção de enormes quantidades de ácido láctico, gerando um grave quadro de acidose metabólica sistêmica.

No SNC, além da menor geração de energia, o excesso de amônia promove uma desestabilização da passagem do estímulo nervoso pelas sinapses, alterando a síntese e a liberação de vários neurotransmissores, e, também, a atividade da bomba sódio-potássio-ATP. Essas mudanças são responsáveis pela gênese de grande parte do quadro sintomático, iniciando-se pela mudança de comportamento e de atitude e evoluindo para tremores musculares, dificuldade de locomoção, episódios convulsivos etc.

A hiperamoniemia interfere, ainda, no metabolismo da glicose, levando a uma marcante hiperglicemia (elevação de até cinco vezes, durante a intoxicação), decorrente de uma maior liberação de glucagon, estimulador da gliconeogênese, além de reduzir a atividade da insulina.

QUADRO CLÍNICO DA INTOXICAÇÃO

O desenvolvimento dos sinais clínicos está intimamente ligado com a concentração de amônia no sangue, podendo surgir entre 15 e 90 minutos após a ingestão da ureia; além disso, pode ser mais rápido nos animais que tenham oligúria ou anúria, postergando-se nos que exibem poliúria. No prelúdio do quadro, os animais apresentam inquietude, irritabilidade e hipersensibilidade ao toque e ao som. Em seguida, exibem pequenas fasciculações verificadas em grupos musculares dos membros anteriores e posteriores. A partir desse momento, tornam-se presentes os problemas de posicionamento e de locomoção, iniciando-se por tentativas feitas pelo animal de apoiar seu corpo em obstáculos, tais como cercas, muros etc. Logo em seguida, os animais apresentam um quadro característico de hiperextensão e enrijecimento dos membros anteriores, assumindo temporariamente uma posição semelhante a um cavalete.

Ainda em estação, dois terços dos animais acometidos exibem uma notória midríase. Nesse momento, caso sejam estimulados a se locomoverem mostrarão uma marcha dificultosa e vacilante, que se segue a um decúbito inicialmente esternal e finalmente lateral. Os movimentos de rúmen diminuem tanto em número como em grau de tonicidade, culminando na atonia. Dependendo das circunstâncias prévias de alimentação, pode-se constatar meteorismo gasoso ruminal de grau moderado ou médio. Outro sintoma frequentemente constatado é a sialorreia, decorrente da paralisia faringiana. Em cerca de metade das reses, podem ser constatadas mucosas congestas e eliminação de fezes mais amolecidas que o normal, sendo que episódios diarreicos ocorrem em casos muito esporádicos.

Após o decúbito lateral, instala-se um quadro de depressão geral, acompanhado sempre por nistagmo horizontal, o que reflete uma disfunção no sistema vestibular e no cerebelo.

A taquicardia e o surgimento de diferentes graus de desidratação são frequentemente detectados antes do início dos episódios convulsivos. Em um terço dos animais podem ser encontrados quadros de edema pulmonar, dispneia e aumento de frequência respiratória.

O quadro culmina no surgimento de várias crises convulsivas tônico-clônicas (três a dez), com duração de 30 a 60 segundos, interespaçados por pequenos períodos de latência de 30 segundos a cinco minutos. As convulsões são caracterizadas por enrijecimento dos membros anteriores, posteriores e da musculatura cervical, aparecimento de nistagmo e parada respiratória. Depois dessas convulsões, ocorre queda na temperatura retal e, em alguns animais, desenvolve-se quadro de arritmia cardíaca, em consequência da hipercalemia. Após o término dos episódios convulsivos, há uma acentuada depressão no estado geral, seguida por estupor e morte decorrente da parada cardiorrespiratória.

ACHADOS NECROSCÓPICOS

Na necropsia, pode ser detectado um forte odor amoniacal ao ser aberto o rúmen, assim como presença de edema e de congestão pulmonar. Em alguns casos, há presença de fluido ruminal na traqueia e nos pulmões, hidrotórax, estase venosa generalizada e rumenite. No exame microscópico podem ser constatadas a presença de degenerações neuronais, alterações espongiosas dos neurópilos e congestão e hemorragia da pia mater, edema pulmonar grave, bronquite e nefrose tubular.

PATOLOGIA CLÍNICA

Por causa dos altos teores de amônia, o pH do fluido ruminal terá caráter alcalino, atingindo na maioria dos casos valores iguais ou superiores a 7,4. Como a amônia é volátil, recomenda-se o imediato congelamento da amostra de fluido ruminal para posterior análise laboratorial, a fim de se obter o diagnóstico definitivo.

Semelhantemente ao acorrido com o rúmen, os teores de amônia elevam-se no plasma de 40 mM/L para cerca de 1.900 mM/L, quando do surgimento dos episódios convulsivos. O sangue deve ser coletado tendo o EDTA como anticoagulante e, semelhante ao fluido ruminal, o plasma deve ser congelado até análise.

Como o diagnóstico definitivo é realizado com a determinação de altos valores de amônia no fluido ruminal ou plasma, tal análise é necessária. Contudo, a determinação de amônia é complexa e dispendiosa, podendo ser feita com precisão com *kit* laboratorial, pouco disponível no mercado, ou com uso de eletrodo íon-específico. Para contornar essa dificuldade, foi realizada uma avaliação preliminar que comparou a análise de amônia em fluido ruminal de animais intoxicados, pelo método enzimático e outro método semiquantitativo, empregando um *kit* de baixo custo e disponível para análise de amônia em água de aquário (Amônia Tóxica- Labcon Test ®). Esse último é composto de dois reativos separados, que adicionados ao fluido a ser analisado fornece o resultado em 5 minutos. O coeficiente de correlação entre os dois testes foi alto (r = 0,95) até a concentração de 3.500 mM/L, podendo ser indicado para diagnóstico no campo.

Se, por um lado, ocorre alcalose ruminal, por outro se desenvolve um quadro de acidose metabólica no sangue. Há queda do pH (7,4 para 7,1) e dos teores de bicarbonato (25 para 13 mM/L) decorrente de um grande incremento na produção de lactato, equivalente a mais de 10 vezes os teores normais desse metabólito no plasma (1,1 para mais de 13 mM/L). Para contrabalançar a acidose sistêmica, existe maior eliminação de gás carbônico, refletindo em uma queda da pCO_2 sanguínea.

Em razão da desidratação, existe um aumento concomitante nos valores no hematócrito, podendo atingir até 50%. Tanto a glicemia como os teores de ureia são bastante elevados no decorrer da intoxicação.

DIAGNÓSTICO

O diagnóstico deve ser realizado pelo histórico de erros no manejo nutricional, ou seja, pelo oferecimento súbito de alta quantidade de ureia dietética, no reconhecimento dos sintomas clínicos manifestados durante o quadro (em especial o surgimento de tremores musculares e episódios convulsivos), pela detecção de altos teores de amônia tanto no fluido ruminal como no plasma e, ainda, pelo valor elevado do pH ruminal.

Deve ser considerado o diagnóstico diferencial principalmente com a intoxicação por organofosforados. Nesse quadro, é sempre relatado o histórico de aspersão, inalação ou ingestão de qualquer composto contendo esse princípio ativo. Embora existam alguns sinais clínicos em comum, como salivação excessiva, tremores musculares e dificuldade de locomoção, a intoxicação por organofosforado induz respostas parassimpatomiméticas (contração pupilar, lacrimejamento e dispneia acompanhada de gemido), as quais não são encontradas na intoxicação por amônia. Na verdade, a eficiência do tratamento por sulfato de atropina só ocorre nos casos de intoxicação por organofosforados.

TRATAMENTO

O tratamento usual mais conhecido da intoxicação por ureia ou por amônia é a administração de 3 a 5 L de ácidos fracos, como o ácido acético (solução a 5%) ou o vinagre. No caso de pequenos ruminantes, utiliza-se 0,5 a 1 L dessas soluções. A finalidade do uso desses ácidos é diminuir o pH do fluido ruminal e, dessa forma, reduzir a absorção de amônia, transformando-a em amônio.

Quando esse tratamento é realizado no início do quadro, aos primeiros tremores musculares, a cura acontece em 80% dos casos. No entanto, quando essa terapia é realizada como um único tratamento em fases mais avançadas da intoxicação (convulsão), a morte é eminente, pois uma quantidade expressiva de amônia ruminal já foi previamente absorvida. Mesmo assim, recomenda-se o protocolo de tratamento, ou seja, a administração desses ácidos. Entretanto, essa administração deve ser feita com sonda esofágica ou aplicada diretamente no rúmen, pois caso sejam veiculadas pela via oral, corre-se o risco de provocar uma pneumonia por aspiração decorrente da impossibilidade de deglutição que acompanha a paralisia da faringe.

Uma alternativa a esse tratamento é a retirada de todo o conteúdo ruminal, após ruminotomia, uma prática de difícil execução, principalmente quando muitos animais são acometidos de uma só vez.

Recentemente, foi constatado que animais mais resistentes à intoxicação eram aqueles que urinavam mais no decorrer do quadro tóxico e que, quanto mais urinavam, mais excretavam amônia pela urina. Observou-se, ainda, que a intoxicação era mais grave nos animais desidratados e com edema pulmonar, e que estes urinavam menos. Para corrigir o volume plasmático e aumentar o fluxo renal e a produção de urina utiliza-se, concomitantemente, fluidoterapia intravenosa, iniciada com solução salina hipertônica (a 7,5%, 5 mL/kg de peso corpóreo), infundida em alta velocidade, seguida de solução salina isotônica (30 mL/kg de peso corpóreo) aplicada em velocidade normal, e de diurético de alça de Henle (1 a 2 mg/kg de furosemida, por via intravenosa). Este último retira os fluidos sequestrados nos pulmões e aumenta a eliminação de urina. Esse tratamento pode ser potencializado se for infundido no rúmen 4 L de água, com uso de sonda esofágica. Ainda, pode-se associar a esse tratamento o uso de aminoácidos do ciclo da ureia (arginina, ornitina e citrulina), utilizando-se, como base de cálculo, 0,75 mg de arginina/kg, por via intravenosa. Embora esses aminoácidos sejam eficientes, o custo é alto e só devem ser usados em animais de alto valor zootécnico.

PREVENÇÃO

O ponto-chave da prevenção é o controle do manejo dietético, em especial durante os primeiros dias de oferecimento da ureia para um rebanho. Portanto, deve ser seguida à risca a quantidade de ureia oferecida durante o período de adaptação, de acordo com a descrição anterior.

Os animais mais predispostos à intoxicação são aqueles advindos de sistemas extensivos e que são introduzidos subitamente em regimes intensivos de alimentação contendo ureia. Esses animais geralmente ingeriram, até então, quantidades insuficientes de proteína, implicando uma baixa atividade do ciclo da ureia e, muitas vezes, são carentes em macro e microelementos, em especial de sódio. Dessa forma, deve-se evitar o oferecimento de ureia na primeira semana, suplementando-se, nesse período, quantidades adequadas de cloreto de sódio, água e uma dieta rica em proteína vegetal (12 a 14%) e não muito alta em energia, adaptando-se, assim, o animal gradativamente à alimentação mais intensiva.

A fim de manter o pH do fluido ruminal sempre abaixo de 6,9, é recomendável o oferecimento de ureia em dietas que contenham quantidades suficientes de carboidratos solúveis provenientes de grãos, farelos e melaço.

Quando a ureia for adicionada ao sal mineral, esse suplemento deve ser ofertado continuamente, evitando-se longos períodos de privação (mais de 15 dias). Esse fato implicará um consumo exagerado da mistura, aumentando o risco de intoxicação. Sugere-se que cochos de sal mineral contendo ureia sejam devidamente cobertos para evitar que a água da chuva se acumule.

Quando a ureia for adicionada à dieta, deve-se optar pela mistura na ração total, ou apenas na forragem, ou no sal mineral, os quais são consumidos mais lentamente. Deve-se evitar o uso da ureia adicionada apenas em concentrados energéticos, os quais são ingeridos mais avidamente, em um curto espaço de tempo.

Como a ureia necessita ser suplementada com fonte adicional de enxofre (1 parte de enxofre/10 partes de nitrogênio) na forma de sulfato de sódio ou flor-de-enxofre, para aumentar a eficiência de síntese proteica pelos microrganismos ruminais, recomenda-se a adição de sulfato de sódio. Essa substância, por ser menos palatável, retarda a ingestão da ureia diminuindo o risco de intoxicação.

Existem no mercado vários produtos à base de ureia extrusada com amido ou outros carboidratos solúveis. Alega-se que essa ureia é liberada e hidrolisada mais lentamente no rúmen, o que tornaria mais controlada a captação do amônio pelos microrganismos ruminais, diminuindo, assim, o risco de intoxicação. No entanto, quando a ureia granulada é ingerida em altas doses (0,5 g/kg de peso vivo), ela provoca, de forma idêntica, um grave quadro de intoxicação.

BIBLIOGRAFIA

1. ANTONELLI, A.C. *Administração de doses padrão e alta de ureia extrusada ou granulada em bovinos: uma análise clínica-toxicológica e laboratorial*. 2003. 147f. Dissertação (Mestrado em Clínica Veterinária) – Faculdade de Medicina Veterinária e Zootecnia, Universidade de São Paulo, São Paulo.
2. BARTLEY, E.; DAVIDOVICH, A.D.; BARR, G.W.; et al. Ammonia toxicity in cattle. I. Rumen and blood changes associated with toxicity and treatments methods. *Journal of Animal Science*, Champaign, v. 43, n. 4, p. 835-41, 1976.
3. FROSLIE, A. Feed-related urea poisoning in ruminants. *Folia Veterinaria Latina*, Milão, v. 7, n. 1, p. 17-37, 1977.
4. HALIBURTON, J.C.; MORGAN, S.E. Nonprotein nitrogen-induced ammonia toxicosis and ammoniated feed toxicity syndrome. *The Veterinary Clinics of North America. Food Animal Practice*, Filadélfia, v. 5, n. 2, p. 237-49, 1989.
5. KITAMURA, S.S. *Intoxicação por amônia em bovinos e ratos: o desempenho renal na desintoxicação e o emprego de tratamentos alternativos*. 2002. 92f. Dissertação (Mestrado em Clínica Veterinária) – Faculdade de Medicina Veterinária e Zootecnia, Universidade de São Paulo, São Paulo.
6. KITAMURA, S.S.; ORTOLANI, E.L.; ANTONELLI, A.C. Intoxicação por amônia em bovinos causada pela ingestão de ureia dietética: conceitos básicos e novas descobertas. *Revista de Educação Continuada do CRMV-SP*, São Paulo, v. 5, n. 3, p. 292-8, 2002.
7. KITAMURA, S.S.; ORTOLANI, E.L.; MORI, C.S.; et al.: Treatments of ammonia intoxication in rats with urea cycle amino acids, furosemide and fluids. *Veterinary and Human Toxicology*, Manhattan, v. 45, n. 2, p. 65-7, 2003.
8. KITAMURA, S.S.; ANTONELLI, A.C.; MARUTA, C.A.; et al. A model for ammonia poisoning in cattle. *Veterinary and Human Toxicology*, Manhattan, v. 45, n. 5, p. 274-7, 2003.
9. ______. Avaliação laboratorial do uso de solução salina hipertônica e isotônica e de furosemida no tratamento de intoxicação por amônia em bovinos. *Ciência Rural*, Santa Maria, v. 40, n. 8, p. 1779-85, 2010.
10. KOPCHA, M. Nutritional and metabolic diseases involving the nervous system. The Veterinary Clinics of North America. *Food Animal Practice*, Filadélfia, v. 3, n. 1, p. 119-35, 1987.
11. ORTOLANI, E.L.; MARCONDES, M.C. Treatment of ammonia intoxication in rats through the use of aminoacids from the urea cycle. *Veterinary and Human Toxicology*, Manhattan, v. 37, n. 3, p. 217-20, 1995.
12. ORTOLANI, E.L.; MORI, C.S.; RODRIGUES FILHO, J.A. Ammonia toxicity from urea in a Brazilian dairy goat flock. *Veterinary and Human Toxicology*, Manhattan, v. 42, n. 2, p. 87-9, 2000.
13. ORTOLANI, E.L.; et al. Diuresis alleviates ammonia poisoning in cattle through ammonium excretion in the urine. In: WORLD BUIATRICS CONGRESS, 22., 2002, Hanover. *Anais...* Hanover, 2002, ref. 237.
14. ORTOLANI, E.L. Induction and evaluation of ammonia poisoning in ruminants. In: CONGRESS OF INTERNATIONAL SOCIETY OF ANIMAL CLINICAL BIOCHEMISTRY, 11., 2004, Valdívia. *Anais...* Valdivia, 2004, p. 79-84.
15. PARKINS, J.J.; HEMINGWAY, R.G.; BROWN, N.A. The increasing susceptibility of sheep to dietary urea toxicity associated with progressive liver dysfunction. *Research in Veterinary Science*, Londres, v. 14, n. 1, p. 130-2, 1973.
16. SANTOS, N.V.M. *Eficiência da desintoxicação de amônia em bovinos adaptados ou não com ureia dietética e submetidos a diferentes períodos de privação*. 2005. 134f. Tese (Doutorado em Clínica Veterinária). Faculdade de Medicina Veterinária e Zootecnia, Universidade de São Paulo, São Paulo.
17. VISEK, W.J. Some aspects of ammonia toxicity in animals cells. *Journal of Dairy Science*, Champaign, v. 51, n. 2, p. 286-95, 1968.
18. ______. Ammonia: Its effects on biological systems, metabolic hormones, and reproduction. *Journal of Dairy Science*, Champaign, v. 67, n. 3, p. 481-98, 1984.
19. WORD, J.D.; MARTIN, L.C.; WILLIAMS, E.I.; et al. Urea toxicity studies in the bovine. *Journal of Animal Science*, Champaign, v. 29, n. 5, p. 786-91, 1969.

Capítulo 31

Toxinas bacterianas

Nilson Roberti Benites
Priscilla Anne Melville
Terezinha Knöbl

INTRODUÇÃO

A ocorrência de uma doença causada por uma bactéria está intimamente associada à sua capacidade de utilizar diferentes estratégias, também denominadas **fatores de virulência**, capazes de protegê-las da resposta imune e de permitir que ultrapassem as barreiras das mucosas, se disseminem e se multipliquem no organismo do hospedeiro. São inúmeros esses fatores, acionados de acordo com as necessidades bacterianas perante os desafios ante os quais se deparam no organismo. Bactérias apresentam uma incrível diversidade de mecanismos que lhes permitem de forma orquestrada lutar com vistas a sobrevivência e perpetuação. As toxinas constituem alguns desses impressionantes mecanismos.

A primeira prova de que as bactérias realmente causavam doença foi obtida por Robert Koch (1843-1910), médico alemão que demonstrou que uma doença infecciosa específica (carbúnculo hemático) era causada por um microrganismo específico (*Bacillus anthracis*), que podia ser cultivado e isolado em um meio artificial. Em 1889, Shibasaburo Kitasato observou que o caldo de cultivo de *Clostridium tetani*, sem a presença do microrganismo, causava o tétano. Em 1890, Knud Helge Faber demonstrou que os efeitos patológicos observados na doença eram resultantes da ação da toxina tetânica, tendo em vista seu isolamento em sobrenadantes da cultura de *Clostridium tetani*. Em determinadas doenças infecciosas, portanto, existiriam outros fatores – como as toxinas – e não somente a presença do microrganismo, que contribuiriam para o desencadeamento dos sinais clínicos.

A história das toxinas tem início há muito tempo, mesmo que a maior parte das descobertas acerca desse assunto tenha ocorrido nos últimos 150 anos. Embora o conceito de toxina não tenha surgido até o final do século XIX, ele se baseou no acúmulo de conhecimento ao longo de 2 mil anos. Referências sobre o cólera foram feitas nos primórdios da medicina chinesa.

Hipócrates (460-379 a.C.), o pai da Medicina, descreveu em detalhes os sintomas do tétano:

> *O mestre de um grande navio esmagou o dedo indicador de sua mão direita com a âncora. Após sete dias, uma descarga um tanto fétida apareceu; então problemas com sua língua – ele queixou-se de não poder falar corretamente – suas mandíbulas ficaram cerradas, ao mesmo tempo, seus dentes travaram; então apareceram sintomas em seu pescoço; no terceiro dia apareceu opistótono e transpiração. Após seis dias do diagnóstico ele morreu.*

A descoberta-chave que levou à ideia de toxinas veio de uma doença denominada difteria. Ela acomete crianças e o sintoma principal é a formação de uma pseudomembrana ao longo da faringe, podendo estender-se a laringe e traqueia, levando a um quadro de insuficiência respiratória por obstrução alta e, caso a vítima sobreviva, ocorre falência múltipla dos órgãos.

A bactéria responsável pela doença foi descoberta por Friedrich Loeffler, o qual não tinha certeza se estava no caminho certo, tendo em vista que o microrganismo era encontrado somente na faringe de crianças que haviam morrido, embora os danos associados à doença estivessem presentes em todo organismo.

Émile Roux e Alexandre-John-Émile Yersin sugeriram que a razão pela qual todo o organismo se mostrava acometido era outra: a bactéria, localizada na faringe, liberava um "potente veneno" que podia disseminar-se por todos os tecidos. O termo **toxina** foi utilizado pela primeira vez por esses dois pesquisadores, em sua publicação sobre a produção de fatores tóxicos solúveis presentes em sobrenadantes de culturas de *Corynebacterium diphteriae*.

Os motivos pelos quais uma bactéria produz toxinas, muitas delas extremamente potentes, ainda não estão devidamente esclarecidos, da mesma forma que não se conhece exatamente o porquê de algumas bactérias serem capazes de produzir substâncias antibacterianas. A produção de uma toxina pode desempenhar algum papel na adaptação de uma bactéria a um determinado nicho, mas não é essencial à viabilidade do microrganismo.

A maior parte das **bactérias toxinogênicas**, isto é, capazes de produzir toxinas, vive livremente na natureza e também em associação com seres humanos e animais sem produzir toxinas e causar qualquer prejuízo ao hospedeiro. Para a compreensão de tal fenômeno, deve-se considerar que os microrganismos fazem parte da natureza e admitir que, primitivamente, vegetavam na matéria em putrefação. Após terem penetrado no animal por meio do ar inspirado ou da água ingerida, ou com os alimentos, adaptaram-se à vida no interior de um hospedeiro.

Alguns desses microrganismos mantêm-se nas novas condições sem molestar o hospedeiro, e outros levam sua vida parasitária, também sem prejudicá-lo. O hospedeiro se adapta aos microrganismos por meio de sua homeostasia, embora estes, em virtude de certas condições ambientais que alteram a capacidade de adaptação, possam ser causa de moléstia. Alguns outros microrganismos não de adaptam à vida parasitária, de modo que, se penetram em um organismo refratário ou imune, desintegram-se em pouco tempo. No entanto, se o organismo for predisposto, as bactérias multiplicam-se e provocam alterações mais ou menos graves, muitas das quais podem estar associadas à produção de toxinas.

Quando um patógeno bacteriano adentra um tecido corporal, depara-se inicialmente com as células do sistema fagocitário do hospedeiro. Se estas tiverem êxito em destruir o invasor, os danos ao hospedeiro são pequenos. Entretanto, se o patógeno conseguir superar as defesas a ele impostas, o microrganismo poderá lesar as células de três formas básicas: causando lesão direta às células vizinhas ao local de invasão; produzindo toxinas que atuam de diferentes formas, lesando as células ou alterando o metabolismo destas; e induzindo reações de hipersensibilidade.

Muitos patógenos bacterianos sintetizam toxinas que atuam como fatores de virulência primários, mecanismo pelo qual muitas bactérias produzem doença. As toxinas bacterianas têm sido incriminadas como os fatores de virulência mais importantes para uma grande variedade de bactérias, desde o momento em que a toxina diftérica foi isolada por Roux e Yersin, em 1888.

Toxinas bacterianas são definidas como substâncias solúveis que alteram o metabolismo normal das células do hospedeiro produzindo efeitos deletérios neste. Constituem a principal característica de algumas doenças de natureza infecciosa, sendo responsáveis por seus principais sinais clínicos. Portanto, o conhecimento do modo de ação das toxinas auxilia na compreensão da fisiopatologia das doenças infecciosas.

Mais de 350 diferentes toxinas bacterianas já foram identificadas. Muitas delas são totalmente responsáveis pelo padrão dos sinais clínicos (por exemplo, a toxina botulínica no botulismo), mas a maioria consiste em componentes em um espectro de fatores de virulência que uma bactéria utiliza para causar uma doença. Os principais sinais clínicos associados às doenças causadas por *Bacillus anthracis* (carbúnculo hemático), *Clostridium botulinum* (botulismo), *Clostridium tetani* (tétano) e *Escherichia coli* enterotoxigênica (enterite), entre outras, estão relacionados, fundamentalmente, com as atividades das toxinas produzidas por esses microrganismos.

As toxinas podem ser classificadas de diferentes maneiras: quanto à estrutura química; ao padrão de liberação (endotoxina, exotoxina); ao alvo celular/tecidual (por exemplo, enterotoxinas, neurotoxinas, leucotoxinas, hemolisinas etc.); ao mecanismo de ação (atuação na membrana celular; causadoras de danos à membrana; atuação intracelular); e aos efeitos biológicos principais (por exemplo, dermonecróticas, produtoras de edema, hemolíticas, produtoras de diarreia etc.). O Quadro 31.1 mostra exemplos de toxinas bacterianas de interesse em medicina veterinária.

Com relação à estrutura química, existem dois tipos de toxinas: proteínas e lipopolissacarídeos (LPS). As toxinas de natureza proteica são produzidas por bactérias, sendo excretadas por estas no meio circundante, ou então liberadas na lise celular, e são denominadas **exotoxinas**. Por sua vez, os lipopolissacarídeos (LPS) são componentes da membrana externa de bactérias Gram-negativas e, por serem componentes da estrutura celular que são liberados quando da lise bacteriana, são denominados **endotoxinas**.

EXOTOXINAS

As exotoxinas são produzidas por uma grande variedade de bactérias Gram-positivas e Gram-negativas. Algumas bactérias produzem uma única toxina, enquanto outras produzem diversas. Em algumas espécies bacterianas, a maioria das cepas produz a mesma exotoxina, mas em outras espécies, somente uma parcela das cepas é capaz de produzir uma exotoxina específica.

QUADRO 31.1. Toxinas bacterianas de interesse em medicina veterinária

Toxina	Microrganismo	Estrutura	Alvo/receptor	Mecanismo de ação	Efeito
			Toxinas que atuam na membrana celular		
Enterotoxinas termoestáveis –STa	*Escherichia coli* enterotoxigênica (Etec)	AB	Guanilato ciclase	Ativa a guanilato ciclase	Aumento do GMPc; secreção de fluidos e eletrólitos
Enterotoxinas termoestáveis – STb	*Escherichia coli* enterotoxigênica (Etec)	AB	Guanilato ciclase	Ativa a guanilato ciclase; abertura de canais de cálcio na membrana	Secreção de fluidos e eletrólitos
Enterotoxinas termoestáveis (East-1)	*Escherichia coli* enteroagregativa (Eaec)	AB	Guanilato ciclase	Ativa a guanilato ciclase	Aumento do GMPc; secreção de fluidos e eletrólitos
Enterotoxina CPE	*Clostridium perfringens*		Claudinas	Formação de poros na membrana	Secreção de fluidos e eletrólitos
Enterotoxinas (SE)	*Staphylococcus aureus*	–	Proteínas de classe II do MHC	Superantígeno	Aumento da produção de citocinas; vômito, diarreia
Toxina eritrogênica (SPE)	*Streptococcus pyogenes*	–	Receptores em linfócitos T e proteínas da classe II do MHC em células apresentadoras de antígenos	Superantígeno	Aumento da produção de citocinas
			Toxinas que causam danos à membrana celular		
Pneumolisina (PLO)	*Streptococcus pneumoniae*	–	Colesterol	Formação de poros na membrana	Morte celular
Suilisina	*Streptococcus suis*	–	–	Formação de poros na membrana	Morte celular
Estreptolisina O (SLO)	*Streptococcus pyogenes*	–	Colesterol	Formação de poros na membrana	Morte celular
Piolisina	*Trueperella pyogenes*	–	–	Formação de poros na membrana	Morte celular
Listeriolisina O (LLO)	*Listeria monocytogenes*	–	Colesterol	Formação de poros na membrana	Morte celular
Perfringolisina O (PFO ou toxina theta)	*Clostridium perfringens*	–	Colesterol	Formação de poros na membrana	Morte celular
Sordelisina	*Clostridium sordelli*	–	Colesterol	Formação de poros na membrana	Morte celular
Toxina emética (cereolisina O)	*Bacillus cereus*	–	Colesterol	Formação de poros na membrana	Morte celular
Toxina alfa (hemolisina)	*Staphylococcus aureus*	–	-	Formação de poros na membrana	Morte celular
Toxina gama (leucocidina)	*Staphylococcus aureus*	–	-	Formação de poros na membrana	Lise de leucócitos
Aerolisina	*Aeromonas*	–	Glicoforina	Formação de poros na membrana	Morte celular
Toxina alfa	*Clostridium septicum*	–	–	Formação de poros na membrana	Morte celular
Toxina alfa	*Clostridium chauvoei*	–	–	Formação de poros na membrana	Morte celular
Antígeno protetor (PA)	*Bacillus anthracis*	–	ANTXR1 ou ANTXR2	Formação de poros na membrana	Morte celular
HBL CytK	*Bacillus cereus*	–		Formação de poros na membrana	Morte celular

(continua)

QUADRO 31.1. Toxinas bacterianas de interesse em medicina veterinária (*continuação*)

Toxina	Microrganismo	Estrutura	Alvo/receptor	Mecanismo de ação	Efeito
HlyA	*Escherichia coli* uropatogênica (Upec)	–	–	Formação de poros na membrana	Hemolisina
LtxA	*Actinobacillus actinomycetemcomitans*	–	–	Formação de poros na membrana	Morte celular
Apx	*Actinobacillus pleuropneumoniae*	–	–	Formação de poros na membrana	Morte celular
PvxA	*Proteus vulgaris*	–	–	Formação de poros na membrana	Morte celular
HpmA	*Proteus mirabilis*	–	–	Formação de poros na membrana	Morte celular
LktA	*Mannheimia haemolytica*		CD18	Formação de poros na membrana	Morte celular
Toxina alfa	*Clostridium perfringens*	–	Fosfolipídios da membrana celular	Fosfolipase C	Morte celular
Toxina beta	*Staphylococcus aureus*	–	Fosfolipídios da membrana celular	Fosfolipase C	Morte celular
PI-PLC e PC-PLC	*Listeria monocytogenes*	–	Fosfolipídios da membrana celular	Fosfolipase C	Morte celular
ExoU	*Pseudomonas aeruginosa*	–	–	Fosfolipase A2	Morte celular
Toxinas com ação intracelular					
ADP-ribosil-transferases					
LT	*Escherichia coli* enterotoxigênica (Etec)	AB	Proteínas G	Aumento de AMPc; alteração da permeabilidade da membrana	Secreção de fluidos e eletrólitos
Stn	*Salmonella*	–	–	Aumento de AMPc	Secreção de fluidos e eletrólitos
ExoA e ExoS	*Pseudomonas aeruginosa*	–	Proteína G ou fator de alongamento II (EF-2)	Bloqueio da síntese proteica	Morte celular
Toxina C2	*Clostridium botulinum*	AB	Actina	Despolimerização da actina	Alteração na morfologia celular
Toxina C3	*Clostridium botulinum*		Proteína Rho	Despolimerização da actina	Alteração na morfologia celular
CJT	*Campylobacter jejuni*	–	Gangliosídeo GM1	Aumento de AMPc; alteração da permeabilidade da membrana	Secreção de fluidos e eletrólitos
N-glicosidases					
Stx1 e Stx2	*Escherichia coli* êntero-hemorrágica (EHEC)	AB	Glicolipídio Gb3	Bloqueio da síntese proteica	Morte celular
Glicosil-transferases					
Toxina hemorrágica (TcsH) e toxina letal (TcsL)	*Clostridium sordelli*	–	Proteína Ras	Glicosil-transferase	Ruptura da estrutura celular
Toxina alfa	*Clostridium novyi*	–	Proteína Rho	Glicosil-transferase	Ruptura da estrutura celular

(continua)

QUADRO 31.1. Toxinas bacterianas de interesse em medicina veterinária (*continuação*)

Toxina	Microrganismo	Estrutura	Alvo/receptor	Mecanismo de ação	Efeito
			Deamidases		
CNF1 e CNF2	*Escherichia coli* necrotóxica (NTEC)	–	Proteína Rho	Deamidase	Alteração da morfologia celular e multinucleação das células
Toxina dermonecrótica DNT	*Bordetella bronchiseptica*	–	Proteínas Rho	Deamidase	Alteração da morfologia celular e multinucleação das células
PMT	*Pasteurella multocida*	AB	Gq	Ativa proteína quinase C e proteínas Rho	Alteração da morfologia celular
			Proteases		
Tetanospasmina (TeNT)	*Clostridium tetani*	AB	Vamp	Clivagem da Vamp com bloqueio da exocitose	Inibição da liberação de GABA e glicina que resulta em paralisia espástica
Toxina botulínica BoNT	*Clostridium botulinum*	AB	Snare	Clivagem de proteínas Snare com bloqueio da exocitose	Bloqueio da liberação de acetilcolina que resulta em paralisia flácida
Fator letal (LF)	*Bacillus anthracis*	–	MAPKK1/MAPKK2	Protease	Aumento da permeabilidade capilar; aumento da liberação de interleucina 1
Spate (Pet)	*Escherichia coli* enteroagregativa (Eaec)	–	–	Indução da degradação de espectrina	Alteração da morfologia celular
			Adenilciclase		
Fator edema (EF)	*Bacillus anthracis*	AB	ATP	Adenilciclase	Aumento de AMPc; edema
CyaA	*Bordetella bronchiseptica*	–	ATP	Adenilciclase	Aumento de AMPc
ExoY	*Pseudomonas aeruginosa*	–	ATP	Adenilciclase	Aumento de AMPc

As exotoxinas variam consideravelmente em suas ações e suas células-alvo. Algumas atuam em determinado tipo celular, enquanto outras podem atuar sobre várias células distintas.

As diferentes denominações atribuídas às diversas exotoxinas refletem essa diversidade – as exotoxinas cujas células-alvo são diferentes tipos celulares são denominadas citotoxinas, e as exotoxinas cujas células-alvo são tipos celulares específicos são designadas pelo nome da célula ou órgão acometido, por exemplo, enterotoxinas, neurotoxinas, leucotoxinas, hemolisinas etc. As exotoxinas também podem ser denominadas de acordo com as espécies bacterianas que as produzem, ou pela doença à qual estão associadas (por exemplo, toxina tetânica – produzida por *Clostridium tetani* e responsável pelos sinais clínicos do tétano; toxina botulínica – produzida por *Clostridium botulinum* e responsável pelos sinais clínicos do botulismo etc.). Podem também ser denominadas de acordo com suas atividades, como a lecitinase, uma das toxinas produzidas por *Clostridium perfringens*. Algumas toxinas podem receber mais de uma denominação, como é o caso da própria lecitinase, também denominada toxina alfa.

As toxinas ocupam uma posição ambivalente para os microrganismos que as produzem, sendo que, ao mesmo tempo em que parecem não ser essencialmente necessárias para o crescimento do microrganismo, podem ser essenciais para a sua sobrevivência e disseminação em determinadas condições.

Os genes que codificam para as toxinas localizam-se frequentemente em plasmídeos ou bacteriófagos lisogênicos. A localização dos genes responsáveis pela produção de toxinas em moléculas de DNA extracromossômicas permite que a capacidade de produzir toxinas seja transmitida por mecanismos de conjugação e transdução, as bactérias não toxinogênicas, bem como torna as bactérias produtoras suscetíveis a perder essa característica. Esses fenômenos podem desempenhar um importante papel na determinação do potencial patogênico de uma bactéria.

As exotoxinas são solúveis nos fluidos corporais, o que lhes permite fácil difusão pelo organismo do hospedeiro. Elas atuam destruindo determinadas células ou inibindo certas funções metabólicas. Essas toxinas são altamente antigênicas, sendo que o organismo produz anticorpos específicos denominados antitoxinas, que fornecem imunidade às exotoxinas. Entretanto, em condições *in vitro*, as **antitoxinas** podem não inibir totalmente a atividade enzimática da toxina, o que leva a crer que o determinante antigênico desta possa estar localizado em outro sítio, que não na porção ativa (enzimática) da molécula proteica.

O grau de neutralização do sítio enzimático pode depender da distância dele até o local antigênico na molécula. Pelo fato de a toxina ser totalmente neutralizada *in vivo*, isso sugere que outros fatores do hospedeiro devam estar interferindo no processo de defesa.

Quando as exotoxinas sofrem inativação por substâncias químicas como formaldeído e iodo, perdem seus efeitos tóxicos, mas retêm suas propriedades antigênicas. As exotoxinas modificadas dessa forma são denominadas **toxoides**, que podem ser utilizados para imunização "artificial" contra doenças causadas por patógenos cujo fator primário de virulência bacteriana seja a produção de toxinas, como é o caso do tétano.

Determinadas toxinas são produzidas pelas bactérias em fase de crescimento, enquanto outras são sintetizadas durante a fase estacionária. As bactérias que apresentam capacidade de esporular, como as espécies do gênero *Clostridium*, podem liberar toxinas durante o processo de formação dos esporos. No interior das células bacterianas ocorre formação do esporo, e estas, ao sofrerem lise, liberam proteínas citoplasmáticas, entre as quais as toxinas que poderiam estar ali presentes.

Algumas toxinas podem destruir as células do hospedeiro por meio de diferentes mecanismos, ao passo que outras interferem em atividades celulares fundamentais, o que em última instância beneficiará a própria bactéria.

Uma vez liberada pela bactéria, a toxina liga-se a receptores específicos na superfície da célula-alvo. Uma vez ligadas a esses receptores, as toxinas podem exercer sua ação diretamente na membrana da célula-alvo, como é o caso das toxinas dos tipos I (toxinas que atuam na membrana celular) e II (toxinas que causam danos à membrana celular). Entretanto, as toxinas do tipo III (toxinas com ação intracelular) são internalisadas, em geral por meio de mecanismo de endocitose mediado por receptores, adentrando o citoplasma e exercendo sua ação. Algumas toxinas intracelulares são introduzidas diretamente do citoplasma bacteriano para o citoplasma da célula-alvo por meio de um aparato de secreção proteica especializado.

Os três principais mecanismos de ação das exotoxinas estão ilustrados na Figura 31.1.

Toxinas do tipo I (toxinas que atuam na membrana celular)

Esse grupo de toxinas atua na membrana da célula-alvo, embora seus efeitos sejam detectados em seu interior. Elas interferem com os mecanismos de sinalização da célula hospedeira, por ativação não apropriada

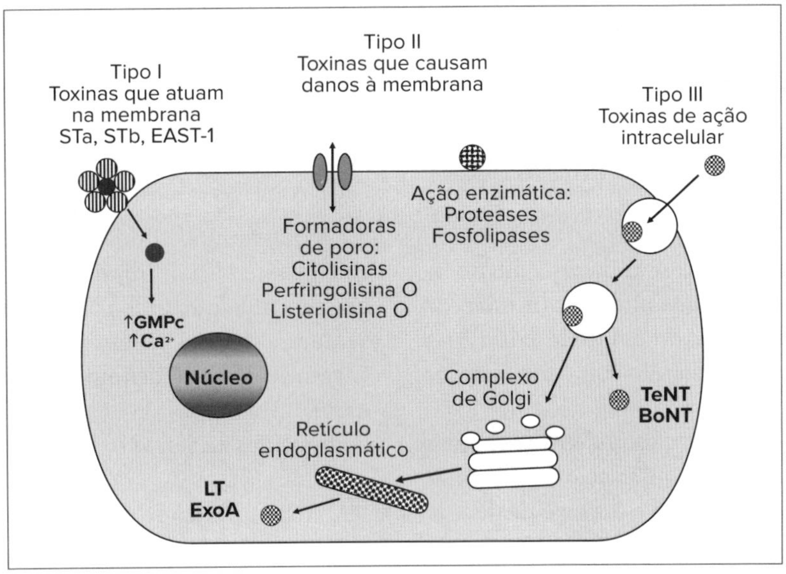

FIGURA 31.1. Principais mecanismos de ação das exotoxinas na célula do hospedeiro.

de receptores celulares. Essas toxinas atuam por meio da ligação aos receptores de superfície celular. Tais receptores normalmente recebem mensagens e transmitem sinais para a célula, regulando alguma função celular (por exemplo, comunicando-a para que cresça ou se diferencie em um tipo particular de célula). Quando mimetizam uma molécula normal que se liga à superfície celular, essas toxinas "enganam" a célula induzindo-a no sentido de agir de modo não apropriado. Como exemplos desse grupo tem-se a família das toxinas termoestáveis e os superantígenos.

Diversas cepas de *Escherichia coli* produzem enterotoxinas que podem ser divididas em dois grupos com base na estabilidade ao calor. Dessa forma, o calor destrói a atividade de enterotoxinas termolábeis (LT), as quais atuam intracelularmente, ao passo que as enterotoxinas termoestáveis (ST) retêm atividade tóxica após aquecimento a 100°C durante 30 minutos.

Todas as toxinas ST constituem pequenos peptídeos, sendo que STa e STb, expressas por cepas de *E. coli* enterotoxigênicas (Etec), atuam em diferentes receptores na membrana celular e possuem mecanismos de ação distintos. *E. coli* enteroagregativa (EAEC) produz um terceiro tipo de enterotoxina, EAST-1, a qual também pode ser expressa por outras cepas de *E. coli*, incluindo Stec (*E. coli* produtora de toxina Shiga), Etec e Epec (*E. coli* enteropatogênica), sendo que atua de modo similar à STa.

As STas ligam-se e ativam a guanilato ciclase associada à membrana citoplasmática, o que resulta em um aumento da guanosina-monofosfato cíclica (GMPc) intracelular, o que, por sua vez, determina alterações nas funções metabólicas da célula, resultando em secreção de água e eletrólitos por ela. A STb está associada principalmente a Etecs isoladas de suínos, e atua no sentido de promover a abertura de canais de cálcio na membrana celular.

Os superantígenos são tipos não usuais de exotoxinas, sendo constituídos por proteínas que interagem com células do sistema imune, ligando-se diretamente a receptores em linfócitos T e a proteínas da classe II do complexo principal de histocompatibilidade (MHC – *Major Histocompatibility Complex*) em células apresentadoras de antígenos (CAAs), formando uma ponte entre esses tipos celulares. Normalmente, as CAAs processam os antígenos proteicos, clivando-os a peptídeos e expondo um dos peptídeos resultantes em um complexo com as proteínas de classe II do MHC na superfície da CAA.

Os superantígenos não são processados por digestão proteolítica dentro das CAAs, mas ligam-se diretamente às proteínas de classe II do MHC. Eles também se ligam quase que indiscriminadamente aos receptores em linfócitos T e, dessa forma, unem CAAs e linfócitos. Porém, como não são "preparados" pelas CAAs, essa união é indiscriminada, formando muitos pares de CAAs-linfócitos T. Como consequência, muitos linfócitos são simultaneamente estimulados, ocorrendo elevada produção de citocinas, incluindo interleucinas (principalmente IL-2) e fator de necrose tumoral (TNF- *Tumor Necrosis Factor*), o que resulta na ocorrência de choque grave.

São exemplos de microrganismos capazes de secretar superantígenos: *Streptococcus pyogenes* (produz exotoxinas pirogênicas estreptocócicas, como SPEs, bem como produz o fator mitogênico) e *Staphylococcus aureus* (produz a toxina eritrogênica, enterotoxinas e a toxina da síndrome do choque tóxico ou TSST).

Toxinas do tipo II (toxinas que causam danos à membrana celular)

Diferentes toxinas podem causar danos à membrana celular, alterando sua permeabilidade por meio da formação de canais ou poros, ou então destruindo-a através de ação enzimática (atuando como fosfolipases ou proteases).

As toxinas formadoras de canais podem ser capazes de se inserirem na membrana celular-alvo para formar um canal, o qual permite o influxo e o efluxo de pequenas moléculas e íons e a ruptura do potencial elétrico da membrana, levando à morte da célula em decorrência da lise por osmose. Esse mecanismo de ação é característico das seguintes toxinas:

- Toxina alfa ou alfa-hemolisina (promove a lise de eritrócitos, monócitos e células endoteliais), toxina gama ou gama-hemolisina e leucotoxina (promovem a lise de leucócitos), produzidas por *Staphylococcus aureus*.
- Aerolisina produzida por *Aeromonas hydrophila*.
- Toxina alfa produzida por *Clostridium septicum*.
- Antígeno protetor (PA), toxina produzida por *Bacillus anthracis*. Esse microrganismo produz duas outras toxinas, fator letal (LF – *Lethal Factor*) e fator edema (EF – *Edema Factor*), toxinas de ação intracelular, mas que requerem um componente para ligação ao receptor na membrana, bem como para internalização na célula. Esse componente é denominado antígeno protetor (PA – *Protective Antigen*) e, após a ligação ao receptor na célula-alvo, forma um canal nesta, que permite a passagem das toxinas EF e LF para o citoplasma celular onde exercem seus efeitos.

Existe outro grupo de toxinas produzidas por bactérias Gram-positivas, as quais apresentam similaridade com relação às características antigênicas e sequência de aminoácidos. Essas toxinas ligam-se especificamente ao colesterol nas membranas celulares e se inserem nestas, o que resulta na formação de poros e, consequentemente, morte celular. São exemplos de toxinas desse grupo:

- Pneumolisina produzida por *Streptococcus pneumoniae*.
- Estreptolisina O produzida por *Streptococcus pyogenes*.
- Listeriolisina O produzida por *Listeria monocytogenes*.
- Perfringolisina O (toxina theta) produzida por *Clostridium perfringens*.
- Cereolisina O produzida por *Bacillus cereus*.

Pode-se citar, ainda, um terceiro grupo de toxinas que possuem habilidade de formar canais na membrana, sendo que todos os membros desse grupo apresentam a mesma repetição de aminoácido na porção C-terminal, sendo denominadas toxinas RTX (*repeat in toxin*). As toxinas desse grupo são representadas por hemolisinas ou leucotoxinas, tais como:

- HlyA produzida por *Escherichia coli*.
- LtxA (leucotoxina) produzida por *Actinobacillus actinomycetemcomitans*.
- Apx (hemolisina, leucotoxina) produzida por *Actinobacillus pleuropneumoniae*.
- LktA (leucotoxina) produzida por *Mannheimia haemolytica*.
- PvxA (hemolisina) produzida por *Proteus vulgaris*.

Conforme mencionado anteriormente, as toxinas do tipo II podem causar danos à membrana celular por meio da formação de canais ou poros ou da ação enzimática (fosfolipases e proteases). Diversos patógenos Gram-positivos e Gram-negativos são capazes de produzir fosfolipase C, a qual atua sobre os fosfolipídios na membrana da célula, resultando em sua lise. Como exemplos, pode-se citar a toxina alfa de *Clostridium perfringens*, hemolisina beta de *Staphylococcus aureus* e a fosfolipase de *Listeria monocytogenes*. Por sua vez, muitas bactérias podem secretar proteases que podem causar danos à membrana, como é o caso de *Porphyromonas gengivalis*, patógeno que atua no periodonto.

Toxinas do tipo III (toxinas com ação intracelular)

São exotoxinas cuja ação manifesta-se no interior da célula-alvo. Essas toxinas possuem uma estrutura constituída por uma porção de ligação à célula e outra que representa o componente que possui atividade tóxica, sendo designadas toxinas AB. Em algumas toxinas do tipo AB, as funções de ligação à membrana celular e à atividade enzimática são exercidas por uma única cadeia polipeptídica, como é o caso da exotoxina A (ExoA) de *Pseudomonas aeruginosa*. Contudo, em outras são exercidas por duas cadeias diferentes. Essas cadeias são denominadas A, que se refere a "ativa", e B, que se refere à ligação (*binding*).

O tipo mais simples de toxina AB é constituído por um único polipeptídeo, que possui uma fração de ligação e outra enzimática, ambas ligadas por uma ponte dissulfeto. Um tipo mais complexo de toxina AB possui uma fração de ligação B composta de múltiplas subunidades, sendo a fração A um polipeptídeo separado que se mantém ligado ao restante da toxina por pontes dissulfeto. Tanto no tipo mais simples como no mais complexo de toxina AB, as pontes dissulfeto são clivadas quando a fração A adentra o citoplasma da célula do hospedeiro. Em ambos os casos, a fração B liga-se a um receptor específico (proteínas, glicoproteínas ou glicolipídios) na membrana celular (Figura 31.2).

O arranjo estrutural das subunidades A e B pode ser observado de várias maneiras: A+B indica que a toxina é sintetizada e secretada como duas subunidades proteicas separadas que interagem na superfície da célula hospedeira; A-B ou A-5B indica que as subunidades A e B são sintetizadas separadamente, mas são unidas por pontes não covalentes durante a secreção e ligação ao seu alvo; e A/B denota uma toxina sintetizada como um único polipeptídeo, dividido em duas porções que podem ser separadas enzimaticamente.

Após a ligação ao receptor, a fração A é internalizada (processo denominado translocação) e adentra o citoplasma celular, sendo que, em alguns casos, a toxina AB ligada sofre endocitose antes da internalização da fração A.

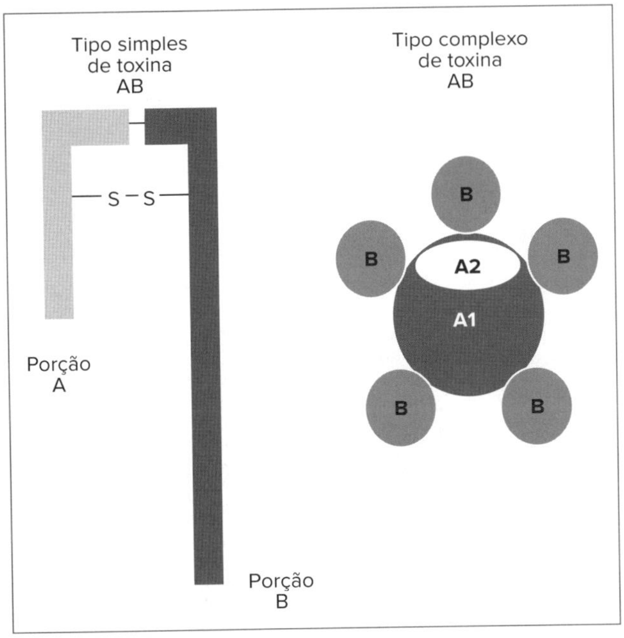

FIGURA 31.2. Representação esquemática de estruturas de dois tipos de toxinas AB.

Evidências sugerem que, após a endocitose de diversas toxinas AB, elas sejam transportadas pelo complexo de Golgi até o retículo endoplasmático, no qual causam alterações nas vias de degradação das proteínas, para que possam adentrar o citoplasma das células-alvo. Outros estudos sugerem que ocorra a acidificação no interior do vacúolo endocítico, o que estimula alterações estruturais nas porções A e B. Essas alterações facilitam a internalização da fração A.

A passagem da fração A para o citoplasma da célula hospedeira é um processo complexo ainda não devidamente esclarecido, podendo também ocorrer através de um canal transmembrana formado pela fração B. Após a entrada da fração A no citoplasma, esta se torna enzimaticamente ativa e exerce seu efeito tóxico.

As diversas toxinas do tipo III podem apresentar diferentes atividades enzimáticas, podendo atuar como ADP-ribosil-transferases, N-glicosidases, glicosil-transferases, deamidases, proteases e adenilciclases.

As toxinas que atuam como ADP-ribosil-transferases catalisam a transferência do grupo adenosina-difosfato da coenzima NAD (nicotinamida adenina dinucleotídeo) para as proteínas-alvo na célula do hospedeiro, o que promove inativação de tais proteínas ou permite que elas se comportem de maneira anormal. O efeito da ADP-ribosilação na célula do hospedeiro depende de qual proteína foi ribosilada. Como exemplos dessas toxinas, tem-se: toxina termolábil (LT) de *Escherichia coli* enterotoxigênica (Etec), exotoxina A (ExoA) de *Pseudomonas aeruginosa*, toxina do *Vibrio cholerae*, entre outras.

As toxinas que atuam como N-glicosidases promovem o bloqueio da síntese proteica, o que resulta na morte celular. Essas toxinas apresentam múltiplos efeitos, sejam eles neurotóxicos, citotóxicos e enterotóxicos. Como exemplos de toxinas que atuam dessa maneira, tem-se: toxinas Shiga de *Shigella dysenteriae* e *E. coli* produtora de toxina Shiga (Stec).

A toxina Shiga de Stec foi originalmente denominada toxina Shiga-*like* ou toxina Vero, por causa do seu efeito citotóxico em células Vero. Estudos utilizando neutralização por anticorpos permitiram a distinção de dois tipos de toxinas Shiga de Stec: Stx1 e Stx2.

As glicosil-transferases catalisam a glicosilação de proteínas G, o que resulta na inativação de proteínas Rho, desorganizando os filamentos de actina e prejudicando as funções celulares relacionadas ao citoesqueleto da actina, bem como sinalizações celulares mediadas por Rho-GTPases. As principais consequências consistem em alteração na forma da célula, perda de junções intracelulares e aumento de permeabilidade na barreira endotelial. Como exemplos de toxinas que atuam dessa forma têm-se as toxinas hemorrágica (TcsH) e letal (TcsL) produzidas por *Clostridium sordelli*.

A ação das deamidases resulta na alteração da conformação celular e multinucleação das células. São exemplos de deamidases as toxinas produzidas por *E. coli* necrotoxigênica (NTEC), ou fatores necrotizantes citotóxicos, CNF1 (*Cytotoxic Necrotising Factor*) e CNF2.

As toxinas que atuam como proteases são exemplificadas pelas neurotoxinas de *Clostridium tetani* e *Clostridium botulinum*. São toxinas que apresentam estrutura e mecanismo de ação similar, sendo as mais potentes que se tem conhecimento. Existe uma única neurotoxina tetânica (TeNT) e oito sorotipos de toxina botulínica (BoNT), nomeadas de A a H.

O tétano está associado com infecções em feridas, enquanto o botulismo frequentemente resulta da ingestão de toxina pré-formada presente em alimentos ou superfícies contaminadas.

As proteínas-alvo dessas toxinas estão envolvidas na ligação e fusão das vesículas sinápticas às membranas plasmáticas pré-sinápticas.

Outro exemplo de toxina que age como protease é o fator letal (LF) do carbúnculo hemático (produzida por *Bacillus anthracis*), que cliva e inativa enzimas de vias que regulam, dentre outros processos, a proliferação celular.

Existem ainda as toxinas que estimulam a atividade da adenilciclase, o que resulta em um aumento dos níveis de adenosina 5'-monofosfato cíclico (AMPc) intracelular, ao qual muitas funções fisiológicas são sensíveis. Como exemplo desse grupo, tem-se o fator de edema (EF) produzido por *Bacillus anthracis*.

Há um grupo de toxinas do tipo III que são transportadas diretamente do citoplasma bacteriano para o citoplasma da célula-alvo por meio de um aparato de secreção que requer contato direto entre essas células, processo esse que pode fornecer proteção contra degradação ou inativação. Bactérias que produzem tais toxinas incluem os gêneros *Escherichia, Salmonella, Pseudomonas* e *Shigella*.

ENDOTOXINAS

A endotoxina é um complexo lipopolissacarídeo (LPS) presente na membrana externa de bactérias Gram-negativas (Figura 31.3), que desempenha importante papel nas doenças causadas por esses microrganismos. Em baixas concentrações, a endotoxina desencadeia reações como febre, ativação do complemento pela via alternativa, ativação de macrófagos e estimulação dos linfócitos B. Em concentrações mais altas, provoca o choque e até a morte.

A função da membrana externa da bactéria Gram-negativa é atuar como uma barreira de permeabilidade. A membrana externa é impermeável a grandes moléculas e compostos hidrofóbicos do ambiente. A endotoxina está localizada na face externa da membrana, onde medeia o contato com o ambiente.

O LPS é essencial para o funcionamento da membrana externa e, como componente estrutural da célula, pode desempenhar diversos papéis na patogênese das infecções por bactérias Gram-negativas. O LPS é uma barreira permeável somente a moléculas hidrofílicas, de baixo peso molecular (isso previne, por exemplo, a penetração de sais biliares e outras moléculas tóxicas do trato gastrointestinal). Também é uma barreira à lisozima e diversos agentes antimicrobianos, impede a destruição das células bacterianas pelos componentes do soro e células fagocitárias, e desempenha um importante papel

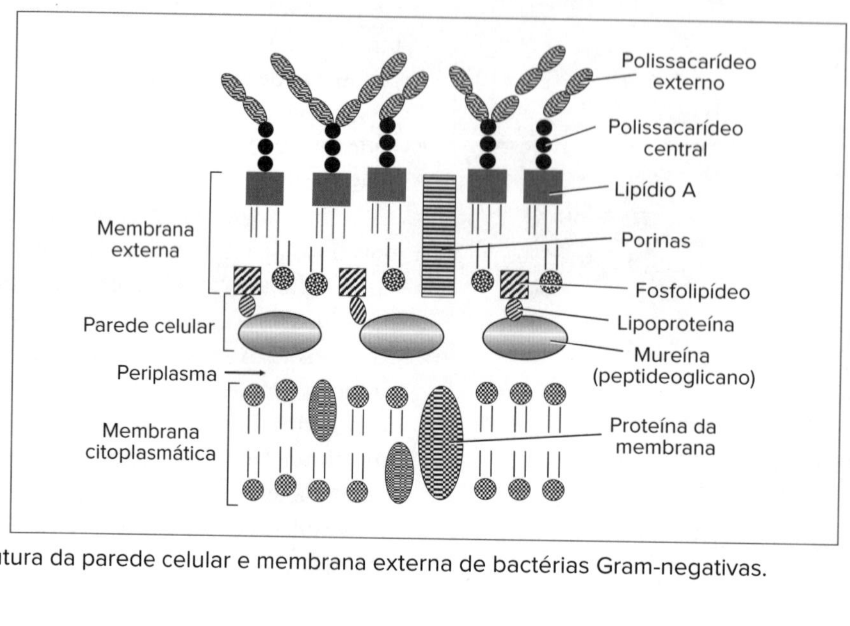

FIGURA 31.3. Estrutura da parede celular e membrana externa de bactérias Gram-negativas.

como estrutura de superfície nas interações do patógeno com as células fagocitárias. Como exemplo, o LPS pode estar envolvido na aderência (colonização) ou na resistência à fagocitose, fenômenos que podem determinar o curso e o desfecho de uma infecção.

O lipopolissacarídeo bacteriano é constituído por três partes: um glicofosfolipídio, denominado lipídio A; uma região central (cerne) de açúcares, etanolamina e fosfato; e o antígeno O, uma longa cadeia lateral de açúcares. O LPS é uma molécula com peso molecular de aproximadamente 10 kDa, variável quanto à estrutura química inter e intraespécies bacterianas. A Figura 31.4 mostra a arquitetura usual do LPS.

O lipídio A fixa o LPS na camada externa da membrana. Trata-se de um glicolipídio composto por dissacarídeos, os quais se encontram ligados a ácidos graxos de cadeias curtas (geralmente em número de seis ou sete) e grupamentos fosfato. Essa estrutura constitui-se altamente conservada nas bactérias Gram-negativas. O lipídio A é a porção tóxica, hidrofóbica do LPS e, pelo fato de estar inserido na membrana externa, provavelmente exerce seus efeitos somente quando a bactéria sofre lise ou é liberada a partir de células em multiplicação, sob forma solúvel.

O cerne consiste em pequenas cadeias de carboidratos, basicamente as mesmas para a maioria das bactérias Gram-negativas, e inclui dois açúcares característicos: o ácido 2-ceto-3-desoxioctanoico e a heptose. Com poucas variações, essa região é comum a todos os membros de um gênero bacteriano, mas apresenta algumas diferenças na estrutura, quando considerados gêneros diferentes.

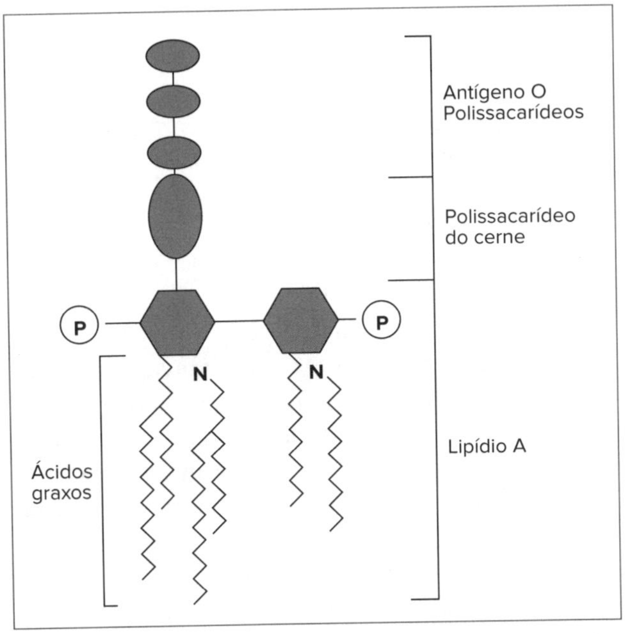

FIGURA 31.4. Estrutura do lipopolissacarídeo (LPS) presente na membrana externa de bactérias Gram-negativas.

O antígeno O, ou antígeno somático, consiste em uma cadeia longa de carboidratos com aproximadamente 40 açúcares ligados ao polissacarídeo do cerne. Possui subunidades de oligossacarídeos repetidos, constituídas de três a cinco açúcares. Esses carboidratos recobrem a superfície bacteriana e repelem compostos hidrofóbicos. O principal determinante antigênico reside nessa porção da molécula do LPS. Ocorre grande variação na composição dos açúcares inter e intraespécies, o que contribui para a variabilidade antigênica.

A toxicidade está associada ao lipídio A, ao passo que a imunogenicidade está associada aos componentes polissacarídicos.

A toxicidade do lipídio A reside primariamente em sua capacidade de ativar o sistema complemento e estimular a liberação de proteínas, como as citocinas. O complemento direciona o ataque dos fagócitos, enquanto as citocinas são moléculas sinalizadoras que medeiam o desenvolvimento da resposta imune. A perda do antígeno O resulta em perda da virulência, sugerindo que essa porção seja importante durante a interação hospedeiro-parasita, na qual o antígeno O poderia estar associado à aderência do microrganismo a determinados tecidos, conferir resistência aos fagócitos ou proteger contra reações a anticorpos e complemento.

Em condições *in vivo*, as bactérias Gram-negativas provavelmente liberam quantidades mínimas de endotoxinas durante o crescimento – pequenas quantidades de LPS podem ser liberadas sob a forma solúvel, principalmente por culturas jovens. Entretanto, para a maioria das bactérias o LPS permanece associado à parede celular até a lise bacteriana.

A biossíntese de LPS é sequencial; assim, os açúcares do cerne são adicionados sequencialmente ao lipídio A por adições sucessivas e o antígeno somático O é acrescentado por último.

Quando comparadas às exotoxinas, pode-se afirmar que as endotoxinas são menos específicas em seu mecanismo de ação, termoestáveis (a fervura por 30 minutos não as desestabiliza), não podem ser convertidas em toxoides, dentre outras características. O Quadro 31.2 mostra as características de exotoxinas e endotoxinas bacterianas.

As endotoxinas são tóxicas para a maioria dos mamíferos, sendo que todas produzem os mesmos efeitos biológicos no hospedeiro. A inoculação de bactérias Gram-negativas vivas ou mortas, ou LPS purificado em animais, pode desencadear diversas reações inespecíficas, como: febre, alterações nas contagens de leucócitos

QUADRO 31.2. Características de exotoxinas e endotoxinas bacterianas

Propriedade	Endotoxina	Exotoxina
Natureza química	Lipopolissacarídeo	Proteína
Quem produz	Bactérias Gram-negativas	Bactérias Gram-negativas e Gram-positivas
Relação com a célula bacteriana	Parte da membrana externa	Extracelular
Estrutura e reatividade	Similares independentemente da espécie bacteriana de origem	Distintas de acordo com a espécie bacteriana de origem
Sensibilidade ao calor e a produtos químicos	Não	Geralmente sim
Antigênico	Sim	Sim
Forma toxoide	Não	Sim
Potência	Relativemente baixa (> 100 ug)	Relativamente alta (1 ug)
Especificidade	Baixa	Alta
Atividade enzimática	Não	Geralmente sim
Pirogenicidade	Sim	Ocasionalmente

no sangue, coagulação intravascular disseminada, hipotensão, choque e morte. A morte pode ocorrer conforme a dose e via de administração, bem como espécie animal (a suscetibilidade perante as endotoxinas varia de acordo com a espécie animal).

Acredita-se que o LPS liberado na corrente sanguínea se ligue inicialmente a certas proteínas plasmáticas denominadas proteínas de ligação ao LPS (LBPs). Uma vez ocorrida a ligação, esse complexo (LBP-LPS) interage com receptores CD14 em monócitos e macrófagos e outros tipos de receptores em células endoteliais. A interação de monócitos e macrófagos com o LPS pode desencadear:

- Produção de citocinas, incluindo interleucinas, fator de necrose tumoral e fator de ativação de plaquetas. Estes, por sua vez, estimulam a produção de prostaglandinas e leucotrienos, ambos potentes mediadores da inflamação.
- Ativação da cascata do complemento (C3a e C5a) que induz a liberação de histamina, o que resulta em aumento da permeabilidade capilar, bem como promove quimiotaxia e acúmulo de neutrófilos.
- Ativação da cascata de coagulação, que resulta na deposição de coágulos nos vasos sanguíneos periféricos, privando diversas áreas do organismo de suprimento sanguíneo adequado.

O LPS também estimula a diferenciação e multiplicação de linfócitos B e a secreção de imunoglobulinas, principalmente IgG e IgM.

O choque endotóxico manifesta-se na forma de grave queda na pressão arterial, hipotensão e coagulação intravascular disseminada.

A ativação do processo inflamatório pode determinar tanto a morte bacteriana quanto das células do animal, provocando grave destruição tecidual e graves sinais clínicos sistêmicos.

TOXINAS PRODUZIDAS POR MICRORGANISMOS DE INTERESSE EM MEDICINA VETERINÁRIA

São apresentadas, a seguir, as toxinas produzidas por microrganismos de maior interesse em medicina veterinária.

Toxinas produzidas por *Escherichia coli*

Escherichia coli é um bastonete Gram-negativo pertencente à família das enterobactérias. *E. coli* pode ser considerado como um dos microrganismos mais importantes da família *Enterobacteriaceae*, sendo um agente normalmente encontrado na microbiota entérica animal e humana. Algumas linhagens, no entanto, são comprovadamente patogênicas para o homem e/ou animais.

No ser humano, o microrganismo tem sido associado a graves distúrbios gastrointestinais (diarreia, disenteria), além de infecções extraintestinais, com referência especial às infecções urinárias, meningites do recém-nascido, síndrome urêmico-hemolítica, infecções no rim e bexiga, sepses, pneumonias e meningites. *E. coli* é responsável por aproximadamente 40 a 50% da casuística de sepses causadas por microrganismos Gram-negativos no ser humano.

Nos animais, *E. coli* tem sido relacionada a uma grande variedade de manifestações clínicas, incluindo diarreia, mastite, endometrite, cistite, nefrite, artrite, abortamento, osteomielite, endocardite, pneumonia, conjuntivite, sepse, entre outras. *E. coli*, quase que invariavelmente, pode ser isolada de material fecal de animais com e sem diarreia. Dessa forma, a ocorrência das diferentes manifestações clínicas das colibaciloses depende da presença de fatores de virulência, que determinam o grau de patogenicidade do agente.

Alguns desses fatores de virulência, como as endotoxinas, são componentes intrínsecos da estrutura bacteriana. Outros, porém, constituem diferentes tipos de exotoxinas (enterotoxinas, verotoxinas, hemolisinas, fator necrosante citotóxico), bem como propriedades que permitem a multiplicação em meio com restrição de ferro ou a multirresistência aos antimicrobianos.

Nos últimos anos, as linhagens de *E. coli*, responsáveis principalmente por distúrbios entéricos, têm sido classificadas como enterotoxigênicas (Etec), enteropatogênicas (Epec), produtoras de toxina Shiga (Stec), enteroinvasoras (Eiec), enteroagregativas (EAEC) e de aderência difusa (Daec), e subdivididas, fundamentalmente, pela capacidade de produção de toxinas e/ou invasão celular.

As Etecs constituem uma das mais importantes causas de diarreia em seres humanos e animais, particularmente bovinos e suínos. Embora as Etecs estejam associadas com diarreia aquosa branda, recentes surtos têm mostrado sintomatologia mais intensa. Tendo em vista que as bactérias aderem de maneira superficial, mas não penetram no epitélio intestinal, as fezes não apresentam leucócitos, sangue ou muco. Uma vez estabelecida a ligação aos enterócitos, a bactéria produz a toxina termolábil (*heat-labile* – LT) ou a termoestável (*heat-stable* – ST) ou ambas, causando a diarreia. A toxina termolábil é inativada a 60°C por 30 minutos, ao passo que a termoestável mantém sua atividade a 100°C por 30 minutos.

O grupo das Etecs é constituído por cepas com capacidade de produção de enterotoxinas LT (termolábil) e ST (termoestável). Algumas das amostras de Etec são capazes de produzir LT e ST, enquanto outras produzem somente um dos tipos de toxinas. As toxinas LTs são antigênicas, enquanto as STs não são.

Cepas isoladas de seres humanos e suínos demonstraram ser capazes de produzir toxinas LTs (LTI em seres humanos e LTII em seres humanos e suínos), enquanto *E. coli* produtoras de toxinas ST foram isoladas de diversas espécies animais (STa em bovinos, suínos, caprinos, ovinos e seres humanos; STb em suínos). Ambos os tipos de toxinas são capazes de induzir alterações metabólicas nas células da mucosa intestinal, que resultam na hipersecreção de fluidos e eletrólitos para o lúmen intestinal.

Existem dois tipos de enterotoxinas LT, LT-I e LT-II, sendo a primeira produzida por amostras de Etec associadas ao ser humano e LT-II isoladas de animais e alimentos. Ambas são quimicamente relacionadas à toxina do *Vibrio cholerae*. As exotoxinas LT-I e LT-II apresentam a mesma estrutura e mecanismo de ação (Figura 31.5). Consistem de uma subunidade A e cinco subunidades B, ambas atuando no sentido de elevar os níveis intracelulares de AMPc.

Após ser liberada na mucosa intestinal, a LT fixa-se no receptor G_{M1} na membrana citoplasmática, por meio de suas subunidades B, seguindo-se a entrada da subunidade A na célula por meio de mecanismo de endocitose. No interior da célula, as vesículas endocíticas são transportadas via complexo de Golgi, quando, então, ocorre separação das subunidades A (28 kDa) e B (11,5 kDa cada uma das cinco subunidades). No retículo endoplasmático a fração A é clivada em duas outras subunidades A_1 e A_2. A subunidade A_1 (apresenta atividade de ADP-ribosil transferase) é translocada para o citoplasma onde catalisa a ADP-ribosilação da subunidade alfa da proteína Gs, a qual controla a atividade da

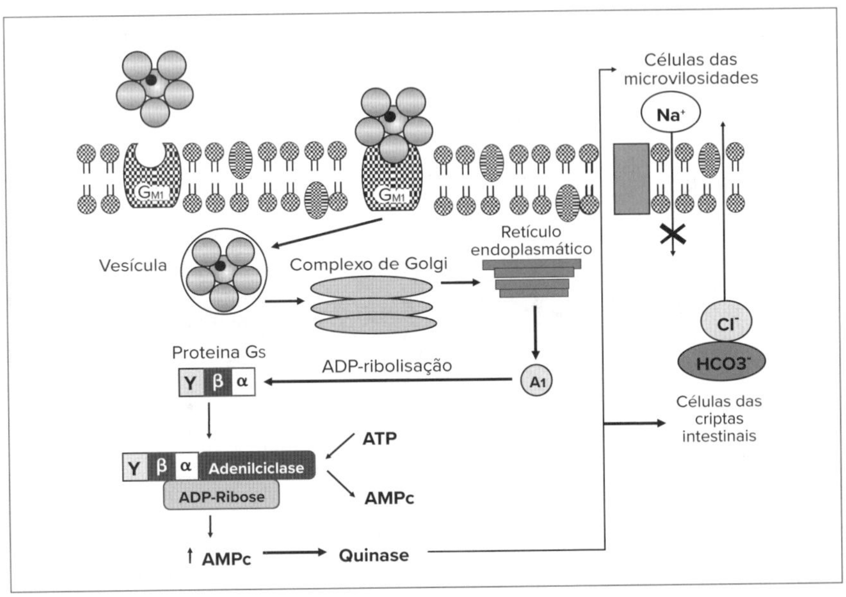

FIGURA 31.5. Representação do mecanismo de ação da enterotoxina LT de *Escherichia coli*.

adenilciclase, que, por sua vez, transforma o ATP (adenosina 5'-trifosfato) em AMPc. Como resultado ocorre a ativação da proteína quinase AMPc-dependente e a fosforilação dos canais de cloro.

A subunidade alfa constitui uma GTPase, que, ao transformar GTP (guanosina 5'-trifosfato) em GDP (guanosina 5'-difosfato) deixa de ativar a adenilciclase e, uma vez que sofre ribosilação, perde sua capacidade de atuar como GTPase. Como consequência, ocorre ativação permanente da adenilciclase, o que leva à produção de AMPc em grande quantidade, alterando o metabolismo celular no sentido de promover menor absorção de sódio pelas células das microvilosidades e maior excreção de cloro e bicarbonato pelas células das criptas intestinais. O resultado final é o acúmulo de fluido e eletrólitos no lúmen intestinal e diarreia.

A LT-I pode ser demonstrada utilizando-se cultura de tecidos, testes imunológicos (Elisa, precipitação em gel, aglutinação de hemácias, entre outros) ou ainda pelo teste de alça intestinal ligada de coelho.

As exotoxinas STa (ou ST-I) e STb (ou ST-II) são peptídeos de 5 kDa. A toxina STa se fixa à guanilato ciclase (presente na célula intestinal), ativando-a. Ocorre, então, aumento na produção de GMPc no citoplasma, o que altera o fluxo de eletrólitos no intestino (a absorção de sódio é inibida e a secreção de cloro é estimulada), com consequente ocorrência de diarreia (Figura 31.6).

A STb está associada principalmente a Etecs isoladas de suínos e, em contraste com STa e EAST-1, atua no sentido de promover a abertura de canais de cálcio na membrana celular. Isso resulta no aumento de cálcio intracelular, o qual ativa as fosfolipases A_2 e C, as quais, por sua vez, elevam os níveis de prostaglandina E_2, levando à secreção de fluidos e eletrólitos.

As exotoxinas LT-I e STa são codificadas por genes presentes em plasmídeos. A demonstração de STa pode ser feita pela inoculação de sobrenadantes de culturas das bactérias em camundongos recém-nascidos (Teste de Dean), e por pesquisa de genes que codificam as toxinas STa e LT-I.

O grupo das Eiecs (*E. coli* enteroinvasoras) apresenta a capacidade de invadir e disseminar-se para as células adjacentes da mucosa do cólon onde se proliferam, levando à morte celular. Estudos demonstraram que algumas cepas de *E. coli* produzem baixos níveis de uma toxina semelhante à toxina Shiga e também parecem produzir uma enterotoxina denominada Eiet, codificada por genes cromossômicos.

Embora *E. coli* enteropatogênica (Epec) seja considerada um dos principais agentes implicados na ocorrência de diarreia no ser humano (os sinais clínicos são graves, prolongados, com diarreia não hemorrágica, vômitos e febre em crianças e jovens), a sua importância na ocorrência de doença em animais ainda não foi completamente esclarecida, e não existem evidências de que possam produzir toxinas. A diarreia associada a esse patotipo ocorre em razão da perda de vilosidades intestinais, causada pelo processo de aderência íntima da bactéria aos enterócitos, que resulta em uma lesão em pedestal conhecida como AE (*attaching and effacing*).

E. coli produtoras de toxina Shiga (Stec) estão associadas a quadros de colite hemorrágica e síndrome hemolítica urêmica (HUS) no ser humano, e raramente causam doença em bovinos ou ovinos, os quais são reservatórios do agente. Um subtipo importante de Stec é a *E. coli* êntero-hemorrágica (EHEC), que é capaz de causar a lesão AE e expressar as citotoxinas Stx1 e Stx2.

O sorotipo de EHEC O157:H7 é particularmente importante na ocorrência de surtos de toxinfecções

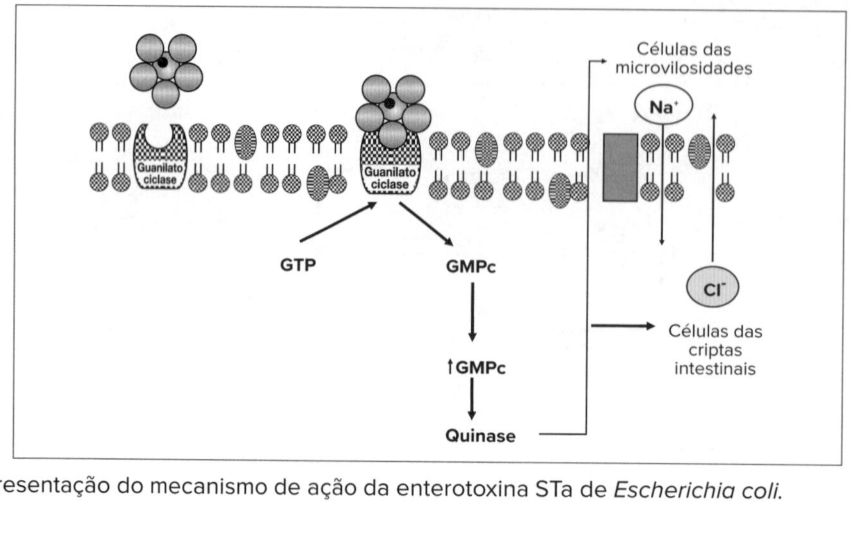

FIGURA 31.6. Representação do mecanismo de ação da enterotoxina STa de *Escherichia coli*.

alimentares associadas aos alimentos de origem animal, principalmente carne bovina. Na década de 1980, os surtos de EHEC O157:H7 ficaram conhecidos como "doença do hambúrguer". Na atualidade são reconhecidos mais de 200 sorotipos de Stec associados aos quadros de diarreia e síndrome hemolítica urêmica em seres humanos, muitos deles com reservatórios animais.

As Stecs produzem duas citotoxinas Stx1 (*Shiga toxin 1*) ou VT-I (verotoxina) e Stx2 ou VT-II. Essas toxinas são codificadas por bacteriófagos lisogênicos e atuam sobre células Vero e HeLa. A Stx1 possui alta homologia com a toxina produzida por *Shigella dysenteriae*, enquanto a Stx2 apresenta menos de 60% de similaridade com a sequência de aminoácidos de Stx1 e uma variabilidade biológica e antigênica maior.

Até o momento foram descritas três variantes de Stx1 (Stx1a, Stx1c e Stx1d) e sete variantes da toxina Stx2 (Stx2a, Stx2b, Stx2c, Stx2d, Stx2e, Stx2f, Stx2g). As variantes dessas toxinas têm relação direta com a gravidade do quadro (diarreia branda *versus* diarreia hemorrágica e síndrome urêmica hemolítica), e em algumas circunstâncias têm relação epidemiológica com determinados hospedeiros, como é o caso da Stx2f, associada aos isolados Stec de pombos urbanos e a Stx2e, que causa a doença do edema em suínos.

As Stx1 e Stx2 são constituídas por uma subunidade A e cinco subunidades B e são capazes de inibir a síntese proteica na célula. As subunidades B ligam-se ao glicolipídio Gb3 presente na membrana celular e adentram a célula por um processo de endocitose que ocorre por meio de depressões na membrana (*coated pits*), as quais são revestidas por uma proteína denominada clatrina. As vesículas endocíticas são transportadas até o complexo de Golgi e o retículo endoplasmático, quando então a toxina é fragmentada, liberando sua porção A1 para o citoplasma. A subunidade A1 apresenta atividade de N-glicosidase, e interage com a subunidade 60S do ribossomo onde se liga a um resíduo de adenina da fração 28S. Como resultado, ocorre inibição da síntese proteica e morte celular (Figura 31.7).

Algumas cepas de Stec possuem fatores tóxicos adicionais, tais como a êntero-hemolisina citolítica plasmidial (Ehrx), a toxina citoletal distensora (CDT), a subtilase (SubAB), a serino protease plasmideal (EspP) e a proteína catalase-peroxidase (KatP).

O diagnóstico das infecções por Stec é realizado pela dosagem das toxinas em cultura de tecidos (células Vero ou HeLa), sondas genéticas ou PCR (*Polymerase Chain Reaction*). A PCR e o sequenciamento de DNA são úteis para avaliar a presença desses determinantes de virulência, incluindo as toxinas.

As cepas de *E. coli* enteroagregativa (Eaec) formam um padrão agregativo de adesão quando se associam com as células HEp-2 e HeLa, como se fossem tijolos empilhados. Estão associadas a quadros de diarreia persistente, chegando a durar de 7 a 14 dias. Assim como para as cepas de Epec e Eiec, não está devidamente esclarecida a importância desses microrganismos nas infecções nos animais. Em seres humanos, é considerado um patógeno emergente e os surtos têm sido relacionados com a capacidade do agente de colonizar o epitélio intestinal, formar um biofilme *in vivo* e secretar toxinas. Eaecs assemelham-se às Etecs na ligação que elas apresentam com as células do intestino delgado, não são invasivas e não causam mudanças histológicas nas células intestinais onde aderem. A toxina produzida por

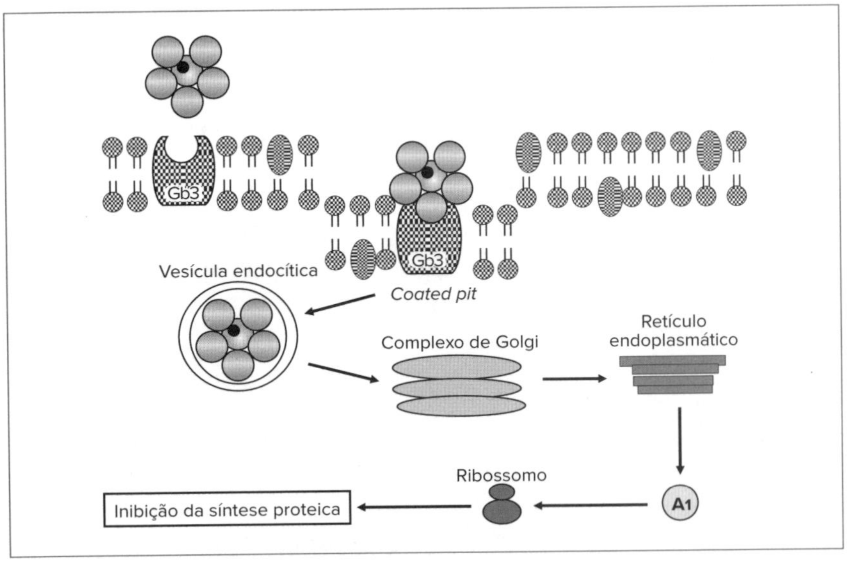

FIGURA 31.7. Representação do mecanismo de ação da citotoxina Stx de *Escherichia coli*.

Eaec mais bem caracterizada é a toxina termoestável East-1. Seu modo de ação é semelhante ao da STa de Etec, e promove aumento do GMPc intracelular, causando diarreia osmótica.

Eaecs produzem outras toxinas da família das serinoproteases autotransportadoras, denominadas Spate. A toxina Pet (toxina codificada por plasmídeo) é uma Spate capaz de induzir a degradação de espectrina, com alteração na rede de actina e ruptura do citoesqueleto. Outra Spate de Eaec é a Pic (proteína envolvida com a colonização intestinal). Pic é uma hemaglutinina com atividade de mucinase, mas a sua atividade citotóxica ainda não foi comprovada *in vivo*. A proteína ShET1 (enterotoxina de *Shigella*) causa acúmulo de fluido em modelo de alça intestinal ligada de coelho, atuando por meio da sinalização de óxido nítrico e tem comprovada participação na virulência de Eaec.

Algumas cepas de Eaec produzem alfa-hemolisina, que promove a formação de poros na membrana celular, com consequente aumento de cálcio intracelular, promovendo a fosforilação de muitas proteínas da célula-alvo.

E. coli uropatogênica (Upec) é um importante agente etiológico de infecção urinária no ser humano e nos animais, e muitas cepas produzem uma exotoxina que é uma hemolisina (HlyA) capaz de formar poros na membrana celular.

E. coli extraintestinal (ExPEC) podem produzir fatores necrosantes citotóxicos (CNF1 e CNF2), os quais possuem a habilidade de alterar a função de proteínas celulares. Esse grupo de toxinas é capaz de modificar e ativar a Rho, que é uma pequena proteína que se liga ao GTP e que regula o citoesqueleto da actina. CNF1 e CNF2 são proteínas de aproximadamente 115 kDa, similares quanto à sequência de aminoácidos. CNFs estão associados a quadros de enterites em seres humanos, suínos e bezerros, bem como a infecções extraintestinais em seres humanos, principalmente do trato urinário. Os genes que codificam para CNF1 estão localizados no cromossomo, ao passo que CNF2 é codificada por plasmídeo. A ação das CNFs consiste na deamidação de um resíduo de glutamina de uma proteína Rho para ácido glutâmico, o que resulta na formação de uma proteína Rho incapaz de hidrolisar o GTP ligado. Consequentemente, formam-se células multinucleadas e de tamanho aumentado.

Cepas de *E. coli* extraintestinal (ExPEC) também são produtoras de Spate. A serino protease de maior importância nas infecções extraintestinais é a Sat (toxina autotransportadora secretada), presente em mais de 90% dos isolados de *E. coli* uropatogênica. Essa proteína tem peso molecular de 107 kDa e é citotóxica para células da bexiga urinária e dos rins. Outra Spate importante em sítios extraintestinais é a toxina vacuolizante (Vat), capaz de induzir a formação de vacúolos em cultura de célula HeLa e Vero. Essa toxina é um marcador de virulência importante em *E. coli* associada a infecções das vias urinárias e *E. coli* patogênica aviária (Apec).

Toxinas produzidas por *Salmonella*

O gênero *Salmonella* é constituído por bastonetes Gram-negativos pertencentes à família das enterobactérias. Podem estar associadas a diferentes doenças em seres humanos, tais como febre tifoide e gastroenterites. Nos animais, *Salmonella* spp. pode estar associada a quadros de enterite, abortamento e sepse, podendo acometer bovinos, suínos, ovinos, equinos e aves.

Os membros desse gênero são capazes de produzir toxinas que atuam como fatores de virulência. Além da presença de endotoxinas, foram descritas três exotoxinas, que podem participar da patogênese das doenças associadas a esses microrganismos:

- Enterotoxina (Stn): vários sorotipos de *Salmonella* produzem uma enterotoxina (Stn) similar imunologicamente à toxina termolábil de *Escherichia coli* e toxina colérica produzida pelo *Vibrio cholerae*. A Stn liga-se às células epiteliais intestinais, onde promove o aumento de AMPc intracelular, levando ao acúmulo de eletrólitos e fluidos no lúmen intestinal, resultando em diarreia.
- Citotoxina: alguns sorotipos de *Salmonella* produzem uma citotoxina que causa o aumento da permeabilidade da célula do epitélio intestinal. A citotoxina parece quelar cátions como Ca^{2+} e Mg^{2+}, o que resulta em alterações estruturais na membrana celular, de forma a provocar extravasamento de moléculas por ela, levando à morte da célula.
- Fosfolipase A (PLA): é uma enzima que realiza a clivagem de fosfolipídios da membrana celular em ácidos graxos e lisofosfolipídios, em uma reação cálcio-dependente. Sua função na célula não está devidamente esclarecida.

Toxinas produzidas por *Clostridium*

As espécies que compõem o gênero *Clostridium* consistem em bastonetes Gram-positivos, anaeróbios e formadores de esporos. Podem ser divididos em dois grupos: não invasivos, que colonizam o hospedeiro de maneira limitada, ou não o colonizam, incluindo

C. tetani e *C. botulinum*; e invasivos, que se disseminam pelo organismo do hospedeiro a partir do ponto inicial da infecção, tendo-se como exemplos *C. perfringens*, *C. chauvoei*, entre outros.

Toxinas produzidas por *Clostridium tetani*

Clostridium tetani é o agente etiológico do tétano (do grego *teinen*, estender), uma doença toxi-infecciosa altamente fatal, caracterizada por hiperexcitabilidade reflexa, contrações musculares tônico-clônicas de grupos musculares ou generalizadas, e que geralmente levam o animal à morte.

A doença pode ocorrer como resultado da contaminação de feridas pelos esporos da bactéria presente no solo. Os esporos se desenvolvem para a forma vegetativa quando encontram condições de anaerobiose (por exemplo, feridas, queimaduras etc.) e então se multiplicam e produzem exotoxinas durante a fase estacionária de crescimento. A forma vegetativa permanece no local de penetração.

O *C. tetani* pode produzir três tipos de toxinas: tetanospasmina, tetanolisina e toxina de ação periférica não espasmogênica.

A **tetanospasmina** (TeNT) é uma neurotoxina que é responsável pela manifestação dos sinais clínicos da doença. Essa toxina e a toxina botulínica constituem as toxinas mais potentes que se tem conhecimento. Um miligrama (1 mg) de TeNT contém 50 a 75 milhões de doses letais para camundongo.

A TeNT é sensível ao pH ácido, termolábil, fotossensível e fracamente absorvida pela mucosa íntegra. É tóxica para os seres humanos e vários animais quando introduzida por via parenteral, porém não por via oral. É codificada por plasmídeos. Algumas cepas de *C. tetani* não produzem toxinas, sendo indistinguíveis das cepas produtoras em termos de características fenotípicas e genotípicas.

As várias espécies animais apresentam diferenças quanto à suscetibilidade à TeNT: seres humanos, equinos e camundongos são os mais sensíveis, ao passo que aves, répteis e peixes são refratários.

A TeNT que é sintetizada por *C. tetani* em feridas parece não formar complexos com qualquer outra proteína. Ela consiste em cadeias polipeptídicas de 150 kDa, sintetizadas como polipeptídeos inativos e, após a liberação pela lise bacteriana, a toxina é clivada por diversas proteases teciduais e bacterianas, quando, então, duas cadeias de polipeptídeos ativas de toxina são geradas: uma cadeia pesada (H - *heavy chain*, com 100 kDa) e uma cadeia leve (L - *light chain*, com 50 kDa), ambas ligadas por uma ponte dissulfeto (Figura 31.8). A cadeia leve contém o elemento zinco, necessário para a atividade de protease zinco-dependente da toxina.

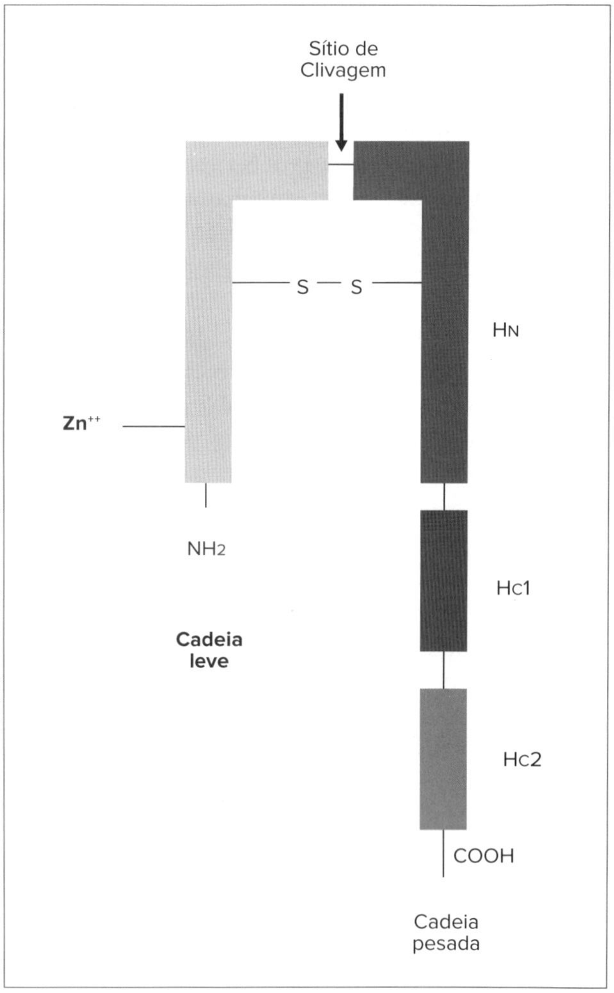

FIGURA 31.8. Representação esquemática da estrutura da tetanospasmina (TeNT) e da toxina botulínica.

O mecanismo de ação da TeNT consiste de quatro etapas distintas: ligação, internalização, translocação pela membrana da célula hospedeira e ação enzimática. A porção amino terminal da cadeia pesada está implicada na translocação pela membrana, enquanto a porção carbo xiterminal dessa cadeia pesada é responsável pela ligação neuro específica. Por sua vez, a cadeia leve é responsável pela ação catalítica intracelular.

Após a difusão nos fluidos corpóreos a partir do local onde foi produzida, a TeNT liga-se de modo específico à membrana pré-sináptica da junção neuromuscular de neurônios motores.

A natureza química da(s) molécula(s) responsável(s) pela ligação neuro específica de alta afinidade da toxina com a membrana ainda não foi devidamente esclarecida. Acredita-se na participação de polissialogangliosídeos, presentes em grande quantidade na membrana pré-sináptica, e para os quais as TeNTs teriam afinidade. Além disso, experimentos indicaram que proteínas presentes na superfície celular poderiam estar envolvidas com a ligação da toxina.

O mecanismo de ação da TeNT está apresentado na Figura 31.9. A TeNT é internalizada por endocitose mediada por receptores, sendo então transportada de modo retrógrado no interior do axônio até a medula espinal. O receptor da TeNT na membrana é responsável pela sua inclusão em uma vesícula que se move de modo retrógrado no axônio até alcançar o corpo celular na medula espinal, quando então se funde ao complexo de Golgi ou outro compartimento constituído de membranas, onde ocorre separação entre a toxina e o receptor. A TeNT sai do complexo de Golgi ou compartimento de membranas, no interior de uma vesícula que se move em direção aos terminais dendríticos, quando então ocorre liberação da toxina na fenda sináptica entre o neurônio motor e o interneurônio inibitório da medula espinal. A TeNT migra transinapticamente para os interneurônios inibitórios da medula, quando então a cadeia leve adentra o citoplasma dessas células (possivelmente através de canais formados pela cadeia pesada da toxina na membrana celular), onde bloqueia a liberação de neurotransmissores inibitórios.

Acredita-se que a TeNT atua como protease sobre proteínas do aparato de neuroexocitose envolvidas na fusão da vesícula sináptica com a membrana pré-sináptica, bloqueando-a. A cadeia leve da toxina cliva um dos componentes proteicos da membrana da vesícula sináptica, a sinaptobrevina (ou Vamp – *Vesicle-Associated Membrane Protein*), inibindo a liberação do neurotransmissor (ácido gama-aminobutírico – GABA – e/ou glicina), o que, por sua vez, resulta na contração muscular que é observada como paralisia espástica (Figura 31.10).

A quantidade de toxina que alcança o sistema nervoso central é que determina a gravidade dos sinais clínicos. O bloqueio de sinapses inibitórias na medula espinal prejudica o circuito neuronal, que assegura o equilíbrio das contrações musculares voluntárias, resultando, assim, em paralisia espástica característica do tétano. A TeNT promove redução no número de vesículas capazes de fusão e liberação, mas não altera seus conteúdos de neurotransmissores ou interfere com seu processo de síntese e estocagem.

A ligação toxina-receptor de membrana é extremamente difícil de ser revertida. Os anticorpos neutralizantes são ineficazes, uma vez que a toxina esteja ligada.

Além da TeNT, *C. tetani* pode produzir a **tetanolisina** (hemolisina), que é capaz de causar necrose

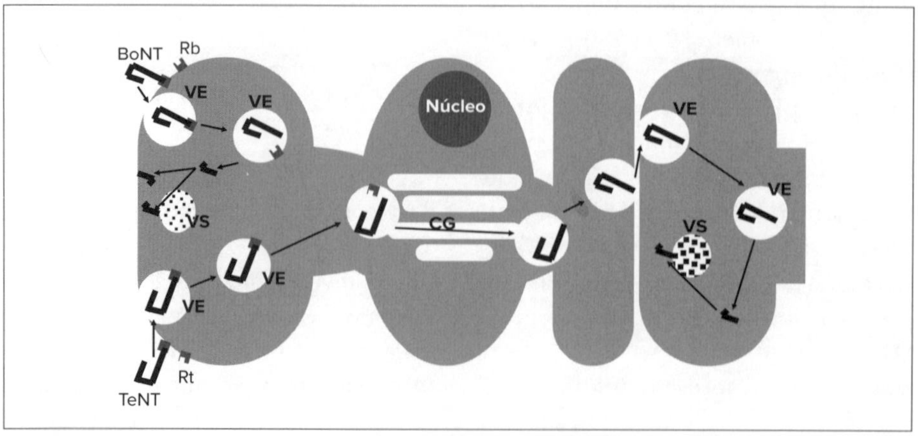

FIGURA 31.9. Mecanismos de ação da tetanospasmina (TeNT) e toxina botulínica (BoNT). A TeNT liga-se ao receptor Rt na junção neuromuscular e é internalizada por endocitose mediada por Rt. A vesícula endocítica (VE) contendo TeNT e Rt é transportada de modo retrógrado no interior do axônio. A vesícula se funde ao complexo de Golgi (CG) ou outro compartimento constituído de membranas, onde ocorre separação entre TeNT e Rt. A TeNT sai do complexo de Golgi ou compartimento de membranas, no interior de uma vesícula que se move em direção aos terminais dendríticos, quando então ocorre liberação da toxina na fenda sináptica entre o neurônio motor e o interneurônio inibitório da medula espinal. A TeNT migra transinapticamente para os interneurônios inibitórios da medula, quando então a cadeia leve deixa a VE e adentra o citoplasma dessas células (possivelmente através de canais formados pela cadeia pesada da toxina na membrana celular). A cadeia leve liga-se à *Vesicle-Associated Membrane Protein* (Vamp) presente na membrana da vesícula sináptica (VS) onde bloqueia a liberação de neurotransmissores inibitórios. A BoNT, por sua vez, liga-se ao receptor Rb na junção neuromuscular e é internalizada por endocitose mediada por Rb. Na vesícula endocítica (VE) ocorre separação entre BoNT e Rb. A cadeia leve de BoNT deixa a VE e adentra o citoplasma do neurônio. A cadeia leve liga-se ao seu receptor presente na membrana da vesícula sináptica (VS) e/ou na membrana neuronal (Vamp, SNAP-25 ou sintaxina, dependendo do tipo de BoNT), bloqueando a liberação de acetilcolina.

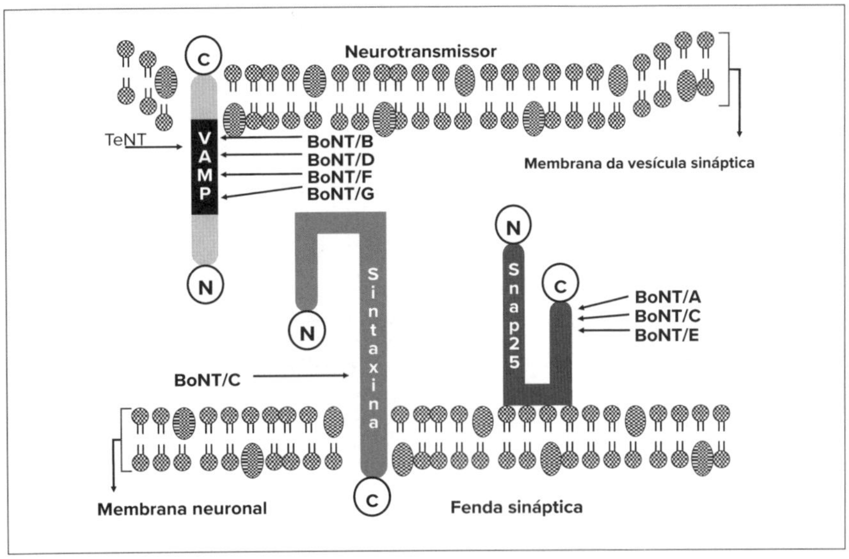

FIGURA 31.10. Localização celular das proteínas *Vesicle-Associated Membrane Protein* (Vamp), SNAP-25 (*Synaptosome-Associated Protein of 25 KDa*) e sintaxina, bem como os locais de clivagem da tetanospasmina (TeNT – neurotoxina produzida pelo *Clostridium tetani*) e das neurotoxinas produzidas pelo *Clostridium botulinum* (BoNTs).

focal e cria condições favoráveis para a multiplicação dos microrganismos. É hemolítica e letal para animais de laboratório quando administrada intravenosamente. Atua por meio da formação de poros na membrana celular.

C. tetani pode produzir ainda a **toxina de ação periférica não espasmogênica**, cuja ação ainda não foi devidamente esclarecida, mas existem evidências de que tenha uma ação paralítica periférica.

Toxinas produzidas por *Clostridium botulinum*

A forma de ocorrência mais comum de botulismo (do latim *botulus*, salsicha) é a intoxicação causada pela ingestão de neurotoxinas produzidas por *Clostridium botulinum* (BoNTs). Após a ingestão, a toxina atravessa a parede intestinal e alcança a corrente circulatória, sendo carreada ao sistema nervoso periférico; nesse local se liga aos receptores das terminações neuromusculares. A toxina, então, inibe a liberação de acetilcolina, resultando em paralisia flácida.

Alimentos (por exemplo, silagens, cama de frango etc.), carcaças em decomposição, águas paradas, entre outros podem estar contaminados com esporos de *C. botulinum*. Quando estes são mantidos em condições de anaerobiose, ocorre germinação desses esporos, proliferação das formas vegetativas e produção da toxina botulínica.

A toxina pode ser produzida em carcaças em decomposição (a morte do animal cria condições de anaerobiose favoráveis para a germinação dos esporos e produção das toxinas), as quais são ingeridas por animais com deficiências nutricionais ou apetite depravado. Além disso, larvas de moscas, que se desenvolvem em carcaças nas quais a toxina foi produzida, podem carrear toxina suficiente para causar botulismo em aves que se alimentam delas. Nessas larvas, a toxina pode manter-se estável por até nove meses.

Vegetação em decomposição (presente em lagos, lagoas etc.) propicia ambientes adequados para a produção da toxina, pois nesses locais bactérias aeróbias utilizam o oxigênio dissolvido na água, criando, assim, condições de anaerobiose, nas quais *C. botulinum* pode desenvolver-se e produzir sua toxina. Não se sabe por quanto tempo a toxina pode permanecer estável na água.

São conhecidos oito tipos toxinogênicos (A-H) que produzem toxinas com características genéticas e antigênicas distintas. Todos os tipos são diferenciáveis por meio de provas sorológicas específicas.

As BoNTs são codificadas por plasmídeos (BoNTs A, B, E, F e G) ou bacteriófagos (BoNTs C e D). Pouco se sabe sobre as características da toxina H. Outras espécies de *Clostridium* (*C. butyricum* e *C. baratii*) também podem produzir BoNTs.

Nem todas as cepas de *C. botulinum* produzem BoNTs. Esse fato pode ser explicado, pois, por exemplo, no caso das toxinas C e D, o gene que as codifica é carreado em um bacteriófago temperado (ou lisogênicos, isto é, aquele cujo material genético é incorporado ao seu genoma) e, portanto, somente as cepas lisogenizadas pelo fago são produtoras de toxina.

Com base em características fenotípicas, fisiológicas e genotípicas, as amostras de *C. botulinum* foram classificadas em quatro grupos distintos: as estirpes do grupo I produzem neurotoxinas A, B e/ou F; no grupo II, estão aquelas que produzem toxinas B, E ou F; no grupo III, aquelas que produzem toxinas C ou D; e no IV, as toxinas do tipo G. Algumas estirpes podem produzir dois tipos de toxinas e outros somente um.

Em geral, os tipos A, B, E e F estão associados a botulismo em seres humanos, enquanto C e D causam a doença em animais. Bovinos também são suscetíveis às toxinas A, B ou E. O tipo G foi relatado em um único caso de botulismo em ser humano e o tipo H foi detectado nas fezes de uma criança com botulismo.

As BoTNs são neurotoxinas muito potentes (da mesma forma que o é a TeNT, produzida pelo *C. tetani*), sendo que 1 mg dessa neurotoxina pode conter até 120 milhões de doses letais para camundongos. Seus efeitos, quando comparados aos da toxina tetânica, são até sete vezes maiores; menos de 1 μg do polipeptídeo tóxico é letal para o ser humano.

As BoTNs são inativadas em temperaturas superiores a 80°C.

As neurotoxinas botulínicas e tetânica constituem uma categoria de toxinas bacterianas que compartilham semelhanças quanto à estrutura, atividade enzimática e alvos celulares no sistema nervoso. A comparação de sequências de nucleotídeos e aminoácidos de BoNT e TeNT indica que ambas derivam de um gene ancestral comum.

Além do ser humano, outras espécies, como bovinos, ovinos, suínos, equinos, aves, macacos, felinos e cães, são suscetíveis à ação letal da toxina botulínica. Todas as aves, à exceção das pertencentes ao gênero *Sarcarhonphus* sp. (urubu), são susceptíveis. Suínos e carnívoros são relativamente resistentes à sua ação.

A BoNT consiste em uma grande proteína (150 kDa), e existe na natureza sob a forma de complexos de tamanhos variados, constituídos pela própria neurotoxina botulínica e uma ou mais proteínas não tóxicas associadas (ANTPs). Essas ANTPs incluem hemaglutininas (HAs), não hemaglutininas não tóxicas (NTNH) e proteínas denominadas OrfX com funções ainda desconhecidas. As TeNTs, por sua vez, não formam complexos com outras proteínas. Acredita-se que as ANTPs conferem proteção e estabilidade à toxina quando esta se encontra no estômago.

Em condições naturais ou *in vitro*, as BoNTs estão associadas às ANTPs por meio de ligações covalentes, formando os complexos botulínicos, cujos tamanhos variam de 230 a 900 kDa. O complexo é denominado "toxina progenitora", e a toxina propriamente dita é denominada "toxina derivativa". Essa última é menos efetiva que a progenitora quando administrada oralmente, mas é tão ativa quanto aquela quando administrada por outra via. Esse fato sugere que os componentes não tóxicos da toxina progenitora auxiliam na proteção da toxina derivativa contra a acidez gástrica, bem como contra as proteases digestivas (pepsina e tripsina). Esses componentes também podem estar envolvidos como mediadores da absorção da toxina pela mucosa intestinal. As ANTPs se dissociam da BoNT em pHs elevados (pH igual ou superior a 8) e podem associar-se novamente de modo espontâneo quando o pH for reduzido.

A toxina derivativa ativa consiste de duas subunidades proteicas, uma cadeia pesada (100 kDa) e outra leve (50 kDa), conectadas por uma ponte dissulfeto, constituindo uma toxina AB, similar à tetanospasmina (Figura 31.8). Ela é sintetizada ao final da fase logarítmica de crescimento e liberada durante a lise celular como uma proteína inativa de 150 kDa. A clivagem dessa proteína por proteases produzidas pelo microrganismo, bem como por proteases gástricas, torna a toxina ativa. Os diferentes tipos de BoNT possuem alto grau de similaridade de aminoácidos.

O mecanismo de ação é constituído de quatro etapas distintas, da mesma forma como observado para a TeNT: ligação, internalização, translocação pela membrana da célula hospedeira e ação enzimática. A porção aminoterminal da cadeia pesada está implicada na translocação pela membrana, e acredita-se que ela seja responsável pela formação de um canal na membrana neuronal, permitindo que a cadeia leve adentre a célula. A porção carboxi terminal dessa cadeia pesada é responsável pela ligação neuro específica. Por sua vez, a cadeia leve é responsável pela ação catalítica intracelular, sendo que ela contém zinco, elemento necessário para a atividade de protease zinco-dependente da toxina.

TeNT e BoNT ligam-se à membrana pré-sináptica da junção neuromuscular, mas possuem destinos intracelulares totalmente distintos: as BoNTs atuam na junção neuromuscular, enquanto a TeNT migra para o sistema nervoso central.

As manifestações clínicas antagônicas associadas às ações das BoNTs e TeNT (uma causando paralisia flácida e a outra paralisia espástica, respectivamente) são consequências dos neurônios específicos acometidos e tipos de neurotransmissores cujas liberações são bloqueadas.

Todos os tipos de BoTN são sensíveis a baixos pHs e proteases do suco gástrico. Para proteger-se durante a passagem pelo estômago, as BoTNs são produzidas como complexos com outras proteínas, sendo que os complexos que conseguem ultrapassar a barreira do estômago dissociam-se quando em presença de pHs mais elevados do intestino, e as BoTNs são absorvidas pelo epitélio intestinal, adentrando a corrente sanguínea.

A neurotoxicidade resulta de uma sequência de três etapas, nas quais a toxina se liga aos receptores neuromusculares, é internalizada e, finalmente, exerce sua ação tóxica (Figura 31.9). Os receptores específicos para a cadeia pesada estão localizados na superfície da membrana pré-sináptica dos neurônios motores, porém sua natureza química ainda não foi devidamente esclarecida.

Da mesma forma como observado para o tétano, existem hipóteses sugerindo a participação de polissialogangliosídeos, presentes em grande quantidade na membrana pré-sináptica e para os quais as BoTNs teriam afinidade. Alguns estudos mostraram que as proteínas da membrana da vesícula sináptica, denominadas sinaptotagminas (SYTs), poderiam ser receptores para as BoNTs. As BoNTs A e B poderiam interagir com essas proteínas na presença de gangliosídeos.

Embora a toxina se ligue rapidamente aos seus receptores, não produz seus efeitos imediatamente. Durante o período no qual a toxina está ligada aos receptores, mas ainda sem produzir seus efeitos tóxicos, ela não pode ser neutralizada por antitoxinas, pois a ligação tem caráter irreversível. Esse período pode ser prolongado por temperaturas baixas.

O mecanismo de internalização da toxina ainda não foi devidamente esclarecido, porém acredita-se que deva ocorrer por endocitose mediada por receptores. As vesículas contendo BoNT permanecem na extremidade da terminação nervosa. A toxina adentra os neurônios e, então, ocorre acidificação no interior das vesículas (endossomos) contendo as toxinas. A partir disso acredita-se que a região amino terminal da cadeia pesada forme um canal na membrana dos endossomos, permitindo a translocação da cadeia leve para o citoplasma celular. Uma vez no citoplasma, a cadeia leve exerce sua atividade catalítica (constituem endoproteases).

O principal efeito da toxina ocorre no nível das terminações nervosas motoras, nas quais ocorre interferência no mecanismo de liberação da acetilcolina, e não com sua síntese ou empacotamento no interior das vesículas. Assim como ocorre com a TeNT, as BoTNs impedem a fusão das vesículas sinápticas à membrana plasmática da terminação nervosa (Figura 31.9).

As BoTNs atuam como proteases sobre as proteínas Snare (*soluble N-ethylmaleimide-sensitive factor attachment protein receptor*) do aparato de neuroexocitose envolvidas na fusão da vesícula sináptica com a membrana pré-sináptica, bloqueando-a. O complexo de proteínas Snare é formado pela Vamp, Snap-25 (*synaptosome-associated proteins of 25 kDa*) e sintaxina. As Vamps estão presentes na membrana das vesículas sinápticas, ao passo que Snap-25 e sintaxinas estão associadas à membrana plasmática. Essas proteínas formam um complexo que permite a fusão da membrana da vesícula sináptica à membrana plasmática, após a qual ocorre a liberação do neurotransmissor. Dessa forma, a clivagem de uma proteína Snare impede a fusão da vesícula e, consequentemente, a acetilcolina não é liberada na fenda sináptica (Figura 31.10).

A cadeia leve da toxina cliva um dos componentes da membrana da vesícula sináptica. As BoTNs B, D, F e G clivam a Vamp; as BoTNs A e E clivam a proteína Snap-25, e a BoNT C cliva a Snap-25 e a sintaxina. Dessa forma, ocorre inibição da liberação do neurotransmissor (acetilcolina), o que resulta na inibição da contração muscular, que é observada como paralisia flácida.

Os locais de clivagem dessas proteínas variam de acordo com a toxina envolvida, exceto para BoNT B e TeNT, que clivam a Vamp no mesmo local e, dessa forma, compartilham o mesmo mecanismo molecular de ação, embora seus efeitos estejam associados a sinais clínicos opostos.

O efeito da toxina está relacionado ao decréscimo de acetilcolina liberada pelos impulsos nervosos, tendo em vista a menor quantidade de vesículas sinápticas liberando seu conteúdo. A paralisia flácida ocorre quando a quantidade de acetilcolina liberada é inferior àquela necessária para gerar uma resposta normal do músculo.

Quando a toxina é injetada por via parenteral, são necessárias doses muito menores para causar a morte do que quando ela é ingerida.

O efeito da toxina é basicamente o mesmo nos diferentes animais, caracterizado por paralisia flácida, a qual, ao envolver os músculos respiratórios, resulta em óbito.

Há que se referir ainda que linhagens de *C. botulinum* do grupo III são capazes de produzir citotoxinas C2 e C3, além das neurotoxinas C e D. As citotoxinas C2 e C3 são importantes membros da família das ADP-ribosil-transferases.

A toxina C2 é uma toxina AB que possui o mesmo tamanho da toxina botulínica, bem como as estruturas das cadeias leve e pesada semelhantes. Ela aumenta a permeabilidade vascular, atuando como uma enterotoxina clássica (promove a liberação de fluidos da mucosa intestinal) e é letal para camundongos. Não causa paralisia e não é uma neurotoxina. Os principais efeitos da toxina C2 incluem alteração na morfologia celular (arredondamento de células), inibição da migração e ativação de leucócitos e alteração dos processos de endocitose e exocitose.

É possível que a toxina C2 auxilie na disseminação da toxina botulínica no organismo, por meio do aumento da permeabilidade vascular, sendo que não é necessária para a produção dos sintomas do botulismo. Induz lesões hemorrágicas intestinais em aves. Deve-se salientar, ainda, que cepas que produzem somente toxina botulínica, mas não a toxina C2, produzem todos os sintomas do botulismo.

A toxina C3 é uma proteína de 25 kDa, estável a tratamento com calor e tripsina. Atua como ADP-ribosil-transferases, promovendo a inativação da proteína Rho, a qual está envolvida no controle da polimerização da actina. Os efeitos de C3 incluem: despolimerização da actina, inibição da agregação e adesão de plaquetas e linfócitos, inibição da contração de músculos lisos, alteração dos processos de endocitose e fagocitose. Seu papel no botulismo é ainda mais incerto do que para C2.

Toxinas produzidas por *Clostridium perfringens*

O microrganismo é amplamente distribuído no solo, sendo também encontrado no trato intestinal de seres humanos e animais. As principais doenças associadas a esse agente são a enterotoxemia, enterite necrótica e gangrena gasosa. Deve-se mencionar, ainda, a ocorrência de casos de intoxicação de origem alimentar em seres humanos, associadas a esse microrganismo.

A multiplicação desses microrganismos é acompanhada pela produção de toxinas solúveis que se difundem dos locais onde foram produzidas, lesando os tecidos circunvizinhos. A ação combinada das diferentes toxinas produzidas promove um intenso edema local, que dificulta a circulação sanguínea e reduz a tensão de oxigênio, o que resulta em um ambiente ainda mais favorável para a proliferação bacteriana, destruindo grande quantidade de tecido atingido, causando toxemia e morte do animal.

C. perfringens está classificado em sete tipos (A, B, C, D, E, F e G), classificação baseada na produção de quatro toxinas letais maiores, antigenicamente distintas e termolábeis: alfa (CPA), beta (CPB), épsilon (ETX) e iota (ITX); e duas toxinas menores, a enterotoxina (CPE) e a toxina B-*like* (NetB) das estirpes que causam enterite necrótica em aves. Podem produzir ainda diversas outras toxinas menores: delta, gama, theta, kappa, lambda, mu e nu (Quadro 31.3).

Toxina alfa

A toxina alfa foi a primeira toxina bacteriana para a qual um mecanismo de ação bioquímico foi reconhecido ao nível molecular, em 1941. Trata-se de uma fosfolipase C, também denominada folfatidilcolina colinefosfo-hidrolase, e atua preferencialmente nos fosfolipídios esfingomielina, fosfatidilcolina (lecitina), fosfatidiletanolamina, fosfatidilserina e glicerofosfatidios. Essa toxina catalisa a hidrólise do fosfodiéster ligado à posição 3 da molécula de lecitina (presente na membrana plasmática das células), produzindo a fosforicolina e o 1,2-diacilglicerídeo. A hidrólise da lecitina ativa a proteinaquinase C, estimulando, assim, a cascata do ácido aracdônico que induz à produção de mediadores inflamatórios, os quais desencadeiam todas as manifestações clínicas locais e sistêmicas associadas às doenças causadas por *C. perfringens*. A hidrólise dos fosfolipídios da membrana celular resulta em lise da célula. A ruptura das membranas celulares, causada pela toxina, pode explicar a lise dos eritrócitos, a destruição dos tecidos e o edema observados na enfermidade.

O peso molecular dessa toxina varia entre 49 kDa e 53 kDa e possui um ponto isoelétrico de 5,4. As condições ótimas para a sua produção ocorrem em meio com pH 7,0 e a 37°C. A fosfolipase C é uma enzima termoestável que pode manter 45% de sua atividade após aquecimento até 100°C por 10 a 15 minutos.

QUADRO 31.3. Tipos de *Clostridium perfringens* e toxinas a eles associadas

Tipo de *Clostridium perfringens*	Toxina													
	Alfa	Beta	Épsilon	Iota	CPE	NetB	Delta	Theta	Kappa	Lambda	Mu	Nu	Eta	Gamma
A	+	–	–	–	–	–	–	+	+	–	+	+	#	–
B	+	+	+	–	–	–	+	+	+	+	+	+	–	#
C	+	+	–	–	+	–	+	+	+	–	+	+	–	#
D	+	–	+	–	+	–	–	+	+	+	+	+	–	–
E	+	–	–	+	+	–	–	+	+	+	–	+	–	–
F	+	–	–	–	+	–	#	#	#	#	#	#	#	#
G	+	–	–	–	–	+	#	#	#	#	#	#	#	#

+ produzido pelas cepas; – não produzido pelas cepas; # existência não confirmada.

É antigênica e produzida por todas as estirpes de *C. perfringens*. O zinco estabiliza a fosfolipase C em presença de proteases – quando essa enzima é produzida pela bactéria ela é inativa, e somente quando se combina com o zinco pode-se detectar sua atividade enzimática. Cátions bivalentes e detergentes carregados positivamente ativam a fosfolipase C quando se associam aos substratos. A fosfolipase C pode ser inibida por fosfatos, citratos, flúor e por substâncias que se ligam com o cálcio.

Entre as principais características biológicas da toxina alfa estão: capacidade de causar necrose local na pele (dermonecrótica) quando inoculada em dose subletal intradermicamente em cobaios ou coelhos; apresenta letalidade para animais de laboratório tais como camundongos, cobaias e coelhos, quando administrada parenteralmente; capacidade *in vitro* de hemolisar eritrócitos de alguns animais. Essas três características da toxina alfa atuam em conjunto para desencadear os sinais clínicos da doença, porém, eventualmente, podem expressar-se separadamente modificando o grau de purificação da toxina.

Pode-se verificar a ação da fosfolipase C pela formação de um halo opaco em meios de cultivo que contenham lecitina. A ação da toxina alfa é evidente sob vários aspectos, tais como a observação de pequenas gotículas de gordura presentes na superfície do tecido acometido, provavelmente resultantes da hidrólise da lecitina presente na membrana celular, com consequente liberação dos lipídios a ela associados. Os "êmbolos gordurosos" encontrados nos pulmões podem resultar da ação dessa enzima, bem como ocorre com a destruição dos leucócitos, cuja parede celular é facilmente rompida pela ação da lecitinase.

Os eritrócitos de bovinos e camundongos são os mais suscetíveis à ação hemolítica da toxina alfa. Ocorre hemólise moderada em células de coelhos, ovelhas e humanos, enquanto os equinos apresentam eritrócitos relativamente resistentes. Eritrócitos de algumas espécies animais, tais como a ovina, apresentam o fenômeno da lise do "calor-frio" – as hemácias não se rompem quando expostas à toxina a 37°C, mas o fazem a 4°C.

A toxina alfa é capaz de lisar plaquetas e leucócitos, estimular a eliminação de histamina dos mastócitos e causar danos às membranas celulares de fibroblastos e células musculares. A formação de trombos em vênulas, capilares e arteríolas é uma consequência importante da ação da toxina no início da patogênese da necrose, observada na sintomatologia.

Essa toxina é uma grande inibidora da bomba de cálcio do retículo sarcoplasmático das células cardíacas, o que pode levar à diminuição na liberação de íons cálcio dos miócitos, que, por sua vez, causa redução na função sistólica e diminuição na contratibilidade. Se essa redução na função do miocárdio for significante, ocorrerá diminuição substancial na potência cardíaca, que pode ser responsável pelo choque que é observado nas infecções por *C. perfringens*.

Essa toxina desempenha importante papel nas patogêneses das doenças associadas a esse microrganismo. Ela é produzida no foco da infecção e se difunde aos tecidos circunvizinhos.

Toxina beta

A toxina beta produzida por *Clostridium perfringens* é constituída por uma cadeia simples de proteína com peso molecular de 28 kDa e ponto isoelétrico de 5,4 a 5,5. É termolábil, pois perde 75% de sua atividade biológica após 5 minutos a 50°C, e é destruída pela tripsina após 30 minutos a 37°C. Essa toxina atua pela formação de poros na membrana celular.

A toxina beta purificada apresenta dose letal mínima de 4 mg em camundongos, ao passo que a inoculação intradérmica de 2 ng resulta em um efeito dermonecrótico. Após a administração da toxina em alça intestinal ligada de cobaia, observa-se hemorragia e necrose da mucosa intestinal e, em coelhos, verifica-se paralisia do jejuno e íleo. A administração intravenosa da toxina causa aumento da pressão sanguínea.

Toxina épsilon

A prototoxina épsilon apresenta peso molecular de 23-25 kDa, sendo produzida durante a fase logarítmica de crescimento bacteriano, aparentemente no interior da célula, e difundindo-se no meio circunvizinho. A prototoxina foi identificada tanto em células vegetativas quanto em esporos. Acredita-se que há ativação espontânea da prototoxina por enzimas proteolíticas. O ponto isoelétrico para o principal pico de prototoxina é 8,02, enquanto a toxina épsilon ativada apresenta dois picos principais com valores de 5,36 e 5,74.

A toxina épsilon não é hemolítica, mas é necrosante quando inoculada intradermicamente em cobaias e coelhos, e altamente letal quando administrada por via parenteral em animais de laboratório, tais como camundongos, coelhos e cobaias. Apresenta ação de permease e tripsina e atua na formação de poros nas membranas celulares. Causa aumento na permeabilidade vascular, estando fortemente implicada na ocorrência do edema.

A contração do íleo pode ser induzida pela toxina épsilon, a qual pode ativar a bomba de sódio, resultando na liberação de acetilcolina pelas terminações nervosas colinérgicas. Esse fato, consequentemente, aumenta a disponibilidade de íons cálcio, causando contrações na musculatura lisa.

Toxina iota

De maneira semelhante à toxina épsilon, a toxina iota é ativada para sua forma tóxica por ação de enzimas proteolíticas, tais como a tripsina ou proteinases. Seu peso molecular é de 45 kDa, é termolábil, podendo ser inativada entre 53 e 60°C por 15 minutos. Apresenta efeito dermonecrótico quando inoculada intradermicamente em cobaias e, por via intravenosa, é letal para esses animais. Atua como uma ADP-ribosil-transferase, sendo que os principais efeitos dessa ação incluem alteração na morfologia celular (arredondamento de células), inibição da migração e ativação de leucócitos e alteração dos processos de endocitose e exocitose, de maneira similar ao observado para toxina C2 de *C. botulinum*.

Enterotoxina CPE

A enterotoxina CPE é uma proteína termolábil com peso molecular de 34 a 36 kDa e ponto isoelétrico de 4,3. Ela é sintetizada durante a esporulação. Pode ser destruída a 60°C por 5 minutos. O gene que codifica essa toxina, *cpe*, pode estar inserido em plasmídeos ou no cromossomo bacteriano.

A enterotoxina CPE é formadora de poros na membrana, cujos receptores são moléculas de claudinas. Sua ação leva à alteração osmótica, com acúmulo de líquido nas alças intestinais de coelhos, ovinos e roedores. Ocorrem efeitos parassimpatomiméticos após inoculação intravenosa em coelhos, cordeiros e cobaias. Esses efeitos incluem: aumento da permeabilidade capilar, vasodilatação dos vasos sanguíneos intestinais e aumento da motilidade intestinal. Outros efeitos sistêmicos são diarreia, lacrimejamento, salivação, secreção nasal, dispneia e congestão do fígado, pulmões, baço e rins.

O sítio primário onde a CPE parece ser ativa é nas microvilosidades dos enterócitos, onde se pode observar descamação da célula acometida com eventual necrose. A consequência principal da produção de CPE é diarreia, com dor abdominal, de autorresolução em um período de um ou dois dias. Mas, em determinadas circunstâncias, o contato prolongado de CPE com as células intestinais pode resultar em absorção da toxina, e ao atingir a circulação sistêmica, com consequente hipopotassemia que leva ao óbito do paciente.

Toxina NetB

A toxina NetB relaciona-se com isolados de frangos de corte com quadro de enterite necrótica, classificados no grupo G. Essa toxina é codificada pelo gene *net*B, presente no *locus* NELoc1, em um grande plasmídeo conjugativo.

Do mesmo modo que a enterotoxina CPB, a toxina NetB possui uma similaridade parcial com a alfa-hemolisina produzida por *S. aureus*. O mecanismo de ação é baseado na produção de poros heptaméricos e hidrofílicos na membrana das células, com diâmetro aproximado de 26 Å, com consequente alteração do influxo de íons de Na^+, Cl^- e Ca^{2+}, resultando em morte celular.

A perda de enterócitos em frangos com enterite necrótica tem sido descrita como consequência da destruição da lâmina própria, matrix extracelular e junções intracelulares. Os receptores específicos de NetB ainda não foram identificados e a ocorrência da doença nas aves depende de uma série de fatores predisponentes, tais como idade, quantidade de fibras na dieta, ingestão de farinha de peixe, presença de parasitas do gênero *Eimeria* spp., entre outros.

Toxina delta

A toxina delta é uma hemolisina que apresenta peso molecular de 42 kDa e um ponto isoelétrico de 9,1. Atua formando poros na membrana celular. Verifica-se imunogenicidade em coelhos e é letal para camundongos. Não se observa efeito necrosante quando inoculada intradermicamente em cobaias e promove hemólise de eritrócitos de ovinos, bovinos, caprinos e suínos. Entretanto, esse efeito não foi observado nas espécies equina, humana e nem em coelhos.

Toxina theta

A toxina theta também é chamada de perfringolisina O. Trata-se de uma hemolisina oxigênio-lábil (é inativada quando exposta ao ar). Essa toxina é uma citolisina que apresenta atividade citolítica em muitos tipos de células, dentre os quais se podem citar os eritrócitos. Ela apresenta o radical SH, essencial para a sua atividade hemolítica. Essa toxina atua pela formação de poros na membrana celular.

A toxina theta apresenta peso molecular de 59 a 74 kDa e ponto isoelétrico de 6,5. É uma toxina termolábil que pode ser destruída a 60°C por 30 minutos. Tem atividade hemolítica ótima a 37°C, bem como em pH 6,7 a 6,8.

Uma das principais características da toxina theta é a perda irreversível de sua atividade biológica em presença de colesterol. Essa toxina é letal, necrosante, cardiotóxica e pode liberar histamina de plaquetas, ocasionando aumento da permeabilidade vascular.

A toxina theta induz a expressão de fatores ativadores de plaquetas (PAF – *platelet activating factors*) em células endoteliais e, da mesma forma que a listeriolisina, atua sobre a migração e atividade de polimorfonucleares e promove sua adesão a células endoteliais pela regulação da expressão de proteínas de adesão.

Toxina kappa

A toxina kappa apresenta peso molecular de aproximadamente 80 kDa. É uma proteína termolábil, podendo ser destruída a 60°C por 10 minutos e sensível a pH igual ou inferior a 4,5. Apresenta atividade de colagenase e gelatinase, catalisando a região não polar da molécula de colágeno. É responsável pelo aspecto gelatinoso observado no músculo acometido.

A toxina kappa é letal quando injetada intravenosamente em camundongos e causa necrose quando inoculada intradermicamente em coelhos. A administração parenteral em cobaia resulta em uma intensa destruição do tecido conjuntivo e severa hemorragia pulmonar.

Toxina mu

A toxina mu é uma hialuronidase que atua na liberação de glicosamina do ácido hialurônico. É termolábil, podendo ser destruída à temperatura de aproximadamente 50°C. Mantém a sua atividade no intervalo de pH entre 3,9 e 8,5. Apresenta atividade hemolítica, necrótica e letal, bem como causa aumento de permeabilidade cutânea.

Toxina nu

A toxina nu é uma desoxirribonuclease, sendo produzida durante a fase logarítmica de crescimento do microrganismo. É termolábil e pode ser inibida por íons de metais bivalentes, tais como o zinco e o cobre, bem como por citrato. Apresenta atividade letal, hemolítica e citotóxica, destruindo o núcleo de células polimorfonucleares e células musculares.

Toxinas produzidas por *Clostridium novyi*

Esse agente está amplamente distribuído no solo, sendo também encontrado no trato intestinal do ser humano e de animais. Entre as doenças a ele associadas estão: gangrena gasosa (bovinos, ovinos e suínos), edema maligno (ovinos) e hemoglobinúria bacilar (bovinos e suínos).

Existem quatro tipos sorológicos de *C. novyi* (A, B, C e D – esse último atualmente denominado de *C. haemolyticum*), classificados de acordo com o tipo de toxina que produzem (Quadro 31.4). Foram identificadas as seguintes toxinas: alfa, beta, gama, delta, épsilon, zeta, eta e theta.

A mais importante toxina produzida pelo *C. novyi* é a **toxina alfa**. Ela é necrosante e letal. A sua ação está relacionada a danos no nível do endotélio capilar no local de invasão do microrganismo, tendo em vista que causa aumento de permeabilidade vascular com consequente edema grave. Atua como glicosil-transferase, modificando a proteína Rho. É produzida durante a fase de crescimento do microrganismo. Possui ação citopática, conforme demonstrado em culturas de células (fibroblastos de galinha, rim de macaco). Promove alteração na conformação da célula (arredondamento celular), pois causa destruição dos microfilamentos do citoesqueleto celular. Danos extensos aos músculos e fígado são evidenciados pelo aumento nos valores plasmáticos de certas enzimas intracelulares, como desidrogenase lática e transaminase oxalacética glutâmica. Essa toxina pode ser inativada por proteases e agentes oxidantes.

A **toxina beta** é uma lecitinase. Já a **toxina gama** é uma fosfolipase C, que promove hidrólise da lecitina com efeitos similares aos da toxina alfa de *C. perfringens*; também tem ação hemolítica e necrosante.

A **toxina delta** é uma hemolisina oxigênio-lábil.

A **toxina** épsilon é uma enzima com atividade lipolítica, cujo efeito ainda não foi devidamente esclarecido.

A **toxina zeta** é uma hemolisina pouco caracterizada.

A **toxina eta** é uma tropomiosinase, capaz de degradar a tropomiosina e miosina, podendo desempenhar um papel na destruição da musculatura.

A **toxina theta** é uma lipase produzida por cepas de *C. novyi* tipo B, em quantidades muito pequenas.

Toxinas produzidas por *Clostridim sordelli*

Esse microrganismo está associado a quadros de gangrena gasosa (bovinos, ovinos, equinos e suínos), enterotoxemia (bovinos e ovinos) e enterite hemorrágica (bovinos e ovinos).

QUADRO 31.4. Tipos de *Clostridium novyi* e toxinas a eles associadas

Tipo de *Clostridium novyi*	Toxina							
	Alfa	Beta	Gama	Delta	Épsilon	Zeta	Eta	Theta
A	+	–	+	+	+	–	–	–
B	+	+	–	–	–	+	+	+
C	–	–	–	–	–	–	–	–
D	–	+	–	–	–	–	–	–

+ produzido pelas cepas; – não produzido pelas cepas.

Produz uma exotoxina denominada **sordelisina**, uma lecitinase bastante potente, que pode ser inativada a 70°C durante 20 minutos. Essa toxina é sorologicamente relacionada à toxina alfa de *C. perfringens*. Atua por meio da formação de poros na membrana celular.

Também produz outras duas exotoxinas, com peso molecular entre 250 e 300 kDa, a **toxina letal** (LT-*lethal toxin*) e **toxina hemorrágica** (HT- *hemorrhagic toxin*), ambas atuando como glicosil-transferases, de maneira similar como descrito para a toxina alfa de *C. novyi*.

As lesões causadas por *C. sordelli* são caracterizadas por grandes edemas, semelhantes às lesões produzidas por *C. novyi*.

Toxinas produzidas por *Clostridium septicum*

Esse microrgamismo é o principal agente associado ao edema maligno, considerado o carbúnculo sintomático falso. Ele produz diferentes toxinas, sendo a alfa a mais importante.

A toxina alfa é secretada como uma protoxina de 46 kDa, que é ativada por clivagem proteolítica. Possui atividades lecitinolítica, hemolítica, necrosante e letal. Atua por meio da formação de poros na membrana celular. É oxigênio-estável.

O microrganismo produz outras toxinas cujas ações contribuem para a invasão tecidual, como a toxina beta que é uma desoxirribonuclease; a toxina gama, uma hialuronidase; e a toxina delta, que é hemolítica e necrosante e oxigênio-lábil.

Toxinas produzidas por *Clostridium chauvoei*

Esse microrganismo é o agente etiológico do carbúnculo sintomático. A forma vegetativa do microrganismo produz toxinas capazes de induzir necrose muscular local e toxemia.

A ação das toxinas leva a um quadro de miólise focal que progride com o tempo. O músculo afetado adquire coloração vermelho-escura, apresenta fluido sero-sanguinolento e torna-se crepitante em virtude da produção de gás. Ocorre destruição do núcleo das células musculares, provavelmente causada pela toxina beta.

As toxinas circulantes e os produtos de degradação do tecido acometido levam a um quadro de toxemia fatal, com alterações degenerativas no músculo cardíaco e órgãos parenquimatosos.

As exotoxinas produzidas pelo microrganismo incluem a **toxina alfa**, a qual aparentemente não é formada como tal, mas sim como parte de um componente solúvel (peso molecular de 53 kDa) do qual ela se dissocia espontaneamente. Possui peso molecular de 27 kDa e é termolábil. É ativada por clivagem proteolítica levando à formação de poros na membrana celular. É uma toxina letal, hemolítica e necrosante. A inoculação do componente imunogênico solúvel em animais eleva consideravelmente o título de anticorpos protetores. A inoculação da toxina alfa, por sua vez, não provoca o mesmo efeito.

C. chauvoei pode produzir também a **toxina beta**, que é uma desoxirribonuclease. Geralmente é produzida na forma ativa. É razoavelmente resistente ao calor, suportando a exposição a 95°C durante 10 minutos sem perda apreciável da atividade.

A **toxina gama** produzida por esse microrganismo é uma hialuronidase. Já a **toxina delta** é uma hemolisina oxigênio-lábil, termolábil e inativada pelo colesterol, que se relaciona sorologicamente com a estreptolisina O, a toxina theta de *C. perfringens*, a tetanolisina e a toxina delta de *C. novyi*.

As diferentes linhagens de *Clostridium chauvoei* variam significantemente em suas habilidades para produzir essas toxinas.

Toxinas produzidas por *Bacillus*

Os microrganismos do gênero *Bacillus* são bastonetes Gram-positivos, aeróbios, formadores de esporos, típicos habitantes da água e solo. As bactérias desse gênero apresentam pouco ou nenhum potencial patogênico, ocorrendo comumente como contaminantes. São considerados patogênicos somente *B. anthracis* e *B. cereus*.

Toxinas produzidas por *Bacillus anthracis*

B. anthracis é o agente etiológico do carbúnculo hemático, doença também denominada antraz, pústula malígna, carbúnculo bacteriano e febre esplênica.

O microrganismo apresenta um plasmídeo de 182 kb, denominado pX01, que carreia os genes *pag*A, *lef* e *cya*, os quais codificam para os componentes de uma exotoxina formada por três polipeptídeos distintos, relativamente instáveis: fator edema (EF) ou fator I (gene *cya*), antígeno protetor (PA) ou fator II (gene *pag*A), e fator letal (LF) ou fator III (gene *lef*).

Quando considerados isoladamente, esses fatores não são tóxicos, mas a combinação de PA e EF causa edema no ponto de inoculação, e a combinação de PA e LF causa morte de animais de laboratório. A presença de PA é necessária para a ligação e internalização de EF e LF na célula do hospedeiro.

O **antígeno protetor** (PA), uma proteína de 83 kDa, liga-se a receptores na superfície celular denominados

ANTXR1 (*anthrax toxin receptor* 1 ou TEM8 – *tumor endothelium marker-8*) ou ANTXR2 (*anthrax toxin receptor* 2). Nesse momento, o PA sofre clivagem por proteases, as quais removem um fragmento de 20 kDa (PA_{20}) da porção amino terminal, deixando outro de 63 kDa (PA_{63}) ligado ao receptor. O PA_{63} forma um anel com forma de heptâmero que se liga ao fator de edema (EF) ou ao fator letal (LF). O complexo (PA_{63}-LF ou PA_{63}-EF) sofre endocitose – é possível que PA_{63} forme um canal na membrana permitindo a entrada do fator letal ou do fator edema. Uma vez no interior da célula, a acidificação do endossomo resulta em alteração na conformação da molécula de PA, levando à inserção do heptâmero na membrana endossomal. Quando isso ocorre, EF ou LF podem atravessar a membrana do endossomo e adentrar o citoplasma celular, onde exercem seus efeitos tóxicos.

O **fator edema** (EF) ou toxina edemaciante (EdTx) possui 89 kDa e constitui-se em uma adenilciclase inativa que pode ser ativada por calmodulina e cálcio, presentes nas células hospedeiras. Quando ativada, pode elevar os níveis de AMPc, resultando em perda de fluido e eletrólitos. Essa toxina apresenta importante papel imunomodulatório, sendo que prejudica as defesas do hospedeiro por meio de uma série de mecanismos capazes de inibir a fagocitose. Tem também participação na ocorrência de danos vasculares.

O **fator letal** (LF) ou toxina letal (LeTx) possui 90 kDa, sendo uma proteinase zinco-dependente (metaloprotease), cuja ação resulta em alterações na transmissão de sinais pela célula. O LF cliva a porção amino terminal das proteínas quinases ativadas 1 e 2 (MAPKK1 e MAPKK2). Essa clivagem inativa MAPKK1 e inibe a via de transdução de sinal de MAPK. Essa toxina determina o aumento da liberação de interleucina 1(IL1) de macrófagos e promove lise desse tipo celular. Há evidências de que LF altere a integridade da membrana celular e aumente a permeabilidade vascular.

A ação conjunta dos fatores I, II e III da toxina desencadeia uma série de reações no organismo que culminam no óbito. Ocorre aumento da permeabilidade vascular, destruição de fagócitos, hipóxia tecidual e necrose celular, cujos sinais clínicos são representados principalmente por edemas e hemorragias generalizados. Deve ser ressaltado que a ação isolada desses fatores não se reflete em efeitos patogênicos.

Toxinas produzidas por *Bacillus cereus*

Esse agente pode causar infecções oportunistas, abortamentos, conjuntivite e mastite bovina. Também é responsável por quadros de intoxicação alimentar, a qual pode se manifestar sob a forma de duas síndromes distintas: a emética, com período de incubação curto (1-5 horas), caracterizada pela ocorrência de vômitos e associada ao consumo de alimentos (principalmente arroz), nos quais a toxina estaria pré-formada; e a diarreica, com período de incubação longo (8-16 horas), caracterizada pela ocorrência de diarreia e associada ao consumo de diferentes tipos de alimentos (carnes, leite, entre outros), sendo que a toxina é produzida no intestino do hospedeiro.

Nos quadros de intoxicação alimentar, se observam dois tipos de eventos: a síndrome emética e a diarreia.

A forma emética está relacionada com a **toxina emética**, também denominada cereolisina. Ela é termoestável, resistente a pH e proteólise, não antigênica, com peso molecular de aproximadamente 5 kDa. O mecanismo de ação ainda não foi devidamente esclarecido, mas demonstrou-se que ela causa estimulação vagal aferente por meio da ligação ao receptor da serotonina do tipo 3 ($5\text{-}HT_3$).

Três toxinas estão associadas ao tipo diarreico: hemolisina BL (HBL), enterotoxina não hemolítica (Nhe) e citotoxina K (CytK).

A **HBL** é uma hemolisina com ação de enterotoxina, constituída por três proteínas (B, L_1 e L_2), com atividade dermonecrótica e capaz de aumentar a permeabilidade vascular. Ela forma poros nas membranas celulares, sendo que cada componente (B, L_1 e L_2) se liga de forma independente e irreversível aos seus receptores.

A **Nhe** é homóloga à HBL e, provavelmente, possui atividades biológicas similares às de HBL; desempenha um papel, ainda não esclarecido, na síndrome diarreica.

A **CytK** é uma proteína de 34 kDa altamente citotóxica, que não tem efeito sinérgico com outras proteínas secretadas. Tem atividade hemolítica e possui a capacidade de formar poros nas bicamadas lipídicas das células, sendo também altamente tóxica para as células epiteliais do intestino humano. Essas propriedades sugerem que essa citotoxina seja responsável por casos severos de enterite necrótica.

Toxinas produzidas por *Staphylococcus*

As espécies do gênero *Staphylococcus* constituem cocos Gram-positivos, anaeróbios facultativos e que tendem a formar agrupamentos semelhantes a cachos de uva. Podem estar associados a diferentes doenças em diversas espécies animais, tais como: abscessos, condições supurativas, mastites, dermatites, endometrites, conjuntivites, entre outras. Esses microrganismos produzem uma série de toxinas: hemolisinas, leucocidinas, enterotoxinas, esfoliatina e toxina da síndrome do choque tóxico 1. O significado de muitas delas na patogênese das doenças ainda não foi totalmente esclarecido.

Existem quatro hemolisinas produzidas por esse microrganismo, sendo denominadas toxinas alfa, beta, delta e gama. São antigênicas e bioquimicamente distintas.

A **toxina alfa** atua por meio da formação de poros na membrana celular, o que permite o influxo e o efluxo de moléculas pequenas e íons que levam à morte das células. É letal para coelhos após inoculação intravenosa e necrosante após injeção intradérmica. Está associada, entre outras enfermidades, à mastite gangrenosa em bovinos. É citolítica para diversos tipos celulares, incluindo monócitos humanos, linfócitos, eritrócitos, plaquetas e células endoteliais.

A **toxina beta** é uma esfingomielinase C, codificada por um bacteriófago lisogênico.

A **toxina delta** promove a lise de células de várias espécies. Atua sobre neutrófilos e monócitos interferindo na resposta inflamatória. É um pequeno peptídeo produzido pela maioria das linhagens de *S. aureus* e também por *S. epidermidis.*

A **toxina gama** apresenta atividade hemolítica e estimula a degranulação de células fagocitárias. Essa toxina possui a capacidade de degranular neutrófilos (por isso, são também denominadas de leucotoxina ou leucocidina) e macrófagos de coelhos, bovinos e humanos. Acredita-se que ela altera a permeabilidade da membrana celular de neutrófilos e macrófagos, promovendo saída de K^+ e entrada de Ca^{2+}, levando à destruição dessas células.

O microrganismo pode produzir grande variedade de **enterotoxinas** (SEs), sendo que os tipos A, B, C1, C2, C3, D, E, G e H são os tipos mais estudados. São imunologicamente distintos, mas apresentam sequências de aminoácidos e estrutura similares. As SEs são codificadas pelos genes *ent* e estão presentes em muitas estirpes de *S. aureus* e *S. intermedius.* Os genes *ent*A e *ent*B são carreados em bacteriófagos e outros são carreados em plasmídeos. Estão associadas a quadros de intoxicação alimentar em seres humanos, quadros esses provocados pela ingestão de toxinas pré-formadas no alimento contaminado por *Staphylococcus.* No estômago, as toxinas estimulam as terminações do nervo vago, que controlam o reflexo do vômito e também causam dor abdominal.

As enterotoxinas estafilocócicas atuam como superantígenos, proteínas que induzem a associação entre o complexo principal de histocompatibilidade nas células apresentadoras de antígenos e receptores de células T, associação essa que normalmente não ocorreria. A ação resulta na liberação de grande quantidade de citocinas que acabam desencadeando o quadro do choque.

A **toxina esfoliativa** (ET), também chamada de esfoliatina ou epidermolisina, é produzida por algumas cepas de *S. aureus.* Trata-se de uma protease que atua sobre uma proteína presente na superfície de células da epiderme, a desmogleína 1 (Dsg-1), a qual é responsável por manter a adesão intercelular. A clivagem dessa proteína resulta na separação dos queratinócitos, cujo efeito é a descamação da pele. Causa descolamento de pele, fenômeno característico da síndrome da pele escaldada ou doença de Ritter em seres humanos. A esfoliatina Exh é responsável pela epidermite exudativa dos leitões causada por *S. hyicus.*

A síndrome do choque tóxico pode ocorrer em mulheres que utilizam tampões absorventes vaginais em período menstrual, havendo estreita relação entre essa condição e a presença de *S. aureus* na vagina. A **toxina da síndrome do choque tóxico 1** (TSST-1) atua como um superantígeno. A toxina foi detectada em estirpes de *S. aureus* isoladas de bovinos, mas sua ação não foi esclarecida.

Toxinas produzidas por *Pasteurella* e *Mannheimia*

Pasteurella spp. e *Mannheimia haemolytica* são co-co-bastonetes ou bastonetes Gram-negativos, anaeróbios facultativos. São diversas as espécies que podem estar implicadas nas doenças em animais, principalmente quadros respiratórios, podendo-se citar *Pasteurella multocida* (causa pneumonia em bovinos, suínos e ovinos; rinite atrófica em suínos; mastite em bovinos e ovinos; sepse em bovinos e bubalinos), *Mannheimia haemolytica* (pneumonia e mastite em ruminantes), *Pasteurella aerogenes* (abortamento em suínos), *Pasteurella caballi* (pneumonia em equinos), entre outras.

As espécies do gênero *Pasteurella* possuem a endotoxina (LPS). Os sorotipos A e D de *Pasteurella multocida* produzem uma toxina mitogênica do tipo AB, denominada **dermonecrotoxina** (também conhecida como **PMT** – *Pasteurella multocida toxin,* toxina dermonecrótica, proteína ToxA ou toxina osteolítica), que possui uma homologia significativa com os fatores necrotizantes citotóxicos (CNF1, CNF2 e CNF3) de *Escherichia coli,* de *Yersinia pseudotuberculosis* (CNFy) e com a toxina dermonecrótica produzida por *Bordetella* sp. (DNT). A PMT é uma exotoxina termolábil, de 146 kDa.

A PMT ativa uma molécula sinalizadora ligada à membrana, denominada Gq, resultando na ativação da proteína quinase C, bem como ativa a família de proteínas sinalizadoras Rho (GTPase), ambas as ações resultando em alterações na conformação celular. A PMT é altamente tóxica para animais, possui forte efeito mitogênico em diferentes tipos celulares. É letal para camundongos após inoculação intraperitoneal e causa lesões dermonecróticas em camundongos e cobaias inoculadas intradermicamente.

A PMT tem a habilidade de alterar a morfogênese de um tecido ou órgão. Em casos de rinite atrófica, a ação das toxinas dá-se nos ossos turbinados nasais, onde ocorre aumento do número de osteoclastos e degeneração dos osteoblastos, células essas responsáveis pela formação do tecido ósseo. A PMT previne a formação de tecido ósseo por meio da interferência com a diferenciação normal das células precursoras em osteoblastos maduros que compõem esse tecido (as proteínas Rho estão envolvidas nesses efeitos).

Mannheimia haemolytica produz uma leucotoxina importante na patogênese da doença causada por esse microrganismo. A **leucotoxina (LktA)** é uma exotoxina de 104 kDa, que, quando em alta concentração, possui efeitos citotóxicos sobre leucócitos e, quando em baixa concentração, ativa-os. É secretada no espaço extracelular, onde se liga à integrina beta-2 (CD18) na membrana de neutrófilos, causando lise, necrose celular, inflamação aguda e lesões pulmonares características de pneumonia.

A LktA pode atuar sobre as proteínas do MHC II na superfície de macrófagos, afetando sua habilidade em apresentar antígenos. A ativação de macrófagos resulta na liberação de citocinas e estimulação de leucócitos polimorfonucleares, levando à liberação de peróxido de hidrogênio, posteriormente convertido em radicais hidroxila, que acabam por destruir a célula e promover formação de edema e acúmulo de fibrina. A LktA atua pela formação de poros na membrana celular.

Toxinas produzidas por *Campylobacter*

Os membros do gênero *Campylobacter* são bastonetes encurvados, Gram-negativos e microaerófilos. *C. jejuni* e *C. coli* são importantes causas de gastroenterites em seres humanos e animais, e têm sido encontrados em amostras de fezes de cães e gatos apresentando diarreia. *C. fetus venerealis* e *C. fetus fetus* são os principais responsáveis por doenças do trato reprodutivo em animais, estando associados a abortamentos e infertilidade em bovinos e ovinos. As espécies do gênero possuem a endotoxina (LPS).

C. jejuni produz uma enterotoxina (**CJT** – *Campylobacter jejuni toxin*) similar imunologicamente e em ação à toxina do *Vibrio cholerae* e à toxina termolábil (LT) de *Escherichia coli*. A CJT se liga a um receptor na célula (gangliosídeo GM1), adentra-a e, por meio de ribosilação do ADP, eleva os níveis intracelulares de AMPc. Há consequente alteração no fluxo de íons e aumento de secreção de fluidos, causando a diarreia. As enterotoxinas têm sido verificadas em *C. jejuni* e, em menor grau, em *C. coli*. Enterotoxinas também foram demonstradas poucas vezes em outras espécies do gênero, como *C. lari* e *C. hyointestinalis*.

A existência de seis diferentes **citotoxinas** (CYTON ou CTON) produzidas por espécies de *Campylobacter* foi proposta: uma citotoxina de 70 kDa, sensível à tripsina e termolábil, ativa sobre células HeLa, CHO e outras, mas inativa sobre células Vero; uma citotoxina ativa em células Vero e HeLa; CDT (*cytolethal distending toxin*), que causa aumento no nível de AMPc e distensão celular, seguidos de morte celular; uma citotoxina neutralizada por antitoxina Stx; uma citotoxina com atividade hemolítica; e uma hepatotoxina (produzida por algumas cepas de *C. jejuni*).

A incidência de produção de citotoxinas em *C. jejuni* é maior que para *C. coli*. A produção de citotoxinas também foi descrita em *C. lari* e *C. fetus*.

A relevância das enterotoxinas e o significado clínico das citotoxinas ainda não foram devidamente esclarecidos, mas entende-se que ambos desempenham um papel na patogênese das doenças causadas por esses microrganismos.

Toxinas produzidas por *Pseudomonas*

O gênero *Pseudomonas* é composto por diversas espécies, sendo *P. aeruginosa* a de maior importância na medicina veterinária, estando associada a quadros de infecção do trato urinário e respiratório, infecções uterinas, mastites, pneumonias, enterites, dermatites, otites, artrites, entre outras. São bastonetes Gram-negativos, aeróbios estritos.

As espécies do gênero possuem a endotoxina (LPS). As estirpes de *P. aeruginosa* podem produzir diferentes exotoxinas que podem participar da patogênese da doença.

A exotoxina A (**ExoA**) consiste em uma ADP-ribosil-transferase, que atua sobre proteínas G ou fator de alongamento EF-2 da célula do hospedeiro, sendo que inativa EF-2, bloqueia a síntese proteica e causa a morte celular. Tem atividade necrosante no local de colonização bacteriana. As cepas não produtoras de ExoA são menos virulentas.

A exoenzima S (**ExoS**) apresenta ação similar à exotoxina A, tendo atividade de ADP-ribosil-transferase e GTPase para diversas proteínas.

Existe ainda a exoenzima U (**ExoU**), que consiste em uma fosfolipase A2 (PLA2) que rompe a membrana celular. Já a exoenzima Y (**ExoY**) é uma adenilciclase, a qual aumenta os níveis intracelulares de AMPc, sendo também citotóxica.

Apresenta ainda as hemolisinas que são toxinas formadoras de poros nas membranas das células do hospedeiro.

Toxinas produzidas por *Streptococcus*

Streptococcus spp. são cocos Gram-positivos que ocorrem em cadeias. Esses microrganismos podem estar associados a infecções do trato respiratório, linfadenites, sepses, mastites, infecções do trato genitourinário, entre outras. Podem produzir exotoxinas, importantes na patogênese das doenças a eles associadas.

A **estreptolisina O** (SLO) é uma hemolisina, oxigênio-lábil, capaz de lisar eritrócitos, leucócitos e plaquetas. Ela é produzida por *S. pyogenes, S. canis, S. equi* subsp. *equi* e *S. dysgalactiae* subsp. *equisimilis*.

A **estreptolisina S** (SLS) também é uma hemolisina, oxigênio-estável, que forma poros na membrana celular. É produzida por *S. pyogenes, S. canis* e *S. dysgalactiae* subsp. *equisimilis, S. equi* subsp. *equi* e *S. equi* subsp. *zooepidemicus*.

A **pneumolisina** (PLO) é uma hemolisina produzida por *S. pneumoniae* e semelhante à estreptolisina O. Atua formando poros na membrana da célula, o que acaba por destruí-la. Pode estimular a produção de citocinas e inibir a proliferação de linfócitos, bem como pode reduzir a atividade bactericida de neutrófilos e ativar o sistema complemento.

S. pyogenes podem produzir exotoxinas pirogênicas ou **toxinas eritrogênicas**, também conhecidas como *Streptococcal pyogenes exotoxins* (SPEs). Essas toxinas alteram a permeabilidade dos capilares, levando à formação de eritema característico da escarlatina. Atuam como superantígenos.

S. suis é o agente etiológico da encefalite dos leitões. Produz a toxina **suilisina**, uma proteína com atividade de hemolisina, capaz de formar poros na membrana celular, atuando sobre diferentes tipos celulares (macrófagos, neutrófilos, entre outros). Ela interfere com o processo de fagocitose.

Toxinas produzidas por *Listeria*

O gênero *Listeria* é constituído por coco-bastonetes ou bastonetes Gram-positivos, aeróbios ou anaeróbios facultativos. São sete as espécies que constituem o gênero, sendo que *L. monocytogenes* e *L. ivanovii* são importantes patógenos em medicina veterinária. *L. monocytogenes* está associada a quadros de sepse neonatal (ovinos e bovinos), meningoencefalite (bovinos, ovinos e caprinos), abortamentos (bovinos e ovinos), mastite e ceratoconjuntivite em bovinos. *L. ivanovii* pode causar abortamentos em ovinos e bovinos.

L. monocytogenes é um patógeno intracelular facultativo, sobrevivendo e proliferando no interior de células fagocitárias, enterócitos, entre outros tipos celulares. Pode produzir uma exotoxina denominada **listeriolisina O** (LLO), uma hemolisina que se assemelha à estreptolisina O. Essa toxina, além de atuar formando poros na membrana da célula hospedeira, auxilia na sobrevivência do microrganismo no interior da célula por meio da lise do endossomo, o que permite a saída do patógeno para o citoplasma após ter sido fagocitado. Essa toxina também estimula a adesão de polimorfonucleares em células endoteliais infectadas, por meio da regulação da expressão de proteínas de adesão. *L. monocytogenes* produz duas outras hemolisinas, a fosfolipase C fosfatidilinositol-específica (**PI-PLC**) e fosfolipase C fosfatidilcolina-específica (**PC-PLC**), toxinas que rompem os lipídios (fosfatidilinositol e fosfatidilcolina, respectivamente) da membrana celular.

L. ivanovii produz uma exotoxina denominada **ivanolisina**, que consiste em uma hemolisina semelhante à listeriolosina O, sendo capaz de formar poros na membrana celular.

Toxinas produzidas por *Aeromonas*

São bastonetes Gram-negativos, anaeróbios facultativos. *A. hydrofila* e *A. salmonicida* são importantes patógenos para peixes. Estão associadas às gastroenterites, infecções cutâneas, sepses, entre outras. As espécies do gênero possuem a endotoxina (LPS). *Aeromonas* spp. produzem toxinas que podem ser consideradas fatores de virulência em potencial.

A **aerolisina** é uma citotoxina (beta-hemolisina) produzida por espécies de *Aeromonas*, com exceção de *A. caviae* e *A. schubertii*. Possui atividades hemolíticas, enterotóxicas e citotóxicas. Atua por meio da formação de poros na membrana celular, quebrando a barreira de permeabilidade da célula. Produz necrose tecidual evidenciando sua ação citolítica.

A **RTXA** (*repeat in toxin* A) é um membro da família de proteínas que são produzidas por diversas bactérias Gram-negativas, como *Aeromonas* e *Vibrio cholerae*; tem como função a indução de arredondamento da célula e apoptose, pois catalisa reações que culminam na ruptura do citoesqueleto da actina das células do hospedeiro.

Toxinas produzidas por *Plesiomonas*

São bastonetes Gram-negativos, anaeróbios facultativos. Estão associadas a quadros de gastroenterites em peixes e seres humanos. As espécies do gênero possuem a endotoxina (LPS).

Plesiomonas shiguelloides produzem uma enterotoxina citoxóxica e letal denominada **LCE**. Essa toxina causa alterações morfológicas e intracelulares caracterizadas por arredondamento celular e retração do conteúdo citoplasmático. É termolábil, tem 50 kDa e atua sobre células HEp-2 e Vero. Causa acúmulo de fluido hemorrágico na alça intestinal de coelho, indicando uma forte ação enterotoxigênica dessa proteína.

Toxinas produzidas por *Moraxella*

As bactérias do gênero *Moraxella* são bastonetes Gram-negativos, aeróbios estritos. A espécie de importância em medicina veterinária é *Moraxella bovis*, agente etiológico da ceratoconjuntivite infecciosa bovina. Além de possuir endotoxinas (LPS), esse microrganismo pode produzir exotoxinas como a citotoxina (citolisina/hemolisina), do grupo das toxinas **RTX** (*repeat in toxin*), a qual atua na formação de poros na membrana celular levando à lise. Essa toxina promove lise de células epiteliais da córnea, resultando na formação de úlceras. Promove também a lise de neutrófilos e, consequentemente, a perda de enzimas degradativas derivadas desses neutrófilos para o estroma da córnea.

Toxinas produzidas por *Actinobacillus*

São bastonetes ou coco-bastonetes Gram-negativos, sendo que as diferentes espécies estão associadas a processos piogranulomatosos (bovinos, ovinos e suínos), artrites (potros, suínos e coelhos), sepse (suínos), entre outros. Apresentam a endotoxinas (LPS).

A. pleuropneumoniae (causa pleuropneumonia grave em suínos) e *A. suis* (causa sepse, pneumonia e artrite em suínos) podem produzir toxinas que pertencem à família RTX, denominadas **pleurotoxinas** (Apx), que apresentam ação citotóxica e hemolítica. São descritos quatro tipos de pleurotoxinas: ApxI (a mais potente de todas), ApxII, ApxIII e ApxIV.

Os sorotipos 1, 5, 9, 10, 11 e 14 de *A. pleuropneumoniae* produzem ApxI.; todos os sorotipos (à exceção de 10 e 14) produzem ApxII; os sorotipos 2, 4, 6, 8 e 15 produzem ApxIII; todos produzem ApxIV *in vitro*. Já *A. suis* produz ApxI e ApxII.

A. equuli (causa sepse, enterite, artrite e nefrite em potros, bem como artrite, abortamento e endocardite em suínos) produz uma toxina similar denominada **Aqx**. Embora *A. lignieresii* (causa lesões granulomatosas em bovinos, suínos e ovinos) contenha o gene codificador de Apx, não expressa a toxina.

Em baixas concentrações as pleurotoxinas interferem com as funções de macrófagos e neutrófilos estimulando a degranulação e, em altas concentrações, são citolíticas para esses tipos celulares, bem como para células epiteliais alveolares e eritrócitos. Possuem habilidade para formar poros na membrana da célula hospedeira.

A. actinomycetemcomitans (atualmente denominado *Aggregatibacter actinomycetemcomitans*), microrganismo associado a quadros de epididimite em ovinos, pode produzir a toxina **LtxA**, que tem atividade de leucotoxina e possui habilidade de formar canais na membrana celular.

Toxinas produzidas por *Trueperella pyogenes*

Trata-se de um bastonete Gram-positivo que pode causar processos supurativos com formação de abscessos ou granulomas em glândula mamária, pulmão, trato reprodutivo, cérebro, entre outras localizações em bovinos, ovinos, caprinos, cães, equinos e suínos.

Esse microrganismo pode produzir a **piolisina** (PLO), uma exotoxina que apresenta 57,9 kDa, é hemolítica e atua formando poros na membrana celular.

Toxinas produzidas por *Corynebacterium pseudotuberculosis*

São bastonetes Gram-positivos em forma de clava, que tendem a formar arranjos em paliçadas. Estão associados a quadros de linfadenite caseosa em ovinos e caprinos. Possuem habilidade para produção de uma exotoxina que atua como fosfolipase D (**PLD**), a qual promove a lise de eritrócitos de bovinos e ovinos e células endoteliais. Ela inibe a toxina beta de *Staphylococcus aureus* e a toxina alfa de *Clostridium perfringens*, e potencializa a atividade hemolítica dos fatores (fosfolipase C e colesterol oxidase) de *Rhodococcus equi*. Produz dermonecrose em células endoteliais, o que contribui para a passagem do microrganismo da derme aos pequenos vasos sanguíneos e linfáticos. Ademais, PLD é considerada uma exotoxina citotóxica para leucócitos, pois, em infecção experimental, promove a destruição de macrófagos caprinos.

Toxinas produzidas por *Bordetella*

Esse gênero é constituído por bastonetes ou coco-bastonetes Gram-negativos, aeróbios estritos. *Bordetella pertussis* é o agente da coqueluche humana. A principal espécie em medicina veterinária é a *B. bronchiseptica*, associada a quadros de broncopneumonia e rinite atrófica em suínos (essa infecção pode ou não estar associada à *Pasteurella multocida*), traqueobronquite infecciosa em cães, entre outras doenças respiratórias em diversas espécies animais. Além de apresentarem endotoxinas (LPS), podem produzir exotoxinas.

B. avium é a espécie mais comumente relacionada aos quadros respiratórios em galinhas e perus comerciais. Recentemente, uma estirpe de *B. avium* denominada Nh1210 foi descrita em um surto de mortalidade em psitacídeos (*Nymphicus hollandicus*), com manifestações clínicas de síndrome da mandíbula travada. Embora as cepas tenham sido caracterizadas como toxigênicas, o tipo de toxina associado ao quadro não foi caracterizado.

B. bronchiseptica produz a toxina dermonecrótica (**DNT**), que possui homologia com a CNF1 (*cytotoxic necrotizing factor*-1) de *Escherichia coli*. É termolábil e produz dermonecrose quando inoculada intradermicamente em vários animais, incluindo cobaias, camundongos e coelhos. É letal para camundongos quando inoculada intravenosamente. Em cultura de células estimula a síntese de proteínas e DNA, e inibe a divisão celular, o que resulta na formação de células multinucleadas. A toxina promove modificação e ativação de proteínas Rho que se ligam ao GTP. Essas modificações levam à ativação dessas proteínas, com consequente ativação de várias vias de sinalização. Ela produz intensos efeitos vasoconstritores. É a toxina envolvida na rinite atrófica dos suínos, tendo em vista que causa alterações degenerativas nos osteoblastos.

B. bronchiseptica produz também a toxina **CyaA**, proteína de 200 kDa, bifuncional (atividades de adenilciclase e hemolisina), que causa aumento do AMPc e, assim, inibe as respostas oxidativas das células fagocitárias, a invasividade, a quimiotaxia, a fagocitose e a apoptose, bem como a atividade das células *natural killer*. Produz ainda a **citotoxina traqueal** que causa destruição do epitélio ciliar da traqueia.

Toxinas produzidas por *Haemophilus*

São pequenos bastonetes Gram-negativos associados a quadros de meningites, infecções respiratórias, sepses, infecções genitais, artrites, entre outras.

Além da presença de endotoxinas (LPS), *H. paragallinarum* (causa a coriza infecciosa em galinhas) produz uma toxina termolábil, de 110 kDa, com características similares às proteínas do grupo RTX, com ação de citotoxina.

Toxinas produzidas por *Brachyspira*

Nesse gênero, composto por bactérias Gram-negativas, com formato espiralado (espiroquetas), assumem importância em medicina veterinária a *Brachyspira hyodysenteriae*, associada à disenteria suína e a *B. pilosicoli*, agente da colite espiroquetal em suínos, cães e pássaros. Apresentam a endotoxina na parede celular.

B. hyodysenteriae produz uma exotoxina, a **beta-hemolisina**, que é físico-quimicamente similar à estreptolisina S. É oxigênio-estável, termolábil e sensível à digestão por proteases e lipases. Atua na formação de poros na membrana celular. Estudos indicaram que essa toxina afeta a integridade das células epiteliais de monocamadas e promove danos às células epiteliais.

Toxinas produzidas por *Leptospira*

São espiroquetas associadas à leptospirose, doença que pode manifestar-se de formas variadas nas diferentes espécies animais. A endotoxina está presente na parede celular. Alguns sorotipos também podem produzir exotoxinas, tais como as **hemolisinas** com ação de fosfolipases, que atuam em eritrócitos e outras membranas celulares contendo fosfolipídios, levando à citólise.

Leptospira interrogans sorovar Pomona produz uma esfingomielinase C (**SphH**) com atividade hemolítica, que atua por meio da formação de poros na membrana celular, mas seu papel na patogênese não está esclarecido.

Toxinas produzidas por *Proteus*

São bastonetes Gram-negativos da família Enterobacteriaceae, sendo um patógeno oportunista e podendo estar associado a quadros de infecção urinária, otites, enterites, entre outros. Além da presença de endotoxinas, *Proteus* spp. podem produzir citotoxinas como as hemolisinas (**HpmA** em *P. mirabilis*), proteínas que possuem habilidade de formar canais na membrana. Essas toxinas lisam eritrócitos e outros tipos celulares. Hemolisinas homólogas a HpmA foram identificadas em *P. vulgaris* e denominadas **PvxA**.

Proteus mirabilis é capaz de produzir também uma toxina, a **MARTX**, que apresenta semelhanças com as proteínas da família RTX, mas difere quanto à estrutura molecular. A atividade biológica e a função dessas grandes proteínas ainda não foram devidamente esclarecidas.

REFERÊNCIAS

1. AKTORIES, K. Rho proteins: targets for bacterial toxins. *Trends in Microbiology*, v. 5, p. 282-8, 1997.
2. AKTORIES, K.; WEGNER, A. Mechanisms of the cytopathic action of actin-ADP-ribosylating toxins. *Molecular Microbiology*, v. 6, p. 2905-8, 1992.
3. ALOUF, J.E.; FREER, J.H. *The omprehensive sourcebook of bacterial protein toxins*. 2.ed. Academic Press, 1999. 718p.
4. ALOUF, J.E. Cholesterol-binding cytolytic protein toxins. *International Journal of Medical Microbiology*, v. 290, p. 351-6, 2000.
5. BALLARD, J.; SOKOLOV, Y.; YUAN, W.L.; et al. Activation and mechanism of Clostridium septicum alpha toxin. *Molecular Microbiology*, v. 10, p. 627-34, 1993.
6. BALL, D.W.; VAN TASSELL, R.L.; ROBERTS, M.D.; et al. Purification and characterization of alpha-toxin produced by Clostridium novyi type A. *Infection and Immunity*, v. 61, n. 7, p. 2912-8, 1993.
7. BHAKDI, S.; BAYLEY, H.; VALEVA, A.; et al. Staphylococcal alpha-toxin, streptolysin-O and Escherichia coli hemolysin: prototypes of pore-forming bacterial cytolysins. *Archives of Microbiology*, v. 165, p. 73-9, 1997.
8. BUCKER R.; KRUG, S.M.; ROSENTHAL, R.; et al. Aerolysin from Aeromonas hydrophila perturbs tight junction integrity and cell lesion repair in intestinal epithelial HT-29/B6 cells. *Journal of Infectious Diseases*, v. 204, p.1283-92, 2011.
9. COETZER, J.A.W.; THOMSON, G.R.; TUSTIN, R.C. *Infectious diseases of livestock with special reference to Southern Africa*. Cape Town: Oxford University Press, 1994. 2 vols.
10. CROXEN, M.A.; LAW, R.J.; SCHOLZ, R.; et al. Recent advances in understanding enteric pathogenic Escherichia coli. *Clinical Microbiology Reviews*, v. 26, p. 822-80, 2011.
11. DE RAUW, K.; JACOBS, S.; PIERARD, D.; et al. Twenty-seven years of screening for Shiga toxin producing Escherichia coli in university hospital. Brussels, Belgium, 1987-2014. *PLoS ONE*, v. 13, n. 7, p. 1-15, 2018.
12. DE RYCKE, J.; GONZÁLEZ, E.A.; BLANCO, J.; et al. Evidence for two types of cytotoxic necrotizing factor in human and animal clinical isolates of Escherichia coli. *Journal of Clinical Microbiology*, v. 28, p. 694-9, 1990.
13. GRESPAN, A.; CAMERA, O.; KNÖBL, T.; et al. Virulence and molecular aspects of *Bordetella avium* isolated from cockatiel chicks (Nymphicus hollandicus) in Brazil. *Veterinary Microbiology*, v. 160, n. 3-4, p. 530-4, 2012.
14. HATHEWAY, C.L. Toxigenic clostridia. *Clinical Microbiology Reviews*, v. 3, p. 66-98, 1990.
15. HEATON, M.P.; HARHAY, G.P.; SMITH, T.P.L.; et al. Complete closed genome sequences of a Mannheimia haemolytica serotype a1 leukotoxin deletion mutant and its wild-type parent strain. *Genome Announcements*, 2015. DOI: 10.1128/genomeA.00417-15
16. HENKEL, J.S.; BALDWIN, M.R.; BARBIERI, J.T. Toxins from bacteria. *EXS*, v. 100, p. 1-29, 2010.
17. HIRSH, D.; ZEE, Y.C. (Eds.). *Veterinary Microbiology*. Oxford: Blackwell, 2004.
18. INOUE, K.; FUJINAGA, Y.; WATANABE, T.; et al. Molecular composition of *Clostridium botulinum* type A progenitor toxins. *Infection and Immunity*, v. 64, n. 5, p. 1589-94, 1996.
19. LAABEI, M.; UHLEMANN, A-C.; LOWY, F.D.; et al. Evolutionary trade-offs underlie the multi-faceted virulence of Staphylococcus aureus. 2015. DOI: https://doi.org/10.1371/journal.pbio.1002229.
20. LAX, A.J. The Pasteurella multocida toxin interacts with signalling pathways to perturb cell growth and differentiation. *International Journal of Medical Microbiology*, v. 293, p. 505-12, 2004.
21. LESIEUR, C.; VÉCSEY-SEMJÉN, B.; ABRAMI, L.; et al. Membrane insertion: the strategies of toxins. *Molecular Membrane Biology*, v. 14, p. 45-64, 1997.
22. LINHARTOVÁ, I.; BUMBA, L.; MASIN, J.; et al. RTX proteins: a highly diverse family secreted by a common mechanism. *FEMS Microbiology Reviews*, v. 34, p. 1076-1112, 2010.
23. MELTON-CELSA, A.R.; O'BRIEN, A.D. Activation of Shiga-like toxins by mouse and human intestinal mucus correlates with virulence of enterohemorrhagic Escherichia coli O91:H21 isolates in orally infected, streptomycin-treated mice. *Infection and Immunity*, v. 64, p. 1569-76, 1996.
24. MONTECUCCO C.; SCHIAVO G. Structure and function of tetanus and botulinum neurotoxins. *Quarterly Reviews of Byophysics*, v. 28, n. 4, p. 423-55, 1995.
25. NAIR, G.B.; TAKEDA, Y. The heat-stable enterotoxins. *Microbial Pathogenesis*, v. 24, p. 123-31, 1998.
26. NAWROCKI, E.M.; BRADSHAW, M.; JOHNSON, E.A. Botulinum neurotoxin-encoding plasmids can be conjugatively transferred to diverse clostridial strains. *Scientific Reports*, v. 8, art. 3100, 2018. Disponível em: https://www.nature.com/articles/s41598-018-21342-9. Acesso em: 7 fev. 2019.
27. NAVARRO, M.A.; MCCLANE, B.A.; UZAL, F.A. Mechanisms of action and cell death associated with Clostridium perfringens toxins. *Toxins*, v. 10, n. 5, p. pii: E212, 2018. DOI: 10.3390/toxins10050212.
28. PROFT, T. (Ed.) *Microbial toxins. Current research and future trends*. Reino Unido: Caister Academic Press, 2009. 192p.
29. RAGO, J.V.; SCHLIEVERT, P.M. Mechanisms of pathogenesis of staphylococcal and streptococcal superantigens. *Current Topics in Microbiology and Immunology*, v. 225, p. 81-97, 1998.
30. ROOD, J.I.; ADAMS, V.; LACEY, J.; et al. Expansion of the Clostridium perfringens toxin-based typing scheme. *Anaerobe*, 2018. Disponível em: https://doi.org/10.1016/j.anaerobe.2018.04.011. Acesso em: 7 fev. 2019.
31. RUDKIN, J.K.; MCLOUGHLIN, R.M.; PRESTON, A.; et al. Bacterial toxins: offensive, defensive, or something else altogether? *PLoS Pathogens*, v. 13, n. 9, 2017. Disponível em: https://doi.org/10.1371/journal.ppat.1006452. Acesso em: 7 fev. 2019.
32. SALYERS, A.A.; WILSON, B.A.; WHITT, D.D.; et al. *Bacterial pathogenesis:* a molecular approach. Washington: ASM Press, 2011.
33. SCHAECHTER, M. *Microbiologia. Mecanismos das Doenças Infecciosas*. Trad. Voeux P. L. & Machado, P. S. P. Rio de Janeiro: Guanabara Koogan, 2002.
34. SCHMITT, C.K.; MEYSICK, K.C.; O'BRIEN, A.D. Bacterial toxins: friends or foes? *Emerging Infectious Diseases*, v. 5, n. 2, p. 224-34, 1999.
35. SONG, L.; HOBAUGH, M.R.; SHUSTAK, C.; et al. Structure of staphylococcal alpha-hemolysin, a heptameric transmembrane pore. *Science*, v. 274, p. 1859-66, 1996.
36. SONGER, J.G. Bacterial phospholipases and their role in virulence. *Trends in Microbiology*, v. 5, p. 156-61, 1997.
37. SUH, J.K.; HOVDE, C.J.; ROBERTUS, J.D. Shiga toxin attacks bacterial ribosomes as effectively as eukaryotic ribosomes. *Biochemistry*, v. 37, p. 9394-8, 1998.
38. SUSSMAN, M. Escherichia coli: *mechanisms of virulence*. United Kingdom: Cambridge University Press, 1997. 639p.
39. TOMITA T.; KAMIO, Y. Molecular biology of the pore-forming cytolysins from *Staphylococcus aureus*, alpha- and gamma-hemolysins and leukocidin. *Bioscience, Biotechnology and Biochemistry*, v. 61, p. 565-72, 1997.
40. TODAR, K. Host-parasite interactions. Disponível em: http://textbookofbacteriology.net/NHPR_2.html. Acesso em: 23 abr. 2019.
41. TOTH, V.; EMODY, L. Proteus virulence: involvement of the pore forming alpha-hemolysin (a short review). *Acta Microbiologica et Immunologica Hungarica*, v. 47, p. 457-70, 2000.
42. TRABULSI, L. R.; ALTERTHUM, F. (Eds.) *Microbiologia*. 6.ed. São Paulo: Atheneu, 2015.

43. WASSENAAR, T. M. Toxin production by *Campylobacter* spp. *Clinical Microbiology Reviews*, v. 10, p. 466-76, 1997.
44. WILSON, B.A.; HO, M. Pasteurella multocida toxin interaction with host cells: entry and cellular effects. *Current Topics in Microbiology and Immunology*, v. 361, p. 93-111, 2012.
45. WILSON, M. et al. *Bacterial disease mechanisms*. Cambridge: University Press, 2002.
46. USEH, N.M.; NOK, A.J.; ESIEVO, K.A. Pathogenesis and pathology of blackleg in ruminants: the role of toxins and neuraminidase. A short review. *Veterinary Quarterly*, v. 25, n. 4, p. 155-9, 2003.
47. UZAL, F.A.; VIDAL, J.E.; MCCLANE, B.A.; et al. Clostridium perfringens toxins involved in mammalian veterinary diseases. *Open Toxinology Journal*, v. 2, p. 24-42, 2010.

Capítulo 32

Intoxicação produzida por algas de água doce

Isis Machado Hueza
Silvana Lima Górniak

INTRODUÇÃO

Cianobactérias, também conhecidas popularmente como algas azuis, são organismos procariontes fotossintéticos, bactérias gram-negativas, de reprodução assexuada por fissão binária ou fissão múltipla, mundialmente distribuídos em habitats iluminados e com umidade adequada, como águas salobras de mangues e estuários, rios, lagos ou fontes termais, inclusive habitats aquáticos mais extremos, com temperaturas superiores a 50°C, ou nas geleiras da Antártida; em lagos de pH extremamente alcalino e até mesmo em fragmentos vulcânicos.

Acredita-se que as cianobactérias tenham se originado há 3,5 bilhões de anos, já que foram encontrados na Austrália nanofósseis sedimentados em rochas formadas nesse período por atividades de microrganismos em ambientes aquáticos denominados estromatólitos. E, de fato, são organismos vivos que necessitavam de precursores básicos para seu sucesso como espécie, como água, dióxido de carbono e luz, já que a fotossíntese é a responsável pela geração de energia para seu metabolismo. Alguns pesquisadores sugerem que as cianobactérias foram os primeiros organismos vivos a produzirem matéria orgânica e liberarem oxigênio para o ambiente primitivo. Assim, dos tempos mais remotos até os atuais, esses microrganismos são constituintes comuns do fitoplâncton em ambientes aquáticos, sejam eles corpos d'água doce continentais, sejam marinhos.

BIOLOGIA E ECOLOGIA

As cianobactérias ocorrem em águas com as mais diversas composições orgânicas e graus de salinidade que variam entre águas doces e hipersalinas. O fato de possuírem clorofila-a e pigmentos fotossintetizantes acessórios faz com que se desenvolvam muito rapidamente em condições de alta luminosidade, temperaturas elevadas da água (15 a 30°C) e abundância de nutrientes, formando as florações. Outros fatores que contribuem para o rápido crescimento desses organismos são o pH, que preferencialmente deve estar entre 6,0 e 9,0, condições atmosféricas estáveis e ausência de vento e chuva. Sob essas circunstâncias, as florações apresentam-se como grandes massas superficiais de cor verde intensa, facilmente detectáveis visualmente.

A atividade humana tem modificado de forma bastante negativa o ambiente aquático, seja em decorrência das atividades que causam o assoreamento de rios e lagos, seja pela atividade agrícola com uso indiscriminado de fertilizantes químicos e orgânicos e principalmente pelo descarte de esgoto não tratado em mananciais e outros corpos d'água, promovendo o fenômeno denominado eutrofização. A eutrofização é o processo pelo qual corpos d'água passam a adquirir altos níveis de nutrientes como fosfato e nitrato, permitindo que um grande volume de plantas aquáticas, entre elas as cianobactérias, se proliferem exageradamente, ultrapassando a capacidade do ambiente aquático de dispersar esse volume de biomassa, levando a uma redução da taxa de oxigênio dissolvido, alteração nas concentrações iônicas normais, mortandade de peixes e perda de biodiversidade. Dá-se a essa atividade proliferativa de cianobactérias o nome de floração.

As cianobactérias têm necessidades metabólicas muito simples, entretanto, o desenvolvimento de florações depende do aporte de determinados nutrientes, como os sais de fosfato e de nitrato. Assim, poluição humana – por exemplo, esgotos domésticos e industriais –, bem como dejetos de animais, em razão de, por exemplo, sobrepastoreio, aquecimento da temperatura, queima de material vegetal, adubação das áreas próximas aos corpos d'água, entre outros tantos fatores, contribuem para a formação da floração.

O problema da exposição direta às toxinas de algas ocorre principalmente no verão e início do outono, uma vez que há uma tendência desses compostos se acumularem em tecidos de invertebrados (por exemplo, camarões e caracóis) e peixes.

As cianobactérias sintetizam numerosas substâncias bioativas e cerca de 30 gêneros são sabidamente produtoras de compostos, denominados de **cianotoxinas**, grupo quimicamente heterogêneo os quais são, na sua maioria, metabólitos secundários que, de maneira geral, são encontrados intracelularmente (no citoplasma) e que são liberados para o meio extracelular normalmente quando as cianobactérias entram em senescência e sofrem lise, muito comum nas florações. Por outro lado, deve-se considerar que algumas cianobactérias vivas liberam naturalmente significante quantidade de toxinas na água.

As cianotoxinas são tóxicas para a maioria dos organismos eucarióticos, incluindo algas e plantas. Acredita-se que quase todas, senão todas, as cianobactérias produzem toxinas. Até o momento, não se sabe exatamente qual seria o papel desses metabólitos secundários; supõe-se que as cianotoxinas apresentariam como benefício o *quorum sensing*, (processo pelo qual os microrganismos regulam a densidade populacional por meio da sinalização química), detenção de pastejo, potencial vantagem competitiva no meio aquático, por meio da alelopatia (dano produzido em outro organismo, causado pela liberação no meio ambiente de metabólitos tóxicos). A produção de cianotoxinas poderia também estar relacionada à melhora na regulação intracelular de fosfatos ou à concentração de outros eletrólitos.

TOXICIDADE

Os mais antigos registros de episódios de intoxicação de animais por algas de água doce, ou cianotoxinas, datam do século XIX: eram casos isolados, ocorridos em diversas regiões do mundo, principalmente naquelas de clima quente e temperado. Coube ao periódico inglês *Nature*, em 1878, publicar o primeiro artigo sobre o assunto, apresentando as observações de George Francis sobre a morte rápida de cavalos, cães, porcos e carneiros após a ingestão de *Nodularia spumigera*, uma cianobactéria que proliferava intensamente no lago Alexandrina, na cidade de Adelaide, na Austrália.

Nos anos seguintes, de modo descontínuo, outras publicações descreveram incidentes semelhantes, por exemplo, aquele ocorrido nos Estados Unidos da América (EUA), onde foram verificadas florações de *Microcystis* nos rios Ohio e Potomac, afetando entre 5 e 8 mil pessoas que ingeriram de suas águas. Porém, somente na segunda metade do século XX esses relatos tornaram-se mais frequentes. A partir de 1980 houve um grande aumento no número de pesquisas relacionadas às cianotoxinas e isso deve-se basicamente a dois fatores: o primeiro seria por causa sensível – aumento do número de florações, consequência direta da progressiva eutrofização de muitos corpos d'água, em todo o mundo; o segundo fator estaria relacionado à crescente disponibilidade de técnicas analíticas para a identificação das diferentes classes de cianotoxinas.

As cianotoxinas, substâncias com efeito tóxico agudo, foram protagonistas de numerosos casos de intoxicação e de morte em seres humanos e também de animais, sendo um dos episódios mais marcantes aquele ocorrido no Brasil, e de repercussão mundial, na cidade de Caruaru (PE), em 1996, quando mais de 100 pacientes de hemodiálise foram intoxicados (desses, 65 vieram a óbito) em decorrência da contaminação das águas empregadas pela unidade de hemodiálise do Instituto de Doenças Renais por microcistinas. Mais recentemente, foi noticiada a morte de vários pescadores, no Chile, vítimas da ingestão de pescado e bivalves contaminados com saxitoxinas.

Em relação aos animais, como dito anteriormente, há citações de intoxicações produzidas por cianotoxinas desde o século XIX. Os relatos de mortes na criação animal por exposição às cianobactérias vêm, desde então, sendo descritos em todos os continentes habitados do planeta, envolvendo ruminantes, suínos, equinos, aves, peixes confinados e até mesmo abelhas. De maneira geral, considera-se potencialmente de risco para os animais durante a floração, particularmente quando as florações da superfície dos corpos de água são levadas pelo vento, acumulando-se no local de acesso à água. Outra maneira de ocorrer a intoxicação é quando há inundações e o material oriundo das florações contaminam os pastos.

Em relação à intoxicação por cianotoxinas em animais de companhia, normalmente esta tem sido reportada em cães. Citam-se intoxicações nesses animais após a ingestão de sedimentos da escória de cianobactérias que se acumularam em balneários. Outras intoxicações relatadas em cães referem-se à ingestão de água contaminada com cianotoxinas, ou lambendo, seja diretamente o material da floração, ou, indiretamente, aquele retido em seu pelame, após o contato com águas contendo floração.

Também vem sendo associada à morte de animais selvagens em decorrência da exposição às cianobactérias em floração. Tem sido descrita a intoxicação em vários tipos de vertebrados, entre peixes, aves e mamíferos. Entre esses animais, os peixes e as aves aquáticas apresentam particularmente alto risco de intoxicação por cianobactérias. Eventos de mortalidade em massa desses animais por exposição às cianotoxinas vêm sendo descritos na maioria dos continentes.

Classes de toxinas

As cianotoxinas enquadram-se em quatro classes químicas distintas: peptídeos cíclicos, alcaloides, aminoácidos e lipopolissacarídeos (LPS). Segundo sua ação tóxica, podem ainda ser subdivididas de maneira ampla em: **hepatotoxinas neurotoxinas, citotoxinas** e **dermatotoxinas**, as quais vêm causando mortandade principalmente de peixes, mas também de outras espécies animais, incluindo o ser humano, que entram em contato com a água contaminada com essas toxinas. São consideradas de maior importância toxicológica as hepatotoxinas e as neurotoxinas.

As citotoxinas, classe de alcaloides formada pelas cilindrospemopsinas, possuem atividade nefro, cardio, gastro e pneumotóxica, enquanto que as dermatotoxinas são constituídas por LPS, componentes da parede celular das cianotoxinas; portanto, todas as cianotoxinas possuem potencialmente as dermatotoxinas, formando complexos com proteínas e fosfolipídeos, semelhante àqueles das enterobactérias gram-negativas (para detalhes sobre essas toxinas bacterianas, ver Capítulo 30); entretanto, de maneira geral, o LPS de cianobactérias são menores que as enterobactérias. As dermatotoxinas são capazes de induzir processos inflamatórios agudos levando a quadros de irritação na pele, olhos e garganta. As hepatotoxinas incluem os peptídeos cíclicos microcistinas e nodularinas, já as neurotoxinas são alcaloides agrupados em três classes segundo seu modo de ação: as saxitoxinas – bloqueadoras dos canais de sódio das células nervosas, a anatoxina-A-S (*salivation*) que inibe a atividade da acetilcolinesterase e a anatoxina-a, que possui efeito semelhante ao da acetilcolina; e finalmente, o aminoácido betametilaminoalanina (BMAA), de efeito cumulativo, descoberto recentemente.

As cianotoxinas são sintetizadas por diversos gêneros de cianobactérias. O Quadro 32.1 apresenta as principais cianobactérias, suas toxinas, mecanismos de ação e a principal sintomatologia quando da intoxicação aguda.

No Brasil, os gêneros de cianobactérias mais prevalentes são: *Cylindrospermopsis; Microsystis; Planktothrix; Aphanizomenon; Oscillatoria; Anabaena; Dolichospermum* e *Raphidiopsis*.

Hepatotoxinas

As hepatotoxinas, microcistina e nodularina são peptídeos cíclicos produzidos por diferentes gêneros de cianobactérias pelo mundo (Quadro 32.1). Existem cerca de 90 variantes da microcistina e já foram identificadas seis variantes de nodularina. Além desses compostos cíclicos, o alcaloide guanidínico cilindrospermopsina também possui atividade hepatotóxica, porém com mecanismo de ação distinto dos primeiros.

Microcistinas

A primeira microcistina foi identificada a partir de uma cultura da *Mycrocystis aeruginosa* em 1959. Sua estrutura peptídica básica é constituída por sete aminoácidos cíclicos de nomenclatura ciclo(-D-alanina^1-X^2-D-MeAsp^3-Z^4-Adda^5-D-glutamato^6-Mdha^7), sendo cinco aminoácidos praticamente invariáveis (D-MeAsp: eritro-β-metilaspártico e Adda: ácido 3-amino-9-metoxi-2,6,8-trimetil-10-fenildeca-4(E),6(E)-dienoico e Mdha: ácido 2-metilamino-2-dehidrobutírico) e 2 L-aminoácidos variáveis X e Z (2 e 4) – Figura 32.1.

Na nomenclatura usual dessas toxinas, acrescenta-se à palavra microcistina um sufixo formado por duas letras maiúsculas, que indicam as iniciais dos nomes dos aminoácidos das posições 2 e 4. Assim, na microcistina-LA esses dois ácidos são respectivamente a Leucina e a Alanina; na microcistina-LR, a leucina e a arginina; e na microcistina-YR, a tirosina (*Tyrosine*) e a arginina.

Com relação à toxicidade, a presença do aminoácido Adda é essencial para a interação dessa cianotoxina com as enzimas fosfatases 1 e 2A. Além disso, o aminoácido Mdha presente na microcistina liga-se covalentemente à cisteína das fosfatases, estabilizando o complexo formado, permitindo dessa forma a efetividade da ação inibitória sobre essas enzimas. A inibição dessas fosfatases resulta em aumento da fosforilação de proteínas celulares, levando à desorganização do citoesqueleto, peroxidação lipídica, perda da integridade de membrana, fragmentação do DNA, com ocorrência de apoptoses e também necrose, sendo o órgão-alvo principal de tal efeito tóxico o fígado, com manifestação hemorrágica intra-hepática decorrente da necrose que podem levar o indivíduo a óbito por choque hipovolêmico.

As microcistinas podem causar intoxicações agudas ou crônicas e, dependendo da dose ingerida, a morte do animal pode ocorrer em horas ou dias. Em estudos de toxicidade aguda, a DL_{50} por via oral em camundongos é de 10,9 mg/kg. No quadro clínico apresentado por animais de experimentação são observadas prostração, ereção de pelos, anorexia, dor abdominal, diarreia e morte.

QUADRO 32.1. Principais gêneros de cianobactérias, suas toxinas, mecanismos de ação tóxica e sintomatologia na intoxicação aguda.

Gênero mais comum de cianobactéria produtora da cianotoxina	Toxina e toxicidade	Sistema primariamente afetado	Mecanismo de ação	Principal sintomatologia (intoxicação aguda)
Anabaena, Anabaenopsis, Hapalosiphon, Lyngbya, Mycrocystis, Nostoc, Oscillatoria e *Planktothrix*	Microcistina	Fígado	Inibidora das enzimas fosfatases 1 e 2A dos hepatócitos	Anorexia, prostração, vômitos, dor abdominal, diarreia, choque hipovolêmico e hemorragia intra-hepática
Nodularia	Nodularina	Fígado	Inibidora das enzimas fosfatases 1 e 2A dos hepatócitos	Anorexia, prostração, vômitos, dor abdominal, diarreia, choque hipovolêmico e hemorragia intra-hepática
Aphanizomenon, Cylindrospermopsis, Raphidiopsis e *Umezakia*	Cilindrospermopsina	Fígado	Inibidora de síntese proteica	Necrose hepática, nefrotoxicidade, Cardiotoxicidade, pneumotoxicidade, lesões na mucosa estomacal
Anabaena, Aphanizomenon, Planktothrix e *Raphidiopsis*	Anatoxina-a	Sistema nervoso	Liga-se ao receptor da acetilcolina pós-sináptico	Paralisia muscular progressiva, respiração abdominal e ofegante, convulsões, morte por parada respiratória
Anabaena	Anatoxina-a(s)	Sistema nervoso	Atividade anticolinesterásica	Paralisia progressiva, debilidade muscular, dispneia, sialorreia, convulsões, morte por parada respiratória
Anabaena, Aphanizomenon, Cylindrospermopsis, Planktothrix e *Lyngya*	Saxitoxina (PSPs)	Sistema nervoso	Liga-se aos canais de sódio das membranas axonais	Paralisia muscular progressiva, debilidade muscular, respiração abdominal e ofegante, morte por parada respiratória
Microcystis, Anacystis, Oscillatorium, Schizothrix, Anabaena	Lipopolissacarídeos	Pele	Indução de processo inflamatório e resposta do tipo IgE	Dermatites, febre, tontura, fadiga, gastroenterite
Lingbya	Lingibiatoxinas	Pele	Desconhecido	Irritação da pele e olhos, problemas respiratórios
Lyngbya, Schizothrix, Oscillatorium	Aplisiatoxina	Pele	Desconhecido	Irritação da pele, asma

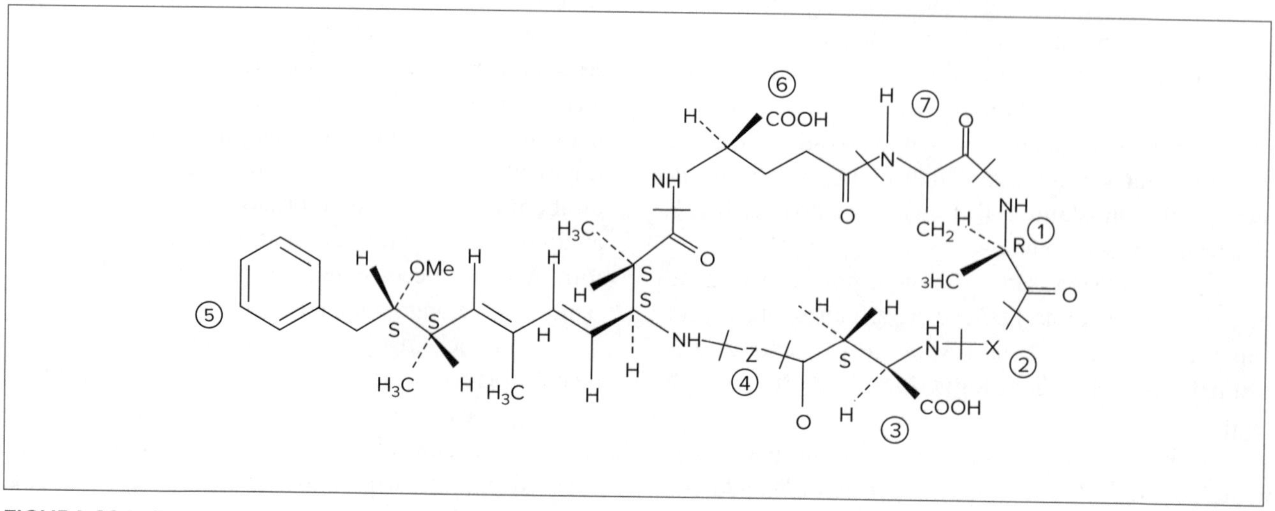

FIGURA 32.1. Estrutura genérica das microcistinas.

Nodularina

As nodularinas são pentapeptídeos cíclicos, estruturalmente semelhantes às microcistinas, com massas moleculares em torno de 800 Da. São representadas pela fórmula geral ciclo (D-MeAsp[1]-Z[2]-Adda[3]-D-glutamato[4]-Mdhb[5]) (Figura 32.2). As seis únicas variantes de nodularina conhecidas são produzidas pelo gênero *Nodularia*. A nomenclatura adotada para as nodularinas é idêntica àquela utilizada para as microcistinas, sendo o único aminoácido variável Z indicado por sua letra inicial.

A nodularina apresenta o mesmo mecanismo de ação tóxico descrito para as microcistinas, já que também possui o aminoácido Adda, que irá interagir com as enzimas fosfatases 1 e 2A (Figura 32.2).

Neurotoxinas

As neurotoxicoses cianobacterianas são causadas por alcaloides pertencentes a três classes alcaloídicas distintas, cujos componentes são as anatoxinas-a, a anatoxina-a(s) e as saxitoxinas [toxinas da classe das PSP (*Paralitic Shellfish Poison*)]. Cada uma dessas classes apresenta modo de ação distinto. Não há sistema de nomenclatura para as neurotoxinas, sendo estas, na maioria das vezes, denominadas segundo o gênero de cianobactéria que as produz.

Anatoxina-a

A anatoxina-a (2-acetil-9-azabiciclo[4.2.1]non-2 ene) foi a primeira cianotoxina a ser definida funcionalmente, e quimicamente isolada em 1972, em resposta aos estudos investigativos que buscavam determinar a causa da ocorrência da mortandade de rebanhos de bovinos que ingeriram as águas do lago Saskatchewan, em Ontario, Canadá, no início dos anos de 1960. Trata-se de uma amina secundária com 165 Da, cuja nomenclatura deriva da *Anabaena flos-aquae*, a primeira cianobactéria na qual verificou-se a síntese dessa toxina (Figura 32.3). Essa cianotoxina possui um homólogo, de menor potência, denominado de homoanatoxina-a (Figura 32.4), um derivado metilado natural, com peso molecular de 179 Da, produzido por *Oscillatoria formosa*. Suas propriedades físico-químicas e seu mecanismo de ação são semelhantes aos da anatoxina-a. Entretanto, é um agente bloqueador muscular menos potente do que seu análogo.

Há relatos em animais domésticos, como cães em diferentes países, como Nova Zelândia e EUA, que se intoxicaram agudamente com a anatoxina-a e seu homólogo. Os sintomas agudos da intoxicação são basicamente de dificuldade de se manter em estação, vômitos, fasciculações musculares, dispneia e convulsões. A morte é por parada respiratória, que pode ocorrer em minutos após o início dos sintomas a poucas horas.

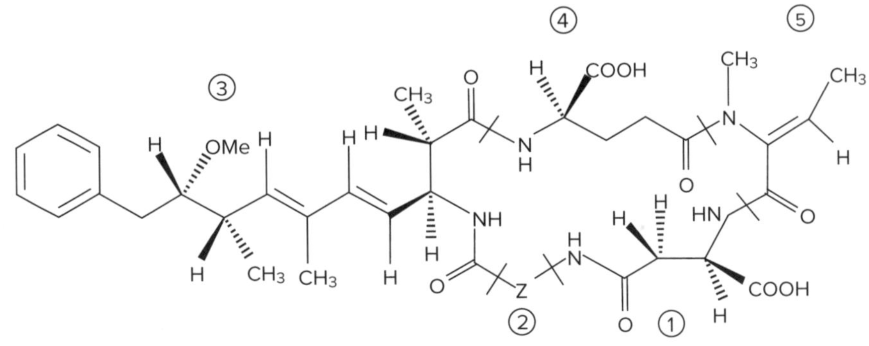

FIGURA 32.2. Estrutura da nodularina.

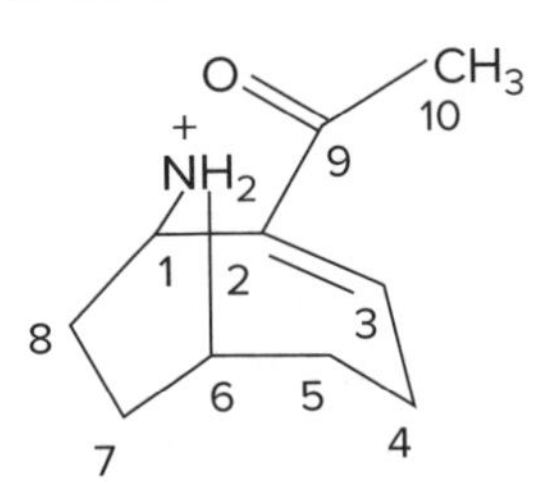

FIGURA 32.3. Estrutura da anatoxina-a.

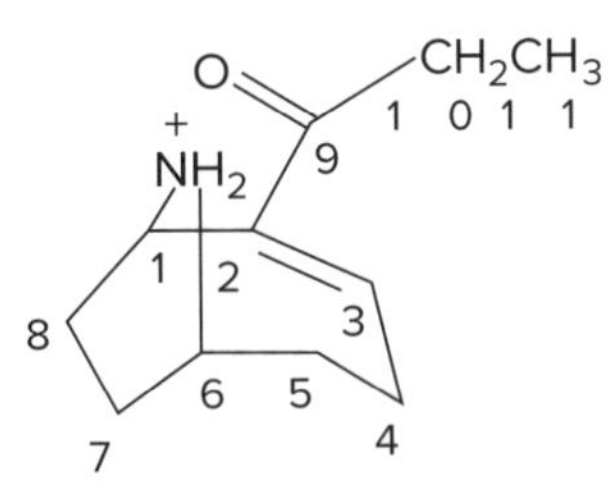

FIGURA 32.4. Estrutura da homoanatoxina-a.

Animais selvagens também não estão isentos da morte provocada por anatoxina-a, como a que ocorreu no Quênia, no lago alcalino Bogoria em 1999, onde cerca de 30.000 flamingos morreram com sinais clínicos neurológicos. Suspeita-se que tal mortandade tenha ocorrido pela grande presença de cianobactérias e de cianotoxinas, e, dentre elas, a anatoxina-a, que também foi encontrada no conteúdo estomacal e fecal dessas aves.

Quanto ao mecanismo de ação tóxico, a anatoxina-a é um isômero ótico da nicotina e, consequentemente, possui afinidade de ligação a receptores nicotínicos neuronais alfa-4 beta-2 e alfa-4 presentes no sistema nervoso central e a receptores nicotínicos nAchR da junção neuromuscular, agindo, porém, com maior potência agonista sobre esses últimos. Apesar da similaridade ao sítio de ligação e da afinidade pelos receptores pós-sinápticos nicotínicos, a acetilcolinesterase (AchE) é incapaz de degradar a anatoxina-a, propiciando uma maior biodisponibilidade dessa toxina na fenda sináptica e consequentemente bloqueio neuromuscular não antagonista sobre esse receptor. Por esse motivo, diz-se que a anatoxina-a é um agente bloqueador neuromuscular despolarizante pós-sináptico com estimulação inicial persistente, induzindo assim a abertura de canais de sódio e potássio e hiperestimulação muscular, que leva à fadiga e à paralisia muscular. Os sinais clínicos de intoxicação mostram uma progressão de fasciculação muscular, decréscimo de movimentos de membros, dispneia, cianose, convulsão e morte, sendo esta decorrente de parada respiratória secundária à paralisia da musculatura respiratória, diafragma e músculos intercostais.

Anatoxina-a(s)

É um éster-fosfato natural raro do alcaloide da classe guanidínica (fosfato de metil N-hidroxiguanidina), sendo estruturalmente diferente da anatoxina-a (Figura 32.5). Apresenta massa molecular de 252 Da, é hidrossolúvel, biodegradável, estável em água em meio ácido e instável em meio básico. É produzida apenas por cianobactérias do gênero Anabaena, já tendo sido sua síntese reportada para as seguintes espécies: *A. flos-aquae*, *A. lemmermanni*, *A. spiroides* e *A. crassa*.

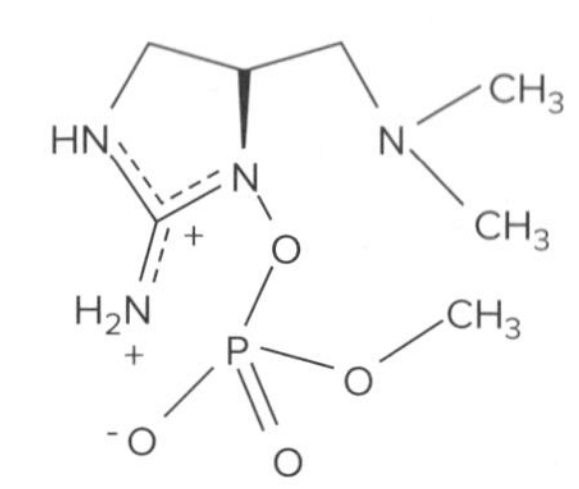

FIGURA 32.5. Estrutura da anatoxina-a(s).

Vários foram os casos suspeitos de intoxicação no mundo por essas cianotoxinas, sendo alguns confirmados, como aquele que ocorreu próximo ao lago Richmond, na Dakota do Sul, EUA, onde nove cães morreram após a ingestão da água daquele lago.

Os sinais clínicos apresentados por animais intoxicados com essa cianotoxina dão um bom indicativo de seu mecanismo de ação, os quais são muito semelhantes àqueles de animais intoxicados com organofosforados e carbamatos e outros anticolinesterásicos, a saber: tremores e fasciculações musculares, vômito, sialorreia profusa, convulsões e morte. De fato, a anatoxina-a(s) é um inibidor irreversível da AchE, logo, não somente sinais nicotínicos serão observados em animais intoxicados, como sinais muscarínicos, i.e., aumento das secreções, contrações gástricas, relaxamento de esfíncteres, e pela presença de intensa sialorreia apresentada por roedores expostos à toxina, foi acrescentado ao nome anatoxina-a o "s" para diferenciá-la daquela primeira. A DL_{50} da anatoxina-a(s) em camundongos, via intraperiotoneal, é de 20 mg/kg.

Em casos de intoxicação, há autores que preconizam o uso de atropina, sempre com o cuidado de não promover a atropinização do paciente; porém, não há relatos de casos tratados em animais domésticos e reversão dos quadros clínicos, mas há estudos experimentais em que a dose de 50 mg/kg apenas acresceu poucas horas de vida a ratos intoxicados.

Saxitoxina (Toxinas PSP)

Dentre as neurotoxinas, as saxitoxinas e seus 26 análogos, que em conjunto são denominados de *Paralytic Shellfish Poisoning* (PSP) ou, ainda, toxinas paralisantes, são as únicas produzidas por organismos de espécies distintas que habitam diferentes sistemas aquáticos: dinoflagelados eucarióticos presentes em sistemas marinhos (*Alexandrium* spp., *Gymnodinum catenatum* e *Pyrodinium bahamense*) e cinco gêneros de cianobactérias de sistemas de água doce (Quadro 32.1), e, interessante salientar, com vias de biossíntese semelhante. Elas possuem em comum a característica de serem alcaloides carbamatos, podendo ser não sulfatados, monossulfatados ou dissulfatados. Existem também os derivados decarbamoil, que podem apresentar-se sulfatados ou não (Figura 32.6).

A saxitoxina é de alta toxicidade, sendo inclusive o único produto natural de origem marinha classificado como agente de guerra química de padrão I pela Convenção de Armas Químicas de 1993. De fato, as florações desses organismos são responsáveis pela mortandade

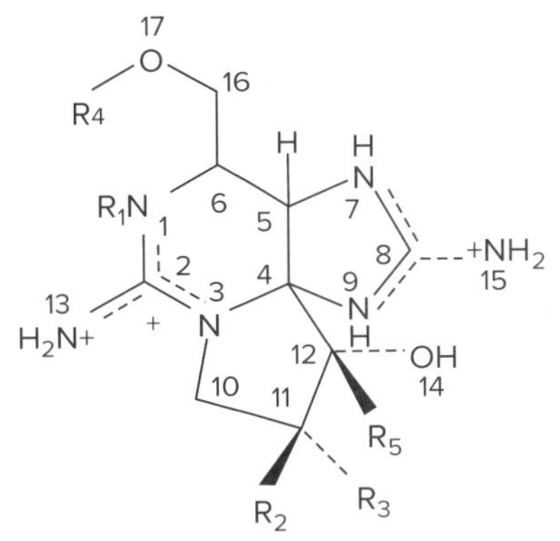

FIGURA 32.6. Estrutura geral das toxinas *Paralytic Shellfish Poisoning* (PSP).

de um grande número de peixes e também de outros animais. Além disso, pelo fato de os organismos produtores das saxitoxinas fazerem parte do fitoplâncton marinho, estes entram na cadeia alimentar de mariscos e outros bivalves, os quais são imunes aos efeitos tóxicos, porém bioacumulam essa toxina em grandes concentrações, podendo promover em predadores e também nos seres humanos que apreciam frutos-do-mar a intoxicação, daí a nomenclatura PSP. Anualmente milhares de casos de intoxicação em humanos são reportados, com estimativa de morte de cerca de 15% dos indivíduos afetados. Acredita-se que 1,1% dos casos de intoxicação alimentar são decorrentes da exposição a essas toxinas, e daquelas intoxicações ocasionadas por consumo de produtos marinhos os dados chegam a 7,4%.

O mecanismo de ação pelo qual essas toxinas PSP atuam está na sua forte ligação aos canais de sódio voltagem dependentes, impedindo assim na sua abertura para troca iônica, consequentemente levando à paralisia muscular.

Os sintomas da intoxicação e a morte são dependentes da quantidade de saxitoxina ingerida, e podem ocorrer dentro de 2 a 24 horas, podendo ser leve, com ocorrência de náuseas, vômitos, debilidade muscular e parestesia das extremidades inferiores e nos casos moderados a severo, ocorrência de paralisia muscular facial, reflexos ausentes, pupilas não reativas, distonia profunda, parada respiratória com parada cardiorrespiratória.

Para as intoxicações com PSP, não há tratamento específico, porém, vale ressaltar que a instauração de respiração artificial é primordial para o sucesso terapêutico, além de tratamento sintomático. Caso a ingestão tenha ocorrido recentemente e tenha sido possível relacionar a sintomatologia com a ingestão de moluscos, por exemplo, é possível realizar a indução da êmese, ou mesmo fazer uso de carvão ativado, o qual atuará por todo o trato gastrointestinal.

Citotoxina

Cilindrospermopsina

A cilindrospermopsina tem emergido como uma das mais importantes toxinas de água doce no mundo. De fato, a crescente e global ocorrência de proliferação maciça e prolongada de cianobactérias produtoras de cilindrospermopsina em água doce representa uma ameaça potencial à saúde humana, dos animais, bem como de todo o ecossistema.

Cilindrospermopsina é um alcaloide constituído por uma unidade guanidínica tricíclica combinada com a hidroximetiluracila (Figura 32.7), produzido por várias cianobactérias filamentosas (veja Quadro 32.1). Seu peso molecular é de 415 Daltons e apresenta-se como um sólido incolor, solúvel em água e soluções fracamente ácidas. O extrato bruto algal decompõe-se rapidamente (meia-vida de 1,5 h) sob luz solar, entretanto a substância pura dissolvida em água deionizada praticamente não se decompõe sob as mesmas condições. A 50°C, a meia-vida da cilindrospermopsina é de 10 semanas; não é afetada por mudanças de pH e resiste à fervura por 15 minutos; degrada-se lentamente no escuro e sob luz artificial.

A cildrospermopsina possui como mecanismo de ação tóxico principal a inibição da síntese proteica durante a tradução ribossomal, impedindo que ocorra a elongação da proteína. Estudos têm evidenciado que essa cianotoxina ainda sofre bioativação após biotransformação pelo sistema do citocromo P450, cujo metabólito gerado promove morte celular e por isso a cilindrospermopsina também é classificada como citotóxica. Assim, a ação conjunta da cilindrospermopsina e de seu metabólito tóxico promove necrose hepática, podendo também ocasionar toxicidade renal, cardíaca, pulmonar, bem como alterações na mucosa gástrica. Além disso, estudos recentes têm mostrado que a cilindrospermopsina pode

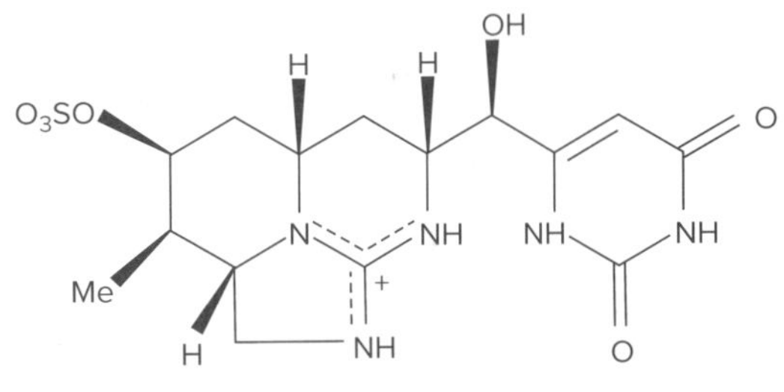

FIGURA 32.7. Estrutura da molécula da cilindrospermopsina.

promover genotoxicidade, teratogenicidade e, possivelmente, carcinogenicidade.

Dermatotoxinas

Reações dermatológicas, como irritação da pele e reações imunes locais, têm sido relatadas em humanos após contato com águas com presença de cianobactérias. Como dito anteriormente, não somente metabólitos secundários produzidos por cianobactérias podem promover efeitos tóxicos, como também toxinas endógenas desses microrganismos, como os lipopolissacarídeos (LPS), os quais são componentes da parede celular de todas as cianobactérias gram-negativas, incluindo as cianobactérias; são substâncias anfifílicas, cujas moléculas são formadas por cadeias de carboidratos (normalmente hexoses), de comprimento variável e de lipídeos (ácidos graxos de cadeias C_{14} a C_{18}, Figura 32.8), o que determina a existência de muitas variantes estruturais. Esses compostos podem ser lançados no meio aquático, principalmente quando ocorrem as florações e a lise de cianobactérias senescentes com a liberação por meio dessa molécula. O LPS é um agente pirogênico e pró-inflamatório, uma vez que encontra receptores em macrófagos e também é capaz de ativar linfócitos, desencadeando uma resposta inflamatória que pode ser somente local, como também, na predisposição do indivíduo, a ocorrências mais preocupantes. Porém, no geral, as manifestações são locais, com eritema e lesão tecidual, irritação dos olhos, urticária e, caso ingerido, pode promover gastroenterites e reações locais imunomediadas sobre mucosas promovendo edema e irritação local.

Outras cianotoxinas

BMAA

O BMAA é um aminoácido não proteico sintetizado por praticamente todos os gêneros de cianobactérias marinhas e de águas continentais. Existe uma controvérsia entre diferentes linhas de pesquisa acerca da hipótese de que a exposição ao BMAA poderia desempenhar um papel importante em várias condições neurodegenerativas, como na doença de Alzheimer. Essa hipótese surgiu quando pesquisadores estudaram índios de uma ilha no Pacífico, os chamorros, cuja dieta estava baseada em uma planta que incorporava o BMAA produzido por cianobactérias simbiontes de suas raízes e, ainda, o consumo de morcegos que também faziam uso dessa planta para se alimentar, e muitos desses indivíduos desenvolviam uma demência muito particular em seu fenótipo (esclerose lateral amiotrófica e parkinsonismo) e esses estudiosos verificaram que no SNC desses indivíduos havia uma grande concentração do BMAA e, conscientemente, esse mesmo aminoácido não proteico também fora encontrado em pacientes canadenses, ou seja, que nunca tiveram contato com tal planta e que haviam morrido com Alzheimer. Vários são os trabalhos que tentam relacionar a ação do BMAA no desenvolvimento de

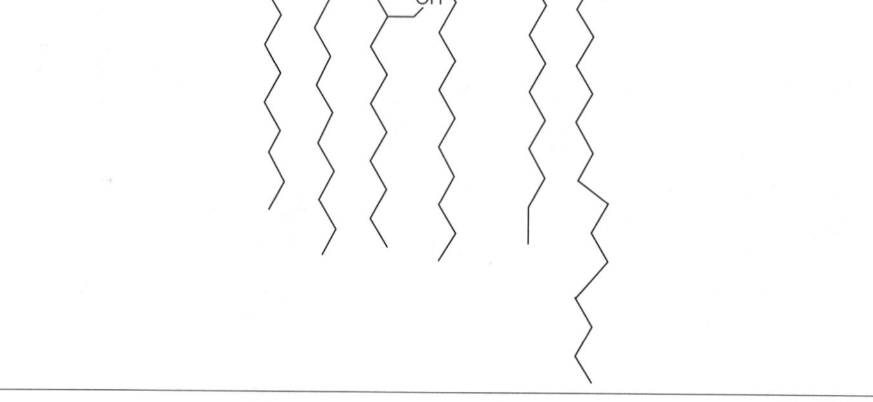

FIGURA 32.8. Estrutura de lipopolissacarídeos.

doenças neurodegenerativas e tantos outros trabalhos refutam tal hipótese, uma vez que, utilizando novas metodologias não conseguiram identificar tal aminoácido em pacientes com Alzheimer.

Aphysiatoxina e análogos

Aphysiatoxina e análogos relacionados, como as oscilatoxinas e as nhatranginas, são bislactonas fenólicas isoladas de diferentes espécies de cianobactérias marinhas, incluindo *Lyngbya majuscula, Schizothrix calcícola* e *Oscillatoria nigro-viridis.* Essas cianotoxinas possuem como particularidade a capacidade de ativar proteína C quinase levando ao desenvolvimento de tumor e ação irritante sobre a pele, olhos e ao trato gastroinstestinal.

DETECÇÃO DE CIANOTOXINAS

Com o melhor conhecimento sobre as cianobactérias e o consequente aumento da preocupação com os riscos apresentados por suas toxinas, tanto para o ser humano como para os animais, tem sido propostos cada vez mais métodos para a detecção e a quantificação das cianotoxinas, os quais variam desde ensaios biológicos de *screening* (ou seja, métodos de rastreamento, reconhecimento ou varredura), até as mais sofisticadas técnicas analíticas. No entanto, vale ressaltar que até o momento não há um método único que seria aceitável para a determinação abrangente de todas as variantes de cianotoxinas. Alguns dos métodos têm a capacidade de detectar a presença de cianotoxinas diretamente nas amostras de água, enquanto outros só podem detectar indiretamente sua presença, identificando as cianobactérias potencialmente tóxicas.

Na rotina, a detecção dessas toxinas pode ser feita basicamente pelos métodos biológicos ou bioquímicos, no qual é realizado o *screening* ou a quantificação, e para tal usam-se os ensaios em camundongos, de enzima imunoensaio (***E****nzyme-****L****inked* ***I****mmuno****S****orbent* ***A****ssay* – Elisa) e o de inibição de proteína fosfatase. Os outros são os métodos físico-químicos.

Recentemente, vêm sendo desenvolvidos métodos moleculares, os quais mostram uma grande promessa, uma vez que se apresentam simples, específicos, sensíveis e econômicos para a detecção e quantificação de cianotoxinas a partir de diferentes amostras ambientais. Esses métodos de detecção baseados em DNA tornaram-se populares em decorrência de sua especificidade potencial, sensibilidade e velocidade. Verifica-se que o número de publicações usando métodos moleculares para detectar cianobactérias tóxicas está aumentando rapidamente.

Esses métodos detectam as cianobactérias que produzem toxinas em vez das cianotoxinas diretamente. Com o desenvolvimento de métodos para detecção e caracterização de ácidos nucleicos, por exemplo, a reação em cadeia da polimerase (*polymerase chain reaction*, PCR), PCR em tempo real, *microarray* e outras novas abordagens (como a bioinformática), o campo de monitoramento ambiental, especialmente em florações de cianobactérias, estão em amplo desenvolvimento.

Métodos biológicos

Os bioensaios e os testes de toxicidade fornecem uma triagem simples e rápida de amostras com base nos efeitos tóxicos biológicos gerais. O Quadro 32.2 apresenta os principais métodos biológicos para a detecção de cianotoxinas.

Bioensaio em camundongos

Nos bioensaios realizados em camundongos, o material, o qual muitas vezes é o extrato bruto, é administrado via injeção peritoneal. Esse bioensaio é considerado o teste padrão para estabelecimento de DL_{50}, avaliação dos efeitos das cianotoxinas e da toxicidade de florações e de culturas de cianobactérias.

São empregados camundongos machos (linhagem *Swiss* Albino) com peso variando de 20 a 25 g. Para obtenção do extrato algal, nas florações, a coleta das algas é realizada com rede planctônica ou frasco apropriado; o material coletado pode ser concentrado por filtração em membranas de fibra de vidro tipo GF/C ou centrifugado a 3.000 rpm, durante 30 minutos; o resíduo retido no filtro ou obtido por centrifugação deve ser pesado e ressuspenso em solução fisiológica e submetido ao ultrassom para rompimento das células (lise). A sonicação pode ser substituída por uma sequência de congelamentos e descongelamentos. O volume de solução a ser empregado depende do peso do resíduo e deve obedecer à relação de 10 mL de líquido para 1 g de material "seco". O sobrenadante ou o filtrado são descartados. Para a obtenção de resultados mais precisos, com relação ao peso seco do material a ser testado, substitui-se atualmente a centrifugação da massa algal por sua liofilização.

O volume a ser administrado no camundongo não deve ultrapassar 1 mL, administrando-se o extrato algal por via ip. Os sinais clínicos e a letalidade dos animais são observados no período de 24 horas. Em caso de suspeita de intoxicação por cilindrospermopsina, esse período deve ser estendido para 7 dias.

QUADRO 32.2. Processos de tratamento de cianotoxinas e a eficácia relativa do tratamento

Tratamentos	Eficácia relativa
Remoção intracelular de cianotoxinas (células intactas)	
Oxidação	Evita-se a pré-oxidação, porque esse processo frequentemente causa lise da cianobactéria, acarretando liberação de cianotoxinas na água. Se é necessário o processo de oxidação por outros objetivos, considere empregar doses baixas de um agente oxidante que tem pouca possibilidade de causar lise de células (por exemplo, permanganato de potássio). Se for necessário empregar altas doses desses agentes, deve-se optar por doses bastante elevadas para garantir que não somente haja lise de células, mas também que ocorra a destruição total das toxinas presentes
Coagulação/sedimentação/filtração	Eficaz para a remoção de toxinas intracelulares quando as células acumuladas no lodo são isoladas da planta e o lodo não é devolvido ao fornecimento após a separação
Membranas	Dados do estudo são escassos; presume-se que as membranas seriam eficazes para a remoção de cianotoxinas intracelulares
Flotação	Processos de flotação, como flutuação de ar dissolvido (DAF), são eficazes para remoção de cianotoxinas intracelulares, já que muitas das cianobactérias formadoras de toxinas são flutuantes
Remoção extracelular de cianotoxinas	
Membranas	Depende do material, da distribuição do tamanho dos poros da membrana e da qualidade da água. A nanofiltração é geralmente eficaz na remoção de microcistina extracelular. A filtração por osmose inversa é geralmente aplicável para remoção de microcistina extracelular e cilindrospermopsina. A lise celular é altamente provável. Mais pesquisas são necessárias para caracterizar o desempenho
Permanganato de potássio	Eficaz para promover a oxidação de microcistinas e anatoxinas; entretanto, mais estudos são necessários para avaliar o efeito em cilindrospermopsina
Ozona	Bastante eficaz para causar a oxidação de microcistina extracelular, anatoxina-a e cilindrospermopsina
Cloraminas	Não é eficaz
Dióxido de cloro	Não é eficaz na concentração empregada no tratamento da água de bebida
Cloração	Eficaz para oxidar cianotoxinas extracelulares; entretanto, é necessário que o pH esteja abaixo de 8; é ineficaz para anatoxina-a
Radiação UV	Eficaz na degradação de microcistina e cilindrospermopsina, mas em doses extremamente altas, o que a torna impraticável
Carvão ativado	**Carvão ativado em pó:** a eficácia varia grandemente, considerando-se o tipo de carvão e tamanho do poro. Os carvões ativados à base de madeira são geralmente os mais eficazes na adsorção de microcistina. O carvão não é tão eficaz na adsorção de saxitoxina ou compostos que tenham sabor e odor. Doses superiores a 20 mg/L podem ser necessárias para a remoção completa da toxina. **Carvão ativado granular:** eficaz para microcistina, mas não tão eficaz para anatoxina-a e cilindrospermopsinas

O bioensaio apresenta como vantagens facilidade de execução, baixo custo, respostas rápidas e a possibilidade de diferenciar hepatotoxinas de neurotoxinas, por simples observação da sintomatologia apresentada pelos animais intoxicados. Suas desvantagens são a impossibilidade de detectar quantidades mínimas de toxinas, especialmente se dissolvidas na água e de distinguir entre homólogos dessas substâncias. Além disso, em muitos países, por razões éticas, há restrições ao uso de animais em bioensaios, especialmente para determinações de DL_{50}.

Por causa dessas desvantagens, tem sido proposto o emprego de invertebrados, sendo o camarão marinho (*Artemia salina*) o principal sujeito empregado. Nesse ensaio, as larvas do camarão são expostas às diferentes concentrações de amostras, as quais são diluídas no meio de crescimento do camarão, em placas de microtitulação de 96 *well*. Após 18h a 25°C, a toxicidade é expressa como a concentração da amostra que causou 50% de mortalidade (DL_{50}). No entanto, deve-se considerar que da mesma maneira que ocorre com camundongos, tal como no bioensaio com ratos, o ensaio de salmoura não é específico para microcistinas e pode ser fortemente influenciado pelos efeitos da matriz de amostras.

ELISA

Amplamente utilizado como método de *screening*, o Elisa foi desenvolvido para a detecção de microcistinas e provou ser um método muito sensível. Esse ensaio, que pode ser tanto monoclonal, específico para certo tipo de variante da molécula, ou policlonal, o qual reconhece vários tipos de moléculas, é extremamente útil como varredura quantitativa, com limites de detecção em torno de 0,1 μg/L. Por outro lado, o Elisa é susceptível a interferências; por exemplo, apresenta reatividade cruzada com as microcistinas RR, YR e LA, nodularinas e produtos de degradação dessas substâncias, o que o limita para uso de análises quantitativas. É bastante utilizado em amostras ambientais e é um ótimo método de varredura, pois detecta pequenas concentrações de microcistinas. Atualmente, há disponível no comércio kits para quantificação de outras toxinas, como nodularina, cilindrospermopsina, saxitoxina e BMAA. O Elisa pode ser feito tanto com amostras frescas quanto com amostras preservadas, permitindo a detecção seja de toxinas no meio extra ou intracelular, liberadas no sobrenadante, garantindo, assim, tanto a flexibilidade quanto a redução de custos.

Ensaio de inibição de proteínas fosfatases

Esse teste foi desenvolvido para a detecção e quantificação de microcistinas e nodularinas. Baseia-se no mecanismo de ação dessas cianotoxinas, que é a inibição das porções serina/treonina das proteínas fosfatases 1 e 2A, cuja consequência direta é a hiperfosforilação intracelular.

A extensão da inibição dessas enzimas está diretamente relacionada ao efeito hepatotóxico dessas cianotoxinas. O princípio do método é a utilização de substrato com 32P radiomarcado. Existem pelo menos duas variações dos ensaios de inibição: ensaios colorimétricos e fluorescentes. Esses ensaios usam substratos como p-nitrofenil fosfato e podem ser utilizados em associação com imunoensaios, como o Elisa, o que torna a determinação altamente sensível e específica.

Embora seja um método bastante eficiente, esse ensaio não distingue co-ocorrência de variantes de microcistinas e também não distingue microcistinas e nodularinas. Além disso, na análise da água contendo a floração, pode haver interferências com compostos desconhecidos, o que possibilita levar a uma sub ou superestimativa da concentração da toxina.

Outra desvantagem é o custo, a meia-vida curta do isótopo 32P (aproximadamente 14 dias). Deve ser considerado ainda que as proteínas não estão comercialmente disponíveis e requerem procedimentos razoavelmente sofisticados para sua preparação, além do alto custo associado.

Métodos físico-químicos

Os métodos químicos usados para determinação de cianotoxinas é principalmente baseado em cromatografia líquida de alta eficiência (*High Performance Liquid Chromatography* - HPLC), combinada com um detector ultravioleta (UV), de fluorescência. Por outro lado, identificações baseadas em UV isoladamente não são suficientes, por causa da possibilidade de presença de outros compostos com espectro de absorbância similar, portanto, há perda de sensibilidade.

Quando há a necessidade da confirmação e identificação da cianotoxina analisada, um método mais avançado e sofisticado como o HPLC acoplado à espectrometria de massas (*mass spectrometry* - MS) pode ser empregado. Esse método provê a melhor solução para identificação, pois usa como ferramenta de detecção, além da prévia separação pela cromatografia a líquido, a identificação dos íons gerados pela fragmentação das moléculas, produzindo dessa maneira um espectro de massas. Portanto, esse método permite a separação e identificação simultânea de compostos.

CONTROLE

Na remoção das toxinas produzidas pelas cianobactérias infelizmente não se emprega nenhum dos métodos convencionais de tratamento de água, como floculação, sedimentação, filtração em areia e cloração.

Uma vez que a cianobactéria e/ou suas cianotoxinas são detectadas na superfície da água do sistema de suprimento de água, há várias possibilidades para remover ou inativá-las; entretanto, algumas opções de tratamento são efetivas para algumas cianotoxinas, mas não para outras, portanto, para a efetiva ação, é necessário que o operador tenha pleno conhecimento das características da cianobactéria que domina a floração, bem como as propriedades de suas toxinas, ou seja, se são intra ou extraceluares, para que possa realizar o processo de tratamento adequado. Por exemplo, processos de tratamento da água nos quais são usados permanganato de potássio e cloro podem proporcionar a liberação dessas toxinas na água, fazendo com que haja um perigo potencial de atingir o ser humano e os animais por meio dos reservatórios de água.

O Quadro 32.3 apresenta um resumo das várias técnicas de tratamento da água para a remoção de cianotoxinas e suas respectivas eficácias, propostas pela Agência Americana de Proteção Ambiental (*United States Environmental Protection Agency* - EPA).

QUADRO 32.3. Principais métodos biológicos para detecção de cianotoxinas, limites de detecção e suas restrições

Metodologia	Limite de detecção	Restrições do ensaio
Bioensaio com camundongo	DL50[a]: 25–150 μg/kg	Inespecífico, qualitativo e requer licença animal
Bioensaio com camarão marinho	DL50:5–10 mg/L	Variação interlaboratorial de resultados. O ensaio é afetado por interferentes na amostra. Inespecífico
Ensaio de inibição de proteínas fosfatases (detecção colorimétrica)	0,3 μg/L	Inespecífica. O ensaio é afetado por interferentes na amostra
Ensaio de inibição de proteínas fosfatases (detecção fluorimétrica)	0,1 μg/L	Inespecífica
Elisa (anticorpos policlonais)	0,2 μg/L	Difícil manter a fonte reproduzível; caro
Elisa (anticorpos monoclonais)	0,06 μg/L	Trabalho intensivo e potencial de reatividade cruzada

[a] dose necessária para matar 50% dos camundongos.

BIBLIOGRAFIA

1. ARÁOZ, R.; MOLGÓ, J.; TANDEAU DE MARSAC, R. Neurotoxic cyanobacterial toxins.*Toxicon*, v. 6, n. 5, p. 813-28, 2010.
2. BISHOP, C.T.; ANET, E.F.; GORHAM, P.R. Isolation and identification of the fast-death factor in Microcystis aeruginosa NRC-1. *Canadian Journal of Biochemistry and Physiology*, v. 37, n. 3, p. 453-71, 1959.
3. BOOPATHI, T.; KI, J.-S. Impact of Environmental Factors on the Regulation of Cyanotoxin Production. *Toxins*, v. 6, n. 7, p. 1951-78, 2014.
4. BORTOLI, S.; PINTO, E. Cianotoxinas: Características Gerais, Histórico, Legislação E Métodos De Análises. *Ecologia de Reservatórios e Interfaces*, p. 163-4, 2015.
5. BORTOLI, S.; VOLMER, D. Characterization and identification of microcystins by mass spectrometry. *European Journal of Mass Spectrometry*, v. 20, p. 1-19, 2014.
6. BURATTI, F.M.; MANGANELLI, M.; VICHI, S.; et al. Cyanotoxins: producing organisms, occurrence, toxicity, mechanism of action and human health toxicological risk evaluation. *Archives of Toxicology*, v. *91*, n. 3), p. 1049-1130, 2017.
7. CALIJURI, M.C.; ALVES, M.S.A.; SANTOS, A.A. *Cianobactérias e Cianotoxinas em Águas Continentais*. São Carlos: Ed. Rima, 2006. 109p.
8. CARVALHO, L.R.; HARAGUCHI, M.; GÓRNIAK, S.L. Intoxicação produzida por algas de água doce. In: SPINOSA, H.S.; GÓRNIAK, S.L.; PALERMO-NETO, J. (Eds.). *Toxicologia aplicada à medicina veterinária*. Barueri: Editora Manole, 2010. 942p.
9. COOK, W.O.; IWAMOTO, G.A.; SCHAEFFER, D.; et al. Pathophysiologic effects of anatoxin-a(s) in anaesthetized rats: the influence of atropine and artificial respirations. *Pharmacol Toxicol*, v. 67, p. 151-5, 1990.
10. CORBEL, S.; MOUGIN, C.; BOUAÏCHA, N. Cyanobacterial toxins: Modes of actions, fate in aquatic and soil ecosystems, phytotoxicity and bioaccumulation in agricultural crops. *Chemosphere*, v. 96, p. 1-15, 2014.
11. COX, P.A; BANACK, S.A; MURCH, S.J. Biomagnification of cyanobacterial neurotoxins and neurodegenerative disease among the Chamorro people of Guam. *PNAS*, v. 100, n. 23, p. 13380-3, 2003.
12. CUSICK, K.D.; SAYLER, G.S. An overview on the marine neurotoxin, saxitoxin: genetics, molecular targets, methods of detection and ecological functions. *Mar Drugs*, v. 11, n. 4, p. 991-1018, 27 mar. 2013. DOI: 10.3390/md11040991.
13. DEVLIN, J.P.; EDWARDS, O.E.; GORHAM, P.R.; et al. Anatoxin-a a toxic alkaloid from Anabaena flos-aquae NRC-44 th. *Can.J.Chem*, v. 55, p. 1367-71, 1977.
14. DIENER, M.; ERLER, K.; HILLER, S.; et al. Determination of Paralytic Shellfish Poisoning (PSP) toxins in dietary supplements by application of a new HPLC/FD method. *European Food Research and Technology*, v. 224, n. 2, p. 147-151, dez. 2006.
15. [EPA] UNITED STATES ENVIRONMENTAL PROTECTION AGENCY. Cyanobacteria and Cyanotoxins : Information for Drinking Water Systems. *United States Environmental Protection Agency*, (EPA-810F11001), p. 1-9, 2012.
16. FALCONER, I.R. Cylindrospermopsis Toxicity. In: FALCONER, I.R. (Ed.). *Cyanobacterial toxins of drinking water supplies*. Boca Raton: CRC Press, 2005.
17. FERRÃO-FILHO, A.D.S.; KOZLOWSKY-SUZUKI, B. Cyanotoxins: Bioaccumulation and effects on aquatic animals. *Marine Drugs*, v. 9, n. 12, p. 2729-72, 2011.
18. HERNÁNDEZ-OROZCO, M.L.; GÁRATE-LIZÁRRAGA, I. Síndrome de envenenamento paralisante por consumo de moluscos. *Ver. Biomed.*, v. 17, p. 45-60, 2006.
19. HILBORN, E.D.; BEASLEY, V.R. One health and cyanobacteria in freshwater systems: Animal illnesses and deaths are sentinel events for human health risks. *Toxins*, v. *7*, n. 4, p. 1374-95, 2015.
20. KAUSHIK, R.; BALASUBRAMANIAN, R. Methods and approaches used for detection of cyanotoxins in environmental samples: A review. *Critical Reviews in Environmental Science and Technology*, v. 43, n. 13, p. 1349-83, 2013.
21. KRIENITZ, L.; BALLOT, A.; KOTUT, K.; et al. Contribution of hot spring cyanobacteria to the mysterious deaths of Lesser Flamingos at Lake Bogoria, Kenya. *FEMS Microbiol Ecol*, v. 43, n. 2, p. 141-8, 1 mar. 2003. DOI: 10.1111/j.1574-6941.2003.tb01053.x.
22. MAHMOOD, N.A.; CARMICHAEL, W.W.; PFAHLER, D. Anticholinesterase poisonings in dogs from cyanobacterial (blue--green-algae) bloom dominated by Anabaena flos-aquae. *Am. J. Vet. Res.*, v. 49, p. 500-3, 1988.
23. MANNING, S.R.; NOBLES, D.R. Impact of global warming on water toxicity: cyanotoxins. *Current Opinion in Food Science*, v. *18*, p. 14-20, 2017.
24. MENEELY, J.P.; CHEVALLIER, O.P.; GRAHAM, S.; et al. β-methylamino-L-alanine (BMAA) is not found in the brains of patients with confirmed Alzheimer's disease. *Nature, Scientific Reports*, v. 6, art. 36363, 2016. Disponível em: https://www.nature.com/articles/srep36363. Acessado em: 13 ago. 2018.
25. PABLO, J.; BANACK, S.A.; COX, P.A.; et al. Cyanobacterial neurotoxin BMAA in ALS and Alzheimer´s disease. *Acta Neurol Scand*, v. 120, n. 4, p. 216-25. DOI: 10.1111/J.1600-0404.2008.01150.

26. PUSCHNER, B.; HOFF, B.; TOR, E.R. Diagnosis of Anatoxin-a Poisoning in Dogs from North America. *J VET Diagn Invest*.v. 20, p. 89-92, 2008.
27. RZYMSKI, P.; PONIEDZIAŁEK, B. Dermatotoxins synthesized by blue-green algae (Cyanobacteria). *Postepy Dermatologii i Alergologii*, v. *29*, n. 1, p. 47-50, 2012.
28. SANSEVERINO, I.; ANTÓNIO, D.C.; LOOS, R.; et al. *Cyanotoxins: methods and approaches for their analysis and detection*, 2017. Disponível em: http://publications.jrc.ec.europa.eu/repository/bitstream/JRC106478/kjna28624enn.pdf. Acesso em: 13 set. 2018.
29. TISDALE, E.S. Epidemic of Intestinal Disorders in Charleston, Ocorring simultaneously With Unprecedented Water Supply Conditions, *Public Health 21*, p. 198-200, 1931.
30. VAN APELDOORN, M.E., VAN EGMOND, H.P., SPEIJERS, G.J.A.; et al. Toxins of cyanobacteria. *Molecular Nutrition and Food Research*, v. 51, n. 1, p. 7-60, 2007.
31. VAN APELDOORN, M.E.; VAN EGMOND, H.P.; SPEIJERS, G.J.; et al. Toxins of cyanobacteria. *Mol. Nutr. Food Res.*, v. 51, n. 1, p. 7-60, 2007.
32. [WHO] WORLD HEALTH ORGANIZATION. *Toxic Cyanobacteria in Water: A guide to their public health consequences, monitoring and management,* 1999.
33. WOOD SA; SELWOOD AI; RUECKERT A.; et al. First report of homoanatoxin-a and associated dog neurotoxicosis in New Zealand". *Toxicon*, v. 50, n. 2, p. 292-301, 2007. DOI:10.1016/j.toxicon.2007.03.025.

Capítulo 33

Intoxicação por metais

Isis Machado Hueza

INTRODUÇÃO

Nos dicionários, o termo metal é empregado para designar os elementos químicos eletropositivos que, em geral, são sólidos, brilhantes, bons condutores de calor e de eletricidade; quimicamente, são elementos situados à direita e ao centro da tabela periódica, cujas características baseiam-se na estrutura eletrônica do composto. Por meio de ligações metálicas que ocorrem entre átomos de um mesmo elemento, formam-se estruturas cristalinas que têm sido de grande valia para o homem. De fato, a utilização dos metais remonta aos tempos mais primitivos da história humana, caracterizando até mesmo a evolução do homem, visto que seu uso como utensílios domésticos, adornos e peças artísticas, indumentárias de combate, fabricação de armas, dentre tantos outros artigos marcam a transição do período neolítico (da pedra) para a era dos metais.

Os elementos metálicos são altamente reativos com outras moléculas doadoras de elétrons. São, assim, encontrados na natureza na forma orgânica, ligados a moléculas que apresentam pelo menos um átomo de carbono ou, na forma inorgânica, ligados a iodetos, sulfetos e outros sais; mais raramente, podem ser encontrados, ainda, em seu estado elementar ou metálico. Por essas características químicas não é de se estranhar o advento da mineralurgia, ciência da aplicação dos minerais, especialmente dos metais, na indústria. Como consequência, os metais têm sido amplamente utilizados na confecção da mais variada gama de produtos, tais como tintas, baterias secas e baterias automotivas, produção de cloro e de soda, de antifúngicos, de praguicidas, de conservantes de madeira e, dentre tantos outros, até mesmo, de fármacos.

Embora a aplicabilidade dos metais na indústria seja benéfica em vários aspectos que são inerentes aos produtos finais deles obtidos, alguns metais pesados como o chumbo, o mercúrio e o arsênio vêm representando um grande problema de natureza prática e ligado à gestão ambiental de seu uso. De fato, os dejetos industriais contendo esses compostos são muitas vezes lançados no meio ambiente na forma sólida ou líquida ou de cinzas e vapores, contaminando o solo, o ar e/ou os mananciais.

Uma das características ligadas à toxicidade dos metais pesados é a alta reatividade que possuem por outros grupamentos químicos; esse fato pode interferir na sua lipossolubilidade e, consequentemente, sua absorção e distribuição nos organismos dos seres vivos. Assim, por exemplo, o mercúrio – na sua forma orgânica, de metilmercúrio – possui alta lipossolubilidade, sendo total e prontamente absorvido a partir do trato gastrointestinal (TGI), enquanto que a absorção dos diferentes sais de mercúrio – forma inorgânica – por essa mesma via é parcial, variando em torno de 2 a 10%.

A mais relevante fonte de exposição dos animais e do ser humano aos metais pesados é a ingestão de água e de alimentos contaminados. No caso dos seres humanos, a contaminação decorre muitas vezes da atividade profissional, uma realidade preocupante observada, por exemplo, na mineração, em garimpos de bateia e em outras atividades industriais que utilizam esses elementos.

Atualmente, tem sido rara a ocorrência de toxicidade aguda por metais em medicina veterinária. Os casos de intoxicação relatados na literatura estavam mais relacionados à presença de metais pesados em produtos veterinários, por exemplo, aditivos alimentares arsenicais, medicamentos mercuriais, carrapaticidas; o uso de fungicidas à base de mercúrio em grãos destinados à fabricação de rações também foi relacionado à ocorrência de intoxicações em animais, porém, por causa do aparecimento de princípios ativos mais seguros e que promovem os mesmos efeitos. O uso de produtos contendo metais pesados foi progressivamente banido da medicina veterinária. Por outro lado, a toxicidade crônica, ou seja, a exposição dos animais de criação a doses baixas de metais pesados, por período de tempo prolongado, pode resultar em perda significativa dos índices zootécnicos, tornando-se ainda um problema de saúde pública. De fato, por esses metais terem baixa taxa de excreção e capacidade de acumularem-se no organismo dos animais, os produtos derivados de animais de produção a eles expostos podem conter metais em índices acima daqueles permitidos por lei.

Por outro lado, é importante salientar que em termos de biomassa, o sistema terrestre para a disseminação de metais pesados presentes no meio ambiente dentro da cadeia alimentar é pequeno quando comparado à biomassa aquática, na qual todo dejeto ao alcançar leitos de rios, estuários e o mar permite que o conteúdo de contaminantes alcance diferentes e mais abundantes níveis tróficos, tornando o que no futuro poderá ser uma importante fonte de proteína animal, peixes e outros frutos do mar, como fonte potencial de contaminação por metais pesados em decorrência do fenômeno de bioacumulação e biomagnificação.

BIOACUMULAÇÃO E BIOMAGNIFICAÇÃO

A bioacumulação e a biomagnificação são fenômenos distintos, porém altamente correlacionados. O primeiro fenômeno é aquele em que um ser vivo absorve, seja de forma direta por meio do solo, sedimentos ou água (plantas) ou de forma indireta, por meio da ingestão de alimentos, substâncias químicas com particularidades que permitem sua acumulação no organismo. Por exemplo, substâncias altamente lipossolúveis, com peso molecular elevado, altamente estáveis dentro do organismo, seja em virtude de ligações covalentes com moléculas orgânicas, seja pela baixa biotransformação e excreção desse composto, o que permite que ele se acumule no organismo e no mesmo nível trófico da cadeia alimentar.

A biomagnificação, também conhecida como magnificação trófica, é o fenômeno pelo qual o composto absorvido em um determinado nível trófico se dissemina por outros níveis da cadeia alimentar, promovendo, assim, acúmulo do composto em organismos que se encontram nos níveis mais altos dessa cadeia, ou seja, os predadores e também o ser humano serão aqueles organismo que mais concentrarão tais compostos tóxicos.

CHUMBO

O chumbo é o metal mais antigo utilizado pelo homem. Existem documentos que relatam a sua utilização na produção de moedas e outros artefatos pelos egípcios desde 5000 a.C. A intoxicação crônica provocada pela exposição ao chumbo é denominada saturnismo. Esse termo origina-se da crença romana de que o deus Saturno (Cronos entre os gregos), para a confecção de vários artigos, presenteou o homem com o chumbo, o qual, entre os séculos V a.C. e III d.C., foi amplamente utilizado para os mais diversos fins, como construção de aquedutos, utensílios domésticos, fundição de moedas, e o mais bizarro: o uso do acetato de chumbo na produção vinícola para conferir sabor adocicado a essa bebida. Acredita-se que esse fato seja o responsável pelo comportamento mentalmente doentio e pela infertilidade de alguns elementos da aristocracia romana, entre eles Nero e Calígula.

O chumbo continuou sendo utilizado nos séculos subsequentes, e nos tempos modernos foi muito empregado na produção de tintas (sais de chumbo), na fabricação de vidro, em esmaltes vítreos e na vulcanização da borracha (monóxido de chumbo), adicionado na forma de tetraetilchumbo à gasolina – o qual foi banido na década de 1980 –, e, ainda hoje, utilizado para a industrialização de baterias automotivas (dióxido de chumbo), soldas, ligas metálicas e em muitas outras atividades industriais.

O chumbo é classificado como um metal pesado de número atômico 82, de coloração acinzentada, extremamente maleável, cuja simbologia química – Pb – deriva do latim *Plumbium*. Na natureza ele pode ser encontrado ligado a outros metais, como cobre, zinco, prata, entre outros; porém, a sua forma mais abundantemente encontrada na natureza é de galenas de sulfeto de chumbo (PbS). Em razão do seu baixo ponto de fusão e alta maleabilidade, foi um dos primeiros metais a serem manipulados pelo homem e, consequentemente, um dos mais antigos compostos tóxicos conhecidos.

Em medicina veterinária, houve um tempo em que não era rara a ocorrência de exposição de animais ao chumbo, principalmente entre os anos de 1960 e 1980, pela presença desse metal em vários produtos como comedouros, bebedouros, tubulações de água, tinta de paredes, munição, massa de vidraceiro, peso de pesca e até em produtos farmacêuticos. Entre 1985 e 1989, o *National Animal Poison Control Center* dos Estados Unidos da América registrou a participação do chumbo com 0,5% dos relatos de intoxicação em animais de companhia, e esses relatos vêm diminuindo de forma significativa em decorrência da substituição do chumbo na elaboração de diferentes produtos por compostos atóxicos.

Os animais de produção são mais suscetíveis à exposição do chumbo, particularmente ruminantes. Bovinos com deficiências nutricionais, principalmente de fósforo, podem apresentar perversão de apetite, vindo a mastigar objetos com altos teores de chumbo. Antigamente era comum a ocorrência de intoxicação aguda em virtude do hábito dos animais em lamber as paredes pintadas com tinta à base de carbonato de chumbo das baias. Ainda hoje há relatos de morte aguda de animais de produção que são colocados para pastejo em propriedades onde anteriormente funcionavam fábricas de baterias ou indústrias de tintas, ou ainda em áreas contaminadas próximas a essas propriedades. Vale ressaltar que, tanto em animais de companhia quanto em animais de produção a intoxicação é geralmente manifestada pela sua forma aguda, sendo difícil de se observar sua forma crônica.

Toxicocinética

O chumbo pode ser absorvido por todas as vias, sendo que pela via respiratória a absorção de vapores desse metal é quase que imediata.

A absorção pela via oral, a principal via de exposição para animais, depende da solubilidade do sal de chumbo ingerido, destarte, o chumbo metálico, bem como sua forma sulfídica, é pouco absorvido; por outro lado, apesar da absorção de chumbo ser baixa (1 a 2%), esse metal, na forma dos sais de acetato, de fosfato e de óxido de carbonato, é mais facilmente absorvido pelo TGI. Deve-se lembrar que animais mais jovens, pela particularidade dos enterócitos na fase de desenvolvimento – à semelhança do que é observado na espécie humana –, absorvem maiores quantidades de chumbo que indivíduos adultos. Deficiências nutricionais também podem promover o aumento na taxa de absorção do chumbo no TGI, por exemplo, a deficiência de cálcio na dieta, que faz com que não ocorra competição entre esse elemento e o chumbo para a absorção, e assim aumente a absorção do metal. A absorção cutânea tem pouca importância, por outro lado, projéteis bélicos depositados nos tecidos moles solubilizam-se e passam a ser absorvidos e prontamente distribuídos para o organismo animal.

Após absorvido, o chumbo se distribui pelos tecidos orgânicos, sendo os eritrócitos as células de eleição para a deposição desse metal no organismo; nesse sentido, calcula-se que cerca de 90% do chumbo absorvido encontra-se nos eritrócitos, ligado principalmente à hemoglobina. O segundo principal tecido de deposição desse metal pesado é o ósseo, pois compete com o cálcio; assim, o chumbo pode se depositar tanto na zona trabecular quanto na cortical do tecido ósseo, podendo permanecer nessa última zona por até 20 anos (em humanos). O chumbo depositado nos ossos pode vir a ser uma fonte de exposição interna no indivíduo, pois mesmo após ter havido a excreção desse metal, presente no sangue e em outros tecidos moles – SNC, rins e fígado –, o chumbo pode ser mobilizado dos ossos, na dependência de certos fatores, como diminuição dos níveis séricos de cálcio, prenhez e até mesmo osteoporose, quando ocorre a reabsorção óssea e, consequentemente, a redistribuição do chumbo acumulado no esqueleto para o sangue, levando à reagudização da intoxicação.

O chumbo consegue passar a barreira hematoencefálica de forma muito mais eficaz em indivíduos jovens que em indivíduos adultos, bem como atravessar a placenta, portanto, pode promover teratogênese.

A principal via de excreção do chumbo pode ocorrer pelas fezes e também por via urinária. Existe, também, a excreção por outros fluidos orgânicos, o que é de importância na saúde pública, pois vacas leiteiras expostas ao chumbo podem excretar esse metal pelo leite, contaminando o consumidor final: o homem.

Toxicodinâmica

A característica química dos íons de chumbo (Pb^{+2}) faz com que este se ligue de forma estável a grupamentos tiólicos presentes em várias moléculas orgânicas, como a glutationa, vindo a depletar assim essa importante proteína antioxidante, e enzimas dependentes de zinco (Zn^{+2}), magnésio (Mg^{+2}), ferro (Fe^{+2}) e de cálcio (Ca^{+2}), os quais são substituídos pelo chumbo, o que resulta na inativação de vários sistemas enzimáticos essenciais para a homeostase orgânica, tais como o ácido gama-aminolevulênico desidrogenase (ALA-D), enzima envolvida na síntese do heme, cuja inibição promove aumento da coproporfiria urinária e aumento da protoporfiria eritrocitária e, consequentemente, o desenvolvimento de anemia normocrômica e normocítica. Além disso, a ação do chumbo sobre as hemácias promove a inibição de enzimas nucleotídicas, levando ao desenvolvimento de reticulócitos. A competição existente entre o chumbo e o cálcio leva também a alterações em sistemas nos quais há mecanismos celulares dependentes do cálcio, como canais de cálcio voltagem-dependente. No SNC, o chumbo interfere com a transmissão nervosa dependente de acetilcolina, noradrenalina, dopamina, ácido gama-aminobutírico (GABA) e glutamato. A ligação do chumbo a proteínas celulares pode interferir na fosforilação oxidativa mitocondrial. O chumbo ainda interfere na enzima $Na^{+}K^{+}$-ATPase e também na bomba de Na/Ca.

Sinais e sintomas

Intoxicação aguda

A sintomatologia manifestada pelos animais intoxicados é principalmente de origem nervosa (encefalopatia) e gástrica. Bovinos apresentam sinais nervosos, caracterizados por dificuldade de se manter em estação, hiperestasia, cegueira parcial ou total, nistagmo, opstótomo, comportamento agressivo e convulsões recorrentes, que podem levar o animal à morte. Podem ser observados, também, salivação excessiva, ranger de dentes, atonia ruminal e constipação, que evolui para diarreia enegrecida e fétida. A morte dos animais pode ser decorrente das convulsões ou dos acidentes, em decorrência da cegueira desenvolvida. Os sintomas desenvolvidos pelos suínos são muito semelhantes àqueles observados em ruminantes.

Em equinos, são observadas alterações respiratórias em virtude da paralisia do nervo laríngeo recorrente, que pode desencadear regurgitamento e sufocação, bem como a pneumonia aspirativa; ocorre, também, anorexia, dor abdominal, paralisia de membros pélvicos e torácicos, depressão nervosa, convulsões e morte do animal.

Em animais de companhia, a sintomatologia nervosa é caracterizada por alterações comportamentais, apatia, ataxia, nistagmo, opstótomo, convulsões e em alguns casos pode ocorrer cegueira. As alterações produzidas no TGI são vômitos, anorexia, dor abdominal e diarreia. Em gatos, ainda é relatada a ocorrência de poliúria/polidpsia, megaesôfago e também disfagia. Em aves são observados anemia, problemas intestinais com recusa de alimento e consequente queda de peso, paralisia, ataxia e sinais neurológicos.

Intoxicação crônica

Como mencionado anteriormente, em medicina veterinária é rara a ocorrência de intoxicação crônica dos animais domésticos. Atualmente, a exposição crônica desses animais, quando ocorre, é pela ingestão de água contaminada por indústrias que utilizam o chumbo e não fazem o tratamento adequado de seus dejetos. A sintomatologia observada nesses animais cronicamente expostos é a inibição no crescimento de bezerros. Além disso, esse tipo de exposição pode promover alterações comportamentais, como isolamento e agressividade. Em ovinos cronicamente expostos, é comum observar a paralisia de membros posteriores e, na análise sanguínea de animais adultos, observa-se a presença de reticulócitos, anemia normocrômica e normocítica e, também, maior suscetibilidade a processos infecciosos decorrentes da imunossupressão que o chumbo promove.

Achados anátomo-patológicos

No exame necroscópico do SNC, de animais agudamente afetados, é possível observar edema, achatamento dos giros cerebrais, congestão, petéquias e descoloração amarelada na região cortical do cérebro. Sobre o TGI, em ruminantes, ainda é possível localizar pedaços de chumbo no retículo. Em monogástricos e aves podem ser observadas lesões ulcerativas na mucosa gástrica.

O exame microscópico do SNC revela a presença de necrose neuronal, degeneração de células de Purkinje, proliferação astrocitária, desmielinização de nervos periféricos, presença de corpúsculos de inclusão em células renais, hepáticas e também no baço. Verifica-se, ainda, nefrose, com presença de necrose de epitélio tubular.

Diagnóstico e diagnóstico diferencial

A realização da anamnese detalhada, com o histórico da evolução de sintomatologia desenvolvida pelos animais, aliada às fontes de exposição de chumbo na propriedade, pode indicar a toxicose por esse metal pesado. O exame laboratorial mais indicado para o diagnóstico de intoxicação por chumbo é a sua detecção nas fezes, urina, leite e, principalmente, no sangue, o qual deve ser heparinizado para o envio ao laboratório. Outro método diagnóstico empregado é a avaliação da concentração do ácido gama-aminovulênico na urina, o qual é o substrato da enzima ALA-D. No exame radiológico, a detecção das "linhas de chumbo" nas metáfises de ossos longos dos animais intoxicados pode ser uma ferramenta adicional para a conclusão do diagnóstico de intoxicação pelo chumbo.

O diagnóstico diferencial deve ser feito com outras etiologias que levem ao desenvolvimento de sintomatologia nervosa, como a encefalomalácia, acetonemia, hipovitaminose A, tétano, intoxicação por arsênio, mercúrio e ingestão de pastagem contaminada por micotoxinas produzidas pelo *Claviceps paspali* e raiva (em ruminantes). Em equinos, é necessário se fazer o diagnóstico diferencial para afecções pulmonares, por exemplo, edema pulmonar. Em pequenos animais, deve-se diferenciar a intoxicação por chumbo de raiva, deficiências nutricionais que causem alterações nervosas, raiva e, ainda, em cães, a cinomose.

Prevenção e controle

Impedir que os animais tenham contato com produtos que contenham chumbo, como alguns já citados anteriormente, evitar alocar animais de produção em terrenos onde funcionavam antigas indústrias produtoras ou de reciclagem de baterias automotivas ou área próximas a essas instalações. Além disso, para animais de produção, deve-se providenciar um balanço nutricional adequado, principalmente no que diz respeito à suplementação mineral para evitar o desenvolvimento da perversão do apetite de ingestão de metais presentes na pastagem.

MERCÚRIO

No final do mês de abril de 1956, em vilarejos situados ao redor da baía de Minamata, Japão, muitos gatos começaram a apresentar distúrbios neurológicos caracterizados por tremores musculares, ataxia, alterações comportamentais, auditivas e visuais, convulsões e morte. Na época, acreditou-se tratar de uma doença de etiologia infecciosa. Quando, porém, vários habitantes desses vilarejos começaram a apresentar a mesma sintomatologia dos felinos, buscou-se investigar mais profundamente a causa do que acabou sendo denominado de "doença de Minamata". Concluiu-se, pouco tempo depois, que a verdadeira etiologia das ocorrências estava ligada à contaminação das águas da baía de Minamata por um metal, o metilmercúrio, oriundo de uma indústria produtora de acetoaldeído.

Essa ocorrência foi registrada como uma das maiores catástrofes mundiais com metais pesados, tanto para o meio ambiente – já que somente em 1990 os níveis de mercúrio presentes nas águas e nos animais marinhos que nela habitam foram tidos como aceitáveis –, como, e principalmente, para a espécie humana. De fato, além de centenas de mortes e de inúmeros relatos de ocorrência de outras sequelas decorrentes da exposição ao mercúrio, muitos indivíduos expostos na vida intrauterina desenvolveram efeitos teratogênicos e neurológicos graves, muitas vezes incompatíveis com a vida.

O mercúrio é um metal pesado, de número atômico 80, de aspecto argênteo, cuja simbologia química – Hg – é derivada do latim *hydrargyrum*, ou seja, prata líquida. Pela característica líquida que o mercúrio possui em seu estado elementar ou metálico (Hg^0), esse metal tem sido utilizado para a fabricação de termômetros ou de barômetros e, principalmente, para a mineração e garimpo do ouro. Outras formas inorgânicas de mercúrio podem ser encontradas na indústria, por exemplo, os sais: cloreto de mercúrio ($HgCl_2$), altamente corrosivo e tóxico, o sulfeto de mercúrio ou cinábrio (HgS), utilizados na produção de tintas e de baterias. O mercúrio pode, também, ser encontrado na forma de compostos organomercuriais, tais como o metilmercúrio, dimetilmercúrio, entre outros; estes foram e ainda são muito utilizados como catalisadores para produção industrial de ácido acético, acetoaldeído, cloro e soda; utilizado no tratamento industrial de alguns tipos de tecidos, como o feltro; na taxidermia; compostos organomercuriais foram ainda usados para a fabricação de alguns medicamentos, como antissépticos, contraceptivos e diuréticos. Esse uso ligado à produção de medicamentos foi banido no Brasil apenas em 2001.

Toxicocinética

O tipo de mercúrio ao qual o animal foi exposto tem grande relevância na absorção. Assim, o mercúrio metálico, quando ingerido, é muito pouco absorvido pelo TGI (taxa de absorção menor que 1%). Por outro lado, esse mercúrio de baixíssimo ponto de ebulição (356,9ºC) é utilizado por garimpeiros para o isolamento do ouro, o qual se dá por meio da formação do amálgama resultante da ligação do ouro com o mercúrio. Esse amálgama é posteriormente submetido ao aquecimento, o que permite a evaporação do mercúrio e o isolamento do ouro. Esse vapor, se inalado, é prontamente absorvido nos alvéolos pulmonares. A absorção cutânea do mercúrio metálico também pode ocorrer quando em seu estado de vapor, porém em menor grau, e a absorção do mercúrio líquido através da pele íntegra é desprezível.

Por possuir baixa lipossolubilidade, a taxa de absorção dos sais de mercúrio (inorgânicos) pelo TGI é relativamente baixa, variando de 2 a 10%. Assim como ocorre com o mercúrio metálico, esses sais, se inalados, são absorvidos prontamente pela via pulmonar. Acredita-se que a absorção dos sais de mercúrio através da pele é desprezível.

Os compostos organomercuriais são altamente lipossolúveis, dessa forma, são prontamente absorvidos (>80%), tanto pela via oral, pulmonar, como cutânea.

A distribuição do mercúrio pelo organismo animal, após sua absorção, está estreitamente relacionada à lipossolubilidade dos diferentes compostos que o contêm. Assim, aqueles mais lipossolúveis, tais como os compostos organomercuriais, são transportados pelos eritrócitos ou por proteínas plasmáticas. As formas mercuriais com menor lipossolubilidade, como os mercúrios inorgânicos, concentram-se mais no plasma.

A passagem dos compostos organomercuriais de alta lipossolubilidade do sangue para o sistema nervoso central (SNC) é muito rápida; portanto, esse órgão é um dos locais em que se encontram maiores concentrações de mercúrio naqueles animais expostos. O mercúrio metálico, uma vez no SNC, pode oxidar e ligar-se prontamente às proteínas teciduais e depositar-se nesse sistema (Hg^0 ® Hg^{+2}). Outro tecido de eleição para a deposição do mercúrio é o renal, fato que ocorre principalmente para os compostos mercuriais inorgânicos presentes na forma iônica divalente (Hg^{+2}), pois é por meio da excreção renal que esse tipo de mercúrio é eliminado do organismo. A deposição desse metal pesado pode também ocorrer em vários outros tecidos, por exemplo, nos pelos e cabelos, sendo esses tecidos importantes para avaliação dos níveis de exposição ao mercúrio.

Além de serem transportados e de se depositarem por todo organismo animal, os compostos mercuriais possuem outra característica que independe da forma em que se encontram: trata-se da capacidade que têm de atravessar a barreira placentária, distribuindo-se por todo o organismo fetal, em especial pelo SNC, fígado e rins. Nenhum traço de contaminação mercurial amniótica foi relatado até o momento. Esse fato sugere que a excreção do mercúrio seja inexistente na vida fetal, sendo, assim, altamente tóxico para o feto, promovendo efeitos teratogênicos que se manifestam, em geral, sobre o SNC.

As reações envolvidas na biotransformação do mercúrio, tanto nos animais quanto no homem, envolvem oxirredução ($Hg^0 \leftrightarrow Hg^{+2}$), promovida por enzimas do sistema catalase-hidrogênio peroxidase e conversão do mercúrio orgânico em mercúrio divalente (Hg^{+2}), por meio do rompimento da ligação carbono-mercúrio, em uma reação ainda não totalmente elucidada. Vale ressaltar que muitas bactérias aquáticas possuem a capacidade de metilar o mercúrio inorgânico, o qual está presente na água e em sedimentos de rios localizados próximos a fontes poluidoras, contaminando, assim, algas e peixes com mercúrio orgânico, magnificando-se destarte o problema pela exposição sucessiva dos elos da cadeia alimentar.

A excreção do mercúrio se dá tanto pela via renal quanto pela biliar; a forma iônica divalente (Hg^{+2}) é excretada mais facilmente pela urina; no entanto, essa forma divalente também pode, assim como o metilmercúrio não biotransformado, complexar-se com a glutationa, sendo excretada por meio da bile. Ressalte-se que o metilmercúrio, uma vez no TGI, pode ser novamente absorvido, percorrendo o chamado ciclo enterohepático, responsável por tornar a meia-vida do metal no organismo animal ainda mais longa.

Toxicodinâmica

Como já mencionado anteriormente, o mercúrio possui alta reatividade com outras moléculas; dentre estas, destacam-se, nos sistemas orgânicos, alguns grupamentos moleculares como as sulfidrilas, que estão presentes em várias proteínas, inclusive enzimas que têm relevante participação em diversas reações bioquímicas. O metilmercúrio é neurotóxico e promove ao nível central, destruição de microtúbulos, lesão mitocondrial, peroxidação lipídica e acúmulo de moléculas neurotóxicas. Outros grupamentos reativos ao mercúrio incluem: amidas, aminas, carboxilas, fosforilas e nucleotídeos como timina e uracila. Ligando-se a esses grupamentos endógenos, o mercúrio interfere profundamente com atividades biológicas de grande importância orgânica. Assim, não é de se estranhar a variabilidade dos sistemas-alvo da toxicidade do mercúrio, bem como aquela ligada aos sintomas decorrentes da exposição dos animais aos diferentes tipos de compostos mercuriais.

Sinais e sintomas

Intoxicação aguda

Como já comentado, a ocorrência de intoxicações agudas por compostos mercuriais é rara nos dias atuais, excetuando-se aquelas que acometem seres humanos que se expõem a esse metal em função de seu trabalho, como acontece, por exemplo, com os garimpeiros. A sintomatologia desenvolvida por esses indivíduos é de caráter respiratório; inicia-se com dispneia, tosse seca e febre, podendo evoluir para pneumonite intersticial, atelectasia, bronquiolite necrosante, hemorragia pulmonar com epistaxe e edema pulmonar. Esses sintomas podem ser acompanhados de alterações digestivas inespecíficas, como vômitos e diarreias; nos casos em que persistir a exposição, podem surgir alterações visuais e neurológicas, com aparecimento de tremores de membros, tremores de olhos, boca e língua, que vão progredindo para todo o corpo no decorrer da continuidade à exposição ao mercúrio.

Em medicina veterinária, o mercúrio elementar pode ser ingerido por animais de companhia quando o proprietário, por desconhecimento da prática veterinária, introduz termômetros na cavidade bucal desses animais que acabam mordendo-os, ingerindo, dessa forma, o metal; porém, nessa situação e como já descrito, o mercúrio elementar ingerido quase não é absorvido, devendo ser a deglutição do vidro o foco de maior atenção do médico veterinário.

Outra forma de intoxicação aguda por mercúrio pode ser decorrente da ingestão acidental de sais desse metal, presentes em pilhas e baterias, ou em fontes semelhantes; esse tipo de intoxicação acomete principalmente animais de companhia jovens, em virtude do comportamento curioso e brincalhão que apresentam. Essa ingestão pode resultar, inicialmente, em alterações gastrointestinais decorrentes da ação corrosiva que esses compostos exercem sobre os tecidos orgânicos, principalmente sobre as mucosas. São sintomas dessa ocorrência: salivação excessiva, náusea, hematemese, abdômen agudo, diarreia sanguinolenta e disenteria com perda abundante de líquidos, o que pode evoluir para choque hipovolêmico. Na fase de excreção dos íons divalentes de mercúrio pelos rins, pode ocorrer insuficiência renal aguda, em decorrência de necrose das células epiteliais dos túbulos contornados proximais, fato que pode evoluir para insuficiência renal crônica.

Intoxicação crônica

O principal foco de atenção ligado à ocorrência de toxicose por mercúrio em animais domésticos – principalmente em animais de produção – deve ser dirigido à intoxicação crônica. De fato, a ingestão de pequenas concentrações diárias de mercúrio, por tempo prolongado, pode promover alterações importantes nesses animais que se manifestam em diferentes órgãos. Nesse sentido, os compostos organomercuriais são os que conferem maior preocupação, já que animais, como os de produção, podem ser expostos a eles por meio da água de bebida oriunda de fonte de água contaminada, ou ainda pela ingestão de grãos ou forrageiras contaminados por fungicidas ou outros herbicidas mercuriais de uso ilegal.

Os principais sintomas que aparecem após exposição crônica ao mercúrio estão ligados às modificações no SNC; assim, ataxia e tremores de cabeça são os primeiros sintomas a serem observados. Ocorrem, também, perda auditiva e visual, alterações comportamentais, como irritabilidade ou depressão, podendo haver até mesmo quadros convulsivos. Na evolução da intoxicação crônica por esse metal ocorre, geralmente, comprometimento da função renal que se inicia pelo aparecimento de proteinúria, podendo evoluir para a insuficiência renal crônica.

Estudos realizados com bovinos e com frangos de corte têm evidenciado que a exposição a baixas concentrações de organomercuriais na água de bebida pode levar os animais a apresentar alterações no sistema imunológico, resultando esse fato em uma suscetibilidade maior deles a patógenos oportunistas. Como consequência, ocorrem perdas econômicas significativas para o agronegócio, visto que, entre outras, há perda no ganho de peso, na produção e até mesmo aumento da mortalidade dos animais. Deve-se salientar ainda que a exposição de poedeiras comerciais ao mercúrio pode levar à queda na postura. Evidentemente, essa exposição apresenta um problema sério de saúde pública, já que alimentos provenientes de animais expostos podem apresentar o mercúrio em níveis residuais elevados; nesse contexto, deve-se ressaltar que ovos concentram esse metal, principalmente, na clara.

Achados anátomo-patológicos

A necropsia de animais intoxicados, por via oral, com cloreto de mercúrio ou com outro tipo de sal de mercúrio que tenha caráter, revela a presença de extensas áreas de necrose nas mucosas esofágica e gástrica.

A necropsia de animais cronicamente intoxicados com compostos organomercuriais não revela alterações macroscópicas dignas de nota; a microscopia óptica de luz, no entanto, pode revelar a presença de degeneração neuronal e axonal de nervos periféricos. Nos rins, a avaliação microscópica revela necrose das células epiteliais dos túbulos contornados proximais.

Em fetos abortados ou neonatos de fêmeas expostas ao mercúrio durante a gestação, a necropsia pode revelar a presença de alterações macroscópicas significativas no SNC, como aumento do tamanho dos ventrículos e do cerebelo; à microscopia óptica, pode ser evidenciada hipoplasia da camada granular cerebelar.

Diagnóstico e diagnóstico diferencial

O diagnóstico da intoxicação por compostos mercuriais baseia-se no histórico e na observação da evolução dos sintomas, da presença de fontes contaminantes próximas à água de bebida, tipo de manejo empregado no pasto e qualidade dos grãos e das forrageiras oferecidos aos animais de produção. As exigências nos dias de hoje de certificados de qualidade e de rastreabilidade tendem a minimizar as contaminações que ocorrem por meio dos alimentos fornecidos aos animais. Exames complementares de laboratório podem ser requeridos para determinar a presença de mercúrio no sangue e/ou na urina; nesses casos, a amostra de sangue deve estar heparinizada, evitando-se a hemólise, e a urina deve ser coletada da forma mais estéril possível, já que algumas bactérias podem reduzir compostos mercuriais em mercúrio elementar, que pode se volatilizar em temperatura ambiente. Assim, deve-se tomar sempre o cuidado no sentido de manter essas amostras sob refrigeração (4°C).

O diagnóstico diferencial deve ser feito com outras doenças que promovam, nos animais domésticos, alterações no SNC, sejam elas de origem infecciosa, nutricional e tóxicas que levem ao desenvolvimento de sintomatologia nervosa.

Prevenção e controle

Para evitar a exposição de animais de companhia ao mercúrio, deve-se impedir o contato destes com lâmpadas fluorescentes, termômetros, pilhas, baterias ou outros materiais que contenham o mercúrio em sua composição. Para animais de produção, deve-se evitar o uso de herbicidas e/ou de fungicidas mercuriais, principalmente em forrageiras e grãos. Caso os grãos adquiridos na propriedade tenham sido tratados com esses compostos, utilizá-los apenas para cultivo e jamais para alimentação animal ou humana.

Caso existam indústrias nas proximidades da propriedade que utilizem compostos mercuriais como matéria-prima para a fabricação de seus produtos, deve-se fazer um levantamento periódico da gestão ambiental por elas adotada; recomenda-se fazer também o monitoramento frequente dos níveis de mercúrio presentes na água de bebida que é oferecida aos animais da propriedade, principalmente se mananciais se encontrarem em terreno localizado abaixo dessas instalações industriais.

ARSÊNIO

O arsênio já é conhecido pelo homem desde tempos remotos. Os gregos o conheciam principalmente na forma de sulfeto de arsênio (As_2S_3) e o denominavam de *arsenikon*, que significa pigmento dourado; suas propriedades biológicas já eram mencionadas por Dioscórides, médico grego do século I d.C. Em 130 d.C, outro médico grego, Claudius Galeno, passou a utilizar esse composto como medicamento no tratamento de algumas afecções, como em dispneias, tosses e também como parasiticidas. No século XIX, utilizou-se o medicamento denominado Solução de Fowler (arsênio a 1%) para os mais diversos tratamentos, como leucemia, psoríase e outras dermatites, estomatites, sífilis, e também era prescrito como biotônico. Industrialmente, o arsênio é utilizado para os mais diversos fins, como na produção de vidros e cerâmicas, conservantes de madeira, e na composição de muitas ligas metálicas.

O arsênio, cuja simbologia química é As (do grego *arsenikon*), possui número atômico 33, e é encontrado em três formas alotrópicas com colorações: cinza (forma alfa), a mais estável, negro (forma beta) e amarelo (forma gama). Diferentemente dos outros metais descritos neste capítulo, o arsênio é um metaloide ou semimetal, pois possui atividades químicas de não metais e propriedades físicas de metais. O arsênio pode ser encontrado na forma orgânica – menos tóxica – como o ácido arsenílico e na forma inorgânica – muito tóxica – como o trióxido arsênio, arsenito de sódio, tricloreto de arsênio, entre outros.

Em medicina veterinária vários foram os compostos arsenicais utilizados, como praguicidas (arseniato de chumbo), como suplemento nutricional para bovinos e como promotores de crescimento na avicultura, e, à semelhança do que ocorria na terapêutica humana, como componente de fármacos para as mais diversas afecções. Atualmente, as principais fontes de exposição de animais domésticos estão relacionadas à veiculação de altos níveis de arsênio por água de bebida ou ingestão de pastagens acidentalmente contaminadas por produtos químicos contendo esse metaloide.

Toxicocinética

A principal via de absorção do arsênio é por meio do TGI, em que cerca de 80% do arsênio ganha a economia animal. A absorção por via cutânea também pode ocorrer quando há uso tópico de compostos arsenicais inorgânicos. Nos animais domésticos não é comum a absorção por via respiratória, como pode ocorrer em humanos em atividades profissionais.

Após absorvido, o arsênio inorgânico é biotransformado, principalmente no fígado por metilação, em compostos menos tóxicos, o monometil arsênio e o dimetil arsênio, os quais são prontamente excretados, principalmente pela via urinária, podendo haver também, em menor quantidade, excreção pela bile, e outros fluidos corporais, como o leite. Na intoxicação crônica, o arsênio pode acumular-se em alguns tecidos moles como fígado, rins, pulmões, SNC e também sobre as musculaturas esquelética e cardíaca.

Toxicodinâmica

O mecanismo de ação tóxica do arsênio está relacionado, principalmente, com os compostos arsenicais trivalentes, enquanto que compostos pentavalentes têm menor toxicidade. As principais macromoléculas afetadas pelo arsênio trivalente são aquelas proteínas enzimas sulfidrílicas, tais como a piruvato desidrogenase, cuja inibição compromete a formação da acetilcoenzima A e, consequentemente, diminuição na produção do ATP, no ciclo do ácido cítrico.

O arsênio pentavalente compete com o fosfato em várias reações químicas, entre elas na fosforilação oxidativa, a qual é desacoplada para formação de ADP-arsenato em detrimento da produção de ATP.

Além desses efeitos, o arsênio também pode promover o estresse oxidativo e a liberação de espécies reativas de oxigênio, altamente tóxicas, principalmente sobre o DNA, o que pode resultar em lesões irreversíveis e o desenvolvimento de neoplasias, efeito este muito observado na espécie humana, sobretudo em indivíduos residentes na Índia e em Bangladesh, países cujas águas de lençóis freáticos possuem altos níveis de arsênio.

Sinais e sintomas

Intoxicação aguda

O diagnóstico clínico é de difícil realização, pois os sintomas observados nos animais intoxicados não são característicos. A ingestão de compostos arsenicais pode promover o desenvolvimento de irritação e ulceração de mucosas, com presença de vesiculações e edemas. É muito comum de se observar em animais agudamente intoxicados vômitos (com exceção dos ruminantes e dos equinos), diarreia sanguinolenta, desidratação, dor abdominal, anorexia (com consequente perda de peso) arritmias cardíacas, neuropatia periférica, alterações nervosas e convulsões. No exame de sangue de animais intoxicados pode-se verificar a ocorrência de anemia normocrômica e normocítica e leucopenia. Em bovinos, a bioquímica sérica revela hipoglicemia e hipocalemia. A morte ocorre, geralmente, em decorrência de choque hipovolêmico.

Intoxicação crônica

A intoxicação crônica de animais de produção ocorre, principalmente, quando estes são expostos à água de bebida contaminada. Esses animais apresentam perda de peso, anemia, dermatites (queratose e hiperpigmentação), arritmias, neuropatias periféricas e alterações neurológicas que se manifestam de diferentes maneiras, como isolamento, irritabilidade, depressão, entre outras.

Achados anátomo-patológicos

A necrópsia de animais agudamente intoxicados, por via oral, pode revelar a presença de ulcerações de mucosas gástricas e, em alguns casos, hepatomegalia. A histopatologia mostra, principalmente, lesões axonais com desmielinização de nervos periféricos e proliferação de células de Schwann. Na intoxicação crônica, poucas são as lesões macroscópicas dignas de nota, e pode ser observada a presença de ascite e esteatose hepática, enquanto que a microscopia de luz pode relevar necrose centrolobular e cirrose hepática, alterações histológicas em nervos periféricos (degeneração walleriana), vasculite, depressão da medula óssea, entre outras alterações inespecíficas.

Diagnóstico e diagnóstico diferencial

O histórico e a evolução dos sintomas da intoxicação são muitas vezes inconclusivos em virtude da inespecificidade da sintomatologia dos animais. Para auxiliar no diagnóstico é possível detectar a presença de arsênio no sangue, na urina e também nos pelos dos animais expostos. Em decorrência da sintomatologia da intoxicação, tanto aguda quanto crônica, ser muito variada na sua manifestação clínica, é necessário fazer o diagnóstico diferencial com doenças que promovam tais efeitos.

Prevenção e controle

Nos dias atuais tem sido rara a utilização de compostos arsenicais para a produção de medicamentos de uso veterinário, porém, apesar de ilegal, alguns raticidas à base de arsênio ainda são produzidos. Deve-se, portanto, fazer uso desses produtos e, principalmente, alertar as autoridades competentes quanto à sua venda.

Propriedades próximas a indústrias que utilizam arsênio na produção devem fazer um monitoramento da qualidade da água presente nos lençóis freáticos da propriedade, bem como nas águas de rios e lagos que passem perto dessas indústrias e que são fonte de água e bebida para animais de produção.

OUTROS METAIS

Cádmio

São muito raros os relatos de intoxicação de animais de produção e de companhia por este metal, diferentemente do que se observa em humanos. No entanto, o cádmio é considerado um dos metais pesados de maior toxicidade para o organismo animal, haja vista sua baixa taxa de excreção, possuindo, dessa forma, efeito cumulativo. Segundo o *National Research Council* (NRC, 1980), o nível máximo tolerado desse metal para animais de produção é de 0,5 ppm.

Uma das fontes de contaminação por cádmio em animais de produção é a suplementação das rações com sulfato de zinco e outras fontes de zinco mal processadas; ainda como fonte de contaminação, podem-se citar lençóis freáticos contaminados por resíduos industriais ou por resíduos orgânicos, utilizados na fertilização de pastos e de lavouras. O mecanismo tóxico do cádmio está na sua semelhança com o zinco e o cobre, podendo, dessa forma, interferir em sistemas enzimáticos importantes, bem como por sua alta afinidade por grupamentos sulfidrilas, levando à ocorrência de alterações em vários sistemas, como no TGI, com ocorrência de vômitos, diarreia, dor abdominal; alterações renais, com glomerulonefrite, nefrose; comprometimento ósseo (interferência com o metabolismo do cálcio) com ocorrência de osteomalácia e osteopenia. O cádmio é também considerado um composto imunotóxico, conforme descrito no Capítulo 26.

Cromo

É um dos elementos mais abundantes da crosta terrestre, sendo que apenas o cromo trivalente e o hexavalente possuem atividade biológica tóxica. O cromo é utilizado na metalurgia, em curtumes, na impressão e técnicas fotográficas, entre outros. À semelhança do cádmio, os relatos de intoxicação natural por esse metal ocorrem, principalmente, em humanos, sendo raros os casos de intoxicação em animais domésticos. O mecanismo pelo qual o cromo promove a sua ação tóxica está no desenvolvimento de reações alérgicas de contato, e a ingestão de cromo hexavalente pode levar a nefropatia glomerular e tubular.

Vanádio

A principal fonte de contaminação com vanádio está na presença deste nas rochas de onde são extraídos os fosfatos (fosfato dicálcio, fosfato tricálcio e outros fosfatos), que são adicionados às rações como macroelementos essenciais à nutrição animal. O efeito tóxico do vanádio está na sua interação com enzimas celulares, levando à sua inibição, e a persistência do toxicante pode causar a morte celular. A forma catiônica desse elemento pode agir como um íon divalente, competindo, dessa forma, por sítios de ligação, com Ca^{+2}, Mn^{+2}, Zn^{+2} e Fe^{+2}. Já o vanadato pode competir com o fosfato em vários processos bioquímicos. Os principais sintomas observados em animais de produção são: diminuição no ganho de peso e queda dos índices zootécnicos. Em poedeiras comerciais foi observada diminuição na produção de ovos, bem como alterações na qualidade da albumina, sendo que esse último efeito pode persistir por mais de um mês após a retirada da fonte de contaminação com vanádio.

TERAPIA QUELANTE

O tratamento de animais intoxicados com metais pesados beneficia-se de uma das características químicas que esses compostos possuem; qual seja, a alta reatividade com outros grupamentos químicos. Esse fato possibilita a utilização de substâncias que, em contato com os metais no organismo animal, promovem a formação de complexos químicos que impedem ou dificultam a ligação do mercúrio às moléculas do organismo animal, levando, ainda, à pronta excreção do metal. Tais substâncias são denominadas de agentes quelantes.

Porém, vale lembrar que, antes de se proceder o uso de quelantes, é necessário instaurar a estabilização dos sinais vitais, principalmente quando o animal apresentar um quadro grave de intoxicação. Assim, pode ser necessário instituir, em primeiro lugar, um tratamento sintomático, por exemplo, quando há ocorrência de convulsões, hipovolemia, entre outros. Além disso, caso a exposição tenha ocorrido por via oral, é necessário fazer a descontaminação do TGI o mais rapidamente possível, por meio de lavagem gástrica ou do uso de catárticos, que aumentam o trânsito intestinal, diminuindo a absorção das substâncias ingeridas.

Os agentes quelantes utilizados devem ter características químicas desejáveis para a terapia da toxicose por metais pesados. Assim, devem ser hidrossolúveis, para melhor penetrar nos diferentes tecidos, e possuir baixa afinidade pelos minerais essenciais. De modo geral, utilizam-se substâncias que possuem radicais químicos com alta afinidade para os metais pesados – como substâncias doadoras de sulfeto – que podem formar ligações estáveis com cátions, por exemplo, com o Hg^{+2}. Dentre essas substâncias, cita-se o BAL (*British Anti-Lewis*), também denominado de dimercaprol. São também úteis as substâncias que apresentam o grupo COO^-, isto é, que possuem afinidade pelos metais alcalinos e alcalinos terrosos, como é o caso do Ca-EDTA (ácido etilenodiaminotetracético dissódico cálcico).

O BAL e seus derivados, como o DMSA (ácido meso-2,3-dimercatosuccínico) ou succimer e também a penicilamina (beta,betadimetilcisteína), são quelantes muito utilizados nas intoxicações por mercúrio, chumbo e também por arsênio. O Ca-EDTA é capaz de quelar vários tipos de metais, porém tem sido mais utilizado nas intoxicações por chumbo.

QUADRO 33.1. Tratamento das principais intoxicações ocasionadas por metais pesados

Metal	Quelante	Espécie	Posologia	Obs.
Arsênio (As)	Dimercaprol (BAL)	Todas	6 mg/kg, IM, (TID), de 3 a 5 dias	Fazer avaliação renal, evitar o uso em animais com comprometimento hepático
	Succimer (DMSA)		10 mg/kg, VO, (TID), durante 10 dias	Mais eficaz
Chumbo (Pb)	Ca-EDTA	Cavalos e ruminantes	73 mg/kg, IM, (BID ou TID), de 3 a 5 dias. Caso ainda persistam os sinais, repetir por 5 dias, após 2 dias de intervalo	
		Cães	100 mg/kg/dia, SC, de 2 a 5 dias. Essa dose deve ser dividida em quatro administrações, sendo que a concentração da solução deve ser de 10 mg/mL, em dextrose 5%	Pode-se fazer suplementação de zinco para aliviar os efeitos colaterais sobre o TGI A dose diária não pode ultrapassar 2 g de Ca-EDTA, com risco de nefrotoxicidade
		Gatos	27,5 mg/kg em 15 mL de dextrose, SC, (QID), durante 5 dias	Fazer avaliação renal
	Dimercaprol (BAL)	Todas	3 a 6 mg/kg, IM, (TID ou QID), ou 2 a 5 mg/kg, IM, a cada 4 horas, por 2 dias e depois a cada 8 horas por 1 dia	Fazer avaliação renal, evitar o uso em animais com comprometimento hepático
	d-penicilamina	Cães	30 a 110 mg/kg, VO, (QID), durante 7 dias, se necessário, repetir após 7 dias de intervalo	
		Gatos	125 mg/animal, VO, (BID), durante 5 dias	
Mercúrio (Hg)	Succimer (DMSA)	Todas	10 mg/kg, VO, (TID), por 10 dias	A suplementação com selênio e vitamina E auxilia na terapêutica
	d-penicilamina		15 a 50 mg/kg, VO, durante 7 dias	

Para os casos de toxicose com mercúrio recomenda-se o uso de penicilamina e, também, de DMSA, que aumenta a excreção renal das formas mercuriais inorgânicas. O Quadro 33.1 mostra a posologia dos principais quelantes utilizados nos diferentes animais domésticos.

BIBLIOGRAFIA

1. ALLAN, R. Introduction: mining and metals in the environmental. *J. Geochem. Exploration*, v. 58, p. 95-100, 1997.
2. ALLCROFT, R. Lead poisoning in cattle and sheep. *The Veterinary Record*, v. 63, p. 583-90, 1951.
3. ANDERSEN, O. Chemical and biological considerations in the treatment of metal intoxications by chelating agents. *Mini Rev. Med. Chem.*, v. 4, p. 11-21, 2004.
4. BLOOD, D.C.; HENDERSON, J.A. Doenças causadas por agentes químicos. In: *Medicina Veterinária*. 4.ed. São Paulo: Guanabara Koogan, 1978, p. 682-766.
5. BRIDGER, M.A.; THAXTON, J.P. Humoral immunity in the chicken as affected by mercury. *Arch. Environ. Contam. Toxicol.*, v. 12, p.45-49, 1983.
6. CLARKSON, T.W. The toxicology of mercury. *Crit. Rev. Clin., Lab. Sci.* v. 34, p. 369-403, 1997.
7. DE GUISE, S.; BERNIER, J.; LAPIERRE, P.; et al. Immune function of bovine leukocytes after in vitro exposure to selected heavy metals. *Am. J. Vet. Res.*, v. 61, p. 339-44, 2000.
8. EISLER, R. Mercury hazards from gold mining to humans, plants, and animals. *Rev. Environ. Contam. Toxicol.*, v. 181, p.139-98, 2004.
9. ENSLEY, S. Metals and minerals: arsenic. In: PLUMLEE, K.H. (Ed.). *Clinical Veterinary Toxicology*, p. 193-5, 2004.
10. ______. Metals and minerals: mercury. In: PLUMLEE, K.H. (Ed.). *Clinical Veterinary Toxicology*, p. 210-211, 2004.
11. FERRER, A. Intoxicación por metales. *ANALES Sis San Navarra*, v. 26 (supl.1), p. 141-53, 2003.
12. GOCHFELD, M. Cases of mercury exposure, bioavailability, and absorption. *Ecotoxicol. Environ. Saf.*, v. 56, p.174-9, 2003.
13. GOODYEAR, K.L.; MCNEILL, S. Bioaccumulation of heavy metals by aquatic macro-invertebrates of different guilds: a review. *Science of the Total Environment*, v. 229, p. 1-19, 1999.
14. GOYER, R.A.; CLARKSON, T.W. Toxic effects of metals. In: KLAASSEN, C.D. (Ed.). *Casarett and Doull's Toxicology: the basic science of poisons*. 6.ed. 2001, p. 811-67.
15. GWALTNEY-BRANT, S. Metals and minerals: lead. In: PLUMLEE, K.H. (Ed.). *Clinical Veterinary Toxicology*, 2004, p. 204-10.
16. HARADA, M. Minamata disease: methylmercury poisoning in Japan caused by environmental pollution. *Crit. Rev. Toxicol.*, v. 25, p. 1-24, 1995.
17. KLASSEN, C.D. Heavy metals and heavy-metal antagonists. In: HARDMAN, J.G.; LIMBIRD, L.E.; GILMAN, G. (Eds.). *Goodman & Gilman's – The pharmacological basis of therapeutics*. 10.ed. p.1851-75, 2001.
18. KNIGHT, T.E.; KUMAR, M.S.A. Lead toxicosis in cats – a review. *J. Fel. Med Surg.*, v. 5, p. 249-55, 2003.
19. LEMOS, R.A; DRIEMEIER, D; GUIMARÃES, E.B.; et al. Lead poisoning in cattle grazing pasture contaminated by industrial waste. *Vet. Hum. Toxicol.*, v. 46, p. 326-8, 2004.
20. MARSH, D.O.; CLARKSON, T.W.; COX, C.; et al. Fetal methylmercury poisoning. *Arch. Neurol.*, v. 44, p. 1017-22, 1987.
21. NEIGER, R.; NELSON, N.; MISKIMINS, D.; et al. Bovine arsenic toxicosis. *J. Vet. Diagn. Invest.*, v. 16, p. 436-8, 2004.

22. NEATHERY, M.W.; MILLER, W.J. Metabolism and toxicity of cadmium, mercury, and lead in animals: a review. *J. Dairy Sci.*, v. 58, p. 1767-81, 1975.
23. [NRC] NATIONAL RESEARCH COUNCIL. Mineral Tolerance of domestic animals. *National Academy Press*, Washington, DC, 1980.
24. ______. Arsenic in drinking water. *National Academy Press*, Washington, DC, 1999.
25. PATRICK, L. Mercury toxicity and antioxidants: Part 1: role of glutathione and alpha-lipoic acid in the treatment of mercury toxicity. *Altern. Med. Rev.*, v. 7, p. 456-71, 2002.
26. PRIBILINCOVA. J.; MARETTOVA, E.; KOSUCKY, J.; et al. The effect of phenyl mercury on reproductive performance in laying hens. *Acta Vet. Hung.*, v. 44, p. 377-87, 1996.
27. SEXTON, J.W.; BUCK, W.B. Lead. In: HOWARD, J.L. (Ed.), *Current Veterinary Therapy 2. Food animal practice*, Filadélfia, Saunders Co., p. 429-40, 1986.
28. THAXTON, P.; PARKHURST, C.R. Toxicity of mercury to young chickens. 3. Changes in immunological responsiveness. *Poult Sci.* v. 52, p. 761-4, 1973.
29. VOUTSAS, E.; MAGOULAS, K.; TASSIOS, D. Prediction of the biaccumulation of persistent organic pollutants in aquatic food webs. *Chemosphere*, v. 48, p. 645-51, 2002.
30. Zadnik, T. Lead in topsoil, hay, silage and blood of cows from farms near a former lead mine and current smelting plant before and after installation of filters. *Vet. Hum. Toxicol.*, v. 46, p. 287-90, 2004.

Capítulo 34

Intoxicação por micronutrientes e pelo cloreto de sódio

Maria Claudia Araripe Sucupira

INTRODUÇÃO

Micronutrientes (ou oligoelementos) são aqueles que participam em baixas concentrações na dieta dos indivíduos. Os representantes dessa categoria são as vitaminas e alguns minerais. Apesar de serem elementos importantes na composição da dieta dos animais, em algumas situações podem ser tóxicos. O sódio e o cloro são macroelementos essenciais que podem estar associados com quadros de intoxicação. No presente capítulo serão consideradas as intoxicações relativamente mais frequentes, em mamíferos domésticos, causadas pelos minerais cobre, enxofre, flúor e selênio, bem como pelo cloreto de sódio.

COBRE

O cobre (Cu) é um microelemento essencial para as espécies domésticas. Em virtude de suas características químicas, isto é, da relativa facilidade em se oxidar, está presente no sítio ativo de mais de 26 metaloenzimas que catalisam reações de oxidorredução. Apesar da sua essencialidade nutricional, quando há consumo excessivo o quadro de intoxicação pode ser desencadeado.

A espécie ovina é a mais sensível à intoxicação pelo cobre, mas outras espécies também são passíveis de se intoxicarem. Em ordem crescente de susceptibilidade, depois dos ovinos consideram-se cães, gatos, caprinos, suínos, bovinos, coelhos e equinos. Os camundongos e algumas espécies de peixes são os mais tolerantes. Bezerros são tão susceptíveis quanto caprinos adultos.

Ainda que haja recomendação quanto às quantidades máximas aceitáveis em dietas balanceadas (Quadro 34.1), a quantidade para desencadear o quadro tóxico pode variar na dependência do comprometimento hepático e, principalmente, da presença de outros elementos na dieta dos animais. Merece destaque a importância das quantidades de enxofre e molibdênio para os ruminantes, em particular para os ovinos. Quando esses elementos estão presentes em quantidades menores que o mínimo recomendado para a espécie, isto é, menos que 0,2 mg de molibdênio por quilo de matéria seca da dieta e menos que 0,2 g de enxofre por 100 g de matéria seca de alimento, os ovinos podem se intoxicar até mesmo com 10 ppm (parte por milhão ou mg/kg) de cobre na dieta. A presença de molibdênio e de enxofre, nas quantidades necessárias para a espécie, fazem com que, no ambiente ruminal, ocorra a formação de complexos apenas com os sulfetos como também a formação dos tiomolibdatos (mono, di, tri e tetratiomolibdatos), que se ligam fortemente ao cobre, evitando que este seja absorvido. Outros elementos como o ferro e o zinco também diminuirão a disponibilidade do cobre para o animal, comprometendo a absorção desse elemento, principalmente por competição no transportador de metais divalentes na mucosa intestinal.

QUADRO 34.1. Quantidades máximas aceitáveis de cobre na dieta balanceada de animais saudáveis (mg/kg de matéria seca) e que não causam intoxicação

Espécie	Quantidade de cobre (mg/kg)
Camundongos	2.000
Pôneis	800
Cavalos	500
Coelhos	500
Bovinos adultos	400
Suínos	350
Caprinos e bezerros	125
Ovinos	15

Fonte: adaptado de Ferreira et al. (2008).

A maior susceptibilidade para intoxicação de ruminantes jovens em relação aos adultos da mesma espécie é decorrente, principalmente, do desenvolvimento ruminal. Boa parte do cobre dietético é precipitada como sulfeto de cobre no rúmen, formando complexos, indisponibilizando-o para a absorção intestinal. Tem-se que o coeficiente de absorção do cobre para cordeiros lactentes é de 0,70 a 0,85, enquanto para ovinos desmamados esse coeficiente é menor que 0,10. Essa diferença de absorção entre indivíduos que têm rúmen funcional e com atividade microbiana estabelecida é também o que marca a diferença entre os indivíduos ruminantes e monogástricos. Estes últimos, independentemente da idade, possuem absorção de cobre superior a 30%, ficando mais frequentemente na faixa dos 70%, dependendo da dieta utilizada.

Além da diferença de suscetibilidade em relação à idade, também há particularidades, em indivíduos da mesma espécie, quanto às raças. Por exemplo, em ovinos, indivíduos da raça Texel, North Ronaldsay, Ile de France, Suffolk e Welch são mais sensíveis que os ovinos das raças Romney Marsh, Cheviot, Corriedale e Ideal; os indivíduos das raças Santa Inês, Merino e Scottish Blackface são os menos sensíveis, dentre as raças de ovinos. Cães da raça Bedlington Terrier e West Highland White Terrier são os mais predispostos à intoxicação cúprica, seguidos por indivíduos das raças Doberman Pinchers, Cocker Spaniel, Labrador Retriever e Golden Retriever. Essa maior sensibilidade dessas raças de cães está relacionada a uma característica autossômica recessiva, que é hereditária e que leva ao acúmulo hepático de cobre durante a vida do animal, fazendo com que a doença apareça apenas entre dois e seis anos de idade.

A exigência de certa quantidade de cobre por uma espécie não significa que as rações serão formuladas para simplesmente atender à essa demanda. Por exemplo, a exigência de cobre pelos suínos é menor que 10 ppm (mg/kg de matéria seca de alimento), porém, como esse elemento é utilizado como promotor de crescimento, nos leitões é utilizado em quantidades entre 150 e 200 ppm. Considerando que a retenção de cobre pelo suíno representa menos que 2 mg/kg de peso vivo, isso implica que boa parte do cobre ingerido pelo suíno é excretada nas fezes, sendo esse material importante fonte de cobre para o ambiente, principalmente se esses dejetos são utilizados como adubo para pastagens ou culturas, ou ainda se essas excretas são lançadas em rios ou lagos sem o devido tratamento.

Para se entender a patogenia da intoxicação cúprica, é importante conhecer o metabolismo desse elemento. Nesse sentido, considera-se que a absorção do cobre ocorre principalmente no intestino delgado e é maior quando o teor do cobre dietético está mais próximo ou abaixo do limite mínimo exigido pela espécie em questão. Na mucosa intestinal, parte do cobre se liga à metalotioneína e outra parte se liga a transportadores específicos de íons divalentes. O cobre associado à metalotioneína intestinal não é transferido para a serosa, mas permanece na célula intestinal e é perdido quando da descamação dessa célula. Portanto, quanto mais metalotioneína houver no enterócito menor será a absorção de cobre. O cobre associado a transportadores específicos atravessa a membrana serosa do enterócito, se liga à albumina ou à transcupreína, uma macroglobulina transportadora de cobre, para entrar na circulação porta.

Ao chegar ao fígado, o cobre pode ter três destinos:

- Ser depositado nos hepatócitos, onde fica estocado.
- Pode se ligar à proteína transportadora de cobre, à ceruloplasmina, e ser distribuído, pela circulação sanguínea, para ser utilizado nos tecidos corporais e nas reações orgânicas.
- Pode se associar à metalotioneína hepática e ser excretado pela bile, principal via de eliminação do cobre no organismo.

Em decorrência da menor quantidade de metalotioneína hepática disponível nos ovinos, essa espécie é mais sensível à intoxicação cúprica, já que quando esse elemento é consumido em maiores quantidades, se acumula no hepatócito por não conseguir ser excretado com a mesma agilidade que o cobre é excretado nas espécies que têm mais metalotioneína hepática disponível.

Outro fator que pode facilitar a intoxicação cúprica é o uso de substâncias antiprotozoários, como os ionóforos. A justificativa para esse fato é que os protozoários ruminais são importantes geradores de sulfeto que se associam ao cobre presente no rúmen e, portanto, reduzem a disponibilidade do cobre para a absorção nesses animais. Assim, ruminantes que recebem ionóforos ou outra substância que tem ação antiprotozoário terão a absorção de cobre aumentada e, portanto, necessitarão de menores quantidades desse elemento para manifestar o quadro tóxico.

Fatores determinantes

Os fatores determinantes para a intoxicação cúprica são:

- Ingestão de alimentos contaminados, por exemplo, água armazenada em recipientes de cobre ou que passam por tubulação de cobre; água de piscina tratada com algicida; água de pedilúvio; água de efluentes contaminados com substâncias moluscocidas; ou mesmo, no caso de animais herbívoros, consumo de forragem proveniente de locais que permeiam pomares de uva, maçã ou outras frutas e/ou culturas que utilizam fungicidas à base de cobre. Também deve-se considerar pastos adubados com dejetos provenientes da suinocultura ou mesmo de cama de frango, onde se usa o cobre também como promotor de crescimento.

- Causas iatrogênicas também são consideradas fatores determinantes, portanto, o uso de anti-helmínticos à base de cobre em dose excessiva; uso de soluções parenterais de cobre para o tratamento da carência de cobre; bem como o uso de maiores quantidades de cobre para melhorar a qualidade da lã, do pelo e/ou para funcionar como promotor de crescimento.
- Fatores dietéticos indubitavelmente são as causas mais frequentes da intoxicação cúprica nas espécies de animais de produção, em especial relacionados ao consumo de dietas com teores de cobre acima dos recomendados para a espécie, associados ou não à menor participação dietética de enxofre, molibdênio, ferro e zinco. O consumo de forragens provenientes de solos com elevada concentração de cobre também pode determinar a intoxicação cúprica.

Intoxicação cúprica

A intoxicação cúprica pode ocorrer de duas maneiras: sob a forma aguda ou sob a forma acumulativa. Em ambos os casos a manifestação clínica ocorre de forma abrupta e intensa.

De maneira geral, a forma aguda ocorre pela ingestão de elevada quantidade de cobre, entre 20 e 100 mg de cobre por quilo de peso vivo para ovinos e bezerros, e entre 200 e 800 mg/kg para bovinos adultos, em curto período de tempo, normalmente inferior a 30 dias. Nesse caso, ocorrerão efeitos superagudos gastrointestinais, como a presença de úlceras gástricas e intestinais, hemorragias e melena. Nesse tipo de intoxicação há menor comprometimento parenteral, decorrente da baixa absorção e distribuição sistêmica do elemento.

A intoxicação acumulativa ocorre pelo consumo prolongado de quantidades elevadas de cobre. Para ovinos a quantidade é de aproximadamente 3,5 mg de cobre por quilo de peso vivo quando o alimento contém entre 15 e 20 ppm de cobre na matéria seca, somado a baixos teores de molibdênio. O cobre se acumulará progressivamente em maior proporção no tecido hepático sem causar, inicialmente, dano ao animal, na chamada fase pré-hemolítica. Porém, quando essa quantidade de cobre atingir limiar hepático próximo ao limite da espécie, no caso dos ovinos cerca de 1.000 e 1.400 ppm, somado a um fator estressante, como manipulação/tosquia, mudança brusca de temperatura, restrição de alimento, dentre outros, há ruptura dos hepatócitos, com necrose hepática e liberação de grande quantidade de cobre livre dos hepatócitos para a corrente sanguínea, na então conhecida fase hemolítica. O cobre livre levará à grande formação de substâncias reativas de oxigênio que danificarão as membranas dos eritrócitos e causarão a hemólise intravascular. Portanto, até o momento da crise hemolítica, o animal está aparentemente normal e saudável, porém, quando entra na fase hemolítica, a doença é aguda e se não tratado a tempo, sucumbe rapidamente, entre dois e quatro dias. A causa da morte é decorrente tanto da anemia hemolítica aguda quanto do quadro hemolítico intenso, como também por insuficiência renal em decorrência da presença de cobre livre circulante, hemoglobina e lisossomos, que causarão degeneração e necrose dos túbulos contornados proximais, levando o animal à disfunção glomerular e insuficiência renal.

A forma cumulativa é a mais frequente e, normalmente, está relacionada ao consumo de alimentos com alto teor do cobre. No caso dos ovinos, observa-se maior frequência em animais mantidos em manejo intensivo de produção e que recebem dieta com altos teores de concentrados energéticos com alta disponibilidade do cobre, como farelo de trigo, glúten de milho, sorgo etc. Também são frequentes os casos de intoxicação em ovinos que recebem sal mineral formulado para bovinos. Esses suplementos minerais para bovinos contêm quantidades de cobre superiores a 800 ppm.

Manifestações clínicas

Animais com intoxicação aguda apresentam depressão, letargia, anorexia, isolamento do rebanho, sede intensa e desconforto abdominal. Pode haver desidratação e diarreia com fezes verde-azuladas e com presença de muco. Os ruminantes podem vocalizar e rangerem os dentes (bruxismo), demonstrando a intensidade do desconforto. A hipotermia pode estar presente e será maior quanto mais intensa for a desidratação. Pode-se encontrar ovinos com taquicardia e atonia ruminal. Quando o animal consegue sobreviver por período superior a 48 horas, pode-se observar ligeira icterícia, discreta hemoglobinúria, mas normalmente morrem entre 24 e 48 horas da ingestão. A salivação e o vômito podem estar presentes – este último somente nas espécies que têm capacidade de fazê-lo.

Na intoxicação acumulativa, os ovinos apresentam, já na fase pré-hemolítica, apetite seletivo. Essa manifestação ocorre cerca de uma semana antes da crise. Inicialmente o animal recusa concentrado, depois forragens conservadas e, por fim, forragens frescas. No dia anterior à crise hemolítica, frequentemente apresenta anorexia e depressão. Porém, os sinais são mais evidentes na fase hemolítica, iniciada pela hemoglobinúria macroscópica, quando a urina apresenta elevada concentração de hemoglobina e, portanto, coloração semelhante à do vinho tinto. Essa hemoglobinúria macroscópica pode durar até cinco dias, período em que o animal normalmente fica apático e prostrado. Há oligúria nos primeiros dias. As funções vitais estarão alteradas de acordo com a evolução e a intensidade do quadro. Nos primeiros dias há hipertermia, principalmente decorrente da entrada súbita de grande quantidade de cobre na circulação sanguínea; o animal apresentará atonia ruminal, taquicardia e respiração superficial (oligopneia). Por volta do quarto dia a temperatura retal e a frequência respiratória se normalizam, porém, a frequência cardíaca permanece aumentada até o início da terceira semana. O apetite começa a voltar, seletivamente, a partir do terceiro dia, tendendo a se normalizar a partir da segunda semana. Durante a primeira semana pode ocorrer também diarreia. Nos quadros muito avançados alguns animais podem apresentar amaurose e opistótono, manifestações sugestivas de poliencefalomalácea.

A evolução do quadro pode ser acompanhada pela coloração das mucosas aparentes. Geralmente, até o segundo dia da crise hemolítica, as mucosas se apresentam amarronzadas em razão da meta-hemoglobinemia; até oito a dez dias, as mucosas ficarão amareladas; e, então, até a terceira semana, as mucosas se apresentarão esbranquiçadas. A partir da terceira semana as mucosas começam a recuperar a coloração rósea, em virtude da reversão do quadro de anemia.

Nos cães, o cobre também se acumula nos lisossomos hepáticos, podendo atingir a capacidade de armazenamento, que pode chegar a 2.000 ppm, quando, então, ocorre inflamação e necrose hepática. Nos cães é pouco provável que ocorra a crise hemolítica. Da mesma forma que ocorre em outras espécies, o acúmulo hepático do cobre é progressivo, sem qualquer manifestação clínica perceptível. Os cães jovens apresentam o quadro agudo com anorexia, vômito, fraqueza, desidratação, desconforto abdominal e morte súbita. Cães adultos podem apresentar, além dessas manifestações, icterícia, ascite e até mesmo encefalopatia hepática. Outros podem apenas apresentar perda de peso. De qualquer forma, esse quadro pode se estender por semanas ou meses.

É uma doença de baixa morbidade, pois acomete menos de 5% dos animais do rebanho, porém é de elevada letalidade, já que mais de 80% dos animais não tratados sucumbem logo na primeira semana da crise hemolítica. As mortes precoces ocorrem tanto pelos problemas decorrentes da hemólise e dos danos hepáticos quanto por lesão renal aguda, porém os animais que sobrevivem a esse momento crítico podem morrer, posteriormente, em decorrência da insuficiência renal.

Diagnóstico

O diagnóstico é realizado levando em consideração histórico, exame físico, laboratorial e, quando pertinente, achados de necropsia. No histórico há evidências de fatores predisponentes como espécie/raça e idade, mas principalmente dos fatores determinantes.

Na intoxicação aguda, além das manifestações clínicas, pouco se pode notar, diante da intensidade, de alterações nas enzimas hepáticas, pois estas não têm suas atividades elevadas nesse curto espaço de tempo. Porém, se podem notar elevados teores de cobre nas fezes, o que indicaria dieta com grandes quantidades desse elemento.

Para os casos de intoxicação acumulativa, ao exame físico, em ruminantes e equinos, evidencia-se a hemoglobinúria e a icterícia. Nos exames laboratoriais devem-se observar algumas variáveis como as enzimas hepáticas, hemograma, ureia e creatinina. Os teores de cobre sérico podem ser analisados, porém deve-se atentar para o fato de que somente após o segundo dia da crise hemolítica seus teores se tornam elevados, mantendo-se acima dos valores de referência até o final da primeira semana.

Nos ovinos, a gama glutamil transferase (GGT) é o marcador mais precoce do acúmulo do cobre hepático, pois sua atividade fica aumentada por volta de um mês antes da crise hemolítica. Apesar da aspartato transaminase (AST) também poder ser um marcador precoce, sua atividade só aumenta na semana anterior à crise hemolítica. Nos cães há pequena elevação na atividade da alanina aminotransferase (ALT) e da fosfatase alcalina que pode estar presente antes da manifestação clínica do quadro cumulativo. As concentrações de bilirrubina, principalmente a indireta, se elevam de maneira importante no início do quadro, tanto pelo quadro hemolítico quanto pelo comprometimento hepático, porém, a partir da primeira semana seus teores diminuem gradativamente.

No hemograma, observa-se redução do volume globular, em virtude da hemólise, que só retorna no início da terceira semana após a crise hemolítica. Pode-se observar leucocitose, por neutrofilia, associada a linfopenia e eosinopenia durante a fase hemolítica

Em cães, apesar de não haver aumento de cobre sérico em qualquer fase da doença, com o progresso da enfermidade, as enzimas hepáticas podem ter suas atividades aumentadas em 15 a 30 vezes, e nas fases críticas o animal pode apresentar hipoglicemia e tempo de protrombina aumentado.

À necropsia, nos casos de intoxicação aguda, nota-se importante grau de gastroenterite, bem como coloração da mucosa e do conteúdo gastrointestinal verde-azulada. Já nas intoxicações acumulativas, nota-se icterícia, fígado aumentado de tamanho, friável e de coloração alaranjada; rins aumentados de tamanho e de coloração escura; baço aumentado. Quando a necropsia é realizada rapidamente, pode-se notar menor viscosidade do sangue, que também pode estar escurecido. Na análise histológica, a utilização do ácido rubeânico ou da rodanina permite evidenciar o cobre nos tecidos.

Para confirmação do diagnóstico deve-se realizar a determinação dos teores de cobre nos tecidos corporais, em especial no tecido hepático e também no tecido renal, pode-se tentar a análise do cobre sérico, porém nem sempre este estará elevado. A análise do teor de cobre no conteúdo estomacal é importante especialmente nas suspeitas de intoxicação aguda. A análise do alimento para os teores de cobre e até mesmo de seus principais antagonistas, como o molibdênio e o enxofre poderá confirmar a causa. Na fase hemolítica, em ovinos, se encontram teores de cobre hepático acima de 1.400 ppm e de cobre nos rins acima de 100 ppm. Nos animais hígidos, sem risco de intoxicação, esses teores ficam ao redor de 40 a 300 ppm e de 5 a 30 ppm, respectivamente.

Também deve ser feito o diagnóstico diferencial com outras enfermidades. Para a intoxicação aguda, os diferenciais devem ser feitos diante de outras enfermidades que causam gastroenterites, e deve-se destacar que, no caso da intoxicação cúprica, o conteúdo digestivo e as fezes terão coloração verde-azulada. No caso de intoxicação cumulativa, deve-se fazer o diferencial com doenças que causam quadro hemolítico agudo, como a babesiose, a hemoglobinúria bacilar, a leptospirose, a intoxicação por nitrato e nitrito ou por plantas por meio da sulfóxido S-metilcisteína presente na colza e na couve, a hemoglobinúria da parturiente e a intoxicação por Red Maple (*Acer rubrum*) nos equinos.

Prognóstico

No caso da intoxicação cúprica acumulativa, o prognóstico é variável e depende principalmente do tempo de evolução do quadro, do início do tratamento e do grau de comprometimento renal. Se o tratamento for iniciado até o segundo dia da hemoglobinúria macroscópica, quando ainda há formação de meta-hemoglobina, o prognóstico é considerado bom; acima desse período, o prognóstico passa a ser reservado a mau. Outra maneira de se estabelecer o prognóstico é por meio da análise do teor de ureia sérica. O normal para a ureia sérica é de até 6,6 mmol/L. Nos casos de intoxicação cumulativa, se o teor da ureia for de até 10 mmol/L o prognóstico é bom; se estiver entre 10 e 20 mmol/L o prognóstico é reservado; e se o teor de ureia for superior a 20 mmol/L o prognóstico é mau. Para os cães o prognóstico sempre é mau, pois frequentemente o quadro culmina com a morte do animal, a menos que a intoxicação seja diagnosticada precocemente.

Tratamento e profilaxia

O tratamento deve ser iniciado com a suspensão da dieta oferecida. Na intoxicação aguda por cobre, deve-se reduzir a absorção desse elemento utilizando, para os ovinos, 150 g de molibdato de sódio misturado a 1,5 g de sulfato de sódio anidro, por ao menos quatro dias. Pode-se associar 80 g de caulim e pectina (2 g).

Na intoxicação acumulativa, especialmente em ovinos, deve-se utilizar o quelante específico de cobre livre, o tetratiomolibdato (TTM). O TTM se liga tanto ao cobre livre circulante, minimizando a formação de radicais livres e, consequentemente, o comprometimento renal, como também ao cobre que está armazenado em excesso nos tecidos, como fígado e rins. A dose recomendada é de 3,4 mg de TTM por quilograma de peso vivo, pela via intravenosa, por quatro dias consecutivos. Alguns autores indicam ainda a utilização da D-penicilamina, pela via oral, na dose de 10 a 15 mg/kg, porém os resultados são inferiores ao do uso do TTM, além de desencadear efeitos colaterais, por aumentar a excreção urinária de zinco e ter preço mais elevado. Pode-se associar ao TTM à vitamina E, na dose de 15 UI/kg de peso vivo, porém seu uso deve ser iniciado a partir do terceiro dia de tratamento com o TTM, já que a vitamina E em ambiente com elevada concentração de substâncias oxidantes, como excesso de cobre livre e de radicais livres, pode se tornar pró-oxidante. O tratamento suporte com fluido ou transfusão sanguínea deve ser feito de acordo com o comprometimento clínico do animal, mas o fundamental para a reversão do quadro é tratar a causa.

Em cães, o tratamento mais recomendado é a utilização da D-penicilamina, porém alguns estudos apontam para vantagens na utilização do mesmo protocolo utilizado para ovinos com o TTM intravenoso. A recomendação é que o tratamento seja repetido a cada três a quatro meses, para evitar o acúmulo de cobre hepático. Nesses casos também há recomendação de adequação da dieta, buscando fontes de proteína de alta qualidade, como carne magra, queijo e clara de ovo, para reduzir a proteína total dietética, bem como oferecer fonte de carboidrato de fácil digestão para reduzir a oferta de gordura.

Como medidas de controle, devem-se respeitar os teores de cobre exigidos pela espécie em questão, manter adequados os teores de proteína, que no caso dos ovinos devem ser maiores ou iguais a 13%, utilizar suplementos minerais formulados para a espécie. Para ruminantes, manter a relação cobre:molibdênio em 4:1 e a relação enxofre:molibdênio menor que 100:1. No caso de cães, ao se identificar indivíduos que possuam mais de 2.000 ppm de cobre na matéria seca hepática, ou então que sejam homozigotos para a doença autossômica recessiva, o controle deve ser feito ou a administração de TTM em ciclos, isto é, a cada três ou quatro meses, ou, então, utilizando terapia contínua com zinco para reduzir a absorção do cobre.

ENXOFRE

O enxofre (S) é um macroelemento essencial aos vertebrados e representa cerca de 0,15% do peso vivo dos mamíferos. Está presente nos compostos orgânicos e inorgânicos em ao menos cinco estados de oxidação: "-2", como sulfeto ou como tióis orgânicos; "0", enxofre elementar; "+2", ácido sulfênico; "+4", sulfito inorgânico e ácidos sulfínicos; e "+6", sulfato inorgânico e ácido sulfônico. O enxofre presente nos aminoácidos normalmente é divalente e está na forma de tiol orgânico, seu estado mais reduzido; e os compostos na forma de sulfato estão na forma hexavalente, totalmente oxidada.

O enxofre faz parte de muitas moléculas orgânicas essenciais no organismo, como da biotina, da tiamina, do sulfato de condroitina, dos mucopolissacarídeos da cartilagem, do fibrinogênio, da glutationa, da coenzima A, da heparina, entre outros. Também é componente dos aminoácidos sulfurados como a metionina, cisteína, cistina, homocisteína e taurina. Dos compostos orgânicos que possuem enxofre, a tiamina, a biotina e a metionina são consideradas essenciais para os monogástricos, uma vez que os demais compostos podem ser sintetizados a partir da metionina. Os ruminantes conseguem obter todos os compostos sulfurados a partir de fontes inorgânicas de enxofre por meio da síntese pelos microrganismos ruminais. Ressalta-se que para os felinos a taurina é também essencial, uma vez que esses animais não a sintetizam a partir da metionina como os demais mamíferos.

Como os tecidos dos animais vertebrados não conseguem produzir metionina, tiamina e biotina a partir de enxofre inorgânico, não existe exigência dietética estabelecida do enxofre na forma inorgânica para as espécies não ruminantes com exceção aos equinos, em decorrência da síntese desses compostos no ceco e aproveitamento no cólon. Assim, as exigências de enxofre para os ruminantes e equinos variam de 0,14 a 0,26%, sendo que a maior exigência está relacionada à maior atividade metabólica do animal. Bovinos de corte tem exigência entre 0,15 e 0,20%; bovinos de leite entre 0,20 e 0,24%; ovinos, entre 0,14 e 0,26%; e equinos têm exigência de 0,15%.

Considera-se que os ruminantes sejam as espécies mais sensíveis à intoxicação por enxofre/sulfato dietético em virtude da conversão dessas substâncias em espécies bioativas de enxofre no rúmen. Tanto as fontes alimentares quanto a água ingerida têm potencial tóxico semelhante e devem ser consideradas no consumo total diário. Algumas fontes alimentares que podem conter elevadas concentrações de enxofre às vezes são negligenciadas e não contabilizadas no momento da formulação ou da investigação diante da presença de um problema. Exemplos de ingredientes que podem conter elevadas concentrações de enxofre são os coprodutos de destilaria, como os resíduos dos grãos de milho secos ou úmidos utilizados na síntese do etanol. Para a produção desse álcool há necessidade de acréscimo de ácido sulfúrico, que, quando acrescido de maneira excessiva, pode representar fonte de contaminação. Nesse sentido, há variação importante de lote a lote desse coproduto. O melaço e o farelo de glúten de milho também são alimentos que podem representar importante fonte de enxofre.

Apesar de se considerar o teor máximo tolerável de enxofre na matéria seca da dieta total 0,4%, tanto para os ovinos quanto para os bovinos, quantidades de enxofre de 0,36% podem, em alguns bovinos, desencadear efeitos tóxicos, como redução no apetite e menor ganho de peso e, então, seria prudente considerar 0,30% o limite mais seguro, principalmente para essa espécie.

Ainda há muito a ser estudado quanto à patogenia da intoxicação por enxofre, porém para compreender o quadro de tóxico, é importante o entendimento do metabolismo desse elemento no rúmen. A metabolização do enxofre ocorre tanto por oxidação para sulfato como por redução para sulfeto. Nesse processo, têm importância as bactérias assimilatórias, que reduzem o enxofre para a síntese de aminoácidos sulfurados; e as bactérias dissimilatórias que utilizam o enxofre como receptor de elétrons e produzem, nesse processo, sulfeto de hidrogênio (H_2S) como metabólito final. Assim, qualquer situação que favoreça a predominância das bactérias dissimilatórias aumentará a produção de H_2S ruminal.

O sulfeto de hidrogênio produzido poderá seguir três caminhos: pode ser eructado; ser utilizado na síntese de proteína microbiana; ou, então, pode ser absorvido. Parte do H_2S eructado é inalado e absorvido por meio do epitélio respiratório. Este, somado ao sulfeto absorvido pelo rúmen para a circulação sanguínea, tem sido relacionado como uma das causas da poliencefalomalácia (PEM) na intoxicação por enxofre. A inalação pode ocasionar também lesão no tecido pulmonar, predispondo o animal a infecções virais e bacterianas secundárias, comprometendo o desempenho produtivo do animal.

O H_2S absorvido na parede ruminal para a corrente sanguínea, quando em grande quantidade, inibe as atividades das enzimas anidrase carbônica, dopa oxidase, catalase, peroxidase, desidrogenase e dipeptidase. Ao inibir essas enzimas, afetará negativamente o metabolismo oxidativo e a produção de ATP oxidase. Em razão das dependência das células, mas em especial dos neurônios, da produção eficiente de ATP, diante da menor produção desse composto ocorrerá necrose da substância cinzenta cerebral. Porém, quando o H_2S é absorvido em quantidades moderadas, após a absorção será oxidado em sulfato no fígado e será distribuído para os fluidos extracelulares.

Dessa maneira, os sulfetos e os tiomolibdatos absorvidos são considerados os principais metabólitos tóxicos do enxofre e são bem distribuídos no organismo. Essas considerações são feitas pelo fato de o tiomolibdato poder depletar os estoques teciduais de cobre e pelos sulfetos poderem atravessar a barreira hematoencefálica, causando efeitos neurológicos.

Nas situações de aporte adequado de enxofre, os aminoácidos sulfurados e os sulfatos são extensivamente metabolizados para produzir compostos de enxofre utilizados no organismo, e os sulfetos são absorvidos e eficientemente metabolizados em sulfato no fígado, por meio do sistema sulfeto oxidase. A excreção dos compostos contendo enxofre ocorre tanto pela via renal quanto pela via biliar, e dependerá da forma como o enxofre foi ingerido.

Fatores determinantes

O que determinará a intoxicação por enxofre será o excesso desse elemento no alimento ou na água de bebida. Há relatos na literatura de bovinos que se intoxicaram por ingerirem água com teores de enxofre que variaram de 2.000 a 7.200 ppm, enquanto teores de 0,26% de enxofre no alimento já foram suficientes para intoxicar bezerros. Ressalta-se que é preciso somar todas as fontes com prossibilidade de conter enxofre para que se considere o aporte total do elemento no organismo animal, isto é, tanto a água quanto os volumosos, concentrados e o suplemento mineral.

Intoxicação por enxofre

O excesso de enxofre pode desencadear três tipos de quadro: intoxicação oral aguda; intoxicação subaguda/crônica direta; e intoxicação subaguda/crônica indireta. Essa última ocorre com interferência secundária em outros minerais essenciais levando a suas respectivas deficiências.

A intoxicação oral aguda com o enxofre elementar resulta na formação tanto do sulfeto de hidrogênio como de outros metabólitos. Ocorrem efeitos gástricos e respiratórios que são relacionados como decorrentes tanto dos efeitos dos ácidos sulfurosos produzidos no rúmen como também aos efeitos irritantes do sulfeto de hidrogênio, respectivamente. Ainda não se sabe os mecanismos exatos para que esses fatos se concretizem, porém, quando o sulfeto ruminal é inalado em altas concentrações (1.000 a 2.000 mg/L) pode atuar em mecanismo semelhante ao do sulfeto de hidrogênio exógeno, que causa paralisia respiratória aguda e morte em poucos minutos.

O mecanismo de intoxicação por enxofre subagudo/crônico direto tem sido mais bem estudado e é correlacionado com a redução do sulfato ou outras formas de enxofre em sulfeto no rúmen. Até o momento acredita-se que, como mecanismo primário, ocorra inibição da citocromo C oxidase, essencial para a respiração celular. Interessante nesse quadro é a relação com a tiamina. Apesar de inicialmente a intoxicação por enxofre ter sido associada à deficiência de tiamina, quer seja pela inibição da produção ruminal, quer seja pela sua destruição ruminal, foi demonstrado que, na maior parte dos animais acometidos, suas concentrações sistêmicas estavam dentro da amplitude considerada normal. Porém, o uso de tiamina na presença de poliencefalomalácia associada a excesso de sulfato/enxofre tem suprimido a doença clínica.

Efeitos indiretos subagudos/crônicos do excesso de enxofre podem ser observados em ruminantes por causa da eficiente conversão do enxofre em sulfeto. O sulfeto pode formar sais insolúveis com cobre e zinco, mas pode também reagir com o molibdênio, formando os tiomolibdatos que se ligam eficientemente ao cobre, indisponibilizando-o para o animal. Elevada quantidade de enxofre nas forragens, no solo e nas águas tem sido associada também à deficiência de selênio nos animais.

Manifestações clínicas

As manifestações clínicas da intoxicação oral aguda por enxofre são semelhantes entre as espécies. Os animais apresentam desconforto abdominal/cólica, estase ruminal, diarreia fétida, desidratação, acidose metabólica, taquipneia, decúbito e odor de sulfeto de hidrogênio no ar expirado. Também são observados irritação, edema e hemorragias no trato gastrointestinal e no trato respiratório. As lesões no trato digestório são decorrentes da presença do gás dióxido de enxofre, que se solubiliza nos líquidos presentes nesse compartimento e produz gases sulfurosos, os quais levam ao processo das enterites. Necrose dos túbulos renais pode estar presente.

Como os animais monogástricos são menos susceptíveis aos quadros agudo e subagudo direto e indireto, quando os efeitos aparecem, são, na maior parte das vezes, mínimos. Em suínos que receberam 1.000 mg/L de enxofre na água do bebedouro foi observado efeito catártico de média intensidade.

Nos ruminantes, a manifestação clínica da intoxicação subaguda por enxofre tem sido relacionada à polioencefalomalácia (PEM), com lesão necrosante no cérebro. O animal pode apresentar ataxia, fraqueza, depressão, cegueira, decúbito, pressiona a cabeça contra objetos (*head pressing*), convulsões tônico-clônicas e morte. Alguns animais também podem apresentar sinais mais brandos da PEM. Animais comprometidos podem apresentar um ou mais desses sintomas e evoluir para o estado comatoso ou, então, ser encontrados mortos. Porém, também não é raro, nos casos de PEM por excesso de enxofre, o animal possuir danos cerebrais sem apresentar comprometimento funcional e, portanto, sem manifestar qualquer sinal clínico.

Já nos quadros de excesso de enxofre que interfere com outros minerais essenciais, em virtude da conversão a sulfetos no rúmen, as manifestações clínicas são aquelas relacionadas à deficiência desses minerais e os monogástricos não apresentam esse tipo de quadro.

Diagnóstico

O diagnóstico para a intoxicação por enxofre é realizado pelo histórico, pelas manifestações clínicas, mas certamente deve ser confirmado por meio de três avaliações. A primeira é a determinação do gás sulfídrico (H_2S) ruminal; a segunda é a determinação dos teores de enxofre da dieta, tanto do alimento quanto da água; e a terceira é a análise anátomo patológica do sistema nervoso central.

A determinação do H_2S ruminal é realizada por meio de método semiquantitativo, que utiliza tubos colorimétricos e tem como vantagem, além da facilidade, o fato de disponibilizar prontamente os valores do H_2S ruminal. Há necessidade da punção ruminal para coleta do gás ruminal em sistema relativamente simples. As leituras são expressas em ppm. Considera-se que leituras de H_2S superiores a 500 ppm são tóxicas para bovinos confinados. Deve-se considerar que valores baixos de gás sulfídrico podem ser encontrados mesmo em animais intoxicados por enxofre, porém que estejam em anorexia. Ainda não se tem o limite estabelecido para o H_2S ruminal em ovinos.

A determinação dos teores de enxofre deve ser realizada tanto na água como nas forragens/volumosos, nos concentrados e na mistura mineral. Apesar de o limite máximo tolerável para o enxofre ser de até 0,4% para os ruminantes, para bovinos considera-se que dietas que possuem entre 0,3 e 0,4% de enxofre representem ameaça para os animais. Portanto, tem-se como regra geral que as concentrações de enxofre não sejam superiores a 4.000 ppm nos alimentos e a 1.000 ppm na água.

Quanto aos achados anatomopatológicos, não é rara a ausência de alterações macroscópicas na necropsia. Portanto, deve-se realizar coleta criteriosa de amostras do encéfalo para adequado exame neuropatológico. Na PEM por excesso de enxofre, os achados macroscópicos são semelhantes aos de outras doenças que causam PEM, como edema, herniação do bulbo e do cerebelo no forame magno; achatamento das circunvoluções cerebrais; áreas amareladas, amolecidas; fluorescência em lambada de 365 nm, dentre outros. Na histologia pode-se encontrar espongiose e necrose neuronal no tálamo, mesencéfalo, hipocampo e núcleos da base. Apesar de as lesões macroscópicas e histológicas ocorrerem principalmente no cérebro, podem ser observadas mudanças no rúmen, como conteúdo ruminal escuro, em decorrência de precipitação dos sais de sulfeto.

A associação dessas três análises auxiliará na definição do quadro. Há ainda a possibilidade de incluir exame de imagem, por meio da tomografia computadorizada e/ou da ressonância magnética para visualizar as alterações do córtex cerebral, mas esses ainda são exames considerados de custo elevado e nem sempre factível para animais de grande porte e que estão distantes dos centros de diagnósticos. Com o exame de imagem, observar-se-á algumas das alterações cerebrais, que ocorrem também em outras doenças que levam a PEM.

Em razão de outras enfermidades desencadearem quadro clínico semelhante ao desenvolvido por animais comprometidos pela intoxicação por enxofre, há necessidade de se realizar o diagnóstico diferencial, principalmente em relação à PEM. Então, deve-se excluir a PEM por deficiência simples de tiamina, por intoxicação por cloreto de sódio associada à restrição hídrica, intoxicação por chumbo; ingestão de melaço ou de plantas ricas em tiaminases; e infecção por herpesvírus bovino 5 (BoHV-5). Também deve ser feito o diagnóstico diferencial para doenças que causam sinais clínicos relacionados ao comprometimento encefálico, como a listeriose e a raiva.

Prognóstico

O prognóstico varia de caso a caso, porém, de maneira geral, é considerado reservado e depende do início dos sinais clínicos, do grau de comprometimento do sistema nervoso central e da resposta ao tratamento de suporte.

Tratamento e profilaxia

Não há tratamento específico para a PEM decorrente de intoxicação por enxofre, mas o tratamento é iniciado com a retirada da fonte de contaminação e a pronta administração de tiamina, 10 a 20 mg/kg de peso vivo por dia, pela via intramuscular, a cada 4 a 6 horas, durante três dias; e dexametasona, na dose de 0,2 mg/kg de peso vivo, via intravenosa, uma vez ao dia, por três dias. Associa-se tratamento suporte, com a administração de fluidos e eletrólitos, quando necessário.

Como medida de controle recomenda-se monitorar os teores de enxofre da água e dos ingredientes da dieta para identificar, antes da sua utilização na alimentação do animal, os reais teores de enxofre que serão ofertados. Também deve ser evitada a mudança brusca de dieta e a privação de água.

FLÚOR

O flúor (F) é um microelemento essencial. Sua presença foi identificada no tecido ósseo em 1905, porém, apesar de sua essencialidade ser reconhecida, estudos de deficiência com esse elemento foram incapazes de demonstrar o quadro de carência em animais. A ausência de manifestação do quadro clínico muito provavelmente é decorrente da dificuldade em se reproduzir ambiente suficientemente livre de flúor para que a vida e/ou saúde do indivíduo seja comprometida.

O flúor é um dos elementos mais eletronegativos e reativos da tabela periódica e pode formar compostos com todos os elementos, exceto com o hélio, com o neon e com o argônio. Na forma elementar, apresenta-se como gás amarelo-esverdeado altamente tóxico, com um odor característico e considerado pungente. Por causa de sua reatividade, na natureza está presente como compostos orgânicos ou inorgânicos, principalmente, sob a forma de fluoretos. Estes são considerados bem distribuídos no meio ambiente, pois são liberados naturalmente em decorrência do intemperismo, que leva à desintegração e à decomposição das rochas, bem como por aerossóis marinhos e emissões vulcânicas. Assim, o flúor está naturalmente presente, em pequenas quantidades, em todos os alimentos e fontes de água e, portanto, os animais o consomem continuamente ao longo da sua vida.

Não há recomendação mínima de flúor na alimentação animal, porém, por pesquisas terem relacionado à presença do flúor com a redução na prevalência de cáries dentárias em seres humanos, recomenda-se que seja acrescentado na água potável, na proporção de 1 mg de flúor por litro de água (ou 1 ppm).

Os fluoretos inorgânicos são frequentemente usados na fabricação de grande variedade de matérias-primas ou produtos acabados, como aço, vidro, cerâmica, tijolo, adesivos, fertilizantes fosfatados, removedores de ferrugem, fluoretação de água potável etc. e, dessa maneira, são considerados fontes de contaminação ambiental em razão dos resíduos de produção com potencial de serem liberados no processo.

O teor máximo tolerável de flúor para frangos de corte é de 200 mg por quilo de matéria seca (200 ppm) da dieta, enquanto para os mamíferos domésticos varia entre 20 e 50 ppm. Essa variação depende da idade, do tempo de exposição e do estado nutricional dos animais; os animais mais jovens, com maior tempo de exposição e pior estado nutricional são mais sensíveis. Considera-se para vacas de leite adultas o limite de 40 ppm de flúor, enquanto para bovinos de corte adultos o limite é de 50 ppm; mas, para bovinos de corte em fase de terminação, aceita-se como limite 100 ppm de flúor. Ovinos criados para a produção de lã têm como limite 60 ppm de flúor, porém, para cordeiros em terminação, o limite é de 150 mg de F por quilo de matéria seca da dieta. Dessa forma, dentro de uma mesma espécie, considera-se que os animais longevos, como o gado de leite ou ovinos para a produção de lã ou matrizes, sejam mais susceptíveis por ficarem mais tempo expostos ao flúor durante a vida e, portanto, foi estabelecido menor limite de tolerância para essas categorias animais, em relação a esse elemento.

Animais em fase de crescimento são mais susceptíveis à intoxicação por flúor. Foi observado experimentalmente que o consumo diário de 0,5 a 1,7 mg de fluoreto de sódio por quilo de peso corpóreo produziu lesões dentárias em bezerros, apesar de não afetar o bem-estar geral desses animais. Dose duas vezes maiores do que essa consumida por bovinos adultos não acarretou qualquer efeito negativo.

Também se considera que algumas espécies sejam mais sensíveis à intoxicação por flúor. A maior frequência dos casos de fluorose é observada na espécie bovina. Ovinos são mais resistentes que bovinos e dificilmente são relatados quadros de intoxicação por flúor em equinos. O consumo diário de 1 mg de flúor por quilo de peso corporal para ruminantes e para suínos é considerado seguro, porém o dobro dessa quantidade pode levar ao aparecimento de sinais clínicos apenas nos bovinos, principalmente nos jovens. Apesar da passagem transplacentária do flúor ser considerada muito baixa, já foram identificados casos de fluorose dentária neonatal em bezerros. Também foi verificado que nas vacas com intoxicação por flúor, em especial a crônica, há mínimas quantidades de flúor no leite e no colostro, inferior ao teor utilizado na água potável fluoretada (1 mg/L).

A toxicidade dos compostos fluorados dependerá da sua solubilidade em água, e considera-se que o fosfato de sódio e o fosfato de rocha sejam os mais solúveis, seguidos da criolita (Na_3AlF_6) natural e sintética, dos fluosilicatos de cálcio e magnésio e do fluoreto de cálcio.

O flúor é absorvido principalmente no estômago e no intestino delgado. Nas espécies ruminantes, o rúmen também é um local de absorção. De maneira geral, a absorção desse elemento é considerada elevada, entre 75 e 90%, porém essa eficiência depende da solubilidade do composto de flúor e da presença de outros componentes da dieta. Ambientes ácidos, como o do estômago, ou ainda condições que promovam a acidificação gástrica aumentam a absorção do flúor. Ambientes alcalinos têm a absorção comprometida. No intestino delgado, a absorção do íon flúor ocorre por difusão e é independente do pH. Nos indivíduos que estão em jejum, a absorção da água fluoretada é praticamente 100%. Normalmente, os fluoretos solúveis, como o fluoreto de sódio, são absorvidos na sua totalidade, enquanto fontes menos solúveis, como o flúor presente na farinha de ossos, que estão na forma de fluorapatita, têm absorção menor que 50%. A presença de elementos como cálcio, magnésio, cloreto de sódio e altas concentrações de lipídios na dieta são os principais fatores que reduzem a absorção do flúor. O trato respiratório é considerado via de absorção na presença de gás flúor ou de fluoreto particulado, provenientes das emissões industriais ou de vulcões. Nesses casos, dependendo da solubilidade e do tamanho da partícula, a absorção poderá ser imediata ou gradual.

Após a absorção para a circulação sanguínea, o flúor ou será excretado via renal ou será depositado em tecido calcificado. Esse último processo ocorre por meio da troca com outros ânios como íon hidroxila, citrato ou carbonato, fazendo com que o flúor entre na estrutura cristalina do osso. No osso, o flúor é incorporado na hidroxiapatita e forma fluorapatita, que são cristais de apatita maiores, menos solúveis e mais estáveis. A absorção do flúor para os ossos e dentes é maior durante a fase de crescimento rápido, nos estágios iniciais do desenvolvimento do animal. O leite e a saliva possuem teores de flúor semelhantes aos teores plasmáticos de flúor iônico. A excreção do flúor ocorre principalmente pela urina e é influenciada diretamente pelo pH desse fluído. Portando, fatores como dieta, utilização de medicamentos, alterações metabólica e respiratória, dentre outros, podem interferir na quantidade de fluoreto excretado.

Fatores determinantes

O contato com o elemento flúor, por ingestão, inalação ou até mesmo por meio da pele é que determinará a intoxicação. As formas mais frequentes de contato são pela ingestão de mistura mineral ou água com excesso de flúor (natural ou contaminada), pelo consumo de solos e de plantas contaminadas pela poluição industrial e pela ingestão de poeira, com fluoreto, dispersa pelo vento, por exemplo, a partir da indústria de processamento de aço e alumínio. Deve-se ressaltar que há mínima absorção direta de flúor do solo pela planta. Assim, forragens cultivadas em solos contaminados podem conter maiores concentrações de flúor associadas à contaminação com as partículas de fluoreto do solo e não por absorção da planta. O consumo ou o contato com formulações mais antigas de raticidas, inseticidas e anti-helmínticos que contenham fluoreto de sódio, fluorossilicato de sódio e/ou fluoroacetato de sódio também representam risco de contaminação. Algumas espécies de plantas como a *Gastrolobium* spp. também podem conter fluoroacetato e devem ser consideradas. Apesar de não ocorrer em solo brasileiro, poeira e gases provenientes de erupções vulcânicas podem levar à intoxicação aguda por flúor, que é fatal no período imediatamente após a erupção, mas também pode contaminar pastagens e ocasionar o quadro crônico.

Normalmente, teores de fluoreto considerados com risco tóxico para os animais não são encontrados em condições naturais. Há necessidade do fator humano para que ocorra o consumo de grandes quantidades de flúor pelos animais. As indústrias, por meio da fumaça, do vapor e da poeira, podem contaminar pastagens que podem atingir entre 20 e 50 ppm de flúor. Certamente a poeira e o depósito de líquidos são a forma mais importante de contaminação. A contaminação por efluente é complexa e deve ser considerada a forma química do composto fluoretado. As formas mais frequentes de efluentes são o ácido fluorídrico e o tetrafloreto de silício, ambos tão tóxicos quanto o fluoreto de sódio.

Misturas minerais contendo fosfato de rocha como fonte alternativa de fósforo representam importante risco para os animais de produção. O fosfato de rocha representa uma fonte de fósforo menos custosa, porém apresenta quantidade de fluoreto que, em alguns casos, pode chegar a 4% do total.

Intoxicação por flúor

A intoxicação por flúor é conhecida também por fluorose e pode ocorrer tanto na forma aguda como na forma crônica. A fluorose aguda é menos frequente e tem maior possibilidade de ocorrer após uso de anti-helmínticos ou raticidas que contenham fluoreto de sódio, fosfosilicato de sódio ou fluoroacetato de sódio em suas fórmulas. A intoxicação aguda também pode ocorrer quando houver exposição às cinzas e fumaça de vulcões, situação improvável de ocorrer no Brasil, porém, passível de ocorrer em outros países da América do Sul, como no Chile, na Colômbia e no Equador.

A fluorose crônica, considerada a mais frequente, pode ocorrer em todos os continentes do mundo e está relacionada a riscos naturais ou industriais específicos. Pode ocorrer pelo consumo de suplemento mineral contendo fosfato de rocha, ou por pastagens contaminadas por vapores industriais, poeiras de fábricas que convertem fosfato de rocha em superfosfato, ou ainda por efluentes da fundição do alumínio. A ingestão contínua de água proveniente de poços profundos contaminados com fluoreto também pode representar uma fonte de exposição.

O mecanismo de toxicidade aguda do flúor é parcialmente compreendido e resulta, sobretudo, da ingestão e, em menor proporção, da inalação de grandes quantidades de fluoretos solúveis, em especial do fluoreto de sódio. O processo ocorre de forma rápida, com as manifestações clínicas se iniciando entre 30 e 120 minutos após a exposição. Atualmente, é aceito que ocorra a inibição enzimática, a formação de complexos com o cálcio, choque e injúrias específicas em alguns órgãos e tecidos na fluorose aguda.

A ação do flúor na inibição enzimática ocorre principalmente em algumas metaloenzimas que contêm cobre, manganês, zinco, níquel e até mesmo ferro, tanto orgânico como inorgânico. Ocorre ou pela ligação direta do flúor ao elemento em questão ou pela ligação do flúor ao sítio ativo das metaloenzimas. A inibição da atividade dessas enzimas pode comprometer processos metabólicos, como a glicólise e a síntese de proteínas, porém o mecanismo molecular que ocorre nesses processos ainda não foi compreendido. Acredita-se que ocorra a formação de ácido fluorídrico no trato gastrointestinal e que, então, ocorra hipocalcemia sistêmica, por bloqueio da saída de cálcio ósseo, e que haja diminuição da atividade da Na/K ATPase e inibição da glicólise.

Na intoxicação crônica ocorre a deposição de flúor nos ossos e/ou nos dentes. Essa deposição ocorre durante a vida dos animais, mas nos dentes só ocorre nos estágios de formação desse tecido, quando os fluoretos inibem a ação dos ameloblastos e odontoblastos, que param de incorporar os minerais. O esmalte dentário se torna denso e quebradiço ou então ocorre a sua hipoplasia. O comprometimento ósseo pode ocorrer em qualquer fase da vida do animal. Nos ossos, o fluoreto incorporado na hidroxiapatita forma a fluorapatita e fica na estrutura cristalina. A deposição varia e é maior na superfície periostal dos ossos longos em que ocorrem as exostoses. Essas alterações ósseas são referidas como fluorose esquelética ou osteofluorose. Dessa forma, a mineralização defeituosa e irregular da matriz óssea, associada às atividades ameloblástica, odontoblástica ou osteoblástica alteradas, resulta em baixa formação do esmalte dentário, exostose, esclerose e osteoporose.

Os teores de flúor nos ossos podem aumentar lentamente, sem causar alterações ósseas perceptíveis, o que implica longo período de latência para a manifestação do quadro clínico na fluorose crônica. As lesões geralmente têm início nos metatarsos, mandíbulas, metacarpos e costelas, são bilaterais e simétricas e resultam no quadro de claudicação. Pode-se observar osteomalácia, osteoporose e fraturas ósseas decorrentes da concomitante mobilização excessiva do cálcio e do fósforo ósseos. Há aumento da excreção urinária desses elementos em conjunto com o flúor. Quando a capacidade de deposição de flúor nos ossos e dentes é excedida, os teores sanguíneos e urinários de fluoreto se tornam aumentados.

Dos tecidos moles, o rim é o primeiro órgão a apresentar comprometimento, mas poderá, em fase posterior, haver alteração degenerativa na medula óssea e nas glândulas suprarrenais, bem como no músculo cardíaco e no sistema nervoso central. Assim, embora seja raro, pode haver anemia grave.

Manifestações clínicas

As manifestações clínicas da intoxicação dependerão da idade, da espécie animal, da dose, da forma e da duração da exposição ao elemento e ao estado nutricional do animal.

A intoxicação aguda acarretará em manifestações clínicas que podem ter início dentro de um período de duas horas. A dose fatal de fluoreto de sódio é de 5 a 10 mg por quilo de peso corporal. Após a ingestão de 1 mg/kg de peso corpóreo já pode ser observada manifestação clínica decorrente do quadro agudo. Inicialmente observa-se diminuição das concentrações séricas de cálcio e magnésio, e também gastroenterite severa, salivação, inquietação, sudorese, anorexia, fraqueza muscular, rigidez, dispneia, taquicardia ventricular. Os sinais nervosos são característicos e incluem ataxia, tremores musculares, fraqueza, olhar assustado, pupilas dilatadas, hiperestasia, movimento de mastigação constante, tetania, convulsões clônicas seguidas por depressão, colapso e morte em poucas horas. Nos ruminantes é observada atonia ruminal. Nos suínos observa-se dispneia, anorexia, vômitos e diarreia. Parece que o vômito também serve como mecanismo de proteção, evitando que outros sinais ocorram, quando da eliminação do conteúdo estomacal com elevada concentração de compostos fluoretados. Pode haver mudanças em outros órgãos como no fígado, nos rins e nos pulmões, em virtude dos efeitos citotóxicos da fluorose aguda.

Na fluorose crônica serão observadas alterações dentárias em ruminantes jovens a partir do consumo de 14 a 16 mg de fluoreto por quilo de matéria seca de alimento. De maneira geral, rebanhos acometidos por essa intoxicação apresentam animais inférteis ou subférteis e com anormalidades esqueléticas e dentárias. Há menor consumo de alimento e menor ingestão de água, que são acompanhados por baixo ganho de peso e baixa produção de leite, provavelmente refletindo os problemas dentários que comprometem o consumo de alimento. Frequentemente se observa o esmalte dentário manchado e o desgaste desigual e excessivo nos dentes. As anormalidades esqueléticas associadas ao aumento da reabsorção e remodelação ósseas levam à claudicação de importante magnitude, pode haver crescimento anormal dos cascos e exostose. Esta última é mais frequente nos ossos longos. Ressalta-se que as superfícies articulares permanecem normais e a claudicação ocorre em decorrência do comprometimento do periósteo e da invasão de osteofitos nos tendões e ligamentos. Com a evolução do quadro, bovinos afetados podem se locomover de joelhos. Também pode-se observar hiperostose periosteal nas costelas.

Apesar de ser considerado um dos primeiros sinais da fluorose, o comprometimento dentário normalmente só é notado após o comprometimento de outros sistemas/tecidos. A fluorose dentária ocorre de maneira importante quando afeta os dentes permanentes, antes da erupção, isto é, na sua formação. A primeira manifestação dentária é o aparecimento de manchas pigmentadas que podem ser amareladas, esverdeadas, amarronzadas ou pretas. Também podem aparecer bandas horizontais ao longo dos dentes e bandas verticais, estas ocasionalmente presentes onde o pigmento é depositado nas fissuras do esmalte dentário. Os pré-molares são mais afetados que os dentes incisivos, mas são mais difíceis de serem examinados. Quando a exposição aos compostos de flúor for limitada, podem-se encontrar apenas alguns dentes comprometidos, porém as alterações serão bilaterais. As manchas dentárias podem não progredir, mas nos casos severos a calcificação comprometida do esmalte levará ao aumento do atrito ou à erosão dos dentes. O desgaste desigual e maior dos dentes pré-molares comprometerá de maneira importante a mastigação e poderá levar à infecção dos alvéolos dentários com aumento de sensibilidade nos dentes e comprometimento da preensão e da mastigação dos alimentos. Assim, haverá redução no consumo de alimentos que terá como consequência o menor crescimento e desenvolvimento dos indivíduos jovens e até mesmo quadros de cetose nos adultos.

Apesar de mais raro de se observar, cavalos com fluorose crônica apresentam claudicação, lesões dentárias com abrasão excessiva dos molares e lesões hiperostóticas dos metatarsos, metacarpos, mandíbulas e costelas.

Diagnóstico

O diagnóstico da intoxicação aguda deve ser feito a partir da anamnese, considerando o histórico de exposição ao flúor, bem como as manifestações clínicas características do quadro. A confirmação é feita diante da determinação dos teores de fluoreto nas forragens, solo, água, sangue e urina dos animais afetados, bem como da análise dos ossos e dentes de animais necropsiados.

As concentrações normais de flúor na dieta de bovinos devem estar entre 20 e 50 ppm. Concentrações dietéticas entre 100 e 300 ppm de flúor podem desencadear o quadro crônico. Água com concentrações maiores que 30 ppm são consideradas tóxicas.

Para o diagnóstico da fluorose crônica, como é um quadro que pode levar muitos meses para ser deflagrado, além do histórico e do conteúdo de fluoreto nas fontes de água, alimento e solo, podem-se considerar as concentrações teciduais de flúor associadas às manifestações clínicas e, quando pertinente, aos achados de necropsia. Ressalta-se que a presença de animais com anormalidades em esqueleto e dentárias, e apresentando claudicação, osteoporose, anorexia e redução na produtividade devem ser avaliadas para a fluorose crônica. Assim, deve-se, além da determinação de flúor nos tecidos, fazer radiografias e análise histológica para que se obtenham mais informações.

Pode-se observar alterações radiográficas dos ossos contendo mais de 4.000 ppm de flúor e, nesses casos, se observa densidade aumentada ou porosidade anormal, espessamento e enrugamento do periósteo, aumento da trabeculação, espessamento dos ossos compactos e estreitamento da porção medular. Observa-se consolidação óssea incompleta quando da presença de fraturas espontâneas de costela. Nesses casos, pode-se utilizar a biópsia de costela para a determinação dos teores de flúor.

Teores de até 1.200 ppm de flúor no tecido ósseo seco e desengordurado são observados em animais sadios. As concentrações de fluoreto nos ossos e nos dentes podem atingir quantidades de 1.500 ppm e 1.000 ppm, respectivamente, sem qualquer efeito adverso. Animais que apresentam apenas manchas nos dentes podem conter 3.000 ppm de flúor nos ossos. Já concentrações maiores que 4.000 ou que fiquem entre 6.000 e 13.000 ppm nos ossos e de 7.500 a 11.000 ppm nos dentes estão presentes nos casos de fluorose crônica com manifestação clínica importante em bovinos. A determinação de flúor nos ossos deve ser feita, preferencialmente, no metatarso, metacarpo, costela, ossos pélvicos ou, então, nos ossos mandibulares. Esse último, normalmente, mostra as maiores concentrações. As concentrações plasmáticas de fluoreto aumentarão de maneira importante apenas quando o tecido ósseo estiver saturado de fluoreto.

De qualquer forma, o resultado das mensurações séricas e urinárias dos teores de fluoreto deverá ser interpretado com cautela, já que há eliminação rápida e dependente do tempo de exposição do animal ao elemento. Nos bovinos saudáveis, os teores plasmáticos de fluoreto são inferiores a 0,2 mg/L, enquanto em animais intoxicados já foram encontradas concentrações plasmáticas entre 0,7 e 1,9 mg/L. Teores urinários de flúor são considerados normais quando inferiores a 0,5 mg/L, porém, quando em quantidades tóxicas, podem estar entre 14 e 120 mg/L. Como o flúor não se acumula nos tecidos moles, a análise do fígado e dos rins tem papel restrito na fluorose crônica.

O cálcio sérico pode estar baixo ou normal e os teores de fósforo normalmente estão normais na intoxicação crônica por flúor.

Na necropsia de casos agudos, observa-se gastroenterite severa e, ao exame histológico, podem-se observar alterações degenerativas no epitélio tubular renal. Nos casos crônicos pode-se encontrar osteoporose; exostoses locais ou disseminadas nas diáfises ósseas; manchas nos dentes e hipoplasia de dentina nos dentes de animais jovens. Nessa categoria animal, também podem ser observadas as zonas de crescimento espessadas e as metáfises alargadas, com alguma semelhança às alterações do raquitismo. Normalmente não se observa alteração das estruturas intra-articulares. No exame histológico, observa-se calcificação irregular e alterada do osso trabecular neoformado e formação periosteal ativa.

O diagnóstico diferencial da intoxicação aguda deve ser feito com a intoxicação por metais pesados; micotoxicose nefrótica; e consumo de plantas tóxicas (*Amaranthus* spp., *Isotropis* spp., *Lantana* spp.). Para a intoxicação crônica, deve ser realizado o diferencial com intoxicação crônica por selênio (doença do músculo branco); doença articular degenerativa (osteoartrite); febre efêmera em bovinos; osteodistrofia fibrosa em cavalos; deficiência nutricional de fósforo; deficiência nutricional de vitamina D; intoxicação por molibdênio; intoxicação por arsênio; e ergotismo.

Prognóstico

Nos casos agudos o prognóstico é mau e nos casos crônicos o prognóstico é reservado a mau, uma vez que dificilmente se reverte o dano causado.

Tratamento e profilaxia

O tratamento da intoxicação por flúor é essencialmente de suporte. Nos casos agudos, a maior parte dos animais sucumbe sem que haja tempo de se instituir qualquer tratamento. Nos casos crônicos não há como reverter os problemas ósseos e dentários, porém pode haver melhora dos outros sinais clínicos. De qualquer maneira, recomenda-se afastar os animais da fonte de contaminação e não se recomenda a administração de carvão ativado. Pode-se utilizar cálcio, magnésio ou alumínio pela via oral, para que se associem ao ácido fluorídrico produzido no estômago e minimizem a absorção do elemento. Nos casos em que ocorre a hipocalcemia ou a tetania, recomenda-se a administração de cálcio intravenoso.

Para essa enfermidade devem-se considerar as medidas de controle e prevenção, especialmente em locais onde se sabe que os teores de flúor são limítrofes para desencadear o problema. Deve-se oferecer para animais jovens e fêmeas gestantes alimentos e água livres de flúor ou, então, rotacionar os animais entre as áreas seguras e áreas mais perigosas, em intervalos de três meses.

Em áreas onde o consumo de flúor a longo prazo é provável, deve-se fornecer dieta com menos de 50 ppm para as vacas leiteiras. O consumo adequado de cálcio e de fontes de fósforo defluoradas deve ser garantido para que não haja o armazenamento ósseo do flúor. As fontes de fosfato não devem conter mais de 2% de flúor para o gado de leite ou para reprodutores, apesar de se estabelecer como desejável que os fosfatos utilizados na alimentação animal tenham menos de 1% de flúor em sua composição.

A água dos poços profundos e de poços artesianos deve ser analisada quanto ao seu conteúdo de flúor antes do uso. O teor de flúor da água pode ser reduzido em 10 vezes, pela adição de cal, com o acompanhamento de técnicos especializados. Os sais de alumínio são as principais substâncias usadas para desintoxicar alimentos e água. Para uso nos animais não são indicados, pois são considerados não palatáveis e de eficácia questionável. Esses sais reduzem o acúmulo de flúor nos ossos em, no máximo, de 20 a 30%, sendo considerados atenuantes.

De maneira geral, recomenda-se a manutenção dos animais em bom plano nutricional e afastar animais jovens e fêmeas gestantes das águas ou das forragens contaminadas.

SELÊNIO

O selênio (Se) é um microelemento essencial que pode ser encontrado em quatro estados de oxidação: seleneto (-2), selênio elementar (0), selenito (+4) ou selentato (+6). O seleneto de hidrogênio (H_2Se), à temperatura ambiente, está na forma de gás e é muito tóxico; é um agente redutor e um ácido relativamente forte; os selenetos metilados são os principais compostos de desintoxicação no organismo. Em pH fisiológico o selênio está também como selenocisteína, que é a forma -2. O selênio elementar é bastante estável, insolúvel e indisponível para as plantas. O selenito pode estar presente como selenito de sódio (Na_2SeO_3), dióxido de selênio (SeO_2) e ácido selênio (H_2SeO_3). O selenato forma o selenato de sódio (Na_2SeO_4), o trióxido de selênio (SeO_3) ou o ácido selênico (H_2SeO_4); nesses compostos o selênio é solúvel, estável e bastante disponível para plantas, quando em solos alcalinos. O estado de oxidação hexavalente (+6) é considerado a forma mais tóxica do selênio para o meio ambiente.

Há mais de 30 selenoproteínas identificadas, muitas das quais desempenham funções enzimáticas vitais, como a tioredoxina redutase e a iodotironina deiodinase, envolvidas na ativação e desativação dos hormônios tiroideanos; a glutationa peroxidase e a glutationa reduzida, com importante participação no metabolismo antioxidante e destruição dos radicais livres. Também tem sido relacionada a participação do selênio nas funções imune, reprodutiva, nas reações de biotransformações hepáticas e até mesmo em mecanismos anticarcinogênicos.

A exigência de selênio, pela maior parte das espécies, fica entre 0,1 e 0,4 mg por quilo de matéria seca da dieta e é maior para as categorias e espécies animais de maior atividade metabólica. Apesar de serem mais frequentes os casos de carência de selênio, especialmente no Brasil, casos de intoxicação podem ocorrer tanto naturalmente como pelo excesso de selênio via nutrição ou suplementos injetáveis. Os quadros naturais estão normalmente associados à ingestão de plantas seleníferas, isto é, que acumulam selênio em quantidades superiores a 100 mg por quilo de matéria seca.

A maior parte do selênio consumido é absorvida na primeira porção do intestino delgado, no duodeno, com menor absorção no jejuno e no íleo. A absorção no estômago e no abomaso é considerada ou desprezível ou inexistente. Aparentemente não há sistema de regulação homeostática para a absorção do selênio, pois nem o *status* de selênio no animal nem o teor de selênio dietético afetam a absorção desse elemento. Porém, a forma química, a espécie animal e os fatores dietéticos exercem importante influência na absorção do selênio.

Cada forma química do selênio será absorvida por mecanismo específico. O selenito é absorvido por difusão passiva pela borda em escova do intestino e o selenato é absorvido por meio do cotransporte com o sistema de sódio, sistema esse também utilizado pelos sulfatos. Já os selenioaminoácidos, como a selenometionina e a selenocisteína, são absorvidos por meio do transporte ativo de aminoácidos e são mais biodisponíveis que o selenito ou o selenato.

De maneira geral, o selênio orgânico, como selenio-metionina, presentes no trigo ou na levedura enriquecida com selênio, tem taxa de absorção maior que o selênio inorgânico para a maior parte das espécies de animais; e, dentre as formas inorgânicas, o selenato é melhor absorvido que o selenito. Para ruminantes, as diferenças entre as fontes de selênio orgânicas e inorgânicas são menores que para monogástricos, pois as fontes inorgânicas são parcialmente incorporadas aos aminoácidos no processo de fermentação ruminal, sendo assim transformadas em fontes orgânicas.

Os ruminantes possuem menor absorção de selênio que os monogástricos. Os primeiros têm absorção entre 29 e 50%, enquanto os monogástricos apresentam taxa de absorção entre 45 e 95%. Deve-se ressaltar, porém, que ruminantes jovens, na fase de pré-ruminante, possuem absorção de selênio semelhante aos monogástricos. Assim, a menor absorção do selênio nos ruminantes é atribuída à redução, pelos microrganismos ruminais, do selênio em formas consideradas não biodisponíveis, como o seleneto (-2) e o selênio elementar (0).

Dentre os fatores dietéticos, a presença de altos teores de enxofre, chumbo, feno de alfafa, glicosídeos cianogênicos em associação com extremos de cálcio na dieta interferem negativamente na absorção de selênio nas espécies ruminantes.

Depois de absorvido, o selênio se associa a proteínas plasmáticas e é rapidamente distribuído para a maior parte dos órgãos, principalmente por meio da selenoproteína P. Quando há consumo excessivo de selênio, este também é transportado associado à albumina. O selênio, geralmente, é utilizado para a síntese de selenoproteínas, incorporado em proteínas de tecidos ou, então, é eliminado. Embora distribuído para todos os tecidos, normalmente fica mais concentrado no rim e no fígado.

De maneira geral o selênio é excretado na urina, por filtração glomerular, e, com menor importância, via bile, nas fezes. A forma e a extensão da eliminação por diferentes vias dependem da quantidade de selênio e da espécie animal. Nos monogástricos a excreção ocorre predominantemente pela via urinária, independentemente da via de exposição. A excreção urinária ocorre após a formação, por meio de reações sequenciais, dos compostos metilados monometilselenido, dimetilseleneto e trimetilselenido. Essas reações podem esgotar a S-adenosilmetionina disponível, o que limita o grau de metilação. Nos ruminantes, as perdas fecais são importantes em virtude da redução e da complexação desses compostos no rúmen, tornando-os indisponíveis para a absorção. Nesse sentido, apesar de haver importante perda fecal decorrente da ausência de absorção dos compostos de selênio, em ruminantes a via de excreção preferencial para o selênio é a fecal, por meio da bile, quando o selênio é ingerido e absorvido; e a via renal é mais importante quando o selênio é administrado pela via parenteral. Conforme já ressaltado, ruminantes jovens, isto é, que ainda são pré-ruminantes, têm a via urinária como via principal para a excreção do selênio.

Quando o aporte de selênio é normal, a via respiratória tem importância mínima na excreção do selênio. Porém, quando há consumo aumentado desse elemento e os limiares de eliminação renal foram maximizados, a excreção pela via respiratória, sob a forma dos metabólitos dimetil seleneto ou dimetil diseleneto, torna-se importante.

A transferência transplacentária de selênio é considerada eficiente durante a gestação, principalmente no seu terço final. O *status* de selênio materno tem sido positivamente relacionado com o *status* de selênio fetal e do recém-nascido. Há passagem do selênio pela glândula mamária de maneira relativamente eficaz, especialmente se o microelemento estiver na forma orgânica.

Fatores determinantes

A intoxicação por selênio, embora de baixa frequência, é cosmopolita. Pode ocorrer na forma aguda ou na forma crônica. Normalmente, está associada ao consumo ou à injeção de compostos de selênio, tanto na forma orgânica como na forma inorgânica.

Há grande variação das doses consideradas tóxicas para esse elemento e não se sabe bem o motivo para essa discrepância. Além da espécie, idade, estado nutricional e fase do ciclo reprodutivo, têm fundamental importância a dose, a via de administração e as interações com outros elementos da dieta. Ovinos são mais sensíveis que bovinos. Dentro da mesma espécie animais jovens são mais sensíveis que adultos. O uso de monensina em conjunto com o selênio aumenta a sensibilidade do animal em se intoxicar por selênio.

Casos de intoxicação aguda, com ingestão de dose única de selênio, foram deflagrados em suínos que receberam 15 mg de selênio por quilo de peso corporal; em bovinos que consumiram 9 mg de selênio por quilo de peso corporal; em ovinos que ingeriram 2,2 mg de selênio por quilo de peso corporal; e em cavalos que receberam 1,49 mg de selênio por quilo de peso corporal.

Apesar da intoxicação por selênio poder ocorrer em solos contendo selênio tão baixo quanto 0,01 ppm, é mais frequente em solos seleníferos, isto é, com mais que 6 ppm de selênio. Alguns solos chegam a apresentar até 1.200 ppm de selênio. Essas regiões com pastos estabelecidos em solos seleníferos representam situação restrita e específica, que pode abranger áreas tão pequenas quanto a de única propriedade. Normalmente, essas áreas são de baixos índices pluviométricos, inferiores a 80 mm/ano; com solos alcalinos; e provenientes de rochas sedimentares.

A maior parte das plantas presentes nos pastos raramente possui selênio acima de 100 ppm, mas as espécies seleníferas absorvem o elemento em quantidades tão grandes que podem chegar a 10.000 ppm. São exemplos dessas plantas a *Neptunia amplexicaulis* e algumas espécies de astrágalos, dentre outras. De maneira geral, essas plantas crescem, preferencialmente, em solos ricos em selênio e, portanto, são classificadas como indicadoras. São consideradas de baixa palatabilidade e, por esse motivo, dificilmente ocasionam o quadro agudo, mas são capazes de desencadear a forma crônica da doença, isto é, a selenose crônica ou doença alcalina ou, ainda, como é mundialmente conhecida, *alkali disease*.

Intoxicação por selênio

Embora o selênio tenha sido inicialmente reconhecido por causar intoxicação nos animais, o mecanismo exato para esse processo ainda não está completamente esclarecido. Há três teorias para explicar a patogenia da intoxicação por selênio. A primeira relaciona o excesso de selênio à depleção de substratos intermediários, o que comprometeria diretamente a atividade das enzimas relacionadas a essas atividades. A segunda é em relação à produção de radicais livres decorrentes da reação do selênio em excesso com tióis, causando dano tecidual. E a terceira é a incorporação de compostos de selênio no lugar do enxofre, interferindo diretamente na função celular normal. Essa última é a mais provável de acontecer nas lesões que comprometem pelos e casco nos quadros crônicos de intoxicação por selênio, pois haverá perda de pontes dissulfeto responsáveis por manter a integridade estrutural dos tecidos.

É possível que cada um desses mecanismos propostos esteja relacionado com a forma química do selênio. Foi notado que os tecidos que necessitam de selênio para prevenir doenças associadas à deficiência, como o sistema imunológico, órgãos do sistema reprodutivo e o tecido muscular, também tendem a acumular mais selênio diante da exposição excessiva desse elemento.

A intoxicação por selênio ocorre por três tipos de exposição ao elemento:

- Consumo de plantas que acumularam selênio de solos seleníferos (natural).
- Excesso de selênio pela via parenteral ou por erro na mistura da ração (iatrogênese).
- Contaminação ambiental, que resulta em exposição a plantas seleníferas ou águas contaminadas (contaminação).

Em cada uma dessas formas de intoxicação a manifestação pode ser aguda, subaguda ou crônica. O que definirá qual o tipo de intoxicação será a exposição diária ao elemento, a idade do animal, a espécie e a via de exposição. Dentro de uma mesma espécie, animais mais jovens são mais sensíveis que adultos. Quanto à via de exposição, sob a mesma forma química, compostos injetáveis têm maior potencial tóxico que compostos orais.

Como previamente mencionado, o quadro agudo pode ocorrer com a exposição súbita de dose de selênio que pode variar de 1,49 a mais de 20 mg por quilo de peso corporal entre as espécies. Quanto maior a solubilidade do composto, maior o potencial tóxico, sendo que o selênio elementar e os selenetos fracamente solúveis são menos tóxicos que os selenatos solúveis e que os selenitos e o selênio orgânico.

A dose letal mínima de selênio, isto é, a menor quantidade de selênio capaz de induzir a morte em coelhos, ratos, cães e gatos variou entre 1,5 e 3,0 mg por quilo de peso corporal. Pela variedade de fatores que inteferem na ocorrência do quadro, não há consenso quanto à dose letal 50% (DL50) para selenito oral em ruminantes; há referências entre 1,9 e 8,3 mg/kg e também entre 9 e 20 mg/kg de peso corporal. Porém é indiscutível que o selênio injetável é mais tóxico para a forma aguda que o oral, com a observação de DL50 de 0,5 mg de selenito de sódio por quilo de peso corporal em cordeiros. Para frangos de corte, a DL50 para intoxicação aguda oral de selênio foi de 33 mg/kg de peso corporal.

A selenose crônica ocorre como resultado da ingestão, por período superior a 30 dias, de forrageiras seleníferas ou pela alimentação prolongada com selênio inorgânico em dose elevada. É difícil estabelecer a dose que leva ao quadro de intoxicação crônica, especialmente em ruminantes, pois apesar de terem sido escritos casos de bezerros que se intoxicaram por receberem 0,28 mg de selenito por quilo de peso vivo durante 16 semanas e em novilhos que apresentaram a doença alcalina ao receberem ou 0,8 mg/kg de peso corporal por dia de selenito ou 0,28 mg/kg de peso corporal por dia de seleniometionina, há estudos que utilizaram 11,9 mg e até 118 mg de selênio por quilo de peso corporal em vacas leiteiras adultas, sem observar qualquer efeito, mesmo após período de 128 dias. Suínos expostos a 8 mg de selênio por quilo de matéria seca da dieta desenvolveram o quadro crônico. Foram observadas lesões em cavalos que receberam 20 mg de selênio por quilo de matéria seca de alimento durante três semanas.

Manifestações clínicas

Os sinais clínicos decorrentes da intoxicação aguda por selênio têm início 6 horas após a ingestão da fonte de selênio. Se este for administrado pela via intravenosa, o início pode ocorrer em 90 minutos.

As manifestações se iniciam pelo odor de alho, referente ao dimetil seleneto eliminado via respiração. Na sequência observa-se desconforto respiratório importante, inquietação ou letargia, cabeça baixa, orelhas caídas, anorexia, salivação, diarreia aquosa, febre, sudorese, taquicardia, bruxismo, postura e marcha anormais, espasmos tetânicos, prostração e morte. Os cavalos com intoxicação aguda mostram sinais de comprometimento importante do sistema nervoso central, com ataxia e excitação, sudorese, pirexia, taquicardia, dispneia e morte em 6 horas. Suínos com comprometimento leve apresentam ataxia de posteriores, andar na ponta dos cascos, dificuldade em se levantar, decúbito esternal, tremor e até vômito. Nos casos extremos os animais podem apresentar decúbito lateral. A partir dos primeiros sinais, a evolução do quadro costuma ser rápida. No exame *post mortem* são observados, macroscopicamente e/ou microscopicamente, congestão sistêmica, edema pulmonar, necrose do músculo esquelético, necrose miocárdica e petéquias hemorrágicas no miocárdio. Há possibilidade da ocorrência da chamada cegueira cambaleante (*blind staggers*), que normalmente está presente quando há envolvimento de outros fatores, como intoxicação por alcaloides, poliencefalomalácia e até mesmo fome.

Na selenose crônica ocorre depressão, fraqueza, emagrecimento/perda de peso, anemia, pelagem áspera, alopecia, principalmente na base da cauda, falta de vitalidade, crescimento anômalo dos cascos, rigidez, claudicação, anorexia, diarreia, falência reprodutiva e morte. Os problemas no casco são observados com maior frequência em bovinos, equinos e suínos e incluem aumento da pressão na região coronária, deformidades no casco e/ou separação e descamação da parede do casco. Deformidades congênitas do casco podem ocorrer em animais recém-nascidos, que podem ser acompanhadas de lesões hemorrágicas na parede proximal e na sola dos cascos. Ovinos não desenvolvem alopecia nem mesmo problemas de casco, porém, as raças lanadas apresentam menores taxas de crescimento da lã. Equinos e caprinos podem apresentar alopecia generalizada. Os suínos, além de poderem apresentar a alopecia generalizada, também podem desenvolver sinais neurológicos de paralisia, paraplegia e quadriplegia, consequentes da poliomielomalácia. Podem-se observar alterações reprodutivas em várias espécies quando o selênio é consumido em excesso. Nesse sentido, o desempenho reprodutivo pode ser reduzido sem que estejam presentes outros sinais característicos da doença. Em aves de produção a selenose tem mostrado efeitos deletérios importantes na reprodução, refletidos na baixa eclodibilidade, deformidade embrionária e em morte embrionária.

As alterações anatomopatológicas nos quadros crônicos estão relacionadas às lesões no casco e às consequências da anorexia e inanição. Podem ser observadas nefrite, cirrose hepática e necrose em miocárdio. Em razão da possibilidade de problemas neurológicos em suínos, pode-se observar malácia bilateral da substância cinzenta inclusive na medula espinal.

Diagnóstico

O diagnóstico pode ser feito por meio do histórico/anamnese, achados clínicos, com a determinação de selênio em alguns tecidos, e achados de necropsia. Tanto na intoxicação aguda como na crônica, uma das primeiras alterações que ocorre é a anemia com redução dos teores de hemoglobina. Nesses casos o selênio pode também ser detectado na urina, no leite e no pelo de animais afetados.

Os teores normais séricos de selêno são de 0,14 a 0,19 mg/L. Teores de 1,5 mg/L são considerados teores elevados de selênio, e as manifestações clínicas são evidentes quando estes atingem limiares de 3 mg/L no sangue e mais de 4 mg/L na urina.

A concentração de selênio nos pelos também pode servir como diagnóstico. Teores de selênio entre 5 e 10 mg por quilo de pelo sugerem problema limítrofe e teores acima de 10 mg por quilo de pelo, indicam selenose crônica.

Quanto aos achados de necropsia, nos casos de intoxicação aguda a maior parte dos achados macroscópicos são atribuídos ao comprometimento cardiovascular. São encontrados edema e congestão pulmonares, petéquias das vísceras torácicas, congestão do fígado, dos rins e do trato gastrointestinal. Se a intoxicação for pela via parenteral, pode-se observar hidrotórax, hidropericárdio e ascite. Ao exame histológico poucas alterações são percebidas se a evolução do quadro for rápida, isto é, em período inferior a 24 horas. Alterações observadas em animais que sobreviveram a esse período incluem derrame seroso nos alvéolos pulmonares, degeneração leve, hialina ou granular das fibras musculares esqueléticas, degeneração hidrópica nas células epiteliais tubulares renais e degeneração periacinar e necrose dos hepatócitos. Pode haver comprometimento dos miócitos cardíacos, com a presença de áreas de granulosidade citoplasmática e lise.

Animais que sofrem intoxicação subaguda a crônica podem apresentar miopatia esquelética e cardíaca; deformidade dos pés e da pele; atrofia e dilatação do coração; edema pulmonar; cirrose e atrofia de fígado; glomerulonefrite; gastroenterite leve; e erosão das superfícies articulares.

Em suínos pode ser observada a poliomielomalácia simétrica, com comprometimento principalmente dos cornos ventrais dos alargamentos cervical e lombar, e com menor comprometimento nos núcleos do tronco encefálico. O aspecto microscópico da medula espinal afetada incluía a vacuolização do neurópilo e esporadicamente do citoplasma dos neurônios. Estão frequentemente presentes nesses casos a cromatólise neuronal, o inchaço axonal e a proliferação das células endoteliais.

Para a confirmação do diagnóstico, deve-se enviar, para a análise toxicológica, 50 g de fígado, 50 g de rim ou 500 g da ração suspeita. Para a avaliação anátomo-patológica deve ser enviado pedaço de músculo esquelético fixado em formol, coração, fígado, rim e medula espinal de região de aumento de volume cervical e/ou lombar.

Na selenose crônica em ovinos são encontrados, no fígado e no rim, teores de selênio da ordem de 20 a 30 ppm (mg/kg) e, na lã, a concentração desse microelemento fica entre 0,6 e 2,3 ppm. Em cavalos intoxicados, os teores de selênio nos pelos são superiores a 5 ppm.

O diagnóstico diferencial para a intoxicação aguda por selênio deve ser feito com a intoxicação aguda por arsênio, anafilaxia, intoxicação por ionóforos, intoxicação por tiamulina em suínos e septicemia. Para os casos de intoxicação crônica, o diferencial deve ser feito com hipovitaminose A, com laminite e com toxicose por cloreto de sódio.

Prognóstico

O prognóstico para os casos agudos é mau e para os casos crônicos é dependente do comprometimento sistêmico, mas na maior parte das vezes é reservado.

Tratamento e profilaxia

Para os casos de intoxicação por selênio, por não haver nenhum mecanismo de quelação específico para a remoção do selênio, o tratamento para qualquer forma de intoxicação é o de suporte.

Nos casos crônicos, após a interrupção da exposição à fonte de selênio, deve-se compreender que, dependendo do tecido afetado, o tempo de regeneração poderá ser bastante longo.

O ideal é fazer a prevenção de uma possível exposição excessiva. Apesar de o teor máximo tolerável de selênio para todas as espécies ser fixado em 2 mg por quilo de matéria seca da dieta, para ruminantes esse valor foi aumentado para 5 mg/kg de matéria seca da dieta. Há autores que consideram esse limite também para cavalos. Para suínos assume-se o teor máximo de 4 ppm, enquanto para aves de produção foi considerado 3 ppm, ambos em relação à matéria seca dietética.

CLORETO DE SÓDIO

O sódio (Na) e o cloro (Cl) são macroelementos essenciais e, apesar de serem distintos, são considerados em conjunto/associados ao seu metabolismo, interações, funções e exigências estarem relacionados.

O excesso de cloreto já foi associado como fator colaborador para a ocorrência da discondroplasia tibial, porém a maior frequência de problemas relacionados ao excesso do cloro refere-se à sua associação com o hidrogênio, nos hipocloritos presentes em produtos domissanitários (ver Capítulo 13). Aqui serão abordados os elementos em conjunto, por se tratar da principal forma de aporte de sódio para os animais via alimentação, na forma de cloreto de sódio.

O cloreto de sódio é frequentemente referido como sal comum, sal de mesa, sal branco ou simplesmente sal. A necessidade para esse sal foi reconhecida antes mesmo de se estabelecer a extensão da exigência para esse composto. A mudança do tipo de vida de nômade, com dependência da caça e do extrativismo, para a vida sedentária, com a fixação à terra e, portanto, à atividade agrícola e criação dos animais, só foi sustentável com a utilização de suplementos de sal. O sal é o único composto mineral que os animais comprovadamente sentem desejo específico. É necessário para a saúde dos animais e alguns guias de recomendação nutricional separam as recomendações nutricionais para o sódio e para o cloro, porém outros os consideram em associação.

O cloro e o sódio são responsáveis por manter a pressão osmótica, estão envolvidos no equilíbrio acidobásico e controlam o metabolismo da água. O sódio é o principal cátion e o cloro é o principal ânion do fluido extracelular, no qual estão nas concentrações de 140 e 105 mEq/L, respectivamente. De maneira bem simplificada e objetiva, considera-se que o sódio tenha papel fundamental por fornecer o chamado esqueleto osmótico que é preenchido por água. Esse esqueleto osmótico é mantido pela bomba sódio potássio ATPase (Na^+/ K^+ATPase) nas membranas celulares, que, por transporte ativo, transporta o sódio para o ambiente extracelular e o potássio para o meio intracelular, com gasto energético. Esse processo promove a captação de glicose e leva às diferenças de potencial de membrana, que influenciam na captação de outros cátions essenciais para a excitabilidade da célula.

Pela grande importância do sódio, sua concentração sérica e osmolaridade são mantidas sob controle fino e preciso, por meio de mecanismos homeostáticos que envolvem a sede, hormônio antidiurético e reabsorção renal do sódio filtrado. Valores normais para o sódio sérico em animais adultos são de 135 a 150 mEq/L nos suínos; de 132 a 152 mEq/L nos bovinos; de 141 a 152 mEq/L nos cães; de 147 a 156 mEq/L nos gatos; e de 132 a 146 mEq/L nos equinos.

Na dieta dos animais o sal está presente entre 0,5 e 1,0% em relação à matéria seca total. Animais de produção normalmente têm livre acesso ao sal branco ou a misturas minerais suplementares à dieta. Geralmente, as exigências por sal são aumentadas com o aumento da atividade metabólica, por exemplo, em fêmeas em lactação; em animais submetidos a esforço ou a exercício físico; e em animais que estão em ambientes quentes, as necessidades de sal são maiores. Todas essas condições também aumentam a necessidade de água.

O sal pode ser proveniente de fontes adicionais àquelas dietéticas, como de água subterrânea com alto teor de sal; salmoura ou água do mar. A utilização de soro de leite como alimento para animais representa fonte com elevada concentração de sódio. Por ser considerado limitador do consumo alimentar, há situações em que se utilizam elevadas concentrações de sal na dieta, chegando a teores de 13%, para restringir o consumo de matéria seca do gado. Apesar dessas situações representarem risco potencial, se houver disponibilidade de água de qualidade adequada para o consumo, os animais normalmente toleram o desafio do excesso de sal, sem que ocorra o quadro de intoxicação.

Quanto ao metabolismo do sal, considera-se que entre 85 e 95% do cloreto de sódio consumido seja absorvido pelo trato gastrointestinal, sendo que a maior parte da absorção ocorre na porção inicial do intestino delgado. O cloreto de sódio também é reciclado para o trato gastrointestinal via células epiteliais das glândulas salivares, pancreáticas, gástricas, biliares e intestinais. O sódio é secretado em grandes quantidades na porção inicial do intestino delgado para criar o gradiente de concentração que impulsiona o transporte facilitado da glicose e de aminoácidos provenientes da dieta. Já o cloreto é secretado no lúmen do estômago para que haja redução do pH, condição importante para o início da proteólise e até mesmo para a proteção, via digestão, contra possível consumo de microrganismos patogênicos. Os íons cloreto são rapidamente reabsorvidos pelo gastrointestinal e, quando não forem, poderá ocorrer diarreia osmótica, com desdobramentos importantes em relação à perfusão tecidual e ao equilíbrio acidobásico.

Em virtude da grande importância do sódio no organismo animal, a maior parte dos animais terrestres possui mecanismo fisiológico eficiente para a conservação do sódio. O ponto inicial para esse processo, como visto anteriormente, é a eficiente absorção intestinal do sódio no trato gastrointestinal, que, quando absorvido em excesso, e com disponibilidade de água, é prontamente excretado pela via renal, por meio da interação de vários hormônios. A aldosterona, considerada o principal desses hormônios, é secretada pela adrenal em resposta à redução do teor plasmático de sódio ou da pressão sanguínea sistêmica. Tem por função aumentar a retenção de sódio e a excreção de potássio. Já o peptídeo natriurético atrial, que é secretado pelas células atriais do coração, é liberado pelo aumento da pressão arterial, e promove o aumento da excreção renal de sódio. A vasopressina é secretada pela hipófise quando a osmolaridade sanguínea está aumentada e estimula a reabsorção renal de água para reduzir a concentração plasmática de sódio. Vários hormônios gastrointestinais, como a gastrina, o peptídeo inibitório gástrico, a secretina e o peptídeo intestinal vasoativo podem afetar a taxa de secreção de cloreto e de sódio no lúmen intestinal. Como o metabolismo do cloreto está intimamente relacionado ao do sódio, na maior parte dos casos, os fatores que estimulam a excreção do sódio tendem a aumentar a excreção do cloro.

Fatores determinantes

O excessivo consumo de sal, independente da fonte, associado à restrição de água doce, isto é, potável, de qualidade, é o fator que deflagra a intoxicação.

O consumo excessivo de sal ocorre principalmente quando: (1) os animais são privados de sal por muito tempo ou, então, não são adaptados a alimentos com elevado teor de sal e, subitamente, são expostos a essa situação, fato que os levará ao consumo excessivo por avidez; (2) os alimentos forem formulados de maneira inadequada ou forem misturados incorretamente, permitindo maior concentração de sal; (3) houver administração de sal em excesso para animais de companhia com finalidade emética, prática que deve ser desaconselhada; (4) houver consumo de produtos contendo sal com misturas contendo também sal, dentre outros. Há possibilidade do desenvolvimento da hipernatremia nos cães submetidos a exercício prolongado e/ou que brinquem no mar. Todas essas situações sempre são agravadas quando há restrição, ou ingestão insuficiente, de água potável.

Intoxicação por sódio

O consumo de excessiva quantidade de sódio, de forma aguda, para resultar em hipernatremia, é denominado de toxicose direta por sódio, toxicoses iônicas agudas por sódio ou hipernatremia aguda. Nessas condições, os sinais clínicos ocorrem em 1 a 2 dias e esse excesso de sal ingerido pode também ocasionar efeito direto, por ser irritante para as superfícies mucosas ocasionará anorexia, vômito e/ou diarreia.

A forma mais comum de hipernatremia ocorre em decorrência da ingestão restrita de água e é denominada toxicose indireta por íons de sódio, toxicose crônica por sódio ou hipernatremia crônica. Nesse caso, os sinais clínicos se desenvolverão em período de 4 a 7 dias, com alterações iniciais que podem até passar despercebidas.

De maneira geral, o aumento do consumo de sódio levará ao aumento da concentração sérica de sódio. Esse aumento da osmolaridade no fluido extracelular será percebido pelos osmorreceptores localizados no hipotálamo e o organismo responderá manifestando sede para promover a maior ingestão de água. Paralelamente a hipófise posterior liberará o hormônio antidiurético, que proporcionará a retenção de água pelos rins. Essas respostas ocorrem rapidamente para manter a osmolaridade dentro dos limites de normalidade, mas só serão suficientes se houver disponibilidade de água para o animal.

Com a falta de água e o aumento progressivo da concentração sérica de sódio, a água se deslocará do interstício e do líquido intracelular para o líquido extracelular. O sódio atravessará passivamente a barreira hematoencefálica, aumentando sua concentração nesse fluido para concentrações acima das consideradas normais, isto é, acima da faixa compreendida entre 135 e 150 mEq/L. Nessa fase, as células cerebrais terão sua osmolaridade intracelular aumentada, o que levará ao encolhimento celular. Não havendo mecanismo de proteção adequado, esse encolhimento celular levará ao encolhimento cerebral que resultará na interrupção do fornecimento de sangue para o cérebro. Isso pode resultar em rompimento de capilares e em hemorragias subaracnoideas e subdurais. Quando há desidratação intravascular importante, pode haver um quadro semelhante à convulsão e a morte do animal.

Com o aumento progressivo dos teores de sódio nas células cerebrais, haverá inibição da glicólise e consequente diminuição na disponibilidade de energia para a célula. Apesar de o sódio atravessar passivamente a barreira hematoencefálica, sua saída é dependente de processo ativo. Assim, a resposta desse tecido à rápida diminuição do sódio sérico é atrasada e, por gradiente osmótico, ocorrerá entrada de água no cérebro ocasionando edema cerebral com as consequentes manifestações clínicas, fato frequente nos casos agudos de hipernatremia.

As alterações na osmolaridade celular ocorrerão tanto nos casos agudos como nos casos crônicos de hipernatremia e envolverão o acúmulo de compostos orgânicos osmoticamente ativos, como a taurina, o mioinositol, glicerofosforil-colina, glutamato, glutamina, betaína e fosfocreatina. As concentrações máximas desses compostos ocorrem em período de 48 a 72 horas e eles podem representar 60% da alteração da osmolaridade celular. Quando a hipernatremia é corrigida, esse mesmo período de tempo é necessário para que esses compostos voltem aos seus teores basais.

Dentre as espécies domésticas, os suínos parecem ser os mais sensíveis à intoxicação por cloreto de sódio. Apesar de a dose tóxica aguda de cloreto de sódio para suínos ser de 2,2 g por quilo de peso corporal, e para equinos, ovinos e bovinos adultos a dose tóxica ser de 6,0 g por quilo de peso corporal, a toxicidade do sal é influenciada tanto pela idade quanto pelo peso corporal do indivíduo. Doses que matam suínos de 6,5 a 10 kg de peso corporal têm pouco efeito em suínos de 16 a 20 kg. Para cães, apesar de a dose tóxica ser considerada de 4 g por quilo de peso corporal, já foram identificadas manifestações clínicas com doses menores. De qualquer maneira, considera-se que cães e gatos toleram, com segurança, 3,7% de sal na dieta total, quando a água adequada para consumo estiver continuamente disponível.

Dentro de uma mesma espécie, quando uma categoria animal aumenta a exigência para a água, essa categoria torna-se mais sensível ao quadro tóxico pela possibilidade de restrição hídrica. Nesse sentido, fêmeas em lactação são mais sensíveis à hipernatremia.

Manifestações clínicas

A ingestão de excesso de sal pode levar à menor consumo de alimento e à redução do crescimento, sem outras manifestações clínicas evidentes. Em bovinos, essas manifestações foram notadas em novilhas que consumiram água salobra, com 1,75% de cloreto de sódio e foi observado que vacas leiteiras que consumiram água contendo 1,75% de cloreto de sódio tiveram redução na produção de leite.

A intoxicação aguda por sal, com consumo de elevadas doses de cloreto de sódio, induzirá ao vômito, diarreia com muco nas fezes, dor abdominal e anorexia. Porém as manifestações clínicas mais frequentes ocorrem de 24 a 48 horas após a ingestão e incluem opistótono, nistagmo, tremores, cegueira, paresia e até mesmo flexão dos boletos. Pode ocorrer secreção nasal e até mesmo poliúria. Na evolução do quadro o animal entra em decúbito e ocorrem quadros semelhantes à convulsão, com a morte dos animais comprometidos em um período de 24 horas após o início das manifestações clínicas. Em suínos os sinais incluem fraqueza, prostração, tremores musculares, convulções clônicas, coma e morte, em 48 horas.

Nos quadros subagudos observados em bovinos e ovinos que ingerem água salobra, os animais apresentam redução do apetite, sede, lacrimejamento constante, principalmente nos bezerros, perda de peso, desidratação, hipotermia, fraqueza e diarreia. Se os animais forem forçados a se exercitar ou à manipulação intensa, podem manifestar incoordenação, convulsões tetânicas com espuma na boca e na narina.

Na intoxicação crônica, mais observada em suínos, ocorre falta de apetite, os animais ficam constipados, têm sede, apresentam inquietação e prurido entre dois e quatro dias após a exposição ao sal. Após essas manifestações, uma síndrome nervosa ocorre entre 12 e 24 horas, quando os suínos manifestam cegueira e surdez aparentes, ficam alheios aos estímulos do ambiente, vagam sem destino (andar compulsivo) e pressionam a cabeça contra objetos (*head pressing*). Se os animais não se recuperarem nessa fase, há início das convulsões epileptiformes recorrentes em intervalos constantes de cerca de sete minutos, acompanhadas de tremores em focinho e pescoço. As contrações clônicas dos músculos do pescoço podem estar associadas ao opistótono que evoluirá até que o suíno assuma a posição de cão sentado. Na sequência pode ocorrer convulsão clônica com o animal em decúbito lateral apresentando dispineia e salivação. O suíno pode morrer por insuficiência respiratória ou então poderá relaxar e ficar em estado comatoso por alguns momentos, voltando sem rumo até que ocorra o próximo episódio. De maneira geral, o pulso e a temperatura estão dentro dos limites fisiológicos, exceto nos animais em convulsão, quando esses parâmetros estarão aumentados.

Nas aves intoxicadas por cloreto de sódio, se observa depressão, fraqueza, dispneia e morte súbita. Nos cães a ingestão de sal em excesso induz ao vômito dentro de horas após a ingestão, que pode evoluir para diarreia, tremores musculares e atividade de convulsão. A gravidade dos sinais clínicos foi observada quando os teores séricos de sódio ficaram acima de 180 mEq/L.

Diagnóstico

Além do histórico/anamnese e da manifestação clínica, animais com hipernatremia apresentarão concentrações séricas de sódio bem acima das consideradas normais, isto é, de 135 a 145 mEq/L para 160/170 mEq/L a 210 mEq/L.

A eosinopenia também é evidente durante esse estágio e o retorno do número dessas células a valores normais pode ser indicativo de melhora. Em bovinos as mesmas mudanças podem ser notadas, com exceção da eosinopenia que não é observada nessa espécie animal. As concentrações de sódio no líquor estarão aumentadas, excedendo as concentrações normais.

No exame pós-morte de animais intoxicados por sal pode-se observar irritação gástrica, inclusive com a possibilidde de úlceras e hemorragias. O conteúdo gastrointestinal pode estar bastante ressecado.

Nos casos de intoxicação aguda em bovinos, é observada congestão na mucosa do omaso e do abomaso e as fezes são fluidas e escuras. No exame de animais que sobreviveram por muitos dias se observa hidropericárdio e edema de músculos esqueléticos. Gastroenterite pode ser evidenciada em alguns suínos intoxicados com grandes doses de sal, porém na intoxicação crônica não são observadas lesões macroscópicas.

No exame anátomo-patológico dos casos agudos de hipernatremia, as lesões neurológicas são restritas à expansão do espaço perivascular no cérebro. Suínos com intoxicação crônica apresentam, além da expansão dos espaços perivasculares, característica do edema cerebral agudo, meningite com grande número de eosinófilos, que se estendem ao longo dos espaços de Virchow-Robin no tecido cerebral. Os suínos que sobrevivem por mais tempo podem apresentar poliencefalomalácea residual.

A determinação da quantidade de cloreto de sódio nos tecidos, em especial no cérebro pode ser de valor diagnóstico. Teores de sódio cerebral superiores a 2.000 ppm são considerados diagnóstico conclusivo em suínos e bovinos. Considera-se, para os cérebros de bovinos e suínos, teores normais de sódio, na base úmida, de 1.600 e 1.800 ppm, respectivamente, para os cérebros bovinos e suínos.

Assim, para confirmação do diagnóstico, há necessidade de envio de amostras de aproximadamente 50 gramas de tecido hepático, músculo esquelético, cérebro, soro sanguíneo, líquido cefaloraquidiano, humor vítreo ou humor aquoso, alimento e água para a determinação da concentração de sódio. Para o exame histológico, deve-se enviar metade do cérebro cortado sagitalmente e fixado em formalina.

O diagnóstico diferencial deve ser feito para as meningoencefalites bacterianas; para o edema intestinal, que ocorre em suínos de rápido crescimento; doença do coração de amora, mais frequente em suínos mais velhos; polioencefalomalácia; pseudoraiva; e encefalomielite viral.

Prognóstico

O prognóstico para um animal com hipernatremia decorrente de consumo excessivo de sal e privação de água com manifestações clínicas tanto na forma aguda como na forma crônica é de reservado a bom, desde que o tratamento seja feito com cautela.

Tratamento e profilaxia

O tratamento para a intoxicação por sal tanto aguda como crônica inicia-se com a remoção imediata da fonte de intoxicação com a retirada do acesso ao alimento e/ou à fonte de água salobra. Após essa medida, deve-se corrigir a hipernatremia e a hiperosmolaridade séricas de acordo com o quadro tóxico.

O objetivo do tratamento é restaurar lentamente, durante um período de dois a três dias, o equilíbrio normal de água e eletrólitos. A redução rápida na concentração sérica de sódio aumentará o gradiente osmótico entre o soro e o cérebro, seguindo o gradiente para o cérebro, aumentando a possibilidade de ocorrer edema cerebral grave.

Na intoxicação aguda, se os animais ainda não manifestaram sinal clínico, deve-se permitir o acesso à água, porém os indivíduos devem ser monitorados por vários dias. Nos animais com manifestações clínicas, iniciadas entre 12 e 24 horas, o objetivo é reduzir a concentração de sódio em 1 mmol/L (ou 1 mEq/L) a cada hora. Para tanto, deve-se escolher para os animais hidratados a administração intravenosa de solução de dextrose a 5% em combinação com diutético de alça na proporção de 3,7 mL/kg/hora para reduzir o sódio sérico em 1 mEq/L/h. Nesses animais, em vez da dextrose, pode ser utilizada solução de cloreto de sódio a 0,45%. Se os animais estiverem hipovolêmicos deve ser usado ou cloreto de sódio a 0,9% ou outra solução cristaloide isotônica.

Nos casos crônicos, inicialmente deve-se restringir o acesso à água doce. Essa deve ser ingerida em pequenas quantidades, porém a intervalos frequentes. Nos casos avançados, quando o animal não conseguir ingerir água, essa deve ser administrada por tubo estomacal ou sonda naso ou orogástrica. Os teores séricos de sódio nos animais com intoxicação crônica ou naqueles com quadro de duração desconhecida, a hipernatremia deve ser reduzida a uma taxa não maior que de 0,5 mmol/L/h. A escolha do fluido a ser utilizado deve ser baseada na hidratação do animal, conforme recomendação anterior. Quando a concentração sérica de sódio for mensurada, o déficit hídrico pode ser calculado a partir da seguinte fórmula:

$$\text{Déficit de água livre (L)} = 0{,}6 \times PC \times [(\text{concentração de sódio sérica/valor de referência para a concentração de sódio sérica}) - 1]$$

em que PC = peso corporal em quilogramas (kg)

Nas primeiras 24 horas não deve repor mais do que 50% do déficit de água livre, sendo que o restante deve ser substituído nas próximas 24 a 48 horas subsequentes.

O uso de diuréticos como a furosemida pode ser feito com o objetivo de prevenir o desenvolvimento de edema pulmonar durante a fluidoterapia. Os fluidos intravenosos levemente hipertônicos têm sido recomendados para reduzir a probabilidade de desenvolvimento de edema cerebral. Os fluidos intravenosos devem ser formulados para aproximar a concentração sérica de sódio do animal, ou, então, recomenda-se que o clínico comece com uma solução contendo 170 mEq/L de sódio e que diminua essa concentração à medida que os sinais clínicos sejam revertidos. Caso haja suspeita de edema cerebral, o uso de manitol, dexametasona ou dimetil sulfóxido pode ajudar no controle. Também como tratamento suporte pode-se valer do uso de protetores gastrointestinais.

Se a intoxicação por sal acometer um rebanho com animais de grande porte, o consumo de água deve ser limitado a 0,5% do peso corporal a intervalos de uma hora, até que a hidratação normal seja estabelecida.

Caso um cão tenha ingerido grandes quantidades de sal e ainda não tenha apresentado sinais clínicos, podem ser utilizadas substâncias eméticas. Porém, na maioria dos casos a descoberta é bem posterior à ingestão excessiva do sal ou da restrição de água, e os animais afetados já manifestam o quadro clínico. Nos casos de cães com hipernatremia aguda, pode-se utilizar enemas de água morna com 6,6 a 11 mL de água por quilo de peso corporal, repetidos a cada 1 a 2 horas.

Como medidas de controle, tanto o sal como a água devem estar disponíveis *ad libitum* em todos os momentos. A água potável para todas as categorias animais não deve conter mais que 0,5% de cloreto de sódio ou de sais totais. No tempo frio, o acesso à água deve ser monitorado constantemente, para garantir que essa água não congele e fique disponível para o animal. Para suínos as rações não podem conter mais que 1% de sal. A forma como o soro proveniente da fabricação de queijos é fornecido aos suínos, normalmente dificulta a prevenção da intoxicação por sódio, a menos que sejam utilizados soros livres de sal.

BIBLIOGRAFIA

1. CONSTABLE, P.D.; HINCHCLIFF, K.W.; DONE, S.H.; et al. *Veterinary Medicine: A textbook of the diseases of cattle, horses, sheep, pigs and goats*. 11.ed. St Louis: Elsevier, 2017. 2310p.
2. CUNHA, P.H.J.; BADIAL, P.R.; CAGNINI, D.Q.; et al. Polioencefalomalacia experimental em bovinos induzida por toxicose por enxofre. *Pesquisa Veterinária Brasileira*, v. 1, n. 31, 2011, p. 41-52.
3. ENSLEY, S. Biofuels coproducts tolerance and toxicology for ruminants. The Veterinary Clinics of North America. *Food Animal Practice*, v. 27, 2011, p. 297-303.
4. FERREIRA, M.B.; ANTONELLI, A.C.; ORTOLANI, E.L. Intoxicação por cobre, selênio, zinco e cloreto de sódio. In: SPINOSA, H.S.; GÓRNIAK, S.L.; PALERMO-NETO, J. *Toxicologia Aplicada à Medicina Veterinária*. 1.ed. São Paulo: Editora Manole Ltda, 2008, p. 665-97.
5. GAUDRÉ, D.; QUINIOU, N. What mineral and vitamin levels to recommend in swine diets? *Revista Brasileira de Zootecnia*, v. 38, p. 190-200, (supl especial), 2009.
6. GOULD D.H. Update on sulfur-related polioencephalomalacia. The Veterinary Clinics of North America. *Food Animal Practice*, v. 16, n. 3, 2000, p. 481-96.
7. HALL, J.O. Sulfur. In: GUPTA, R.C. *Veterinary Toxicoloxy: Basic and Clinical Principles*. 3.ed. Londres: Academic Press, 2018, p.483-1.
8. HAMLEN, H.; CLARK, E.; JANZEN, E. Polioencephalomalacia in cattle consuming water with elevated sodium sulfate levels: A herd investigation. *The Canadian Veterinary Journal*, v. 34, 1993, p. 153-8.
9. HARDY, R.M. Hypernatremia. *Veterinary Clinics of North America: Small Animal Practice*, v. 19, n. 2, 1989, p. 231-40.
10. HOFF, B.; BOERMANS, H.J.; BAIRD, J.D. Retrospective study of toxic metal analyses requested at a veterinary diagnostic toxicology laboratory in Ontario (1990-1995). *Canadian Veterinary Journal*, v. 39, p. 39-43,1998.
11. LONERAGAN, G.H.; GOULD, D.H.; WAGNER, J.; et al. The magnitude and patterns of ruminal hydrogen sulfide production, blood thiamine concentration, and mean pulmonary arterial pressure in feedlot steers consuming water of different sulfate concentrations. *The Bovine Practitioner*, v. 39, 2005, p. 16-22.
12. NATIONAL RESEARCH COUNCIL. Comitte on Animal Nutrition. *Mineral Tolerance of Animals*. 2.ed. Washington: Nationa Academy of Science, 2005. 510p.
13. ORTOLANI, E.L. Intoxicação cúprica acumulativa em ovinos. In: CONGRESSO BRASILEIRO DE BUIATRIA, 2003. *Anais...* Salvador: Associação Brasileira de Buiatria, 2003. p. 113-4.
14. ORTOLANI, E.L.; MACHADO, C.H.; SUCUPIRA, M.C.A. Assessment of some clinical and laboratory variables for early diagnosis of cumulative copper poisoning in sheep. *Veterinary and Human Toxicology*, v. 45, n. 6, 2003, p. 289-93.
15. SAGER, R.L.; HAMAR, D.W.; GOULD, D.H. Clinical and biochemical alterations in calves with nutritionally induced polioencephalomalacia. *American Journal of Veterinary Research*, v. 51, 1990, p. 1969-74.
16. SUTTLE, N.F. *The Mineral Nutrition of Livestock*. 4.ed. Londres: Cabi, 2010. 579p.
17. THORNBURG, L.P. A perspective on copper and liver disease in the dog. *Journal of Veterinary Diagnostic Investigation*, v. 12, 2000, p. 101-10.

Seção 6

Outros tópicos de interesse em medicina veterinária

Capítulo 35

Mutagênese e carcinogênese

Cristina de Oliveira Massoco Salles-Gomes
Julia de Carvalho Nakamura
Victor Nowosh

INTRODUÇÃO

Manter a capacidade de crescimento e divisão da maioria das células até a idade adulta é uma vantagem habilidosa da maioria dos organismos vivos e que garante a diversidade dos tecidos. Além disso, a organização dos tecidos biológicos é dotada de plasticidade celular que favorece a manutenção da vida. Essa habilidade da morfogênese adquirida no processo evolucionário dos metazoários tem sido uma vantagem para a manutenção de um organismo adulto, mesmo diante dos desgastes frequentes, por exemplo, no processo cicatricial e na reposição de células da mucosa intestinal. A complexidade genômica e a regulação gênica precisam tornar esses processos compatíveis com a vida. Contudo, essa autonomia e versatilidade pode ser prejudicial a um organismo quando as células sofrem uma falha do controle genômico e, consequentemente, um erro na informação da sequência gênica pode contribuir para o descontrole da autorregulação. Assim, genes mutados propiciam a perda do controle do crescimento celular, o que favorece o aparecimento de um fenótipo anormal que não é compatível com os processos fisiológicos e as estruturas de um organismo.

O termo **câncer** é utilizado para descrever uma doença multifatorial e de múltiplas etapas, decorrente de um crescimento celular aberrante, e como se dá o seu desenvolvimento é chamado de **carcinogênese**.

Um **carcinógeno** é qualquer fator que aumente o risco de desenvolvimento do câncer, e o conhecimento sobre suas propriedades e classificação pode ajudar na prevenção do câncer. O processo de transformação maligna pode ser de natureza genética, por exemplo, por meio de mutações, ou epigenética, que é decorrente de uma alteração do padrão de expressão de genes por meio de outros fatores que não a mutação.

A **mutagênese** é um processo de mutações genéticas que pode desencadear o câncer e que pode ser gerado por diversos fatores (genéticos e ambientais), os quais podem interagir de forma variada. Quando ocorre uma mutação em célula germinativa, o câncer é chamado de hereditário, pois ocorre de uma geração para outra (transmissão vertical). Quando não há associação com o fator hereditário, o desenvolvimento do câncer pode ser decorrente do acúmulo de diversas mutações somáticas tecido-específica, as quais, em razão da falha no sistema de reparo, podem se tornar estáveis e serem passadas para as células-filhas.

Pelo menos nos últimos 50 anos, em especial em virtude do desenvolvimento de técnicas moleculares, vários progressos foram feitos com relação ao entendimento dos processos de mutagênese e carcinogênese. Apesar de os estudos que relacionam a associação dos fatores de risco ambientais e genéticos no processo da transformação celular maligna serem mais frequentes para seres humanos, mais recentemente alguns estudos em medicina veterinária descrevem os agentes mutagênicos e carcinogênicos de exposição animal.

BREVE HISTÓRICO

Registros milenares sobre a descrição de uma doença que remete ao diagnóstico de câncer foram descobertos ao longo da história da civilização humana, em especial aqueles descritos nos papiros egípcios e nos livros ayurvédicos da Índia. Contudo, foi apenas no começo do século XX que várias publicações seminais impulsionaram as investigações sobre os efeitos de substâncias químicas na gênese do câncer, mesmo sem a identificação específica das moléculas causadoras de câncer em seus alvos celulares. O que limitou por muito tempo o avanço nessa área foi o desconhecimento dos mecanismos pelos quais os produtos químicos causam câncer e as mudanças moleculares que caracterizam a progressão do tumor.

Observações em seres humanos promoveram a reflexão sobre diferentes fatores de risco associados ao desenvolvimento de alguns tipos de câncer, em especial aqueles de risco ocupacional. Em 1775, um médico inglês, *sir* Percivall Pott, atribuiu a alta incidência de câncer escrotal entre limpadores de chaminés por causa do contato da fuligem do carvão com essa região anatômica. Na Alemanha, em 1895, Ludwig Rhen descreveu que os trabalhadores que manuseavam cronicamente pigmentos foram mais afetados com câncer de bexiga. Uma década depois da descoberta dos raios X foi observada uma alta incidência de câncer de pele naqueles indivíduos que operavam os equipamentos de radiografias. Um dos primeiros relatos não ocupacionais ocorreu em 1761 pelo médico inglês John Hill, que propôs a hipótese da relação do rapé de tabaco e o aparecimento do câncer nasal.

No âmbito da experimentação animal, no final de 1800 foram propostas três teorias para o câncer: Virchow propôs que o câncer era resultado de uma inflamação crônica; Lobstein e Recamier, e mais tarde Cohnheim, propuseram que o câncer era consequência de uma disfunção do tecido embrionário; e outros pesquisadores propuseram que o câncer era causado por agentes infecciosos. Em 1908, Ellermann e Bang publicaram um trabalho no qual foi demonstrado que o filtrado livre de célula causou leucemia em galinhas e Rous, com esse mesmo protocolo, observou sarcoma nessa espécie animal.

Com relação à carcinogênese química, os pioneiros na pesquisa experimental foram os pesquisadores da Universidade de Tóquio, Katsusaburo Yamagiwa e Koichi Ichikawa, que em 1915 induziram carcinoma epidermoide em coelhos após a aplicação repetida de alcatrão na pele do pavilhão auricular dessa espécie animal. Nos Estados Unidos, entre o período de 1915 e 1929, foram publicados relatos do diagnóstico de osteossarcoma de mandíbula desenvolvido em mulheres jovens que manipulavam um isótopo fluorescente para a pintura de mostradores de relógios.

Apesar de a pergunta "o que causa câncer?" sempre ter intrigado a medicina, o avanço no conhecimento acerca do processo de transformação maligna apenas contou com estudos sistematizados, mais recentemente, com a criação de diferentes entidades governamentais responsáveis em elaborar e conduzir estudos *in vitro* e *in vivo* para avaliar o risco de mutagenicidade e carcinogenicidade causado por diferentes fatores. Em 1950 a Organização Mundial de Saúde (OMS) organizou um simpósio que impulsionou a investigação nessa área, cujo tema principal foi sobre a variação na incidência de certos tipos de câncer observada em diferentes partes do mundo. Nesse evento, por meio de um estudo epidemiológico, foi percebido que imigrantes passaram a desenvolver com maior frequência alguns tipos de câncer que antes não eram observados no país de origem. Esse fato levou à hipótese da existência de um risco ambiental, mais do que a influência de fatores genéticos. Isso implicou a criação, em 1965, da *International Agency for Research on Cancer* (Iarc – Agência Internacional para a Pesquisa do Câncer), sediada em Lyon, na França, com o objetivo de promover a investigação global sobre as causas de câncer em seres humanos. Essa agência atua até hoje de maneira interdisciplinar e independente, reunindo diferentes profissionais do mundo todo que produzem documentos, os quais dão apoio técnico para a avaliação de risco para a saúde humana, animal e ambiental. Além disso, essa agência coordena um banco com 6 milhões de amostras de neoplasias provenientes de mais de 600.000 doadores do mundo, permitindo o aprofundamento na pesquisa do câncer e, consequentemente, na geração de programas de prevenção e de estratégias de cura para diferentes neoplasias.

ETAPAS DA CARCINOGÊNESE: INICIAÇÃO, PROMOÇÃO E PROGRESSÃO

A carcinogênese química é um processo multifatorial que depende do nível e do tempo de exposição a determinado carcinógeno e pode ser descrito em três etapas: iniciação, promoção e progressão.

A primeira etapa, iniciação, é provocada por uma transformação no código genético de uma célula, seja uma mutação gênica pontual, mutação cromossômica (que afeta mais de um gene) ou mutação genômica (caracterizada pela alteração do número de cromossomos). Esse processo, irreversível, torna a célula "iniciada" ou "pré-neoplásica".

Para que a célula pré-neoplásica possa sofrer expansão clonal e tornar-se significativa do ponto de vista biológico, o organismo precisa ser exposto aos chamados **promotores**. Estes são substâncias, geralmente, não mutagênicas de efeito reversível e que, de alguma forma, oferecem vantagens à sobrevivência e à replicação de células iniciadas. Mecanismos de promoção incluem estímulos à proliferação celular, inflamação crônica persistente, inibição da diferenciação celular e perda do controle normal do ciclo celular, conferindo a essas células resistência aos mecanismos de morte programada.

A terceira etapa, progressão, caracteriza-se pela alteração do comportamento do tumor, que se torna progressivamente maligno, isto é, capaz de invadir o tecido localmente e de provocar metástases. Embora esteja geralmente associada a mutações adicionais, a fase de progressão não se limita a transformações genéticas, uma vez que células do microambiente tumoral secretam fatores de crescimento e citocinas de ação parácrina, e as próprias células cancerígenas sintetizam fatores de ação autócrina, o que altera a expressão gênica dessas células neoplásicas, conferindo-lhes fenótipo maligno.

CLASSIFICAÇÃO DOS CARCINÓGENOS

Historicamente, os carcinógenos químicos foram classificados em **genotóxicos**, capazes de reagir diretamente com o DNA, e **não genotóxicos**, que atuam por mecanismos como ativação de receptores, alterações epigenéticas, ligação a proteínas específicas etc.

Embora didática e frequentemente encontrada nos livros de Toxicologia, essa classificação é relativamente simplista e desconsidera o fato de que uma substância pode induzir a carcinogênese de diversas formas se forem considerados os mecanismos bioquímicos e moleculares envolvidos.

Assim, a Iarc propôs, em 2012, a caracterização de carcinógenos humanos de acordo com dez propriedades consideradas fundamentais. A substância carcinogênica deve apresentar, pelo menos, uma dessas características, as quais são apontadas no Quadro 35.1 e que são comentadas a seguir.

Substância eletrofílica ou ativada metabolicamente tornando-se eletrofílica

Substâncias eletrofílicas são atraídas e reagem com moléculas ricas em elétrons, como o DNA, o RNA, os lipídios e as proteínas, formando ligações covalentes chamadas de **adutos**.

Agentes eletrofílicos naturalmente ativos são denominados carcinógenos diretos. Já aqueles que sofrem algum tipo de metabolização e se tornam eletrofílicos são chamados de carcinógenos indiretos ou pró-carcinógenos, compondo a maior parte dos carcinógenos genotóxicos.

São exemplos de pró-carcinógenos os hidrocarbonetos aromáticos policíclicos (como o benzopireno e o 7,12-dimetilbenz(a)antraceno – DMBA, presentes em poluentes ambientais) e as aflatoxinas (sintetizadas pelo fungo *Aspergillus* sp.), os quais são submetidos à ativação pelo citocromo P450s.

Outro exemplo é o uretano, um anestésico utilizado em associação com cetamina e xilazina em animais de laboratório durante experimentos que investigam atividade neuronal cerebral e da retina.

Assim, a potência carcinogênica de um agente químico está associada à sua reatividade e ao equilíbrio entre ativação metabólica e reações de inativação. Em seres humanos, sabe-se que a suscetibilidade à carcinogênese é parcialmente determinada pelos polimorfismos nos genes que codificam enzimas envolvidas na biotransformação de substâncias exógenas.

QUADRO 35.1. Características fundamentais de agentes carcinogênicos, segundo a International Agency for Research on Cancer (Iarc)

Ser eletrofílico ou poder ser ativado metabolicamente a um composto eletrofílico
Ser genotóxico
Interferir em mecanismos de reparo do DNA ou gerar instabilidade genômica
Induzir alterações epigenéticas
Induzir estresse oxidativo
Induzir inflamação crônica
Ser imunossupressor
Modular efeitos mediados por receptores
Causar imortalização das células
Alterar a proliferação, a morte celular ou o suporte de nutrientes

Substância genotóxica

Genotoxicidade é definida como o conjunto de efeitos deletérios ao material genético, que pode ou não resultar em transformações mutagênicas, isto é, fixadas e transmissíveis às células-filhas.

Os danos ao DNA podem ser resultado da formação de adutos, quebras da dupla-fita, ligações cruzadas e alquilação de bases do DNA, desestabilizando a ligação covalente entre a base e a desoxirribose.

Tentativas da maquinaria celular de reparar o dano ao DNA podem levar a mutações. Como exemplo, tem-se a aflatoxina B1, um pró-carcinógeno metabolizado a composto eletrofílico, que se liga à guanina (G) e forma adutos de DNA. Durante a replicação do material genético, a leitura da fita contendo o aduto pode ocorrer de maneira errônea e a guanina é substituída por timina (T) na fita recém-sintetizada. Assim, em seres humanos expostos à aflatoxina B1, são encontradas mutações pontuais (substituição de G por T) no gene p53 de células de carcinoma hepatocelular.

Além de mutações gênicas pontuais, outros tipos de mutação podem ocorrer como: mutação cromossômica, na qual as alterações se estendem a múltiplos genes (translocações, duplicações, deleções, inserções, aberrações cromossômicas), e mutação genômica, caracterizada pela alteração no número de cromossomos (aneuploidia).

Substância que altera mecanismos de reparo do DNA ou causa instabilidade genômica

Uma vez detectado o dano ao DNA, a célula ativa mecanismos de reparo específicos, dependendo da integridade das bases nitrogenadas e da dupla-hélice. Agentes químicos como o formaldeído impedem esses mecanismos em células humanas. Nos últimos anos, em virtude do potencial mutagênico e carcinogênico do formaldeído, pesquisadores, sobretudo anatomistas, têm se dedicado ao desenvolvimento de métodos alternativos à formalização de cadáveres e peças anatômicas, como, por exemplo, a glicerinação.

Quanto à instabilidade genômica, uma das características fundamentais do câncer (comumente chamadas de "*Hallmarks of Cancer*"), é evidenciada por aberrações cromossômicas, mutações gênicas, instabilidade de microssatélites (pequenas deleções ou inserções em sequências repetitivas, denominadas microssatélites) e apoptose.

Substância que induz alterações epigenéticas

Alterações epigenéticas são aquelas que não dependem de mudanças na sequência de nucleotídeos, mas que afetam a expressão gênica e o reparo do DNA. Essas alterações ocorrem por: mecanismos como a metilação do DNA; modificação pós-translacional de histonas (acetilação e metilação), alterando a conformação da cromatina; e microRNAs (miRNAs), capazes de controlar os níveis de certas moléculas de mRNA no citoplasma, a eficiência da tradução desses mRNA ou ambos.

Um exemplo é a nitrosamina denominada 4-(metilnitrosamino)-1-(3-piridil)-1-butanona (também conhecida como NNK – *nicotine-derived nitrosamine ketone*), que é capaz de induzir metilação de genes supressores de tumor, diminuindo a expressão destes.

Substância que induz estresse oxidativo

O estresse oxidativo consiste no desequilíbrio entre a produção de espécies reativas de oxigênio (*Reactive Oxygen Species* – ROS) e nitrogênio (*Reactive Nitrogen Species* – RNS), seja pela produção excessiva desses compostos (induzida de forma endógena ou exógena), falha na detoxificação ou ambas (para detalhes, veja Capítulo 4). Por possuírem um ou mais elétrons não pareados, esses radicais livres são extremamente reativos e podem interagir com o DNA, provocando, por exemplo, quebras da dupla-fita, remoção de bases nitrogenadas, ligações cruzadas entre DNA e proteínas e translocações cromossômicas. Dependendo do local em que os danos ao DNA ocorrem, pode ocorrer a ativação de oncogenes ou a inativação de genes supressores de tumor. Além disso, ROS e RNS podem induzir modificações estruturais em moléculas de RNA, proteínas e lipídios.

Sabe-se também que o estresse oxidativo é capaz de interferir na sinalização celular, seja pela ativação de enzimas (por exemplo, a proteína quinase C) ou pela ativação/inativação de fatores de transcrição gênica, como NF-kB (*Nuclear Factor kappa B*) e HIF-1 (*Hypoxia-Inducible Factor 1*).

Substância que induz inflamação crônica

No século XIX, Virchow já havia criado hipóteses acerca da correlação entre câncer e inflamação crônica. Causada por agentes químicos ou infecciosos, a inflamação persistente é caracterizada por constante dano, regeneração e/ou reparação tecidual. Sabe-se que células inflamatórias e seus produtos (citocinas, quimiocinas) criam um microambiente que favorece a promoção e a progressão de células iniciadas, cujos mecanismos de controle do ciclo celular foram comprometidos. Além de auxiliar diretamente a proliferação de células iniciadas, o microambiente inflamatório facilita a promoção e a progressão tumorais por induzir o remodelamento do estroma e estimular o desenvolvimento de vasos sanguíneos e linfáticos.

Substância imunossupressora

O sistema imune foi primeiramente descrito como um mecanismo de eliminação de células tumorais, que serviu de base para o conceito de vigilância imunológica, elaborado em meados do século XX por Macfarlane Burnet. De acordo com esse conceito, o sistema imune seria capaz de reconhecer e eliminar tumores em desenvolvimento.

O fato de um agente ser imunossupressor é, portanto, um mecanismo indireto envolvido na carcinogênese. Células potencialmente neoplásicas que surgiram naturalmente ou que foram transformadas por outros carcinógenos podem escapar da vigilância imunológica (atualmente descrita como "fase de eliminação").

Um exemplo de agente imunossupressor é a ciclosporina, utilizada em medicina veterinária para o tratamento de doenças imunomediadas, por exemplo, dermatite atópica e lúpus eritematoso sistêmico. Outro exemplo é a substância pró-carcinógena NNK (*nicotine-derived nitrosamine ketone*) encontrada na fumaça de cigarro, capaz de interferir na ativação de linfócitos citotóxicos e na formação de células T de memória.

Substância que provoca efeitos mediante ativação de receptores

Nesse caso, tanto a ativação de receptores de membrana quanto a ativação de receptores nucleares causam, em última instância, mudanças na transcrição gênica, promovendo a proliferação e a sobrevivência de determinadas células.

A primeira categoria inclui receptores localizados na superfície celular e que ativam cascatas de sinalização. Um exemplo já mencionado é o NNK, que, além de ser genotóxico quando ativado, funciona como agonista de receptores colinérgicos nicotínicos e pode induzir cascatas de sinalização que levam à ativação de oncogenes e expressão de moléculas de adesão.

A segunda categoria se refere a receptores intracelulares. Quando ativados, esses receptores migram para o núcleo da célula, onde interagem com fatores de transcrição e modulam a expressão gênica. Em medicina veterinária, é amplamente conhecida a influência hormonal (mediada por estrógeno e progesterona) no desenvolvimento de tumores de mama em cadela. Outro exemplo é o fenobarbital, comprovadamente capaz de causar tumores no fígado e tireoide de ratos.

Agente induz imortalização das células

Essa categoria está intimamente ligada à carcinogênese viral. De forma geral, os mecanismos utilizados por vírus oncogênicos incluem: presença de um oncogene no genoma viral; integração ao genoma do hospedeiro e ativação de oncogenes celulares; expressão de genes do hospedeiro por meio de fatores de transcrição virais; expressão de "genes transformadores", que bloqueiam a função de proteínas envolvidas na regulação do ciclo celular; e indução de inflamação crônica.

Em medicina veterinária, um exemplo importante de tumor induzido por vírus é o sarcoide equino, uma neoformação cutânea localmente agressiva, porém não metastática. Acredita-se que o agente etiológico seja o vírus papiloma bovino tipo 1 ou 2. No Brasil, um terceiro tipo de vírus foi associado a casos de sarcoide: o vírus papiloma bovino tipo 13.

Agente que altera a proliferação, a morte celular ou o suporte de nutrientes

A proliferação induzida por carcinógenos é resultado da falha de mecanismos envolvidos em cascatas de sinalização e controle do ciclo celular. Exemplificando, um agente carcinogênico pode alterar a estrutura de um receptor, que se torna ativo constitutivamente, ou então pode induzir o aumento da expressão de um receptor estruturalmente normal, o que diminui a quantidade de ligante (por exemplo, o fator de crescimento) necessária para ativar a cascata de sinalização associada a esse receptor.

A sobrevivência de células transformadas também depende de fatores como a resistência à apoptose e o suporte de nutrientes, que pode ser favorecido por agentes angiogênicos, os quais induzem a formação de novos vasos sanguíneos, e/ou mutações gênicas que afetam o metabolismo energético celular.

CARCINÓGENOS EM MEDICINA VETERINÁRIA

A maioria dos carcinógenos humanos foi identificada e caracterizada utilizando-se modelos animais. Por isso, muitos dos exemplos de carcinógenos abordados nesse capítulo são referentes à formação de tumores em animais de laboratório, amplamente estudados. No entanto, convém ressaltar que animais de companhia, muitas vezes, compartilham o ambiente e hábitos de seus proprietários, tornando-os susceptíveis a estímulos potencialmente carcinogênicos, por exemplo, poluição e radiação.

Deve ser ressaltado que alguns estudos mostraram o desenvolvimento de tipos específicos de cânceres em cães, os quais apresentam distribuição geográfica semelhante à dos seres humanos, por causa da exposição aos mesmos carcinógenos. Esses animais podem ser considerados, consequentemente, modelos para estudar aspectos relacionados ao desenvolvimento de neoplasias em seres humanos e também sentinelas para o surgimento de lesões.

O Quadro 35.2 mostra alguns exemplos de carcinógenos de origem natural e sintética que tanto os seres humanos como os animais podem estar expostos.

Os tipos de agentes com relatos de ação carcinogênica confirmada em animais de companhia e de produção são descritos, a seguir, de forma mais detalhada.

Agentes físicos carcinogênicos

Os animais estão expostos aos mesmos agentes físicos que podem desencadear cânceres nos seres humanos,

QUADRO 35.2. Carcinógenos de origem natural e sintética

Origem do carcinógeno	Exemplo
Natural	▪ Aflatoxinas (produzidas pelo fungo *Aspergillus* sp.) ▪ Metais pesados (arsênio, níquel, cádmio) ▪ Radiação ionizante
Sintética (como produto ou subproduto industrial)	▪ Benzo[a]pireno (hidrocarboneto aromático policíclico oriundo da combustão incompleta de combustíveis fósseis) ▪ Fumaça de cigarro que pode conter a nitrosamina NNK ▪ Acrilamida (pode estar presente em frituras) ▪ Benzeno ▪ Corantes (aminas aromáticas)

Fonte: adaptado de Choudhuri, Chanderbhan e Mattia (2018).

havendo relatos de casos relacionados à exposição de animais à radiação ultravioleta (UV) e ionizante.

Como a pelagem é uma barreira natural de proteção à radiação UV nos animais, seu efeito carcinogênico não é tão prevalente quanto em seres humanos. Mas tem importância para animais de pele e pelagem clara, principalmente, em bovinos, equinos e felinos, e em regiões de pelagem escassa, como orelhas, plano nasal e ao redor dos olhos.

O carcinoma de células escamosas (CCE) é o tumor mais associado à radiação UV em medicina veterinária. A influência da radiação UV é corroborada pela observação de maior ocorrência de CCE em bovinos e equinos em regiões com maior incidência de luz solar, apresentando padrão semelhante ao observado no câncer de pele em humanos.

A exposição à radiação ionizante em animais é pouco comum, mas pode ocorrer de forma ocupacional ou em acidentes envolvendo material radioativo. Esse tipo de radiação está correlacionado à lesão tecidual, apoptose e modificação da expressão gênica e proteica. Estudos controlados demonstram que a exposição prolongada de cães ao nitrato de plutônio pode levar ao desenvolvimento de tumores no trato respiratório em doses menores que aquelas em humanos.

Agentes biológicos carcinogênicos

Observa-se frequentemente em animais a associação entre agentes virais e o desenvolvimento de tumores sólidos ou leucemias. Os principais oncovírus em veterinária são os papilomavírus, incluindo o vírus da papilomatose bovina (BPV), e os retrovírus, incluindo o vírus da leucemia felina (FeLV), o vírus da leucose bovina (BVL) e diversos outros que afetam outras espécies.

O BPV comumente induz a formação de lesões hiperplásicas benignas em mucosa e pele de gado bovino. A lesão usualmente regride em animais sadios, mas se o animal não apresentar resposta imune adequada e houver exposição a outros agentes carcinogênicos, dentre os quais o mais comum é a ingestão de plantas do gênero *Pteridium*, a lesão pode persistir e evoluir para a malignidade. Infecção por cepas específicas de BPV estão associadas ao desenvolvimento de neoplasias de origem mesenquimal e epitelial em bexiga e trato urinário de bovinos. Além disso, algumas cepas do BPV estão associadas ao desenvolvimento do sarcoide equino, um tumor fibroblástico agressivo, cuja relação com o BPV foi sugerida por sua semelhança histológica com os papilomas bovinos e, posteriormente, confirmada por biologia molecular.

O FeLV é um retrovírus de extrema importância para os gatos domésticos. O vírus é transmitido de forma horizontal pela proximidade dos animais infectados aos sadios, podendo se manifestar pela presença de células atípicas circulantes e na medula óssea.

O BVL é um retrovírus associado ao desenvolvimento de linfomas multicêntricos e leucemias linfocíticas em bovinos. Esse vírus infecta preferencialmente linfócitos do tipo B, levando à alteração de função e causando uma expansão policlonal benigna que pode evoluir para a leucemia. A persistência dessas células alteradas em circulação ocorre pela alteração da homeostase celular e das taxas comuns de proliferação e apoptose.

Outros retrovírus associados aos animais de produção incluem os retrovírus do grupo leucose/sarcoma aviário e o vírus da reticuloendoteliose aviária. Foi sugerido que a infecção por esses vírus pode indicar um risco ocupacional importante para trabalhadores de açougue e matadouros, uma vez que um risco maior de desenvolver câncer de pulmão foi observado entre esses profissionais e já foram encontrados anticorpos no soro de humanos expostos a esses vírus.

Carcinógenos químicos no ambiente

Carcinógenos ambientais são grandes responsáveis pelo desenvolvimento de neoplasias em seres humanos e também em animais.

A poluição atmosférica é um fator associado a diversas doenças nas cidades mais desenvolvidas, estando associada ao aumento de danos cromossomais e lesões de DNA em células do trato respiratório. Lesões semelhantes já foram detectadas em cães vivendo em ambientes urbanos com grande poluição atmosférica.

O contato dos animais a carcinógenos ambientais pode ocorrer pela inalação de partículas, absorção cutânea ou ingestão de resíduos aderidos aos pelos.

Apesar de não ser a única fonte, a fumaça do cigarro é possivelmente um dos mais importantes poluentes do ar aos quais estão expostos animais de companhia. As substâncias químicas presentes na fumaça do cigarro são os principais responsáveis pelo desenvolvimento de câncer em boca, faringe, esôfago e pulmões em seres humanos. Animais de companhia, por estarem próximos ao estilo de vida de seres humanos, também estão expostos a essas substâncias.

Muitos agentes carcinogênicos e mutagênicos já foram identificados na fumaça do cigarro, levando sabidamente à lesão oxidativa das células, com peroxidação e danos diretos às fitas de DNA. Animais de companhia são considerados sentinela para doenças induzidas pela exposição ao cigarro, incluindo câncer. Lesões do DNA foram detectadas nas células da orofaringe de cães expostos cronicamente à fumaça de cigarro, e maior risco de câncer em pulmão é sugerido em animais cujos proprietários são fumantes.

O benzo(a)pireno (BaP) e as nitrosaminas são exemplos de compostos carcinogênicos importantes presentes na fumaça de cigarro. O BaP no organismo interage com receptores para hidrocarbonetos e com o citocromo P450, alterando a função de receptores hormonais, além de gerar subprodutos capazes de formar adutos no DNA. As nitrosaminas têm conhecida atividade alquilante do DNA.

A exposição crônica e intermitente do epitélio respiratório de cães ao BaP e às nitrosaminas resultou no desenvolvimento de diferentes tipos de neoplasias no trato respiratório, a partir do oitavo mês do estudo. A exposição a esses carcinógenos induz alterações morfológicas típicas de malignidade, tais como cariomegalia, basofilia citoplasmática, pleomorfismo celular e proeminência de nucléolos.

Agentes ambientais que também apresentam potencial carcinogênico e cujo uso aumentou exponencialmente ao longo dos anos são os praguicidas utilizados para o controle de pragas urbanas e rurais, em especial, os inseticidas piretroides, como a deltametrina e a cipermetrina, e o herbicida ácido 2,4-diclorofenoacético (2,4-D).

Os piretroides são classificados pela Iarc como pertencentes ao grupo 3, de compostos não classificados como carcinógenos em seres humanos. Apesar disso, eles são desreguladores endócrinos, com atividade estrogênica e antiprogestágena, podendo levar à quebra da homeostase hormonal, que, por sua vez, pode induzir ao aumento da proliferação celular em tecidos, como a mama, e favorecer o desenvolvimento de carcinomas. Não há concordância, entretanto, se isso ocorre de forma direta, com a transformação de oncogenes induzida pela proliferação acelerada, ou de forma indireta, acelerando a proliferação de células já transformadas.

Os piretroides podem ser absorvidos pela pele e rapidamente se distribuem por vários tecidos, concentrando-se especialmente no tecido adiposo. Em um estudo foi detectada a presença de piretroides na gordura peritumoral de três dentre nove cadelas com adenocarcinoma. Os tumores associados à presença de piretroides eram todos histologicamente mais agressivos e apresentavam alta positividade para receptores de estrógeno. Foi sugerido que o efeito estrogênico dos piretroides tenha estimulado a proliferação das células neoplásicas responsivas a estrógeno.

O 2,4-D é um herbicida utilizado nos centros urbanos para o tratamento de gramados, sendo classificado pela Iarc no grupo 2B, como possível cancerígeno para seres humanos, com evidência de atividade imunossupressora e de lesão oxidativa. Apesar da carcinogenicidade do 2,4-D não ter sido confirmada em cães, alguns estudos observaram um risco aumentado de desenvolvimento de linfoma quando da exposição a herbicidas químicos, incluindo o 2,4-D, nessa espécie animal.

Outro agente que já foi associado ao desenvolvimento de câncer em cães e em seres humanos é o amianto. A exposição ao amianto tem caráter ocupacional relacionado à morada e ao trabalho, e aumenta o risco de desenvolver mesotelioma e carcinoma de pulmão em seres humanos. O mesotelioma em cães foi associado ao risco de exposição ao amianto não só pelo caráter ocupacional dos proprietários, mas também pelo uso de inseticidas na forma de talco, que pode conter essa substância. A avaliação pós-morte do pulmão de cães com mesotelioma demonstrou a presença de corpúsculos de amianto e corpúsculos ferruginosos, significativamente maior que aquela do grupo-controle, e de forma similar ao relatado em seres humanos.

Carcinógenos químicos associados à dieta

O impacto da alimentação no desenvolvimento de tumores em seres humanos é bem estabelecido, mas pouco abordado em animais. Estima-se que a exposição de animais a carcinógenos nos alimentos seja cinco vezes maior do que em seres humanos, uma vez que muitos animais recebem dietas exclusivas de ração que contêm tais agentes.

Em animais a pasto, a ingestão de *Pteridium aquilinum* tem grande papel no desenvolvimento de tumores, enquanto naqueles que recebem rações industrializadas, a presença de carcinógenos se deve à contaminação da matéria-prima utilizada, como no caso das micotoxinas, ou pela formação de subprodutos de seu processamento, como as aminas heterocíclicas (AHCs).

Pteridium aquilinum é a única planta que reconhecidamente leva ao câncer em animais. Em virtude de sua toxicidade, a sua ingestão em grandes quantidades leva à aplasia de medula, com curso fatal na maioria dos casos, mas a ingestão crônica de quantidades menores leva a episódios de hematúria intermitente e tendência à formação de tumores (para detalhes, veja Capítulo 23). Uma série de agentes imunossupressores, mutagênicos e carcinogênicos foram isolados dessa planta, dentre os quais destacam-se o ptaquilosídeo, que leva à alquilação e formação de adutos no DNA, e a quercitina, que leva a defeitos na fita de DNA e rearranjos cromossomais. Em bovinos, a infecção pelo BPV associada à ingestão de *Pteridium* está correlacionada à formação de neoplasias malignas em bexiga e trato gastrointestinal.

As micotoxinas são potenciais contaminantes de ingredientes vegetais, principalmente de grãos como o milho, que são matérias-primas comuns na fabricação de ração. Muitas micotoxinas são estudadas em razão de seus efeitos tóxicos e mutagênicos, destacando-se as aflatoxinas, fumonisinas e zearalenonas (para detalhes, veja Capítulo 27). As aflatoxinas são consideradas os mais potentes carcinógenos de ocorrência natural, ocasionando em lesões, mutações e formação de adutos no DNA, enquanto as fumonisinas e a zearalenona são apontadas como possíveis agentes teratogênicos e carcinogênicos, associados a tumores gastrointestinais e mamários em seres humanos.

Estudos mostram que as rações comerciais apresentam pequena quantidade de micotoxinas, estando dentro do limite máximo de tolerância estabelecido pela legislação brasileira em derivados de milho para consumo humano. Apesar disso, a presença das micotoxinas é detectada em grande parte das rações de cães, gatos e aves, tendo sido detectadas em até 98,6% das amostras analisadas, independentemente da qualidade da ração testada. Suspeita-se que a exposição crônica e cumulativa a múltiplas micotoxinas na alimentação dos animais, mesmo que em pequenas quantidades, esteja correlacionada com problemas graves de saúde, inclusive ao desenvolvimento de tumores. Níveis mais altos de aflatoxinas B1, G1 e G2 foram observados na alimentação de cadelas com tumores mamários, quando comparados aos de um grupo-controle saudável, corroborando essa suspeita.

As aminas heterocíclicas são produzidas a partir do efeito do aquecimento em componentes da carne vermelha, como a creatina e os aminoácidos. Seu alto potencial mutagênico foi observado em estudos com cobaias, nos quais as aminas heterocíclicas foram associadas ao desenvolvimento de tumores mamários, prostáticos, gastrointestinais, hepáticos, entre outros. Os seres humanos e os animais são expostos a quantidades pequenas, mas importantes, desses carcinógenos, que podem ter efeitos acumulados ou sinérgicos com outros carcinógenos da dieta.

Um estudo mostrou a presença de alta concentração de aminas heterocíclicas na pelagem de cães alimentados com ração comercial contendo essas substâncias. Outro estudo avaliou o potencial mutagênico de aminas heterocíclicas em diferentes marcas de ração para cães e gatos, pelo teste de Ames, e resultados positivos foram observados em 24 de 25 amostras avaliadas. Houve grande variabilidade do potencial mutagênico, mesmo entre diferentes lotes da mesma ração. A atividade mutagênica e a quantidade de aminas heterocíclicas na ração foram consideradas comparáveis aos níveis encontrados na dieta humana e ainda se supõe que haja influência de outros agentes mutagênicos desconhecidos na ração. Outro estudo em cadelas com tumores mamários conseguiu associar o consumo de rações com carne vermelha em sua formulação ao risco de desenvolver displasias e tumores, apontando o risco de maior consumo de carne mesmo em dietas caseiras.

Carcinogênese induzida por medicamentos e por vacinas

Em alguns casos, a ação de medicamentos no organismo favorece o desenvolvimento de câncer em pequenos animais. Isso é observado, principalmente, no uso de contraceptivos, correlacionado com o desenvolvimento de adenocarcinoma mamário nos animais de companhia. Outra situação comum é o desenvolvimento dos chamados sarcomas de aplicação relacionados, principalmente, com vacinação em gatos.

O desenvolvimento do tecido mamário está intimamente correlacionado ao ciclo dos hormônios ovarianos, estrógeno e progesterona, e sua influência se estende a diversos quadros fisiológicos e patológicos. O uso de contraceptivos afeta o ciclo normal desses hormônios em cadelas e gatas, e seus altos níveis no organismo podem criar um ambiente propício ao desenvolvimento de tumores.

Ambos os hormônios estão envolvidos com a proliferação do tecido mamário, porém observou-se um papel importante da progesterona no desenvolvimento de tumores mamários em felinos e do estrógeno em caninos. Várias evidências apontam para a carcinogênese induzida pelo uso de progestágenos sintéticos em felinos domésticos e de zoológico; nesses últimos há alta correlação de seu uso com o aparecimento de adenocarcinomas mamários expressando receptores de progesterona em sua superfície. Em cães, o uso de progestágenos sintéticos desencadeia apenas hiperplasia mamária ou aparecimento de tumores benignos, mas a sua associação com estrógenos leva ao aparecimento de neoplasias malignas; a participação do hormônio do crescimento induzido pelos progestágenos já foi considerada, mas não confirmada.

Sarcomas de aplicação são tumores que ocorrem em felinos e estão frequentemente associados à vacinação nessa espécie, com prevalência de 1:2.000 a 1:4.000 casos de vacinação. Entretanto, outros tipos de injeções subcutâneas e agentes físicos, como fios de sutura e *microchips*, já foram correlacionados ao desenvolvimento de sarcomas na pele. Portanto, fica evidente que a composição das vacinas não é o único fator determinante da formação desses tumores. Apesar da causa multifatorial, a susceptibilidade observada nessa espécie a lesões oxidativas observadas na inflamação é apontada como motivo principal para a frequência desses tumores.

Supõe-se que os sarcomas decorrentes de injeções estejam relacionados com a inflamação crônica e intensa induzida por esse procedimento. As características histológicas dos tumores demonstram grande quantidade de células inflamatórias na lesão, o que corrobora com essa hipótese. Além disso, o risco do aparecimento de tumores aumenta a cada nova aplicação. Não está claro o papel da composição da vacina na etiologia do sarcoma de aplicação, porém se suspeita do potencial dos adjuvantes em gerar inflamação, estimular a divisão de fibroblastos e induzir a formação de radicais livres que lesam o DNA.

REGISTRO DE PRODUTOS DE USO VETERINÁRIOS E ESTUDOS DE CARCINOGENICIDADE

A Portaria n. 74/1996, publicada pelo Ministério da Agricultura e do Abastecimento (Mapa), aborda os roteiros para registro de produtos biológicos, farmacêuticos, farmoquímicos e de higiene e/ou embelezamento de uso veterinário. Nessa Portaria há o item "Efeitos Biológicos não Desejados" e dentre esses efeitos, o primeiro mencionado é o efeito carcinogênico; nesse caso, é preciso "declarar que o(s) componente(s) ativo(s) não é(são) carcinogênico(s) e, caso existam, devem-se anexar trabalhos científicos publicados ao dossiê do produto". Fica, pois, evidente a necessidade desse tipo de estudo.

Os estudos, aceitos pelo Mapa, para investigar o potencial carcinogênico de um produto de uso veterinário obedecem a guias internacionais, como aqueles publicados pelo *International Cooperation on Harmonisation of Technical Requirements for Registration of Veterinary Medicinal Products* (Vich), do qual fazem parte os Estados Unidos, União Europeia e Japão.

Os guias do Vich que abordam os temas de genotoxicidade e carcinogenicidade (*Guideline* 23 e *Guideline* 28, respectivamente) têm como objetivo avaliar a segurança de resíduos de produtos veterinários em alimentos destinados ao consumo humano e foram baseados em guias da *Organisation for Economic Co-operation and Development* (OECD). Dessa forma, o foco desses guias consiste em investigar, em última instância, o potencial carcinogênico em seres humanos, utilizando modelos *in vitro* (estudos de genotoxicidade) e *in vivo* (estudos de genotoxicidade e carcinogênese). Até o momento, não foram publicados guias específicos para avaliar o efeito carcinogênico de um produto na espécie-alvo.

O Quadro 35.3 resume os principais aspectos do guia do Vich que aborda o tema de genotoxicidade (*Guideline 23*) e o Quadro 35.4 apresenta o tema de carcinogenicidade (*Guideline 28*). Convém ressaltar que a necessidade de testes adicionais deve ser avaliada caso a caso.

Geralmente, realizam-se ensaios com ratos e camundongos, mas diante de justificativa científica, os estudos poderão ser realizados com apenas uma espécie de roedor. Além disso, segundo a OECD (*Test Guideline* 451), o uso de espécies não roedoras poderá ser considerado quando houver evidências científicas de que essas espécies são mais relevantes para predizer o efeito do composto em seres humanos.

Compostos não genotóxicos não são testados de forma rotineira para avaliação do potencial carcinogênico, mas pode-se exigir tal avaliação caso:

- O composto for membro de uma categoria química sabidamente capaz de induzir neoplasias em animais ou em seres humanos.
- Quando os estudos de toxicidade sistêmica identificarem lesões potencialmente pré-neoplásicas ou achados indicativos de neoplasia.
- Quando os estudos de toxicidade sistêmica indicarem que o composto possa estar envolvido em mecanismos epigenéticos associados a carcinogêneses relevantes para os seres humanos.

QUADRO 35.3. Bateria padrão de testes para avaliação de genotoxicidade de produtos de uso veterinário, segundo o *Vich – Guideline 23* (*GL 23 – Studies to Evaluate the Safety of Residues of Veterinary Drugs in Human Food: Genotoxicity Testing*)

Tipo de teste	Referências	Observações
Teste para avaliação de mutagênese em bactéria (*Salmonella typhimurium* ou *Escherichia coli*)	OECD *Test Guideline* 471	Para antimicrobianos, deve-se utilizar a concentração máxima do medicamento que não induz morte das bactérias e deve-se realizar um teste de mutagênese em células de mamífero (OECD *Test Guideline* 476). Testes *in vitro* devem ser realizados com e sem um sistema de ativação metabólica (enzimas hepáticas que simulam a metabolização do composto).
Avaliação do potencial do medicamento de produzir efeitos deletérios em cromossomos (teste *in vitro* ou *in vivo*)	OECD *Test Guideline* 473 OECD *Test Guideline* 476	Testes *in vitro* devem ser realizados com e sem um sistema de ativação metabólica (enzimas hepáticas que simulam a metabolização do composto).
Teste *in vivo* para avaliação de efeitos em cromossomos, utilizando células hematopoiéticas de roedores	OECD *Test Guideline* 474 OECD *Test Guideline* 475	A inclusão desse ensaio na bateria fundamental de testes teve como objetivo a harmonização com as recomendações do ICH (*International Council for Harmonisation of Technical Requirements for Pharmaceuticals for Human Use*).

QUADRO 35.4. Desenho experimental usualmente adotado em estudos de carcinogenicidade de produtos de uso veterinário, segundo o *Vich – Guideline 28* (GL 28 – *Studies to Evatuate the Safety of Residues of Veterinary Drugs in Human Food: Carcinogenicity Testing*)

Modelo animal	Número mínimo de animais por dose	Duração do estudo	Via de administração	Número mínimo de doses	Parâmetros avaliados
Rato	50 machos e 50 fêmeas	24 meses	Oral	3	Morbidade, mortalidade, sinais específicos de toxicidade e avaliação *post mortem*
Camundongo	50 machos e 50 fêmeas	18 meses	Oral	3	Morbidade, mortalidade, sinais específicos de toxicidade e avaliação *post mortem*

BIBLIOGRAFIA

1. ANDRADE, F.H.E.; FIGUEIROA, F.C.; BERSANO, P.R.O.; et al. Malignant mammary tumor in female dogs: environmental contaminants. *Diagnostic Pathology*, v. 5, p. 45, 2010.
2. BENFIELD, J.R.; HAMMOND, W.G. Bronchial and pulmonary carcinogenesis at focal sites in dogs and hamsters. *Cancer Research*, v. 52, suppl. 9, p. 2687-93, 1992.
3. BENIGNI, R.; BOSSA, C. Mechanisms of Chemical Carcinogenicity and Mutagenicity : A Review with Implications for Predictive Toxicology. *Chemical Reviews*, v. 111, p. 2507-36, 2011.
4. BENIGNI, R.; BOSSA, C.; TCHEREMENSKAIA, O. Nongenotoxic Carcinogenicity of Chemicals : Mechanisms of Action and Early Recognition through a New Set of Structural Alerts. *Chemical Reviews*, v. 113, n. 5, p. 2940-57, 2013.
5. BERENBLUM, I.; SHUBIK, P. A new, quantitative, approach to the study of the stages of chemical carcinogens in the mouse´s skin. *Br. J. Cancer*, v. 1, p. 383-91, 1947.
6. BERTONE, E. R.; SNYDER, L.A. Environmental and lifestyle risc factors for oral squamous cell carcinoma in domestic cats. *Journal of Veterinary Medicine*, v. 17, n. 4, p. 557-62, 2003.
7. BISSOQUI, L.Y.; FREHSE, M.S.; FREIRE, R.L.; et al. Exposure assessment of dogs to mycotoxins through consumption of dry feed. *Journal of the Science of Food and Agriculture*, v. 96, n. 12, p. 4135-42, 2016.
8. BORZACCHIELLO, G.; ROPERTO, F. Bovine papillomaviruses, papillomas and cancer in cattle. *Veterinary Research*, v. 39, n. 5, p. 45, 2008.
9. BLACKADAR, C.B. World Historical review of the causes of cancer. *J Clin Oncol*, v. 7, n. 1, p. 54-86, 2016.
10. BRASIL. Ministério da Agricultura e do Abastecimento, Secretaria de Defesa Agropecuária. Portaria nº 74, de 11 de junho de 1996. Roteiros para elaboração de relatórios técnicos visando o registro de produtos biológicos, farmacêuticos, farmoquímicos, e de higiene e/ou embelezamento de uso veterinário. Disponível em: http://sistemasweb.agricultura.gov.br/sislegis/action/detalhaAto.do?method=visualizarAtoPortalMapa&chave=506743761. Acesso em 23/04/2019.
11. BURNET, S.M. Cancer - A biological approach. *British Medical Journal*, v. 1, p. 841-7, 1957.
12. CHOUDHURI, S.; CHANDERBHAN, R.; MATTIA, A. Carcinogenesis: Mechanisms and Models. In: GUPTA, R.C. *Veterinary Toxicology*. Cambridge: Academic Press, 2018, cap. 20, p.339-54.
13. COUSSENS, L.M.; WERB, Z. Inflammation and cancer. *Nature*, v. 420, p. 860-7 2002.
14. CURRIER, N.; SOLOMON, S.E.; DEMICCO, E.G.; et al. Oncogenic Signaling Pathways Activated in DMBA-Induced Mouse Mammary Tumors. *Toxicologic Pathology*, v. 33, p. 726-37, 2005.
15. EGGER, G.; LIANG, G.; APARICIO, A.; et al. Epigenetics in human disease and prospects for epigenetic therapy. *Nature*, v. 429, p. 457-83, 2004.
16. FONSECA, C.S.; DALECK, C.R. Neoplasias mamárias em cadelas: influência hormonal e efeitos da ovariohisterectomia como terapia adjuvante. *Ciência Rural*, v. 30, n. 4, p. 731-5, 2000.
17. FREHSE, M.S.; MARTINS, M.I.; ONO, E.Y.; et al. Aflatoxins ingestion and canine mammary tumors: There is an association? *Food Chemistry and Toxicology*, v. 84, p. 74-8, 2016.

18. FRIE, M.C.; COUSSENS, P.M. Bovine leukemia virus: a major silent threat to proper immune responses in cattle. *Veterinary Immunology and Immunopathology*, v. 163, n. 3-4, p. 103-14, 2014.
19. GAO, J.; MITCHELL, L.A.; LAUER, F.T.; et al. P53 and ATM/ATR regulate 7,12-Dimethylbenz[a]anthracene (DMBA) induced immunosuppression. *Molecular Pharmacology Fast Forward*, 2007.
20. GAREY, J.; WOLFF, M.S. Estrogenic and antiprogestagenic activities of pyrethroid insecticides. *Biochemical and Biophysical Research Communications*, v. 251, n. 855-9, 1998.
21. GE, G.; XU, T.; CHEN, C. Tobacco carcinogen NNK-induced lung cancer animal models and associated carcinogenic mechanisms. *Acta Biochim Biophys Sin*, v. 47, n. 7, p. 477-87, 2015.
22. GINN, P.E.; MANSELL, J.E.K.L.; RAKICH, P.M. Skin and appendages. In: MAXIE, G. *Jubb, Kennedy and Palmer´s Pathology of Domestic Animals*. Philadelphia: Elsevier, 2007, p. 553-781.
23. GLICKMAN, L.T.; DOMANSKI, L.M.; MAGUIRE, T.G.; et al. Mesothelioma in pet dogs associated with exposure of their owners to asbestos. *Environmental Research*, v. 32, n. 2, p. 305-13, 1983.
24. GU, D.; NEUMAN, Z.L.; MODIANO, J.F.; et al. Biomonitoring the cooked meat carcinogen 2-amino-1-methyl-6-phenylimidazo[4,5-b]pyridine in canine fur. *Journal of Agricultural and Food Chemistry*, v. 60, n. 36, p. 9371-5, 2012.
25. HARBISON, M.L.; GODLESKI, J.J. Malignant mesothelioma in urban dogs. *Veterinary Pathology*, v. 20, n. 5, p. 531-40, 1983.
26. HAYES, H.M.; TARONE, R.E.; CANTOR, K.P.; et al. Case-control study of canine malignant lymphoma: positive association with dog owner's use of 2,4-dichlorophenoxyacetic acid herbicides. *Journal of the National Cancer Institute*, v. 83, n. 17, p. 1226-31, 1991.
27. HOOSER, S.B. *Radiation Emergencies: Dogs and Cats*. Veterinary Clinics of North America: Small Animal Practice. Disponível em: <https://www.sciencedirect.com/science/article/pii/S0195561618300883?via%3Dihub>. Acesso em: 15 set. 2018. DOI: 10.1016/j.cvsm.2018.07.009.
28. HERNÁNDEZ, L.G.; VAN STEEG, H.; LUIJTEN, M.; et al. Mechanisms of non-genotoxic carcinogens and importance of a weight of evidence approach. *Mutation Research*, v. 682, p. 94-109, 2009.
29. HIGGINSON, J.; MUIR, C.S.; MUNOZ, M. Introduction to epidemiology. In: ______. *Human Cancer: Epidemiology and Environmental Causes*. Cambridge, England: Cambridge University Press, 1992: xvii-xxv, esp xx, xxii, xxiii.
30. HOFFMAN, F.L. Radium (mesothorium) necrosis. *Jama*, v. 85, p. 961-5, 1925.
31. [IARC] INTERNATIONAL AGENCY FOR RESEARCH ON CANCER. Phenobarbital and its sodium salt. In: *IARC monographs on the evaluation of carcinogenic risk to humans*, v. 79. Lyon: Iarc Press, 2001.
32. ______. *Report on Carcinogens*. 14.ed. Lyon: Iarc Press, 2009.
33. [VICH] International Cooperation on Harmonisation of Technical Requirements for Registration of Veterinary Medicinal Products . *Guideline 23: Studies to Evaluate the Safety of Residues of Veterinary Drugs in Human Food: Genotoxicity Testing*, 2014. Disponível em: <https://www.vichsec.org/guidelines/pharmaceuticals/pharma-safety/toxicology.html>. Acesso em: 7 set. 2018.
34. ______. *Guideline 28: Studies to Evaluate the Safety of Residues of Veterinary Drugs in Human Food: Carcinogenicity Testing*, 2005. Disponível em: <https://www.vichsec.org/guidelines/pharmaceuticals/pharma-safety/toxicology.html>. Acesso em: 7 set. 2018.
35. JOHNSON, E.S.; GRISWOLD, C.M. Oncogenic retroviruses of cattle, chickens and turkeys: potential infectivity and oncogenicity for humans. *Medical Hypotheses*. v. 46, n. 4, p. 354-6, 1996.
36. KARAM, R.G.; CURY, F.S.; AMBRÓSIO, C.E.; et al. Uso da glicerina para a substituição do formaldeído na conservação de peças anatômicas. *Pesq. Vet. Bras.*, v. 36, n. 7, p. 671-5, 2016.
37. KEMP, C.J. Animal models of chemical carcinogenesis: driving breakthroughs in cancer research for 100 years. *Cold Spring Harb Protoc.*, v. 10, p. 865-74, 2015.
38. KIMURA, K.C.; FUKUMASU, H.; CHAIBLE, L.M.; et al. Evaluation of DNA damage by the alkaline comet assay of the olfactory and respiratory epithelia of dogs from the city of São Paulo, Brazil. *Experimental and Toxicologic Pathology*, v. 62, n. 3, p. 209-19, 2010.
39. KLAUNIG, J.E.; KAMENDULIS, L. M.; HOCEVAR, B. A. Oxidative Stress and Oxidative Damage in Carcinogenesis. Toxicologic Pathology, v. 38, n.1, p. 96-109, 2010.
40. KNIZE, M.G.; SALMON, C.P.; FELTON, J.S. Mutagenic activity and heterocyclic amine carcinogens in commercial pet foods. *Mutation Research*, v. 539, n. 1-2, p. 195-201, 2003.
41. KUMAR, V.; ABBAS, A.; FAUSTO, N. *Robbins e Cotran – Patologia: Bases Patológicas das Doenças*. 8.ed. Rio de Janeiro: Elsevier, 2010.
42. KWAPIEN, R.P.; GILES, R.C.; GEIL, R.C.; et al. Malignant mammary tumors in beagle dogs dosed with investigational oral contraceptive steroids. *Journal of the National Cancer Institute*, v. 65, n. 1, p. 137-44, 1980.
43. LAND, H; PARADA, L.F. WEINBERG. R.A. Cellular oncogenes and multistep carcinogenesis. *Science*, v. 222, p. 771-7, 1983.
44. LEITHAUSER, M.T.; LIEM, A.; STEWART, B.C.; et al. 1, N6-Ethenoadesine formation, mutagenicity and murine tumor induction as indicators of the generation of an electrophilic epoxide metabolite of the closely related carcinogens ethyl carbamate (urethane) and vinyl carbamate. *Carcinogenesis*, v. 11, n. 3, p. 463-73, 1990.
45. LOEB, L.A; HARRIS, C.C. Advances in Chemical Carcinogenesis: A Historical Review and Prospective. *Cancer Res*, v. 68, n. 17, p. 6863-72, 2008.
46. LUCENA, R.B.; RISSI, D.R.; KOMMERS, G.D.; et al. A retrospective study of 586 tumours in Brazilian cattle. *Journal of Comparative Pathology*, v. 145, n. 1, p. 20-4, 2011.
47. LUCH, A.; FREY, F.C.; MEIER, R.; et al. Low-dose formaldehyde delays DNA damage recognition and DNA excision repair in human cells. *PLos One*, v. 9, n. 4, p. e94149, 2014.
48. LUNARDI, M.; DE ALCÂNTARA, B.K.; OTONEL, R.A.; et al. Bovine papillomavirus type 13 DNA in equine sarcoids. *Journal of Clinical Microbiology*, v. 51, n. 7, p. 2167-71, 2013.
49. MATSUMURA, K.; COHEN, A.H.; SHORS, E.C.; et al. Cytologic correlates of chemical carcinogens in respiratory tracts of dogs. *Journal of National Cancer Institute*, v. 61, n. 5, p. 1209-14, 1978.
50. MUNSON, L.; MORESCO, A. Comparative pathology of mammary gland cancers in domestic and wild animals. *Breast Diseases*, v. 28, p. 7-21, 2007.
51. MURPHY, S. Cutaneous squamous cell carcinoma in the cat: current understanding and treatment approaches. *Journal of Feline Medicine Surgery*, v. 15, n. 5, p. 401-7, 2013.
52. NIELSEN, C.E.; WANG, X.; ROBINSON, R.J.; et al. Carcinogenic and inflammatory effects of plutonium-nitrate retention in an exposed nuclear worker and beagle dogs. *International Journal of Radiation Biology*, v. 90, n. 1, p. 60-70, 2014.
53. OBERLING, C. Three hypotheses. In: ______. *The Riddle of Cancer*. Tradução de French by William H. Woglom. Londres: Yale University Press, 1944, p. 17-37, esp 33-7.
54. OHARA, A.; TAKAHASHI, Y.; KONDO, M.; et al. Candidate genes responsible for early key events of phenobarbital-promoted mouse hepatocellular tumorigenesis based on differentiation of regulating genes between wild type mice and humanized chimeric mice. *Toxicology Research*, 2017.
55. [OECD] ORGANIZAÇÃO PARA COOPERAÇÃO E DESENVOLVIMENTO ECONÔMICO. Test n. 451: *Carcinogenicity Studies. OECD Guidelines for the Testing of Chemicals*. Paris: OECD Publishing, 2018.

56. PÉRES ALENZA, D.; RUTTEMAN, G.R.; PEÑA, L.; et al. Relation between habitual diet and canine mammary tumors in a case-control study. *Journal of Veterinary Internal Medicine*, v. 12, n. 3, p. 132-9, 1998.
57. PÉREZ, N.; BERRÍO, A.; JARAMILLO, J.E.; et al. Exposure to cigarette smoke causes DNA damage in oropharyngeal tissue in dogs. *Mutation Research – Genetic Toxicology and Environmental Mutagenesis*, v. 769, p. 13-9, 2014.
58. PLIMMER, H.G. The parasitic theory of cancer. *Br Med J*, v. 2, p. 1511-5, 1903.
59. PORTER, C.A.; WHITE, C.J.I. Multiple Carcinomata following Chronic X-ray Dermatitis. *Ann Surg*, v. 46, p. 649-71, 1907.
60. POPRAC, P.; JOMOVA, K.; SIMUNKOVA, M.; et al. Targeting Free Radicals in Oxidative Stress-Related Human Diseases. *Trends in Pharmacological Sciences*, v. 38, n. 7, p. 592-607, 2017.
61. RATHORE, K.; CEKANOVA, M. Effects of environmental carcinogen benzo(a)pyrene on canine adipose-derived mesenchymal stem cells. *Research in Veterinary Science*, v. 103, p. 34-43, 2015.
62. REX, T.; KELLI, B.; TRAY, A.; et al. Effects of Repeated Anesthesia Containing Urethane on Tumor Formation and Health Scores in Male C57BL/6J Mice. *Journal of the American Association for Laboratory Animal Science*, v. 55, n. 3, p. 295-9, 2016.
63. ROUS, P. Transmission of a malignant new growth by means of a cell-free filtrate. *Jama*, v. 56, p. 198, 1911.
64. ROUS, P. A Sarcoma of the fowl transmissible by an agent separable from the tumor cells. *J Exp Med*, v. 13, p. 397-411, 1911.
65. RUTTEMAN, G.R. Contraceptive steroids and the mammary gland: is there a hazard? – Insights from animal studies. *Breast Cancer Research Treatment*, v. 23, n. 1-2, p. 29-41, 1992.
66. SABA, C.F. Vaccine-associated feline sarcoma: current perspectives. *Veterinary Medicine: Research and Reports*, v. 8, p. 13-20, 2017.
67. SELMAN, P.J.; VAN GARDEREN, E.; MOL, J.A.; et al. Comparison of the histological changes in the dog after treatment with the progestins medroxyprogesterone acetate and proligestone. *Veterinary Quarterly*, v. 17, n. 4, p. 128-33, 1995.
68. SILVA, A.E.; SERAKIDES, R.; CASSALI, G.D. Carcinogênese hormonal e neoplasias hormônio-dependentes. *Ciência Rural*, v. 34, n. 2, p. 625-33, 2004.
69. SCOTT, D.W.; MILLER JR. W.H. Neoplastic and Non-Neoplastic Tumors. In: ______. *Equine Dermatology*. Saint Louis: Saunders, 2003, p. 698-795.
70. SHEAR, M.J. Yamagiwa's tar cancer and its historical significance from Yamagiwa to Kennaway. *Gan*, v. 60, p. 121-7, 1969.
71. SMITH, M.T.; GUYTON, K.Z.; GIBBONS, C.F.; et al. Review Key Characteristics of Carcinogens as a Basis for Organizing Data on Mechanisms of Carcinogenesis. *Environmental Health Perspectives*, v. 124, n. 6, p. 713-21, 2016.
72. SUGIMURA, T.; WAKABAYASHI, K.; NAKAGAMA, H.; et al. Heterocyclic amines: Mutagens/carcinogens produced during cooking of meat and fish. *Cancer Science*, v. 95, n. 4, p. 290-9, 2004.
73. SUN, Z.; XIAO, Z. 4-(methylnitrosamino)-1-(3-pyridil)-1-butanone (NNK) regulates CTL activation and memory programming. *Biochem Biophys Res Commum*, v. 435, p. 472-6, 2013.
74. TAKASHIMA-UEBELHOER, B.B.; BARBER, L.G.; ZAGARINS, S.E.; et al. Household chemical exposures and the risk of canine malignant lymphoma, a model for human non-Hodgkin's lymphoma. *Environmental Research*, v. 112, p. 171-6, 2012.
75. TRIOLO, V.A. Nineteenth century foundations of cancer research advances in tumor pathology, nomenclature, and theories of oncogenesis. *Cancer Res*, v. 25, p. 75-106, 1965.
76. TSUJITA, H.; PLUMMER, C.E. Bovine ocular squamous cell carcinoma. *Veterinary Clinics of North America: Food Animal Practice*, v. 26, n. 3, p. 511-29, 2010.
77. WEINBERG, R. The Biology of Cancer. *Garland Science*, 2013.
78. WILLETT, B.J.; HOSIE, M.J. Feline leukaemia virus: half a century since its discovery. *Veterinary Journal*, v. 195, n. 1, p. 16-23, 2012.
79. YAMAGIWA, K.; ICHIKAWA, K. Experimental study of the pathogenesis of carcinoma. *CA Cancer J Clin*, v. 27, p. 174-81, 1918.
80. YOSHINARI, K.; KOBAYASHI, K.; MOORE, R.; et al. Identification of the nuclear receptor CAR: HSP90 complex in mouse liver and recruitment of protein phosphatase 2A in response to phenobarbital. *FEBS Lett.*, v. 548, p. 17-20, 2003.
81. ZEIGER, E. History and Rationale of Genetic Toxicity Testing : An Impersonal, and Sometimes Personal , View. *Environmental and Molecular Mutagenesis*, v. 44, p. 363-71, 2004.

Capítulo 36

Toxicologia da reprodução

André Tadeu Gotardo

INTRODUÇÃO

Nos últimos anos evidenciou-se que muitas substâncias químicas presentes no meio ambiente podem interferir nas ações fisiológicas dos hormônios endógenos. Essas substâncias, por alterarem a homeostase de diferentes hormônios, passaram a ser chamadas de **desreguladores endócrinos**. Estes rompem funções endócrinas, substituindo hormônios endógenos, bloqueando a sua ação natural ou, ainda, aumentando ou diminuindo os níveis de hormônios.

Atualmente, os desreguladores endócrinos são classificados de acordo com a classe de hormônios cuja função afetam. Nesse sentido, a maior parte dos desreguladores endócrinos já catalogados são classificados como esteroidais, que interferem principalmente na atividade de hormônios sexuais, por exemplo, androgênios e estrogênios, acarretando em falhas no processo reprodutivo.

Diferentes classes de substâncias químicas, como praguicidas, plastificantes, surfactantes, organometálicos, hidrocarbonetos poliaromáticos halogenados, entre outros, podem ser classificados como desreguladores endócrinos. Grande parte desses poluentes antropogênicos são resistentes às degradações física, química e bioquímica, persistindo no ambiente, com atividade tóxica, por longo tempo, muitas vezes sofrendo bioacumulação. O problema reveste-se de maior importância se considerarmos que a maioria dos praguicidas utilizados atualmente possuem atividade desreguladora endócrina. Essas substâncias, empregadas em larga escala no meio agropecuário, contaminam o solo, a água, as pastagens e, inevitavelmente, os alimentos, tanto destinados à alimentação animal como humana. Nesse sentido, alguns herbicidas, inseticidas, acaricidas e fungicidas já mostraram sua atividade desreguladora endócrina, tanto *in vivo* como *in vitro*, em diferentes espécies animais, vertebradas e invertebradas.

HISTÓRICO

A suspeita de que substâncias químicas, contaminantes ambientais, podem afetar o sistema endócrino comprometendo a fisiologia reprodutiva não é nova. Na década de 1920, pesquisas pioneiras evidenciaram o efeito de substâncias estrogênicas em animais de laboratório. Em 1953, estudos já atribuíam atividade estrogênica a alguns praguicidas amplamente utilizados naquela época.

Sem dúvidas, os relatos de maior notoriedade, envolvendo desreguladores endócrinos e alterações reprodutivas, foram aqueles relacionados ao praguicida, organoclorado, o diclorodifeniltricloroetano (DDT), e a substância estrogênica sintética dietilestilbestrol (DES).

O DDT foi um inseticida amplamente utilizado em todo o mudo, entre as décadas de 1940 e 1970, principalmente no combate e na tentativa de erradicação de mosquitos vetores de diferentes doenças, como a malária e o tifo (para detalhes, veja Capítulo 17). Entretanto, no início da década de 1960, a bióloga marinha Rachel Carson publicou o livro *Primavera Silenciosa*, no qual a autora evidenciou possíveis efeitos negativos resultantes da exposição de animais ao DDT, como falhas no processo reprodutivo e o declínio de algumas populações. Diversas pesquisas subsequentes comprovaram a persistência do DDT no meio ambiente, bem como a sua atividade estrogênica, capaz de gerar graves distúrbios no sistema reprodutor de mamíferos e pássaros. A partir da obra de Carson, os governos de diversos países adotaram medidas restritivas ao uso de praguicidas organoclorados, proibindo o seu emprego e fabricação, diante dos riscos de contaminação do ambiente. Além disso, houve um despertar da comunidade científica sobre os perigos da contaminação ambiental por substâncias químicas industriais produzidas para diferentes fins.

Já o DES foi utilizado como um potente estrogênio sintético, com o objetivo de evitar o aborto e estimular o crescimento fetal em mulheres gestantes, entre os anos de 1948 e 1970. Posteriormente, descobriu-se que crianças cujas mães fizeram uso desse composto estrogênico, ao atingir a puberdade, apresentavam disfunção no sistema reprodutivo, redução na fertilidade, gestação anormal, alterações imunológicas e, em alguns casos, câncer vaginal. Atualmente, sabe-se que uma das fases bastante crítica à exposição aos desreguladores endócrinos é justamente o período gestacional. Vários estudos sugerem que substâncias que atuem no sistema endócrino podem ser responsáveis por efeitos duradouros no sistema reprodutor após exposição *in utero* (para detalhes, veja Capítulo 37).

Passados alguns anos, na década de 1990, a preocupação quanto às consequências da exposição a substâncias com ação no sistema endócrino tornou-se ainda mais intensa. O aumento do número de anomalias reprodutivas, observado em diferentes espécies animais, chamou a atenção da comunidade cientifica. Desde então, vários estudos vêm mostrando que populações de peixes, aves, anfíbios, répteis e mamíferos apresentam alterações na homeostasia hormonal relacionadas à exposição ambiental a substâncias desreguladoras endócrinas.

No Brasil, o primeiro relato dos efeitos de desreguladores endócrinos data do início dos anos 2000, quando foi observado o desenvolvimento de características sexuais masculinas em fêmeas de moluscos em decorrência da exposição a compostos orgânicos contendo estanho, no litoral do Rio de Janeiro e em Fortaleza.

ENDOCRINOLOGIA REPRODUTIVA

Entre os diversos sistemas que compõem o organismo de quase todos os animais, o endócrino é aquele responsável pela coordenação entre todos os demais. Trata-se de um sistema de comunicação que age por meio de mensageiros químicos, os hormônios, que regulam importantes funções homeostáticas e metabólicas, incluindo, entre outras, a reprodução, o crescimento e a lactação. Portanto, cada órgão que compõe esse sistema apresenta uma característica fundamental, que é a de produzir e secretar um determinado tipo de hormônio, que circula nos líquidos corporais, produzindo efeitos específicos ao se ligar ao seu receptor, localizado nas células-alvo, as quais estão distantes do local de produção e liberação do hormônio.

O controle do sistema endócrino é realizado pelo eixo hipotálamo-hipofisário, que possui como principal função integrar o sistema nervoso central com o endócrino. Para tanto, o hipotálamo recebe sinais neurais provenientes de outras regiões do encéfalo e os converte em mensageiros químicos que regulam a secreção dos hormônios hipofisários. Por sua vez, os hormônios hipofisários agem em órgãos endócrinos localizados fora do sistema nervoso central.

Assim, no que se refere à regulação da síntese dos hormônios sexuais, o hipotálamo secreta o hormônio liberador de gonadotrofinas (GnRH), em pulsos. O GnRH, por sua vez, estimula as células gonadotróficas da adeno-hipófise a sintetizar e secretar o hormônio luteinizante (LH) e o hormônio folículo estimulante (FSH). Esses dois hormônios, conhecidos como gonadotrofinas, têm como órgão-alvo as gônadas, que promovem a síntese ovariana e testicular de estrogênios e androgênios, respectivamente. Os efeitos do LH e o do FSH são distintos em machos e fêmeas, porém, em ambos, o sistema é constituído por duas células gonadais que determinam as ações dos hormônios sexuais.

Os testículos são os responsáveis pela produção de espermatozoides e androgênios, os hormônios sexuais masculinos. A formação dos espermatozoides é controlada pelo FSH, LH e pela testosterona, o principal androgênio. Assim, o LH estimula as células de Leydig, no testículo, a sintetizar testosterona, que, a seguir, difunde-se para as células de Sertoli adjacentes. O FSH estimula a síntese da proteína de ligação de androgênios (ABP) nas células de Sertoli, estabilizando concentrações elevadas de testosterona necessárias para a espermatogênese. Ainda, o FSH estimula as células de Sertoli a produzir proteínas necessárias para o processo de maturação espermática. A testosterona também é responsável pelo desenvolvimento do órgão reprodutor masculino, desde a gestação, além de aumentar a síntese de proteínas, especialmente nos músculos, e contribuir com as funções anabólicas.

Os ovários são responsáveis por produzir e expelir o óvulo, após o seu amadurecimento. Também produzem os hormônios sexuais, regulam a ovulação e o ciclo estral, garantem a manutenção da gestação e são os responsáveis pelo desenvolvimento dos órgãos reprodutivos femininos. O ciclo estral é basicamente controlado por quatro hormônios: o FSH, o LH, os estrogênios e a progesterona, este último essencial para o desenvolvimento do embrião. No ovário, o LH estimula as células da teca folicular a sintetizar um androgênio, a androstenediona. A androstenediona se difunde para as células granulosas adjacentes, onde sofre a ação de uma enzima aromatase e é convertida em um composto, denominado estroma, o qual, posteriormente, é reduzido a estradiol, sendo o FSH responsável pelo aumento da atividade dessa aromatase.

Os diferentes processos fisiológicos hormonais são controlados por mecanismos de retroalimentação (*feedback*), que são ativados ou desativados de acordo com os níveis de hormônios encontrados no organismo. Por exemplo, quando a concentração de um determinado hormônio no organismo é elevada, o caminho para a sua síntese é, consequentemente, desativado. Ao contrário, quando a concentração de um determinado hormônio é baixa, ocorre ativação da sua síntese e secreção.

Os esteroides sexuais (estrogênios e androgênios) produzidos pelas gônadas estimulam respostas específicas em células-alvo por meio da ligação a proteínas especificas intracelulares e extracelulares, denominadas receptores de hormônios esteroides. Os receptores hormonais possuem elevada sensibilidade e afinidade por hormônios específicos produzidos pelo organismo. Assim, concentrações hormonais extremamente baixas são suficientes para gerar um efeito. O complexo formado pela ligação do hormônio ao seu receptor modula a transcrição gênica, originando uma resposta específica. Entretanto, esses receptores hormonais também podem se ligar a outras substâncias químicas. A capacidade de diferentes moléculas exógenas de se ligar a receptores de androgênio e/ou de estrogênio constitui o principal meio pelo qual são observados efeitos reprodutivos secundários à exposição aos desreguladores endócrinos. Porém, os mecanismos de ação dos desreguladores endócrinos não se limitam à ação estimulatória (agonista) ou inibitória (antagonista) de receptores hormonais, mas também envolvem alterações complexas na atividade de diferentes enzimas, que participam da biossíntese e da metabolização de esteroides sexuais, gerando déficits funcionais endócrinos que, inevitavelmente, desorganizam as funções fisiológicas reprodutivas.

Deve-se salientar que o sistema endócrino mantém estreita relação com outros órgãos que não constituem o seu sistema. Um exemplo claro é o fígado, que não faz parte do sistema endócrino, e sim do sistema digestório, mas que atua em conjunto, na medida em que mantém o equilíbrio hormonal por meio da metabolização dos esteroides sexuais, a fim de permitir sua excreção. Assim, alterações em vias metabólicas hepáticas também podem indiretamente desorganizar as funções endócrinas.

SUBSTÂNCIAS DESREGULADORAS ENDÓCRINAS COM EFEITO NA REPRODUÇÃO

Segundo a Agência de Proteção Ambiental dos Estados Unidos (*Environmental Protection Agency* – EPA), desregulador endócrino é qualquer agente exógeno que interfere em síntese, secreção, transporte, ligação, ação ou eliminação de hormônios naturais do corpo, que são responsáveis pela manutenção, reprodução, desenvolvimento e/ou comportamento dos organismos.

Os desreguladores endócrinos podem ser substâncias orgânicas ou inorgânicas, cujo emprego se faz tanto em áreas urbanas como rurais, e podem aparecer como resíduos ou subprodutos derivados de usos industriais dos mais diversos. Assim, abrangem uma grande variedade de moléculas com diferentes estruturas, divididas em dois grandes grupos: **hormônios naturais** e **substâncias sintéticas**.

Hormônios naturais

Os hormônios naturais incluem não só os esteroides hormonais e seus derivados, mas também os fitoestrogênios.

Esteroides sexuais naturais

São produzidos e excretados por diferentes organismos animais em quantidades variáveis, dependendo da idade, do estado de saúde, da dieta ou prenhez. Os estrogênios, androgênios, progestágenos e derivados naturais são excretados, principalmente, pela urina, na forma inativa e são conjugados principalmente com glicuronídios ou sulfatos e, em menor proporção, na forma livre pelas fezes. Uma vez no meio ambiente, as formas conjugadas são rapidamente hidrolisadas, dando origem às formas livres ativas e metabólitos. Pode haver grande contaminação por esses hormônios e seus metabólitos, tanto em meios urbanos, por meio de descargas de esgotos domésticos nas águas superficiais, bem como, principalmente, na área rural destinada à agropecuária, pela contaminação do solo e da água pelos dejetos de animais de produção.

Fitoestrogênios

São substâncias químicas naturais, contidas em diferentes plantas, que possuem atividade estrogênica. Esses fitoquímicos somam mais de 12.000 substâncias presentes nos alimentos de origem vegetal. Diferentemente dos hormônios sexuais, os fitoestrogênios não são substâncias esteroidais, mas sim polifenóis estruturalmente difenólicos. Pertencem, basicamente, à família dos flavonoides e das ligninas. Ambos os tipos de fitoestrogênios apresentam atividade estrogênica da ordem de 10^{-2} a 10^{-3} quando comparados ao estradiol, ou seja, a potência de um fitoestrogênio é cerca de 100 a 1.000 vezes menor que a de um estrogênio endógeno. Esses compostos naturais são facilmente biotransformados e excretados pela urina e fezes, na forma de glucoronídios e sulfatos conjugados, não sofrendo bioacumulação.

Substâncias sintéticas

As substâncias sintéticas são produzidas industrialmente para diferentes finalidades, sendo subdivididas em: hormônios sintéticos, substâncias sintéticas utilizadas no meio agropecuário e seus subprodutos, e substâncias sintéticas utilizadas na indústria e seus subprodutos.

Hormônios sintéticos

São equivalentes aos hormônios naturais, produzidos por indústrias farmacêuticas, utilizados, por exemplo, em programas de reprodução assistida em animais de produção ou como anticoncepcionais por mulheres. Assim, como ocorre com os hormônios naturais, as principais fontes de contaminação de esteroides sexuais sintéticos estão localizadas nas áreas rurais, destinadas à agropecuária, e urbanas, por meio da contaminação do solo e da água pelos dejetos.

Substâncias sintéticas utilizadas no meio agropecuário e seus subprodutos

Dentre essas substâncias, os principais representantes são os praguicidas, que se tornaram importantes contaminantes ambientais em decorrência de sua extensa utilização em todo o mundo e, atualmente, formam o maior grupo de substâncias classificadas como desreguladoras endócrinas. Muitos persistem no meio ambiente, por longos períodos, por causa, principalmente, da sua estabilidade química, baixa solubilidade em água e elevada lipofilicidade, podendo ser facilmente bioacumulados. Resíduos de diferentes praguicidas vêm sendo encontrados no solo, em reservatórios de água superficiais e subterrâneas e nos alimentos. Nessa classe estão incluídos inseticidas, herbicidas e fungicidas, os quais são muito utilizados na agricultura, pecuária, aquicultura, bem como para uso domiciliar.

Entre os praguicidas sabidamente desreguladores endócrinos, destacam-se os inseticidas organoclorados, como os ciclodienos (aldrin, dieldrin, endrin, clordano, toxafeno, telodrin, isodrin, endossulfano, heptacloro e mirex), o DDT e seus derivados, e os hexaclorocicloexanos (lindano); os inseticidas organofosforados e carbamatos (diclorvos, clorpirifos, parationa, diazinona, carbaril e carbofurano); os fungicidas como a vinclozolina; os herbicidas do grupo das triazinas (atrazina, simazina, linurom e diurom); e, ainda, praguicidas organometálicos, como o tributilestanho, utilizado como moluscicida, algicida, fungicida e inseticida (Quadro 36.1).

Substâncias sintéticas utilizadas na indústria e seus subprodutos

Essas substâncias são comumente empregadas como matéria-prima industrial, bens de consumo ou subprodutos de processos industriais como: aditivos plásticos, bifenilas policloradas, hidrocarbonetos aromáticos policíclicos, compostos organometálicos, alquifenóis, ftalatos e, ainda, subprodutos de processos industriais, como as dioxinas e furanos, entre outros.

Entre as diferentes substâncias sintéticas desreguladoras endócrinas destaca-se o bisfenol A (BPA), um monômero de plásticos, policarbonatos e resina-epoxi, amplamente empregado na fabricação de latas de alimentos e bebidas. Sabe-se que baixos níveis de BPA podem lixiviar das embalagens nas quais ele é utilizado e, dessa maneira, acabam contaminando seu conteúdo e o meio ambiente.

Os hidrocarbonetos aromáticos policíclicos são substâncias com atividade estrogênica e grande potencial de bioacumulação, utilizados amplamente por indústrias petroquímicas e como subproduto da queima de gasolina e óleo diesel.

As bifenilas policloradas, que também possuem atividade estrogênica, foram amplamente utilizadas no passado como fluido de transferência de calor em capacitores e transformadores. Embora a produção desses compostos tenha sido banida em 1980, estes ainda são encontrados em instalações antigas e no meio ambiente, em virtude de sua elevada estabilidade, lipossolubilidade e potencial de bioacumulação e biomagnificação.

Os alquifenóis apresentam uma grande variedade de aplicações, como detergentes industriais e domésticos, lubrificantes, emulsificantes e podem estar presentes em produtos de uso pessoal (cremes, maquiagem, entre outros). A contaminação ambiental por esses agentes ocorre durante a sua produção e uso. Uma vez no ambiente, os alquifenóis são biodegradados, originando metabólitos altamente lipofílicos, persistentes e com ação estrogênica.

Dioxinas e furanos são exemplos de desreguladores endócrinos que não são produzidos comercialmente, mas, sim, gerados como subproduto não intencional de processos industriais e de combustão de substâncias e/

QUADRO 36.1. Efeito de diferentes substâncias sintéticas desreguladoras endócrinas

Praguicida	Efeito desregulador endócrino
Alacloro	Compete com os receptores de estrogênio e progesterona. Altera a biotransformação de esteroides
Atrazina	Antiandrogênico. Estrogênico. Indutor de aromatase. Altera os níveis de LH e prolactina
Benomil	Indutor de aromatase. Eleva o nível de estrogênio
Captana	Antiestrogênico
Carbendazim	Indutor de aromatase. Eleva o nível de estrogênio
Carbofurano	Eleva os níveis de progesterona e estradiol. Reduz o nível de testosterona
Cipermetrina	Estrogênico
Ciproconazol	Inibidor de aromatase. Reduz o nível de estrogênio. Aumenta o nível de androgênios
DDT e metabólitos	Antiandrogênico. Estrogênico
Diazinona	Estrogênico
Diurom	Antiandrogênico
Fenvalerato	Antagonista de progesterona
Glifosato	Inibidor de aromatase. Reduz os níveis de estrogênio
Lindano	Reduz os níveis de progesterona
Metiocarbe	Antiandrogênico. Estrogênico
Metoxicloro	Estrogênico
Mirex	Estrogênico
Parationa	Inibe hormônios gonadotróficos
Procloraz	Antiandrogênico. Antiestrogênico
Trifuralina	Altera o metabolismo de esteroides hormonais
Vinclozolina	Compete com os receptores de androgênio. Altera o metabolismo de esteroides hormonais
Substâncias sintéticas utilizadas na indústria e seus subprodutos	**Efeito desregulador endócrino**
Alquifenois	Estrogênico. Compete pela ligação com globulinas ligadoras de hormônios sexuais
Bifenilas policloradas	Estrogênico. Antiandrogênico
Bisfenol A	Estrogênico. Altera expressão de globulinas ligadoras de hormônios sexuais
Dioxinas e furanos	Antiestrogênico
Ftalatos	Antiestrogênico
Hidrocarbonetos aromáticos policíclicos	Estrogênico

ou materiais que contenham o cloro. Essas substâncias sofrem dispersão atmosférica e, por serem extremamente persistentes no meio ambiente, são encontrados em diferentes matrizes como solo, sedimentos, ar, água, vegetais e até mesmo em animais.

O Quadro 36.1 apresenta algumas substâncias sintéticas desreguladoras endócrinas, com efeitos já bem descritos na literatura.

QUESTÕES IMPORTANTES NA DESREGULAÇÃO ENDÓCRINA REPRODUTIVA

Uma série de fatores são fundamentais para a compreensão completa dos mecanismos de ação e consequências da exposição à desreguladores endócrinos. Assim, a seguir, são apresentados alguns conceitos estabelecidos nessa área.

Hormese

A análise de risco à exposição aos desreguladores endócrinos durante muito tempo foi realizada com base no conceito de dose-resposta tradicional (curva monotônica; Figura 36.1). Assim, acreditava-se que o efeito desregulador endócrino estaria diretamente relacionado à concentração da molécula no tecido-alvo de ação, ou seja, quanto maior a dose, maior o efeito. Dessa forma, pretendia-se estabelecer limites de segurança para a sua utilização sem que houvessem efeitos tóxicos. No entanto, nos diferentes sistemas hormonais essa lógica simples algumas vezes não é aplicada. De fato, as respostas endócrinas endógenas podem apresentam padrão bifásico (não monotônico; Figura 36.1), ou seja, um mesmo hormônio apresenta mais de um efeito dependendo do seu padrão de liberação (alta ou baixa frequência) e/ou do seu nível sérico. Por exemplo, o GnRH quando liberado pelo hipotálamo em baixa concentração e elevada frequência estimula a hipófise a produzir e liberar FSH e LH. Já a liberação de GnRH hipotalâmica em baixa frequência e elevada concentração inibe a produção e liberação de FSH e estimula a liberação de grande quantidade de LH. Esse mecanismo hormonal é de fundamental importância para o correto desenvolvimento dos folículos ovarianos e para que ocorra a ovulação.

A esse padrão de resposta não monotônico ou bifásico deu-se o nome de hormese. Esse conceito já era bem definido para alguns hormônios e neurotransmissores endógenos. Porém começou a ser relacionado aos efeitos dos desreguladores endócrinos na década de 2000, quando se verificou que as respostas diante da exposição aos diferentes desreguladores endócrinos pode não ser dependente da dose. Atualmente, sabe-se que grande parte dessas moléculas não apresenta uma curva dose-resposta não monotônica, ou seja, doses extremamente baixas são capazes de desencadear efeitos tóxicos semelhantes ou até mais potentes do que doses elevadas ou, ainda, os efeitos podem ser exatamente opostos em altas doses *versus* baixas doses.

Exposição a múltiplos agentes

Embora do ponto de vista experimental seja comum avaliar o efeito de cada molécula de forma isolada, a realidade é que no ambiente elas coexistem e é, portanto, plausível que tenham ação entre si, podendo o seu efeito ser aditivo, sinérgico ou de potenciação.

Exposição in útero

Sabe-se que existem determinadas fases do desenvolvimento em que há maior vulnerabilidade à ação de desreguladores endócrinos. A exposição de um adulto a um desregulador endócrino pode ter consequências muito diferentes da exposição de um feto ou neonato. O desenvolvimento fetal e neonatal são períodos críticos de grande susceptibilidade aos desreguladores endócrinos. Grande parte dos danos causados por essas substâncias ocorrem durante o início do desenvolvimeto fetal e a gametogênese. Normalmente, esses danos levam a mecanismos fisiopatológicos adaptativos que comprometem o desenvolvimento, sendo as consequências da exposição muitas vezes observada apenas na idade adulta, principalmente no que diz respeito à reprodução.

Nesse sentido, mamíferos machos são mais vulneráveis aos efeitos da desregulação endócrina pela natureza do desenvolvimento de seu sistema reprodutivo. Nessas espécies o gene Sry, presente no cromossomo Y, determina o desenvolvimento dos órgãos genitais masculinos, inclusive dos testículos. Por sua vez, os testículos secretam androgênios que definem o desenvolvimento do fenótipo masculino. Assim, o desenvolvimento fetal masculino de mamíferos é completamente dependente da secreção/exposição de níveis adequados de esteroides sexuais. A exposição *in utero* aos desreguladores endócrinos pode interferir nesse processo, alterando a produção e/ou secreção de hormônios, comprometendo, asssim, o desenvolvimento fetal. Estudos em animais de laboratório mostraram que diferentes substâncias químicas desreguladoras endócrinas podem de fato influenciar o desenvolvimento de órgãos sexuais masculinos, incluindo testículos, epidídimos e próstatas, levando à diminuição da fertilidade, infertilidade, criptorquidia, redução dos níveis de testosterona e aumento de alterações do trato reprodutivo, como câncer de próstata.

Além disso, durante a gestação e lactação, períodos de grande mobilização de gordura materna, os desreguladores endócrinos, depositados no tecido adiposo materno, tendem a ser mobilizados, elevando os níveis séricos na circulação materna e inevitavelmente aumentando a exposição fetal.

Efeitos epigenéticos transgeracionais

Os desreguladores endócrinos podem afetar não apenas o indivíduo exposto, mas, também, a sua prole e subsequentes gerações. A exposição de uma fêmea

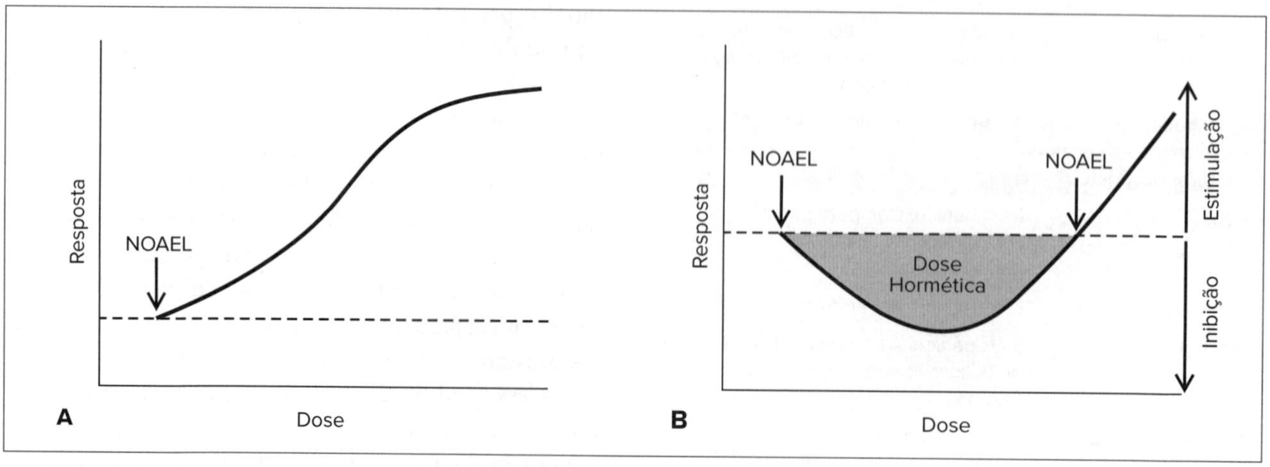

FIGURA 36.1. Diferentes curvas dose-resposta. (A) Curva com padrão monotônico, na qual quanto maior a dose, maior o efeito. (B) Curva dose-resposta hormética ou com padrão não monotônico; nesse caso, observa-se uma resposta bifásica, na qual baixas doses levaram a uma resposta inibitória, enquanto doses elevadas levaram a uma resposta estimulatória. NOAEL = nível sem efeitos adversos observáveis.

gestante a moléculas desreguladoras endócrinas, durante o período de diferenciação sexual fetal, pode acarretar em alterações epigenéticas nas células germinativas fetais. Ou seja, os efeitos podem ser transmitidos não pela mutação gênica, mas sim por meio de modificações nos fatores que regulam a expressão gênica, como a metilação do DNA e a acetilação de histonas, sendo que essas alterações são transmitidas às futuras gerações levando a alterações reprodutivas (para detalhes, veja Capítulo 37).

MECANISMO DE AÇÃO DE DESREGULADORES ENDÓCRINOS SOBRE OS ESTEROIDES SEXUAIS

O mecanismo de ação dos diferentes desreguladores endócrinos é complexo e ainda em grande parte desconhecido. Assim, à luz dos conhecimentos atuais, sabe-se que os desreguladores endócrinos podem atuar na função hormonal esteroide de diferentes formas, rompendo funções reprodutivas, causando infertilidade, ou, ainda, afetando a diferenciação sexual, com consequente masculinização ou feminização. Tais alterações podem ocorrer de diferentes formas, como indução ou inibição da síntese e/ou metabolismo, interferência no transporte/ligação com receptores, e alteração da transdução de sinais.

Efeitos na biossíntese e metabolismo de esteroides sexuais

Os desreguladores endócrinos podem influenciar a biossíntese e o metabolismo dos esteroides, como inibidores ou ativadores de enzimas, ou alterando a expressão enzimática. A biossíntese dos esteroides sexuais e seus derivados ocorre principalmente nas gônodas (testículos e ovários). Embora haja diferentes hormônios esteroides, todos possuem síntese semelhante nos estágios iniciais, e têm como precursor comum o colesterol. O primeiro passo para biossíntese é a conversão do colesterol em pregnenolona, uma reação que ocorre dentro da mitocôndria. Assim, o transporte do colesterol através das membranas mitocôndriais é uma etapa limitante da esteroidogênese e dependente da síntese e função da proteína reguladora aguda esteroidogênica, cuja expressão pode ser afetada por praguicidas sabidamente desreguladores endócrinos, como já comentado.

No interior da mitocôndria, o colesterol é convertido em pregnenolona, em uma reação de hidroxilação, catalisada pela enzima desmolase, cuja atividade também pode ser inibida por praguicidas, como o dimetoato, o glifosato e o metoxiclor. A inibição dessa enzima inevitavelmente leva à diminuição dos níveis de pregnenolona, que é o hormônio precursor dos esteroides, entre eles a testosterona e, por isso, esses desreguladores endócrinos são classificados como antiandrogênicos.

Outra enzima fundamental para biossíntese de esteroides que é alvo de ação de diferentes desreguladores endócrinos é a aromatase. Essa enzima catalisa a conversão de androstenediona em estrona e de testosterona em estradiol, atuando como controladora da taxa de biossíntese de estrogênios nos ovários e testículos. A atividade dessa enzima é induzida por herbicidas, como a propazina, simazina e atrazina, e por aditivos plásticos, como o BPA. Como consequência dessa indução observa-se aumento dos níveis de estrogênio e diminuição dos níveis de testosterona, caracterizando-se, assim, uma ação antiandrogênica e estrogênica. Existem também substâncias que podem inibir a expressão da enzima aromatase, acarretando um efeito antiestrogênico, como é o caso de alguns fungicidas, como o fenarimol e o procloraz.

A 3β-hidroxiesteroide desidrogenase (3β-HSD) e 17β-hidroxiesteroide desidrogenase (17β-HSD) são enzimas fundamentais para a produção de androgênios nas células de Leydig testiculares. Diferentes desreguladores endócrinos, tanto sintéticos industriais (perfluoroalquil, ftalato, BPA e benzofenona) como praguicidas (metoxicloro, organoestanho e procloraz) agem como antiandrogênicos, inibindo diretamente essas enzimas e, assim, reduzindo a síntese de testosterona.

Alguns desreguladores endócrinos podem atuar no nível hepático, induzindo ou inibindo enzimas responsáveis pela biotransformação de hormônios esteroides, levando à alteração dos níveis séricos de diferentes hormônios. O DDT e seus análogos, por exemplo, são potentes indutores da atividade das mono-oxigenases microssomais hepáticas, que atuam na biotransformação de diferentes esteroides. Outro grupo de isoenzimas responsáveis pela metabolização hepática de esteroides são as sulfotransferases, cuja ação é inibida por ftalatos e compostos fenólicos clorados.

Efeitos no transporte de esteroides sexuais

Após serem sintetizados, os hormônios são transportados até o local de ação pela corrente sanguínea. A maior parte dos esteroides permanece na circulação, ligados à globulina ligadora de hormônios sexuais esteroidais (SHBG), sendo apenas a fração livre disponível para a ação nos receptores. Dessa forma, a ligação reversível às globulinas influencia consideravelmente a disponibilidade de hormônios esteroides livres e biologicamente ativos. Assim, moléculas que interfiram na concentração de SHBG, ou mesmo a ligação de diferentes ligantes não esteroides a essas globulinas, podem alterar consideravelmente a concentração livre de esteroides endógenos e, portanto, biologicamente ativos. Além disso, a ligação de desreguladores endócrinos a SHGB faz com que estes sejam distribuídos e cheguem até tecidos-alvos. Nesse sentido, sabe-se que alguns plastificantes como ftalatos, alquifenois e o BPA competem com os ligantes naturais de SHBG, como di-hidrotestosterona, testosterona e estradiol, alterando a homeostase dos esteroides e, consequentemente, o equilíbrio androgênio-estrogênio.

Ligação com receptores esteroides

A ação dos desreguladores endócrinos pode ocorrer simplesmente pela ligação com receptores esteroidais intracelulares ou de membrana; como resultado dessa ligação podem ser desencadeadas basicamente duas respostas distintas. A molécula desreguladora endócrina pode se ligar ao receptor ativando-o, mimetizando a ação do esteroide endógeno (ação agonista). Por outro lado, alguns desreguladores endócrinos se ligam aos receptores sem ativá-los, bloqueando a ligação e ação dos hormônios naturais, prejudicando sua resposta normal (ação antagonista).

Inúmeros desreguladores endócrinos competem com o estradiol pelos receptores de estrogênio, enquanto outros competem com a testosterona e di-hidrotestosterona pelos receptores de androgênio. Dessa forma, é possível que essas substâncias exerçam efeitos de feminização ou masculinização sobre o sistema endócrino. As substâncias estrogênicas, ou seja, agonistas de receptores de estrogênio produzem efeitos de feminização, são exemplos, o DDT, o metoxicloro e o BPA. Já as substâncias androgênicas, agonistas de receptores de androgênio, produzem efeitos de masculinização. Ainda, as substâncias antiandrogênicas inibem a ação biológica dos androgênios, ligando-se e, consequentemente, inativando os receptores de androgênios presentes nos tecidos-alvo; são exemplos de substâncias antiandrogênicas, o fungicida vinclozolina e o praguicida DDT. Já as substâncias antiestrogênicas inibem a ação biológica dos estrogênios ligando-se e, consequentemente, inativando os receptores de estrogênios presentes nos tecidos-alvo; são exemplos, as dioxinas e os ftalatos.

Alteração da transdução de sinais

A ligação dos hormônios esteroides com seus receptores específicos desencadeia uma série de eventos intracelulares que envolvem interações entre proteínas e fatores nucleares (chamados de coativadores ou correpressores). Tais eventos são determinantes para a regulação, estimulação ou inibição da expressão de genes responsáveis por respostas específicas. Esse é o mecanismo genômico clássico envolvido com a transdução de sinais. Os desreguladores endócrinos podem interferir nas etapas desse processo de transdução de sinais de diferentes formas. Por exemplo, o praguicida organoclorado lindano reduz a quantidade de um fosfolipídio presente na membrana plasmática, o qual é fundamental para síntese de proteínas sinalizadoras, como, por exemplo, o fosfatidilinositol. A redução dessa molécula inevitavelmente compromete a ativação da proteína quinase C, levando ao bloqueio da transdução de sinais.

MEIOS DE EXPOSIÇÃO AOS DESREGULADORES ENDÓCRINOS

Uma grande variedade de substâncias é lançada diariamente no meio ambiente, das quais muitas são sabidamente desreguladoras endócrinas. Vários desses poluentes antropogênicos são persistentes, lipofílicos e têm baixa pressão de vapor, o que facilita a dispersão e difusão ambiental. Assim, esses contaminantes ambientais permanecem disponíveis para absorção e bioacumulação por longos períodos em virtude de sua elevada resistência à degradação física, química e bioquímica.

Os animais domésticos são expostos aos desreguladores endócrinos basicamente de duas formas. A primeira, por meio do contato direto no meio ambiente ou local de criação. A segunda, e principal, é pela ingestão de água ou alimentos contaminados. Nesse sentido, estima-se que mais de 90% dos desreguladores endócrinos são absorvidos por via digestiva e tendem a se acumular no tecido adiposo em maior ou menor intensidade dependendo da sua lipossolubilidade.

Exposição em cães e gatos

Os efeitos dos desreguladores endócrinos em animais de companhia, como cães e gatos, foram muito pouco avaliados até o momento. Sabe-se que esses animais compartilham o mesmo ambiente doméstico dos proprietários e podem, dessa forma, estar expostos a níveis semelhantes de substâncias desreguladoras endócrinas. Assim, estudos propõem que cães e gatos sejam utilizados como sentinela para exposição humana, já que esses animais de companhia podem apresentar efeitos tóxicos semelhante àqueles produzidos nos seres humanos.

Por exemplo, tumores no trato reprodutivo associado à exposição a elevadas concentrações de bifenilas policloradas foram observados tanto nos cães e gatos como no ser humano.

Além da exposição ambiental que animais de companhia compartilham com seus proprietários, a comida também pode ser uma via de exposição bastante importante. Nesse sentido, níveis elevados de fitoestrogênios e BPA foram identificados na alimentação destinada a animais de companhia. Porém, são escassas as informações dos efeitos adversos dessas substâncias em cães e gatos. Ainda, deve se considerar que brinquedos de plástico para animais de companhia podem conter aditivos desreguladores endócrinos, representando uma importante via de exposição.

Exposição em animais de produção

Os efeitos dos desreguladores endócrinos são mais comumente observados em espécies que ocupam níveis tróficos mais elevados na cadeia alimentar, como os carnívoros e os onívoros, uma vez que grande parte das moléculas desreguladoras endócrinas sofrem biomagnificação. Porém, sabe-se que a maioria dos desreguladores endócrinos são praguicidas, os quais são largamente utilizados no meio agropecuário; portanto, há grande preocupação com os efeitos da exposição de animais que ocupam níveis tróficos inferiores da cadeia alimentar, como ruminantes e aves.

A utilização de praguicidas está direta ou indiretamente relacionada à pecuária de corte e leite, à suinocultura e à avicultura de corte e postura. Os praguicidas podem contaminar os animais cronicamente, via alimentação, contaminação ambiental ou pelo contato direto, como na aplicação de inseticidas para controle de parasitas.

Pouco se sabe sobre os efeitos reprodutivos dos desreguladores endócrinos em animais de produção. Porém, as escassas pesquisas científicas realizadas nessa área deixam claro que, assim como ocorre com animais de laboratório, os ruminantes e os suínos podem sofrer transfornos reprodutivos severos, secundários à ação desreguladora endócrina de diferentes moléculas. Nesse sentido, a exposição experimental, pré e pós-natal, de ovinos a compostos estrogênicos, como o dietilestilbestrol e praguicidas organoclorados, acarretou diminuição de fertilidade de machos. Da mesma forma, caprinos machos expostos ao BPA apresentaram alterações hormonais, testiculares e espermáticas, com consequente redução da fertilidade. Ainda, observações realizadas a campo sugerem que poluentes ambientais podem afetar a reprodução de bovinos e que os desreguladores endócrinos se acumulam nos tecidos de herbívoros que pastejam em áreas contaminadas. Da mesma forma, em suínos, a exposição a desreguladores endócrinos como BPA e ftalatos pode alterar os níveis de estrogênio e, consequentemente, levar a transtornos reprodutivos em fêmeas.

Ainda, deve-se salientar que a exposição de animais de produção aos desreguladores endócrinos também é de grande importância em saúde pública, uma vez que os produtos de origem animal podem veicular tais agentes tóxicos. Nesse sentido, diversos trabalhos detectaram a presença de resíduos de praguicidas, desreguladores endócrinos (DDT, lindano, aldrin, dieldrin, endosulfano), em leite, carne, ovos e seus derivados.

BIBLIOGRAFIA

1. ADEEL, M.; SONG, X.; WANG, Y.; et al. Environmental impact of estrogens on human, animal and plant life: A critical review. *Environmental International*, v. 99, p. 107-19, 2016.
2. AGATHOKLEOUS, E.; KITAO, M.; CALABRESE, E.J. Environmental hormesis and its fundamental biological basis: Rewriting the history of toxicology. *Environmental Research*, v. 165, p. 274-8, 2018.
3. AKINGBEMI, T.B.; SOTTAS, M.C.; KOULOVA, I.A.; et al. Inhibition of testicular steroidogenesis by the xenoestrogen bisphenol A is associated with reduced pituitary Luteinizing Hormone secretion and decrease steroidogenic enzyme gene expression in rat leydig cells. *Endocrinology*, v. 145, p. 592-603, 2004.
4. AL-HIYASAT, A.S.; DARMANI, H.; ELBETIEHA, A.M. Effects of bisphenol A on adult male mouse fertility. *European journal of oral sciences*, v. 110, n. 2, p. 163-7, 2002.
5. ANDERSEN, H.R.; COOK, S.J.; WALDBILLIG, D. Effects of currently used pesticides in assays for estrogenicity, androgenicity, and aromatase activity in vitro. *Toxicology and Applied Pharmacology*, v. 179, p. 1-12, 2002.
6. ANWAY, M.D.; CUPP, A.S.; UZUMCU, M.; et al. Epigenetic transgenerational actions of endocrine disruptors and male fertility. *Science*, v. 308, p.1466-9, 2005.
7. ANWAY, M.D.; SKINNER, M.K. Epigenetic transgerational actions of endocrine disruptors. *Endocrinology*, v. 147, v. 6, p. 43-9, 2006.
8. BELL, E.M.; HERTZ-PICCIOTTO, I.; BEAUMONT, J.J. A case--control study of pesticides and fetal death due to congenital anomalies. *Epidemiology*, v. 12, p. 148-56, 2001.
9. BELLINGHAM, M.; MCKINNELL, C.; FOWLER, P.A.; et al. Fetal and post-natal exposure of sheep to sewage sludge chemicals disrupts sperm production in adulthood in a subset of animals. *International Journal of Andrology*, v. 35, p. 317-29, 2012.
10. BILES, J.E.; MCNEAL, T.P.; BEGLEY, T.H.; et al. Determination of bisphenol-A in reusable polycarbonate food-contact plastics and migration to food-simulating liquids. *Journal of Agricultural and Food Chemistry*, v. 45, p. 3541-4, 1997.
11. BILA, D.M.; DEZOTTI, M. Desreguladores endócrinos no meio ambiente: efeitos e conseqüências. *Química Nova*, v. 30, p. 651-66, 2007.
12. CARSON, R. *Primavera silenciosa*. Rio de Janeiro: Melhoramentos, 1962. 305p.
13. CHEN, H.; XIAO, J.; HU, G.; et al. Estrogenicity of organophosphorus and pyrethroid pesticides. *Journal of Toxicology and Environmental Health*, Part A, v. 65, p. 1419-35, 2002.

14. COCCO, P. On the rumors about the silent spring. Review of the scientific evidence linking occupational and environmental pesticide exposure to endocrine disruption health effects. *Cad. Saúde Pública*, v. 18, p. 379-402, 2002.
15. COLBORN, T.; VOM SAAL, F. S.; SOTO, A. M. Developmental effects of endocrine-disrupting chemicals in wildlife and humans. Environmental Health Perspectives, v. 101, p. 378-384, 1993.
16. COLBORN, T.; DUMANOSKI, D. *O futuro roubado*. Porto Alegre: Rio Grande do Sul, 2002.
17. COOPER, R.; STOKER, T.E.; TYREY, L.; et al. Atrazine disrupts the hypothalamic control of pituitary-ovarian function. *Toxicology Science*, v. 53, p. 297-307, 2000.
18. CREWS, D.; WILLIINGHAM, E.; SKIPPER, J. K. Endocrine disruptors: present issues, future directions. *The Quarterly Review of Biology*, v. 75, p. 243-60, 2000.
19. DIAMANTI-KANDARAKIS, E.; BOURGUIGNON, J.P.; GIUDICE, L.C.; et al. Endocrine-disrupting chemicals: An Endocrine Society scientific statement. *Endocrine Reviews*, v. 30, p. 293-342, 2009.
20. DODDS, E.C.; GOLDBERG, L.; LAWSON, W.; et al. Estrogenic Activity of Certain Synthetic Compounds. *Nature*, v. 141, p. 247-8, 1938.
21. FERNANDEZ, M.A.; LIMAVERDE, A.M.; CASTRO, I.B.; et al. Ocorrência de Imposex em *Thais Haemastoma*: Possíveis evidências e contaminação ambiental por compostos organoestânicos no Rio de Janeiro e em Fortaleza, Brasil. *Caderno de Saúde Pública*, v. 18, n. 2, p. 463-76, 2002.
22. FRY, D.M. Reproductive effects in birds exposed to pesticides and industrial chemicals. *Environmental Health Perspecttives*, v. 103, n. 7, p. 165-71, 1995.
23. GOAD, R.; GOAD, J.; ATIEH, B.; et al. Carbofuran-Induced endocrine disruption in adult male rats. *Toxicology Mechanisms and Methods*, v. 14, p. 233-9, 2004.
24. GOTARDO, A.T.; PAVANELLI, E.L.; CARVALHO, H.F.; et al. Endocrine disrupter action in ruminants: A study of the effects of Ipomoea carnea in adult male goats. *Small Ruminant Research*, v. 119, p. 81-7, 2014.
25. HAMPL, R.; KUBÁTOVÁ, J.; STÁRKA, L. Steroids and endocrine disruptors--History, recent state of art and open questions. *Journal of Steroid Biochemistry & Molecular Biology*, v. 155, p. 217-23, 2016.
26. HEINDEL, J.J. The fetal basis of adult disease: role of environmental exposures- introduction. Birth Defects Research. Part A. *Clinical and Molecular Teratology*, v. 73, p. 131-2, 2005.
27. LI, D.K.; ZHOU, Z.; MIAO, M.; et al. Urine bisphenol-A (BPA) level in relation to semen quality. *Fertil Steril*, v. 95, n. 2, p. 625-30, 2011.
28. LEE, H.J.; CHALTOPADHYAY, S.; GONG, E.Y.; et al. Antiandrogenic effects of bisphenol A and nonylphenol on the function of androgen receptor. *Toxicology Science*, v. 75, n. 1, p. 40-6, 2003.
29. LEMAIRE, G.; TEROUANNE, B.; MAUVAIS, P.; et al. Effect of organochlorine pesticides on human androgen receptor activation in vitro. *Toxicology Applied Pharmacology*, v. 196, p. 235-46, 2004.
30. LEMAIRE, G.; MNIF, W.; MAUVAIS, P.; et al. Activation of alpha- and beta- estrogen receptors by persistent pesticides in reporter cell lines. *Life Sciences*, v. 79, p. 1160-9, 2006.
31. MAGNUSSON, U.; PERSSON, S. Endocrine Disruptors in Domestic Animal Reproduction: A Clinical Issue? *Reproduction in Domestic Animals*, v. 50, p. 15-9, 2015.
32. MIKAMO, E.; HARADA, S.; NISHIKAWA, J.; et al. Endocrine disruptors induce cytochrome P450 by affecting transcriptional regulation via pregnane X receptor. *Toxicology Applied Pharmacology*, v. 193, p. 66-72, 2003.
33. MNIF, W.; HASSINE, A.I.H.; BOUAZIZ, A.; et al. Effect of endocrine disruptor pesticides: a review. *International Journal of Environmental Research and Public Health*, v. 8, p. 2265-303, 2011.
34. MORINAGA, H.; YANASE, T.; NOMURA, M.; et al. A benzimidazole fungicide; benomyl; and its metabolite; carbendazim; induce aromatase activity in a human ovarian granulose-like tumor cell line (KGN). *Endocrinology*, v. 145, p. 1860-9, 2004.
35. NADAL, A.; FUENTES, E.; RIPOLL, C.; et al. Extranuclear-initiated estrogenic actions of endocrine disrupting chemicals: Is there toxicology beyond paracelsus? *Journal of Steroid Biochemistry & Molecular Biology*, v. 176, p. 16-22, 2018.
36. NAKAMURA, D.; YANAGIBA, Y.; DUAN, Z.; et al. Bisphenol A may cause testosterone reduction by adversely affecting both testis and pituitary systems similar to estradiol. *Toxicology Letters*, v. 15, n. 194, p. 16-25, 2010.
37. OKUBO, T.; YOKOYAMA, Y.; KANO, K.; et al. Estimation of estrogenic and antiestrogenic activities of selected pesticides by MCF-7 cell proliferation assay. *Archives of Environmental Contamination and Toxicology*, v. 46, p. 445-53, 2004.
38. PALANZA, P.; MORELLINI, F.; PARMIGIANI, S.; et al. Prenatal exposure to endocrine disrupting chemicals: Effects on behavioral development. *Neuroscience and Biobehavioral Reviews*, v. 23, n. 7, p. 1011-27, 1999.
39. PAUL, C.; RHIND, S.M.; KYLE, C.E.; et al. Cellular and hormonal disruption of fetal testis development in sheep reared on pasture treated with sewage sludge. *Environmental Health Perspectives*, v. 113, n. 11, p. 1580-7, 2005.
40. RHIND, S.M.; EVANS, N.P.; BELLINGHAM, M.; et al. A. Effects of environmental pollutants on the reproduction and welfare of ruminants. *Animal*, v. 4, n. 7, p. 1227-39, 2010.
41. SAVABIEASFAHANI, M.; KANNAN, K.; ASTAPOVA, O.; et al. Developmental programming: differential effects of prenatal exposure to bisphenol-A or methoxychlor on reproductive function. *Endocrinology*, v. 147, n. 12, p. 5956-66, 2006.
42. SKAKKEBÆK, N.E.; RAJPERT-DE MEYTS, E.; MAIN, K.M. Testicular dysgenesis syndrome, an increasingly common developmental disorder with environmental aspects. *Human Reproduction*, v. 16, p. 972-8, 2001.
43. SULTAN, C.; BALAGUER, P.; TEROUANNE, B.; et al. Environmental xenoestrogens, antiandrogens and disorders of male sexual differentiation. *Molecular and Cellular Endocrinology*, v. 178, p. 99-105, 2001.
44. SWEDENBORG, E.; RÜEGG, J.; MÄKELÄ, S.; et al. Endocrine disruptive chemicals: mechanisms of action and involvement in metabolic disorders. *Journal Molecular Endocrinology*, v. 43, n. 1, p. 1-10, 2009.
45. TABB, M.M.; BLUMBERG, B. New modes of action for endocrine disrupting chemicals. *Molecular Encrinology*, v. 20, n. 3, p. 475-82, 2006.
46. TESSIER, D.; MATSUMURA, F. Increased ErbB-2 tyrosine kinase activity; MAPK phosphorylation; and cell proliferation in the prostate cancer cell line LNCaP following treatment by select pesticides. *Toxicology Science*, v. 60, p. 38-43, 2000.
47. TROSKEN, E.E.; SCHOLZ, K.; LUTZ, R.W.; et al. Comparative assessment of the inhibition of recombinant human CYP19 (aromatase) by azoles used in agriculture and as drugs for humans. *Endocrine Research*, v. 30, p. 387-94, 2004.
48. [USEPA] UNITED STATES ENVIRONMENTAL PROTECTION AGENCY. Special Report on Environmental Endocrine Disruption: An Effects Assessment and Analisys. Washington D.C.: U.S. Environmental Protection Agency, 1997. Report No. EPA/630/R-96/012.

Capítulo 37

Toxicologia do desenvolvimento

André Tadeu Gotardo
Silvana Lima Górniak

INTRODUÇÃO

Pode-se definir a toxicologia do desenvolvimento como o estudo dos efeitos nocivos causados por agentes tóxicos (ambientais ou medicamentosos etc.) em um concepto em desenvolvimento.

O termo toxicologia do desenvolvimento está sendo empregado há, relativamente, pouco tempo; no entanto, tem suas raízes relacionadas à **teratologia**, termo utilizado antigamente para denominar alterações de ordem estrutural no concepto. Etimologicamente, a teratologia refere-se ao estudo de monstros (originada da palavra grega *teratos*, que designa monstro). Portanto, por um longo período de tempo, seu campo de investigação restringiu-se apenas às alterações morfológicas, em particular, aquelas que envolviam o sistema esquelético.

No entanto, estudos realizados no século XIX mostraram claramente que outros sistemas do organismo também poderiam ser comprometidos quando uma injúria ocorre durante o desenvolvimento fetal. Consequentemente, o termo teratologia passou a ser utilizado como sinônimo da toxicologia do desenvolvimento; no entanto, hoje abrange não só as anormalidades morfológicas, mas também avalia as manifestações no retardo do crescimento, as alterações funcionais, comportamentais e/ou morte da prole.

É interessante ressaltar que a teratologia, como ciência descritiva, antecede a linguagem escrita. Assim, podem-se citar os achados de pinturas egípcias, datadas de mais de 5.000 anos a.C., as quais retratavam indivíduos portadores de fenda palatina e acondroplasia. O povo babilônico acreditava que o futuro era predito pelas estrelas e o nascimento de crianças anormais seria o reflexo das constelações estrelares e, dessa maneira, previam o futuro, já que indicavam a posição das estrelas. Esse conceito foi transmitido para as civilizações grega e romana. Assim, a palavra latina *monstrum* deriva de *monstrare* (mostrar) ou *monere* (avisar). Nesse sentido, acreditava-se que tais crianças poderiam prever o futuro.

Já para Hipócrates (460 a 377 a.C.) e Aristóteles (384 a 322 a.C.), o desenvolvimento anormal teria origem a partir de causas físicas, tais como trauma uterino ou pressão, ou seja, uma concepção bem mais racional do que as teorias puramente místicas que existiam na época. Mas mesmo assim Aristóteles compartilhava da opinião geral de que as impressões maternas e emoções poderiam influenciar no desenvolvimento e, portanto, recomendava que as gestantes olhassem fixamente, durante várias horas do dia, para uma linda estátua, assim, acreditava que o filho iria nascer igualmente belo.

Séculos e séculos se passaram, e alguns tratados foram escritos na tentativa de fornecer explicações naturais para a ocorrência das malformações; no entanto, a maioria dessas eram absurdas e não se descartavam as causas sobrenaturais.

Foi somente no século XIX que se iniciou a teratologia experimental, a partir dos estudos realizados por Étienne G. Saint-Hilaire (1772-1844), pois foi aquele que primeiro aplicou os princípios embriológicos para o estudo do desenvolvimento anormal, hoje também denominado **dismorfogênese**. Esse pesquisador verificou que submeter ovos a diferentes condições experimentais (físicas ou químicas) promovia o aparecimento de vários tipos de malformações. Graças a esses estudos do início do século passado já estava bem estabelecida a relação entre as perturbações ambientais e as alterações no desenvolvimento de aves, répteis, peixes e anfíbios. No entanto, embora houvesse uma farta literatura, demonstrando, inequivocamente, os efeitos de temperatura, microrganismos, toxinas e outras substâncias químicas no desenvolvimento de malformações em não mamíferos, pouco se avaliava o efeito desses agentes no desenvolvimento de mamíferos, já que se acreditava serem esses animais resistentes às malformações, pois se julgava estar os conceptos dos mamíferos em um ambiente totalmente protegido da injúria produzida pelos diversos agentes.

Foi então que Hale, em 1935, relatou, pela primeira vez, o aparecimento de malformações em mamíferos. Nesses estudos conduzidos pelo pesquisador, verificou-se que porcas tratadas com ração deficiente em vitamina A pariam proles que apresentavam fenda palatina e anoftalmia. A seguir, em 1940, Warkany et al. mostraram que a deficiência nutricional, bem como outros fatores ambientais, também poderia afetar o desenvolvimento fetal.

Apesar de vários pesquisadores, em diferentes partes do mundo, relacionarem os defeitos no desenvolvimento fetal com os fatores extrínsecos, pouco foi o impacto dessas descobertas na prática médica. Foi somente em 1961, quando se associou a ingestão de talidomida, um medicamento utilizado como sedativo por mulheres grávidas, e o aparecimento de severas alterações no feto, é que a toxicologia do desenvolvimento tomou grande impulso. Deve-se ressaltar que a talidomida foi introduzida em 1956 e a sua retirada do mercado ocorreu apenas em 1961, ou seja, essa substância foi utilizada por mais de cinco anos, resultando em mais de 7.000 crianças com malformações para que fossem reconhecidos os efeitos embriotóxicos desse medicamento.

PRINCÍPIOS DA TOXICOLOGIA DO DESENVOLVIMENTO

Os princípios básicos da teratologia foram propostos por Wilson, em 1973, e, embora muitos progressos tenham ocorrido nessa área, ainda hoje esses princípios básicos são mantidos e considerados em todos os textos de toxicologia do desenvolvimento. São apresentados, a seguir, esses seis princípios.

A suscetibilidade à teratogênese depende do genótipo do concepto

Nem todas as espécies animais são igualmente suscetíveis ou sensíveis ao efeito tóxico de uma dada substância química. A variabilidade inter e intraespécies pode se manifestar de várias maneiras. Nesse sentido, deve-se considerar que uma substância que atua causando malformação em uma espécie pode ter pouco ou nenhum efeito deletério em uma outra espécie. Considera-se, ainda, que uma substância química pode produzir efeitos similares em diferentes espécies animais; no entanto, essas alterações vão variar na frequência. Além disso, uma substância que produz uma determinada alteração em uma espécie animal pode acarretar alterações completamente diferentes em outra, ou outras espécies animais.

A suscetibilidade à teratogênese varia com o estágio do desenvolvimento e o tempo de exposição ao agente tóxico

Comparando-se com os indivíduos adultos, os organismos em desenvolvimento sofrem rápidas e complexas mudanças dentro de um período relativamente curto de tempo; consequentemente, a suscetibilidade do concepto ao insulto químico varia dramaticamente dentro de um estreito espaço de tempo.

O primeiro estágio no desenvolvimento é a **gametogênese**. Esse processo se refere à formação das células germinativas, ao óvulo e ao espermatozoide. Esses gametas se fundem, durante o processo de fertilização, para formar o zigoto. Sabe-se que os genomas materno e paterno não são equivalentes, no que se refere à contribuição do genoma do zigoto. O processo do denominado *imprinting* ocorre durante a gametogênese, conferindo a certos genes alelos a expressão diferencial, dependendo se são de origem materna ou paterna. Sabe-se que o processo de *imprinting* é suscetível a certos agentes tóxicos. Por exemplo, a exposição a moléculas desreguladoras endócrinas durante o *imprinting* pode resultar em alterações no padrão de metilação de genes específicos que afetam o fenótipo ou levam a déficits reprodutivos muitas vezes de forma transgeracional, ou seja, essa alteração pode se perpetuar por várias gerações de descendentes.

Após a fertilização, o embrião segue pelo oviduto até o útero para que ocorra a implantação. Esse período é chamado de **pré-implantação** e é marcado por aumento do número de células embrionárias e pela formação da blastocele, dando origem ao blastocisto. O blastocisto, por sua vez, é formado pelo embrioblasto, que dará origem ao embrião propriamente dito, e pelo trofoblasto, que originará membranas extraembrionárias e estruturas de suporte (por exemplo, a placenta). O embrião, durante a pré-implantação, é relativamente indiferenciado e possui grande potencial de crescimento restaurativo. Assim, a toxicidade durante esse período normalmente resulta em alteração no crescimento ou morte (esta última em virtude da falha no processo de implantação), não sendo, de maneira geral, verificadas malformações nessa fase. Por exemplo, a exposição aos agentes DDT, à nicotina e ao metil-sulfonil metano (MSM), durante a pré-implantação, leva à alteração do peso corporal e/ou cerebral e a morte.

No entanto, há exceções, quando agentes tóxicos podem causar malformações após exposição durante a pré-implantação. Acredita-se que por causa das rápidas mitoses que ocorrem nesse período, substâncias exógenas que afetam a síntese e/ou a integridade do DNA ou a formação dos microtúbulos são, particularmente, perigosas para o embrião em desenvolvimento. Assim, a exposição ao óxido de etileno e a tri-etileno-melamina, poucas horas após a fertilização, pode produzir malformação fetal; porém, ainda não se sabe os mecanismos pelos quais ocorre esse efeito. Outro exemplo é a administração a camundongos de metilnitrosourea entre os dias 2,5 e 4,5 de gestação, que resulta em malformação do tubo neural e fenda palatina. Da mesma forma, o acetato de ciproterona e o acetato de medroxiprogesterona podem produzir malformações quando administrados no segundo dia de gestação.

Ainda, durante a pré-implantação, o endométrio sofre alterações bioquímicas, controladas principalmente pela progesterona e pelo estrógeno, que o preparam para a implantação do embrião. Em um período de até 24 h após a ação desses hormônios, ocorre o pico de receptividade do útero ao blastocisto, independentemente da espécie animal considerada. Portanto, substâncias químicas que alteram esses hormônios, bem como substâncias que alterem diretamente a contratilidade uterina e, consequentemente, a movimentação do blastocisto, podem interferir na implantação. Essa interferência na implantação resulta quase sempre em embrioletalidade.

Após a implantação, o embrião passa por um processo, denominado de gastrulação, que é a formação dos folhetos embrionários: o ectoderma, o mesoderma e o endoderma. Durante a gastrulação, as células migram para uma estrutura denominada de linha primitiva. No local onde essa linha surge, tem-se a extremidade caudal e no polo oposto, a cefálica. Existem vários toxicantes que podem promover malformações de olhos, cérebro e face, durante o período de gastrulação.

A formação da placa neural é o marco para a caracterização da **organogênese**, período no qual rudimentos da maioria das estruturas corpóreas são estabelecidos. Assim, em todas as espécies animais, a organogênese é o período entre a diferenciação das camadas de célula e a formação dos denominados "órgãos maiores". As rápidas alterações que ocorrem nesse período requerem proliferação celular, migração celular, interação célula-célula e remodelagem tissular. Na organogênese, fase na qual o concepto está altamente suscetível ao aparecimento de malformações, há períodos de pico de suscetibilidade para cada estrutura formada.

A histogênese, a maturação funcional e o crescimento são os processos maiores que ocorrem durante o **período fetal**. O início dessa fase não significa que todos os órgãos estão completamente formados, e, sim, que todos eles podem ser reconhecidos. Assim, nessa fase verifica-se o desenvolvimento dos órgãos, objetivando-se obter a sua funcionalidade antes do nascimento, seja estrutural (por exemplo, sinaptogênese) ou bioquímica (por exemplo, indução de enzimas teciduais específicas). A exposição a teratógenos nessa fase normalmente resulta em efeitos no crescimento e na maturação funcional. Entre os defeitos mais prováveis de serem observados estão as anomalias do sistema nervoso central, órgãos reprodutivos e sistema imune. Nesse sentido, o defeito observado seria de, por exemplo, distúrbios comportamentais, mentais, déficit motor, queda de fertilidade e imunodeficiência ou aparecimento de doenças autoimunes. Há, ainda, a possibilidade de ocorrência de morte se essas alterações forem vitais ao desenvolvimento fetal. Podem ocorrer alterações estruturais durante o período fetal, no entanto, essas alterações resultam geralmente em deformações (ruptura de estruturas previamente normais) e não malformações. A Figura 37.1 ilustra os estágios do desenvolvimento animal e a Tabela 37.1 mostra os principais eventos ocorridos na embriogênese nas principais espécies animais domésticas, de laboratório e no ser humano.

Os teratógenos atuam de maneira específica (mecanismos de teratogenicidade) em células e tecidos em desenvolvimento

Uma substância teratógena (isto é, que induz malformações) exerce seus efeitos celulares por meio de mecanismo de ação específico. Esses efeitos celulares, por sua vez, irão resultar em desenvolvimento anormal do órgão ou sistema específico. Wilson, em 1977, propôs os seguintes mecanismos potenciais de ação para o teratógeno: mutação, quebra cromossômica, alteração na mitose, alteração na integridade ou função dos ácidos nucleicos, diminuição do suprimento de precursores ou substratos, alteração das características da membrana, desbalanço osmolar e inibição enzimática.

Existe um delicado balanço entre a proliferação celular, a diferenciação celular e a apoptose (isto é, a morte celular programada) no desenvolvimento fetal, e a alteração dessa relação pode promover perturbações

TABELA 37.1. Tempo de ocorrência (em dias) de algumas etapas do desenvolvimento em algumas espécies mamíferas

Eventos	Camundongo	Rato	Coelho	Gato	Cão	Macaco	Bovino	Equino	Ovino/Caprino	Suíno	Homem
Blástula	2-3	3-4	2-3	6-8	8-10	5-7	5-7	3-8	3-4	3-4	4-6
Implantação	5-6	5-6	6-7	12-4	13-14	8-10	11-13	–	10-14	10-12	6-7
Linha primitiva	7-8	8-9	6-7	13-4	14-16	18-20	14-18	14-5	13-14	11-12	16-18
1ºs somitos	7-8	9-10	7-8	13-14	14-16	20-22	18-20	15-17	15-15	13-15	20-21
1º arco branquial	8-9	10-11	10-11	14-15	–	21-23	22-24	20-21	17-18	15-17	20
1ºs batimentos cardíacos	9-10	10-11	10-11	21-22	23-25	23-26	21-24	22-25	18-20	19-24	22
Botões membros superiores	10-11	11-12	10-11	17-18	21-22	27-28	24-25	26-28	21-22	16-18	25-26
Botões membros anteriores	10-11	11-12	10-11	18-19	21-22	28-29	26-28	28-30	22-23	18-20	31-32
Fechamento do palato	15-16	16-17	19-20	31-32	30-35	49-50	54-56	46-48	35-38	34-36	56-58
Diferenciação da genitália externa	16-17	19-20	21-25	–	33-35	38-46	56-60	43-45	41-43	36-55	90
Nascimento	20-21	21-22	31-334	60-65	60-65	165-170	280-340	330-340	145-155	112-116	267

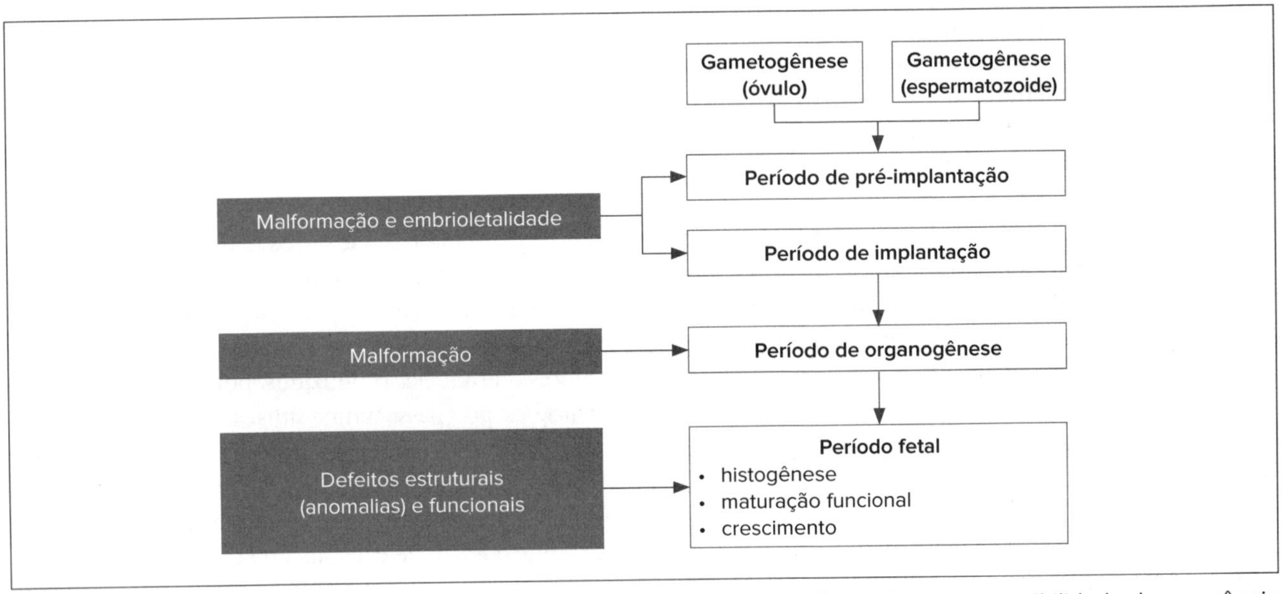

FIGURA 37.1. Estágios do desenvolvimento do concepto, indicando os períodos de maior possibilidade de ocorrência das alterações.

no ciclo celular. A seguir, são apresentados alguns exemplos da ruptura dessa relação:

- **Interferência na apoptose**: a morte celular programada ou apoptose refere-se a um tipo específico de morte celular, sob controle genético no embrião, que é de fundamental importância para a morfogênese normal. A apoptose é necessária para a remodelação de órgãos e tecidos, para o correto desenvolvimento neural e para degeneração de estruturas primitivas. Assim, qualquer interferência nesse mecanismo de morte celular programada pode resultar em malformação. Um exemplo de teratógeno que interfere com a apoptose é a talidomida. Essa substância química induz apoptose durante o desenvolvimento embrionário dos membros, resultando no que se denomina focomelia.
- **Taxa de proliferação reduzida**: a redução na proliferação dos tecidos pode ocorrer, por exemplo, quando a dose do teratógeno for menor que aquela necessária para promover a citotoxicidade. Nesse caso, se for possível a regeneração, somente ocorre retardo no crescimento de um determinado órgão.
- **Impedimento da movimentação morfogenética**: a migração celular pode ser impedida pelo decréscimo de mobilidade celular. Assim, a alteração da qualidade e quantidade da matriz extracelular altera a qualidade da adesão entre as células em virtude da alteração de moléculas responsáveis pela adesão celular. A matriz celular é composta por ácido hialurônico, condroitina, condroitina-sulfato, heparano-sulfato, querta-sulfato e heparina e, também, por colágeno. Essas substâncias interagem com as integrinas, permitindo o movimento ou a adesão entre os tecidos, em um plano direcional. Portanto, níveis adequados, por exemplo, de ácido hialurônico, durante os estágios iniciais da morfogênese permitem a migração celular e o aumento da fluidez da matriz. Durante a diferenciação, os níveis de ácido hialurônico decaem após o aumento da agregação celular; nesse período há o aumento da produção de condroitina-sulfato. Substâncias como a bromodeoxieuridina inibem a produção de condroitina-sulfato, promovendo defeitos nos membros e fenda palatina. A perda de adesão pode também promover deformidades; por exemplo, a cortisona, um anti-inflamatório esteroidal, bloqueia a síntese de glicosaminoglicanos e colágeno, o que acarreta ausência de fusão entre os tecidos, resultando, entre outros defeitos, em fenda palatina.

Os microtúbulos e microfilamentos são componentes celulares essenciais na contração celular e substâncias como a colchicina e a vincristina, que causam ruptura destes, podem promover teratogênese. O cálcio é um elemento essencial para a função microtubular e dos microfilamentos; portanto, o tratamento com EDTA, um quelante de cálcio, reduz o movimento de células, sendo já verificado, experimentalmente, o desenvolvimento de malformações cardíacas.

- **Alteração no pH intracelular**: a concentração do íon H^+ em células em desenvolvimento tem se mostrado importante para o desenvolvimento dos tecidos, uma vez que se verificou que o pH intracelular baixo é fundamental para vários processos celulares, como a proliferação, a comunicação intracelular, as atividades enzimáticas e a polimerização proteica do citoesqueleto.

- **Redução da biossíntese de componentes essenciais**: a alteração na biossíntese do DNA, RNA, proteínas e fontes de energia (ATP e NAD/NAPH) pode produzir profundas alterações no crescimento e desenvolvimento normais.

A exposição do feto ao teratógeno depende de suas propriedades físico-químicas

Até antes da tragédia da talidomida, como citado na Introdução, acreditava-se que a barreira placentária protegia completamente o feto de substâncias a que a mãe estava sendo exposta. No entanto, atualmente, estudando-se mais sobre o papel da placenta, observou-se que esta é uma membrana lipídica, que permite a passagem de substâncias de maneira bidirecional, entre o compartimento fetal e o materno. Embora existam diferenças significantes nos tipos de placenta, considerando-se as várias espécies animais, essas diferenças parecem não exercer papel preponderante na passagem através da placenta das diferentes substâncias químicas. Assim, a maior importância nesse aspecto reside na possibilidade de a substância ser transportada pela placenta chegando até o feto.

A passagem da maioria dos toxicantes pela placenta provavelmente ocorre por difusão passiva simples e a taxa pela qual ocorre esse processo está relacionada a suas propriedades físico-químicas. Portanto, a taxa de transferência da substância para o feto é proporcional à constante de difusão dessa determinada substância ao gradiente de concentração entre o plasma materno e o fetal, à área da troca e ao inverso da espessura da membrana. Além disso, deve-se considerar: a lipossolubilidade, o peso molecular, a ligação proteica (particularmente com a albumina), o grau de ionização e as enzimas placentárias que realizam biotransformação do toxicante.

As manifestações da alteração do desenvolvimento são: morte fetal, malformação, retardo no crescimento e déficits funcionais

Essas alterações estão relacionadas ao período do desenvolvimento. Dessa maneira, se, por exemplo, houver injúria na fase de pré-implantação, normalmente ocorre a morte do embrião. Por outro lado, a organogênese é o período mais sensível para que ocorram as malformações, enquanto os defeitos estruturais (ou seja, as anomalias) ou os defeitos funcionais provocados pela injúria ocorrem no período fetal (Figura 37.1).

Embora malformações e anomalias sejam consideradas os principais critérios para avaliação de teratogenicidade (veja adiante), já que são os mais óbvios e mais facilmente evidenciáveis, deve-se ressaltar que as desordens funcionais podem ser incapacitantes, o que, para a criação animal, pode representar muitas vezes prejuízos muito maiores que aqueles produzidos, por exemplo, por malformações, pois nessa última situação a fonte do teratógeno pode persistir por longo tempo, já que é dificilmente reconhecido. Nesse sentido, uma das grandes preocupações da teratologia, atualmente, é procurar desenvolver protocolos que possam detectar alterações mais sutis.

As manifestações do desvio do desenvolvimento estão relacionadas à dose do agente tóxico

Uma das principais características de um teratógeno é que seus efeitos devem ser dose-dependentes; portanto, aumentando-se a dose deve-se verificar aumento da toxicidade. Assim, o feto pode apresentar desde nenhum efeito até o mais grave, que é a morte (efeito letal). A dose-dependência dos efeitos tóxicos no concepto é uma importante diferença entre a teratogênese e a carcinogênse/mutagênese. Nesses últimos, as anormalidades estruturais advêm da alteração de uma célula individualmente, da qual as outras derivaram. Por outro lado, na teratogênese há a necessidade de que haja injúria em um determinado número de células, ou, então, que a regeneração celular seja prejudicada, indicando, dessa maneira, que há um limiar de dose-efeito.

É importante frisar que o toxicante deve produzir seus efeitos embriotóxicos dentro de uma variação e em doses que não sejam tóxicas para a mãe, pois se houver toxicidade materna a dismorfogênese pode ser em decorrência do efeito primário tóxico materno, o que não é considerado teratogenicidade.

EFEITOS TÓXICOS NA PLACENTA

A placenta é um órgão multifacetado e, apesar da grande variabilidade entre as diferentes espécies no que se refere à sua estrutura, em todas as espécies esse órgão possui várias funções vitais ao feto, a saber: transporte de substâncias (por exemplo, aminoácidos, glicose, ácidos graxos livres e triglicérides, íons, metais, vitaminas etc.) e excreção de substâncias (como o dióxido de carbono, a ureia e a bilirrubina). A placenta tem também papel fundamental na produção de estrógenos, progesterona e hormônios polipeptídicos (prolactina, hormônio do crescimento e lactógeno placentário).

A placenta tem também importante papel na biotransformação de substâncias. De fato, vários estudos vêm mostrando que a placenta é capaz de realizar reações de oxidação, redução, conjugação e hidroxilação. As reações de oxidação envolvem primariamente as enzimas oxidases de função mista (citocromo P-450). As enzimas envolvidas na redução utilizam NADPH (nicotinamida adenina dinucleotídeo fosfato reduzido) e NADH (nicotinamida adenina dinucleotídeo reduzido) como doadores de elétrons. As enzimas MAO (monoamino oxidase), COMT (catecol-O-metil-transferase), sulfatase, bem como aquelas que promovem a desmetilação oxidativa também têm sido identificadas na placenta. Portanto, qualquer substância que promova alteração nesse órgão pode indiretamente, mas de maneira significante, desenvolver teratogenicidade.

A seguir são apresentados alguns dos mecanismos placentotóxicos que podem promover dismorfogênese.

Transporte de todos os nutrientes, oxigênio e os produtos de eliminação

O cádmio e o zinco interferem com o transporte de aminoácidos. A diminuição na oferta de zinco, por exemplo, reduz a disponibilidade da enzima zinco-dependente, timidina-quinase, acarretando queda significante do conteúdo de DNA. Além do cádmio e do zinco, um outro metal que vem sendo relacionado à alteração no transporte de nutrientes é o mercúrio.

Uma vez que a passagem de nutrientes, oxigênio e produtos de eliminação é feita pela junção umbílico-placentária, toxicantes que afetam o leito vascular umbílico-placentário podem alterar o desenvolvimento fetal. Nesse sentido, substâncias como serotonina, adrenalina, histamina e hiponoanalgésicos, as quais promovem a vasoconstrição, alterando o fluxo sanguíneo placentário, podem promover dismorfogênese.

Biotransformação de substâncias na placenta

Existem algumas possibilidades de destino para as substâncias químicas que atravessam a placenta: ser excretada e não sofrer biotransformação; interagir e comprometer a função placentária; passar diretamente para o feto; e ser biotransformada. Tanto o comprometimento da função da placenta como a interação diretamente no feto representam grande risco para este; no entanto, deve-se considerar que a biotransformação, dependendo da natureza do toxicante, pode também acarretar dano ao concepto. Assim, algumas substâncias podem manifestar seus efeitos teratogênicos por meio de seus metabólitos, como, por exemplo, o benzopireno, que, ao sofrer biotransformação, forma um metabólito intermediário epóxido altamente reativo e, portanto, mais tóxico do que o próprio benzopireno.

O tecido placentário é composto em parte por células trofoblásticas fetais e em parte por tecido materno. Dessa forma, os genes ligados ao cromossomo X ou Y fetais são determinantes no desenvolvimento e na função placentária. De forma geral, a placenta de fetos fêmea apresenta uma expressão gênica maior para algumas enzimas fundamentais para o metabolismo placentário. Acredita-se que essas diferenças ligadas ao sexo sejam responsáveis pela maior suscetibilidade de machos a insultos pré-natais, como estresse, infecção materna e exposição a agentes tóxicos que causam déficits metabólicos, cognitivos e comportamentais.

Alterações morfológicas na placenta

São bastante escassos os dados encontrados na literatura referentes à associação de alterações morfológicas na placenta e à teratogenicidade. No entanto, pode-se supor que, em virtude de a placenta possuir várias funções, o comprometimento destas pode promover sérias consequências para o concepto. Uma substância que tem se mostrado placentotóxica é a clorpromazina, um medicamento do grupo dos tranquilizantes maiores, usado em medicina veterinária na contenção química e na pré-anestesia.

Alteração da função endócrina da placenta induzida por agentes tóxicos

A placenta é um importante órgão endócrino que pode sintetizar uma série de hormônios, como gonadotrofina coriônica, progesterona e estrogênio, que desempenham papéis importantes na implantação, na manutenção da gestação e no desenvolvimento embrionário/fetal. Estudos mostraram que alguns toxicantes, como os desreguladores endócrinos (veja sobre esse assunto a seguir), podem interferir na secreção e/ou biotransformação de hormônios placentários, resultando em alteração no desenvolvimento fetal, morte fetal e aborto. Um trabalho recente mostra que o triclosan, um agente bacteriostático, é capaz de reduzir os níveis de esteroides sexuais circulantes em ratas gestantes. Tal efeito deve-se à maior expressão de enzimas placentárias que biotransformam esteroides e pode afetar o crescimento e o desenvolvimento fetal. Da mesma forma, o bromodiclorometano, um agente desinfetante, é capaz de promover drástica queda na produção de gonadotrofina coriônica em cultura de células trofoblásticas humanas. Também tem sido verificado que o cádmio produz decréscimo da síntese de progesterona por meio da inibição de vias esteroidogênicas placentárias.

PRINCIPAIS TERATÓGENOS DE IMPORTÂNCIA EM MEDICINA VETERINÁRIA

Levantamentos epidemiológicos realizados em seres humanos revelam que o índice de sucesso da gestação é surpreendentemente bastante baixo e, ainda, calcula-se que menos de 50% das mulheres geram filhos completamente normais. Os motivos pelos quais esses insucessos ocorrem são ainda muito pouco conhecidos. Alguns autores relatam que 65% das causas são ainda completamente desconhecidas, de 15 a 25% são por causas genéticas e aproximadamente 10% por outros motivos, como condição materna, infecções etc. Portanto, muito pouco se sabe sobre a participação de substâncias teratógenas nesses índices.

Em medicina veterinária, não existe, até o momento, esse tipo de estatística, em nenhuma espécie animal. No entanto, pode-se supor que, da mesma maneira que ocorre em seres humanos, os índices relativos à quantidade de proles completamente normais devam ser também baixos, considerando-se as diferentes espécies animais.

A seguir, são relacionados os principais agentes tóxicos que estão associados à teratogênese, particularmente aquelas substâncias que têm maior importância em medicina veterinária. Porém, deve-se salientar que essas alterações, na maioria das vezes verificadas em animais de laboratório, não necessariamente podem promover teratogênese nos animais domésticos. Assim, deve ser ressaltado que a extrapolação de estudos de teratogenicidade dos diferentes toxicantes de uma espécie animal para outra não deve ser feita. De fato, estudos comparando-se os dados obtidos em animais de laboratório mostram normalmente como regra, e não como exceção, grandes diferenças nas respostas.

Medicamentos

Após a catástrofe, ocorrida na década de 1960 pelo uso de talidomida por gestantes, houve uma grande preocupação no sentido de se avaliar a segurança do uso de medicamentos prescritos a gestantes. Assim, protocolos de avaliação de teratogenicidade foram propostos (veja adiante), visando avaliar os riscos do uso de medicamentos na gestação de mulheres.

O Quadro 37.1 mostra o potencial teratogênico e embriotóxico já descrito na literatura para alguns medicamentos, fato que deve alertar o médico veterinário sobre os possíveis efeitos tóxicos no feto de animais de companhia e de produção.

Plantas tóxicas

O estudo dos efeitos nocivos causados por plantas na criação animal tem grande importância, como já descrito nos Capítulos 22 e 23. Contudo, estudos relativos aos possíveis efeitos das toxinas dos vegetais

QUADRO 37.1. Principais medicamentos usados em medicina veterinária com potencial teratogênico e embriotóxico

Medicamento	Efeito observado	Espécie animal na qual se observou a alteração
• Ácido acetil salicílico	Alterações esqueléticas e craniofaciais	Cão, gato, coelho, hamster, macaco *Rhesus*
• Antibacterianos		
Rifampicina	Malformação do SNC, espinha bífida, fenda palatina	Rato, camundongo, coelho
Cloranfenicol	Morte fetal, malformação de costela	Rato
Estreptomicina	Surdez congênita	Rato
Sulfas	Embriotoxicidade	Camundongo, rato, coelho
Tetraciclinas	Malformações esqueléticas, alterações da dentição	Rato, homem
• Anticonvulsivantes		
Benzodiazepínicos	Fenda palatina, malformações faciais	Ratos, humanos
Difenil-hidantoína	Microcefalia, anormalidades craniofaciais, hipoplasia e anomalias cardíacas	Homem, rato, camundongo
Ácido valproico	Alterações no SNC	Homem, camundongo
• Antifúngicos		
Cetoconazol	Embriotoxicidade	Rato, camundongo
Griseofulvina	Malformações de cérebro, crânio, olhos, coração, palato, vértebras	Gato

(continua)

QUADRO 37.1. Principais medicamentos usados em medicina veterinária com potencial teratogênico e embriotóxico (*continuação*)

Medicamento	Efeito observado	Espécie animal na qual se observou a alteração
• Anti-helmínticos		
Cambendazol	Efeitos teratogênicos em vários órgãos e tecidos e embriotoxicidade	Rato, ovino
Mebendazol	Efeitos teratogênicos em vários órgãos e tecidos e embriotoxicidade	Rato
Parbendazol	Efeitos teratogênicos em vários órgãos e tecidos e embriotoxicidade	Rato, hamster, bovino, ovino
• Corticoide		
Triamcinolona	Fenda palatina; em macaco também malformações craniofaciais	Coelho, rato, macaco
Dexametazona	Fenda palatina, defeitos no crânio e membros	Coelho
• Hormônios		
Dietilestilbestrol	Embriotoxicidade, criptorquidismo	Camundongo
Progestágenos	Masculinização (hipertrofia de clitóris)	Coelho, cão
• Vitamina A	Alterações craniofaciais, alterações cardíacas	Rato, camundongo, coelho, gato

no concepto são, em particular no Brasil, muito escassos. O Quadro 37.2 apresenta algumas plantas tóxicas com efeitos sabidamente teratogênicos e as respectivas espécies animais nas quais foram realizados esses estudos.

Praguicidas

Essa categoria inclui um grande número de compostos que são atualmente utilizados, objetivando-se controlar ou destruir as pragas (ver Capítulos 16 a 21). Uma vez que a ocorrência de resistências dos insetos e de outras pragas a essas substâncias químicas é uma realidade, sempre vem sendo introduzido um número crescente de novos praguicidas no mercado.

O Quadro 37.3 apresenta alguns desses agentes que potencialmente podem promover malformações congênitas em animais de produção. Esses dados foram obtidos por meio de intoxicação experimental, em animais de laboratório, portanto, também não é possível afirmar que esses praguicidas possam causar dismorfogênese nos animais domésticos.

Metais

Os metais estão presentes no meio ambiente, ocorrendo em várias concentrações no ar, camadas de rochas, solo, água e material biológico (para detalhes, ver Capítulo 33). Além disso, os metais são também liberados no meio ambiente por indústrias. A cada ano, milhões de toneladas de metais são produzidos a partir de minas e, subsequentemente, redistribuídos na biosfera. A exposição aos metais vem sendo associada a uma grande variedade de efeitos

QUADRO 37.2. Plantas que causam efeitos teratogênicos

Planta	Fitotoxina	Efeito	Espécie animal
Veratrum californicum	Jervina, ciclopamida	Defeitos faciais, alterações esqueléticas e defeitos na traqueia	bovino
Lupinus spp.	Anagina e amondendrina	Alterações no esqueleto, fenda palatina	bovino
Conium maculatum	Coniina, gamaconiceína	Alterações esqueléticas	bovino
Oxytrops sericea, Astragalus lentiginosus, A. pubentisimisus, Ipomoea carnea	Suainsonina	Alterações esqueléticas, alterações craniofaciais, malformações cardíacas	bovino, caprino, ovino
Nicotiana sp.	Anabasina	Alterações esqueléticas, fenda palatina	suíno
Plantas acumuladoras de selênio	Selênio	Deformidade de cascos	bovino
Pinus ponderosa	Desconhecido	Baixo peso ao nascimento	bovino
Solanum malacoxylon	1,25 diidroxicolicalciferol (vitamina D_3)	Calcificação de tecidos moles	rato, caprino
Gossypium spp.	Gossipol	Redução da formação de blastocistos, retardo de crescimento do embrião	suíno

QUADRO 37.3. Praguicidas que causam efeitos teratógeno

Praguicida	Efeito	Animal testado
• Fungicidas		
Pentacloro-nitrobenzeno	Agenesia renal	Camundongo
Ditiocarbamato	Fenda palatina, malformações esqueléticas e de tubo neural	Rato
Etilenotiourea	Hidrocefalia e malformações do sistema nervoso central	Rato
• Herbicidas ácido 2,4,5 tricloro-fenoxiacético (2,4,5-T) ácido 4-cloro-metil-fenoxiacético (MCPA)	Fenda palatina, malformação cardíaca e renal	Camundongo, rato e hamster
• Inseticidas		
Fentiona	Malformação de dígitos, vértebras e fenda palatina	Camundongo
Clorpirifós	Malformação esquelética e fenda palatina	Rato
Triclorfom	Malformações esqueléticas	Rato

• Produto de degradação de fungicidas à base de etilenobisditiocarbamato.

tóxicos, sendo que muitos desses efeitos referem-se a malformações em mamíferos.

O Quadro 37.4 apresenta os principais efeitos teratogênicos, produzidos por alguns metais, em animais de laboratório.

DESREGULADORES ENDÓCRINOS

Da mesma maneira que ocorre com os efeitos na reprodução (ver Capítulo 36), uma das principais preocupações que envolvem a toxicologia do desenvolvimento é a exposição a substâncias exógenas que podem interagir com o sistema endócrino. Sabe-se que os hormônios têm papel fundamental no desenvolvimento e na diferenciação de diferentes tecidos. Portanto, o organismo em desenvolvimento é bastante vulnerável à exposição a substâncias com atividade hormonal ou anti-hormonal. Tais substâncias são chamadas de desreguladores endócrinos e são definidas como agentes exógenos que interferem na produção, liberação, transporte, metabolismo, ligação, ação ou eliminação de hormônios naturais, responsáveis pela manutenção da homeostase e pela regulação dos processos de desenvolvimento.

Na atualidade, diversas substâncias são consideradas desreguladoras endócrinas, tais como praguicidas, plastificantes, fitoestrogênios, surfactantes, hidrocarbonetos aromáticos policíclicos, organometálicos, entre outros. Basicamente, essas moléculas atuam de três formas distintas: ligando-se aos receptores hormonais, podendo desempenhar atividade agonista ou antagonista; alterando a síntese, a secreção e a biotransformação de hormô-

QUADRO 37.4. Metais com potencial teratógeno para mamíferos

Metal	Efeito	Animal testado
• Arsênico		
Arsenato	Exencefalia, malformação dos olhos, agenesia renal, agenesia de gônadas	Rato, hamster
Arsenito	Exencefalia, micrognatia, defeitos de cauda e malformações esqueléticas	Camundongo, hamster
• Cadmium	Malformações no sistema nervoso central, pulmões, olhos, testículos e palato; retardo no crescimento fetal e morte fetal	Rato, hamster, camundongo
• Chumbo (acetato de chumbo)	Hidrocefalia e hemorragia no SNC, defeitos de cauda, anomalias esqueléticas	Rato, hamster, camundongo
• Mercúrio (metil-mercúrio)	Fenda palatina, malformações ósseas	Rato, hamster, camundongo
• Urânio	Retardo no crescimento fetal, fenda palatina e anomalias esqueléticas	Camundongo
• Níquel	Retardo no crescimento fetal, retardo na ossificação, acefalia, anquilose e anomalias esqueléticas	Hamster
• Vanádio	Micrognatia, fenda palatina, anomalias esqueléticas e embrioletalidade	Hamster, camundongo

nios endógenos; e alterando a eixo hipotalâmico hipofisário, comprometendo a liberação de hormônios tróficos.

Os riscos da exposição aos desreguladores endócrinos com atividade estrogênica durante o desenvolvimento são bem caracterizados, sendo o padrão de resposta semelhante entre as diferentes moléculas. Como se sabe, o estrogênio possui diferentes funções no organismo e as suas respostas são dependentes do tipo de receptor estimulado, do tecido-alvo e dos níveis e da frequência de exposição. De forma geral, a exposição *in utero* às moléculas desreguladoras endócrinas estrogênicas resulta em malformações estruturais e/ou funcionais do trato reprodutivo em machos e fêmeas, que na maioria das vezes são observadas durante o desenvolvimento puberal. O dietilestilbestrol (DES), uma substância química com potente ação estrogênica, é um desregulador endócrino característico, com seus efeitos nocivos durante o desenvolvimento bem conhecidos. Por exemplo, camundongas expostas ao DES, *in utero*, apresentam alterações estruturais no oviduto, útero e cérvix, infertilidade e câncer de vagina. Da mesma forma, machos, expostos *in utero*, apresentam alterações reprodutivas importantes como infertilidade, alterações espermáticas, criptorquidismo e hipospádia. Outros exemplos de teratógenos com ação estrogênica ou antiestrogênica são os praguicidas, como o DDT, e produtos químicos industriais, como o metoxicloro, dioxinas; também medicamentos com ação antiestrogênica, como o tamoxifeno e o clomifeno.

Os desreguladores endócrinos antiandrogênicos também representam risco para organismos em desenvolvimento; porém, nesse caso normalmente as malformações são restritas a machos e incluem hipospádia, redução do peso dos testículos e de glândulas acessórias, infertilidade e alterações espermáticas. São exemplos de antiandrogênios que afetam o desenvolvimento alguns medicamentos como a flutamida e a finasterida, e praguicidas, como o vinclozolin e alguns metabólitos do DDT.

Ainda, existem desreguladores endócrinos que também podem atuar em vias hormonais tireoidianas, durante o desenvolvimento, levando a déficits estruturais e funcionais. Nesse sentido, as bifenilas policloradas, um contaminante ambiental, reduzem os níveis de hormônios tireoidianos levando a retardo do crescimento, déficits cognitivos, atraso na abertura dos olhos, hiperatividade e defeitos auditivos em roedores expostos *in utero*.

Alterações epigenéticas

O termo epigenética refere-se às modificações moleculares que são introduzidas nos cromossomos e replicadas estavelmente durante as divisões celulares, mas que não modificam as sequências de nucleotídeos e, dessa forma, alteram o fenótipo sem mudar o genótipo.

A metilação do DNA constitui um dos mais estáveis fenômenos epigenéticos conhecidos e coordena a herança epigenética entre as gerações. A metilação envolve a adição de um grupo metil a regiões específicas do DNA (ricas em CpGs) com o objetivo de regular a expressão gênica. Assim, a metilação do DNA é determinante para a regulação de uma ampla gama de processos biológicos em mamíferos, como o desenvolvimento embrionário normal, a inativação do cromossomo X e a regulação do *imprinting* genômico. Atualmente, sabe-se que o padrão de metilação do DNA pode sofrer influência de alguns fatores ambientais (como, por exemplo, dieta, estresse e substâncias químicas), acarretando em diferentes fenótipos como cânceres, infertilidade e síndromes genéticas.

Os padrões de metilação do genoma de células somáticas diferenciadas são estáveis e hereditários. Entretanto, nos mamíferos, existem dois períodos do desenvolvimento em que os padrões de metilação são reprogramados, dando origem a células com amplos potenciais de desenvolvimento. O primeiro momento é durante os estágios iniciais do desenvolvimento (gastrulação) e o segundo durante a formação das células germinativas (gametogênese).

O primeiro ciclo de reprogramação ocorre no período pré-implantação e estabelece a metilação do DNA para o desenvolvimento de células somáticas fetais. Essa reprogramação epigenética é baseada no material genético transferido do óvulo e do espermatozoide. Alterações epigenéticas nesse momento resultam em defeitos de desenvolvimento ou morte embrionária. Acredita-se que algumas alterações tipicamente observadas em animais clonados, como alterações no desenvolvimento placentário e/ou fetal e morte perinatal, sejam fruto de alterações epigenéticas que ocorrem nesse momento, em virtude de influências ambientais e das biotecnologias de reprodução empregadas.

A reprogramação de linhagens germinativas ocorre durante o desenvolvimento gonadal. As células germinativas primordiais, ao colonizar a crista gonadal, são desmetiladas e, durante o período de determinação sexual passam por uma remetilação sexo específica, a qual resulta na formação dos gametas. Essa propriedade única das células germinativas de sofrer uma desmetilação seguida de uma remetilação, durante a determinação sexual na gônada em desenvolvimento, a torna vulnerável à ação epigenética de agentes ambientais, como os desreguladores endócrinos. Dessa forma, o período crítico de exposição das células germinativas é durante a diferenciação sexual do feto e o fenótipo pode ser transmitido, de forma hereditária e transgeracional, por meio dessas células germinativas.

Estudos mostram que a exposição de ratas prenhes a praguicidas desreguladores endócrinos, como o fungicida vinclozolin e o inseticida metoxicloro, resulta em alterações espermáticas e diminuição de fertilidade em machos nas gerações F1 e subsequentes. Tais alterações reprodutivas resultam da alteração do padrão de metilação de genes específicos das células germinativas, sendo esse fenótipo observado em mais de 90% dos machos nas diferentes gerações observadas. Outros desreguladores cuja exposição *in utero* é relacionada a alterações epigenéticas transgeracionais são o bisfenol A, o DDT, a permetrina, os ftalatos e as dioxinas.

TESTES DE AVALIAÇÃO DE RISCO

Os testes de avaliação de risco voltados para a teratogenicidade podem ser *in vivo* e *in vitro*.

Estudo *in vivo*

Após a tragédia produzida pela talidomida, procurou-se imediatamente obterem-se protocolos de avaliação de risco em relação aos possíveis efeitos teratogênicos de substâncias químicas (particularmente os medicamentos).

Uma das primeiras agências normativas a abordar esse assunto foi a Food and Drug Administration (FDA), vinculada ao Departamento de Saúde dos Estados Unidos. Essa agência considera três segmentos para propósitos de avaliação dos diferentes agentes. Essa divisão auxilia na interpretação dos dados e ajuda na identificação dos estágios nos quais um determinado toxicante pode atuar.

O **segmento I** é aquele que cobre o período de pré-acasalamento, que, em roedores, é de dez semanas para os machos (abrange um ciclo espermático completo) e duas semanas para fêmeas (abrange pelo menos três ciclos estrais) até a implantação.

O **segmento II** (avaliação da teratogenicidade) é aquele no qual se avalia o efeito da substância química da implantação até o final da organogênese.

O **segmento III** compreende a avaliação do final da gestação até o desenvolvimento pós-natal.

Neste capítulo são abordados apenas aspectos referentes ao segmento II.

Várias combinações desses estudos são aceitas, portanto, para se avaliar uma determinada substância pode-se combinar estudos do segmento I e II, ou segmentos II e III.

Esses protocolos de avaliação são empregados por várias agências regulatórias no mundo todo; no entanto, existem variações entre os diferentes protocolos. Além disso, em razão de alguns fatores como experiência prévia, aumento do conhecimento relativo à biologia do desenvolvimento, quantidade imensa de produtos que devem ser avaliados e custos dos testes, têm sido introduzidas mudanças frequentes nesses protocolos de avaliação.

De maneira geral, as principais agências que regulamentam esses protocolos de teratogenicidade, como o FDA (segmento II) e a Organisation for Economic Cooperation and Development (OECD – protocolo n. 414), propõem que a administração da substância química a ser testada deva abranger desde a implantação (ou acasalamento) até toda a organogênese ou parto. Indica-se o uso de 24 fêmeas por grupo e, no mínimo, três diferentes doses da substância química, mais um grupo de fêmeas não expostas à substância (grupo-controle).

Espécies animais usadas na avaliação da teratogenicidade

O teste de teratogenicidade padrão (segmento II) usa uma espécie de roedor, comumente o rato, e outra de não roedor, que normalmente é o coelho. A seguir, são apresentadas as principais espécies animais usadas nos testes de avaliação de toxicidade do desenvolvimento e algumas características desejáveis nesses animais. No entanto, deve ser salientado que não existe uma espécie animal "perfeita" para se realizar essa avaliação. Cada espécie animal escolhida tem vantagens e desvantagens, sendo importante que o avaliador conheça as características da espécie animal com a qual está trabalhando e use esse conhecimento ao se fazer a extrapolação dos dados dessa determinada espécie animal de laboratório para a outra (usualmente o ser humano).

- **Roedores:** em virtude de uma série de vantagens, como tamanho pequeno, gestação curta, grande número de filhotes por ninhada, facilidade de cruzamento e custo, fazem com que estes sejam os animais de escolha para o uso em protocolos de avaliação da teratogenicidade. Tanto camundongos como ratos podem ser usados, mas como os ratos possuem tamanho maior, facilitando a avaliação morfológica, são estes os escolhidos para a execução de tais testes. Os hamsters podem, eventualmente, ser utilizados.

  Embora sejam várias as vantagens de se utilizar roedores, deve-se lembrar, no entanto, que esses animais possuem a placenta com saco vitelino para a nutrição, estrutura esta não presente em espécies não roedoras. Outro fato que também deve ser considerado é que, se for necessária a avaliação da administração pré-natal em determinados sistemas (particularmente o sistema nervoso central), deve-se lembrar que em ratos a maturação ocorre em um período posterior àquele de outras espécies animais (principalmente o ser humano).

Em relação às características desejáveis para a escolha de ratos, usualmente são usados ratos das linhagens *Wistar* ou *Sprague-Dawley*. Preferencialmente, deve-se usar a mesma linhagem de ratos que foi utilizada quando de outros testes de toxicidade. Os animais devem ser jovens, porém adultos, devendo estar em período reprodutivo e as fêmeas devem ser virgens. A idade e a maturidade sexual variam conforme a linhagem escolhida, no entanto, de maneira geral, os ratos deverão ter mais do que 12 semanas de idade. Um estudo conduzido adequadamente deverá ter um índice de prenhez acima de 90%, naquelas ratas pertencentes ao grupo-controle.

- **Coelhos**: é a espécie animal não roedora de escolha para testes de teratogenicidade. A predileção por esse lagomorfo se deve ao seu porte, tamanho da ninhada e curto tempo de gestação. Usualmente são empregados coelhos da linhagem Nova Zelândia para a realização desses estudos, sendo que a idade, tanto de machos como de fêmeas deve ser superior a 5 meses no início da avaliação.
- **Suínos**: existem diversas vantagens para se empregar a espécie suína nesses estudos, entre as quais pode-se destacar as várias semelhanças anatômicas, fisiológicas e metabólicas com o ser humano; além disso, apresenta alta fecundidade, grande número de filhotes por prole (de 10 a 12); ciclo estral curto (o estro ocorre a cada 21 dias); precocidade para maturação sexual (ao redor de 7 meses); e gestação relativamente curta (aproximadamente 114 dias). Outra grande vantagem é a baixa incidência de teratogênese sem causa aparente (menor do que 1%).
- **Furões:** é também um animal que pode ser usado nesses protocolos de avaliação de teratogenicidade, em decorrência de seu tamanho, facilidade de alojamento e de cruzamento. Entretanto, em virtude da característica de a fêmea possuir apenas um único ciclo estral por ano, dificulta muito a realização de acasalamento; além disso, são muito pouco disponíveis os estudos de farmacocinética utilizando-se esse animal.
- **Primatas não humanos**: em razão das grandes semelhanças do metabolismo, estrutura placentária e fisiologia reprodutiva entre o ser humano e os primatas não humanos, seria essa, sem dúvida, a espécie de escolha para avaliação de risco de teratogenicidade das substâncias. No entanto, principalmente por causa do custo, mas também do longo tempo de gestação e preceitos éticos, descarta-se a possibilidade de serem essas espécies animais aquelas de escolha para testes de teratogenicidade em larga escala.
- **Aves:** o uso de ovo embrionado de galinha tem como principal vantagem a fácil e rápida avaliação durante o período de desenvolvimento do embrião. Por outro lado, no senso estrito, o ovo de galinha não pode ser considerado uma avaliação *in vivo*, já que o ovo não possui interação com a farmacocinética materna. Além disso, há diferenças significantes entre a embriogênese de aves e mamíferos que, sem dúvidas, devem promover diferenças de respostas na avaliação de teratogenicidade.
- **Caprinos**: a principal preocupação na avaliação de risco do impacto das diferentes substâncias químicas no desenvolvimento é que haja a extrapolação correta dos dados obtidos. Nesse sentido, um dos maiores desafios para as agências de regulamentação é, a partir dos dados obtidos em ratos, extrapolá-los para os seres humanos. Seguindo-se esse mesmo raciocínio, deve-se supor que a extrapolação de dados de uma espécie monogástrica, como ratos, para uma outra espécie ruminante deve ser feita com maior precaução, já que o rúmen é, sabidamente, um local que desempenha importante papel na farmacocinética e metabolismo dos diferentes xenobióticos. Por exemplo, o anti-helmíntico albendazol causa embriotoxicidade somente em ruminantes, pois o composto teratógeno é o seu metabólito, um derivado sulfóxido, o qual é gerado exclusivamente por poligástricos.

  Por outro lado, sabe-se que a mortalidade pré-natal e o nascimento de fetos teratogênicos são uma das mais importantes causas de perdas econômicas na criação animal. Assim sendo, e objetivando-se avaliar os possíveis efeitos teratogênicos das diferentes substâncias químicas (medicamentos, toxinas e contaminantes ambientais, entre outros), foi proposto, e têm sido realizados estudos no sentido de se estabelecer um protocolo de avaliação de teratogenicidade especificamente para ruminantes, utilizando-se caprinos como modelo animal.
- **Zebrafish (*Danio rerio*)**: esse animal, também conhecido como "peixe paulistinha", tem conquistado

cada vez mais espaço nos laboratórios como modelo complementar de experimentação animal. Nesse sentido, essa espécie animal apresenta características interessantes que justificam sua utilização em estudos de toxicologia do desenvolvimento, como, por exemplo, grande homologia aos vertebrados superiores em seu desenvolvimento, anatomia, fisiologia e comportamento, com o seu desenvolvimento normal bem documentado. Produzem prole numerosa (200 a 300 ovos a cada 3 dias), desenvolvem-se rápido (entre 48 e 72 h evoluem do estado de ovo para larva e se tornam adultos aos 3 meses de vida), com baixo custo de produção e manutenção. Além disso, o desenvolvimento embrionário ocorre em ambiente externo, permitindo que os testes de toxicidade sejam realizados em placas de 96 poços. Os embriões em desenvolvimento são transparentes, possibilitando fácil visualização óssea e visceral. Pelo seu curto ciclo de vida (aproximadamente 3 anos), estudos que envolvam diferentes períodos do desenvolvimento podem ser realizados com rapidez. Tais facilidades fizeram com que diferentes agências regulamentadoras, como a OECD, a Agência de Proteção Ambiental dos Estados Unidos (Usepa) e a Agência de Medicina Europeia (EMA) propusessem ensaios de toxicologia do desenvolvimento com essa espécie.

Escolha das doses

Um dos maiores problemas enfrentados pelas agências de regulamentação para propor guias para testes de toxicidade é a determinação das doses que devem ser utilizadas nesses protocolos. Usualmente, é necessário que se tenha um grande conhecimento dos efeitos tóxicos da determinada substância no animal adulto.

De maneira geral, as agências normativas preconizam que devam ser usadas três doses: uma que produza efeitos tóxicos maternos, outra que não promova nenhum sinal de toxicidade nas mães e uma terceira, intermediária entre essas. Em relação à dose tóxica, os efeitos tóxicos esperados são de queda no ganho de peso ou no consumo de ração. A mortalidade dos animais desse grupo deve ser baixa (menor do que 10%). São aceitos também parâmetros bioquímicos, peso de órgãos ou avaliação histológica dos diferentes tecidos, que possam comprovar o efeito tóxico da substância. No entanto, deve-se considerar que as agências normativas podem recusar o estudo se não houver dados óbvios que comprovem o efeito tóxico. Essa dose mais alta não deve também provocar elevada taxa de abortamentos ou morte fetal, para que se tenha um número adequado de fetos para a avaliação. Em algumas situações, quando o aumento na dose da substância não for acompanhado de aumento nos níveis sanguíneos ou teciduais dessa substância, a farmacocinética pode ser utilizada para a escolha da dose.

A menor dose a ser utilizada não deve apresentar qualquer efeito tóxico. Para medicamentos, a menor dose é usualmente selecionada a partir de estudos clínicos. A dose intermediária é, de maneira geral, escolhida em uma escala logarítmica situada entre a maior e a menor dose, sendo desejável que induza alguns mínimos efeitos tóxicos observáveis.

A escolha das doses a serem utilizadas nos estudos de teratogenicidade é usualmente feita a partir de um "estudo-piloto", utilizando-se poucos animais (3 a 5), com várias doses diferentes (usualmente 5 doses distintas), procurando-se identificar a toxicidade materna com o mínimo de perda embrionária e/ou fetal. Para a escolha da maior dose a ser utilizada nesse estudo pode-se tomar como parâmetro a DL_{10} (dose que é letal a 10% dos animais), administrando-se pelo mesmo período que aquele quando do estudo definitivo da avaliação da teratogenicidade.

Via e frequência de administração

A via de administração obrigatoriamente deve ser a mesma pela qual o indivíduo está naturalmente exposto ao toxicante. Outras vias de administração podem ser utilizadas se for comprovado que os efeitos sistêmicos são os mesmos que aqueles quando administrado pela via de exposição usual. A administração oral por meio de gavagem é a maneira usual de administração nos protocolos de avaliação de teratogenicidade.

De maneira geral, os protocolos para avaliação de teratogenicidade utilizam uma única administração por dia; no entanto, se a substância química a ser avaliada possui meia-vida muito curta, pode-se administrá-la de duas a três vezes ao dia. Além disso, deve-se considerar que algumas substâncias químicas possuem efeito acumulativo, sendo que, nesse caso, pode-se diminuir a frequência de administração; ao contrário, outras substâncias podem, por exemplo, causar tolerância farmacológica, devendo-se, nessa situação, aumentar a frequência da exposição. Os horários de administração devem ser próximos, durante todos os dias da realização do estudo.

Parâmetros a serem avaliados nos testes de teratogenicidade

Os parâmetros que são avaliados nos testes de teratogenicidade são:

- **Observação geral**: diariamente devem ser verificados sinais clínicos de toxicidade. Dentre os principais sinais a serem observados têm-se perda de pelo, sialorreia, alterações comportamentais, tremores e alteração respiratória, além de mortalidade, abortamentos ou partos prematuros.
- **Peso corpóreo e consumo de ração**: dependendo do protocolo a ser seguido, a pesagem pode ser realizada diariamente, duas vezes por semana ou semanalmente. Usualmente, se faz a pesagem, em roedores, nos seguintes dias de prenhez: 0, 6, 9, 12, 18 e 20. De maneira geral, a avaliação do consumo de ração (e também algumas vezes consumo de água) se faz nesses mesmos dias de pesagem.
- **Cesariana**: a cesariana é realizada no 20º dia na rata e no 29º dia na coelha, quando o útero é, então, retirado, pesado e, posteriormente, aberto. O número e a posição de fetos vivos e mortos são registrados. Deve-se também verificar as reabsorções fetais (iniciais e tardias que são identificadas conforme as características do feto). As placentas devem ser pesadas e examinadas. O número de corpos lúteos é também registrado. Deve-se realizar necropsia nessas fêmeas, atentando-se especialmente a possíveis alterações nos órgãos reprodutivos.
- **Avaliação fetal**: os fetos coletados devem ser identificados individualmente, registrando-se de qual ninhada é proveniente e qual a posição em que foi encontrado no útero. A seguir, deve-se proceder à sexagem, avaliação do peso e do comprimento (do início do crânio ao início da cauda). Cada animal deve ser observado individualmente, procurando-se qualquer anormalidade. Se for constatada alguma anormalidade, esta deve ser diferenciada em **malformação**, que é definida como anomalias estruturais que alteram a conformidade corpórea, comprometendo ou interferindo com a função do organismo ou que são, de maneira geral, incompatíveis com a vida, ou **variações no desenvolvimento**, que se entende como alterações estruturais anatômicas, que não têm significante efeito biológico na saúde do animal ou na conformação corpórea, representando, assim, um pequeno desvio do normal.

Após os fetos terem sido examinados, deve-se proceder à eutanásia, a qual usualmente é realizada por meio de dióxido de carbono, evitando-se asfixia ou imersão em líquidos. Nos estudos com roedores, metade da ninhada é preparada para a realização do exame esquelético (fixada com etanol e, a seguir, procede-se ao denominado "clareamento" com KOH-alizarina) e a outra metade dos fetos é utilizada para a avaliação de anomalias viscerais.

Estudos *in vitro*

Os testes para avaliação de teratogenicidade *in vitro* são utilizados fundamentalmente como *screening*, ou seja, como avaliação inicial do potencial teratogênico de uma determinada substância.

As vantagens da avaliação *in vitro* são principalmente a diminuição dos custos, a rapidez e a diminuição do uso de animais de laboratório para a realização de testes pilotos iniciais. Por outro lado, deve-se considerar que esses testes não substituem, em nenhuma hipótese, a avaliação *in vivo*. Isso se deve sobretudo aos seguintes fatores: impossibilidade de avaliação de uma determinada resposta, não há como se avaliar a farmacocinética e a aplicação dos resultados para uma determinada espécie (em geral, o ser humano). Portanto, esses estudos servem como parâmetros iniciais para avaliação da possível teratogenicidade de uma determinada substância e, também, como ferramenta para se estudar os mecanismos de ação da dismorfogênese.

Os estudos *in vitro* são aqueles nos quais são utilizados células e tecidos de mamíferos mantidos em meio de cultura, como exemplificado a seguir.

Cultura de células embrionárias

É utilizada para determinar a toxicidade pré-natal. A falta de especificidade desse teste faz com que ele seja utilizado apenas como *pre-screening*, determinando aqueles compostos com elevada toxidez. Esse estudo não responde adequadamente a indagações relativas aos possíveis efeitos teratogênicos.

Cultura de órgãos

Culturas de tecidos como palato, pulmões, rins e pâncreas vêm sendo utilizadas para se avaliar possíveis alterações quando do uso de uma determinada substância. Como esses tecidos são removidos do embrião durante a organogênese, esse protocolo não serve para a detecção de teratógenos em estágios iniciais da organogênese. A grande vantagem da utilização desse estudo está na capacidade de se avaliar os efeitos de uma determinada substância nos parâmetros de crescimento do órgão, taxa de diferenciação dos tecidos e alteração tempo-dependente na morfologia.

Cultura de embrião

Esse estudo tem como desvantagem o pequeno intervalo de tempo disponível para a avaliação, já que a necrose se desenvolve rapidamente. Assim, o tempo de sobrevida do embrião está entre 24 e 48 h. Por outro lado, esse teste oferece o maior potencial para uso como adjuvante dos protocolos de teratogenicidade *in vivo*.

Cultura de células e tecidos de não mamíferos

Dentre as culturas de células e tecidos de não mamíferos, a que vem sendo bastante empregada e reportada na literatura é a do embrião de uma espécie de sapo, *Xenopus*, denominado Fetax (*fetal embryo teratogenesis assay xenopus*). Esse teste consiste na avaliação da ocorrência de mortalidade, malformação ou retardo no crescimento de uma cultura de embrião de sapo, em um período de 96 h. Esse teste vem sendo usado como avaliação inicial (*pre-screening*), principalmente de contaminantes ambientais.

PERSPECTIVAS FUTURAS SOBRE O ESTUDO DA TERATOGENICIDADE E PROPOSTAS PARA MELHORIA DOS PROTOCOLOS DE AVALIAÇÃO

Muita controvérsia existe atualmente no que se refere à adequação e à validação dos métodos propostos pelas diferentes agências responsáveis pela regulamentação dos protocolos de avaliação de teratogenicidade. Assim, embora algumas modificações venham sendo feitas nesses protocolos, basicamente até hoje são usados modelos de mais de 50 anos atrás, sendo que esses modelos foram diretamente influenciados pela tragédia ocorrida com a talidomida, que, sem dúvidas, teve um papel fundamental para o desenvolvimento da teratologia. No entanto, a simples observação de malformações e/ou anomalias somente não traduz, em hipótese nenhuma, o risco de teratogênese de uma dada substância química. São, principalmente, dois os pontos que devem ser reavaliados, quando se consideram os atuais protocolos utilizados: espécie animal e tipo de avaliação.

Espécie animal

O modelo animal ideal para a realização dos protocolos de teratogenicidade seria aquele que deveria possuir características farmacocinéticas semelhantes ao do ser humano. Além disso, a placenta e o feto deveriam apresentar grandes semelhanças com o ser humano no que diz respeito à sua morfologia, bem como nas características metabólicas. Ainda, seria desejável que a espécie animal fosse de fácil reprodução, prole grande, curto período de gestação e baixo custo para criação e manutenção.

Como já considerado neste capítulo, não existe uma espécie animal que preencha tais características, e o rato, por apresentar vários requisitos desejáveis, principalmente o baixo custo, é a espécie animal de escolha para os protocolos de avaliação de teratogenicidade. Por outro lado, deve-se incentivar a pesquisa relativa ao uso de outras espécies animais que possam melhor traduzir os potenciais riscos da exposição de mulheres gestantes às diferentes substâncias químicas.

Entre algumas espécies que poderiam ser usadas para tais estudos citam-se as cobaias, que, embora apresentem período de gestação três vezes superior ao dos ratos, além de prole pequena (2 a 4 fetos), possuem similaridades com o ser humano, sobretudo no que se refere ao balanço hormonal.

Outra espécie animal que potencialmente teria grandes possibilidades para ser utilizada nos testes de teratogenicidade é a suína, já que possui várias semelhanças anatômicas, fisiológicas e metabólicas com o ser humano. As vantagens da utilização dessa espécie seriam o grande número de filhotes por prole (10 a 11); ciclo estral curto (o estro ocorre a cada 21 dias); precocidade para a maturação sexual da fêmea (ao redor de 7 meses); a gestação relativamente curta (ao redor de 114 dias). Além disso, a incidência de teratogênese é bastante baixa nessa espécie (menor que 1%). Ainda, se comparado com o cão, há a grande vantagem de não haver uma relação afetiva tão grande com o homem.

Tipo de avaliação

Os atuais protocolos de avaliação de teratogenicidade apenas indicam os possíveis efeitos tóxicos mais óbvios, que são a morte, a alteração no desenvolvimento e as alterações estruturais (malformações/anomalias). Portanto, alterações mais sutis, mas não menos importantes, são descartadas da avaliação da teratogenicidade.

Por outro lado, têm sido grande preocupação das agências regulatórias o estabelecimento e a incorporação de protocolos de neurotoxicidade, imunotoxicologia do desenvolvimento e avaliação de desreguladores endócrinos. Para tais avaliações, é necessário que proles sejam mantidas vivas até a puberdade, para que sejam aplicados os diferentes testes nesses animais. Essas avaliações têm, ainda, uma outra grande vantagem adicional, que é de se poder avaliar alterações morfológicas também nos filhotes maiores, já que esse tipo de avaliação nos fetos é bastante comprometido, pois nessa fase não há o completo desenvolvimento dos diferentes órgãos e sistemas, tornando praticamente impossível a avaliação histopatológica.

BIBLIOGRAFIA

1. ANDERSEN, H.R.; NIELSEN, J.B.; GRANDJEAN, P. Toxicologic evidence of developmental neurotoxicity of environmental chemicals. *Toxicology*, v. 144, p. 121-7, 2000.
2. ANWAY, M.D.; CUPP, A.S.; UZUMCU, M.; et al. Epigenetic transgenerational actions of endocrine disruptors and male fertility. *Science*, v. 308, p. 1466-9, 2005.
3. ARCHIBONG, A.E.; ABDELGADIR, S.E. Fatores farmacotoxicológicos e reprodução. In: HAFEZ, E.S.E.; HAFEZ, B. (Eds.). *Reprodução Animal*. 7.ed. Barueri: Manole, 2004, p. 333-43.
4. BARBOSA-FERREIRA, M.; PFISTER, J.A.; GOTARDO, A.T.; et al. Intoxication by Senna occidentalis seeds in pregnant goats: prenatal and postnatal evaluation. *Exp Toxicol Pathol*, v. 63, p. 263-8, 2011
5. BECKMAN, D.A.; BRENT, R.L. Mechanism of teratogenesis. *Annual Review of Pharmacology and Toxicology*, v. 24, p. 483-500, 1984.
6. BIGSBY, R.; CHAPIN, R.E.; DASTON, G.P.; et al. Evaluating the Effects of Endocrine Disruptors on Endocrine Function during Development. *Environmental Health Perspectives*, v. 107, p. 613-8, 1999.
7. BRENT, R.L.; BECKMAN, D.A. Environmental teratogens. *Bulletin of the New York Academy of Medicine*, v. 66, p. 123-63, 1990.
8. BROWN, N.A.; FABRO, S. The value of animal teratogenicity testing for predicting human risk. *Clinical Obstetrics and Gynecology*, v. 26, p. 467-77, 1983.
9. BURLOW, S.M.; GREIG, J.B.; BRIDGES, J.W.; et al. Hazard indentification by methods of animal based toxicology. *Food and Chemical toxicology*, v. 40, p. 145-91, 2002.
10. CLAUDIO, L.; BEARER, C.F.; WALLINGA, D. Assessment of the U.S. environmental protection agency methods for identification of hazards to developing organisms, part II: the developing toxicity testing guideline. *American Journal of Industry Medicine*, v. 35, p. 554-63, 1999.
11. CLAUDIO, L.; KWA, W.C.; RUSSELL, A.L.; et al. Testing methods for developmental neurotoxicity of environmental chemicals. *Toxicology and Applied Toxicology*, v. 164, p. 1-14, 2000.
12. DELLARCO, V.; KIMMEL, C. Risk assessment of environmental agents for developmental toxicity: current and emerging approaches. *Mutation Research*, v. 396, p. 205-18, 1997.
13. DOMINGO, J.L. Metal-induced developmental toxicity in mammals: a review. *Journal of Toxicology and Environmental Health*, v. 42, p. 123-41, 1994.
14. FARRAR, H.C.; BLUMER, J.L Fetal effects of maternal drug exposure. *Annual Review of Pharmacology and Toxicology*, v. 31, p. 525-47, 1991.
15. FENG, Y.; ZHANG, P.; ZHANG, Z.; et al. Endocrine Disrupting Effects of Triclosan on the Placenta in Pregnant Rats. *PLoS One*, v. 11, n. 5, 2016.
16. FREYTAG, T.L.; LIU, S.M.; ROGERS, Q.R.; et al. Teratogenic effects of chronic ingestion of high levels of vitamin A in cats. *Journal of Animal Physiology and Animal Nutrition*, v. 87, p. 42-51, 2003.
17. GOTARDO, A.T.; SCHUMAHER, B.H.; PFISTER, J.A. et al. The use of ultrasonography to study teratogenicity in ruminants: evaluation of Ipomoea carnea in goats. *Birth Defects Res B Dev Reprod Toxicol*, v. 95, n. 4, p. 289-95, 2012.
18. GOTARDO, A.T.; PAVANELLI, E.L.; CARVALHO, H.F.; et al. Endocrine disrupter action in ruminants: A study of the effects of Ipomoea carnea in adult male goats. *Small Rumin Res*, v.119, n. 1-3, 2014.
19. GOTARDO, A.T.; HUEZA, IM.; MANZANO, H. et al. Intoxication by Cyanide in Pregnant Sows: Prenatal and Postnatal Evaluation. *J Toxicol*, Article ID 407654, 2015.
20. GOTARDO, A.T.; PFISTER, J.A.; RASPANTINI, P.C.F.; et al. Maternal ingestion of Ipomoea carnea: Effects on goat-kid bonding and behavior. *Toxins (Basel)*, v. 8, n. 3, 2016.
21. HASCHEK, M.W.; ROUSSEAUX, C.G. Fetus. In: ______. Fundamentals of Toxicologic Pathology. *Academic Press*, San Diego, p. 515-41, 1998.
22. HAYS, D.P. Teratogenesis: a review of the basic principles with a discussion of selected agents: Part II. *Drug Intelligence and Clinical Pharmacy*, v. 15, p. 542-65, 1981.
23. HOYER, P. Reproductive toxicology: current and future directions. *Biochemical Pharmacology*, v. 62, p. 1557-64, 2001.
24. JAMES, L.F. Plant induced congenital malformations in animals. *World Review of Nutritional Dietary*, v. 26, p. 208-24, 1977.
25. JELINEK, R. The contribution of new findings and ideas to the old principles of teratology. *Reproductive Toxicology*, v. 20, p. 295-300, 2005.
26. JUCHAU, M.R. Bioactivation in chemical teratogenesis. *Annual Review Pharmacology and Toxicology*, v. 29, p. 165-87, 1989.
27. KEELER, R.F. Livestock models of human birth defects, reviewed in relation to poisonous plants. *Journal of Animal Science*, v. 66, p. 2414-27, 1988.
28. KEELER, R.F.; GAFFIELD, W.; PANTER, K.E. Natural products and congenital malformations: structure-activity relationships. In: SHARMA, R.P. (Ed.). *Dietary Factors and Birth Defects*. San Francisco: Pacific Division, AAAS, 1993, p. 310-31.
29. KELLER, K.A. Developmental and reproductive toxicology. In: JACOBSON-KRAM, D; KELLER, K. (Ed.). Toxicology testing handbook – Principles, applications and data interpretation. Nova York: Marcel Dekker, Inc., 2001, p. 195-254.
30. KIMMEL, C.A; MAKRIS, S.L. Recent developments in regulatory requirements for developmental toxicology. *Toxicology Letters*, v. 120, p. 73-82, 2001.
31. KITOS, P.A.; SUNTORNWAT, O. Teratogenic effects of organophosphorus compounds. In: CHAMBERS, J.E.; LEVI, P.E. (Eds.). *Organophosphates- chemistry, fate and effects*. São Diego: Academic Press, 1992, p. 387-417.
32. MARTENSSON, L. The pregnant rabbit, guinea pig, sheep and rhesus monkey as models in reproductive physiology. *European Journal of Gynecology and Reproductive Biology*, v. 18, p. 169-82, 1984.
33. NAROTSKY, M.G.; KAVLOCK, R.J. A multidisciplinary approach to toxicological screening: II developmental toxicity. *Journal of Toxicology and Environmental Health*, v. 45, p. 145-71, 1995.
34. NAU, H. Species differences in pharmacokinetics and drug teratogenesis. *Environmental Health Perspectives*, v. 70, p. 113-29, 1986.
35. [OECD] ORGANIZATION FOR ECONOMIC CO-OPERATION AND DEVELOPMENT. *Guidelines for testing of chemical. Test N. 414: Prenatal Developmental Toxicity Study*. Disponível em: https://www.oecd-ilibrary.org/environment/test-no-414-prenatal-development-toxicity-study_9789264070820-en. Acesso em: 15 fev. 2019.
36. ROGERS, J.M.; KAVLOCK, R.J. Developmental toxicology. In: KLAASSEN, C.D. (Ed.). *Casarett and Doulls's toxicology: the basic science of poisons*. 6.ed. Nova York: Mc Graw-Hill, 2001, p. 351-86.
37. ROSENFELD, C.S. Sex-Specific Placental Responses in Fetal Development. *Endocrinology*, v. 156, n. 10, p. 3422-34, 2015.
38. RUTLEDGE, J.C. Developmental toxicity induced during early stages of mammalian embryogenesis. *Mutation Research*, v. 396, p. 113-27, 1997.
39. SANDERS, D.D.; STEPHENS, T.D. Review of drug induced limb defects in mammals. *Teratology*, v. 44, p. 335-54, 1991.
40. SPEAR, L.P.; FILE, S.E. Methodological considerations in neurobehavioral teratology. *Pharmacology Biochemistry and Behavior*, v. 55, p. 455-7, 1996.

41. SOTO-BLANCO, B.; GÓRNIAK, S.L. Prenatal toxicity of cyanide in goats – a model for teratological studies in ruminants. *Theriogenology*, v. 62, p. 1012-26, 2004.
42. STAPLES, R.E.; KELLAM, R.G.; HASEMAN, J.K. Developmental toxicity in the rat after ingestion of gavage of organophosphate pesticides (Dipterex, Imidan) during pregnancy. *Environmental Health Perspectives*, v. 13, p. 133-40, 1976.
43. SKINNER, M.K. Endocrine disruptor induction of epigenetic transgenerational inheritance of disease. *Mol Cell Endocrinol*, v. 398, n. 1-2, p. 4-12, 2014.
44. SZABO, K.T. *Congenital Malformations in Laboratory and Farm Animals*. San Diego: Academic Press, 1989. 313p.
45. TIAN, Y.; ISHIKAWA, H.; YAMAGUCHI, T.; et al. Teratogenicity and developmental toxicity of chorpyrifos: maternal exposure during organogenesis in mice. *Reproductive Toxicology*, v. 20, p. 267-71, 2005.
46. [USEPA] UNITED STATES ENVIRONMENTAL PROTECTION AGENCY. Risk assessment forum. Guidelines for developmental toxicity risk assessment. *Federal Register*, v. 56, p. 63798-826, 1991.
47. [WHO] WORLD HEALTH ORGANIZATION. *Principles for the testing of drugs for teratogenicity*. Genebra, 1967. 364p (Technical Report Series).
48. WISE, D.L.; BECK, S.; BELTRAME, D.; et al. Termionology of developmental abnormalities in common laboratory mammals (version 1). *Teratology*, v. 55, p. 249-92, 1997.
49. WILSON, J.C. Methods for administering agents and detecting malformation in experimental animal. In: WILSON, J.C.; WARKANY, J. (Eds.). *Teratology: principles and techniques*. Chicago: University of Chicago Press, 1965, p. 262-327.

Capítulo 38

Imunotoxicologia

Isis Machado Hueza

INTRODUÇÃO

A imunotoxicologia pode ser definida como sendo a ciência que estuda os efeitos adversos de agentes físicos e químicos sobre o sistema imunológico. Embora seja uma disciplina recente, alguns estudos pioneiros realizados entre o final do século XIX e início do século XX já evidenciavam a relevância do estudo dos efeitos deletérios de alguns solventes orgânicos, como o álcool e o éter, sobre a resposta imune de animais de laboratório a infecções experimentais.

Foi somente nos anos de 1960, com a introdução maciça de quimioterápicos para o tratamento de câncer e de agentes farmacológicos de potente ação imunossupressora empregados em transplantados renais que os efeitos colaterais dessas substâncias sobre o sistema imune dos pacientes passaram a ser observados com maior preocupação pelos profissionais de saúde. Tais efeitos resultavam em maior suscetibilidade a processos infecciosos por patógenos oportunistas, maior ocorrência de linfomas e, também, por aumento acentuado da frequência de neoplasias sólidas induzidas por vírus.

Assim, a partir de 1970, estudos mais aprofundados passaram a ser desenvolvidos não apenas com as substâncias já citadas, mas também com outros compostos químicos passíveis ou sob suspeita de promover ação tóxica sobre o sistema imunológico, tais como a ciclofosfamida (quimioterápico), o dietilestilbestrol (anabolizante estrogênico), o hexaclorobenzeno (praguicida), plantas tóxicas e medicinais, metais pesados, entre muitos outros compostos de grande importância em medicina veterinária.

Os xenobióticos podem atuar sobre o sistema imune de diferentes formas; uma delas seria por meio da depleção de seus componentes celulares e/ou moleculares, acarretando subsequentemente na imunossupressão. Essas substâncias podem, também, agir como estimulantes do sistema imune (imunoestimulantes), atuando tanto de forma direta sobre as células desse sistema, fazendo até mesmo com que estas se ativem de forma incontrolada, ou de forma indireta, induzindo alterações conformacionais em proteínas próprias, tornando-as diferentes daquelas chamadas próprias e, portanto, não mais reconhecidas pelo sistema imunológico, resultando no desenvolvimento de uma resposta imune ao novo epítopo formado (autoimunidade).

São basicamente duas as principais consequências associadas à ocorrência da imunossupressão; uma delas estaria relacionada à maior suscetibilidade do indivíduo a processos infecciosos, inclusive aqueles de fácil resolução pelo sistema imune. A outra forma estaria associada à maior ocorrência de processos neoplásicos, sendo os linfomas e as leucemias os mais frequentes em pacientes tratados com medicamentos imunossupressores utilizados em terapias contra rejeição de transplantes ou em terapias de doenças autoimunes.

A exemplo das síndromes de imunodeficiências congênitas, xenobióticos imunossupressores podem promover comprometimento de determinados compartimentos do sistema imune, como alterações na resposta imune celular, tornando o indivíduo mais suscetível a processos virais, tais como surtos de *herpes vírus*, e há também que destacar nessas circunstâncias o desenvolvimento de tumores, como será abordado mais adiante.

Alterações no desenvolvimento da resposta imune humoral, por outro lado, podem levar ao comprometimento de esquemas de vacinação e a uma maior suscetibilidade a processos infecciosos por *Staphylococcus* spp., *Streptococcus* spp., *Escherichia coli*, *Pseudomonas* spp., entre outras bactérias oportunistas e, também, fungos e outros parasitas, como a candidíase e a asperigilose, muito comuns de serem observadas na avicultura quando da ocorrência de imunossupressão no plantel. Pode haver, ainda, comprometimento da resposta imune inata, tanto no que diz respeito aos seus componentes celulares, quanto aos componentes moleculares, como o sistema complemento e as citocinas, levando, muitas vezes, à incapacidade de macrófagos fagocitarem partículas antigênicas, bem como comprometer suas funções como células apresentadoras de antígeno e de outras atividades ligadas ao desenvolvimento da resposta imune adquirida.

Atualmente, a relação do uso de quimioterápicos imunossupressores com o desenvolvimento de cânceres secundários – não relacionados ao câncer primário tratado por esses medicamentos – tem sido aceita por vários pesquisadores e profissionais de saúde, os quais têm observado que, em humanos, cerca de 1% dos pacientes tratados com esses agentes desenvolvem, aproximadamente, 10 anos após o tratamento, algum tipo de neoplasia secundária. Nesse sentido, poder-se-ia responsabilizar os efeitos diretos dos quimioterápicos, que muitas vezes atuam especificamente sobre o DNA das células, como os indutores das neoplasias desenvolvidas. Por outro lado, indivíduos tratados com medicamentos imunossupressores, sem nenhum histórico de neoplasia, tais como transplantados renais ou portadores de autoimunidade, apresentam maior predisposição ao desenvolvimento de neoplasias, como, por exemplo, de carcinomas de células escamosas, as quais são cerca de 250 vezes mais frequentes nesses pacientes do que na população geral, ou de cânceres de pele e linfomas do tipo não Hodgkin.

Outro efeito produzido por alguns xenobióticos sobre o sistema imune é a imunoestimulação. Nessa situação os efeitos adversos mais comuns de serem observados, tanto em seres humanos como nos animais domésticos, são as reações imunoalérgicas ou de hipersensibilidade, que podem surgir em virtude da exposição a determinados medicamentos (os quais perfazem 30% dos efeitos adversos dos medicamentos), ou a poluentes, ou após o contato ou ingestão de determinadas plantas, ou até mesmo após a ingestão de alimentos de origem animal ou aditivos, entre tantos outros fatores. As reações de hipersensibilidades serão abrangidas com detalhes mais adiante, neste mesmo capítulo.

Ainda como consequência da exposição aos xenobióticos imunoestimulantes, os efeitos imunotóxicos de diferentes substâncias e as doenças autoimunes começaram a despertar o interesse de imunotoxicologistas, já que há na literatura alguns medicamentos associados na produção dessas doenças. Alguns medicamentos e outras substâncias relacionadas à autoimunidade podem ser vistos no Quadro 38.1.

QUADRO 38.1. Xenobióticos com potencial para induzir doenças autoimunes

Doença autoimune	Medicamentos	Outros xenobióticos
Lupus eritematoso sistêmico (SLE)	Betabloqueadores (atenolol, practolol, propanolol)	Clordane
	Captopril	Clorpirifos
	Cimetidina	Formaldeido
	Clorpromazina	Tálio
	Penicilamina	
	Procainamida	
Anemia hemolítica	Penicilina	Asbestos
	Sulfas	
Trombocitopenia	Sais de ouro	
	Ácido salicílico	
	Rifampina	

Uma breve revisão sobre a fisiologia do sistema imune e suas principais alterações é apresentada a seguir, buscando uma melhor compreensão dos mecanismos de ação tóxica dos diferentes xenobióticos sobre esse sistema.

SISTEMA IMUNE

As principais funções do sistema imune são proteger o organismo animal contra a invasão de patógenos e outros antígenos exógenos e, também, reconhecer e destruir células neoplásicas por meio de respostas efetoras celulares ou humorais finamente orquestradas por diferentes mediadores químicos. Assim, não é de se estranhar que um xenobiótico que interfira nessa orquestração, seja "depletando" células imunocompetentes ou interferindo com a síntese desses mediadores, venha a promover um desequilíbrio do sistema imune e, consequentemente, na facilitação do aparecimento de doenças. De fato, estas são, geralmente, caracterizadas pela perda da capacidade do reconhecimento do que é próprio e do que não é próprio, ou da maior suscetibilidade a agentes infecciosos, neoplasias, autoimunidade e reações de hipersensibilidade.

Para o perfeito funcionamento desse sistema, existem duas formas distintas de resposta imune que, apesar de serem diferentes, estão intimamente relacionadas. Assim, a resposta imune inespecífica ou inata, também denominada como a primeira linha de defesa do organismo, é aquela que quando ativada promove uma resposta efetora contra um determinado patógeno de forma sempre idêntica (por isso a denominação de inespecífica). Já o outro tipo de resposta imune, denominado resposta imune adquirida ou adaptativa, é caracterizado pelo desenvolvimento da memória imunológica perante um desafio imune, ou seja, em um segundo contato com o antígeno, o sistema imune adquirido responde de forma mais rápida, específica e eficiente, pois "aprendeu" com o primeiro contato.

Imunidade inata

Além das células efetoras, por exemplo, macrófagos e neutrófilos, e das substâncias por elas produzidas com o objetivo de destruir patógenos, o sistema imune inespecífico também é constituído por barreiras físicas que impedem a entrada e a adesão de microrganismos invasores, tais como a pele, o muco produzido por algumas mucosas, o trato ciliado do sistema respiratório e as barreiras químicas como o ácido clorídrico estomacal, a lisosima presente nas lágrimas, as proteínas do sistema complemento, outras tantas substâncias produzidas por células não pertencentes diretamente ao sistema imunológico.

Os componentes celulares do sistema imune inato são originários de linhagens celulares totipotentes distintas (Figura 38.1), sendo as principais células originárias do sistema mieloide, tais como os basófilos, os eosinófilos, os neutrófilos (polimorfonucleares – PMN), e os monócitos/macrófagos. Apesar de ser originário da linhagem linfoide, o linfócito *natural killer* (NK), que não compartilha de características semelhantes àquelas dos linfócitos B e T, atua, principalmente, sobre células tumorais e células infectadas por partículas virais de forma inespecífica, não adquirindo memória em um segundo desafio pelo mesmo antígeno.

Quando ocorre uma lesão tecidual ou existe a presença de um patógeno no interstício, substâncias liberadas pelas células lesionadas, ou pelo próprio patógeno, promovem alterações nas células endoteliais das vênulas regionais ao foco lesional fazendo com que vários eventos vasculares ocorram, inclusive a expressão de moléculas na superfície do endotélio. Essas moléculas permitem que PMNs na circulação consigam "parar", se ativar e atravessar o endotélio em direção à lesão. Uma vez no interstício, essas células têm como função fagocitar os patógenos presentes.

Quando essas células não são capazes de debelar a presença do patógeno, os monócitos saem da circulação sanguínea, diferenciando-se nos tecidos em macrófagos, que possuem capacidade fagocítica muito maior que a dos PMNs, e ainda liberam citocinas denominadas pró-inflamatórias (IL-1, IL-6 e TNF-alfa (*tumor necrosis factor*), que atuam de forma parácrina e autócrina, com o objetivo de aumentar a atividade efetora dessas células; esses macrófagos podem, ainda, levar às células do sistema imune adquirido, epítopos da partícula antigênica (patógeno) ligados ao MHC-II (*class II major histocompatibility complex*), para serem apresentados aos componentes linfoides do sistema imune adquirido, por isso são denominadas de células apresentadoras de antígeno ou APC (*antigen-presenting cells*). Assim, a

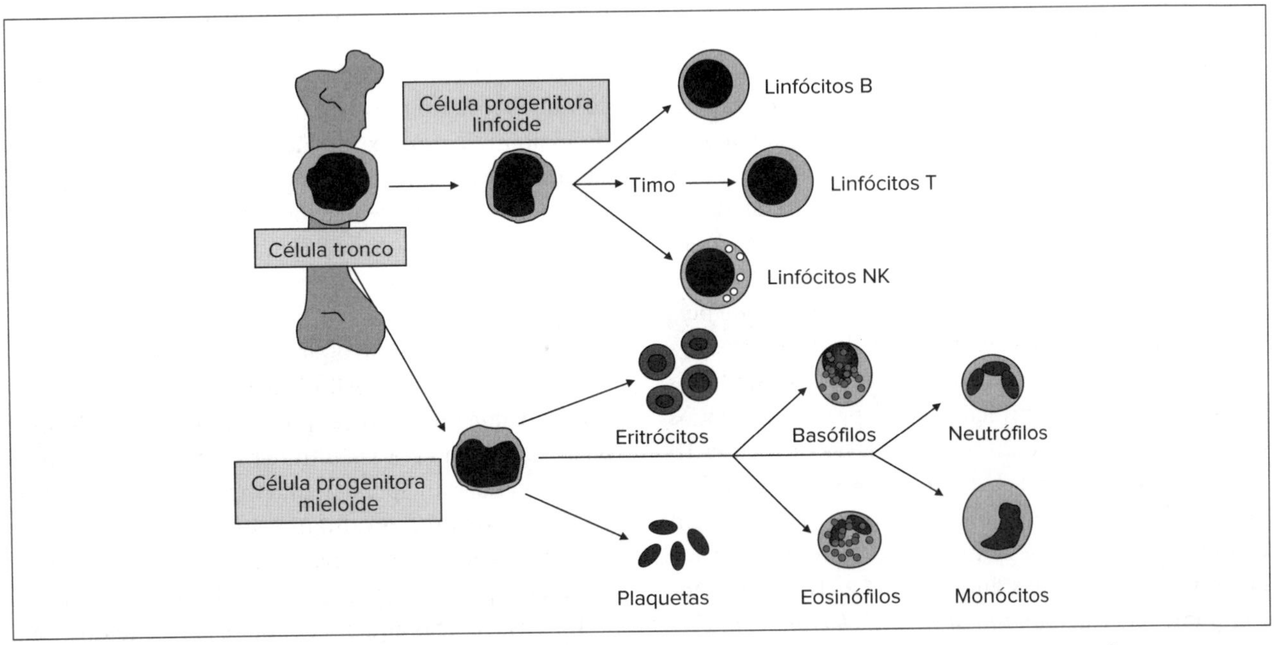

FIGURA 38.1. Origem das diferentes células sanguíneas a partir de células-tronco presentes na medula óssea.

resposta imune inata funciona como mediadora na ativação da resposta imune adquirida.

Vale lembrar, ainda, que existem proteínas de suma importância para a defesa do organismo. O sistema complemento é constituído por cerca de 30 proteínas que são ativadas em cascata; ou seja, a ativação do primeiro componente dispara a ativação dos componentes subsequentes, à semelhança da cascata de coagulação sanguínea. O sistema complemento pode ser ativado de duas maneiras: as denominadas via clássica e a via alternativa de ativação. A primeira é mediada por anticorpos já ligados aos microrganismos invasores; na via alternativa, apenas a presença do antígeno promove a ativação do sistema. Ambas as vias, no entanto, levarão à polimerização dos componentes finais da cascata sobre a parede bacteriana do microrganismo invasor, permitindo a perfuração da membrana celular desse patógeno e a sua subsequente morte.

Imunidade adquirida

Didaticamente, pode-se dizer que o sistema imune adquirido é ativado quando os componentes da resposta imune inata não foram suficientes para destruir ou isolar o antígeno invasor. Essa ativação, no entanto, pode ocorrer concomitantemente.

As duas principais características da imunidade adquirida são: a especificidade pelo antígeno invasor e a memória imunológica, ou seja, a resposta adquirida será muito mais rápida, específica e eficaz contra um determinado antígeno, se este já fora exposto anteriormente a esse sistema.

Os linfócitos são as principais células do sistema imune adquirido (excetuando-se os linfócitos NK). Cerca de 70% dos linfócitos circulantes no sangue são denominados de linfócitos T; essas células são, ainda, subdivididas de acordo com algumas moléculas de superfície que essas expõem em sua membrana, denominadas de *cluster of differentiation* (CD). Assim, todos os linfócitos T apresentam em sua superfície o CD3 e possuem, ainda, outras moléculas específicas que permitem separá-los em dois subtipos de linfócitos T, a molécula CD4, encontrada nos linfócitos T auxiliares ou T *helpers* (Th) e a molécula CD8 para os linfócitos denominados T citotóxicos ($CD8^+$). Os linfócitos Th ($CD4^+$) ainda podem ser diferenciados em Th1 e Th2 de acordo com o repertório de citocinas que produzem quando ativados. Nesse sentido, os Th1 produzem principalmente as citocinas: interleucina 2 (IL-2), interferon-gama (IFN-gama), *tumor necrosis factor beta* (TNF-beta), responsáveis por ativar e amplificar a resposta imune celular, enquanto que as principais citocinas produzidas por linfócitos Th2 são: IL-4, IL-5 e IL-10, responsáveis na ativação da resposta imune humoral.

Os linfócitos B perfazem de 10 a 20% dos linfócitos circulantes; apresentam em sua superfície, além do CD20, receptores antigênicos denominados de receptores de células B (*B cell receptors* – BCR), que nada mais são do que as próprias imunoglobulinas de superfície. Essas células, quando ativadas, proliferam-se e diferenciam-se em células produtoras de anticorpos, os denominados plasmócitos.

O reconhecimento antigênico ocorre, normalmente, por meio de células especializadas nessa função, que são as APCs, tanto os macrófagos quanto as células dendríticas, lembrando que os linfócitos B também possuem a capacidade de processar partículas antigênicas solúveis e de apresentar os peptídeos dessas partículas ligadas ao contexto do MHC-II a linfócitos, principalmente o linfócito Th, que montará, dessa forma, a resposta celular ou a humoral. Porém, não são apenas as APCs que podem apresentar antígenos aos linfócitos. Todas as células nucleadas possuem em sua membrana plasmática o MHC-I que, quando uma partícula viral ou uma mutação gênica induz a síntese de proteínas não próprias ou mutadas, estas passam a ser ligadas ao MHC-I , permitindo que o sistema imune – especificamente linfócitos T $CD8^+$ ou seja, linfócito T citotóxico – reconheça essa célula como portadora de uma infecção viral ou câncer; são essas as células responsáveis em promover a denominada vigilância imunológica ou *immune surveillance*.

Reações de hipersensibilidade

As reações de hipersensibilidade são classificadas como reações do tipo I, II, III e IV; porém, todas elas necessitam de uma exposição prévia ao antígeno (sensibilização) para que, somente em uma segunda exposição ao mesmo antígeno ocorram tais reações alérgicas. O Quadro 38.2 mostra de forma resumida as características das reações de hipersensibilidade.

Reações de hipersensibilidade tipo I

Após a fase de sensibilização a um determinado antígeno, que pode ocorrer por contato com a pele, mucosas, ou mesmo por via intradérmica, os epítopos desses antígenos são apresentados por APCs à linfócitos Th2 que passam a produzir as citocinas IL-4 e IL-5; estas, por sua vez, estimulam linfócitos B a se diferenciarem em plasmócitos produtores de imunoglobulinas E (IgE) específicas àqueles epítopos apresentados, vale ressaltar, nesse momento, que há indivíduos que têm

QUADRO 38.2. Características das reações de hipersensibilidade

Reação de hipersensibilidade	Principal característica
Tipo I	Reação anafilática dependente da ligação do antígeno à IgE presente na superfície dos mastócitos
Tipo II	Reação de hipersensibilidade dependente de anticorpos (IgM ou IgG)
Tipo III	Reação de hipersensibilidade dependente da formação de imunocomplexos
Tipo IV	Reação de hipersensibilidade tardia mediada por resposta celular

maior propensão a desenvolver esse tipo de imunoglobulina que o restante da população (variação individual). Uma vez na circulação, as IgE produzidas encontram receptores em mastócitos e basófilos e ligam-se a essas células. Quando ocorre uma segunda exposição do indivíduo a esse mesmo antígeno, ele se liga às IgE presentes na superfície dos mastócitos e basófilos, promovendo a degranulação dessas células com consequente liberação de mediadores inflamatórios, tais como as aminas vasoativas (histamina e serotonina) e agentes quimiotáticos; são também liberados ou produzidos mediadores secundários, como leucotrienos, prostaglandinas, citocinas. Todos esses agentes têm potente ação farmacológica sobre diferentes sistemas orgânicos, levando o indivíduo a desenvolver uma anafilaxia local ou, em casos mais graves, a um choque anafilático sistêmico.

Reações de hipersensibilidade tipo II

Essa reação é também mediada por Igs; porém, as Igs envolvidas são dos tipos IgM ou IgG, as quais se ligam a epítopos presentes na superfície das células, os quais podem ser intrínsecos a elas, por exemplo, quando ocorre alterações conformacionais em moléculas proteicas induzidas por medicamentos ou nas transfusões sanguíneas ou, ainda, quando ocorre a ligação de moléculas exógenas de baixo peso molecular (haptenos). Um exemplo clássico de reações de hipersensibilidade tipo II é aquela mediada pela penicilina, de baixo peso molecular, e que pode se ligar a proteínas presentes nos eritrócitos, formando um novo complexo proteico que pode ser agora reconhecido pelo sistema imune como não próprio, e consequentemente à destruição dessas células, o que é denominado de anemia hemolítica imunomediada.

Reações de hipersensibilidade do tipo III

Também são mediadas por IgM ou IgG; porém, nesse caso os antígenos não mais se ligam a proteínas de membranas celulares, mas a antígenos solúveis na circulação, o que resulta na formação de imunocomplexos (antígenos-anticorpos) que se depositam nos vasos sanguíneos e culminam na ativação do sistema complemento e, consequentemente, em um processo inflamatório local.

Reações de hipersensibilidade tipo IV

Também conhecida como hipersensibilidade tardia ou DTH (*delayed-type hipersensitivity*), esta é a única reação alérgica mediada por linfócitos T. Estes, após uma sensibilização primária e um segundo contato, geralmente tópico com o antígeno, promovem no local o desenvolvimento de um tumor resultante da liberação de IL-2 e INF-gama e da presença de infiltrado celular na derme e epiderme e, consequentemente, a sua lesão inflamatória (dermatites de contato).

Autoimunidade

Uma das principais características do sistema imune é de ser capaz de discriminar o que é próprio do que não é próprio. Porém, em algumas situações ocorre falha na tolerância ao que é próprio e o sistema imunológico monta uma resposta de alto poder destrutivo contra o próprio organismo; esse fenômeno, já descrito por Ehrlich no início dos anos de 1900, foi denominado por ele como *horror autotoxicus*, sendo hoje conhecido como doença autoimune.

O mecanismo pelo qual as células linfoides toleram epítopos próprios está intrínseco ao processo de maturação das linhagens linfoides. No timo, é feita a seleção de linfócitos T e na medula óssea a seleção de linfócitos B.

No timo, linfócitos T imaturos (timócitos) que ligam-se com alta afinidade a MHCs próprios são induzidos à morte por apoptose; fenômeno esse denominado de seleção negativa, enquanto que a seleção positiva está relacionada às células que por terem pouca reatividade com MHCs próprios, isto é, por serem não reativas ao próprio, são liberadas para a circulação para povoarem órgãos linfoides secundários.

O mecanismo de seleção de linfócitos B autorreativos processa-se ainda na medula óssea, quando essas células ainda imaturas começam a expressar o BCR (IgM de membrana). Quando a IgM de membrana reconhece autoantígenos essas células são impedidas de prosseguir na sua diferenciação e experimentam um novo rearranjo da cadeia leve da molécula do BCR; assim, se não mais reconhecerem autoantígenos, serão liberadas para prosseguir na sua diferenciação e maturação. Quando maduras, essas células perdem a capacidade de rearranjar a molécula de BCR e, se ainda assim continuarem a reconhecer autoantígenos, são induzidas à morte por apoptose.

Apesar da seleção negativa de linfócitos autorreativos ser altamente eficaz, por exemplo: cerca de 95% dos timócitos que chegam ao timo entram em apoptose por reconhecerem MHCs próprios, algumas células conseguem escapar dessa seleção negativa e povoar órgãos linfoides secundários; nesses locais, diferentes mecanismos são deflagrados para que essas células não se ativem, isto é, para mantê-las em um estado de anergia, indução da morte apoptótica ou ainda supressão da ativação dessas células por linfócitos T regulatórios (Treg), que por meio de citocinas, tais como IL-10, TGF-beta (*transforming growth factor*-beta), promovem a supressão dessas células autorreativas. Quanto aos linfócitos B, alguns mecanismos são semelhantes àqueles já citados, porém, linfócitos B ainda possuem como mecanismo de indução de tolerância o bloqueio da ativação e da entrada dessas células nos folículos dos órgãos linfoides secundários, local onde ocorre a resposta imune dessas células.

Tanto os animais quanto o ser humano possuem alto potencial para desenvolver doenças autoimunes, seja por predisposição genética, seja por fatores exógenos. Esses fatores contribuem para que ocorram falhas no processo de seleção negativa ou no equilíbrio que os organismos possuem de manter as células autorreativas em seu estado de anergia, ou com atividade suprimida. Dentre esses fatores, que podem ser decorrentes de lesões teciduais, infecções bacterianas ou virais, citam-se os xenobióticos que, na dependência do mecanismo de ação, podem promover a desestabilização do sistema imune e a autoimunidade.

PRINCIPAIS COMPOSTOS IMUNOTÓXICOS

Hormônios

A suspeita de que o estrógeno possui atividade imunomodulatória surgiu em virtude de frequentes ocorrências de doenças autoimunes, como o *lupus eritematoso sistêmico* (*systemic lupus erythematosus* -SLE) e artrite reumatoide, em pacientes humanos portadores da síndrome de Klinefelter. Essa doença é caracterizada pelo metabolismo anormal do estrógeno, levando esse fato a um consequente aumento nos níveis desse hormônio na circulação. Essas doenças autoimunes são caracterizadas por aumento na produção de autoanticorpos e supressão das respostas imunes celulares. De fato, observou-se que o estrógeno encontra receptores citoplasmáticos em linfócitos T, e que um aumento na produção de anticorpos está relacionado à ação supressora desse hormônio sobre linfócitos Treg. Vale lembrar que o estrógeno possui, de fato, ação negativa sobre o timo e os timócitos, já que, tanto em fêmeas gonadectomizadas quanto em fêmeas gestantes, ocorre um aumento no peso relativo desse órgão, bem como na sua celularidade.

Dentre os xenobióticos com atividade estrogênica de interesse veterinário, destaca-se o estrógeno semissintético não esteroidal: dietilstilbestrol (DES).

O DES foi extensivamente usado para diferentes fins na terapêutica humana, tais como contraceptivo pós-coito, no tratamento de sintomas da menopausa e de carcinomas prostáticos. Em medicina veterinária, o DES era empregado como promotor de crescimento de efeito anabolizante em bovinos. Porém, em decorrência de complicações terapêuticas observadas, como desenvolvimento de neoplasias em humanos, essa substância foi banida para o uso terapêutico nessa espécie e proibida para utilização na pecuária. Além da atividade genotóxica que esse composto possui, já que ele se liga covalentemente ao DNA, acredita-se que um outro mecanismo responsável no desenvolvimento de neoplasias esteja relacionado à diminuição da atividade de linfócitos T, já que baixas doses (0,2 a 8 mg/kg), durante cinco dias, foram suficientes para reduzir o número de linfócitos T presentes no timo, bem como nas bainhas periarteriolares do baço, em camundongos. Observou-se, ainda, diminuição da atividade de linfócitos NK, fato provavelmente relacionado à maior produção de prostaglandinas envolvidas nas vias de ativação da ciclooxigenase, já que o uso de anti-inflamatórios não esteroidais, como a aspirina e a indometacina, previne o efeito deletério do DES sobre os linfócitos NK.

Outros hormônios esteroidais de importância imunotóxica, quando utilizado como agente farmacológico ou em neoplasias adrenocorticais, são os glicocorticoides, que serão analisados detalhadamente, mais adiante, juntamente com os agentes farmacológicos que apresentam atividade imunotóxica.

Metais pesados

Metais pesados são elementos químicos utilizados para os mais diferentes fins na indústria metalúrgica, química e farmacêutica, e muitas vezes seus dejetos são lançados no meio ambiente sem nenhum tipo de tratamento, o que provoca a contaminação do ar, do solo, da água, dos alimentos e, consequentemente, dos seres vivos.

Os metais pesados promovem, em geral, imunossupressão que se manifesta pela maior suscetibilidade dos indivíduos expostos a infecções por microrganismos e a processos neoplásicos. Porém, quando em baixas concentrações podem promover efeito imunoestimulante, com manifestação de reações de hipersensibilidade e também de autoimunidade, como será discutido adiante.

O mecanismo imunotóxico dos metais pesados ainda não está totalmente esclarecido. Porém, há indícios de que as metalotioninas, proteínas que funcionam como cofatores e que auxiliam os processos de detoxificação de metais pesados no organismo, desempenhem papel importante no efeito imunossupressor desses metais sobre as células linfoides. Adicionalmente, muitos dos mecanismos tóxicos, descritos para esses metais no Capítulo 33, também envolvem o sistema imune, como, por exemplo, as alterações em proteínas da superfície celular que podem levar ao desenvolvimento de autoimunidade e, ainda, às reações de hipersensibilidade.

Chumbo

O principal efeito imunotóxico observado em indivíduos expostos ao chumbo está relacionado à maior suscetibilidade que apresentam aos processos infecciosos de origem bacteriana. Em crianças expostas ao chumbo, observou-se maior ocorrência de diarreia provocada por contágio natural por *Shigella enterites* e, em adultos, maior suscetibilidade a desenvolver resfriados e gripes. Em estudos realizados com frangos de corte expostos ao chumbo na dieta e infectados experimentalmente com *Salmonella gallinarum*, observou-se que os macrófagos dessas aves eram incapazes de fagocitar essa bactéria por alterações provocadas pelo chumbo nos fosfolípideos de membrana dessas células e, consequentemente, à fragilidade e perda da integridade do envelope citoplasmático, o que prejudica as atividades efetoras dessas células em destruir patógenos solúveis, bem como a apresentação de antígenos, e, dessa forma, a imunidade adquirida, o que pode vir a resultar em deficiência nas respostas imunes humoral e celular, como observado em outros estudos com mamíferos. Nesse contexto, já foi relatado que animais expostos ao chumbo apresentam menor título de anticorpos, bem como maior ocorrência de doenças infecciosas. Por outro lado, a desestabilização da membrana plasmática dos macrófagos leva à produção de prostaglandinas, as quais promovem efeito supressor sobre os linfócitos NK, podendo resultar, dessa forma, na maior suscetibilidade do indivíduo às neoplasias; porém, nenhum estudo ainda foi realizado para comprovar essa suposição.

Mercúrio

A intoxicação por este metal apresenta efeitos discrepantes sobre o sistema imunológico. Há relatos de que tanto o mercúrio inorgânico quanto o mercúrio orgânico – principalmente o metilmercúrio – promovam imunossupressão em animais de laboratório, com diminuição na produção de anticorpos, maior suscetibilidade a processos infecciosos virais, diminuição da atividade proliferativa de linfócitos T e, também, efeito imunossupressor sobre linfócitos NK.

Observou-se em aves aquáticas, especificamente garças expostas ao mercúrio em lagos contaminados por derivados de petróleo, depleção de células da linhagem linfoide da medula óssea, atrofia de bursa de Fabricius e do timo. O mercúrio também é responsável por promover glomerulonefrite, tanto em seres humanos quanto em animais expostos a esse metal, fato resultante da formação de imunocomplexos que acabam se depositando no glomérulo e que, por ativarem o sistema complemento e os neutrófilos, culminam no aparecimento de uma reação de hipersensibilidade do tipo III. Há relatos, ainda, de que em indivíduos predispostos possa haver produção excessiva de IgE e maior probabilidade de ocorrência de choques anafiláticos.

Cádmio

Vários são os tipos de compostos com cádmio que possuem atividade imunomoduladora. Há, no entanto, discrepâncias quanto às propriedades imunossupressoras e imunoestimulantes desse metal. Observa-se, em geral, que o cádmio promove, nos animais e nos seres humanos expostos, maior susceptibilidade a processos infecciosos e virais, diminuição da produção de anticorpos e comprometimento da atividade efetora e apresentadora antigênica de macrófagos. Além dessas células, linfócitos NK apresentam-se suprimidos nesse tipo de intoxicação. Por outro lado, há relatos de que a resposta imune celular, em especial a atividade de linfócitos T citotóxicos ($CD8^+$), encontra-se aumentada em animais de laboratório tratados com o cádmio.

Praguicidas

Assim como os metais pesados, o uso de praguicidas tem sido responsabilizado por contaminação ambiental e, também, pela contaminação do homem e dos animais, acarretando em problemas imunológicos. Esse fato é verdadeiro, principalmente, para os compostos que apresentam alto risco toxicológico, alta persistência no meio ambiente e ação cumulativa na cadeia alimentar, como, por exemplo, os organoclorados, clordane, diclorodifeniltricloroetano (DDT), aldrin, dieldrin, entre outros.

Porém, além dos organoclorados, outros praguicidas, como os organofosforados e os carbamatos, de potente ação tóxica quando utilizados de forma inadequada, são capazes de promover alterações no sistema imune, fato comprovado por meio de estudos realizados em animais de laboratório; no entanto, há poucos relatos de efeitos imunotóxicos para esses compostos em animais domésticos e, em especial, no ser humano; exceção seja feita, no entanto, para os relatos de dermatites de contato em indivíduos que pulverizavam esses praguicidas sem o uso de indumentária adequada.

Organoclorados

Dentre os praguicidas, o DDT tem sido o mais estudado do ponto de vista toxicológico; porém, poucos estudos têm sido realizados com esses praguicidas tendo o sistema imunológico como foco de atenção. Dos estudos realizados com esse composto, direcionou-se apenas a resposta imune humoral, observando-se diminuição na produção de anticorpos, tanto em animais de laboratório quanto em frangos de corte expostos a eles, sendo assim necessário realizar outros testes de imunotoxicidade para avaliar os diferentes compartimentos do sistema imune.

Organofosforados

Dentre esses compostos, os mais estudados e ao mesmo tempo os mais utilizados no meio rural são a malationa e o parationa; estes, tanto em baixas quanto em altas concentrações, promovem em animais de laboratório diminuição da resposta imune humoral. No entanto, deve-se ressaltar que esse efeito pode ser resultante do estresse induzido pelo efeito colinérgico que esses compostos promovem. Por outro lado, vários estudos têm demonstrado que organofosforados promovem efeitos imunotóxicos diretos em diferentes espécies de peixes. Ainda, ensaios realizados *in vitro* com fosforados evidenciaram diminuição na linfoproliferação e na atividade citotóxica de linfócitos $CD8^+$; de fato, em estudos com faisões intoxicados com malation, foram relatadas importantes alterações no tecido linfoide, com diminuição do peso relativo de bursa de Fabricius e do timo. Sobre a resposta imune inata, observaram-se alterações da atividade de macrófagos, com diminuição do "*burst* oxidativo" e, consequentemente, menor produção de espécies reativas do oxigênio, como o peróxido de hidrogênio e óxido nítrico.

Carbamatos

Assim como os organofosforados, esses compostos são inibidores da acetilcolinesterase e vêm causando entre os imunotoxicologistas grandes debates acerca de seus efeitos sobre a imunidade. De fato, há relatos de que mulheres expostas ao aldicarb, por meio da água de bebida, apresentaram diminuição de linfócitos T $CD4^+$; porém, intoxicações experimentais, com camundongos, não evidenciaram qualquer potencial imunotóxico.

Piretroides

Alguns piretroides são capazes de interferir na resposta imune inespecífica. Recentemente, mostrou-se que a cialotrina diminui a atividade fagocítica de macrófagos e de neutrófilos, bem como no "*burst* oxidativo" dessas células. Esse efeito foi tomado em um primeiro momento, como indireto à ação desse composto sobre áreas específicas do sistema nervoso central, com o aumento da atividade do eixo hipotálamo-hipófise-adrenal (HHA) e, consequentemente, dos níveis de glicocorticoides circulantes, que têm efeitos potentes sobre o sistema imune. No entanto, mostrou-se posteriormente que esse piretroide tem efeitos, também, *in vitro*, muito provavelmente por interferir com a atividade de canais iônicos presentes na membrana dessas células. Porém, não se pode excluir, de forma alguma, as ações indiretas da ativação desse eixo neuronal nas alterações sobre o sistema imune.

Outros contaminantes ambientais

Além dos contaminantes ambientais já citados, outros compostos utilizados na indústria possuem atividade imunotóxica, como os hidrocarbonetos aromáticos halogenados (HAHs), dentre os quais destacam-se, os bifenis policlorados (PCBs), os bifenis polibromados (PBBs) e as dibezodioxinas policloradas – sendo o 2,3,7,8-tetraclorodibenzo-*p*-dioxina (TCDD) um dos compostos mais tóxicos conhecidos –, os hexaclorobenzenos e os hidrocarbonetos aromáticos policíclicos (PAHs).

Com exceção dos HAHs, pouco se sabe a respeito do mecanismo de ação imunotóxico desses compostos, sendo ainda necessário a realização de estudos mais aprofundados para o melhor entendimento dos efeitos observados em seres humanos e em animais de laboratório expostos a esses compostos.

O mecanismo de ação imunotóxico dos HAHs está relacionado à sua capacidade de ligar-se a um receptor citoplasmático denominado Ah-R (*aryl hydrocarbon receptor*), o qual, depois de ativado pela ligação, forma um complexo que migra para o núcleo e, consequentemente, medeia a expressão gênica de síntese proteica. Um dos produtos resultantes dessa síntese proteica é a ornitina descarboxilase, que está envolvida nas funções celulares de síntese de DNA e na translocação e transdução proteica das células. Esses fatos têm sido extensivamente estudados, utilizando-se o TCDD como agente imunotóxico. Uma variação alélica da expressão do *locus* gênico para *Ah*, parece determinar uma maior suscetibilidade dos indivíduos aos HAHs.

Bifenis polibromados

No ano de 1973, no Michigan, os compostos Firemaster BP-6 e FF-1, utilizados para diminuir o potencial inflamável de vários materiais, inclusive da madeira, foi veiculado acidentalmente como nutriente ao gado leiteiro, vindo a contaminar os animais e a população que consumiu os produtos derivados desses animais. Há relatos de que essa população apresentou alterações imunológicas, dentre as quais, diminuição dos linfócitos circulantes, diminuição da atividade proliferativa de linfócitos a mitógenos. Relatou-se, também, 15 anos após o incidente, uma maior incidência do desenvolvimento de tumores sólidos, quando comparada com uma população normal. Porém, tais efeitos não foram conclusivos a respeito desse acidente, o que não descarta a necessidade de realizarem-se mais estudos visando a imunotoxicidade desses compostos.

Bifenis policlorados

Dois grandes acidentes com PCBs foram relatados com seres humanos. O primeiro deles ocorreu em 1968, no Japão; lá, mais de 1.800 pessoas foram expostas ao composto Aroclor, ao ingerirem óleo de arroz contaminado por esse agente. Na época denominou-se a sintomatologia de doença de *Yusho* (óleo de arroz, em japonês). O segundo relato de contaminação acidental com derivados do PCB ocorreu em 1979, em Taiwan, e também foi veiculado pelo óleo de arroz, tendo recebido o nome de *Yu-Cheng* (doença do óleo de arroz, em chinês). Na verdade, o efeito tóxico observado nesses indivíduos foi consequência da ação do dibenzofurano policlorado, resultante da degradação do PCB pela cocção do óleo. Os indivíduos expostos a esse composto passaram a apresentar maior suscetibilidade a bronquites infecciosas e a outras afecções do trato respiratório superior. Após três anos da exposição, essa população ainda apresentava diminuição na quantidade de linfócitos e de anticorpos circulantes. Quatorze anos após a exposição, indivíduos expostos ao PCB, provenientes de Taiwan, ainda apresentavam menor quantidade de linfócitos T circulantes.

Estudos com esse composto têm sido extensivamente realizados como modelos de imunotoxicidade e, de fato, tem sido relatada a ocorrência de imunossupressão e maior suscetibilidade de animais de laboratório a infecções experimentais. Foi, ainda, observada nessa situação atrofia de órgãos linfoides primários e secundários com consequente diminuição de linfócitos circulantes.

Dioxinas

Essas substâncias podem ser liberadas para o meio ambiente em decorrência de processos industrias que utilizam fenóis clorados, ou outros clorados como matéria-prima para fabricação de diferentes produtos, tais como os herbicidas: o ácido 2,4,5-triclorofenoxiacético (2,4,5-T) e o ácido 2,4-diclorofenoxiacético (2,4-D), também conhecido como agente laranja. As dioxinas também podem ser resultantes da combustão incompleta de combustíveis fósseis de origem automobilística e industrial e, ainda, da incineração de lixo urbano. Dentre as dioxinas, a de maior ação tóxica e mais estudada como composto imunotóxico é o TCDD.

Relatou-se em 1971 a contaminação do solo com o TCDD de uma grande área residencial em Times Beach, Missouri, fato que resultou na contaminação da população local. Os indivíduos dessa região apresentaram alterações importantes nos parâmetros imunológicos, por exemplo, diminuição da resposta imune celular. Outra exposição acidental de seres humanos ao TCDD ocorreu em 1976, em Seveso, Itália; porém, as avaliações realizadas naquele momento visando a parâmetros imunológicos não revelaram quaisquer alterações; no entanto, após seis anos do ocorrido, avaliou-se o aumento da ativação do sistema complemento que foi relacionado a erupções cutâneas purulentas e também aumento de linfócitos T e B circulantes.

Por outro lado, estudos em animais de laboratório, principalmente roedores, mostraram que o TCDD promove maior suscetibilidade a doenças infecciosas e tumorais, comprometimento da resposta imune humoral e celular – com atrofia de timo e diminuição nos linfócitos T circulantes. Contudo, não só sobre os linfócitos T se observou efeito tóxico do TCDD, mas também sobre as células epiteliais do timo, promovendo, assim, comprometimento no amadurecimento dessas células, e depleção destas, com consequente diminuição do peso relativo desse órgão linfoide. Observou-se, ainda, em animais adultos, diminuição na atividade citotóxica de linfócitos $CD8^+$, e supressão da resposta humoral. Por outro lado, relatou-se aumento da atividade pró-inflamatória, uma vez que foi observado aumento na produção das citocinas IL-1 e TNF.

Micotoxinas

No início dos anos de 1950, relatou-se a ocorrência de várias mortes de porcos selvagens que invadiram uma cultura de milho em uma fazenda localizada no sudeste dos Estados Unidos. Em decorrência desse fato, veterinários e micologistas uniram-se para tentar determinar a causa da mortandade desses animais, já que o milho dessa propriedade se encontrava mofado; observaram que a presença do fungo *Aspergillus flavus* no milho poderia estar envolvida com a sintomatologia e morte dos animais. Todavia, foi somente em 1960, com a morte de milhares de perus na Inglaterra, pela ingestão de torta de amendoim contaminada com esse mesmo fungo, foi que os pesquisadores passaram a investigar mais profundamente a real causa da mortalidade. Foi quando isolaram um metabólito secundário do *A. flavus*, denominado de aflatoxina. Desde então, o estudo das micotoxinas e das micotoxicoses associadas cresceram substancialmente (para mais detalhes, ver Capítulo 25), inclusive no contexto da imunotoxicologia.

Várias são as micotoxinas de interesse veterinário; porém, as mais estudadas e sabidamente imunotóxicas aos animais domésticos são a aflatoxina (AFB_1) e o tricoteceno T-2, que acarretam perdas econômicas significativas na pecuária, consequentes da imunossupressão desencadeada e do aumento da suscetibilidade dos animais aos patógenos.

Aflatoxina

Das micotoxinas produzidas pelo fungo *A. flavus*, aquela que apresenta maior importância toxicológica é a AFB_1. Vários são os relatos do efeito imunossupressor para esse metabólito do fungo sobre animais de produção, principalmente bovinos, os quais mostram-se mais susceptíveis a processos infecciosos, como observado em vacas leiteiras intoxicadas com a AFB_1, as quais apresentam maior ocorrência de mastite e, consequentemente, produzem leite com maior número de bactérias totais. Estudos realizados com linfócitos periféricos de bovinos intoxicados com AFB_1 evidenciaram que ocorre diminuição na atividade proliferativa de linfócitos T. De fato, outros estudos realizados em diferentes espécies animais, como em frangos de cortes, mostraram os mesmos efeitos imunossupressores sobre células T, e ainda diminuição na produção de anticorpos e alterações na atividade fagocítica e bactericida de heterófilos. Esses efeitos imunossupressores também foram descritos em suínos e perus. Estudos em animais de laboratório corroboram com essas pesquisas realizadas em animais de produção, sendo que em todos eles foram observados diminuição da atividade proliferativa de linfócitos, diminuição na produção de anticorpos e comprometimento de linfócitos T no DTH.

Tricotecenos

São micotoxinas produzidas por fungos do gênero *Fusarium*. São conhecidos vários tipos de tricotecenos, como o T-2, o hidroxitricoteceno (HT-2), o nivalenol (NIV) e o deoxinivalenol, também conhecido como vomitoxina (DON); porém, a micotoxina de maior importância imunotoxicológica é a T-2.

Dentre os animais domésticos, os suínos são os mais susceptíveis aos efeitos tóxicos e imunotóxicos dos tricotecenos; assim, em relação a esse último efeito, foram relatadas diminuição da produção de anticorpos, diminuição de leucócitos periféricos, depleção de células linfoides e diminuição no peso relativo de órgãos linfoides, como timo e baço. Em frangos de corte intoxicados com o T-2 relatou-se aumento da mortalidade das aves após inoculação de diferentes cepas de *Salmonella* spp.; porém, não houve alterações, quer na resposta humoral quando do desafio com *Pasteurella multocida*, quer na contagem diferencial de leucócitos periféricos. Em bovinos intoxicados, foram observadas alterações na atividade de neutrófilos e diminuição na atividade proliferativa de linfócitos.

Plantas tóxicas

Em medicina veterinária, o estudo de plantas tóxicas é de extrema importância, principalmente para animais de produção, como abordado na seção 4 e seus respectivos capítulos. Porém, muito pouco se sabe do efeito dessas plantas sobre o sistema imunológico dos animais, já que existem poucos estudos direcionados a esse ramo da toxicologia. Nesse sentido, pode-se supor que alterações na produção de anticorpos levariam à quebra de esquemas vacinais de rebanhos, podendo produzir imunossupressão e, até mesmo, a morte de animais intoxicados por diferentes plantas.

Ipomoea carnea

Também conhecida com os nomes vulgares de manjorana, capa-bode, algodão-bravo, entre outros. Essa planta encontra-se distribuída em todo o território nacional; pelo fato de manter-se verde e florida durante todas as estações do ano, torna-se uma fonte de matéria verde para os animais de produção em períodos de estiagem. Há relatos a campo de que animais intoxicados com essa planta tornam-se mais suscetíveis a pneumonias e a doenças de casco; porém, estudos em animais de laboratório evidenciaram que tanto a planta quanto seu principal princípio ativo tóxico, o alcaloide suainsonina, promovem efeito pró-inflamatório sobre macrófagos, podendo esse fator levar à exacerbação de doenças já presentes nos animais. Aparentemente, o mecanismo pelo qual a suainsonina promove tal efeito envolve a inibição da enzima manosidase II do Complexo de Golgi; essa enzima é responsável em glicosilar proteínas recém-sintetizadas, alterando, dessa forma, essas macromoléculas, com consequente comprometimento de suas funções como receptores de membrana, proteínas citoplasmáticas, imunoglobulinas e outras glicoproteínas.

Crotalaria spp.

Plantas desse gênero, que são vulgarmente denominadas de xique-xique ou guizo-de-cascavel, são encontradas em todas as regiões do Brasil e possuem, como princípio ativo tóxico, o alcaloide pirrolizidínico monocrotalina. Este, após ser biotransformado no fígado, ativa-se na molécula pirrol, que, por ser extremamente eletrofílica, acaba se ligando às proteínas e também ao DNA das células, causando nos animais intoxicados hepato e nefrotoxicidade. Os animais intoxicados por essa planta também sofrem alterações pulmonares decorrentes da inflamação intersticial, caracterizada por infiltrado monocítico/neutrofílico e lesão endotelial, porém, o mecanismo de ação pelo qual o pirrol promove tal atividade no pulmão ainda é pouco conhecido. Em um estudo recentemente realizado em animais de laboratório tratados com a monocrotalina, foi observado que estes, antes de desenvolverem qualquer sintomatologia da toxicose e sem serem submetidos a qualquer desafio imunológico, apresentam aumento da atividade de macrófagos medida por maior produção de espécies reativas de oxigênio que podem ser responsabilizados pela lesão endotelial presente nos animais intoxicados com essa planta.

Senna occidentalis

Esta planta, também conhecida como fedegoso ou cafezinho, costuma crescer em solos cultivados com milho e sorgo; quando ocorre a colheita mecânica desses grãos, as sementes da *S. occidentalis* também são coletadas, vindo assim a contaminar os grãos. Estudos de toxicologia experimental mostraram que a contaminação de grãos, por sementes de *S. occidentalis* na ração de frangos de corte, ocasionou nestes lesão na bursa de Fabricius e depleção de linfócitos B nesse órgão linfoide; porém, ainda é desconhecido o mecanismo por meio do qual o princípio ativo tóxico dessa planta, uma antraquinona, promove tal efeito.

Pteridium aquilinum

Também conhecida como samambaia-do-campo, é uma planta cosmopolita que promove nos animais de produção dois tipos de toxicose: a forma aguda, denominada de ação radiomimética, caracterizada por depressão de medula óssea, levando os animais a apresentarem depleção das células brancas e de trombócitos circulantes, manifestada pelos animais como maior suscetibilidade a processos infecciosos e hemorragias. A forma crônica da intoxicação é caracterizada pela ocorrência de processos neoplásicos, tanto ao nível da vesícula urinária quanto ao nível do trato digestivo superior, processos esses denominados vulgarmente de hematúria enzoótica e caraguatá, respectivamente. No entanto, o mecanismo de ação pelo qual o princípio ativo da planta, um ptaquilosídeo, promove o desenvolvimento das neoplasias é pouco conhecido, porém, a depleção de células totipotentes na medula óssea dos animais intoxicados pode estar comprometendo células das linhagens mieloide e linfoide, vindo a prejudicar a denominada vigilância imunológica, descrita anteriormente.

Medicamentos

Dentre os compostos com potencial imunotóxico, os agentes farmacológicos são aqueles mais frequentemente citados como causadores de ação imunossupressora ou imunomodulatória, tanto no homem quanto nos animais domésticos. Dentre os efeitos imunotóxicos que os medicamentos podem promover, o mais comumente relatado é o desenvolvimento de reações de hipersensibilidade.

As moléculas de diferentes agentes farmacológicos são, em geral, de baixo peso molecular e, portanto, incapazes de deflagrar uma resposta imunológica; porém, quando essas moléculas se ligam a proteínas plasmáticas ou a proteínas celulares (haptenos), passam a ser reconhecidas pelo sistema imunológico como não próprias, nesses casos, passam a ser imunogênicas. Um exemplo clássico dessa ocorrência é o observado com a penicilina, um antibiótico betalactâmico, responsável em promover, somente nos Estados Unidos da América, 75% das mortes em seres humanos decorrentes de choque anafilático promovidas por medicamentos.

Porém, não somente reações de hipersensibilidade podem ser desencadeadas por medicamentos, algumas substâncias químicas podem levar ao desenvolvimento de autoimunidade ou à imunossupressão severa, que torna os pacientes mais suscetíveis a processos infecciosos, e também mais propensos ao desenvolvimento de neoplasias.

Diferentemente dos outros compostos imunotóxicos já citados, os quais foram apresentados isoladamente, os medicamentos aqui apresentados serão abrangidos conforme a atividade que promovem, ou seja, imunossupressão ou imunoestimulação.

Medicamentos imunossupressores

Existe uma variedade de medicamentos que atuam sobre o sistema imunológico do paciente com o objetivo de suprimir a resposta imune, como nas inflamações agudas, como asma, bronquite, artrite e nas crônicas, como artrose, entre outras. Ainda, prescrevem-se esses medicamentos para tratamento de doenças autoimunes, e também para a prevenção da rejeição aos transplantes de órgãos. Dentre esses medicamentos existem, ainda, aqueles que são utilizados no tratamento de cânceres, pois inibem, de forma inespecífica, a proliferação de células.

Entre aqueles agentes imunossupressores, os mais largamente utilizados, tanto na medicina humana quanto na medicina veterinária, são os glicocorticoides, por exemplo, a hidrocortisona, a predinisolona, a dexamentasona, entre outros. Os glicocorticoides são substâncias lipossolúveis que atravessam facilmente a membrana celular e se ligam a receptores nucleares, de diferentes células, vindo a promover maior ou menor expressão gênica de determinadas proteínas. Esses medicamentos são utilizados, principalmente, como anti-inflamatórios, pois atuam sobre o metabolismo do ácido araquidônico, especificamente sobre a enzima fosfolipase A-2, a qual é inibida de ser sintetizada por bloqueio da transcrição gênica e também pela indução da síntese de lipomodulina1 que, por sua vez, inibe a fosfolipase A-2 já sintetizada, impedindo assim a produção dos eicosanoides pró-inflamatórios: prostaglandinas, leucotrienos e tromboxanos. Porém, o mecanismo de ação imunossupressor dos glicocorticoides está na inibição de um fator de transcrição envolvido com a ativação de vários genes, o heterodímero AP-1, responsável em promover a síntese de IL-2, do receptor para IL-2 e, também, da enzima cicloxigenase. A inibição da síntese de IL-2 e de seu receptor faz com que ocorra comprometimento da atividade de linfócitos T, diminuição na produção de anticorpos T-dependentes. Sobre linfócitos T, os glicocorticoides podem também induzir a apoptose dessas células por meio da ativação do fator de transcrição NFkB e do bloqueio dos genes antiapoptóticos Bcl-2. Porém, não só as atividades de linfócitos são acometidas pelos glicocorticoides, outras células também são afetadas pela terapia desses anti-inflamatórios esteroidais, por exemplo, os macrófagos, cuja produção de IL-1 é inibida, e os linfócitos NK, nos quais se observa supressão da atividade citotóxica.

Outros medicamentos imunossupressores utilizados na medicina são classificados como inibidores da calcineurina, são eles a ciclosporina e o tacrolimo. Diferentemente dos glicocorticoides que são mais utilizados como anti-inflamatórios e podem promover efeitos farmacológicos em outras células além das do sistema imune, esses agentes foram sintetizados especificamente para a prevenção de rejeições de órgãos transplantados e também para tratamento de autoimunidades, agindo especificamente sobre linfócitos. O mecanismo imunossupressor desses agentes está relacionado à ligação destes à proteínas citoplasmáticas denominadas imunofilinas (ciclofilina e a proteína FK506), com formação de um complexo proteico que se liga a calcineurina, inibindo a desfosforilação Ca^{+2}-dependente do fator nuclear de linfócitos T ativados (NFAT); impede-se, assim, que este migre para o núcleo para promover a transcrição gênica da IL-2, de outras citocinas e de fatores de crescimento e de diferenciação celular. A ciclosporina promove, também, aumento na expressão de TGF-beta (*transforming growth factor* beta), um potente inibidor da proliferação de linfócitos T mediada por IL-2.

Ainda podem ser citados como medicamentos imunossupressores aqueles que são classificados como antiproliferativos ou agentes alquilantes, os quais se ligam ao DNA, impedindo a proliferação celular. Dentre eles, citam-se a ciclofosfamida e os medicamentos classificados como antimetabólicos que, pela sua semelhança estrutural com moléculas necessárias para a proliferação celular, por exemplo, o ácido fólico (metotrexato), promovem inibição da proliferação celular, especificamente na fase S do ciclo celular. A azatioprina também pode ser classificada como antimetabólica, pois inibe de forma indireta a síntese de purinas, atuando sobre as enzimas responsáveis em sintetizá-las. Esses agentes são mais utilizados no tratamento de câncer; porém, existem algumas situações em que se faz uso desses agentes como imunossupressores.

Esses são alguns exemplos de medicamentos imunossupressores que podem causar efeitos deletérios em pacientes tratados; densre estes efeitos pode-se citar uma maior suscetibilidade a processos infecciosos de etiologia bacteriana, viral ou fúngica, bem como uma maior suscetibilidade a infestações parasitárias. Por outro lado, outros efeitos também podem ser observados em indivíduos tratados com tais agentes, como a maior ocorrência de neoplasias, já citada anteriormente na parte introdutória deste capítulo.

Medicamentos imunoestimulantes

Nesta categoria de agentes farmacológicos, é difícil especificar aqueles com atividade tóxica sobre o sistema imune que levem à ocorrência de reações de hipersensibilidade e ao desenvolvimento de autoimunidade.

Como já citado anteriormente, as reações de hipersensibilidade são os principais efeitos imunotóxicos que agentes farmacológicos podem causar. Após a absorção, esses agentes ligam-se à proteínas plasmáticas ou celulares, passando a promover o reconhecimento antigênico e a consequente resposta imune.

Por outro lado, existem medicamentos que podem promover o desenvolvimento de doenças autoimunes, como mostrado no Quadro 38.1. O mecanismo de ação pelo qual tais agentes promovem esse efeito é desconhecido e há poucas evidências de que a ocorrência de imunoestimulação, à semelhança das reações de hipersensibilidade, seja o mecanismo pelo qual se desenvolve a autoimunidade.

PROTOCOLOS DE IMUNOTOXICIDADE

Pelo fato da imunotoxicologia ser um ramo recente da toxicologia, não é de se estranhar que a regularização dos protocolos experimentais, do sujeito experimental a ser utilizado (rato ou camundongo) e do período de exposição aos xenobióticos ainda esteja se adaptando para que se possa melhor entender a ação dessas substâncias nas diferentes respostas e nos componentes do sistema imunológico.

Em meados dos anos de 1980, várias organizações mundiais responsáveis por padronizar e regulamentar ensaios de toxicidade para os mais diferentes compostos, como medicamentos e praguicidas, propuseram alguns protocolos para o estudo da interação xenobiótico-sistema imune.

Assim, em 1982, The *Office of Pesticide Programs of the US Environmental Protection Agency* (Usepa) – *Subdivision M – Pesticide Assessment Guidelines* propôs uma série de ensaios biológicos, como mostra o Quadro 36.2, que seriam divididos em duas fases de experimentação, sugerindo o uso de camundongos como sujeitos experimentais e tratamento destes por 14 dias consecutivos, sendo que a série de experimentação somente prosseguiria para os ensaios da fase 2 se houvesse alterações nos parâmetros avaliadas na fase 1. Outras agências passaram, então, a incrementar essa série de ensaios biológicos, visando avaliar tanto o efeito imunossupressor como também o efeito imunoestimulante de determinada substância, propondo o uso de outras espécies animais, de outros períodos de tratamento e de outras técnicas laboratoriais mais sofisticadas para avaliação dos diferentes componentes do sistema imunológico; destacam-se, atualmente, ensaios mais sensíveis como o Elispot, método de Elisa modificado e mais sensível, a citometria de fluxo e o RT-PCR para avaliação de vários parâmetros da resposta imunológica.

Histologia de órgãos linfoides

Quando se faz o estudo histopatológico de órgãos linfoides, é de rotina avaliar, também, o seu peso, principalmente do timo, do baço e dos linfonodos escolhidos para a análise. De fato, a diminuição ou aumento do peso relativo desses órgãos são considerados um primeiro indicativo de imunotoxicidade. No entanto, um cuidado adicional deve ser tomado antes de qualquer interpretação de possíveis alterações histológicas: trata-se de averiguar preliminarmente o estado fisiológico dos animais, como a idade, já que o timo dos mamíferos tende a involuir com a maturidade; o sexo, pois a ação de hormônios sexuais interfere com a população celular do timo; a gestação, já que devido à diminuição do nível de estrógeno circulante, ocorre no timo um recrutamento de timócitos para repovoar este órgão, aumentando assim seu tamanho, peso e celularidade. Cuidado também deve ser tomado quanto ao estado nutricional dos animais, bem como no nível de estresse ao qual estes estejam expostos, pois essas variáveis podem levar o animal a apresentar imunossupressão, independente da ação do composto em estudo.

O estudo histológico de fragmentos representativos de órgãos linfoides, como o timo, o baço, a medula óssea, os linfonodos e as placas de Peyer, pode indicar possíveis efeitos imunotóxicos de xenobióticos. Assim, por exemplo, podem ser observados pelo patologista, dentre outras alterações, mudanças na arquitetura normal desses órgãos, por exemplo, perda de delimitação por trabéculas dos folículos do timo, alteração na disposição celular de algumas populações de células, como, por exemplo, rarefação de linfócitos T na bainha periarteriolar do baço, presença maciça de figuras apoptóticas no timo.

Outra ferramenta utilizada na histologia é a imunoistoquímica. Nela, utilizam-se anticorpos específicos para determinados marcadores celulares, o que permite fazer a fenotipagem da população celular em determinado órgão, bem como avaliar se determinadas proteínas estão sendo produzidas por linfócitos ou macrófagos.

Avaliação da resposta imune humoral

A avaliação isolada dos níveis séricos de imunoglobulinas não é ideal para a avaliação imunotóxica de xenobióticos. Assim, a análise da produção de anticorpos específicos para um determinado antígeno é o critério mais indicado para o estudo da imunidade humoral, pois, dessa forma, é possível se estudar a funcionalidade desse compartimento do sistema imune quando este é desafiado com apenas uma substância antigênica.

A avaliação da imunidade humoral pode ser feita de duas formas; uma delas, é feita por meio da titulação de anticorpos específicos a um determinante antigênico, por exemplo, proceder à vacinação dos animais e depois avaliar os níveis de anticorpos produzidos por eles, utilizando a técnica de Elisa (*Enzyme-linked immunoadsorbent assay*). A outra forma usa o ensaio denominado de *plaque-forming cell* (PFC), que é a técnica mais utilizada e preferida por imunotoxicologistas, pois é muito sensível para determinar a ação imunossupressora de xenobióticos e validada para utilização em qualquer laboratório no mundo. Tal técnica consiste em se imunizar os animais com eritrócitos de carneiros e, após 4 dias (resposta primária – IgM) ou 7 dias (resposta secundária – IgG), faz-se uma suspensão contendo os esplenócitos desses animais, eritrócitos de carneiro e soro de cobaia (sistema complemento). Dessa suspensão, coloca-se uma amostra em uma câmara denominada Câmara de Cunningham, formando uma monocamada de células. Após o período de incubação, é possível observar-se a presença de halos claros na câmara, que nada mais são do que as áreas ao redor dos linfócito B, onde ocorreu a lise dos eritrócitos de carneiro em função da ação conjunta dos anticorpos produzidos por esse linfócito e do sistema complemento da cobaia (Figura 38.2).

Outro protocolo para a avaliação funcional de linfócitos B é feito por meio da mensuração da atividade proliferativa dessas células quando estimuladas com um mitógeno, sendo o lipopolissacarídeo (LPS) de *Escherichia coli* o mais utilizado para estudo dos linfócitos de camundongos, enquanto que o mitógeno de eleição para o estudo dos linfócitos de ratos é o LPS obtido de *Salmonella typhi*.

Nesses ensaios de proliferação, a cultura de células é incubada juntamente com timidina radioativa que, no momento da mitose, liga-se ao DNA dos linfócitos em proliferação e pode ser mensurada por um aparelho apropriado para quantificar a radioatividade incorporada por essas células recém-formadas.

Avaliação da resposta imune celular

Vários protocolos laboratoriais podem ser utilizados para avaliar a imunidade celular mediada por linfócitos T; porém, nos ensaios que visam avaliar a imunotoxicidade sobre essas células, sugere-se o uso de apenas três

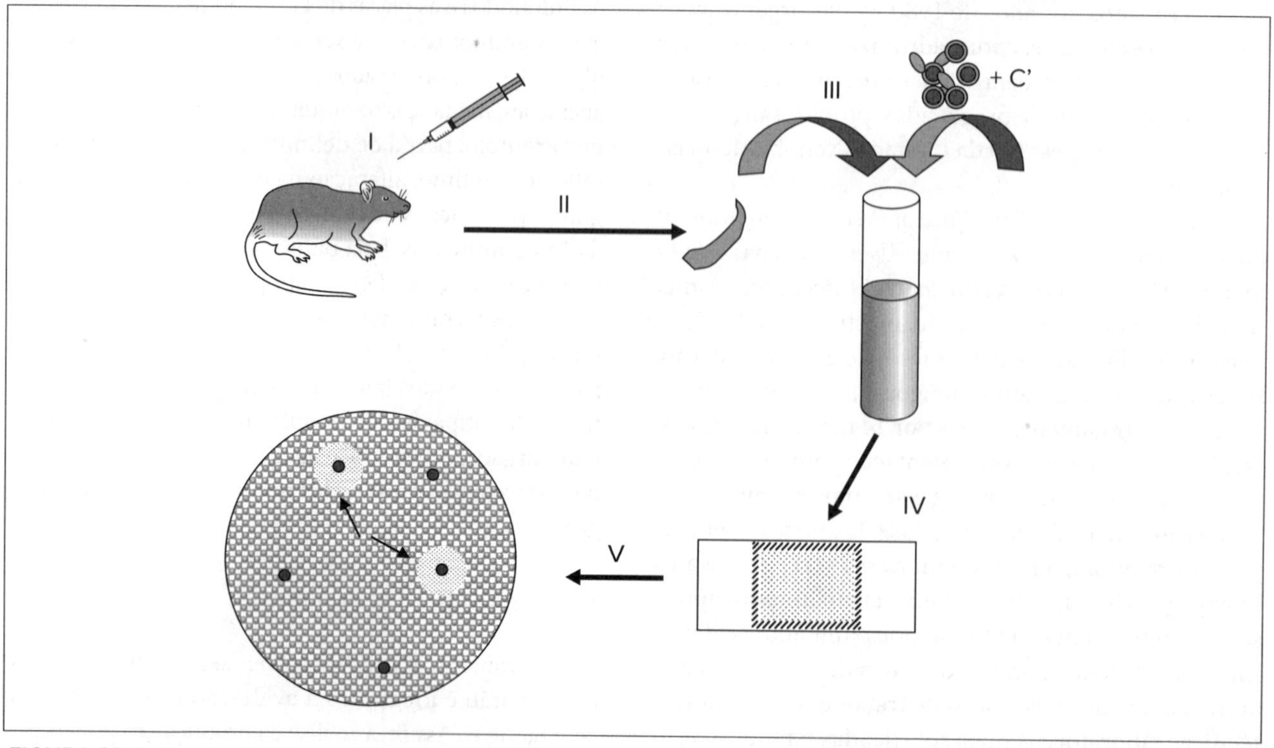

FIGURA 38.2. Ensaio do *Plaque-fiorming cell* (PFC), para avaliação da produção de anticorpos (IgM). I) Injeção de solução de eritrócitos de carneiro por via I.V. II) Quatro dias após, faz-se uma suspensão de esplenócitos. III) Prepara-se uma suspensão com eritrócitos de carneiro, esplenócitos e sistema complemento de cobais (C'). IV) Preenche-se a câmara de Cunningham com a suspenção de células preparada e incuba-se por 1 hora a 37°C. V) Observa-se, sob microscopia de luz, a presença de células formadoras de placas de lise, células estas que são os linfócitos B produtores de anticorpos específicos antieritrócitos de carneiro.

protocolos, denominados respectivamente de ensaio de citotoxicidade de linfócitos T (*Cytotoxic T Lymphocyte assay* – CTL), ensaio de resposta de hipersensibilidade tardia (*Delayed Type Hypersensitivity reaction* – DTH) e ensaio de proliferação de linfócitos T diante de diferentes mitógenos.

Nos ensaios de citotoxicidade de linfócitos T, avalia-se a funcionalidade dos linfócitos T $CD8^+$; para tanto, essas células são incubadas juntamente com células-alvo que expressam MHC-I e que são marcadas com radioatividade. O contato célula-célula faz com que os linfócitos T $CD8^+$ se ativem e passem a liberar sobre a célula-alvo as enzimas: granzima B e a perforina, que promovem a destruição da membrana plasmática da célula-alvo e liberação da radioatividade no sobrenadante da cultura, a qual pode ser mensurada. Assim, um composto que causa efeitos deletérios sobre esses linfócitos T, fará com que haja menor lise de células-alvo e, consequentemente, menor liberação de radioatividade no sobrenadante.

Os ensaios de DTH têm como vantagem permitir a avaliação da resposta imune celular *in vivo*. Esse ensaio é realizado em três fases distintas; na primeira fase sensibiliza-se os animais com o antígeno, geralmente com eritrócitos de carneiro – podendo ser utilizado, também, ovoalbumina, ou outra proteína exógena –, por via subcutânea ou via intradérmica. A segunda fase, que corresponde ao período de reconhecimento antigênico, dura em torno de sete dias, nessa etapa, os macrófagos ou células dendríticas processam a proteína exógena e apresentam seus epítopos aos linfócitos Th1 (T $CD4^+$), os quais medeiam o desenvolvimento da reposta imune celular e geram linfócitos Th1 de memória. Finalmente, na terceira fase, faz-se o desafio imunológico e obtém-se a resposta efetora da imunidade celular (linfócitos Th1). Esse desafio é realizado, geralmente, no coxim plantar da pata de animais de laboratório e o desenvolvimento do tumor no local do inóculo é resultado da liberação de IFN-gama e IL-2 pelo Th1 e, também, liberação de moléculas vasoativas. O tumor é então avaliado com um paquímetro, sendo a pata contralateral usada como controle do ensaio.

Os ensaios de proliferação de linfócitos T são realizados como aqueles usados para linfócitos B, porém, utilizam-se, nesse caso, mitógenos distintos, como a concanavalina (Con-A) e a fitohemaglutinina (PHA).

Avaliação da resposta imune inata

Os mecanismos de defesa inata desempenham um papel fundamental na homeostase do organismo animal, sendo os neutrófilos, os macrófagos e também os linfócitos NK de essencial participação na resposta imune inata, bem como para o desenvolvimento das respostas imunes humoral e celular.

A avaliação da atividade fagocítica de macrófagos é muito empregada no estudo dos possíveis efeitos tóxicos de xenobióticos sobre essas células; porém, com exceção dos ensaios realizados *in vivo*, existem várias limitações nas técnicas de investigação utilizadas para esse estudo. De fato, a maioria desses ensaios auxilia apenas nas investigações de aspectos muito específicos do processo fagocítico. Ainda, pelo fato desses ensaios serem utilizados como ferramentas de pesquisas básicas ou fundamentais, não têm sido apropriadamente padronizados e validados para o estudo de imunotóxicos. Nos ensaios *in vivo*, avalia-se a capacidade dos animais em promover o *clearence* de inóculos intravenosos de carbono coloidal ou mesmo de *Listeria monocytogenes*; de fato, pode-se realizar a contagem desses inóculos no sangue periférico e, no caso das bactérias, a contagem daquelas que permanecem viáveis no fígado e no baço dos animais de inoculados.

A atividade de linfócitos NK pode ser avaliada por meio da cocultura destes com células-alvo pré-marcadas com radioatividade (células YAC). A lise das células-alvo libera o material radioativo para o meio de cultura, podendo ser, assim, mensurado com uso de aparelhagem apropriada. Detalhes sobre essa técnica podem ser observados no Capítulo 7.

BIBLIOGRAFIA

1. ABBAS, A.K.; LICHTMAN, A.H.; POBER, J.S. Cellular and molecular immunology. 4.ed. Philadelphia: W.B Saunders, 2000.
2. ABBOTT, A.C. Acute alcoholism on the vital resistance of rabbits to infection. *J. Exp. Med.*, v. 1, p.447-53, 1896.
3. ADAMS, L.E.; HESS, E.V. Drug-related lupus. *Drug Safety*, v. 6, p. 431-49, 1991.
4. ATKINSON, T.P.; KALINER, M.A. Anaphylaxis. *Med. Clin. N. Am.*, v. 76, p. 841-55, 1992.
5. BIGAZZI, P.E. Autoimmunity caused by xenobiotics. *Toxicology*, v. 119, p. 1-21, 1994.
6. BURNS, L.A.; MEADE, B.J.; MUNSON, A.E. Toxic responses of the immune system. In: Klaassen, C.D. (Ed). *Casarett and Doull's toxicology: the basic science of poisons*. New York: McGraw-Hill, 1996.
7. BURNSIDE, J.E.; SIPPEL, W.L.; FORGACS, J.; et al. A disease of swine and cattle caused by eating moldy corn. II. Experimental production with pure cultures of molds. *Am. J. Vet. Res.*, v. 18, p. 817-24, 1957.
8. DESCOTES, J. Adverse consequences of chemical immunomodulation. *Clin. Res. Pract. Drug Regul. Affairs*, v. 3, p. 45-52, 1985.
9. ______. An introduction to immunotoxicology. London: Taylor and Francis Ltd., 1999.
10. DÍAZ-RESENDIZ, K.J.G.; TOLEDO-IBARRA, G.A.; GIRÓN-PÉREZ, M.I. Modulation of immune response by organophosphorus pesticides: fishes as a potential model in immunotoxi-

cology. *Journal of Immunology Research*, v. 2015. DOI: http://dx.doi.org/10.1155/2015/213836.

11. FAIRBROTHER, A.; SMITS, J.; GRASMAN, K.A. Avian immunotoxicology. *J. Toxicol. Envirom. Health*, v. 7, p. 105-37, 2004.
12. JANEWAY, C.A.; TRAVERS, P. Immunobiology. 2.ed. London: Current Biology Ltd., Garland Publishing, 1996.
13. HOLAPPLE, M.P.; SNYDER, N.K.; WOOD, S.C.; et al. A review of 2,3,7,8-tetrachlorodibenzo-*p*-dioxin-induced changes in immunocompetence. *Toxicology*, v. 69, p. 219-55, 1991.
14. HUEZA, I.M.; FONSECA, E.S.; PAULINO; C.A.; et al. Evaluation of immunomodulatory activity of *Ipomoea carnea* on peritoneal cells of rats. *J. Ethnopharmacol.*, v. 87, p.181-6, 2003.
15. HUEZA, I.M.; LATORRE, A.O.; MARIANO-SOUZA, D.P. et al. Efeitos da administração de monocrotalina sobre a atividade de macrófagos peritoneais em ratos. In: 1o. Simpósio Latino-Americano de Plantas Tóxicas - 1o. SILAPT, 2004, Salvador. Pesquisa Veterinária Brasileira, v. 24, p. 28-9, 2004.
16. HOLLADAY, S.D.; SMITH, S.A.; EL-HABBACK, H.; et al. Influence of chlorpyrifos, an organophosphate insecticide, on the Immune system of Nile Tilapia. *Aquatic Animal Health*, v. 9, p. 104-10, 1996.
17. KACMAR, P.; PISTL, J.; MIKULA, I. Immunotoxicology and veterinary medicine. *Acta Vet. Brno.*, v. 68, p.57-79, 1999.
18. KATELY, J.R. BAZZELL, S.J. Immunological studies in cattle exposed to polybrominated biphenyl. *Envirom. Heath Perspect.*, v. 23, p. 750, 1978.
19. KHOSHBAVAR-ROSTAMI, H.A.; SOLTANI, M.; HASSAN, H.M.D. Immune response of great sturgeon (Huso huso) subjected to long-term exposure to sublethal concentration of the organophosphate, diazinon. *Aquaculture*, v. 256, p. 88-94, 2006.
20. LAWRENCE, D.A. Immunotoxicity of heavy metals. In: DEAN, J.H.; LUSTER, M.I.; MUNSON, A.E.; et al. (Eds.). *Immunotoxicology and Immunopharmacology*. New York: Raven Press, 1985, p.341-53.
21. LUSTER, M.I.; MUNSON, A.E.; THOMAS, P.T.; et al. Developmente of a testing battery to assess chemical-induced immunotoxicity. National Toxicology Program's criteria for immunotoxicity evaluation in mice. *Fund. Appl. Toxicol.*, v. 10, p. 2-19, 1988.
22. LUSTER, M.I.; ROSENTHAL, G.J. Chemical agents and the immune response. *Envirom. Heath Perspect.*, v. 100, p. 219-36, 1993.
23. NICHOLSON, V.; JOHNSON, P.C. Infectious complication in solid organ transplant recipients. *Surg. Clin. N. Am.*, v. 74, p. 1223-4, 1994.
24. PENN, I. Malignancies. *Surg. Clin. N. Am.*,v. 74, p. 1247-57, 1994.
25. PUTMAN, E.; VAN DER LAAN, J.W.; VAN LOVEREN, H. Assessing immunotoxicity: guidelines. *Fund. Clin. Pharmacol.*, v. 17, p.615-26, 2003.
26. RIGHI, D.A. Efeitos da administração de cialotrina – um piretróide tipo II – sobre o comportamento e a atividade de macrófagos peritoneais. 2003. Dissertação (Mestrado) – Faculdade de Medicina Veterinária e Zootecnia da USP, São Paulo, 2003.
27. ROSENTHAL, G.J.; GERMOLEC, D.R. Toxicological assessment of the immune system. In: JACOBSON-KRAM, D.; KELLER, K.A. (Eds.). *Toxicology testing handbook: Principles, applications, and data interpretation*. New York: Marcel Dekker, 2001, p. 291-314.
28. SHARMA-RAGHUPIR, P. Immunotoxicity of mycotoxins. *J. Dairy Sci.*, v. 76, p. 892-7, 1993.
29. SILVA, J.; KAUFFMAN, C.A.; SIMON, D.G.; et al. Lymphocyte function in humansa exposed to plybrominated biphenyls. *J. Reticuloendoth. Soc.*, v. 26, p. 341-6, 1979.
30. SILVA, T.C.; GÓRNIAK, S.L.; OLORIS, S.C.S.; et al. Effects of *Senna occidentalis* on chick bursa of Fabricius. *Avian Pathology*, v. 32, p. 633-7, 2003.
31. SJOBLAD, R.D. Potential future requirements for immunotoxicology testing of pesticides. *Toxicol. Indust. Health*, v. 4, p.391-5, 1988.
32. SNEL, J.J. Immunity and narcosis. *Klin. Wochen.*, v. 10, p. 212-4, 1903.

Capítulo 39

Ecotoxicologia

Fábio Kummrow

INTRODUÇÃO

O estudo sistemático dos efeitos tóxicos de substâncias químicas, naturais ou sintéticas, sobre a biota é um fenômeno que foi intensificado a partir do século XX. Particularmente, a contaminação ambiental por substâncias químicas é a consequência da rápida industrialização ocorrida, da maciça utilização de veículos e de atividades como a agropecuária, silvicultura e mineração, que possuem elevada demanda por recursos naturais.

Aqui cabe definir os termos contaminação e poluição que, embora sejam distintos, muitas vezes são empregados como sinônimos. A **contaminação ambiental** pode ser definida como a presença de substâncias químicas em compartimentos onde naturalmente não ocorreriam ou ainda em concentrações acima daquelas consideradas naturais, enquanto a **poluição ambiental** é a contaminação que resulta ou pode resultar em efeitos biológicos adversos às comunidades.

Com o objetivo principal de estudar os impactos da poluição sobre os organismos vivos surge a **ecotoxicologia**. Essa ciência, relativamente nova, foi definida inicialmente como o ramo da toxicologia dedicado ao estudo dos efeitos tóxicos causados pelos poluentes, naturais ou sintéticos, aos constituintes dos ecossistemas, compreendendo animais (incluindo o ser humano), vegetais e microrganismos em um contexto integrado. Posteriormente, visando cobrir uma perspectiva ecológica mais ampla, a ecotoxicologia passou a ser definida como a ciência dedicada ao estudo e à prevenção de efeitos adversos das substâncias químicas, oriundas das atividades antrópicas e lançadas nos compartimentos ambientais, sobre a estrutura dos ecossistemas, sua função e biodiversidade. As substâncias químicas de origem natural (por exemplo, os metais) continuam a ser de grande interesse para a ecotoxicologia, quando estas estão associadas às atividades humanas que levam à sua liberação nos compartimentos ambientais ou quando essas atividades elevam sua toxicidade e/ou biodisponibilidade, aumentando a exposição ambiental de populações e comunidades (Figura 39.1).

Na exposição ambiental, a biota entra em contato rotineiramente com os poluentes presentes nos compartimentos ambientais e nos alimentos, sem controle ou apenas com controle limitado sobre essa exposição. Assim, emerge a necessidade de prever os principais efeitos deletérios que podem ser manifestados após esse contato, não somente nos indivíduos, mas também nas populações, comunidades, ecossistemas e outras entidades biológicas de níveis organizacionais superiores. Nesse contexto, a ecotoxicologia de comunidades foi definida como o estudo dos efeitos deletérios dos poluentes sobre padrões de abundância de espécies, diversidade, composição da comunidade e interações entre as diferentes espécies.

Porém, é importante citar que existe certa divergência sobre incluir a espécie humana nos estudos ecotoxicológicos. Didaticamente, muitos autores atribuem à **toxicologia ambiental** a missão de estudar os efeitos adversos para o ser humano dos poluentes presentes nos diferentes compartimentos ambientais, enquanto a ecotoxicologia é a responsável pelo estudo dos efeitos nocivos desses mesmos poluentes para todos os outros organismos vivos. Nesse contexto, a toxicologia ambiental utiliza dados obtidos em estudos de avaliação toxicológica, empregando diversos organismos relevantes para inferir sobre possíveis efeitos adversos dos contaminantes para a espécie humana, enquanto a ecotoxicologia utiliza dados obtidos com um número relativamente restrito de diferentes organismos para inferir sobre possíveis efeitos deletérios para muitas outras espécies presentes em um determinado ecossistema.

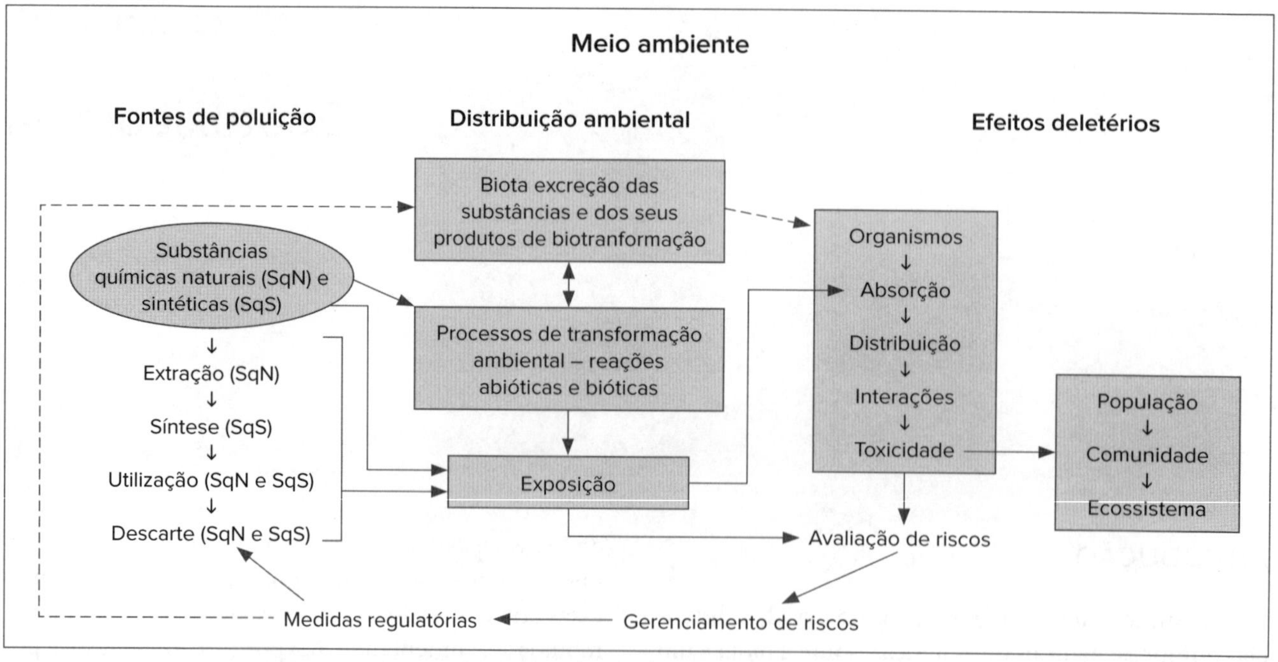

FIGURA 39.1. Principais componentes abordados nos estudos ecotoxicológicos.
Fonte: adaptada de Wright e Welbourn (2002).

Outra particularidade é que a toxicologia ambiental tem seu foco nos efeitos tóxicos diretos, que são aqueles que ocorrem no próprio organismo de interesse, nesse caso o ser humano. Já a ecotoxicologia considera, além dos efeitos tóxicos diretos, os efeitos tóxicos indiretos, que são aqueles mediados por um outro componente do ecossistema, por exemplo, os efeitos nocivos que podem ocorrer para uma planta superior se um praguicida eliminar o seu inseto polinizador.

Atualmente, a ecotoxicologia vem se consolidando como uma ciência multidisciplinar que considera, em seus estudos, fatores físicos, químicos, biológicos e sociais (quando incluído o bem-estar da espécie humana). Para isso, utiliza ferramentas típicas de outras ciências, principalmente aquelas provenientes da ecologia e da toxicologia clássica, buscando uma avaliação de riscos integrada com foco, tanto na proteção da espécie humana quanto de outros organismos ecologicamente relevantes. Para isso, seus estudos incluem a avaliação do comportamento ambiental: ingresso, dispersão e transformação dos poluentes presentes nos diferentes ecossistemas e dos seus efeitos (interação com biota), que incluem observações que partem do nível molecular e podem chegar até a biosfera.

Nesse contexto, a criação extensiva de animais também é responsável por impactos ambientais que envolvem substâncias químicas e seus respectivos danos aos organismos não alvo. Entre as principais preocupações ecotoxicológicas relacionadas à produção animal estão a aplicação de praguicidas nos campos, o uso em larga escala de medicamentos veterinários e o lançamento descontrolado de dejetos, tanto nos solos quanto nas águas. Assim, o objetivo deste capítulo é o de introduzir os princípios, métodos e aplicações da ecotoxicologia, trazendo, como exemplo, os impactos ecotoxicológicos do uso de medicamentos veterinários.

INGRESSO E COMPORTAMENTO AMBIENTAL DE CONTAMINANTES E POLUENTES

Os problemas abordados pela ecotoxicologia têm suas origens no ingresso ou na presença de contaminantes em determinados ecossistemas, podendo, assim, causar danos à biota, dependendo das concentrações presentes, e, portanto, é fundamental o entendimento das fontes e do comportamento ambiental dessas substâncias químicas. As fontes de contaminação e poluição podem ser naturais ou antropogênicas, e, normalmente, são classificadas como pontuais ou difusas. Como exemplos importantes de fontes naturais, podem-se citar atividades vulcânicas, incêndios florestais não causados pelo ser humano (por exemplo, iniciado por raios), fenômenos como a maré vermelha ou o acúmulo de arsênio, proveniente de falhas geológicas, nas águas ou em animais marinhos. Contudo, as fontes antropogênicas de poluição geralmente apresentam maiores impactos ambientais, e, entre essas fontes, merecem destaque as atividades agropecuárias relacionadas não apenas ao emprego de substâncias químicas, mas também ao uso e ocupação do solo, atividades urbanas e domésticas (incluindo o lançamento de esgotos, a utilização de veículos e a geração de resíduos sólidos), as atividades industriais, em virtude da geração de grandes volumes de resíduos sólidos, líquidos e gasosos, a extração e beneficiamento de matérias-primas naturais e a produção de energia.

As fontes pontuais são aquelas que podem ser objetivamente identificadas, por exemplo, os lançamentos industriais de efluentes por tubulações em um corpo d'água ou, ainda, as suas emissões gasosas na atmosfera via chaminés. Por outro lado, as fontes difusas não podem ser objetivamente identificadas como a causa da presença de antimicrobianos de uso humano, veterinário, ou mesmo aqueles empregados na agricultura, em águas e sedimentos de um corpo d'água. Nesses casos, não é fácil identificar com precisão a exata origem desses contaminantes e, geralmente, inúmeras fontes contribuem para a sua presença. Sua origem pode estar nos dejetos dos animais em tratamento veterinário ou na dissolução direta de medicamentos nas águas onde existe aquicultura, no descarte inadequado de produtos farmacêuticos vencidos ou indesejados, no solo ou na água e, ainda, nos efluentes de indústrias farmacêuticas tratados inadequadamente.

Após a liberação de uma substância química no ambiente, inicia-se sua distribuição entre os diferentes compartimentos ambientais (ar, água, solo/sedimento e biota). A distribuição de um contaminante e/ou dos seus produtos de transformação (gerados por reações abióticas e bióticas) pode ser entendida como as concentrações e as localizações dos contaminantes ou mistura de contaminantes no meio físico ou nos organismos vivos, como, por exemplo, nos fluidos biológicos e nos tecidos. Existem diversos processos físicos, químicos e biológicos que influenciam o destino final de um contaminante em um ecossistema. Os processos gerais que controlam o transporte e o destino dos contaminantes são: advecção, dispersão, transferência de massa em interfase e reações de transformação.

A **advecção** é o mecanismo de transporte gerado pelo fluxo de um fluido, uma vez que com o seu deslocamento, os contaminantes (solutos) presentes no fluido se movem na direção das linhas de fluxo. Por exemplo, contaminantes hidrossolúveis poderão ser transportados pelo fluxo de água por infiltração ou escoamento no solo. Da mesma forma, os contaminantes presentes na atmosfera poderão ser transportados de acordo com a movimentação das massas de ar.

A **dispersão** é o espalhamento dos contaminantes a partir do ponto central de origem da contaminação.

Os processos de **transferência de massa**, como sorção, particionamento líquido-líquido e volatilização, envolvem a transferência de matéria entre as diferentes fases em resposta a gradientes de concentração.

As **reações de transformação** incluem os processos pelos quais as características moleculares e as propriedades físico-químicas de um contaminante são alteradas, podendo gerar compostos com toxicidade menor, igual ou maior que a da substância original. Os processos de biotransformação envolvem a ação de organismos sobre os contaminantes e, normalmente, são mediados por reações enzimáticas. Os processos de transformação abiótica incluem as reações de fotólise, hidrólise e reações de oxidação/redução. A fotólise compreende as reações de transformação decorrentes da interação entre os contaminantes e a radiação solar, e ocorrem principalmente na atmosfera e nas camadas superficiais da água e, em menor escala, do solo. Essas reações são fortemente influenciadas pelos níveis de radiações solares e do espectro de absorção do contaminante. A hidrólise inclui todas as alterações da estrutura química dos contaminantes decorrentes de reações diretas com a água e, portanto, ocorrem principalmente nos ambientes aquáticos. Por fim, as reações de oxidação/redução modificam as estruturas químicas dos contaminantes por transferência de elétrons do contaminante para um agente oxidante ou a transferência de elétrons de um agente redutor para o contaminante. Nessas reações, a disponibilidade de agentes oxidantes e redutores é um fator limitante.

O transporte dos contaminantes entre os diferentes compartimentos depende diretamente das suas propriedades físico-químicas e das características do meio ambiente. As principais propriedades físico-químicas dos contaminantes envolvidas na sua mobilidade entre os diferentes compartimentos, incluindo a biota, são o seu estado físico (sólido, líquido ou gasoso), a polaridade (que pode ser expressa pelo coeficiente de partição óleo/água – Kow), a pressão de vapor, o tamanho molecular ou das partículas e a estabilidade química, a qual está diretamente relacionada à persistência de uma substância em um determinado meio. Entre as características ambientais relevantes para a mobilidade dos contaminantes estão a temperatura, o movimento das massas de ar, a direção e a velocidade do fluxo da água, a intensidade da radiação solar, a umidade, a pressão atmosférica, o teor de matéria orgânica e a concentração das substâncias químicas de interesse.

Assim, a avaliação de como as propriedades físico-químicas influenciam o comportamento dos contaminantes é fundamental, tanto para estimar as suas concentrações como para avaliar a sua especiação em um determinado compartimento. Essa avaliação também é de grande importância para caracterização da exposição dos organismos ao contaminante, além do seu potencial de bioacumulação e de biomagnificação. Aqui é necessário introduzir os conceitos de disponibilidade química e biodisponibilidade. **Disponibilidade química** é o processo pelo qual uma substância se torna solúvel ou em forma desagregada no meio onde se encontra, enquanto a **biodisponibilidade** é o processo pelo qual um contaminante está disponível para ser assimilado por um organismo. Esse processo não depende apenas das características do contaminante, mas também da anatomia e da fisiologia do organismo, da via de exposição ao contaminante e da sua toxicocinética.

A bioacumulação pode ser definida como transferência dos contaminantes do meio externo para um organismo, no qual as concentrações observadas são muito superiores àquelas encontradas no meio. Esse fenômeno é expresso pelo **fator de bioacumulação**, determinado pela razão entre a concentração presente no organismo e a concentração encontrada no meio de exposição. Embora existam exceções, considera-se que substâncias com Log de Kow ≥ 4 apresentam potencial de bioacumulação. Fatores relacionados aos organismos, como o seu tamanho, capacidade de biotransformação, teor lipídico, depuração, dieta e presença de ligantes especiais em tecidos (por exemplo, metolotioneínas), podem favorecer a bioacumulação de determinados contaminantes.

Quando um contaminante é facilmente absorvido e é de difícil excreção, como no caso das substâncias muito lipossolúveis, ocorre o seu acúmulo nos tecidos. Fatores ambientais, como a temperatura, pH do meio, umidade, salinidade, carbono orgânico dissolvido e dureza também têm forte influência na bioacumulação dos contaminantes. A **biomagnificação** é o aumento da concentração do contaminante nos tecidos dos organismos à medida que se encontram em nível trófico superior, por exemplo, fitoplâncton < zooplâncton < peixes. Esse fenômeno considera a dieta como principal fonte de ingresso do contaminante nos diferentes níveis da cadeia alimentar. Assim, os contaminantes acumulados são transferidos de um nível trófico para outros pela alimentação, por exemplo, da presa para o predador.

Os testes de bioacumulação são conduzidos de forma semelhante àqueles testes ecotoxicológicos com organismos aquáticos, considerando o meio como via de exposição e não a dieta. Por exemplo, em peixes, há grande quantidade de água que passa pelas brânquias e, combinada com a alta afinidade de compostos lipofílicos pelas membranas celulares, a passagem para o compartimento intracelular é facilitada (absorção), permitindo que o equilíbrio seja estabelecido rapidamente.

TESTES ECOTOXICOLÓGICOS (BIOENSAIOS)

De maneira geral, a qualidade ambiental pode ser caracterizada, monitorada e fiscalizada, empregando-se duas estratégias complementares, a mais comum é baseada nas análises químicas para identificação e quantificação de contaminantes legislados, que normalmente têm seus impactos ambientais negativos bem estabelecidos. Contudo, é importante ressaltar que as análises químicas por si só não retratam os efeitos deletérios das substâncias químicas sobre a biota. A outra estratégia é o emprego de testes ecotoxicológicos, uma vez que somente os sistemas biológicos (organismos ou partes deles) podem detectar os efeitos tóxicos dos poluentes e das suas misturas. Os **bioensaios** são experimentos padronizados que permitem a determinação da toxicidade de substâncias químicas ou amostras ambientais, avaliando seu efeito deletério em organismos-teste. Os testes ecotoxicológicos não são capazes de identificar um determinado poluente presente em uma amostra ambiental; porém, esses testes podem revelar a toxicidade das substâncias químicas presentes nessa amostra e das possíveis interações (aditivas, sinérgicas ou antagônicas) que são passíveis de ocorrer entre elas. Assim, os **testes ecotoxicológicos** têm por finalidade identificar se, e em qual extensão, as substâncias químicas, isoladas ou em misturas, são nocivas, e como e onde se manifestam seus efeitos.

Portanto, a ecotoxicologia pode fornecer, por meio de parâmetros avaliados nos bioensaios, informações sobre os efeitos tóxicos agudos e crônicos relacionados ao somatório dos poluentes presentes em um compartimento ambiental. Os efeitos agudos estão relacionados a exposições a quantidades relativamente elevadas dos poluentes e se manifestam pouco tempo após o início do contato. Costumam ser desordens fisiológicas graves, podendo inclusive ocasionar a morte dos organismos. Já, os efeitos tóxicos crônicos estão relacionados a longos períodos de exposição a quantidades relativamente baixas dos poluentes. Esses efeitos costumam afetar a vitalidade das espécies e são os mais importantes para os estudos ecotoxicológicos.

Historicamente, os estudos ecotoxicológicos foram focados em nível de indivíduo para estudar as rotas de exposição das espécies aos poluentes, incluindo, eventualmente, a sua acumulação, e para determinar a natureza e o grau dos efeitos deletérios relacionados a esses poluentes. Assim, grande esforço foi dedicado ao desenvolvimento de métodos padronizados e validados para realização de bioensaios em laboratório, visando entender esses fenômenos sob condições controladas, minimizando a níveis aceitáveis possíveis interferências e fatores de confusão. Entre os testes ecotoxicológicos, disponíveis e reconhecidos internacionalmente, aqueles que utilizam uma única espécie de organismos aquáticos ou terrestres ainda são os mais utilizados. Esses testes são conduzidos com espécies as quais têm uma seleção prévia e validadas como organismos-teste, e que abrangem grande variedade de grupos tróficos e taxonômicos, por exemplo, algas, plantas (aquáticas e terrestres), invertebrados (aquáticos, bentônicos e do solo), peixes, anfíbios ou pássaros.

Um organismo-teste deve ser sensível e ecologicamente representativo; as condições do teste devem ser o mais realísticas possíveis e os testes devem ser de fácil realização. É desejável também que esses testes sejam economicamente viáveis e que seus resultados possam ser empregados em processos de avaliação de riscos, visando à predição dos efeitos ambientais dos poluentes. Embora a escolha do organismo-teste seja normalmente direcionada pela finalidade do teste ecotoxicológico, alguns critérios gerais se aplicam à seleção das espécies mais adequadas, a saber:

- Sensibilidade: a espécie deve ser capaz de discriminar amostras tóxicas daquelas não tóxicas. Assim, a espécie deve ter sensibilidade equilibrada a uma vasta gama de substâncias químicas (orgânicas e inorgânicas), sendo que esta deve ser relativamente constante, garantindo, assim, boas repetibilidades e reprodutibilidades dos resultados.
- Conhecimento abrangente sobre a biologia da espécie: a reprodução, os hábitos alimentares, a fisiologia e o comportamento da espécie devem estar bem elucidados. Espécies de curto ciclo de vida e pequeno porte são as mais adequadas para essa finalidade.
- Disponibilidade: espécies disponíveis apenas em períodos determinados, em pequena quantidade e com reduzida distribuição geográfica devem ser evitadas. Os organismos-teste devem estar facilmente disponíveis, tanto em culturas do próprio laboratório como para aquisição de fornecedores confiáveis, ou, ainda, para serem coletados em campo.
- Características genéticas: a composição genética e a história da cultura devem ser conhecidas. Espécies com elevada estabilidade genética possibilitam lotes mais uniformes de organismos-teste.

Tanto nos testes ecotoxicológicos agudos (curta duração) quanto nos crônicos (duração relativamente longa), a exposição dos organismos-teste pode ser feita pelos meios onde os testes são conduzidos, por exemplo, meios de cultura, água, sedimentos e solo ou ainda via dieta. A mortalidade, taxa de crescimento e/ou produção de biomassa e reprodução são os parâmetros normalmente avaliados nos testes realizados com uma única espécie, por serem considerados ecologicamente relevantes. Após tratamentos estatísticos adequados, os resultados dos testes agudos são expressos normalmente em concentração letal média (CL50) ou concentração efetiva média (CE50), que são definidas como a concentração do toxicante, da amostra ou do seu extrato que causa mortalidade ou o efeito avaliado, respectivamente, em 50% dos organismos-teste, no tempo de exposição e nas condições padronizadas. Nos testes crônicos, os resultados são geralmente expressos como "concentração de efeito não observado" (Ceno), ou seja, a maior concentração do toxicante, da amostra ou do seu extrato que não causa efeito nocivo estatisticamente significante nos organismos-teste, no tempo de exposição e nas condições do teste. Ou, ainda, como "concentração de efeito observado" (CEO), definida como a menor concentração do toxicante, da amostra ou do seu extrato, que causa efeito deletério estatisticamente significante nos organismos-teste, no tempo de exposição e nas condições do teste. Preferencialmente, os dados de Ceno e de CEO são empregados nos processos de avaliação de risco, porém os dados CL50 e CE50 também podem ser utilizados.

Atualmente, os efeitos deletérios dos poluentes vêm cada vez mais sendo estudados nos níveis de populações, de comunidades e do ecossistema, utilizando ensaios com múltiplas espécies conduzidos em sistemas naturais ou artificiais simplificados, como o microcosmos, ou em grandes comunidades complexas, tais como o mesocosmos ou estudos de campo, que podem ser realizados tanto em laboratório quanto em situações de campo, naturais ou simuladas. Esses ensaios são mais realísticos que os testes conduzidos com uma única espécie, uma vez que avaliam também as interações entre os diferentes organismos da população em estudo. Os testes em microcosmos conduzidos no laboratório são constituídos de recipientes (por exemplo, tanques), contendo amostras do ecossistema natural em escala reduzida, incluindo plantas, invertebrados, peixes, água e sedimento. Os mesocosmos têm características semelhantes aos microcosmos, porém, em maior escala e complexidade. Os testes de campo utilizam de fato ambientes naturais ou ambientes simulando as condições naturais.

A principal motivação para a realização de estudos de campo é a de avaliar o efeito real dos toxicantes no ambiente natural, por exemplo, quando se deseja conhecer os impactos de um novo praguicida sobre espécies não alvo. De maneira geral, os bioensaios com múltiplas espécies requerem parâmetros de avaliação mais específicos. Assim, nos mesocosmos e estudos de campo, a comunidade e o estado do ecossistema são verificados diretamente por meio de técnicas semelhantes àquelas empregadas na ecologia. As principais características dos diferentes testes ecotoxicológicos são resumidas na Figura 39.2.

Portanto, independentemente do tipo de teste ecotoxicológico empregado, sua função primordial é a de proteger o meio ambiente e a sociedade. Esses testes são desenvolvidos e padronizados para gerar dados reprodutíveis, tecnicamente sólidos e cientificamente defensáveis, que poderão ser empregados individualmente ou em abordagens baseadas no peso das evidências, para tomada de decisões embasadas nos processos de avaliações de risco, podendo ainda ser úteis para orientar programas de monitoramento ambiental.

AVALIAÇÃO DE RISCO AMBIENTAL

A **avaliação de risco ambiental** é um processo científico rigoroso, que busca caracterizar e quantificar a probabilidade de ocorrência de efeitos adversos relevantes à biota, resultantes da exposição a um poluente ou misturas de poluentes. Aqui cabe distinguir os termos perigo e risco. O **perigo** de uma substância química são as suas propriedades tóxicas intrínsecas. É a sua capacidade de causar efeitos adversos. Enquanto o **risco** pode ser definido como a probabilidade da ocorrência de um efeito adverso em uma determinada condição de exposição a uma substância química (para mais detalhes, veja Capítulo 40). Os efeitos considerados relevantes para a ecotoxicologia podem variar desde aqueles manifestados na escala de suborganismo até a de paisagem. Esses efeitos devem considerar também muitas espécies, com diversos nichos e filogenias, e, em uma perspectiva mais abrangente, devem considerar inclusive entidades ecológicas, por exemplo, as comunidades, compostas por inúmeras espécies que ocupam uma paisagem heterogênea.

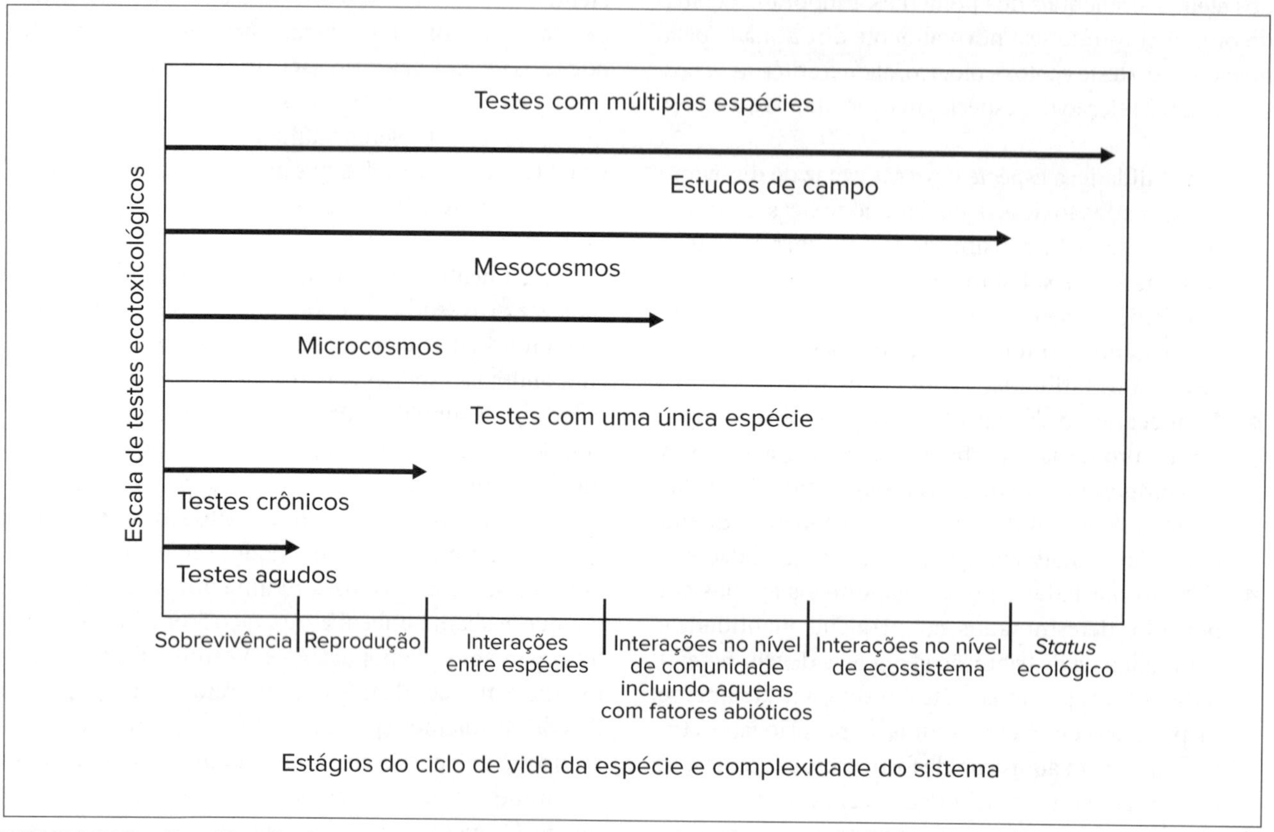

FIGURA 39.2. Classificação dos testes ecotoxicológicos de acordo com sua duração e quantidades de espécies empregadas.
Fonte: adaptada de Landis et al. (2011).

Os processos de avaliações de riscos podem ser retroativos, quando tratam de condições existentes, por exemplo, os riscos de um hormônio presente em uma represa causar danos à sua biota aquática, ou preditivas, quando tratam de condições que ainda inexistem, como aqueles riscos associados ao aumento previsto de lançamento de efluentes industriais, decorrente da ampliação de um empreendimento, para os organismos presentes no corpo d'água receptor. Em alguns casos, pode ser realizada uma avaliação de risco preditiva para estimar as consequências futuras oriundas de uma contaminação já existente, como exemplo, pode-se citar a estimativa dos riscos associados a um praguicida presente no solo para a vida aquática, caso essa substância atinja um corpo d'água.

O processo de avaliação de risco possui quatro componentes básicos que são a identificação do perigo, a avaliação dose-resposta, a avaliação da exposição e, por fim, a caracterização do risco. Os três primeiros componentes envolvem a geração de dados, além da busca, coleta e análise de informações científicas já disponíveis. O último componente tem como objetivo a integração de todos os dados obtidos nas etapas anteriores para caracterizar e quantificar os riscos. Com bases nos riscos identificados poderão ser tomadas decisões e medidas para o seu gerenciamento (Figura 39.3).

A etapa de formulação do problema deve envolver tanto aqueles indivíduos responsáveis pela avaliação do risco quanto aqueles que conduzirão o seu gerenciamento, e englobam o planejamento inicial e o escopo que estabelecem a estrutura em torno da qual o processo se desenvolverá. Assim, deverão ser definidos nessa etapa os parâmetros de avaliação apropriados, um modelo conceitual e um plano de análise. Um parâmetro de avaliação adequado deve possuir relevância ecológica, ser sensível ao contaminante de interesse e, se possível, ser considerado de grande importância para a sociedade. O modelo conceitual deve conectar o parâmetro de avaliação ao contaminante de interesse. Nesse sentido, deve ser capaz de avaliar possíveis vias de exposição, efeitos relevantes manifestados e os receptores ecológicos de maior importância. A partir do estabelecimento do modelo conceitual, é elaborada a hipótese de riscos, que deve definir claramente os efeitos postulados ou previstos do contaminante sobre o parâmetro de avaliação. Após cuidadoso exame da hipótese de risco, é possível elaborar um plano de análises compatível com o processo de avaliação de risco proposto.

Basicamente, o plano de análises compreende a caracterização ecotoxicológica e a caracterização da exposição. Os resultados obtidos nos testes ecotoxicológicos fornecem dados que compõem tanto a etapa avaliação do perigo quanto a etapa de avaliação dose-resposta. A caracterização ecotoxicológica descreve os efeitos provocados por um poluente, correlacionam esses efeitos aos parâmetros avaliados e estabelecem padrões de variação dos efeitos observados em virtude de variações nas concentrações do poluente. A caracte-

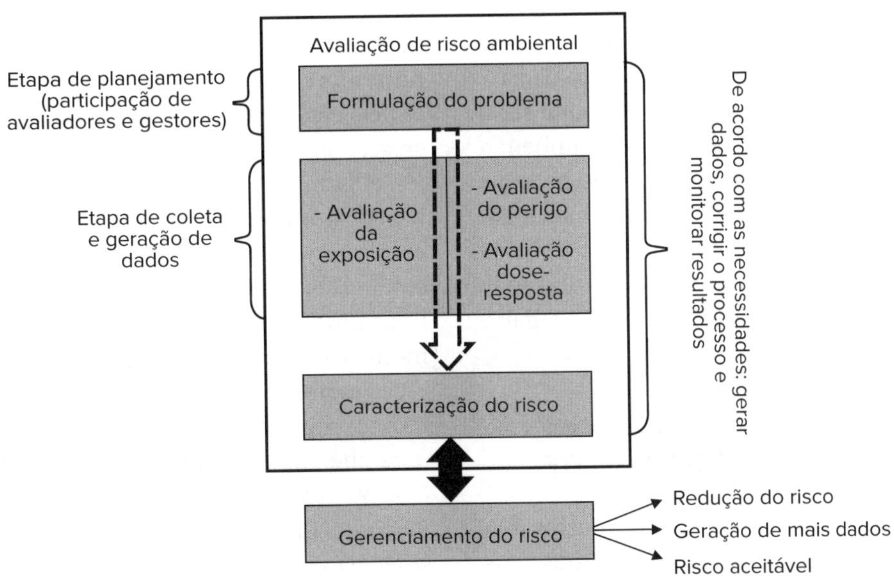

FIGURA 39.3. Componentes básicos do processo de avaliação de risco ambiental.
Fonte: adaptada de Graham et al. (2013).

rização da exposição busca descrever um perfil de exposição no qual deve estar detalhado de que forma e em que intensidade ocorre o contato entre os organismos e o poluente de interesse. Deve incluir, sempre que possível, o detalhamento sobre as fontes do poluente, a ocorrência de exposição concomitante a outras substâncias químicas consideradas relevantes, incluindo os produtos de transformação do próprio poluente, os mecanismos de transporte desse poluente, acrescentando, se for o caso, informações sobre os potenciais de bioacumulação e biomagnificação, e definição das vias e do tipo de contato do poluente com as espécies de interesse. Assim, o perfil de exposição quantifica a magnitude e o padrão espacial e temporal de exposição para os cenários desenvolvidos durante a etapa de formulação do problema. Na etapa final de caracterização de risco, as informações obtidas nas etapas anteriores são reunidas para determinar probabilidade de um efeito adverso ocorrer para as espécies de interesse nas condições de exposição estabelecidas. Posteriormente, a etapa de gerenciamento do risco pode fornecer alternativas adequadas para a mitigação dos riscos identificados.

Entre os produtos mais importantes do processo de avaliação e gerenciamento de riscos estão os critérios e os padrões de qualidade ambiental, respectivamente. Um critério de qualidade ambiental para um determinado contaminante é fruto do processo de avaliação de risco e é determinado estritamente com base nas melhores informações científicas disponíveis. Esse critério é elaborado empregando-se dados ecotoxicológicos validados e cenários genéricos de exposição. Por outro lado, um padrão de qualidade ambiental, publicado em uma legislação, é estabelecido durante o processo de gerenciamento de riscos; portanto, inclui, além da base científica, a tomada de decisões, e, assim, pode ser o próprio critério, ou pode ser considerada também a disponibilidade de métodos analíticos que permitam a quantificação do contaminante em amostras ambientais, de tecnologias de tratamento para a sua eficiente remoção, fatores políticos, econômicos e sociais, o que pode tornar o padrão mais ou menos restritivo que o critério que lhe deu origem.

PRODUTOS DE USO VETERINÁRIO COMO POLUENTES DE INTERESSE EMERGENTE

As indústrias de medicamentos veterinários fornecem uma variada linha de produtos responsáveis por manter a saúde e a produtividade dos diversos rebanhos em todo o mundo, bem como por assegurar a sanidade e a abundância do alimento que produzem. Além disso, também são responsáveis por prover a saúde e o bem-estar de animais domésticos. Em geral, os princípios ativos dos medicamentos apresentam elevada atividade fisiológica e são utilizados principalmente para combater parasitas, na prevenção e no tratamento de doenças infecciosas, principalmente causadas por bactérias e fungos e, em casos particulares, como aditivos zootécnicos melhoradores do desempenho. Apesar do uso amplamente difundido desses insumos, somente a partir do início da década de 1990 os possíveis impactos negativos da dispersão ambiental dos produtos empregados em medicina veterinária começaram a ser investigados.

Foram os avanços na instrumentação analítica e nos métodos de determinação química que permitiram verificar a ocorrência dos medicamentos veterinários e dos seus produtos de biotransformação e/ou degradação, atualmente considerados contaminantes ou poluentes de interesse emergente, em inúmeras matrizes ambientais, por exemplo, em águas superficiais e subterrâneas (em níveis de ng/L a poucas mg/L) e nos solos (em níveis de ng/kg a mg/kg). **Contaminantes de interesse emergente** podem ser definidos como compostos químicos de ocorrência natural ou produzidos pelo ser humano, recentemente descobertos, ou suspeitos de estarem presentes nos compartimentos ambientais, e cuja toxicidade ou a persistência podem afetar negativamente a biota. Não são necessariamente novas substâncias químicas, e podem vir ingressando no meio ambiente há muito tempo; porém, a preocupação com seus efeitos nocivos foi cogitada apenas recentemente. Nesse contexto, os medicamentos empregados, tanto na medicina humana quanto na veterinária, se tornaram uma das mais importantes classes de contaminantes emergentes e a busca pelo entendimento dos seus impactos ambientais vem crescendo rapidamente.

A grande preocupação com possíveis efeitos ecotoxicológicos dos medicamentos presentes no meio ambiente se justifica principalmente pelo fato de esses compostos serem deliberadamente projetados para alterar funções fisiológicas específicas, o que provavelmente os torna biologicamente ativos também para espécies não alvo. Além disso, esses compostos apresentam certa resistência a processos de biotransformação, para que possam exercer os seus efeitos terapêuticos. No entanto, essa resistência aos processos de transformação/degradação também contribui para a sua persistência ambiental. Assim, nas diferentes matrizes ambientais, o comportamento dos medicamentos e suas concentrações são determinados por características do próprio ambiente e das propriedades físico-químicas de cada medicamento, incluindo hidrossolubilidade, lipossolubilidade, volatilidade, potencial de sorção e persistência. Mesmo aquelas substâncias que possuem tempos de meia-vida ambientais relativamente curtos podem ser continuamente encontradas em diferentes compartimentos, o que faz com que esses compostos sejam considerados pseudo-persistentes. Tal característica se deve à sua liberação ambiental contínua, o que leva à substituição das moléculas degradadas por novas moléculas dos medicamentos, acarretando a manutenção dos níveis existentes desses compostos. Assim, a constante exposição da biota aos medicamentos presentes no meio ambiente pode resultar em efeitos ecotoxicológicos variados.

Um exemplo emblemático de impacto ecotoxicológico causado por um produto de uso veterinário foi o declínio da população de abutres (*Gyps bengalensis*), ocorrido na Índia, ocasionada pelo diclofanaco, um anti-inflamatório aplicado no gado criado em pastagens. Entre os anos de 1997 e 2006 esse medicamento foi amplamente empregado por médicos veterinários indianos, justamente por sua persistência relativamente elevada no gado. Assim, os abutres, que se alimentaram de carcaças de animais tratados com diclofenaco, sofreram intoxicações fatais, em virtude do comprometimento das funções renais, já que são bem mais sensíveis aos efeitos tóxicos produzidos por esse anti-inflamatório, e, assim, a população de abutres entrou em declínio.

INGRESSO DOS PRODUTOS DE USO VETERINÁRIO NOS COMPARTIMENTOS AMBIENTAIS

Normalmente, os produtos farmacêuticos para uso veterinário e humano, mesmo aqueles que contêm as mesmas substâncias, são considerados separadamente nos estudos ecotoxicológicos e no processo de avaliação de riscos, pelas diferenças nas suas rotas de ingresso no meio ambiente e, consequentemente, de exposição da biota. Enquanto as fontes de medicamentos utilizados no tratamento dos seres humanos tendem a ser pontuais (como o lançamento de esgoto doméstico tratado em um corpo d'água), as fontes de produtos de uso veterinário normalmente são difusas (por exemplo, aplicação de esterco em solos). As potenciais vias de introdução ambiental dos medicamentos veterinários são a deposição direta das excretas (urina e fezes) dos animais nos solos em áreas de pastagens ou em ambientes domésticos, a disposição em solos agrícolas de esterco proveniente da criação de animais confinados (por exemplo, os dejetos da suinocultura) como fertilizante, o uso de produtos veterinários em aquicultura por meio da incorporação dos princípios ativos medicamentosos nas rações ou por sua dissolução direta nas águas, e disposição final de resíduos industriais gerados durante a produção dos medicamentos.

A liberação ambiental de medicamentos veterinários e dos seus produtos de biotransformação e/ou degradação, durante ou após o seu uso terapêutico na criação extensiva de animais e nas atividades de aquicultura é, sem dúvidas, a principal fonte de contaminação. As quantidades de medicamentos que efetivamente atingem o meio ambiente estão diretamente ligadas à sua dosagem nos produtos empregados, o método de aplicação dos produtos, a espécie animal tratada e sua capacidade de biotransformação. Quando os medicamentos são administrados oralmente, ou por via parenteral, a principal rota de ingresso dessas substâncias, tanto inalterados como biotransformados, no ambiente é a excreção urinária e fecal. Assim, o comportamento dos medicamentos/metabólitos no esterco e no chorume gerado durante o tratamento das excretas dos animais criados em regime de confinamento bem como seus possíveis danos na biota associada vêm sendo amplamente estudados. No caso da aplicação tópica dos medicamentos nos animais ou da sua dissolução diretamente nas águas onde ocorre aquicultura, o ingresso da forma inalterada do princípio ativo medicamentoso é potencialmente maior, sendo que as reações de degradação/transformação abióticas ou bióticas ocorrem nos compartimentos ambientais. Particularmente na aquicultura, os princípios ativos medicamentosos incorporados na ração podem ser liberados, tanto nas águas quanto serem depositados nos sedimentos, quando a ração não é consumida integralmente pelos peixes.

Tanto as indústrias farmacêuticas veterinárias produtoras dos princípios ativos quanto aquelas que formulam os medicamentos propriamente ditos geram, durante os seus processos, efluentes líquidos, emissões atmosféricas e resíduos sólidos, que podem conter reagentes diversos, solventes, catalisadores, intermediários de síntese e os próprios princípios ativos. Até recentemente, a produção de medicamentos não era considerada uma importante fonte de poluição, contudo, estudos ecotoxicológicos conduzidos tanto com efluentes brutos com efluentes tratados revelaram casos em que elevadas concentrações de diferentes princípios ativos medicamentosos, além de toxicidade aguda e crônica para organismos aquáticos, foram constatadas. Nesse contexto, os efluentes líquidos podem ser considerados a principal rota de origem industrial para o ingresso de produtos de uso veterinário no meio ambiente. Esses efluentes são majoritariamente resultantes das operações de limpeza do maquinário empregado nas etapas de síntese, formulação e embalagem dos medicamentos.

Os produtos veterinários podem estar sujeitos ao descarte em qualquer estágio durante seu ciclo de vida, principalmente quando não estão mais sendo utilizados para a finalidade proposta, ou quando seu tempo de validade está espirado. Assim, é possível supor que, como acontece com os medicamentos utilizados na medicina humana, uma proporção de todos os produtos veterinários, prescritos ou não prescritos, não será usada e, portanto, será descartada. Esse descarte pode incluir medicamentos veterinários danificados, obsoletos, vencidos, bem como recipientes e embalagens usados, objetos perfurocortantes contaminados, aplicadores e roupas de proteção. Se o descarte não for conduzido adequadamente, os princípios ativos medicamentosos presentes nesses materiais serão liberados principalmente para os ambientes terrestres e aquáticos.

ASPECTOS ECOTOXICOLÓGICOS DE PRODUTOS DE USO VETERINÁRIO

A presença de produtos de uso veterinários vem sendo verificada em águas superficiais e subterrâneas, nos sedimentos, no esterco de diferentes animais de criação e na biota exposta ambientalmente a esses contaminantes de interesse emergente em diferentes países. Contudo, informações sobre as quantidades de medicamentos veterinários, produzidos e comercializados, são escassas, e esse é um dos fatores que torna difícil a priorização dos produtos de uso veterinário que deverão ser investigados, monitorados e, eventualmente, legislados, por meio do estabelecimento de padrões de qualidade ambiental para a sua presença em águas e solos. Além disso, ainda faltam dados ecotoxicológicos que permitam uma avaliação de risco realística para grande parte dos princípios ativos que constituem os medicamentos veterinários. Certamente, os princípios ativos prioritários são aqueles frequentemente encontrados no ambiente em concentrações suficientemente altas para causar efeitos deletérios na biota. Entre as classes terapêuticas que vêm recebendo maior atenção da comunidade científica internacional estão os antimicrobianos e os antiparasitários (incluindo os agentes coccidiostáticos e coccidicida empregados no combate a protozoários).

Os antimicrobianos são empregados em grandes quantidades no tratamento e na prevenção de doenças causadas por bactérias, tanto na pecuária quanto na aquicultura. Além disso, alguns anticoccidianos e antimicrobianos, por exemplo, halquinol e lasalocida, são adicionados à dieta como aditivos zootécnicos melhoradores do desempenho. Como exemplos de antimicrobianos de uso veterinário amplamente utilizados em vários países estão: oxitetraciclina, clortetraciclina, tetraciclina, sulfadiazina, sulfadimidina, formosulfatiazol, amoxicilina, penicilina procaína, di-hidroestreptomicina, neomicina, apramicina, tilosina, enrofloxacino, trimetoprima, tiamulina, lincomicina e clindamicina. E, apesar da reconhecida toxicidade de alguns desses antimicrobianos para organismos não alvo, a principal preocupação relacionada a esses contaminantes, mesmo quando presentes em baixas concentrações no meio ambiente, é a indução de resistência bacteriana, que pode acarretar prejuízos tanto para a manutenção da saúde animal quanto da saúde pública por comprometer a eficácia do tratamento (em casos extremos até inviabilizar o tratamento) de doenças infecciosas. Além disso, os antimicrobianos utilizados no tratamento de animais, geralmente, não são completamente absorvidos ou biotransformados, e, assim, cerca de 30 a 90% das quantidades administradas são excretadas pela urina e pelas fezes na sua forma inalterada, e, consequentemente, podem ingressar no meio ambiente na sua forma biologicamente ativa, podendo levar a efeitos indesejados na biota.

Do ponto de vista ecotoxicológico, os antimicrobianos presentes nas excretas dos animais e que, em muitos casos, continuam presentes em concentrações apreciáveis no esterco produzido a partir delas, podem causar prejuízos aos ecossistemas terrestres em virtude de sua aplicação em larga escala em solos agrícolas, como, por exemplo, efeitos inibitórios para o crescimento de bactérias nitrificantes e de culturas vegetais de interesse econômico. Além disso, o transporte desses contaminantes via infiltração e/ou percolação (atingindo águas subterrâneas e, posteriormente, águas superficiais) e escoamento superficial (atingindo diretamente os mananciais superficiais) nos solos pode levar também à exposição da biota aquática. Nesse contexto, efeitos deletérios para diferentes espécies de organismos aquáticos e terrestres são esperados, uma vez que a maior parte dos antimicrobianos atua em alvos biológicos, por exemplo, componentes de membranas celulares e enzimas, compartilhados por seres humanos e inúmeras espécies animais e vegetais. Vários exemplos de alvos homólogos já foram identificados, e essa ocorrência se deve ao fato de que determinados sítios presentes em receptores ou enzimas podem ser evolutivamente conservados nas diferentes espécies. A homologia observada em sítios de receptores específicos pode explicar, por exemplo, a elevada sensibilidade de cianobactérias, algas e plantas (aquáticas e terrestres) aos efeitos tóxicos decorrentes do contato com antimicrobianos presentes no meio onde esses organismos vivem. A literatura científica também relata inúmeros exemplos de efeitos ecotoxicológicos para organismos aquáticos de diferentes níveis tróficos (incluindo bactérias, crustáceos e peixes) e para a biota associada ao esterco (como bactérias e insetos).

Os antiparasitários são utilizados na profilaxia e no controle de endoparasitas como os protozoários e vermes gastrointestinais, bem como pulmonares, além de ectoparasitas, como os ácaros, moscas, mosquitos, piolhos e carrapatos. Alguns produtos utilizados como antiparasitários têm seus usos aprovados também como inseticidas, como, por exemplo, a diazinona e a deltametrina, por isso, a toxicidade desses produtos para organismos não alvo costuma ser elevada. Como exemplos de agentes empregados como antiparasitários em larga escala na pecuária e na aquicultura podem ser citados: diazinona, fipronil, flumetrina, cipermetrina, deltametrina, amitraz, ivermectina, doramectina, eprimomectina, pirantel, triclabendazol, fenbendazol e tiabendazol. Existe uma quantidade relativamente grande de dados de toxicidade aguda para compostos como a diazinona (organofosforado), a cipermetrina e a deltametrina (piretroides), e, com base nesses dados esse grupo de compostos pode ser considerado altamente tóxico para organismos aquáticos (incluindo peixes e crustáceos). O grupo das avermectinas, como, por exemplo, a ivermectina e a abamectina, possui elevada atividade inseticida e a exposição a compostos dessa classe pode levar à morte de indivíduos adultos e larvas, alterações na capacidade de alimentação, perturbações no balanço hídrico, redução na taxa de crescimento, alterações nos processos de desenvolvimento (por exemplo, nas fases da muda, da metamorfose e maturação e emergência de adultos) e alterações reprodutivas (como distúrbios no acasalamento e na produção e postura de ovos), podendo produzir sérios danos, tanto aos insetos alvo quanto aos não alvo. Esses compostos também são reconhecidamente tóxicos para crustáceos aquáticos. Os efeitos tóxicos indiretos, causados pela contaminação ambiental por avermectinas para pássaros e morcegos, foram relatados e estão associados à drástica diminuição na quantidade e na qualidade dos recursos alimentares dessas espécies.

Os hormônios são mensageiros químicos que regulam e influenciam importantes funções como o desenvolvimento corporal, o crescimento, a reprodução e o comportamento. Por causa dessas atividades diferentes hormônios foram amplamente utilizados como aditivos zootécnicos melhoradores do desempenho na pecuária, contudo, atualmente seu uso para essa finalidade está restrito ou proibido em muitos países, como no Brasil. Apesar disso, os hormônios também podem ser utilizados para sincronizar o cio, como amplamente empregado na pecuária bovina, e para o tratamento da hipersexualidade em diversos tipos animais de interesses econômico, por exemplo, suínos e equinos. O altrenogest e a progesterona são os mais empregados para essas finalidades.

Do ponto de vista ecotoxicológico, a maior preocupação está ligada à interferência endócrina causada por substâncias naturais, por exemplo os próprios hormônios, ou sintéticas, como alguns praguicidas, decorrente da capacidade dessas substâncias se ligarem a receptores específicos comuns presentes em organismos não alvo, incluindo invertebrados, peixes, répteis, aves e mamíferos. **Interferentes endócrinos** (ou desreguladores endócrinos) podem ser definidos como agentes ou misturas de agentes exógenos que interferem na síntese, secreção, transporte, recepção, ação ou eliminação dos hormônios naturais dos organismos, que são responsáveis pela manutenção da homeostase, reprodução, desenvolvimento e comportamento. A maior parte dos interferentes endócrinos tem atividade estrogênica, alguns têm atividade androgênica ou antiandrogênica e poucos compostos possuem atividade em outros sistemas, por exemplo, o da tireoide. Em geral os interferentes endócrinos agem mimetizando ou antagonizando o efeito dos hormônios, alterando o padrão de síntese e o metabolismo dos hormônios, ou ainda modificando os níveis dos receptores para os hormônios.

É consenso que os interferentes endócrinos presentes nos compartimentos ambientais são capazes de causar efeitos em organismos não alvo, mesmo quando presentes em concentrações extremamente baixas. Particularmente nos peixes, os estrogênios exercem várias funções fisiológicas, sendo algumas das mais importantes a síntese de vitelogenina, a produção de proteínas no envelope vitelino, a diferenciação gonadal, o desenvolvimento de características sexuais secundárias, a secreção de gonadotrofina, a síntese de receptores estrogênicos, a comunicação baseada em feromônios, a formação óssea e a homeostase do cálcio. Assim, interferentes endócrinos com atividade estrogênica podem perturbar todas essas importantes funções fisiológicas. Os níveis aumentados da vitelogenina determinados em sangue de peixes machos e juvenis podem ser empregados como um biomarcador de efeito adequado para avaliar a exposição a compostos com atividade estrogênica.

Por outro lado, é necessário ressaltar que a simples presença de um princípio ativo medicamentoso, mesmo que apresente elevada toxicidade para organismos aquáticos e terrestres em um compartimento ambiental, não implica necessariamente risco inaceitável. Uma forma relativamente simples de determinar se a concentração atingida por um determinado princípio ativo em uma matriz ambiental representa riscos à sua biota é a determinação do quociente de risco (do inglês *risk quotient* - RQ). O RQ é obtido pela razão entre as concentrações do princípio ativo medicamentoso determinada no compartimento ambiental de interesse (do inglês *measured environmental concentration* - MEC) e o valor de concentração prevista de ausência de efeitos (do inglês *predicted no-effect concentrations* - PNEC). Preferencialmente, o valor de PNEC deve ser determinado utilizando-se o menor valor de Ceno (obtido para a espécie mais sensível), dividido por fatores de avaliação (do inglês *assessment factors* - AF). Normalmente, quando se obtêm valores RQ ≤ 1 admite-se a ausência de riscos apreciáveis, e quando os valores obtidos são > 1 considera-se que a biota está sujeita a riscos. Outra forma de avaliar se as quantidades do princípio ativo medicamentoso encontradas nos compartimentos ambientais representam problemas para a biota, seria a comparação com padrões legislados; contudo, com raras exceções, como no caso dos compostos que são autorizados para uso como praguicidas, ainda não estão disponíveis nas legislações internacionais padrões destinados à proteção da biota para a maioria dos princípios ativos medicamentosos.

BIBLIOGRAFIA

1. AZEVEDO, F.A.; CHASIN, A.A.M. *As bases toxicológicas da ecotoxicologia*. São Carlos: RiMa Editora, 2003. 322p.
2. BOFFETTA, P. Human cancer from environmental pollutants: the epidemiological evidence. *Mutation Research*, v. 608, p. 157-62, 2006.
3. BOXALL, A.B.A. Veterinary Medicines and the Environment. In: CUNNINGHAM, F.; ELLIOTT, J.; LEES P. (Eds.). *Comparative and Veterinary Pharmacology - Handbook of Experimental Pharmacology*, v. 199. Berlin: Springer, 2010, p. 291-314.
4. BOXALL, A.B.A.; FOGG, L.A.; BLACKWELL, P.A.; et al. Veterinary medicines in the environment. *Reviews of Environmental Contamination and Toxicology*, v. 180, p. 1-91, 2004.
5. BOXALL, A.B.A.; KOLPIN, D.W.; HALLING-SØRENSEN, B.; et al. Are veterinary medicines causing environmental risks? *Environmental Science and Technology*, v. 37, p. 286A-294A, 2003.
6. BRUSSEAU, M.L.; FAMISAN, G.B.; ARTIOLA, J.F. Chemical contaminants. In: ARTIOLA, J.F.; PEPPER, I.L.; BRUSSEAU, M.L. (Eds.). *Environmental monitoring and characterization*. Burlington: Elsevier Academic Press, 2004, p. 299-312.
7. CALARGE, F.A.; SATOLO, E.G.; SATOLO, L.F. Aplicação do sistema de gestão da qualidade BPF (boas práticas de fabricação) na indústria de produtos farmacêuticos veterinários. *Gestão & Produção*, v. 14, p. 379-92, 2007.
8. CALDWELL, D.J.; MERTENS, B.; KAPPLER, K.; et al. Risk-based approach to managing active pharmaceutical ingredients in manufacturing effluent. *Environmental Toxicology and Chemistry*, v. 35, p. 813-22, 2016.
9. CAPANEMA, L.X.L.; VELASCO, L.O.M.; SOUZA, J.O.B.; et al. Panorama da indústria veterinária. *BNDES Setorial*, v. 25, p. 157-174, 2007.
10. CHAPMAN, P.M. Determining when contamination is pollution - Weight of evidencedeterminations for sediments and effluents. *Environment International*, v. 33, p. 492-501, 2007.
11. COSTA, C.R.; OLIVI, P.; BOTTA, C.M.R.; et al. A toxicidade em ambientes aquáticos: discussão e métodos de avaliação. *Química Nova*, v. 31, p. 1820-30, 2008.
12. DI GIULIO, R.T.; NEWMAN, M.C. Ecotoxicology. In: KLAASSEN, C.D. (Ed.). *Casarett & Doull´s toxicology: the basic science of poisons*. 8.ed. New York: McGraw-Hill Education, 2013, p. 1275-303.
13. DÖRR, F.; GUARATINI, T.; CARDOZO, K.H.M.; et al. Ecotoxicologia. In: OGA, S.; CAMARGO, M.M.A.; BATISTUZZO, J.A.O. (Eds.). *Fundamentos de toxicologia*. 4.ed. São Paulo: Atheneu Editora, 2014, p. 135-47.
14. FATTA-KASSINOS, D.; MERIC, S.; NIKOLAOU, A. Pharmaceutical residues in environmental waters and wastewater: current state of knowledge and future research. *Analytical and Bioanalytical Chemistry*, v. 399, p. 251-75, 2011.
15. FÉRARD J.-F. Ecotoxicology: historical overview and perspectives. In: FÉRARD, J.-F.; BLAISE, C. (Eds.). *Encyclopedia of aquatic ecotoxicology*. Dordrecht: Springer, 2013, p. 377-86.
16. GHISELLI, G.; JARDIM, W.F. Interferentes endócrinos no ambiente. *Química Nova*, v. 30, 2007, p. 695-706.
17. GODOY, A.A.; KUMMROW, F. What do we know aboutthe ecotoxicology of pharmaceutical and personal care product mixtures? A critical review. *Critical Reviews in Environmental Science and Technology*, v. 47, p. 1453-96, 2017.
18. GRAHAM, M.L.; RENNER, V.E.; BLUKACZ-RICHARDS, E.A. Ecological Risk Assessment. In: FÉRARD, J.-F.; BLAISE, C. (Eds.). *Encyclopedia of aquatic ecotoxicology*. Dordrecht: Springer, 2013, p. 305-15.
19. HORVAT, A.J.M.; PETROVIĆ, M.; BABIĆ, S.; et al. Analysis, occurrence and fate of anthelmintics and their transformation products in the environment. *Trends in Analytical Chemistry*, v. 31, p. 61-84, 2012.
20. JONES, O.A.H.; VOULVOULIS, N.; LESTER, J.N. Potential ecological and human health risks associated with the presenceof pharmaceutically active compoundsin the aquatic environment. *Critical Reviews in Toxicology*, v. 34, p. 335-50, 2004.
21. JØRGENSEN, S.E. *Ecotoxicology: a derivative of encyclopedia of ecology*. Amsterdam: Academic Press, 2010. 390p.
22. KNIE, J.L.W.; LOPES, E.W.B. *Testes ecotoxicológicos: métodos, técnicas e aplicações*. Florianópolis: FATMA/GTZ, 2004. 289p.
23. KÜMMERER, K. *Pharmaceuticalsin the environment: sources, fate, effects and risks*. 3.ed. Heidelberg: Springer, 2008. 521p.
24. LANDIS, W.G.; SOFIELD, R.M.; YU, M.-H. *Introduction to environmental toxicology: molecular substructure to ecological landscapes*. 4.ed. Boca Raton: CRC Press, 2011. 514p.
25. MASELLI, B.S.; LUNA, L.A.V.; PALMEIRA, J.O.; et al. Ecotoxicidade de efluentes brutos e tratados gerados por uma fábrica de medicamentos veterinários. *Revista Ambiente e Água*, v. 8, p. 168-79, 2013.
26. MASELLI, B.S.; LUNA, L.A.V.; PALMEIRA, J.O.; et al. Ecotoxicity of raw and treated effluents generated by a veterinary pharmaceutical company: a comparison of the sensitivities of different standardized tests. *Ecotoxicology*, v. 24, p. 795-804, 2015.
27. NEWMAN, M.C. *Fundamentals of ecotoxicology*. 3.ed. Boca Raton: CRC Press, 2010. 541p.
28. NORDBERG, M.; TEMPLETON, D.M.; ANDERSEN, O.; et al. Glossary of terms used in ecotoxicology. *Pure and Applied Chemistry*, v. 81, p. 829-970, 2009.

29. SANTOS, L.H.M.L.M.; ARAÚJO, A.N.; FACHINI, A.; et al. Ecotoxicological aspects related to the presence of pharmaceuticals in the aquatic environment. *Journal of Hazardous Materials*, v. 175, p.45-95, 2010.
30. SAUVÉ, S.; DESROSIERS, M. A review of what is an emerging contaminant. *Chemistry Central Journal*, v. 8, p. 1-7, 2014.
31. SODRÉ, F.F.; MONTAGNER, C.C.; LOCATELLI, M.A.F.; et al. Ocorrênciade interferentes endócrinos e produtos farmacêuticosem águas superficiais da região de Campinas (SP, Brasil). *Journal of the Brazilian Society of Ecotoxicology*, v. 2, 187-96, 2007.
32. TARAZONA, J.V.; RAMOS-PERALONSO, M.J. Ecotoxicology. In: WEXLER, P. (Ed.). *Encyclopedia of Toxicology*. 3.ed. Londres: Academic Press, 2014, v. 2, p. 276-80.
33. TAYLOR, L.N.; SCROGGINS, R.P. Biological test methods in ecotoxicology. In: FÉRARD, J.-F.; BLAISE, C. (Eds.). *Encyclopedia of aquatic ecotoxicology*. Dordrecht: Springer, 2013, p. 197-204.
34. TOLLS, J. Sorption of veterinary pharmaceuticals in soils: areview. *Environmental Science and Technology*, v. 35, p. 3397-406, 2001.
35. TRUHAUT, E. Ecotoxicology: objectives, principles and perspectives. *Ecotoxicology and Environmental Safety*, v. 1, p. 151-73, 1977.
36. VERSONNEM, B.; SOBANSKA, M.; CESNAITIS, R. Ecotoxicology, Aquatic. In: WEXLER, P. (Ed.). *Encyclopedia of Toxicology*. 3.ed. Londres: Academic Press, v. 2, 2014, p. 281-3.
37. WAISER, M. Aquatic ecotoxicology of veterinary antibioticsand pharmaceuticals. In: FÉRARD, J.-F.; BLAISE, C. (Eds.). *Encyclopedia of aquatic ecotoxicology*. Dordrecht: Springer, 2013, p. 67-77.
38. WALKER, R.M.; SIBLY, S.P.; HOPKIN, D.B.; et al *Principles of ecotoxicology*. 4.ed. Boca Raton: CRC Press, 2012. 360p.
39. WILKINSON, J.L.; HOODA, P.S.; BARKER, J.; et al. Ecotoxic pharmaceuticals, personal care products, and other emerging contaminants: A review of environmental, receptor-mediated, developmental, and epigenetic toxicity with discussion of proposed toxicity to humans. *Critical Reviews in Environmental Science and Technology*, v. 46, p. 336-81, 2016.
40. WRIGHT, D.A.; WELBOURN, P. *Environmental toxicology*. Cambridge: Cambridge University Press, 2012. 630p.
41. ZAGATO, P.A.; BERTOLETTI, E. *Ecotoxicologia aquática: princípios e aplicações*. São Carlos: RiMa Editora, 2006. 478p.
42. ZWIENER, C. Occurrence and analysis of pharmaceuticals and theirtransformation products in drinking water treatment. *Analytical and Bioanalytical Chemistry*, v. 387, p. 1159-62, 2007.

Capítulo 40

Análises de risco de resíduos de produtos veterinários

João Palermo-Neto
Silvana Lima Górniak

INTRODUÇÃO

Nenhum tema é tão empolgante e traz tanta controvérsia como aquele que trata da relação entre o uso de produtos veterinários, de praguicidas, de medicamentos e de aditivos zootécnicos com a qualidade dos alimentos. Ainda que não se pretenda entrar nesse debate, é necessário compreender que a maioria dos consumidores tem a falsa impressão de que "*tudo o que é químico é tóxico e perigoso, e tudo o que é natural/orgânico é saudável e seguro*". A crença pouco refletida nessa premissa gera a falsa percepção de que o uso de produtos veterinários é perigoso à saúde humana, pois acarreta a presença de resíduos de substâncias químicas nos tecidos e produtos derivados dos animais tratados, como carne, leite e ovos. Por essa razão, muitos consumidores assumem posições contrárias a esses usos, movidas muito mais pela paixão que pela razão.

De fato, Paracelso, reconhecido como o pai da toxicologia, já dizia há mais de 500 anos: "Todas as substâncias químicas são venenosas. Não existe nenhuma que não o seja. A dose é o que diferencia um remédio de um veneno". Ou seja, qualquer substância química em excesso é tóxica, até a água. Em 2007, Jennifer Strange, uma jovem americana de 28 anos, faleceu com sintomas de hiponatremia severa após ingerir mais de 6 litros de água em um concurso que premiava quem conseguisse beber mais água em menor espaço de tempo.

Distantes da realidade do campo e do agronegócio, que representa relevante parcela do produto interno bruto (PIB) brasileiro, essas pessoas pregam, em especial, por uma agricultura e pecuária orgânicas. Embora essas tecnologias sejam desejáveis e possíveis – ainda que os produtos dela derivados sejam mais caros – ela não será suficiente para alimentar a população mundial. De fato, a população mundial passou de 3 bilhões, em 1960, para 7,6 bilhões, em 2017. Em 2050, de acordo com a Organização das Nações Unidas (ONU), será de 9,7 bilhões; até 2100, a população mundial deverá ultrapassar a marca de 11 bilhões de pessoas. Segundo José Graziano da Silva, diretor-geral da Organização das Nações Unidas para a Alimentação e a Agricultura (FAO), cerca de 815 milhões de pessoas passaram fome em 2016, contra 777 milhões em 2015. Ainda, segundo ele, a porcentagem de pessoas cronicamente famintas no planeta em 2016 era de 11% da população mundial, isto é, uma em cada nove pessoas no mundo dormiu com fome nesse ano de 2016.

Segundo a FAO, em 50 anos a população mundial demandará por 50% a mais de alimentos, dos quais 70% deverão advir de tecnologias que aumentem a produtividade. Dentre essas, destacam-se aquelas que empregam produtos veterinários nos animais de produção, seja para prevenir ou controlar pragas e doenças, para tratar os animais enfermos ou para aumentar a produtividade. E, desde que feitas de forma racional e de acordo com as boas práticas de medicação animal, não há nada de errado com elas; eventuais resíduos de substâncias químicas presentes nos tecidos provenientes dos animais tratados são avaliados quanto à sua segurança para os consumidores pelas indústrias farmacêuticas veterinárias e, principalmente, pelo Ministério da Agricultura, Pecuária e Abastecimento (Mapa), antes que sejam disponibilizadas no mercado. Cabe também ao Mapa, bem como à Agência Nacional de Vigilância Sanitária (Anvisa), legislar a respeito e monitorar a qualidade dos alimentos de origem animal no tocante à presença de resíduos de produtos veterinários. Mapa e Anvisa embasam suas decisões sobre qualidade de alimentos do ponto de vista residual em documentos emanados do *Codex Alimentarius*.

O *CODEX ALIMENTARIUS* E AS ANÁLISES DE RISCO

O *Codex Alimentarius* (do latim, código de alimentos) é uma instituição da FAO e da Organização Mundial da Saúde (OMS) que contém disposições relativas aos métodos para análise de risco de resíduos de produtos veterinários em alimentos. São objetivos principais do *Codex*: proteger a saúde dos consumidores e assegurar práticas equitativas de mercado e promover a coordenação de padrões de referência relacionados com a qualidade dos alimentos.

Cabe aos especialistas do *Codex Alimentarius* a preparação e a divulgação de dispositivos e recomendações em forma de códigos de práticas, diretrizes e outras medidas similares destinadas a garantir suas finalidades. Assim, são exemplos: as recomendações ligadas às boas práticas de manejo de produtos de uso veterinário (formas de aplicação, posologia etc.), recomendações referentes à amostragem de tecidos a serem analisados para a presença de resíduos (forma de coleta, número mínimo de amostras etc.), normas relacionadas à análise de resíduos propriamente ditas (padronização de métodos de extração e quantificação dos resíduos, substâncias químicas a serem procuradas nos alimentos etc.) e estabelecimento de padrões alimentares de referência, como dos chamados limites máximos de resíduos (LMRs) para produtos de uso em medicina veterinária e em agronomia (a definição do LMR está descrita adiante).

Três comitês do *Codex Alimentarius* cuidam mais diretamente das questões relacionadas à qualidade dos alimentos no tocante à presença de resíduos de substâncias químicas: *Codex Committee on Pesticide Residues* (CCPR), *Codex Committee on Residues of Veterinary Drugs in Food* (CCRVDF) e *Codex Committee on Food Additives and Contaminants* (CCFAC). Todos esses comitês estão envolvidos com a análise do significado toxicológico e com o estabelecimento de valores de referência toxicológica para praguicidas, para medicamentos veterinários e para aditivos alimentares e contaminantes em alimentos de origem animal, vegetal ou processados, respectivamente.

Outras instituições internacionais que fazem idênticas análises de risco, estabelecendo padrões alimentares e LMRs para ativos de uso em agropecuária são: *European Medical Agency* (EMA), da União Europeia, e *Food and Drug Administration* (FDA), dos Estados Unidos. O Brasil, os países da América Latina e muitos outros seguem, preferencialmente, as deliberações emanadas do *Codex Alimentarius*.

O conceito de risco

Risco é a possibilidade de perda ou a probabilidade de ocorrência de algum dano. No contexto do *Codex Alimentarius*, risco "é a probabilidade de ocorrência de um efeito adverso à saúde e à magnitude desse efeito em decorrência da exposição a um perigo", sendo **perigo** um contaminante (biológico, químico ou físico) presente em um alimento e que possa causar algum tipo de dano ou de efeito adverso à saúde da população. No caso, o risco é a possibilidade de contaminação residual de alimentos por produtos veterinários de uso em animais de produção.

Ressalte-se, inicialmente, que tratando-se de contaminação residual de alimentos, não existe risco zero. Haverá sempre alguma substância química presente nos alimentos, ainda que eles tenham sido produzidos de forma orgânica. A questão que se impõe, então, é saber se o resíduo carreia maior ou menor potencial para a produção de efeitos adversos nos consumidores. No caso, os possíveis efeitos adversos vão depender do tipo do resíduo, de sua concentração no alimento e da via pela qual ele adentra o organismo; no presente caso, tratando-se da contaminação residual de alimentos, a via é sempre oral. Em outras palavras, o risco de contaminação residual de um produto de uso veterinário está relacionado aos níveis de ingestão considerados como seguros desses resíduos pela população. Dessa forma, o gerenciamento científico da presença de resíduos de produtos veterinários em alimentação animal requer que se faça um estudo para avaliar o risco que ele representa, ou seja, requer a realização de uma análise de risco.

Componentes de uma análise de risco

Segundo o *Codex Alimentarius*, a análise de risco é um processo que consiste em três componentes: **avaliação do risco**, **gerenciamento do risco** e **comunicação do risco**. Trata-se de um processo estruturado e sistemático, que examina os potenciais efeitos adversos representados por um perigo presente em um alimento e o desenvolvimento de opções para manejar esse perigo. De relevância, inclui, ainda, uma comunicação interativa entre todas as partes envolvidas ou interessadas no processo. A Figura 40.1 ilustra essa relação.

AVALIAÇÃO DE RISCO

É o processo científico que analisa os potenciais efeitos adversos que um perigo presente em um alimento representa para uma população. É composto de quatro partes ou etapas: identificação do perigo, caracterização

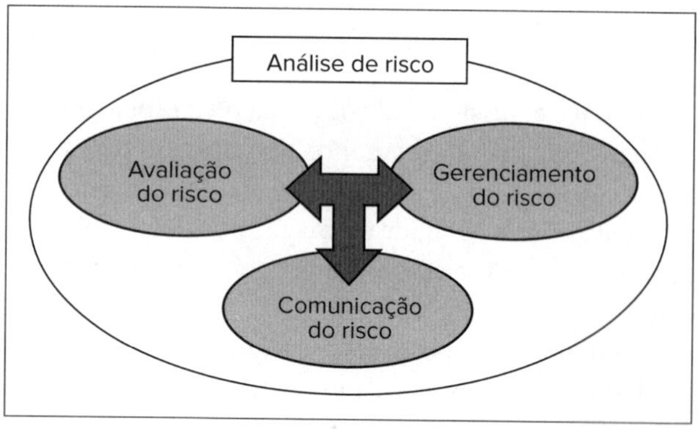

FIGURA 40.1. Componentes de uma análise de risco.

do perigo, caracterização da exposição e caracterização do risco. Em que:

- Identificação do perigo: é a etapa em que se identifica a capacidade que tem um perigo (agente biológico, químico ou físico) de causar efeitos adversos à saúde de uma dada população quando presente em um alimento. No caso em tela, a contaminação residual de alimentos por produtos veterinários e seus possíveis efeitos adversos sobre a saúde dos consumidores.
- Caracterização do perigo: é a etapa em que se faz a avaliação qualitativa ou quantitativa da natureza do efeito adverso associado com a ingestão do agente biológico, químico ou físico presente em um alimento. De modo geral, para agentes químicos, como resíduos de produtos de uso veterinário, esses efeitos adversos são avaliados por meio de curvas dose-resposta.
- Caracterização da exposição: é a avaliação qualitativa ou quantitativa da probabilidade de ingestão de um agente biológico, químico ou físico por meio da alimentação ou de outras fontes relevantes. Ou seja, a probabilidade da ingestão pela população de alimentos de origem animal que apresentem contaminação residual por produtos veterinários.
- Caracterização do risco: é a estimativa qualitativa ou quantitativa (incluindo-se possíveis incertezas) da possibilidade de ocorrência de um efeito adverso à saúde de uma população exposta ao perigo que foi identificado e caracterizado. No caso, da população humana (consumidores) à contaminação residual de alimentos de origem animal por produtos de uso veterinário.

Identificação do perigo

No contexto do presente capítulo, o perigo é representado pela presença de resíduos de produtos veterinários em tecidos provenientes de animais tratados ou em ovos, leite e mel. Um programa trilateral (composto por Estados Unidos, Japão e União Europeia), denominado de VICH (*International Cooperation on Harmonisation of Technical Requirements for Registration of Veterinary Medicinal Products*), visa, desde 1996, a uma harmonização técnica de exigências para o registro de produtos veterinários em todos os países do mundo. Para tal, vêm sendo lançados vários protocolos de procedimentos. Os protocolos VICH GL 46, 47 48 e 49 são comumente seguidos nessa etapa do estudo.

Cabe destacar que algumas substâncias químicas não demandam pela realização de avaliações de risco. Dentre elas destacam-se: substâncias químicas de origem endógena; componentes normais da dieta humana; substâncias químicas geralmente reconhecidas como seguras para o ser humano; substâncias químicas usadas em um pequeno número de animais de produção ou de uso pouco frequente; substâncias químicas que tenham absorção pequena a partir do trato digestório ou a partir de outros locais de aplicação (por exemplo, pele e olhos); substâncias químicas que sejam rapidamente biotransformadas e/ou excretadas do organismo dos animais tratados; e outras substâncias químicas desde que a razão seja devidamente justificada ao Mapa no momento da solicitação de registro do produto veterinário. O Regulamento (EEC) n. 2.377/90 da União Europeia (Emea/CVMP/046-00) traz uma lista de substâncias para as quais a EMA considerou não haver necessidade de fixação de LMRs e, portanto, que não demandam pelo cálculo do período de carência.

De modo geral, cabe a um país membro do *Codex Alimentarius* identificar possíveis princípios ativos que demandem por avaliações de risco e solicitar ao CCRVDF ou ao CCPR a inclusão da molécula na lista de substâncias a serem avaliadas pelos especialistas do *Joint Expert Committee on Food Aditives* (JECFA) ou do *Joint Meeting on Praguicide Residues* (JMPR), respectivamente.

Caracterização da exposição e do perigo

Uma vez identificado o perigo a ser analisado (que resíduo traz preocupação aos consumidores), deve-se caracterizá-lo do ponto de vista toxicológico, bem como a exposição da população a ele. Segundo normativas do *Codex*, as etapas que, em seu conjunto, permitirão a caracterização do perigo e de sua exposição devem ser conduzidas tomando-se a Ciência como pilar básico. A Figura 40.2 mostra essas etapas.

Os estudos de exposição, também chamados de ADME (absorção, distribuição, metabolismo e excreção),

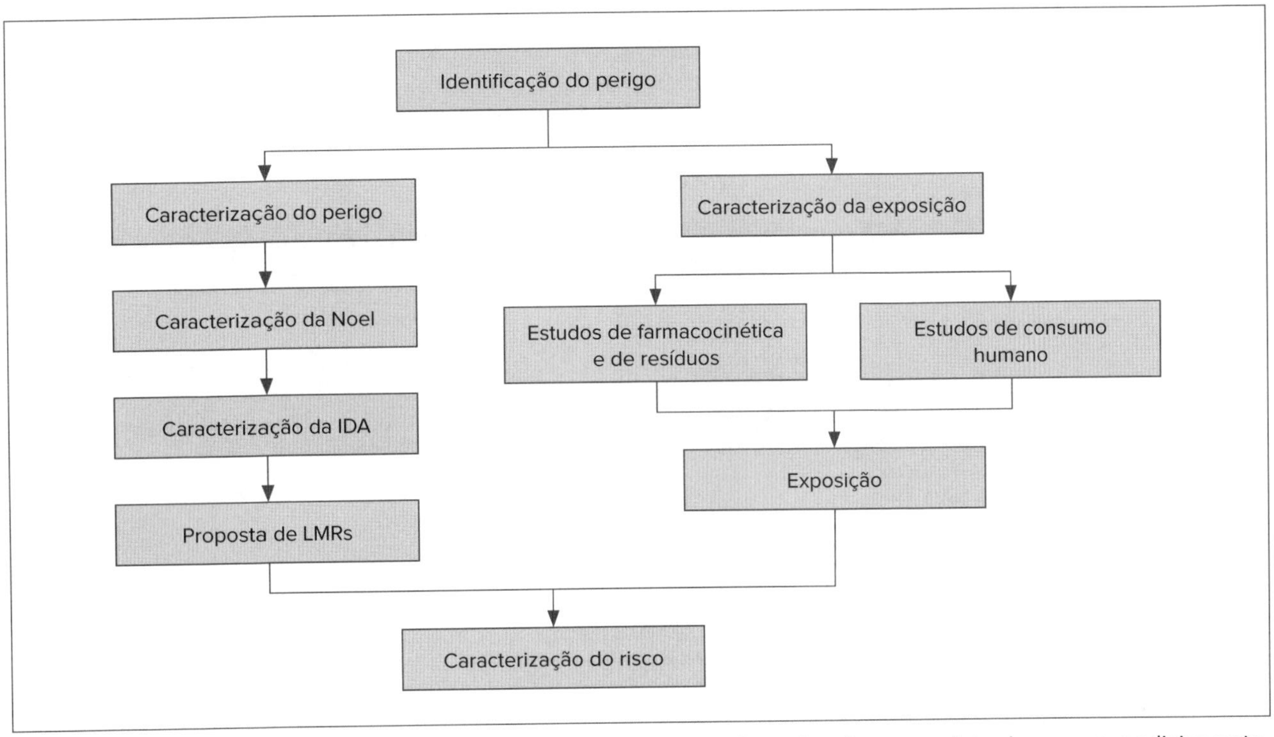

FIGURA 40.2. Etapas de um estudo para avaliação de risco do princípio ativo de um produto de uso em medicina veterinária: caracterização da exposição e do perigo.

analisam aspectos de farmacocinética e de biodisponibilidade (Cmax, Tmax, ASC, meia vida etc. – para detalhes, ver Capítulo 2) da substância-teste nas espécies que serão alvo do tratamento com o produto veterinário que a contempla em sua formulação, e também em animais de laboratório. Essa etapa é muito importante porque permite a caracterização do **resíduo marcador** do estudo, isto é, do resíduo que aparecerá nos tecidos provenientes dos animais tratados, e da relação entre as quantidades de resíduo total e resíduo marcador, ou seja, entre as quantidades de resíduo marcador que se consegue extrair dos tecidos (músculo, fígado, rim, pele e/ou gordura) ou produtos (ovos, leite e mel) para análise residual e aquela realmente presente nos tecidos/produtos.

É relevante comentar que nem sempre o resíduo marcador é o princípio ativo do produto veterinário em estudo; de fato, por ser transformado (ativado ou inativado) no organismo dos animais tratados, podendo também ser um dos ou a soma de todos os metabólitos derivados da biotransformação deste. Essa informação é muito importante para a caracterização do perigo, pois é necessário conhecer qual resíduo estará presente nos alimentos provenientes dos animais tratados e que, portanto, deverá ser o objeto das avaliações de risco.

A caracterização do perigo inclui informações preliminares que têm por objetivo conhecer a substância que será avaliada do ponto de vista toxicológico. Nesse sentido, como a toxicidade está ligada à estrutura química, é indispensável que a substância em estudo seja quimicamente caracterizada, bem como uma possível relação existente entre sua estrutura química e seus efeitos tóxicos. A Figura 40.3 mostra um esquema para tomada de decisões quando da análise de princípios ativos de uso veterinário.

A caracterização do perigo implica o cálculo dos chamados parâmetros de referência toxicológica: Noel/Loel, IDA, ARfD e LMRs (veja definições a seguir). Para isso, torna-se necessário realizar ensaios de toxicidade que podem ser agrupados em duas categorias: testes delineados especificamente para avaliar os efeitos gerais da substância química em animais de experimentação (agudos, prolongados ou subcrônicos ou ainda subagudos e crônicos); e testes específicos delineados para avaliar em maiores detalhes um tipo específico de toxicidade.

Desses testes, há que destacar aqueles de genotoxicidade e de carcinogênicidade; de fato, segundo a chamada cláusula Delaney, atribuída ao senador norte-americano John Kevin Delaney que a incorporou à legislação dos Estados Unidos, "nenhum medicamento veterinário a ser usado em animais de produção poderá ter como princípio ativo um carcinógeno-genotóxico". Esse princípio tem sido seguido pelo *Codex Alimen-*

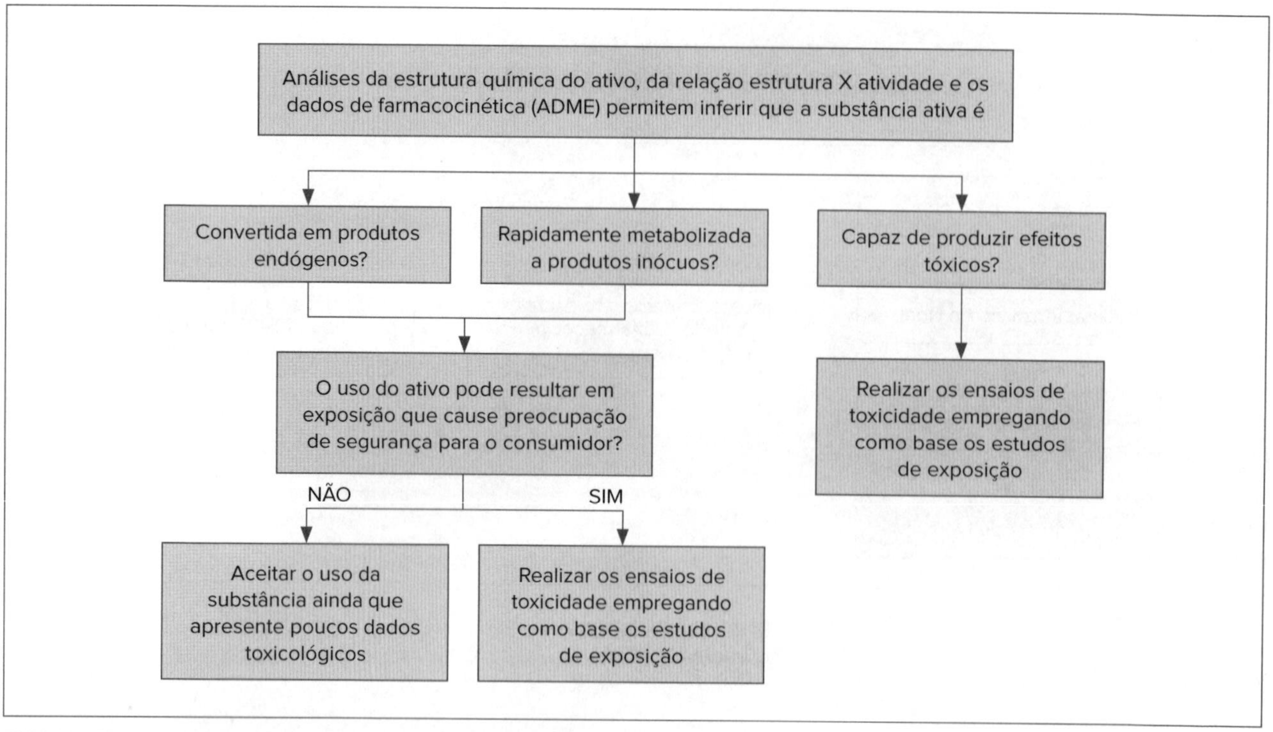

FIGURA 40.3. Abordagem para acessar a necessidade de realização de ensaios de toxicidade para ativos presentes em produtos de uso veterinário.

tarius, pela EMA e por outros organismos internacionais envolvidos com avaliações de risco.

O Quadro 40.1 mostra os principais ensaios de toxicidade que são solicitados pelo *Codex Alimentarius* para a caracterização do perigo e subsequente determinação dos parâmetros de referência toxicológica para princípios ativos de produtos de uso veterinário (para detalhes, ver Capítulo 8).

Cabe ainda comentar que para os antimicrobianos é de fundamental importância a realização de testes delineados para avaliar possíveis efeitos de resíduos sobre a microbiota do trato intestinal humano. De modo geral, esses testes são realizados *in vitro*, nos quais se determina a concentração inibitória mínima (CIM) ou a concentração bactericida mínima (CBM) das bactérias mais representativas da microbiota humana ou, mais modernamente, *in vivo*, em modelos animais de microbiota humana, isto é, em animais que, ao nascer, são inoculados com as bactérias mais representativas da microbiota humana e que, portanto, as desenvolveram em seu trato digestório.

Parâmetros de referência toxicológica

No contexto das avaliações de risco de resíduos de produtos de uso veterinário, os parâmetros de referência mais relevantes são Noel, Loel, ARfD, IDA e LMRs, cujo significado e definições são os seguintes:

- **Noel** (*no effect level dose*) ou também chamada **Noael** (*no adverse effect level dose*) é a maior concentração ou quantidade de uma substância química administrada por via oral e derivada de ensaios de toxicidade que não produziu efeitos adversos ou tóxicos na mais sensível das espécies de animais testadas; de modo geral, é definida em mg/kg de peso vivo.
- **Loel** (*lowest observed effect level*) também chamada de **Loael** (*lowest adverse effect level dose*) é a menor concentração ou quantidade de uma substância química administrada por via oral e derivada de ensaios de toxicidade que produziu efeitos adversos ou tóxicos em pelo menos uma das espécies de animais testadas; em geral, é expressa em mg/kg de peso vivo.
- **ARfD** (*acute reference dose*) é a maior dose de uma substância química que, se administrada agudamente (24 horas ou menos) e por via oral a uma população humana (incluindo os indivíduos mais sensíveis), não produz risco apreciável de efeito adverso ou tóxico. É geralmente expressa em mg/kg de peso vivo.

QUADRO 40.1. Principais testes solicitados pelo *Codex Alimentarius* para caracterização do perigo de princípios ativos de produtos veterinários

Tipos de estudo	Testes solicitados
Toxicidade geral	Mortalidade, observações do estado geral, peso corporal e dados de consumo alimentar, hematologia clínica, bioquímica sanguínea, urinálise, necroscopia, peso de órgãos, exames histológicos, reversibilidade dos sintomas, outros estudos
Toxicidade aguda	DL_{50}, DT_{50}, ARfDs
Genotoxicidade	Mutação genética em bactérias, mutação genética em células de mamíferos, aberrações cromossômicas (incluindo micronúcleos) e aneuploidia em células cultivadas de mamíferos, danos ao DNA em células de mamíferos (usualmente em hepatócitos de ratos), testes *in vivo* para danos ao DNA (ensaio cometa), testes *in vivo* para lesões cromossomais (incluindo micronúcelos) e testes *in vivo* para mutações genéticas
Carcinogenicidade	Estudos de mecanismos genotóxicos ou não genotóxicos. De modo geral estudos crônicos de 2 anos em ratos e de 18 meses em camundongos, para 3 doses do princípio ativo em 50 animais de cada sexo por dose. Conforme proposto em VICH GL28
Toxicidade sobre a reprodução e o desenvolvimento	Avaliação espermática (número, mobilidade, morfologia, produção espermática), citologia vaginal (ciclização), medidas hormonais, evidências de acasalamento, índice de prenhes, peso de órgãos sexuais (gônadas, útero, epidídimo etc.), histologia dos órgãos reprodutivos, comportamento sexual. Tamanho e viabilidade da prole, peso corporal, razão entre machos e fêmeas, distância anogenital, abertura vaginal, descida dos testículos, comportamento maternal. Testes para avaliação da função neurológica da prole
Neurotoxicidade	Estudos morfológicos do sistema nervoso, avaliação neurocomportamental, dados *in vitro* obtidos de neurônios cultivados, avaliação da inibição da colinesterase
Imunotoxicidade	Histopatologia (medula óssea, timo, baço, órgãos linfoides etc.), fenotipia de leucócitos, medidas funcionais (imunidade humoral, imunidade mediada por células, imunidade inata), resistência de hospedeiros a doenças, avaliações alérgicas em animais e em humanos (dermatities etc.)
Dados provenientes de estudos epidemiológicos em humanos	Alergias mediadas por IgE (potencial alergênico, alergia alimentar, pulmonar etc.) e não mediadas por IgE (doença celíaca etc.), assim como de doenças não mediadas imunologicamente (metabólicas etc.). Dados neurológicos indicativos de neurotoxicidade. dados de bioquímica sanguínea, hematologia clínica ou urinálises, dados de casuística clínica, envenenamentos etc.

- **IDA** (ingestão diária aceitável), também referida como **ADI** (*acceptable daily intake*), é a maior quantidade de resíduos de uma substância química que pode ser ingerida por dia, durante toda a vida, pelo ser humano e que não produz risco apreciável de efeito adverso ou tóxico. Normalmente expressa em µg/kg de peso (para o cálculo, considera-se uma pessoa pesando 60 kg).
- **IDA microbiológica**, ou **microbiological ADI**, é a maior quantidade de resíduos de uma substância química que se ingerida por dia, durante toda a vida, pelo ser humano, não produz risco apreciável de efeitos adversos nas bactérias que compõem a barreira de colonização da microbiota intestinal humana e que não aumenta a população de bactérias resistentes. Normalmente expressa em µg/kg de peso (para o cálculo, considera-se uma pessoa pesando 60 kg).
- **LMR** (limite máximo de resíduo), também referido como **MRL** (*maximal residue level*), é a maior quantidade de resíduo de um ativo presente em produtos derivados de animais (carne, leite, ovos e mel) que pode ser ingerida por dia pelo ser humano, durante toda a sua vida e que não produza risco apreciável de efeito adverso ou tóxico. De modo geral, é expresso em µg/kg de alimento.

Cálculo dos valores de IDA: toxicológica e microbiológica

A IDA toxicológica do princípio ativo de um produto de uso veterinário deriva frequentemente dos valores de Noel ou Loel obtidos a partir dos estudos de toxicidade prolongada ou crônica. De fato, espera-se que os resíduos do produto veterinário sejam ingeridos de forma contínua e durante muito tempo pelo ser humano. No entanto, há casos especiais, como para os praguicidas organofosforados (que apresentam efeitos tóxicos agudos) em que ela deriva da ARfD. Nesses casos, parte-se do princípio de que a ingestão de uma quantidade ainda que pequena de resíduos produza algum efeito adverso no consumidor.

Quando da derivação da IDA a partir da Noel (Noael) ou Loel (Loael) aplicam-se usualmente fatores de segurança da ordem de 100 vezes para garantir a segurança do consumidor. Na realidade, aplicam-se dois fatores de segurança iguais (FS) de magnitude 10: o primeiro deles, leva em conta que os valores de Noel/Loel derivaram de ensaios realizados com animais de laboratório e propõe que o ser humano seja 10 vezes mais sensível que a mais sensível das espécies animais da qual derivaram esses valores de referência (Noel/Loel); o segundo considera que a distribuição de sensibilidade de seres humanos aos resíduos de produtos veterinários segue uma distribuição normal ou de Gauss, na qual alguns indivíduos são pelo menos 10 vezes mais sensíveis que outros. A fórmula empregada é a seguinte:

$$\text{IDA toxicológica} = \frac{\text{Noel/Loel}}{\text{FS}}$$

Em que: FS = fator de segurança, geralmente de magnitude 100.

Para os antimicrobianos é necessário calcular, também, a IDA microbiológica. A fórmula de cálculo é a seguinte:

$$\text{IDA microbiológica} = \frac{\text{CIM50 (mg/kg)} \times \text{MCC (g)}}{\text{FA} \times \text{FS} \times \text{PC (60 kg)}}$$

Em que:
CIM50 = concentração inibitória mínima 50% das bactérias mais representativas da microbiota humana
MCC = produção fecal humana, estimada em 500g
FA = fração do antimicrobiano disponível em forma ativa na porção superior do trato digestório humano
FS = fator de segurança, geralmente da ordem de 10
PC = peso corporal humano (base de cálculo do *Codex*)

Do que foi exposto, depreende-se que para os antimicrobianos são obtidos dois valores diferentes de IDA: a IDA toxicológica e a IDA microbiológica. O menor valor encontrado é usado para a derivação dos valores de LMR para o princípio ativo do produto veterinário.

No caso de empregar-se a ARfD para a derivação da IDA toxicológica o fator de segurança pode ser reduzido para 10, uma vez que ela já foi obtida de estudos realizados diretamente em seres humanos.

Esses fatores de segurança, no entanto, não são rígidos; podem ser alterados em função da quantidade e qualidade dos dados toxicológicos obtidos, das espécies animais testadas, dos efeitos adversos passíveis de serem observados ou de outras variáveis consideradas como sendo de relevância por parte dos analistas do JECFA ou do JMPR do *Codex Alimentarius.*

Cálculo dos valores de LMR

Os especialistas do *Codex Alimentarius* estabelecem LMRs para princípios ativos de produtos veterinários após analisarem dados de depleção residual provenientes de estudos de campo conduzidos com as espécies-alvo do tratamento (bovinos, suínos e/ou aves) e realizados segundo os princípios das boas práticas clínicas (BPC). Como já comentado, os estudos de biotransformação (metabolismo) nas espécies-alvo do tratamento são o ponto de partida para a determinação dos LMRs, visto que é preciso definir o resíduo marcador a ser analisado nos alimentos/produtos derivados dos animais tratados. A Figura 40.4 sumariza os passos de uma avaliação residual realizada pelo *Codex*.

Os métodos analíticos empregados quando da realização das análises residuais para a determinação de LMRs devem ser previamente validados. Os seguintes parâmetros de validação são solicitados: especificidade/seletividade, *carry-over*, linearidade, precisão, exatidão/recuperação, limites de detecção (LOD) e de quantificação (LOQ), robustez e estabilidades (de curta duração, a ciclos de congelamento e descongelamento, pós-processamento e de longa duração). As definições e critérios de aceitação desses parâmetros podem ser encontrados em documentos da FAO/WHO ou na Resolução n. 657/CE da União Europeia, na RE n. 899/Anvisa ou na IN n. 24 do Mapa.

De grande relevância, espera-se que: o valor de LOD seja pelo menos 2 a 3 vezes maior que a linha representativa do ruído; que o valor de LOQ seja pelo menos 2 a 3 vezes maior que o LOD; e que o valor de LOQ pelo menos 3 a 4 vezes menor que os LMRs do ativo em estudo.

De modo geral, o *Codex Alimentarius* e a EMA recomendam LMRs para diversos tecidos/produtos de origem animal, como para músculo, fígado, rim, gordura (pele + gordura para aves e suínos), leite, ovos e mel. Lembra-se, novamente, que os valores de LMR são expressos para o resíduo marcador que será usado para a quantificação do princípio ativo do produto nos tecidos provenientes de animais tratados. Dessa forma, a quantidade residual quantificada em cada tecido/produto deverá ser corrigida para a quantidade total de resíduos empregando-se a equação resíduo marcador/resíduo total. Assim, por exemplo, ao recomendar LMRs para a doramectina (um endectocida) em tecidos de bovinos, os especialistas do *Codex Alimentarius* consideraram que: o resíduo marcador era a substância química parental, isto é, a própria doramectina e a porcentagem entre o resíduo marcador e a quantidade total de resíduos

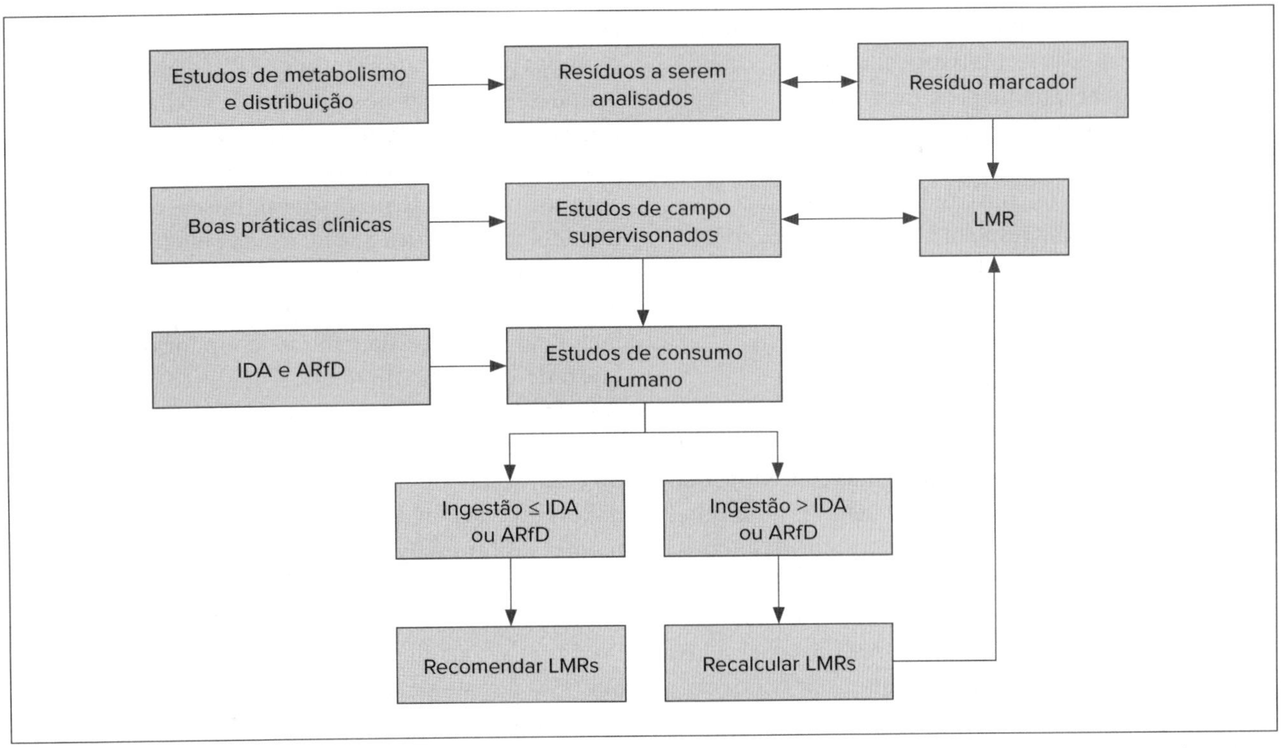

FIGURA 40.4. Roteiro usado quando do estabelecimento de limites máximos de resíduos (LMRs) para o princípio ativo de um produto de uso veterinário.

era de 55% para o fígado, 80% para a gordura, 70% para o músculo e 75% para os rins.

Análise da Figura 40.4 mostra que, quando da determinação dos LMRs, faz-se a estimativa da quantidade residual passível de ingestão do ativo (*estimated daily intake*) que está presente nos tecidos da chamada "cesta básica" [300 g de músculo + 100 g de fígado + 50 g de gordura (bovinos) ou pele/gordura (aves e suínos) + 100 g de ovos + 1,5 L de leite]; essa quantidade deve ser menor que a IDA ou que a ARfD estipulada para o princípio ativo em estudo. Depreende-se, portanto, que os LMRs não derivam diretamente da IDA ou da ARfD, isto é, não há uma equação que tenha sido idealizada para tal; no entanto, espera-se que a quantidade total de resíduos nos tecidos da cesta básica seja menor que a IDA.

Dados de referência toxicológica (IDA e LMRs) fixados para princípios ativos de produtos veterinários destinados aos animais de produção podem ser encontrados nas páginas web da Anvisa, do *Codex Alimentarius* e da EMA. A lista positiva de produtos permitidos em animais de produção no Japão também pode ser de utilidade. No caso da existência de mais de uma fonte para IDA e LMRs tem sido sugerida a adoção da seguinte sequência de escolha: Brasil, *Codex Alimentarius*, EMA, FDA, Japão, Austrália e Canadá, seguindo-se dados de outros países.

GERENCIAMENTO DO RISCO

O manejo ou gerenciamento do risco, por sua vez, difere totalmente do processo de avaliação. Trata-se da escolha de alternativas de manejo que possam ser usadas para minimizar a probabilidade de ocorrência de um perigo (contaminação residual de alimentos de origem animal). Essa escolha pode centrar-se em conclusões provenientes das avaliações de risco, isto é, ser cientificamente embasada ou derivar de opções de caráter político, econômico, social, comercial ou advindas de outras esferas que, embora "legitimadas" pelos gestores, não têm respaldo científico.

Conforme salientado, os especialistas do *Codex Alimentarius*, bem como também aqueles da EMA e do FDA, realizam avaliações de risco para os ativos de produtos veterinários que podem estar presentes em tecidos provenientes de animais tratados com produtos que os contemplem em suas formulações. Essas análises, que são cientificamente embasadas, originam os parâmetros de referência. Cabe, no entanto, a cada país adotar as atitudes referentes ao manejo ou gerenciamento do risco decorrente do uso desses produtos. Nesse sentido, lembra-se novamente que as atitudes de gerenciamento podem centrar-se tanto em avaliações de risco conduzidas segundo princípios científicos como em decisões de caráter político, econômico, social, comercial ou advindas de outras esferas. Mais especificamente, cabe às autoridades governamentais de cada país e, no Brasil, ao Mapa, legislar sobre esses produtos de forma que seja possível garantir a sua eficácia e segurança, para os animais tratados e para os consumidores de produtos deles derivados. No que diz respeito à segurança dos consumidores, o gerenciamento do risco realizado pelo Mapa fundamenta-se na determinação do período de carência.

Determinação do período de carência

O período de carência deve assegurar com alto grau de confiabilidade aos consumidores que as concentrações de resíduos nos tecidos de animais tratados com produtos veterinários e em produtos veterinários encontram-se abaixo dos valores de LMR estabelecidos para o(s) princípio(s) ativo(s) desses produtos; ele é calculado a partir de estudos de depleção de resíduos realizados com a formulação medicamentosa que se pretende colocar no mercado.

Saliente-se que resultados de estudos de depleção de resíduos obtidos nas espécies mais representativas (bovinos, aves e suínos) não podem ser generalizados, extrapolados ou estendidos entre si. Diferenças existentes entre as espécies no que diz respeito à farmacocinética do(s) princípio(s) ativo(s) representam grandes variações nos níveis de resíduos do produto. Dessa forma, os estudos de depleção residual deverão ser realizados para todas as espécies animais para os quais o produto será recomendado. Esses estudos envolvem três etapas: estudos de campo, estudos analíticos e estudos estatísticos.

Os estudos de campo são aqueles em que se faz a administração do produto veterinário nas espécies-alvo do tratamento, segundo a posologia recomendada na bula (maior dose e maior período de administração recomendado) e sempre de acordo com as BPC. Nessa etapa, animais saudáveis, machos e fêmeas e que não tenham tido experiência anterior com o ativo em estudo há pelo menos 60 dias, são separados em grupos, tratados com o produto veterinário e abatidos em diferentes momentos após a única ou a última administração do produto para coleta de tecidos para a realização de análises residuais. Os tecidos são cuidadosamente coletados, evitando-se contaminações cruzadas, colocados em recipientes que são corretamente identificados e imediatamente congelados (-20°C), sendo encaminhados ao laboratório analítico que fará a segunda etapa do trabalho.

O laboratório analítico deverá atestar que recebeu os tecidos para analisar em condições adequadas de armazenamento. Nessa etapa do estudo, a observação das boas práticas laboratoriais (BPL) é obrigatória, devendo-se empregar nos estudos de avaliação residual um método de extração e de quantificação que tenha sido validado (veja os critérios de validação comentados anteriormente). De modo geral, busca-se empregar a metodologia analítica que foi usada pelo *Codex Alimentarius* e/ou pela EMA para o estabelecimento dos LMRs do resíduo marcador do produto em estudo. Caso essa metodologia não exista, cabe ao laboratório demonstrar que o desempenho do método analítico usado atende aos critérios nacionais e/ou internacionais de validação. Um relatório contendo os dados de validação do método empregado, bem como aqueles relativos às quantidades residuais medidas nos tecidos e produtos provenientes dos animais tratados e abatidos em diferentes momentos após o tratamento, deverá ser encaminhado ao responsável pela realização da parte estatística.

Deve-se calcular, para cada tecido, o momento em que 95% dos animais tenham quantidades de resíduos abaixo dos valores de LMR estabelecidos para o ativo em estudo. A Figura 40.5 exemplifica esse tipo de procedimento. Essa ilustração mostra a depleção do resíduo marcador de um produto veterinário em músculo de bovinos; mais especificamente, a figura mostra a reta representativa da média aritmética de depleção residual e o limite superior dessa média com dois desvios padrões acima. Lembra-se que dois desvios padrões acima e abaixo da média aritmética contemplam 95% dos indivíduos de uma população. Na figura, o LMR estabelecido pelo *Codex Alimentarius* para o resíduo marcador em estudo foi representado por uma reta paralela ao eixo das ordenadas (eixo x). Dessa forma, torna-se possível calcular o período de carência para do ativo nesse tecido por interpolação gráfica; ele é obtido a partir do cruzamento da reta representativa do LMR com aquela do limite superior da depleção residual (com 95% de confiança); pode-se também empregar a equação da reta para essa determinação. Por certo, existem programas computacionais desenvolvidos pela EMA e pelo *Codex Alimentarius* para a realização desses cálculos.

É relevante ter em mente que devem ser construídas várias retas de regressão: uma para cada princípio ativo do produto veterinário em estudo em cada tecido/produto da cesta básica (músculo, fígado, rim, gordura ou pele + gordura, leite e ovos). Dessa forma, serão obtidos vários períodos de carência para um mesmo produto; o maior valor encontrado deve ser usado para definir o período de carência do produto. Exemplificando, se os períodos de carência encontrados para um produto contendo doramectina como princípio ativo em tecidos

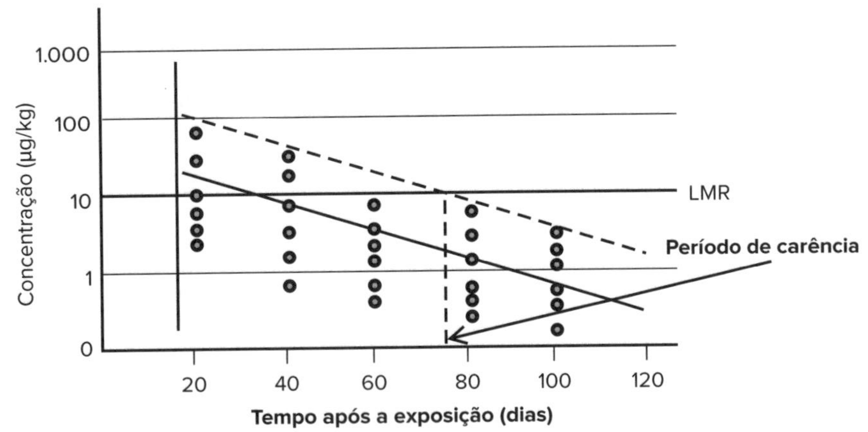

FIGURA 40.5. Depleção do resíduo marcador de um produto veterinário em matriz (músculo) de bovino proveniente de animais tratados com a maior dose e pelo maior tempo de tratamento previsto na bula. Notar que o período de carência corresponde à intersecção da reta representativa do LMR (no caso, 10 μg/kg) com o limite superior da reta de regressão traçada com 95% de confiança (reta pontilhada).

de bovinos foram: 7 dias em músculo, 7 dias em fígado, 6 dias em rim e 2 dias em pele/gordura, o período de carência do produto deve ser estabelecido como sendo de 7 dias. Assim, garante-se com 95% de confiança, que a quantidade residual de doramectina presente em tecidos de bovinos 7 dias após o final de um tratamento com a maior dose do produto que a contempla como princípio ativo em sua formulação, administrado pelo maior tempo de tratamento e pela mesma via de administração previstos na bula será menor que os LMRs estabelecidos pelo *Codex Alimentarius* para o resíduo marcador desse ativo, nesses tecidos.

É válido comentar que de acordo com normas internacionais somente é possível calcular o período de carência para o princípio ativo de um produto veterinário empregando-se regressão linear quando: existem no mínimo três pontos de coleta distintos com no mínimo três animais apresentando concentrações residuais mensuráveis e todas as premissas de homogeneidade das variâncias, linearidade da reta de regressão e normalidade dos erros forem cumpridas. Caso essas premissas não sejam cumpridas, deve-se empregar para esse cálculo o chamado método alternativo.

Segundo o método alternativo, deve-se escolher como base para a determinação do período de carência, o primeiro momento de depleção (tempo) em que todos os valores residuais do ativo, isto é, quantificados em todos os tecidos, estejam abaixo dos LMRs estabelecidos pelo *Codex* para esse ativo nesses tecidos. A esse tempo (por exemplo, 6 dias) adiciona-se um período de tempo adicional de 10 a 30% como fator de segurança, que, no caso do exemplo: 10% de seis dias = 0,6 dias ou, arredondando-se, 1 dia. Portanto, o período de carência do produto veterinário que contempla esse princípio ativo calculado pelo método alternativo será de 7 dias.

Pode-se dar sequência a essas avaliações (por interpolação gráfica ou empregando-se o método alternativo), calculando-se o valor da ingestão teórica máxima, isto é, da quantidade real de resíduos de doramectina presente nos tecidos da cesta básica (300 g de músculo + 100 g de fígado + 50 g de rim + 50 g de pele/gordura) 7 dias após o tratamento dos bovinos e comparando-se o dado obtido com a IDA/pessoa estabelecida pelo *Codex Alimentarius* para esse ativo. O Quadro 40.2 mostra esse cálculo; observe-se que em sua construção adequou-se o valor do resíduo marcador ao resíduo total para, posteriormente, calcular a quantidade real de resíduos presentes nos tecidos da cesta básica.

Depreende-se da leitura dos dados do Quadro 40.2 que a quantidade real total de resíduos de doramectina presente nos tecidos da cesta básica 7 dias após o final do tratamento foi de 27,8 μg; como a IDA estabelecida pelo *Codex Alimentarius* para a doramectina é 0,5 μg/kg ou 30 μg/pessoa pode-se dizer que a quantidade real de resíduos encontrada é menor que a quantidade passível de ingestão pelo ser humano/dia; portanto, o período de carência de 7 dias estipulado para o produto garante a qualidade dos alimentos provenientes de tecidos de animais tratados com ele.

O Mapa analisa os dados dos estudos realizados para a determinação do período de carência do(s) princípio(s) ativo(s) de um produto veterinário, bem como aqueles de eficácia e de segurança para as espécies-alvo do tratamento no momento em que aprova a comercia-

QUADRO 40.2. Cálculo da ingestão teórica máxima de resíduos de doramectina a partir de tecidos de bovinos 7 dias após a remoção de um tratamento com produto veterinário que a contempla em sua formulação

Tecidos	Resíduo marcador (µg/kg)	Fator de correção (RM/RT)	Resíduo total (µg/kg)	Quantidade de alimento (g)	Resíduos consumidos (µg)
Músculo	10,0	100/70	14,3	300	4,3
Fígado	70,0	100/55	127,3	100	12,7
Rim	30,0	100/75	40,0	50	2,0
Gordura	140,0	100/80	175,0	50	8,8
				Total	27,8

lização desse produto. Dessa maneira garante a qualidade dos tecidos e alimentos derivados dos animais tratados e, assim, a saúde dos consumidores. Evidentemente se espera que o produto veterinário aplicado no campo siga as BPC de medicação animal, isto é, conforme recomendação da bula (ou instrução de uso) do fabricante. O Programa Nacional de Controle de Resíduos em Produtos Cárneos (PNCRC) elaborado pelo Mapa garante essa prática ao monitorar a quantidade de resíduos de produtos veterinários nos pontos de abate de animais de produção; a Anvisa faz idêntica análise em tecidos ou produtos de origem animal coletados nos pontos de venda.

Programa Nacional de Controle de Resíduos em Produtos Cárneos

PNCRC/Animal é uma ferramenta de gerenciamento do risco adotada pelo Mapa, que tem por objetivo promover a segurança residual dos alimentos de origem animal produzidos no Brasil. A principal base legal do programa é a Instrução Normativa SDA n. 42, de 20 de dezembro de 1999. No âmbito desse programa são elaborados planos anuais de amostragem para teste de ovos, leite e mel encaminhados para processamento e de animais encaminhados para abate em estabelecimentos sob inspeção federal. Os testes incluem ampla gama de produtos veterinários autorizados (para as quais é testado o atendimento dos LMRs); incluem também praguicidas (agrotóxicos), contaminantes inorgânicos, micotoxinas, dioxinas e substâncias químicas proibidas para uso em animais de produção, por exemplo, os hormônios anabolizantes.

As análises residuais são realizadas nos Laboratórios Nacionais Agropecuários (Lanagros), que são os laboratórios oficiais do Mapa, e em outros laboratórios públicos/privados credenciados pelo Mapa (Normas ABNT NBR ISO/IEC 17025:2005).

O planejamento e a execução do PNCRC/Animal envolvem ações articuladas de diferentes unidades administrativas da Secretaria de Defesa Agropecuária (SDA/Mapa), em especial do Departamento de Inspeção de Produtos de Origem Animal (Dipoa), do Departamento de Fiscalização de Insumos Pecuários (DFIP), da Coordenação Geral de Apoio Laboratorial (CGAL) e da Coordenação Geral de Inteligência e Estratégia (CGIE).

As amostras são coletadas pelo Serviço de Inspeção Federal (SIF) de lotes de animais e de produtos de uma única origem, o que permite a rastreabilidade da propriedade rural de procedência. Em caso de violação são instaurados subprogramas de investigação que incluem a fiscalização da propriedade rural de origem do lote amostrado para identificação das causas da violação, aplicação de eventuais sanções administrativas e controle do risco de novas violações. Dessa forma, as propriedades "violadoras" têm seus próximos lotes de animais ou de produtos submetidos a um regime especial de teste, período no qual os produtos obtidos dos lotes amostrados são retidos pelo serviço oficial até que o resultado de análise indique a sua conformidade. Essa amostragem especial de lotes de animais ou de produtos de propriedades "violadoras" se mantém até que cinco lotes consecutivos apresentem resultados compatíveis com a legislação.

COMUNICAÇÃO DE RISCO

A comunicação de risco deve existir sempre entre quem faz a avaliação do risco e os responsáveis pela gestão do risco. O *Codex Alimentarius* recomenda que, ao se escolher as medidas de manejo a serem adotadas para a gestão de riscos associados a um perigo (contaminação residual de alimentos de origem animal), se faça ampla consulta preliminar a todas as partes interessadas no assunto e, em especial, a respeito dos impactos que as medidas de gestão a serem escolhidas possam ter sobre os elos da cadeia de produção.

Assim, quando do manejo ou gestão do risco associado a uma possível contaminação residual de um alimento de origem animal por produtos de uso veterinário, espera-se que haja comunicação interativa entre as partes interessadas. Isto é, troca de informações e opiniões entre os diferentes elos envolvidos com o manejo da contaminação residual do alimento por produtos de uso veterinário, ou seja: governo, indústrias farmacêuticas veterinárias, indústrias de rações, proprietários e detentores de animais, produtores e associações rurais, médicos veterinários, consumidores, comunidade acadêmica e outras partes que possam ter interesse no assunto.

BIBLIOGRAFIA

1. BRASIL. Agência Nacional de Vigilância Sanitária (Anvisa). *Guia para validação de métodos analíticos e bioanalíticos*. RE n. 899 de 29 de maio de 2003.
2. ______. Ministério de Ciência e tecnologia. *Lei n. 11.794 (Lei Arouca)*. Dispõe sobre procedimentos para uso de animais em experimentação científica, 2008.
3. ______. Ministério da Agricultura, Pecuária e Abastecimento (Mapa). *Instrução Normativa SDA/MAA n. 42/1999*.
4. ______. *Instrução Normativa n. 24 de 14 de junho de 2009*. Diário Oficial da União de 22 de julho de 2009.
5. ______. *Manual de Garantia de Qualidade Analítica*. Brasília, Mapa/ACS, 2011. 227p.
6. COCO, B. Strange but true – drinking too much water can kill. *Nature America*, 21 jun. 2007. Disponível em https://www.scientificamerican.com/article/strange-but-true-drinking-too-much-water-can-kill/ Acesso em: 23 de abril de 2019
7. [EMA] EUROPEAN MEDICAL AGENCY. *Maximum Residue Limit Assessment Reports*. Disponível em: http://www.ema.europa.eu/ema/index.jsp?curl=pages/medicines/landing/vet_mrl_search.jsp. Acesso em: 19 fev. 2019.
8. ______. *Note for Guidance. Approach towards harmonization of withdrawal periods*. EMEA/cmvp/036/95 – Final, 1996. 37p.
9. ______. *Substances considered as not falling within the scope of Council Regulation (EEC) n. 2.377/90*. EMA/CVMP/046-00 de 28 de abril de 2000.
10. ______. Notice to applicants and Guideline Veterinary Medical Products. *The rules governing medical products in the European Union*, v. 8, 2005. 68p.
11. [FAO/WHO] FOOD AND AGRICULTURE ORGANIZATION/ WORLD HEALTH ORGANIZATION. *Portal do Codex Alimentarius*. Disponível em: http://www.fao.org/fao-who-codexalimentarius/codex-texts/dbs/vetdrugs/en/ ______. *Procedures for recommending Maximum Residue Limits – Residues of Veterinary Drugs in Food*. Roma, 2000.
12. ______. General criteria for the selection of methods of analysis. In: *Procedural Manual. Codex Alimentarius* Commission, 2005, p. 72-82.
13. ______. *Updating the principles and methods of risk assessment: MRL for pesticides and veterinary drugs*. Roma, 2006.
14. ______. New procedure for establishing chronic dietary intakes. In: *Evaluation of certain veterinary drug residues in food*. Report of the 66th Meeting of the Joint Expert Committee on Food Addictives (JECFA), 2006.
15. ______. Expression of the IDA and derivation of the MRL. In: *Evaluation of certain veterinary drug residues in food*. Report of the 66th Meeting of the Joint expert Committee on Food Addictives (JECFA), 2006.
16. ______. Revised approach for the derivation of a microbiological ADI. In: *Evaluation of certain veterinary drug residues in food*. Report of the 66th Meeting of the Joint expert Committee on Food Addictives (JECFA), 2006.
17. Principles and Methods for the Assessment of Chemicals in food. *Environmental Health Criteria 240*, 2015.
18. ______. Guideline for establishing a safe concentration: consumption values. In: *FDA Guidance to Industry*, 2006. Disponível em: http://www.fda.gov/cvm. Acesso em: 19 fev. 2019.
19. ______. Total residue depletion study. In: *FDA Guidance to Industry*, 2006, p. 4. Disponível em: http://www.fda.gov/cvm. Acesso em: 19 fev. 2019.
20. JAPÃO. Maximum Residue Limits (MRLs). *List of Agricultural chemical in foods*. Disponível em: http://www.ffcr.or.jp/zaidan/FFCRHOME.nsf/pages/MRLs-p. Acesso em: 19 fev. 2019.
21. [ONU] ORGANIZAÇÃO DAS NAÇÕES UNIDAS. *Gráficos de estimativas e probabilidades em populações mundiais*. Disponível em: https://nacoesunidas.org/acao/populacao-mundial/.
22. ______. *O repto da fome*. Disponível em: https://nacoesunidas.org/artigo-o-repto-da-fome/. Acesso em: 19 fev. 2019.
23. PALERMO-NETO, J. Resíduos de Substâncias Químicas em Alimentos. In: Spinosa HS. Górniak SL, Palermo-Neto (Eds). Toxicologia Aplicada À Medicina Veterinária. Manole Ed. São Paulo, 1ª Ed., 2008, pp783-814.
24. ______. Considerações Gerais sobre o Uso de Agentes que Aumentam a Produção Animal. In: SPINOSA, H.S.; GÓRNIAK, S.L.; BERNARDI, M.M. (Eds.). *Farmacologia Aplicada à Medicina Veterinária*. 6.ed. São Paulo/Rio de Janeiro: Grupo Gen/ Guanabara Koogan, 2017, p 614-22.
25. PALERMO-NETO, J.; RIGHI, D.A. Avaliações de Risco/Resíduos de Medicamentos Veterinários em Produtos de Origem Animal. 1.ed. In: SPINOSA, H.S.; PALERMO-NETO, J.; GÓRNIAK, S.L. (Eds.). *Medicamentos em Animais de Produção*. São Paulo/Rio de Janeiro: Grupo Gen/Guanabara Koogan, 2014, p. 380-98.
26. VICH. Studies to Evaluate the Safety of Residues of Veterinary Drugs in Human Food: Carcinogenicity Testing. VICH GL 28 – July 27, 2006.
27. ______. *Studies to validate the metabolism and residue kinetics in food-producing animals. Metabolism study to determine the quantity, identity and nature of the residues*. VIVH GL 46(R) MRK, jan. 2011a.
28. ______. Studies to validate the metabolism and residue kinetics in food-producing animals. Comparative metabolism studies in laboratory animals. VIVH GL 47(R) MRK, jan. 2011b.
29. ______. *Studies to evaluate the safety of residues of veterinary drugs in human food: general approach to establish a microbiological ADI*. VICH GL 36, 2012. 12p.
30. ______. *Studies to validate the metabolism and residue kinetics in food-producing animals. Validation of analytical methods used in residue depletion studies*. VIVH GL 49(R) MRK – jan. 2015.
31. ______. *Studies to validate the metabolism and residue kinetics in food-producing animals. Marker residues depletion studies to establish product withdrawal periods*. VIVH GL 48(R) MRK – fev. 2015.
32. VITAL, N. (Ed.). *Agradeça aos Agrotóxicos por estar vivo*. 2.ed. São Paulo: Editora Record, 2017.

Capítulo 41

Toxicologia forense

Ana Cristina Tasaka
Adriana de Siqueira

INTRODUÇÃO

A toxicologia forense relaciona-se à parte da ciência que responde às demandas da justiça, que ao analisar vestígios na procura de substâncias de origem tóxica possa contribuir como provas periciais. Na medicina veterinária é aplicada em casos de suspeita da presença de substâncias nocivas em animais vivos ou mortos e em seus produtos ou subprodutos.

Os processos judiciais envolvendo toxicologia veterinária podem ser de natureza cível (quando se deseja ressarcimento por perdas e danos), ou criminal (quando se deseja punição por fato criminoso, devidamente descrito em artigo de lei). Nos dois casos haverá a necessidade de se produzir laudo/exame toxicológico como prova técnica, pois sua não confecção pode prejudicar a decisão judicial. Quando a análise toxicológica é realizada por perito oficial, pertencente aos quadros da polícia técnica científica, o documento produzido é denominado **laudo toxicológico**; entretanto, caso a análise seja elaborada por equipe não policial, esse documento é intitulado **exame toxicológico**.

Ao analisar um caso tecnicamente complexo, o juiz pode, a seu critério, nomear um especialista médico veterinário, que o auxiliará não somente na análise mas também na produção de novas provas necessárias ao caso. Nesse momento, e até o fim do processo em que atuar, esse profissional, médico veterinário, será considerado servidor público *ad hoc* (ou seja, será um auxiliar da justiça de atuação eventual) que assiste o juiz quando a prova de fato depender de conhecimento técnico ou científico.

Por determinação legal, e para não haver prejuízo às partes litigantes, tal perito só poderá atuar caso não configuradas as hipóteses de causas de suspeição ou impedimento expressamente previstas nos arts. 144 e 145 do Novo Código de Processo Civil.

Médicos veterinários poderão atuar como **peritos** oficiais quando adentram a corporação da polícia investigativa (estadual ou federal) por meio de concurso público, e como nomeados/louvados quando se inscrever voluntariamente em Fóruns judiciais para tal fim. Outra possibilidade é que o médico veterinário seja contratado para auxiliar o autor ou o réu, na função de **assistente técnico**. Embora não seja figura obrigatória, a esse assistente cabe ressaltar, aos olhos do perito e do juiz, pontos favoráveis à parte que ele representa (autor ou réu); esse profissional também deverá formular quesitos ao perito, de forma que ele seja compelido a responder-lhe de forma favorável. Em casos judiciais o assistente técnico deverá acompanhar a coleta de amostras, se possível, questionar o acondicionamento e a viabilidade da amostra, verificar a quantidade enviada ao laboratório, questionar a técnica analítica utilizada, se foi observada a cadeia de custódia, dentre outras.

O documento final produzido pelo perito de confiança do juiz é denominado **laudo pericial**. Embora constitua prova importante, o julgador não está obrigado a aceitá-lo como determinante para a sentença, pois deve levar em consideração o conjunto das circunstâncias envolvidas no litígio. Assim, para ser aceito como boa fonte de prova, o exame toxicológico deve ser precedido de cadeia de custódia e acompanhado de todos os dados possíveis relativos ao vestígio, bem como as circunstâncias de sua coleta e método de análise, de forma que não venha a ser contestado pelo autor ou pelo réu.

A amostra a ser analisada deve chegar acompanhada de informações adicionais que auxiliem o toxicologista a entender o contexto no qual o vestígio foi produzido e coletado. Portanto, é adequado que os peritos criminais ou cíveis enviem ao toxicologista quesitos para serem respondidos, pois estes podem direcionar a análise laboratorial ou sua interpretação toxicológica.

As questões mais envolvidas em possíveis processos judiciais em que médicos veterinários são chamados a atuar são aquelas pertinentes às intoxicações de origem criminosa ou acidentais envolvendo animais domésticos ou silvestres, embora também existam aquelas relacionadas a seguros de vida, as iatrogênicas, além das concernentes à contaminação de produtos e subprodutos de origem animal. De forma curiosa, tratando-se de medicina veterinária e sua ampla gama de atuação, a crescente utilização de cães farejadores como animais de trabalho na detecção de substâncias tóxicas em rodovias, portos e aeroportos poderia ensejar ao médico veterinário a possibilidade de realizar exames toxicológicos de caráter ocupacional. A questão do *doping*, pela importância e grau de especialização analítica no âmbito da medicina veterinária equestre, já bastante sedimentada, é discutida no Capítulo 42.

A fonte de intoxicação, por sua vez, pode ser a mais diversa, podendo estar relacionada ao ar, à água, aos alimentos, aos medicamentos, aos praguicidas, aos domissanitários, dentre outros. Esses aspectos são complicados quando se consideram os aspectos interferentes por alterações individuais de natureza toxicogenética ou idiossincrásica. Um fator sugestivo e importante a se considerar ao se desconfiar de caso de intoxicação é o adoecimento grave ou a morte inesperada e repentina de animal previamente sadio, o que é fato incomum e que merece diagnóstico diferencial com outras causas de morte súbita.

Estima-se que quando a intoxicação é de origem criminosa, o perpetrador o faz por meio de agentes tóxicos clássicos e populares, o que, em geral, reduz o leque de produtos a serem inicialmente analisados. Já as intoxicações acidentais estão relacionadas ao local onde vive o animal, que pode ser vitimado por produtos químicos das mais diversas origens, aplicados de maneira intencional, como o emprego inadequado de um organofosforado visando ao combate de um parasita, ou acidentalmente, como intoxicação por zootoxinas. Pode haver também a intoxicação acidental do animal por meio do ecossistema contaminado, como em situações de contaminação ambiental por metais pesados.

Em estudos toxicológicos forenses, em virtude da ampla gama de produtos químicos possíveis de envolvimento, há a possibilidade de se necessitar de análises toxicológicas especiais, a partir de matrizes não comuns, como os provenientes de larvas, penas, pelos, escamas, mel, ovos e quaisquer outros tecidos ou fluidos corpóreos, bem como diferentes produtos e subprodutos animais. A dificuldade que se impõe é a de encontrar laboratórios veterinários que possuam aparelhos de análise calibrados e validados para tal tarefa, pois dados analíticos não confiáveis podem não apenas ser contestados em juízo, mas também levar a consequências legais indevidas para o réu ou autor da demanda judicial.

Há uma ampla gama de sinais clínicos advindos da ação de agentes tóxicos, que podem variar desde hemorragias sem explicação clínica — por exemplo, no caso de contato com raticidas dicumarínicos (para detalhes, ver Capítulo 21) — até sialorreia e vômitos, com bradicardia ou taquicardia, como normalmente observados nos casos de intoxicação por agentes anticolinesterásicos (para detalhes, ver Capítulo 18). Sendo assim, a intoxicação deve ser sempre considerada na lista de diagnósticos diferenciais em casos de emergências clínicas ou no óbito de um ou mais animais. Além disso, devem-se considerar também como situações suspeitas aquelas em que são encontradas, por exemplo, iscas de alimentos com substâncias suspeitas entremeadas ou óbitos repentinos de animais em um determinado ambiente, como rebanhos ou cardumes.

O relato de anamnese pelo proprietário ou responsável é fundamental para que se saiba sobre a rotina do animal: seu estado de saúde, sua alimentação, eventuais recebimentos de medicamentos e respectiva posologia, ou até mesmo se há a possibilidade de acesso a substâncias tóxicas; também se houve algum tipo de ameaça motivada por conflitos com familiares ou outros, que pudessem estar relacionados à intoxicação ou ao óbito do animal. Sendo assim, qualquer situação em que a intoxicação ou morte de animal sadio seja repentina e que tenha ocorrido por motivo desconhecido, violento ou suspeito, pode estar vinculada à ocorrência de intoxicação. Entretanto, para a configuração de intoxicação, deve-se estabelecer o nexo causal correlacionando-se a presença da substância tóxica com os sinais clínicos e/ou com os achados anatomopatológicos.

CADEIA DE CUSTÓDIA E COLETA DE VESTÍGIOS

O exame toxicológico se inicia por meio da criteriosa coleta de amostras (matrizes biológicas) para análise da substância de interesse (para detalhes, ver Capítulo 10). Entretanto, por conta da existência de diversas espécies animais, da natureza química das diferentes substâncias dos métodos analíticos e de suas limitações, é sempre necessário realizar a seleção adequada de matrizes (Quadro 41.1), a coleta, o armazenamento e o transporte corretos (Quadro 41.2), bem como verificar se o laboratório de toxicologia para onde o material será

QUADRO 41.1. Recomendação para coleta de amostras na necropsia

Em todas as necropsias	Casos em que a causa da morte continua incerta	Casos especiais*
Sangue periférico Urina Vômito Sangue cardíaco Conteúdo gástrico	Amostras de pelos (em cavalos, pelo da crina e/ou da cauda) Bile Fígado Pulmão Cérebro Rins	Humor vítreo Fluido cerebroespinhal Pele, gordura subcutânea e amostras de controle *Swabs* da pele ou membranas mucosas e amostras de controle Tecido muscular profundo Gordura subcutânea Hematoma (epidural, subdural) Líquido pericárdico Líquido pleural Osso e medula óssea Espécies entomológicas Chorume

*Quando o animal está em putrefação, deve-se considerar amostras alternativas, como humor vítreo e chorume.
Fonte: adaptado de Skopp (2010).

QUADRO 41.2. Matrizes para a análise toxicológica de acordo com os analitos suspeitos*

Matriz	Armazenamento	Analitos*
Água	Embalagem de vidro	Praguicidas, metais pesados, sais, nitratos, algas
Cérebro	Resfriamento; congelamento	Praguicidas, sódio, atividade da AChE
Conteúdo gástrico/fezes	Congelamento	Praguicidas, plantas, micotoxinas, outros toxicantes orgânicos
Fígado	Resfriamento; congelamento	Praguicidas, medicamentos, metais pesados
Gordura	Resfriamento; congelamento	Organoclorados, bifenila policlorada
Humor aquoso	Resfriamento	Potássio, nitratos, magnésio, amônia, praguicidas
Insetos	Vivos – frasco de vidro	Entomologia forense
	Mortos – frasco de vidro	Praguicidas, medicamentos, toxicantes orgânicos, metais pesados
Leite	Resfriamento	Organoclorados, medicamentos, bifenila policlorada
Local de aplicação	Resfriamento	Medicamentos
Pelo**	Seco, armazenado em papel	Praguicidas, metais pesados (arsênico), drogas de abuso
Pulmão	Resfriado e em recipiente a vácuo	Agentes voláteis (A)
Pulmão/baço	Resfriamento; congelamento	Barbitúricos, paraquat
Ração	Seca: armazenado em papel; úmida: congelamento	Praguicidas, metais pesados, ionóforos, sais, nitratos, micotoxinas, nutrientes, botulismo
Rim	Resfriamento; congelamento	Metais pesados, fluoracetato de sódio, fitotoxinas
Sangue total	Resfriamento	Praguicidas, inseticidas, atividade da AChE, metais pesados
Solo	Embalagem de vidro	Praguicidas, metais pesados
Soro	Resfriamento	Medicamentos, alcaloides, eletrólitos

*Considerar que a depender das drogas de abuso, seus princípios ativos e metabólitos, as matrizes de análise variaram de acordo com a substância suspeita.
**Deve-se considerar que a taxa de crescimento/troca de pelagem é variável entre as espécies; em equinos, considerar a pelagem da crina e da cauda.
Fonte: adaptado de Richardson (2000).

enviado preenche os requisitos necessários para realizar a análise almejada.

Para a garantia de origem e de rastreabilidade da prova pericial, a cena de crime onde o vestígio foi detectado deve ser preservada por agentes públicos oficiais (polícia, perito), que ficarão responsáveis pela guarda, preservação e destino do material, até que ele seja entregue nos laboratórios de análise. Portanto, como primeira providência, recomenda-se que o local onde a prova esteja não seja alterado e que antes do manuseio e coleta haja devido registro por imagens para ilustrar o laudo. Esse procedimento garante a **cadeia de custódia**, que é definida como: "o conjunto de todos os procedimentos utilizados para manter e documentar a história cronológica do vestígio, para rastrear sua posse e manuseio a partir de seu reconhecimento até o descarte". Caso haja a coleta de vestígios durante a necropsia, alguns parâmetros podem ser de utilidade, conforme exemplificado no Quadro 41.3.

De posse do vestígio, o toxicologista deve identificar a amostra atribuindo-lhe um código e deve fotografá-la para fins de registro; é necessário produzir formulário com informações provenientes do tipo de matriz e dos procedimentos laboratoriais detalhados, com a identificação do animal, informações clínicas e anatomopatológicas relevantes, bem como a suspeita de intoxicação de acordo com esses achados e relatos da anamnese, se houver, anexado (Anexo 41.1). O material restante deve ser pesado, registrado em livro e devidamente armazenado para possível utilização em caso de contraprova ou transporte, sempre vinculado ao número do laudo correspondente. Portanto, o fluxo de encaminhamento deve contemplar a cadeia de custódia até o fim da emissão do laudo toxicológico e, mesmo, na manutenção de sobras para eventual contraprova.

Caso não haja mais material biológico disponível para a realização de contraprova, é possível tentar realizar a análise toxicológica a partir de fragmentos de tecidos parafinados do animal, caso existam. Também, se mostrou possível realizar testes toxicológicos a partir de amostras de cadáveres embalsamados. Os tecidos mantidos em solução de formol a 10% em diferentes tempos de fixação também se mostraram úteis para tal fim; entretanto, esses estudos ainda são de caráter experimental e necessitam ser validados.

Exames toxicológicos para cadáver exumado

Após a morte, um cadáver animal pode ser inumado (enterrado), imerso (lançado em águas), cremado (incinerado), congelado ou mesmo deixado para se decompor a céu aberto. Caso tenha sido inumado, o corpo poderá ser exumado para fins periciais.

A **exumação** é o ato de desenterramento do cadáver; a posterior avaliação necroscópica e vestigiais encontrados próximos ao corpo constituem-se de importante ferramenta na investigação de *causa mortis*. Em seres humanos, é técnica utilizada em casos de suspeitas de intoxicação por agentes químicos diversos, desde medicamentos até praguicidas. Na investigação de óbitos de animais, não é de praxe realizar a exumação; entretanto, se o animal foi enterrado ou cremado, sem exame necroscópico, esse crime deixa de ser investigado por falta de exame toxicológico, mandatório ao diagnóstico das intoxicações. Estudos experimentais em animais demonstraram ser possível realizar a análise toxicológica para detecção de praguicidas em tecidos de animais exumados, embora as interferências *post mortem* sobre as substâncias químicas devam ser consideradas. Assim, além das regras para coleta de amostras *ante* e *post mortem* (ver Capítulo 10), alguns detalhes importantes devem ser respeitados na coleta de amostras obtidas em exumação.

É possível ocorrer a distribuição *post mortem* das substâncias e de seus metabólitos, a depender dos fatos ocorridos *ante mortem* (por exemplo, toxicocinética), e também das alterações *post mortem*, haja vista que, a depender do local da coleta da matriz e de seu estado de conservação, a concentração da substância ou de seus metabólitos pode ser variável, mesmo porque a substância e/ou seu(s) metabólitos(s) se difunde(m) do meio mais concentrado ao menos concentrado. Portanto, é importante lembrar que o intervalo *post mortem* (IPM) pode alterar a distribuição das substâncias. Esse processo pode ocorrer dentro do corpo, em seus diferentes tecidos, do corpo para fora, e de fora do corpo para dentro, motivo pelo qual o perito deve analisar também a região no entorno do cadáver em questão.

Mesmo que nesses casos o cadáver esteja em avançado estado de putrefação, é possível fazer a necropsia e colher material para o exame toxicológico. Matrizes

QUADRO 41.3. Achados de necropsia indicativos de intoxicação e que auxiliam no encaminhamento de vestígios para a análise toxicológica

Conteúdo
1. Material granular azulado, enegrecido ou prateado em cavidade oral/estômago/duodeno: praguicidas anticolinesterásicos.*
2. Material colorido (azul, verde, rosa) em conteúdo gástrico ou fecal: dicumarínicos.
3. Fragmentos de comprimidos em cavidade oral/estômago – coloração de acordo com a apresentação do medicamento.
4. Plantas que são tóxicas àquela espécie, de acordo com sinais e sintomas apresentados.
Odor
1. De alho: compostos organofosforados, à base de fósforo; arsênio.
2. Adocicado: clorofórmio ou outros hidrocarbonetos halogenados.
3. Frutado/aromático: solventes, etanol.

*É sempre importante questionar o proprietário/responsável pelo animal qual é o tipo de alimento que o animal costuma ingerir, pois não é incomum encontrar outro tipo de alimento com substâncias tóxicas no estômago.
Fonte: adaptado de Skopp (2010).

como fígado, humor vítreo, músculo cardíaco e esquelético, sangue e medula óssea podem ser utilizadas, porque as substâncias e/ou seus metabólitos podem permanecer viáveis para esse fim.

A terra é uma matriz complexa que pode e deve ser explorada no âmbito da toxicologia forense. Estudos relatam a análise de drogas ilícitas na terra, bem como seu padrão de desintegração, além de ser possível realizar a análise toxicológica da terra que recebeu a urina de usuários de drogas ilícitas. No caso da análise de praguicidas, deve-se pesquisar se houve aplicação prévia destes no solo, além de possibilidade de lixiviação, o que pode contaminar a amostra e influir no resultado final da análise.

No caso de cadáveres em decomposição, é necessário analisar o mapeamento das ilhas de decomposição, sobretudo as regiões do solo abaixo e na lateral do cadáver. O exame da terra é utilizado para avaliar o perfil de compostos orgânicos provenientes do cadáver; entretanto, pode ser adaptada à análise de outros compostos químicos, como praguicidas e substâncias lícitas e ilícitas, de acordo com as suspeitas. No caso de solo de túmulos de indivíduos com morte suspeita, deve-se considerar a análise da terra para complementar o exame toxicológico. A decomposição de cadáveres gera o que se denomina de necrochorume, o que pode contaminar lençóis freáticos, e que também pode impor consequências jurídicas.

São critérios que direcionam a solicitação de pesquisa toxicológica:

- Clínicos: pela análise de sinais clínicos e a progressão destes de acordo com o antídoto ministrado. Um exemplo é a utilização de atropina em casos de suspeita de intoxicação por anticolinesterásicos. Caso o paciente apresente melhora clínica e laboratorial ao ser monitorado pela coleta seriada de matriz sanguínea para análise toxicológica, esses resultados levam a suspeitar fortemente da contribuição dos anticolinesterásicos no quadro de intoxicação.
- Circunstanciais: parte do estudo do local de morte, depoimentos e presença de determinadas substâncias. Na realidade, poucos são os casos em que é feita a perícia em cenas de crimes em que há óbitos de animais por intoxicação, mas não raro os proprietários fotografam ou levam, junto com o animal, iscas ou vômito encontrados no ambiente.
- Anatomopatológicos: parte da análise histopatológica ou macroscópica, considerando as lesões encontradas decorrentes da ação de substâncias tóxicas
- Físico-químicos ou toxicológicos: seu princípio é o de isolar e identificar, na matriz examinada, as substâncias tóxicas suspeitas, por meio de métodos analíticos qualitativos e quantitativos específicos.
- Experimentais: quando os métodos analíticos se mostram ineficazes, podem-se utilizar animais de laboratório para testar o material suspeito, e observar a evolução dos sinais e sintomas.
- Médico-legais: por meio de uma análise sistemática e racional, une os critérios anteriores e os utiliza para sua análise, sendo os mais importantes o toxicológico e o anatomopatológico. Por essa vertente, verifica-se que o diagnóstico da intoxicação com finalidade de investigação médico-legal é multifatorial, sendo a análise toxicológica parte fundamental, mas não única para a conclusão da intoxicação.

Testes toxicológicos como provas periciais

As provas periciais anexadas ao processo destinam-se ao convencimento do juiz. Para tanto, os assistentes técnicos do autor e do réu deverão formular quesitos, destinados e que deverão ser respondidos pelo perito médico veterinário de confiança do juiz, e que reforcem a tese defendida pela parte para as quais trabalham. Assim, o assistente técnico do autor que processa um réu por suspeita de ter intoxicado seu animal deverá formular quesitos técnicos que relacionem o produto tóxico aos danos ao animal; mais do que isso, as provas processuais deverão vincular o réu ao fato alegado, a fim de demonstrar de maneira inequívoca que o suspeito é, de fato, o perpetrador do dano (de maneira direta, ou indireta; de maneira intencional ou acidental; com dolo ou culpa). De maneira oposta, o assistente técnico do réu deverá questionar, por meio da formulação dos quesitos, a técnica empregada para a análise, a impossibilidade da substância em causar sintomas ou danos apresentados pela quantidade ou local da economia corpórea analisada, a qualidade da amostra e sua validade, se houve a coleta e o armazenamento correto, ou mesmo se houve cadeia de custódia.

Resultados toxicológicos positivos devem ser analisados pelo perito quanto à motivação dolosa, culposa ou acidental, e a comprovação de existência ou inexistência de relação com a pessoa do réu, visto que essa classificação pode influir fortemente na decisão judicial.

Nem sempre os resultados laboratoriais refletem a verdade dos fatos, pois pode haver erro técnico. Assim, resultados falsos positivos durante a análise de substâncias químicas podem ser decorrentes de contaminação durante os testes de laboratório, a etiquetagem incorreta da amostra, transporte conjunto de várias amostras diferentes, recipiente coletor contaminado etc. Testes que resultem falso negativo são tão nocivos quanto os falso positivos, motivo pelo qual a realização de novo teste toxicológico sempre será de interesse para o esclarecimento da demanda. Logo, em virtude da importância da prova pericial para o desfecho da análise processual, ela pode ser questionada pela parte insatisfeita, que tem a premissa de requerer a realização de contraprova.

Por esse motivo, o descarte de provas vestigiais pelo laboratório deve obedecer à legislação vigente e, quando pertinente, somente ser realizada mediante autorização judicial. Nesse caso, o juiz questionará autor e réu quanto ao desejo de realização de contraprova; caso as partes não se manifestem nesse sentido, o material poderá ser legalmente descartado. A não observação dessas regras poderá caracterizar destruição indevida de prova judicial.

Os exames toxicológicos, além de complexos, podem ser caros, e devem ser custeados pela parte que solicita a perícia judicial de caráter cível. Muitos casos de suspeita de morte de origem criminosa não têm sido confirmados após a análise pericial, que inclusive pode comprovar que a morte ocorreu por causa diversa, que não a intoxicação. Em processos cíveis, em que se pleiteia perdas e danos, é prudente, portanto, a realização de exame anatomopatológico e toxicológico previamente ao início de proposição de demanda judicial. Esses exames podem ser realizados por médicos veterinários de instituições públicas ou privadas. Entretanto, deve-se considerar que no Brasil são poucos os laboratórios que realizam análises toxicológicas de rotina em matrizes provenientes de animais.

As demandas de caráter criminal são custeadas pelo Estado, pois são analisadas pelos investigadores da polícia científica por serem de interesse da coletividade. Os maus-tratos animais são considerados crimes, assim, o laudo toxicológico positivo que aponte o nexo de causalidade é essencial para a aplicação da condenação. Como toda cena de crime em que haja vestígio exige análise de corpo de delito, todo material biológico proveniente de suposta intoxicação de animal deveria ser investigado por laboratório de toxicologia.

No Brasil, a investigação criminal realizada pela polícia está a cargo da Secretaria de Segurança Pública (SSP) de cada estado, que se subdivide em Instituto Médico Legal (IML) e Instituto de Criminalística (IC). As análises toxicológicas relacionadas a processos criminais em seres humanos são realizadas pelo IML e destinam-se à procura de drogas de abuso ou toxicológica de outra natureza, em tecidos ou vísceras de seres humanos, especificamente. O IC, por sua vez, possui laboratório de química, destinado à busca de substâncias químicas em vestígios que não estejam em vísceras. Portanto, considerando-se que o IML realiza análises toxicológicas somente em seres humanos, as perícias toxicológicas em animais normalmente são realizadas por laboratórios de toxicologia universitários, ou em laboratórios governamentais ligados à área de saúde agropecuária distribuídos pelo país. Existem, também, laboratórios particulares que prestam atendimento para a realização de análises toxicológicas de produtos tóxicos mais comumente encontrados em sangue, urina e tecidos de animais.

Sensibilidade e especificidade da técnica laboratorial

É muito importante que o perito ou assistente técnico classifique o exame que embasou seu laudo ou parecer quanto à sensibilidade e especificidade do método analítico utilizado e considere a possibilidade de ter havido falso positivo ou falso negativo. Também, deve esclarecer se a natureza da análise é quantitativa, qualitativa ou ambas. Assim, o laudo pericial deverá expor qual o objeto da perícia, indicar qual a análise técnica ou científica utilizada para confecção do laudo, esclarecendo-a e demonstrando ser esta, predominantemente, aceita pelos especialistas da área do conhecimento da qual se originou.

A título de exemplo, nos crimes que envolvem utilização ou tráfico de drogas de abuso, por lei, determina-se a realização de exame preliminar de constatação. Como exemplo, tem-se a famosa reação colorimétrica para detecção de cocaína, em que a reação vestigial pode ou não resultar numa coloração azul. Tal reação colorimétrica positiva tem o condão de encaminhar a amostra suspeita para um segundo exame, denominado exame definitivo; este poderá confirmar, ou não, a identificação da cocaína. Esse segundo teste é muito mais específico e confiável que o primeiro, determinando se há ou não o produto suspeito na amostra. Dessa forma, uma primeira análise positiva poderá perder sua força probatória após segunda análise mais específica, que indique ser o vestígio negativo para determinado produto, ou, ao contrário, reforçar o achado do exame preliminar.

Existem métodos analíticos capazes de fornecer resultados específicos e com alta sensibilidade, de maneira simultânea para múltiplas substâncias, como por meio da espectrometria de massa; entretanto, nem sempre são de fácil acesso ou são inviáveis do ponto de vista do custo *versus* benefício.

Resultados toxicológicos

Os resultados das análises toxicológicas são denominados de laudos ou exames toxicológicos, a depender de quem o emite.

Equivocadamente, muitos exames produzidos laboratorialmente para terceiros são emitidos sob a nomenclatura de "laudo"; esse nome deve designar apenas documento emitido pelo perito (perito nomeado/louvado ou perito oficial), que será anexado aos autos, direcionado ao juiz. O perito de juiz é pessoa de sua confiança, e manifesta sua convicção pessoal após a análise das provas apresentadas pelas partes, bem como as manifestações em contrário. Os profissionais da polícia técnico-científica emitem laudos, por se tratarem de peritos oficias, concursados para tal fim. Assim, caso haja documento produzido por toxicologista contratado por autor ou réu, seja ele de instituição pública ou privada, ele será considerado assistente técnico da parte, e o documento trazido aos autos por ele será denominado parecer técnico ou meramente exame.

De posse dos resultados toxicológicos, o profissional deverá observar o disposto na Resolução n. 1.138/2016 (Código de Ética Médico Veterinário) que normatiza o sigilo das informações. Assim, não poderá prestar a empresas ou seguradoras, qualquer informação técnica sobre paciente ou cliente sem expressa autorização do responsável legal, exceto nos casos de ato praticado com dolo ou má-fé por uma das partes ou quando houver risco à saúde pública, ao meio ambiente ou por força judicial; facilitar o acesso e conhecimento dos prontuários, relatórios e demais documentos sujeitos ao sigilo profissional; revelar fatos que prejudiquem pessoas ou entidades sempre que o conhecimento advenha do exercício de sua profissão, ressalvados os atos de crueldade e os que interessam ao bem comum, à saúde pública, ao meio ambiente ou que decorram de determinação judicial.

Do ponto de vista processual, o exame toxicológico positivo é determinante para que o vestígio seja transformado em indício. Entretanto, incumbe ao perito médico veterinário correlacionar, ou não, a substância com o evento observado, pois a mera presença do produto em um material biológico não prova, por si só, a ocorrência de administração criminosa; daí a importância da análise circunstancial da ocorrência e da observação da cadeia de custódia. Quando na função de assistente técnico do autor ou do réu, o médico veterinário correlacionará os achados de acordo com seus interesses, desde que não fira a ética profissional.

É de total interesse da parte autora ou da parte ré, que se deparar com um primeiro laudo toxicológico que lhe seja desfavorável, solicitar a contraprova em material restante, e será tarefa do perito correlacionar o resultado com os danos alegados ou mesmo sua não participação no evento jurídico sob análise.

UTILIZAÇÃO PRÁTICA DA TOXICOLOGIA FORENSE

A título de exemplificar a utilização de análises periciais em animais pela justiça brasileira, o processo 0017247-24.2012.8.26.0050 – C-1554/13, de ação penal de crimes contra a fauna, foi emblemático, pois contou com a análise anatomopatológica e toxicológica para a condenação. Assim, 33 gatos, a maioria filhotes e quatro cães encontrados em cena de crime sofreram necropsia no Departamento de Patologia da Faculdade de Medicina Veterinária da Universidade de São Paulo (FMVZ-USP), em janeiro de 2012; cada um recebeu uma identificação, e deles foram coletados os coágulos intratorácicos para análise toxicológica. Na sua prática de eutanásia, a ré, que não era médica veterinária e que se intitulava protetora de animais, injetava cetamina, um anestésico, neles; porém, transpassava importantes estruturas torácicas, causando ruptura de vasos e perfuração pulmonar e cardíaca, causando a morte cruel por choque hipovolêmico e tamponamento cardíaco. Em diligência pericial foram encontrados frascos lacrados e outros abertos de cetamina no local do crime; na análise toxicológica a partir das matrizes biológicas obtidas, houve confirmação da presença da substância, o que configurou o nexo causal. Tal prova pericial permitiu a condenação da ré em 12 anos, seis meses e 14 dias em primeira instância, o que após a análise em segunda instância a condenação foi majorada para 16 anos, seis meses e 26 dias.

CONSIDERAÇÕES FINAIS

A investigação laboratorial de substâncias tóxicas em tecidos animais e sua qualificação e quantificação são determinantes para as decisões judiciais. Assim, deve ser realizada com precisão para que possa embasar adequadamente o juízo.

Em tais casos suspeitos, a análise clínica e/ou anatomopatológica, investigação toxicológica e mesmo demandas judiciais são caras e trabalhosas, o que pode superar, muitas vezes, a capacidade financeira e a vontade que um autor de processo possa vir a possuir. Ainda assim, é recomendado que esses exames precedam, se possível, o início de processos judicias, tamanha a importância do laudo judicial na sentença final. Deve-se ter em mente que a perda de demanda judicial traz não somente desconforto emocional, mas também consequências monetárias. Outro fato fundamental que deve ser lembrado é que por depender da apresentação de provas, nem sempre o ganhador da causa é quem está com a razão, e sim, quem melhor convence o juiz da causa; portanto, é altamente relevante a obtenção de todas as provas possíveis, de maneira criteriosa e minuciosa, sempre procurando garantir a cadeia de custódia.

As questões judiciais envolvendo atendimentos clínicos ou de contaminação ambiental costumam considerar a análise toxicológica como foco principal. Durante diligências, o perito deve solicitar a apresentação de documentos que comprovem a compra e a venda de substâncias químicas, tais como medicamentos e praguicidas, bem como de outros compostos que possam ser confrontados com níveis destes nos vestígios periciais. Esse fato comprova a legalidade ou ilegalidade de seu uso, embora, por exemplo, não isente de erros de cálculo de dose ou a via de administração inadequada.

Os médicos veterinários devem estar devidamente capacitados para diagnosticar eventuais intoxicações acidentais ou decorrentes de maus-tratos em ambiente ambulatorial, a fim de solicitar exames clínicos e toxicológicos adequados aos casos clínicos que atender. Também devem bem atuar nos casos judiciais em que exerçam função de peritos ou assistentes técnicos.

Vale também destacar a importância da existência de mais laboratórios de toxicologia especializados na análise de tecidos animais, tanto para análises clínicas como também aquelas que respondam às demandas da área de análise toxicológica de produtos e subprodutos de origem animal.

BIBLIOGRAFIA

1. AITKENHEAD-PETERSON, J.A.; OWINGS, C.G.; ALEXANDER, M.B.; et al. Mapping the lateral extent of human cadaver decomposition with soil chemistry. *Forensic Science International*, v. 216, n. 1-3, p. 127-34, 2012.
2. AKCAN, R.; HILAL, A.; DAGLIOGLU, N.; et al. Determination of pesticides in postmortem blood and bone marrow of pesticide treated rabbits. *Forensic Science International*, v. 189, n. 1-3, p. 82-7, 10 ago. 2009.
3. ASCIONE, F.R. Battered women's reports of their partners' and their children's cruelty to animals, In: LOCKOOD, R.; ASCIONE, F.R. (Org.). *Cruelty to animals and interpersonal violence – Reading in research and Application. Cruelty to Animals and interpersonal violence – Reading in Research and application*. Indiana: Purdue University Press, 1997.
4. BAILEY, D. Coleta de vestígios em locais de maus-tratos aos animais – Parte II. *Tratado de Medicina Veterinária Legal*, 2017.
5. BENNINGER, L.A.; CARTER, D.O.; FORBES, S.L. The biochemical alteration of soil beneath a decomposing carcass. *Forensic Science International*, v. 180, n. 2-3, p. 70-5, 2008.
6. BISCHOFF, K.J. Equine feed contamination and toxicology. Translational Animal Science, v. 2, n. 1, p. 111-8, 2018.
7. BRASIL. Ministério da Justiça. Secretaria Nacional de Segurança Pública. Portaria nº 82, de 16 de julho de 2014. Estabelece as diretrizes sobre os procedimentos a serem observados no tocante à cadeia de custódia de vestígios. Diário Oficial da União, Brasília, 16 de julho de 2014.
8. ______. *Lei nº 13.105, de 16 de março de 2015*. Institui o Código de Processo Civil. Diário Oficial da União, Brasília, DF, 17 março 2015. Disponível em: https://www.planalto.gov.br/ccivil_03/_ato2015-2018/2015/lei/l13105.htm. Acesso em: 20 fev. 2019.
9. ______. Código de Processo Penal. decreto lei nº 3.689, de 03 de outubro de 1941. Disponível em: http://www.planalto.gov.br/CCIVIL/Decreto-Lei/Del3689.htm. Acesso em: 1 jul. 2018.
10. BULCÃO, R.; SPINOSA, H.S. Reconhecimento de intoxicações de natureza intencional. *Tratado de Medicina Veterinária Legal*, 2017.
11. BUTZBACH, D.M. The influence of putrefaction and sample storage on post-mortem toxicology results. *Forensic Science, Medicine, and Pathology*, v. 6, n. 1, p. 35-45, mar. 2010.
12. CARTISER, N.; BÉVALOT, F.; FANTON, L.; et al. State-of-the-art of bone marrow analysis in forensic toxicology: a review. *International Journal of Legal Medicine*, v. 125, n. 2, p. 181-98, mar. 2011.
13. CASTILHO, V.V. Atuação do perito em medicina veterinária. *Tratado de Medicina Veterinária Legal*, 2017.
14. CAZENAVE, S.O.; ITHO, S.F.; LANARO, R.; et al. Aldicarb: uma possibilidade de análise com finalidade forense. *Revista Brasileira de Toxicologia*, v. 18, p. 105-11, 2005.
15. CHASIN, A.A.A. Parâmetros de confiança analítica e irrefutabilidade do laudo pericial em toxicologia Forense. *Revista Brasileira de Toxicologia*, v. 14, n. 1, p. 40-6, 2001.
16. CONSELHO FEDERAL DE MEDICINA VETERINÁRIA. Resolução nº 1138, de 16 de dezembro de 2016. Aprova o código de Ética do Médico Veterinário. Brasília: Diário Oficial da União, 25/01/2017, Secção 1, p. 107-109. Disponível em: http://portal.cfmv.gov.br/portal/lei/index/id/508. Acesso em: 20 fev. 2019.
17. DE SIQUEIRA, A.; RODRIGUES, K.B.A.; GONÇALVES-JÚNIOR, V.; et al. Exhumation of Wistar rats experimentally exposed to the carbamate pesticides aldicarb and carbofuran: A pathological and toxicological study. *Experimental and Toxicologic Pathology*, v. 68, n. 6, p. 307-14, 2016.
18. DE SIQUEIRA, A., SALVAGNI, F.A., YOSHIDA, A.S., et al. Poisoning of cats and dogs by the carbamate pesticides aldicarb and carbofuran. *Research in Veterinary Science*, v. 102, p. 142-9, 2015.
19. DELABARDE, T., KEYSER, C., TRACQUI, A., et al. The potential of forensic analysis on human bones found in riverine environment. Forensic Science International, v. 228, n. 1-3, p. e1-e5, 2013.
20. ESPÍNDULA, A. Perícia criminal e cível: uma visão geral para peritos e usuários da perícia. 4.ed. Campinas: Millenium Editora, 2013.
21. FRANÇA, G.V. Traumatologia Médico-legal. In: ______. *Medicina Legal*. 10.ed. Capítulo 4. Rio de Janeiro: Guanabara Koogan, 2015, p. 89-93.
22. GEROSTAMOULOS, D.; BEYER, J.; STAIKOS, V.; et al. The effect of the postmortem interval on the redistribution of drugs: a comparison of mortuary admission and autopsy blood specimens. *Forensic Science, Medicine and Pathology*, v. 8, n. 4, p. 373-9, 2012.
23. GOMES, M.A.F.; FILIZOLA, H.F.; DE SOUZA, M.D.; et al. Amostragem de solos para análise de agrotóxicos. In: FILIZOLA, H.F.; GOMES, M.A.F.; SOUZA, M.D. *Manual de procedimentos de coleta de amostras em áreas agrícolas para análise da qualidade ambiental: solo, água e sedimentos*. Embrapa Meio Ambiente, 2006.
24. GRAY, B.; VILJANTO, M.; MENZIES, E.; et al. Detection of prohibited substances in equine hair by ultra-high performance liquid chromatography-triple quadrupole mass spectrometry – application to doping control samples. *Drug Test Anal*, 2018
25. GRELLNER, W.; GLENEWINKEL, F. Exhumations: synopsis of morphological and toxicological findings in relation to the

postmortem interval. Survey on a 20-year period and review of the literature. *Forensic Science International*, v. 90, n. 1-2, p. 139-59, 10 nov. 1997.

26. GWALTNEY-BRANT, S.M. Veterinary Forensic Toxicology. *Veterinary Pathology*, v. 53, p. 1067-77, 2016.
27. HERIBERT, M. Detection of Anticoagulant Residues by a New HPLC Method in Specimens of Poisoned Animals and a Poison Control Case Study. *Journal of Analytical Toxicology*, v. 29, n. 6, p. 556-63, 2005. In: McDonough SP, Southard
28. KÄFERSTEIN, H.; STICHT, G.; MADEA, B. Chlorprothixene in bodies after exhumation. *Forensic Science International*, v. 229, n. 1-3, p. e30-4, 10 jun. 2013.
29. KENNEDY, M. Interpreting postmortem drug analysis and redistribution in determining cause of death: a review. *Pathology and Laboratory Medicine International*, v. 7, p. 55-62, 2015.
30. LECH, T. Exhumation examination to confirm suspicion of fatal lead poisoning. Forensic Science International, v. 158, n. 2-3, p. 219-23, 10 maio 2006.
31. MACHADO, M.M. Importância da cadeia de custódia para prova pericial. *Revista Criminalística e Medicina Legal*, v.2, n. 1, 2017.
32. MAGALHÃES, E.J. Desenvolvimento de métodos para quantificação de drogas em matrizes de interesse forense. 2012. (Doutorado em Química) – Departamento de Química, Universidade Federal de Minas Gerais, Belo Horizonte.
33. MARDAL, M.; KINYUA, J.; RAMIN, P.; et al. Screening for illicit drugs in pooled human urine and urinated soil samples and studies on the stability of urinary excretion products of cocaine, MDMA, and MDEA in Wastewater by hyphenated mass spectrometry techniques. *Drug Testing and Analysis*, v. 9, n. 1, p. 106-14, 2017.
34. MCINTYRE, I.M. Liver and peripheral blood concentration ratio (L/P) as a marker of postmortem drug redistribution: a literature review. *Forensic Science, Medicine and Pathology*, v. 10, n. 1, p. 91-6, 2014.
35. MEDEIROS, R.M.T.; GÓRNIAK, S.L.; GUERRA, J.L. Efeitos da administração de ração contendo leite de cabra alimentada com sementes de Crotalaria spectabilis a ratos em crescimento. *Brazilian Journal of Veterinary Research and Animal Science*, Brasil, v. 36, n. 2, p. 97-100, jan. 1999.
36. MELITO, A.L; FLORIO, J.C. Detecção e quantificação de aldicarb por cromatografia líquida de alta resolução acoplada a detector UV em amostras de sangue de cães. *Revista Brasileira de Toxicologia*, v.19, n. 2, p. 95-101, 2006.
37. MIRZA, F.H.; ADIL, S.E.; MEMON, A.A.; et al. Exhumation – Nuisance to the dead, justified? *Journal of Forensic and Legal Medicine*, v. 19, n. 6, p. 337-40, 2012.
38. MURPHY, M.J. Toxicology and the law. In: GUPTA, R.C. (Ed.). Veterinary Toxicology: *Basic and Clinical Principles*. 2.ed. Amsterdam: Academic Press/Elsevier, 2012, p. 187-206.
39. NIKOLAOU, P.; PAPOUTSIS, I.; DONA, A.; et al. Toxicological analysis of formalin-fixed or embalmed tissues: A review. *Forensic Science International*, v. 233, n. 1-3, p. 312-9, 2013.
40. OGA, S.; CAMARGO, M.M.A.; BATISTUZZO, J.A.O. *Fundamentos de Toxicologia*. 4.ed. Atheneu: São Paulo, 2014
41. OLIVEIRA-FILHO, J.C.; CARMO, P.M.; PIEREZAN, F.; et al. Intoxicação por organofosforado em bovinos no Rio Grande do Sul. Poisoning by organophosphate in cattle in southern Brazil. *Pesquisa Veterinária Brasileira*, v. 30, n. 10, p. 803-6, 2010.
42. OTIENO, P.O.; LALAH, J.O.; VIRANI, M.; et al. Carbofuran and its toxic metabolites provide forensic evidence for furadan exposure in vultures (Gyps africanus) in Kenya. *Bulletin of Environmental Contamination and Toxicology*, v. 84, p. 536-44, 2010.
43. PAL, R., MEGHARAJ, M., KIRKBRIDE, K.P., et al. Biotic and abiotic degradation of illicit drugs, their precursor, and by-products in soil. *Chemosphere*, v. 85, n. 6, p. 1002-9, 2011.
44. PASSAGLI, M.F. *Toxicologia Forense: Teoria e prática*. 4.ed. Campinas: Millenium Editora, 2013.
45. PETERS, F.T.; DRUMMER, O.H.; MUSSHOFF, F. Validation of new methods. *Forensic Science International*, v. 165, n. 2-3, p. 216-24, 2007.
46. POUNDER, D.J.; JONES, G.R. Post-mortem drug redistribution – a toxicological nightmare. *Forensic Science International*, v. 45, n. 3, p. 253-63, 1990.
47. PROENÇA, P.; TEIXEIRA, H.; DE MENDONÇA, M.C.; et al. Aldicarb poisoning: one case report. *Forensic Science International*, v. 146, p. S79–81, 2 dez. 2004. Suppl.
48. PUSCHNER, B.; GALEY, F.D. Diagnosis and approach to poisoning in the horse. *Veterinary Clinics of North America: Equine Practice*, v. 17, n. 3, 2001.
49. RICHARDSON, T. Pitfalls in forensic toxicology. *Annals of Clinical Biochemistry*, v. 37, n. 1, p. 20-44, 2000.
50. SAAR, E.; BEYER J.; GEROSTAMOULOS, D.; et al. The time-dependant post-mortem redistribution of antipsychotic drugs. *Forensic Sci Int*, v. 222, n. 1-3, p. 223-7, 10 out. 2012.
51. SALVAGNI, F.A.; DE SIQUEIRA, A.; FUKUSHIMA, A.R.; et al. Animal serial killing: The first criminal conviction for animal cruelty in Brazil. *Forensic Science International*, v. 267, p. e1-e5, 2016.
52. SALVAGNI, F.A.; DE SIQUEIRA, A.; MARIA, A.C.B.E. Patologia veterinária forense: aplicação, aspectos técnicos e relevância em casos com potencial jurídico de óbitos de animais. *Clin Vet*, v. 112, p. 58-73, 2014.
53. SAMS, R.; PIZZO, P. Detection and Identification of Ketamine and its Metabolites in Horse Urine. *Journal of Analytical Toxicology*, v. 11, n. 2, p. 58-62, 1987.
54. SANTOS FILHO, A.M.P.; MAYRINK, R.R. Medicina Veterinária Forense. In: ______. *Ciências Forenses: Uma introdução às principais áreas da criminalística moderna*. 3.ed. Campinas: Millenium Editora, 2012.
55. SKOPP, G. Postmortem toxicology. *Forensic Science, Medicine, and Pathology*, v. 6, n. 4, p. 314-25, 2010.
56. ______. Preanalytic aspects in postmortem toxicology. *Forensic Science International*, v. 142, n. 2-3, p. 75-100, 2004.
57. SOUTHARD, T. Toxicology Testing. In: MCDONOUGH, S.P.; SOUTHARD, T. (Eds.). *Necropsy guide for dogs, cats and Small Mammals*. Hoboken, N.J.: Wiley Blackwell, 2017, p. 175-7.
58. TECLES, F.; CERÓN, J.J. Determination of whole blood cholinesterase in different animal species using specific substrates. *Research in Veterinary Science*, v. 70, n. 3, p. 233-8, 2001.
59. THIEME, D.; PESCHEL, O.; FISCHER, F.; et al. Multi target analysis of putrefactive specimens by liquid chromatography-tandem mass spectrometry to prove multiple poisonings by hypnotics and muscle relaxants. *Drug Test Analysis*, v. 1, n. 4, p. 156-61, 2009.
60. TRIBUNAL DE JUSTIÇA DO ESTADO DE SÃO PAULO, COMARCA DE SÃO PAULO, FORO CENTRAL CRIMINAL BARRA FUNDA, 9ª VARA CRIMINAL. Acórdão. Processo n. 0017247-24.2012.8.26.0050 – C-1554/13. Ré: Dalva Lina da Silva.
61. UEKUSA, K.; HAYASHIDA, M.; OHNO, Y. Forensic toxicological analyses of drugs in tissues in formalin solutions and in fixatives. *Forensic Science International*, v. 249, p. 165-72, 2015.
62. XAVIER, F.G.; RIGHI, D.A.; FLORIO, J.C.; et al. Cromatografia em camada delgada para o diagnóstico da intoxicação por aldicarb ("chumbinho") em cães e gatos. *Arq. Bras. Med. Vet. Zootec*, v. 59, n. 5, p.1231-5, 2007.
63. XAVIER, F.G.; RIGHI, D.A.; SPINOSA, H.S. Toxicologia do praguicida aldicarb ("chumbinho"): aspectos gerais, clínicos e terapêuticos em cães e gatos. *Cienc. Rural*, v. 37, n. 4, p. 1206-11, 2007.

ANEXO I:

nº registro:__________

FORMULÁRIO DE ENTRADA PARA EXAME TOXICOLÓGICO DE ANIMAIS
(Modelo)
Nome, endereço e CNPJ do laboratório
Dados do responsável técnico

1. FICHA DE CUSTÓDIA LABORATORIAL:
Nome do entregador: ____________________
RG/CPF: ____________________
Contato (cel. e e-mail): ____________________
Assinatura do entregador: ____________________
Nome do recebedor/coletor: ____________________
Assinatura do recebedor/coletor: ____________________
O material chegou ao laboratório por meio de custódia judicial? Sim ( ) Não ( )
Inquérito Policial: ( ) Não ( ) Sim nº do IP ____________________
Material coletado diretamente no laboratório? ____________________ Sim ( ) Não ( )

2. DADOS DO ANIMAL:
Nome: ____________________ Idade: ________ ( ) Desconhecido
Espécie animal (____________________) ( ) Desconhecido
Sexo do animal: ( ) Macho ( ) Fêmea ( ) Desconhecido

3. DADOS DA AMOSTRA:
Tipo de tecido:
( ) Conteúdo estomacal ( ) Fígado ( ) Humor vítreo
( ) Pelo* ( ) Saliva ( ) Sangue ( ) Urina ( ) Outros
*Cor predominante do pelo: ____________________
Data, local e hora da coleta: ____________________
Método de transporte/conservação do material:____________________

4. CONDIÇÕES DA AMOSTRA
( ) Fresca ( ) Autolisada ( ) Putrefata ( ) De exumação (....)
( ) Refrigerada ( ) Congelada

5. FINALIDADE DO EXAME:
( ) Acompanhamento clínico
( ) Forense
( ) Doping
( ) Seguro
( ) Outro (Qual?) ____________________

6. BREVE HISTÓRICO DO CASO E SUSPEITA CLÍNICA:
____

Local, data

____

Capítulo 42

Doping e controle antidopagem

Maria Santina Moral
João Heckmaier

INTRODUÇÃO

O termo doping refere-se ao uso ilícito de agentes químicos e/ou físicos (por exemplo, terapia por ondas de choque) com o intuito de modificar o resultado em atividade esportiva. Esse termo foi empregado pela primeira vez no final do século XIX referindo-se a uma mistura de ópio e narcóticos usada para cavalos.

O uso de diferentes recursos para aumentar o desempenho de atletas é conhecido desde os jogos olímpicos realizados na antiga Grécia. Em medicina veterinária, há relatos de que na Roma Antiga, a mistura de água e mel (hidromel) era administrada aos cavalos para melhorar o desempenho desses animais nas corridas de biga. Além do mel, outras substâncias também foram utilizadas para melhorar o desempenho de cavalos, como sementes de anis, café, chá, bebidas alcoólicas (champanhe, uísque) alcaloides de origem vegetal etc.

Por outro lado, a primeira tentativa para coibir o doping surgiu em 1666, na Inglaterra, com um regulamento que proibiu o uso de substâncias nas corridas. O primeiro caso positivo de controle antidopagem ocorreu em 1903, quando se injetou saliva de cavalo em sapo, sendo observado efeito estimulante neste animal. Posteriormente, empregou-se no controle antidopagem um teste biológico, a prova de Straub, na qual o fluido biológico do cavalo suspeito era injetado em camundongo, que respondia com ereção da cauda, indicando o uso de morfina.

O controle antidopagem tem evoluído bastante e continua sendo um desafio estimulante aos químicos analistas, pois o trabalho envolve constante pesquisa e atualização das técnicas e equipamentos analíticos, como as metodologias "ômicas" (conjunto de técnicas moleculares que auxiliam na compreensão das diferentes moléculas biológicas que dão funcionalidades a um organismo), associados a punições cada vez mais rigorosas aos infratores.

No Brasil, o termo doping foi utilizado nos meios turfísticos a partir da década de 1940. No país, as associações de criadores de equinos são regulamentadas pelo Ministério de Agricultura, Pecuária e Abastecimento (Mapa), no que se refere às atividades esportivas e de criação. A Confederação Brasileira de Hipismo (CBH), que é filiada à Federação Equestre Internacional (FEI), regulamenta os esportes equestres, como o salto, o adestramento, o enduro, as rédeas, entre outros, possuindo cada um deles regulamento próprio. Outras modalidades equestres, como a baliza, o tambor e o laço, são regulamentadas por associações de criadores das raças e devem seguir as normas instituídas pelo Mapa. As corridas de cavalos são regulamentadas pelo Código Nacional de Corrida (CNC), e também devem seguir as exigências do Mapa.

CONTROLE ANTIDOPAGEM

O controle antidopagem nos esportes equestres tem as seguintes finalidades principais:

- Colaborar com a manutenção da saúde e do bem-estar do animal e das pessoas participantes.
- Preservar a ética e a confiabilidade dos esportes garantindo clareza e igualdade de condições entre os competidores.
- Garantir o aprimoramento da raça.
- Dar credibilidade nos jogos de apostas.

Há o doping positivo e o doping negativo. O primeiro caso refere-se ao uso de substâncias químicas para melhorar o desempenho do animal, como estimulantes e analgésicos administrados antes da corrida. No doping negativo, diminui-se o potencial de desempenho do animal, por exemplo, deprimindo o sistema nervoso central e, assim, manipulando financeiramente o jogo. Por outro lado, no salto e no adestramento, o doping negativo pode melhorar a resposta atlética de animal excessivamente nervoso.

O diurético furosemida é utilizado em equinos nos casos de hemorragia pulmonar induzida por esforço, o que poderia melhorar o desempenho do animal. Além disso, esse diurético pode reduzir o peso corporal (até 4%) sem diminuir sua capacidade muscular, bem como pode encobrir o uso de outras substâncias ao diluí-las, mascarando os resultados do exame antidoping.

É também considerado doping o uso não intencional ou acidental de substâncias químicas, que, por desconhecimento, podem estar presentes na formulação do medicamento administrado ao animal ou em decorrência da ingestão de alimentos contaminados (veja adiante).

A penalidade decorrente do resultado positivo no exame antidoping recai sobre o responsável oficial do animal, que em cada modalidade varia; por exemplo, na corrida, o responsável é o treinador, já no salto e no adestramento é o cavaleiro.

TERAPIA MEDICAMENTOSA E DOPING

O cavalo atleta pode receber tratamento empregando meios físicos e químicos antes das competições. No caso de meios físicos, há o emprego do aparelho de "ondas de choque" (*shock wave therapy*), que promove efeito analgésico local. Esse recurso é permitido somente cinco dias antes da primeira inspeção veterinária, que é o momento que indica o início do evento, no qual o médico veterinário oficial do evento faz a identificação e a avaliação clínica do cavalo.

Quanto ao uso de medicamentos antes da competição, o médico veterinário deve conhecer o período de **depuração** (também chamado de período de depleção, ou, em inglês, *clearance*) do medicamento. Esse período é o intervalo de tempo entre a suspensão da medicação até o momento da competição, para que resíduos da "substância proibida" ou seus metabólitos não sejam encontrados no material biológico coletado do cavalo atleta.

O tempo de eliminação total de uma determinada substância química é estimado entre 4 e 5 meias-vidas (t½). A **meia-vida** é o tempo necessário para que a concentração plasmática da substância química se reduza pela metade (para detalhes, ver Capítulo 2). O **tempo de eliminação** também é chamado de *t wash out*. Essa informação é usada pelo médico veterinário para definir o momento da suspensão do tratamento do cavalo, a fim de evitar a detecção da medicação no exame antidoping. Portanto, o médico veterinário deve conhecer as características farmacocinéticas do medicamento para estabelecer uma conduta terapêutica adequada, sem risco para o animal e evitando o resultado positivo no exame antidoping.

Os medicamentos mais associados ao doping são aqueles que interferem nas funções dos sistemas respiratório, cardiovascular e musculoesquelético, seguidos dos estimulantes e depressores do sistema nervoso central, os anti-inflamatórios e os analgésicos. Há, ainda, a utilização de medicação tópica que associada ao doping, como a capsaicina (princípio ativo encontrado em várias pimentas) que, quando administrada por essa via, tem como efeito principal a analgesia de pele, articulações e músculos. Porém, a capsaicina aplicada sob fricção na pele ou quando esse local sofre um trauma, mesmo que pequeno, provoca grande efeito doloroso, uma vez que estimula os nociceptores (receptores sensoriais que enviam o sinal, promovendo a percepção da dor) nas terminações nervosas. Nessa situação, pode interferir, por exemplo, no desempenho do cavalo de salto quando aplicada na região do metacarpo; o medo da dor faz com que o animal evite o toque do membro no obstáculo.

Anualmente, a FEI atualiza a lista das medicações de uso controlado e das substâncias banidas para os equinos, a qual passa a vigorar no ano subsequente. Para o ano de 2019, por exemplo, na categoria de anabolizantes, foram incluídos na lista das substâncias banidas vários ésteres de esteroides anabolizantes, androsterona e testosterona, os quais foram considerados de risco para o bem-estar do equino e pelo alto potencial de abuso. Por outro lado, na categoria dos analgésicos, a gabapentina e o paracetamol foram retirados da lista de substâncias banidas e passaram para o grupo de medicações controladas, uma vez que estão sendo empregadas na prática clínica veterinária para o controle da dor. Dentre os antiarrítmicos, a amiodarona e a procainamida passaram também para o grupo de medicações controladas, pois são usadas no tratamento de taquicardia ventricular e fibrilação ventricular. Por outro lado, foram introduzidos vários bifosfonados (alendronato, zoledronato) na categoria substâncias banidas, juntamente com alguns diuréticos (azosemida e epierenona), uma vez que o uso dessas substâncias é considerado um risco ao bem-estar animal. Dentre os sedativos, a medetomidina e a alfacasozepina entraram na lista dos medicamentos de uso controlado, bem como alguns estimulantes (dopamina, doxapram) usados na prática da anestesia de equinos.

CLASSIFICAÇÃO DAS SUBSTÂNCIAS QUÍMICAS ENVOLVIDAS NO DOPING

As substâncias químicas envolvidas no doping podem ser classificadas em substâncias que elevam, diminuem ou restituem o potencial de desempenho do animal e, também, substâncias químicas de uso não intencional ou acidental. A seguir, são apresentados os diferentes grupos.

Substâncias químicas que elevam o potencial de desempenho do animal

Neste grupo encontram-se as substâncias químicas de rápido efeito estimulante e as substâncias químicas administradas terapeuticamente. Assim, tem-se:

Substâncias químicas de rápido efeito estimulante: são geralmente administradas antes da corrida. Esses estimulantes do sistema nervoso central podem ter ação predominante no córtex cerebral, bulbo ou medula. Os estimulantes corticais diminuem a sensação de fadiga, aumentam a atividade motora e levam à excitação; são eles: cafeína, anfetamina, metanfetamina, metilfenidato e cocaína. Os estimulantes bulbares (analépticos respiratórios) não são seletivos, podendo aumentar a ventilação pulmonar e também exercer efeitos estimulantes em outras áreas do sistema nervoso central; são exemplos: a teofilina, a niquetamina e o doxapram. Como estimulante medular tem-se a estricnina, substância de uso proscrito no Brasil.

Nesse grupo de substâncias que aumentam o desempenho em equinos devem ser considerados também os hipnoanalgésicos (opioides), como a morfina, a codeína, o butorfanol e a fentanila. Esses medicamentos, quando empregados em doses cerca de 10 vezes abaixo da dose terapêutica (para promoção de analgesia), provocam (ao contrário do que ocorre em humanos e cão, por exemplo) o aumento da atividade motora nessa espécie animal.

Substâncias químicas administradas terapeuticamente: têm como objetivo fortalecer o animal, como os esteroides anabolizantes que são empregados no período de convalescença, para auxiliar na recuperação do animal acometido de enfermidade debilitante. Outros exemplos são o hormônio liberador de gonadotrofina (GnRH) e a relaxina. O GnRH é um neuropeptídio, que é capaz de aumentar a concentração de testosterona no sangue. A relaxina, um hormônio proteico que pertence à superfamília da insulina, tem sua utilização proibida nas competições por aumentar o desempenho atlético em razão de sua capacidade de dilatar os vasos sanguíneos ao redor dos músculos lisos, por meio da ação do óxido nítrico, resultando no aumento do aporte de sangue e suprimento de oxigênio nos tecidos.

Substâncias químicas que diminuem o potencial de desempenho do animal

Essas substâncias deprimem o sistema nervoso central, produzindo o doping negativo. Nesse grupo tem-se: os relaxantes musculares de ação central (guaifenesina, xilazina, detomidina), os tranquilizantes maiores (acepromazina) e os tranquilizantes menores (benzodiazepínico). Essas substâncias químicas, em dose terapêutica, diminuem a capacidade atlética do animal e têm a finalidade de prejudicar seu desempenho, geralmente, visando à manipulação do jogo, no caso da corrida. Por outro lado, em doses menores, esses medicamentos podem auxiliar o desempenho do animal extremamente excitado, possibilitando competir com maior eficiência no salto e até no adestramento.

Substâncias que restituem o potencial de desempenho do animal

Essas substâncias químicas restituem o potencial de desempenho do animal que foi temporariamente afetado por acidente ou por doença. Pertencem a esse grupo: os anti-inflamatórios, os analgésicos, a eritropoietina, a furosemida, os anestésicos locais e os agentes neurolíticos.

- Anti-inflamatórios: estes podem ser **esteroidais**, também denominados de corticoides (dexametasona), os quais são essencialmente empregados para redução do processo inflamatório; e os **não esteroidais** – Aines (fenilbutazona, flunixina meglumina). Os corticoides apresentam vários efeitos colaterais, como retardo na cicatrização e na regeneração osteocartilaginosa; o uso prolongado pode causar imunossupressão. Os Aines reduzem a inflamação e a dor, porém podem produzir lesões gastrointestinais e toxicidade renal. Há ainda alguns Aines, como a dipirona, que, embora apresentem mínimo efeito anti-inflamatório, mostram grande efeito analgésico.
- Eritropoietina: é uma glicoproteína sintetizada principalmente pelo rim, que eleva os níveis de eritrócitos sanguíneos, incrementando a troca de oxigênio, resultando, assim, no aumento da resistência ao exercício físico. Seu uso indevido pode causar anemia grave ou mesmo fatal.

- Furosemida: é diurético de alça que, como anteriormente comentado, em equinos é empregado nos casos de hemorragia pulmonar induzida por esforço, pode reduzir o peso corporal sem diminuir a capacidade muscular, além de encobrir o uso de outras substâncias ao diluí-las na urina, mascarando os resultados do exame antidoping.
- Anestésicos locais e agentes neurolíticos: a lidocaína e a procaína são exemplos de anestésicos locais. Dentre os agentes neurolíticos, tem-se o álcool etílico e o fenol. Os primeiros bloqueiam as estruturas nervosas responsáveis pela condução do estímulo doloroso, enquanto os agentes neurolíticos as destroem.

Substâncias químicas de uso não intencional ou acidental

As substâncias químicas de uso não intencional ou acidental associadas ao doping são aquelas presentes na ração do animal ou na medicação; porém, se desconhece sua presença. É o caso, por exemplo, de teobromina encontrada em rações industrializadas, que contêm torta de cacau como conteúdo de fibras em suas formulações. A isoxsuprina – um agonista dos receptores beta$_2$-adrenérgicos, que produz vasodilatação periférica, primariamente, apenas no músculo esquelético, com pouco efeito sobre o fluxo sanguíneo cutâneo – quando misturada na ração, na forma de pó, pode tornar-se fonte de contaminação da baia, de cochos e de utensílios, detectando-se sua presença por até 10 semanas após a interrupção de tratamento.

Para auxiliar na distinção entre a administração indevida e a ingestão natural, foi definido internacionalmente um limite máximo permitido na urina e no sangue dos animais para algumas substâncias. É o caso, por exemplo, da flunixina meglumina, da fenilbutazona e do naproxeno. Isso se deveu a um estudo de contaminação ambiental que avaliou a presença na serragem da cama das baias de animais tratados com esses anti-inflamatórios. Observou-se que a urina depositada na serragem da baia do cavalo tratado era capaz de tornar positivo o exame de um cavalo que não recebeu o medicamento mas que utilizou a mesma cama da baia. Por isso, recomenda-se que animais de competição que estejam em tratamento com anti-inflamatórios ou outros medicamentos tenham a cama trocada diariamente.

Outras medidas preventivas também podem ser adotadas para evitar a contaminação ambiental, por exemplo, o isolamento do animal em tratamento, o oferecimento de alimentação por último e com balde exclusivo para o animal tratado e o cuidado na administração da ração medicada para evitar espalhá-la para outras baias, por intermédio de calçados, cobertas, baldes e mãos do manipulador.

Outras substâncias e procedimentos envolvidos no doping

Há substâncias que podem mascarar a análise, dificultando a identificação de substâncias ilícitas presentes na amostra biológica. São exemplos a furosemida, como anteriormente citado, e as formulações contendo polietielenoglicol que podem interferir na leitura da placa de cromatografia em camada delgada (CCD) e, assim, mascarando a presença de outras substâncias presentes na amostra biológica.

O uso de bicarbonato de sódio, em grandes doses, aumenta a capacidade de tamponamento do sangue e dos fluidos extracelulares do tecido muscular, acelerando a remoção dos íons hidrogênio dos músculos, com consequente retardo da sensação de fadiga. O bicarbonato de sódio é fornecido para o cavalo por meio de sonda nasogástrica (vulgarmente chamado de *milkshake*), visando melhorar o desempenho do animal, especialmente em corridas de longa distância.

Além das substâncias químicas, há procedimentos considerados ilícitos, como a autotransfusão de sangue, que promove o aumento artificial da captação, transporte e aporte de oxigênio para os tecidos.

À medida que as técnicas de análise dos laboratórios se tornam mais refinadas, substâncias que não eram detectadas no passado passam a ser encontradas em concentrações ínfimas no organismo dos animais. Com isso, cuidados adicionais com o manejo e a alimentação de animais de competição se tornaram necessários para evitar a detecção de substâncias inesperadas no exame antidoping.

COLETA DE AMOSTRAS BIOLÓGICAS PARA O CONTROLE ANTIDOPAGEM

Os regulamentos das diferentes provas equestres indicam a coleta de urina e/ou sangue, algumas vezes suabe de secreções (p. ex., saliva) ou suabe de um local específico, dos cavalos competidores ou os pelos desses animais para serem submetidos ao exame antidoping.

O exame antidoping é obrigatório para os cavalos vencedores; os demais competidores são escolhidos por meio de seleção feita em conjunto com juízes, comissão/delegação veterinária e o responsável pela coleta do material. O exame antidoping pode ser também feito em um animal-alvo, caso exista uma indicação específica.

A equipe do setor de coleta, composta por médicos veterinários e auxiliares reconhecidos oficialmente para essa tarefa, realiza a coleta das amostras antes e/ou depois da competição. Cabe ao médico veterinário garantir que a amostra coletada pertença ao animal indicado, o que é feito por meio da comparação do animal com sua resenha gráfica ou pela leitura do microchip inserido no cavalo.

A amostra coletada é dividida em duas partes: uma é destinada para análise de prova e a outra para a contraprova. Ambas as amostras são devidamente identificadas, embaladas e lacradas. No caso de se constatar a presença de substância proibida, é feita a análise da contraprova, na presença dos responsáveis pelo animal, podendo ser acompanhados de um perito por eles indicado. O animal será considerado dopado somente se a análise da contraprova confirmar o resultado da prova.

A Figura 42.1 ilustra a coleta de urina de cavalo e do material empregado para a coleta e a Figura 42.2 ilustra um *kit* de coleta de amostras empregado em evento da FEI.

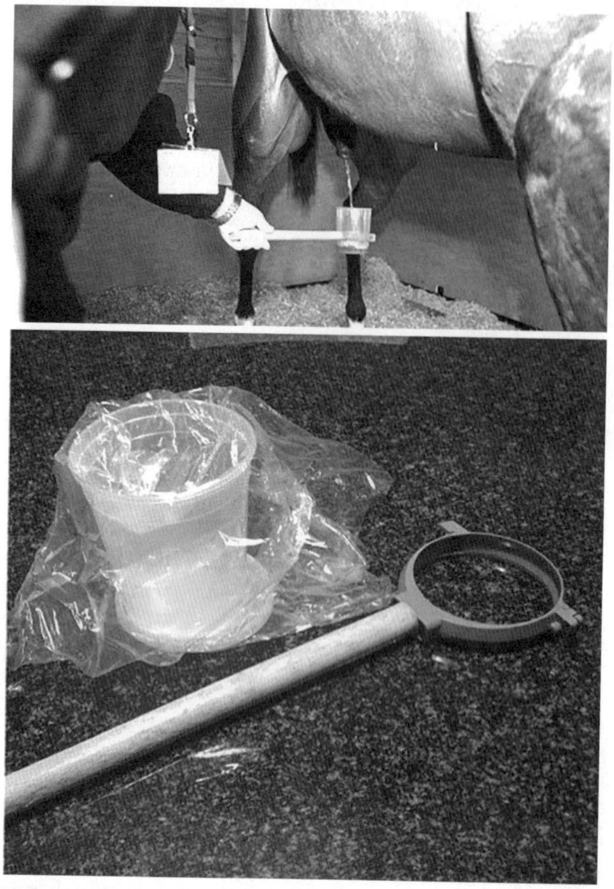

FIGURA 42.1. Ilustração da coleta de urina de cavalo e do material empregado para a coleta.

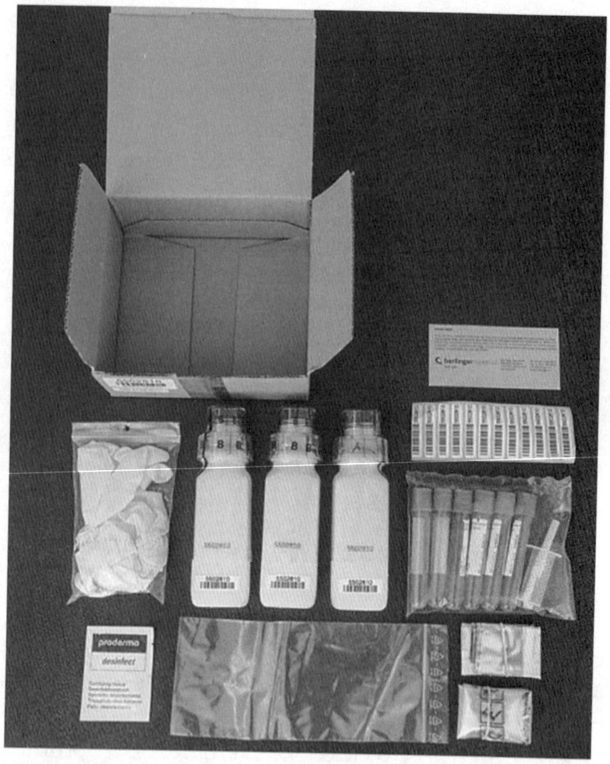

FIGURA 42.2. Ilustração do *kit* de coleta de urina e sangue empregado em eventos da Federação Equestre Internacional (FEI).

Deve ser salientado que sob o aspecto legal, de segurança e de integridade da amostra, a responsabilidade é exclusivamente do médico veterinário e que nessa etapa se inicia a cadeia de custódia das amostras que serão analisadas. Se ocorrerem falhas nesse procedimento, as amostras não poderão ser analisadas. Esses cuidados, por sua vez, têm continuidade com o armazenamento e a conservação da amostra até o laboratório para a execução das análises.

O laboratório que recebe a amostra deve estar capacitado para realização das análises químicas, possuindo equipamentos adequados e pessoal treinado para execução dos ensaios.

A análise do controle antidoping consta, sucintamente, de duas etapas: a triagem e a confirmação da identidade da substância. Na triagem o analista busca detectar uma anormalidade na amostra biológica, empregando um método analítico abrangente, sensível, rápido e de custo acessível. Para a confirmação da identidade da substância, utilizam-se, sempre que possível, técnicas que forneçam informações estruturais da molécula; fornecem a identificação inequívoca da substância, prevenindo os resultados falso positivos. O Quadro 42.1 apresenta alguns conceitos básicos relacionados aos exames antidoping.

QUADRO 42.1 Alguns conceitos básicos relacionados ao exame antidoping

Método analítico qualitativo É o procedimento que visa detectar a presença/ausência da substância de interesse na amostra biológica.
Método analítico quantitativo É o procedimento que visa determinar a concentração da substância de interesse na amostra biológica.
Especificidade e seletividade É a capacidade que o método possui de medir exatamente um composto em presença de outros componentes, tais como impurezas, produtos de degradação e componentes da matriz.
Linearidade É a capacidade de um método analítico de demonstrar que os resultados obtidos são diretamente proporcionais à concentração do analito na amostra dentro de um intervalo especificado.
Precisão A precisão é a avaliação da proximidade dos resultados obtidos em uma série de medidas de uma amostragem múltipla de uma mesma amostra. Esta é considerada em três níveis: repetibilidade (precisão intracorrida analítica); precisão intermediária (precisão intercorridas analíticas); e reprodutibilidade (precisão interlaboratorial).
Limite de detecção Limite de detecção é a menor quantidade do analito presente em uma amostra que pode ser detectada, porém não necessariamente quantificada, sob as condições experimentais estabelecidas.
Limite de quantificação É a menor quantidade do analito em uma amostra que pode ser determinada com precisão e exatidão aceitáveis sob as condições experimentais estabelecidas. O limite de quantificação é um parâmetro determinado, principalmente, para ensaios quantitativos de impurezas, produtos de degradação em fármacos e produtos de degradação em formas farmacêuticas e é expresso como concentração do analito (por exemplo, porcentagem peso/peso ou peso/volume, partes por milhão) na amostra.
Exatidão A exatidão de um método analítico é a proximidade dos resultados obtidos pelo método em estudo em relação ao valor verdadeiro.

CONSIDERAÇÕES FINAIS

É fundamental que o médico veterinário que atua na clínica de equinos tenha conhecimento sempre atualizado, buscando informações sobre novas substâncias proibidas. Ainda, o profissional deve ter conhecimento sobre os tempos de eliminação dos medicamentos que estão sendo utilizados no seu paciente, para evitar resultado positivo no exame antidoping.

O profissional deve estar atento às regras esportivas para não ceder aos interesses do proprietário ou à pressão do treinador, a fim de não cometer erros involuntários, que se converteriam em sanções disciplinares decorrentes do controle antidopagem, as quais estão sujeitos os cavalos de competições.

BIBLIOGRAFIA

1. ANIELSKI, P. Hair analysis of anabolic steroids in connection with doping control – results from horse samples. *Journal of Mass Spectrometry*, v. 43, p. 1001-8, 2008.
2. [AORC] ASSOCIATION OF OFFICIAL RACING CHEMISTS. *Research articles*. Disponível em: http://www.aorc-online.org/research/research-articles/. Acesso em: 14 set. 2018.
3. [ARCI] ASSOCIATION OF RACING COMMISSIONERS INTERNATIONAL. Disponível em: https://arci.com/. Acesso em: 25/04/2019.
4. BARKER, S.A. Drug contamination of the equine racetrack environment: a preliminary examination. *Journal of Veterinary Pharmacology Therapeutics*, v. 31, p. 466-71, 2008.
5. BAILLEY, S.R.; MENZIES-GOW, N.J.; MARR, C.M.; et al. The effects of vasoactive amines found in the equine hindgut on digital blood flow in the normal horse. *Equine Veterinary Journal*, v. 36, p. 267-72, 2004.
6. BRASIL. Ministério da Agricultura, Pecuária e Abastecimento. *Instrução Normativa SDC Nº 1 de 07/03/2012*. Aprova o Código Nacional de Corridas – CNC.
7. [CBH] CONFEDERAÇÃO BRASILEIRA DE HIPISMO. Disponível em: http://www.cbh.org.br. Acesso em: 14 set. 2018.
8. COLLINS, C.H.; BRAGA, G.; BONATO, P.S. *Fundamentos de Cromatografia*. Campinas: Unicamp, 2006. 456p.
9. DUNNETT, M.; LEES, P. Equine hair analysis: Current status and future prospects. *Equine Veterinary Journal*, v. 36, n. 2, p.102-3, 2004.
10. [FEI] FÉDÉRATION EQUESTRE INTERNATIONALE. Disponível em: http://www.feicleansport.org. Acesso em: 12 set. 2018.
11. ______. *Anti-doping rules*, 2018. Disponível em: https://inside.fei.org/content/anti-doping-rules. Acesso em: 12 set. 2018.
12. FRAGKAKI, A.G.; KIOUKIA-FOUGIA, N.; KIOUSI, P.; et al. Challenges in detecting substances for equine anti-doping. *Drug Testing and Analysis*, v. 9, n. 9, p. 1291-1303, 2017.
13. KNYCH, H.K. Nonsteroidal anti-inflammatory drug use in horses. *Veterinary Clinics of North America: Equine Practice*, v. 33, n. 1, p. 1-15, 2017.
14. KOLLIAS-BAKER, C. Residues and considerations for use of pharmaceutics in the performance horse. *The veterinary clinics of North America. Equine practice*, v. 17, n. 3, p. 433-44, 2001.
15. LANÇAS, F.M. A cromatografia líquida moderna e a espectrometria de massas: finalmente "compatíveis"? *Scientia Chromatographica*, v. 1, n. 2, p. 35-61, 2009.
16. MACHNIK, M.; HEGGER, I.; KIETZMANN, M.; et al. Pharmacokinetics of altrenogest in horses. *Journal of Veterinary Pharmacology and Therapeutics*, v. 30, n. 1, p. 86-90, 2007.
17. MCCLURE, S.; SONEA, I.M.; YEAGER, M.; et al. Safety of shock wave therapy in performance horses. In: ______. *Proceedings of the 49th Annual Convention of the American Association of Equine Practitioners*, New Orleans, Louisiana, p. 21-5, 2003.
18. MCKEEVER, K.H.; AGANS, J.M.; GEISER, S.; et al. Low dose exogenous erythropoietin elicits an ergogenic effect in standardbred horses. *Equine Veterinary Journal* (Suppl.), v. 36, p. 233-8, 2006.
19. MCKEEVER, K.H.; WICKLER, S.J.; SMITH, T.R.; et al. Effects of high altitude and exercise on plasma erythropoietin in equids. *Compative Exercise Physiology*, v. 7, n. 4, p. 193-9, 2010.
20. MORAES, E.C.F. A dopagem nos esportes. *Medicina Desportiva*, v. 1, n. 6, p. 5-17, 1995.
21. MORAL, M.S. Doping. In: SPINOSA, H.S.; GÓRNIAK, S.L.; BERNARDI, M.M. *Farmacologia aplicada à medicina veterinária*. 6.ed. Rio de Janeiro: Gen-Guanabara Koogan, 2017, p. 884-99.

22. NORGREN, A; INVAST-LARSSON, C.; KALLINGS, P.; ET AL. Contamination and urinary of flunixin after repeated administration in the horse. *Proceedings of the 14th International Conference of Racing Analysts and Veterinarians*, p. 377-80, 2000.
23. TOBIN, T. *Drugs and the performance horse*. Sprigfields: Charles C. Tomas, 1981. 463p.
24. WALLER, C.C.; MCLEOOD, M.D. A review of designer anabolic steroids in equine sports. *Drug Testing and Analysis*, v. 9, n. 9, p. 1304-19, 2017.

Índice remissivo

O

P

Q

R

S

T

U

V

W

X

Z